Lemoine & Gérard

Formulaire

et

Consultations Médicales

ÉTABLISSEMENT HYDROTHÉRAPIQUE D'AUTEUIL

10, 12, 14, 16, 18, 15, Rue Boileau

PARIS (XVIᵉ). — Téléphone : 684-98

Dʳ OBERTHÜR, Directeur
Dʳ CHÉNAIS, Médecin en Chef

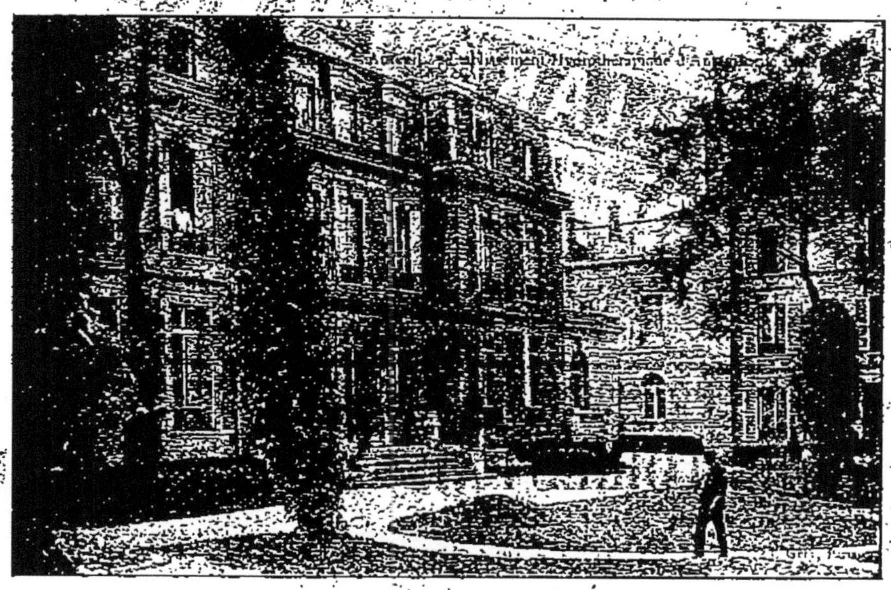

Par tous les perfectionnements [apportés à son organisation scientifique et matérielle, l'*Établissement d'Auteuil*, constitue, pour le traitement des névroses et des affections médicales chroniques, un ensemble absolument unique à l'heure actuelle.

On y reçoit des pensionnaires et des externes.

Neuf médecins s'y partagent les divers services, qui comprennent : la psychothérapie, la rééducation psychique et motrice — le service des affections du tube digestif avec les cures de régime — la gynécologie médicale — l'électrothérapie, la photothérapie, la radiothérapie — l'électrothérapie du tube digestif et des organes génitaux — la mécanothérapie, le massage, l'hydrothérapie, la gymnastique médicale, l'orthopédie — le service de cure de désintoxication (morphine, cocaïne, chloral).

Les médecins du dehors ont la plus grande latitude pour continuer leurs soins à leurs malades reçus à l'*Établissement d'Auteuil*.

En aucun cas on ne peut recevoir de malades contagieux ou aliénés.

Moyens de communication : CEINTURE : Gare d'Auteuil. — TRAMWAYS : Madeleine-Auteuil, Madeleine-Boulogne, Auteuil-St-Sulpice. — BATEAUX : Pont Mirabeau.

FORMULAIRE

ET

CONSULTATIONS MÉDICALES

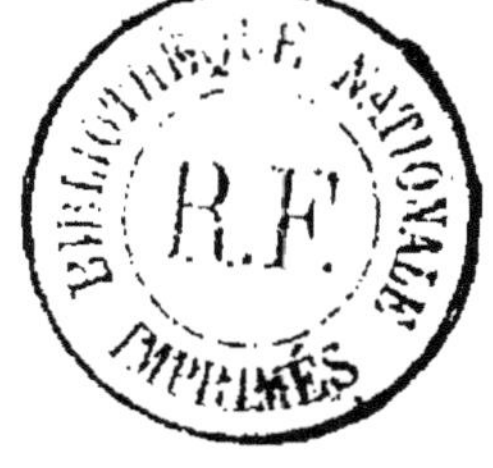

PAR MM.

G. LEMOINE

Professeur de Clinique médicale

E. GÉRARD

Professeur de Pharmacie

à la Faculté de Médecine et de Pharmacie de Lille

PARIS

VIGOT FRÈRES, ÉDITEURS

23, PLACE DE L'ÉCOLE-DE-MÉDECINE, 23

1905

INTRODUCTION

En publiant ce livre, nous n'avons pas voulu ajouter un Formulaire à ceux qui existent déjà, nous avons cherché à être vraiment utile aux praticiens en rassemblant dans un même ouvrage le *Formulaire* et les *Consultations médicales*, de façon à constituer un véritable *vade-mecum* médical.

Sans perdre de vue un instant le but pratique que nous poursuivions, nous avons tout d'abord donné sous la rubrique « Art de formuler » des notions de Pharmacologie indispensables au médecin en ce qui concerne les différentes formes que peuvent prendre les médicaments pour leur absorption, et les règles générales pour la rédaction de l'ordonnance. Dans la partie du Formulaire proprement dit, chaque substance destinée à l'art de guérir a surtout été étudiée au point de vue de son action thérapeutique et de ses principales indications, en insistant sur les avantages et les inconvénients de certaines médications.

Notre grande préoccupation a été de donner des formules simples et rationnelles sans les multiplier à l'excès et de mettre en relief les prescriptions et les renseignements posologiques pour la médecine infantile.

Des chapitres spéciaux ont été consacrés aux injections hypodermiques, à la sérothérapie et à l'opothérapie.

La réunion des diverses incompatibilités sous forme de tableau permettra au médecin de s'initier rapidement aux inconvénients qui peuvent résulter, lors de l'établissement de la formule, du mélange de certaines substances entre elles. Grâce à cette disposition, il sera facile de se rappeler la plupart des incompatibilités, qui sont généralement les mêmes pour toute une catégorie de produits.

Les consultations médicales tiennent une large place dans ce volume ; elles se rapportent aux maladies que les praticiens sont appelés à soigner le plus fréquemment et sont rédigées tout spéciale-ment pour eux, c'est-à-dire que les médications et les formules qu'elles proposent sont choisies parmi les plus simples à exécuter. Dans chaque article, la partie clinique tient toujours une large place et rappelle au médecin le tableau symptoma-tique de la maladie à traiter. Pour des raisons faciles à comprendre, ces considérations cliniques ont été surtout développées dans la partie qui concerne les maladies de la peau, dont le diagnostic différentiel est fait avec beaucoup de soin, de façon à faire éviter des erreurs de thérapeutique. C'est la même méthode que celle qui a été suivie dans le *Manuel de thérapeutique clinique* et qui a contribué au succès de ce livre.

C'est systématiquement que nous avons adopté pour ces consultations un style très concis, allant droit au fait, car il est inutile qu'elles contiennent des développements que l'on peut, à loisir, trouver ailleurs.

L'hygiène alimentaire, dont on se préoccupe de plus en plus avec juste raison, est convenablement développée.

Des renseignements très complets sont donnés, dans une partie spéciale, sur les eaux minérales françaises et étrangères ; leurs indications et leurs contre-indications sont mentionnées avec soin.

Enfin, à une époque où l'on s'occupe beaucoup des stations climatériques et des sanatoria, pour le traitement des diverses maladies, il devenait indispensable de donner une liste de ces établissements. C'est ce que nous avons fait pour permettre au médecin de renseigner utilement sa clientèle.

Nous espérons que l'esprit pratique dans lequel cet ouvrage a été conçu le fera bien accueillir de nos confrères et qu'il sera pour eux un guide précieux dans l'exercice de leur profession.

la prescription des médicaments officinaux, le médecin n'a
qu'à indiquer la quantité globale du médicament que le pharmacien doit délivrer et à ajouter le mode d'emploi et la dose.
Au contraire, pour chacune des préparations magistrales, le
médecin devra suivre des règles toujours invariables qui lui
faciliteront la rédaction de son ordonnance et, à cet effet,
nous nous efforcerons de donner toutes les indications nécessaires pour formuler avec sûreté et rapidité.

ALCOOLATS. (Médicaments officinaux.)

Les alcoolats sont des préparations obtenues par distillation de l'alcool préalablement mis en présence de substances
médicamenteuses qui sont généralement des plantes fraîches
ou sèches, seules ou associées à des matières résineuses. Tous
les alcoolats sont préparés avec l'alcool à 80°, à l'exception
de l'*alcoolat vulnéraire* qui exige de l'alcool à 60°.

Les alcoolats sont des liquides incolores, à odeur particulière pour chacun d'eux ; ils sont volatils et tiennent en dissolution les principes volatils des produits qui ont servi à les
préparer.

L'*alcoolat de mélisse composé* et l'*alcoolat vulnéraire* se
prescrivent aussi bien à l'intérieur qu'à l'extérieur ; l'*alcoolat
de Fioravanti* est exclusivement destiné à l'usage externe.

ALCOOLATURES. (Médicaments officinaux.)

Les alcoolatures sont des teintures préparées avec des
plantes fraîches ; elles s'obtiennent par macération d'une
partie de substances avec une partie d'alcool à 90°. En raison
de l'eau de végétation que renferment les plantes, le degré
alcoolique de la préparation varie de 55° à 60°.

Les alcoolatures se prescrivent presque exclusivement par
la voie stomacale ; on les administre dans un peu d'eau sucrée,
ou dans une potion en prenant les précautions que nous
indiquons pour les *teintures*, car, comme ces dernières, elles
troublent avec l'eau et donnent, au contraire, un mélange
limpide si on les ajoute, au préalable, au sirop qui entre
dans la potion.

CACHETS. (Médicaments magistraux.)

Les cachets médicamenteux sont constitués par deux feuilles
de pain azyme découpées en rond, plates sur leur bord et
concaves dans la partie centrale destinée à recevoir une poudre
médicamenteuse. Suivant la quantité de substance à faire

absorber en une fois, on emploie différentes grandeurs de cachets désignées par les chiffres 0, 1, 2 et 3.

Les cachets ne se prescrivent que pour les adultes; on les ingère en les avalant par une simple déglutition, après les avoir ramollis dans un peu d'eau. Ils permettent de faire absorber des médicaments dont la saveur est désagréable ou dont l'état pulvérulent ne permet pas facilement de les faire entrer dans une forme pharmaceutique agréable au malade.

Toutes les substances ne peuvent être mises en cachets, les unes sont déliquescentes et forment une pâte avec le pain azyme. Brissemoret et Joanin citent parmi ces produits, incompatibles avec la substance même du cachet, le phosphate acide de chaux, les phosphates de soude et de potasse, le glycérophosphate de soude, le bromure de sodium, le tartrate ferricopotassique, etc. D'autres substances sont décomposables à l'air, et leurs produits de décomposition colorent le cachet (iodures alcalins, aristols). Enfin, certains corps, mélangés entre eux, peuvent donner naissance à un produit déliquescent que l'on ne peut mettre en cachets.

Cette forme médicamenteuse a aussi l'inconvénient de porter à un seul endroit de l'estomac les substances actives dont quelques-unes peuvent, par leur nature, irriter la muqueuse stomacale.

Dans la prescription des cachets, il faudra donc tenir compte des diverses considérations que nous venons d'énumérer et se rappeler que l'on peut tout au plus ordonner 0 gr. 50 à 0 gr. 75 d'une poudre pour les cachets n° 2, qui est la grandeur la plus courante.

CAPSULES, CAPSULINES, PERLES, GLOBULES. (Médicaments officinaux et quelquefois magistraux.)

Ce sont des médicaments formés d'une enveloppe soluble, constituée le plus souvent par de la gélatine, dont on entoure certains médicaments pour en dissimuler la saveur et l'odeur. Les *capsules* sont de forme ovalaire et renferment, le plus souvent, un produit huileux ou résineux; les *perles* et les *globules* contiennent plutôt des substances liquides et volatiles; les *capsulines* sont de petites capsules.

Pour les médicaments susceptibles d'irriter la muqueuse stomacale et qui peuvent provoquer de l'intolérance gastrique, ou lorsque, pour une raison quelconque, il y a avantage à porter directement le médicament dans l'intestin, on prescrit des capsules dont l'enveloppe est formée soit par du *glutol* (gélatine durcie par l'aldéhyde formique), soit par de la *kératine* ou par du *gluten*, toutes substances qui sont inattaquées par le suc gastrique, mais qui se dissolvent facilement au contact du liquide intestinal.

La prescription de ces différentes préparations est subordonnée à la nature et à la quantité de matière médicamenteuse qu'elles renferment. Il suffit d'indiquer le nombre de capsules que le pharmacien devra délivrer et de spécifier au malade combien il en prendra par jour. Ex. :

> Capsules contenant chacune 0 gr. 25
> de baume de copahu............... n° 60.
> *À prendre 10 à 15 capsules par jour.*

CATAPLASMES, SINAPISMES. (Médicaments officinaux.)

Les cataplasmes sont des médicaments de consistance de pâte molle, destinés à être appliqués sur une partie quelconque de la surface du corps. On les prépare en délayant, avec de l'eau ou une solution médicamenteuse, des substances végétales amylacées ou mucilagineuses (farine de lin, amidon, fécule), de façon à obtenir une bouillie claire; on chauffe ensuite en agitant continuellement jusqu'à ce que la masse ait pris la consistance voulue. Pour son application, le cataplasme est renfermé dans un morceau de tarlatane. Souvent on ajoute aux cataplasmes des substances actives, comme des poudres médicamenteuses, des extraits, des teintures, que l'on étale ou que l'on verse à la surface de la préparation.

Le *sinapisme* est un cataplasme préparé avec de la farine de moutarde récente, délayée dans de l'eau *à peine tiède*, pour obtenir une pâte molle. Sous l'influence de l'eau, deux principes contenus dans la farine réagissent l'un sur l'autre : la *myrosine*, ferment soluble, décompose le *myronate de potasse* en donnant, entre autres produits, de l'essence de moutarde (isosulfocyanure d'allyle), qui agit comme rubéfiant lors de l'application du cataplasme. Il est indispensable de faire cette préparation avec de l'eau froide ou à peine tiède, afin de ne pas détruire le ferment soluble nécessaire à la formation du produit révulsif.

Le *papier-moutarde*, ou sinapisme en feuilles, est un véritable cataplasme révulsif qu'il suffit, au moment de l'application, de tremper pendant quelques instants dans un peu d'eau tiède. Il est formé d'un carré de papier sur lequel on a fixé, au moyen d'une solution de caoutchouc, de la farine de moutarde privée de son huile fixe. Ce papier-moutarde a l'avantage de se conserver facilement, d'être d'une application rapide et, grâce à la petite épaisseur de la substance active déposée, on obtient simplement de la rubéfaction et jamais de vésication.

CÉRATS. (Médicaments officinaux et magistraux.)

Les cérats sont des préparations pour l'usage externe ; ils sont formés d'un mélange de cire et d'huile et dont quelques-uns contiennent une assez grande quantité d'eau incorporée dans leur masse. Les cérats servent le plus souvent d'excipients à des matières médicamenteuses très diverses. Le cérat de Galien a joui pendant longtemps d'une certaine vogue, mais, en présence des théories microbiennes qui dictent la technique des pansements, les cérats, qui entretiennent plutôt la suppuration, ne sont plus guère employés.

CHOCOLATS MÉDICAMENTEUX. (Médicaments magistraux.)

Préparations qui ont pour base le chocolat, mélange de cacao et de sucre, et dans lequel on a incorporé des substances actives.

On les obtient en ramollissant le chocolat dans un mortier en fer chauffé et y ajoutant les substances pulvérisées ; on fait un mélange intime, on divise la masse en morceaux d'un poids déterminé, ou on la coule en petites pastilles. La thérapeutique a maintenant rarement recours à cette forme pharmaceutique ; on prescrit encore quelquefois, pour les enfants, le *chocolat purgatif* en pastilles, contenant chacune 0 gr. 10 de scammonée.

COLLES MÉDICAMENTEUSES.

Topiques employés dans les affections de la peau et formés de substances médicamenteuses ayant pour excipient une masse molle ou dure, à base de gélatine et de glycérine. On les applique localement en les faisant fondre au bain-marie et en les étendant avec un pinceau.

COLLODIONS MÉDICINAUX. (Médicaments magistraux.)

Topiques utilisés surtout en dermatologie, formés par le collodion, c'est-à-dire par une dissolution de fulmicoton dans un mélange d'alcool et d'éther, servant de véhicule à divers principes médicamenteux (iodoforme, ichtyol, acide salicylique, résorcine, salol, etc.). Ces préparations, étendues sur la peau avec un pinceau, ont l'avantage de maintenir longtemps au contact des tissus les substances médicamenteuses que l'on veut faire agir et, en même temps, d'empêcher le contact de l'air.

L'addition au collodion de 7 0/0 d'huile de ricin le rend plus souple et moins rétractile.

COLLUTOIRES. (Médicaments magistraux.)

Les collutoires sont des préparations de consistance de miel épais, destinées à être appliquées à l'aide d'un pinceau sur les gencives ou les parties internes de la bouche. On les prépare généralement avec du miel rosat auquel on ajoute, par simple mélange ou par dissolution, des substances médicamenteuses diverses (chlorate de potasse, alun, borate de soude, salol, aristol, etc.). Ex. :

COLLUTOIRE RÉSORCINÉ :

Miel rosat............................ 20 gr.
Résorcine .... 1 gr.

On prescrit souvent des collutoires dont l'excipient est la glycérine ; l'emploi de ce produit est avantageux en raison de ses propriétés dissolvantes étendues. Ex. :

COLLUTOIRE BORATÉ :

Glycérine............................ 20 gr.
Borate de soude pulv............... 10 gr.

COLLYRES. (Médicaments magistraux.)

Préparations destinées à agir sur les yeux ou les paupières ; on les divise en collyres *secs, mous, aqueux* ou *huileux*, suivant qu'ils sont prescrits en poudre ou en crayons, sous forme de pommades, de solutions aqueuses ou huileuses.

Les collyres *secs* sont constitués par des substances pulvérulentes que le médecin doit avoir le soin de prescrire *porphyrisées*, c'est-à-dire réduites en poudre impalpable, car ils sont destinés à être insufflés dans les yeux ; souvent le principe actif est dilué avec une poudre inerte. Ex. :

Calomel à la vapeur................ 10 gr.
Sucre pulvérisé.................... 10 gr.
(CODEX.)

Les collyres *mous* sont des pommades ophtalmiques dans

lesquelles les matières insolubles, faisant partie de la préparation, doivent être pulvérisées et incorporées aux corps gras, au
moyen du porphyre. Ces pommades sont appliquées sur le
bord interne de la paupière.

Les collyres *aqueux* sont des solutions de divers principes
médicamenteux (sels minéraux ou organiques, sels d'alcaloïdes, etc.) dans de l'eau distillée bouillie ou une eau aromatique ; ces solutions sont destinées à être instillées par
gouttes dans l'œil ou à baigner les yeux en se servant d'un
petit vase en porcelaine, appelé *œillère*, qui peut s'adapter
sur le globe oculaire. Ex. :

> Sulfate neutre d'atropine............ 0 gr. 05.
> Eau distillée bouillie................ 10 gr.
> *Instiller I à II gouttes dans l'œil.*

Les collyres *huileux* ont été introduits en thérapeutique
par Panas et son élève Scrini. On les prépare en employant,
comme dissolvant, l'huile d'arachide ou d'olive, préalablement lavée à l'alcool pour lui enlever son acidité et stérilisée
par la chaleur ; mais les sels d'alcaloïdes n'étant généralement pas solubles dans l'alcool, on prescrit l'alcaloïde lui-
même (atropine, ésérine, hyosciamine, cocaïne, etc.). Ces préparations ont l'avantage d'être bien tolérées et jouissent de
plus d'une inaltérabilité remarquable. Ces collyres, exposés à
l'air, aux poussières, à la lumière, restent absolument sté-
riles. La dissolution de l'ésérine dans l'huile conserve, en
particulier, sa coloration jaune ambré, alors que le collyre
aqueux prend rapidement une coloration rouge par formation
de rubrésérine. Ex. :

> Atropine............................ 1 gr.
> Huile d'olive lavée à l'alcool et sté-
>   rilisée........................... 100 gr.
> (PANAS.)

Pour appliquer ces collyres huileux, Panas recommande de
se servir d'une petite spatule en verre rainée et bien mousse
à son extrémité, qu'il suffit de plonger dans la solution huileuse et de passer le long de la fente palpébrale entr'ouverte.
Cette spatule est essuyée et flambée chaque fois que l'on
veut s'en servir.

CRAYONS. (Médicaments magistraux.)

Les crayons sont des préparations obtenues sous la forme

de petits cylindres, soit par la fusion d'un sel ou d'un mélange de sel que l'on coule dans une lingotière, soit en incor-
porant la substance active dans une pâte molle coulée dans
un moule cylindrique où elle se solidifie ; quelquefois la consistance de cette pâte est telle qu'on peut la rouler et la diviser en cylindres se durcissant par le refroidissement.

Les crayons résultant de la fusion des substances minérales
sont employés comme caustiques (crayons de nitrate d'argent, de nitrate d'argent mitigé, de sulfate de cuivre).

Les crayons, préparés avec une pâte comme excipient pour
les matières actives, constituent les crayons *uréthraux* et les
crayons *intra-utérins ;* ils sont utilisés en thérapeutique
pour introduire et maintenir des principes médicamenteux
dans le canal de l'urèthre ou dans le col de l'utérus.

Les crayons uréthraux doivent présenter certaines qualités :
ils doivent être souples pour franchir facilement les cour-
bures du canal, se ramollir et non fondre à la température
du corps.

Pour formuler les crayons, le médecin mentionne seulement la quantité de substance active à faire entrer dans
chaque crayon, dont il donne les dimensions, et on laisse au
pharmacien le choix de l'excipient convenable. Ex. :

CRAYONS D'ARISTOL :

Aristol... 1 gr.
Pour un crayon uréthral de 3 millimètres
de diamètre sur 5 centimètres de longueur.
Faire 10 crayons semblables.

EAUX DISTILLÉES. (Médicaments officinaux.)

Les eaux distillées ou hydrolats sont des eaux chargées
par la distillation des principes volatils normalement contenus dans les plantes ou des principes qui sont susceptibles
de se former sous l'influence de l'eau. Ce sont des liquides
limpides, neutres ou faiblement acides ; leur odeur rappelle le plus souvent celle de la plante qui a fourni l'eau
distillée.

En général, les hydrolats ne constituent pas des médicaments très actifs, à l'exception toutefois de l'eau distillée de
laurier-cerise qui contient de l'acide cyanhydrique. On les
prescrit le plus souvent comme véhicules pour les potions et
elles sont alors destinées à remplacer l'eau distillée ordinaire,
à l'exception de l'eau distillée de cannelle, de fleurs d'oranger

et de laurier-cerise; cette dernière, qui contient 0 gr. 50 d'acide cyanhydrique par litre, doit être prescrite avec circonspection, et on ne doit pas dépasser la dose *pro die* de 30 gr. pour un adulte.

EMPLÂTRES, SPARADRAPS, TAFFETAS, ÉCUSSONS, MOUSSELINES-EMPLÂTRES. (Médicaments officinaux et magistraux.)

Préparations pour l'usage externe comprenant : 1° les *emplâtres* résineux, véritables onguents dont la proportion de résines est plus élevée et qui sont très consistants ; 2° les *emplâtres proprement dits*, de consistance ferme à la température ordinaire et formés par un mélange de savon de plomb (emplâtre simple), de corps gras et de résines, additionné le plus souvent de substances actives réparties, dans la masse.

Les emplâtres se prescrivent ordinairement étalés sur des bandes de tissus de fil, de coton calendré ou non, sur de la peau de mouton; ils constituent, dans ce dernier cas les *sparadraps* ou *écussons*. Lorsque l'enduit emplastique est mis sur soie ou sur baudruche, on obtient des *taffetas*.

Le plus souvent la masse emplastique est active par elle-même (emplâtre de poix de Bourgogne, emplâtre diachylon gommé) ; quelquefois elle sert simplement d'excipient à un principe médicamenteux quelconque (emplâtre de ciguë, emplâtre et sparadrap mercuriel, emplâtre et sparadrap vésicatoire).

La *mouche de Milan* est un emplâtre vésicant délivré en petites boules aplaties, du poids de 1 gr. environ, enve-loppées dans un morceau de taffetas noir de 6 centimètres de diamètre et replié sur lui-même. Au moment de l'emploi, on ouvre le morceau de taffetas et on étend l'emplâtre en laissant un rebord suffisant.

Les emplâtres, sparadraps, taffetas sont des préparations *officinales* inscrites au Codex.

Le médecin prescrit souvent des sparadraps médicamen-teux (écussons) en prenant comme excipient un emplâtre officinal (emplâtre simple, emplâtre diachylon gommé, etc.), auquel il adjoint des substances actives qui peuvent être soit un extrait (extrait d'opium, de belladone, de ciguë, etc.), soit une poudre (oxyde de zinc, émétique, etc.). Ex. :

Extrait d'opium...................... 3 gr.
—   de belladone.................. 3 gr.
Emplâtre diachylon gommé......... q. s.
Pour faire un emplâtre carré sur toile de
10 centimètres de côté.

On emploie maintenant depuis quelque temps les *sparadraps caoutchoutés*, formés par un mélange de lanoline, de caoutchouc, de cire et de principe actif que l'on étend sur des bandes de calicot. Ces sparadraps ont l'avantage d'être souples, élastiques et de bonne conservation.

Sous le nom de *mousselines-emplâtres*, on emploie, en dermatologie, des préparations nouvelles dont le médicament actif est appliqué pur en couches régulières sur une mince lamelle de gutta-percha incorporée préalablement à de la mousseline.

ÉMULSIONS. (Médicaments magistraux.)

Liquides laiteux tenant en suspension des matières huileuses, gommeuses ou gommo-résineuses par l'intermédiaire des mucilages, des principes mucilagineux, des matières albuminoïdes, de la saponine ou des alcalis.

Les émulsions servent à faciliter l'absorption toujours désagréable des corps gras ou résineux, à dissimuler l'aspect du produit, son goût ou son odeur. La division des matières huileuses facilite de plus leur assimilation.

On distingue les émulsions *naturelles* et les émulsions *artificielles*. Les émulsions naturelles sont celles qui résultent de la division de la matière huileuse des semences, à l'aide des principes mucilagineux ou albumineux qu'elles renferment.

Les émulsions artificielles sont celles qui contiennent un produit en suspension par l'intermédiaire d'une substance émulsive étrangère (gomme arabique, gomme adragante, semences mucilagineuses, blanc ou jaune d'œuf, caséine, saponine, savon, etc.).

L'émulsion d'amandes est le type de l'émulsion naturelle ; le looch blanc est une potion dont le véhicule est une émulsion d'amandes rendue plus stable par addition de gomme.

On prescrit en émulsions des corps gras huileux ou même concrets, des essences, des résines, des gommes-résines ou des produits actifs qui ne sont solubles que dans les huiles, comme le bromoforme.

On laisse généralement au pharmacien le choix de la substance émulsive à employer. En thèse générale, la gomme arabique et la gomme adragante servent surtout à émulsionner les substances qui doivent être absorbées par la voie stomacale; le blanc et le jaune d'œuf sont utilisés pour les médicaments à prendre en lavements. Quant au savon ou à la saponine, on les réserve pour les émulsions destinées à l'usage externe. Ex. :

ÉMULSION DE BROMOFORME :

Bromoforme...........................	1 gr.
Huile d'amandes douces............	15 gr.
Gomme arabique pulv..............	4 gr.
Gomme adragante pulv............	0 gr. 50.
Eau, q. s. pour faire..............	120 gr.

Cette émulsion peut se prescrire avec addition de sirop; elle constitue alors une potion.

ESPÈCES. (Médicaments officinaux et magistraux.)

On désigne sous ce nom des mélanges de plusieurs plantes ou parties de plantes sèches, destinés à la préparation des macérés, des infusés, des décoctés. Les espèces les plus connues sont les *espèces pectorales*, inscrites au Codex et vulgairement appelées *Fleurs pectorales*.

EXTRAITS. (Médicaments officinaux.)

Préparations qui résultent de l'évaporation en consistance déterminée de diverses solutions de principes médicamenteux.

En pharmacologie, on distingue les extraits aqueux, alcooliques, éthérés, suivant que l'on emploie à leur préparation l'eau, l'alcool à des degrés divers ou l'éther; le choix du dissolvant est d'une importance capitale, car le but que l'on se propose est de dissoudre certains principes médicamenteux et de les séparer des substances inertes ou nuisibles qui les accompagnent. Il existe aussi des extraits hydro-alcooliques et éthéro-alcooliques, c'est-à-dire des extraits préparés d'abord avec l'eau, puis redissous dans l'alcool, opération qui a pour but de ne garder que les produits solubles à la fois dans l'alcool à 60° et dans l'eau froide. De même, les extraits éthéro-alcooliques sont des médicaments obtenus de telle façon qu'ils sont solubles à la fois dans l'alcool et dans l'éther.

La consistance des extraits peut être molle, ferme ou sèche. Les extraits fermes, dits de consistance pilulaire, présentent l'aspect d'une pâte ferme susceptible d'être convertie directement en pilules, sans l'addition d'aucune substance étrangère.

En général, comme les extraits représentent les produits actifs d'une quantité plus ou moins considérable de matière première, certains d'entre eux jouissent d'une grande activité thérapeutique, et leur posologie doit être bien connue des médecins.

Les extraits se prescrivent soit en solution dans l'eau ou dans un sirop, soit dissous dans un véhicule aqueux ou faiblement alcoolisé qui fait partie d'une potion. Le dissolvant peut être d'une autre nature lorsqu'il s'agit de les faire entrer dans une mixture. On les prescrit dans certains emplâtres où ils sont fondus avec de la résine et de l'emplâtre diachylon. Très souvent les extraits sont administrés sous la forme pilulaire.

Lorsqu'il existe pour une même substance active un extrait aqueux et un extrait alcoolique ou hydroalcoolique, ce dernier est généralement plus actif, et le médecin ne doit pas oublier de spécifier lequel il entend prescrire.

Exemples de prescriptions contenant des extraits :

POTION :

Extrait aqueux de quinquina jaune...   4 gr.
Teinture de cannelle.,................   5 gr.
Sirop d'écorce d'oranges amères......   30 gr.
Eau distillée, q. s. pour faire........   150 gr.

PILULES :

Extrait mou de quinquina gris.....   0 gr. 10.
Poudre de quinquina jaune.......   0 gr. 10.
   Pour 1 pilule.

Les extraits éthérés employés en thérapeutique sont peu nombreux (extrait de fougère mâle, de semen contra); on les prescrit sous forme de capsules ou de perles.

L'usage se répand de plus en plus maintenant, en France, de prescrire les extraits dits *fluides*, employés depuis longtemps en Allemagne et en Amérique. Ces nouvelles préparations présentent certains avantages réels sur les extraits concentrés de notre Pharmacopée. En effet l'obtention de ces derniers demande souvent l'action prolongée de la chaleur qui prédispose les principes actifs à des transformations ou à des altérations susceptibles de modifier l'action physiologique des médicaments. Les extraits fluides, au contraire, sont obtenus de telle façon que la solution des principes actifs n'a pas ou presque pas subi l'action de la chaleur, et ils ont, en outre, cet avantage appréciable de présenter un rapport simple entre la quantité de substance employée et celle de l'extrait obtenu : en général, 1 centimètre cube de la solution extractive correspond à 1 gr. de la matière première. En Allemagne, c'est le poids de l'extrait qui correspond au poids de la drogue.

Les extraits fluides peuvent facilement entrer dans la plupart des prescriptions médicales ; ils se prêtent difficilement à la forme pilulaire en raison de leur consistance. Leur conservation est absolue.

FUMIGATIONS, INHALATIONS. (Médicaments magistraux.)

Les fumigations constituent un traitement qui consiste à produire des gaz ou des vapeurs destinés à purifier l'air ou à désinfecter les locaux. Les inhalations sont des fumigations dont les gaz ou les vapeurs, produits le plus souvent par des appareils spéciaux (vaporisateurs), doivent être introduits dans les voies respiratoires.

GARGARISMES. (Médicaments magistraux.)

On donne le nom de gargarismes à des solutions destinées à être mises en contact avec l'arrière-bouche ou la gorge et qui sont rejetées après un contact peu prolongé.

On emploie, comme gargarismes, des solutions simples de produits solubles, ou des infusés, des décoctés, édulcorés soit avec du miel, du mellite ou un sirop. Ex. :

Chlorate de potasse............	4 gr.
Miel rosat....................	30 gr.
Infusé de feuilles de ronces........	120 gr.

GLYCÉRÉS ou GLYCÉROLÉS. (Médicaments officinaux et magistraux.)

Préparations destinées à l'usage externe qui ont pour excipient la glycérine.

Deux catégories distinctes de glycérés :

1° Les *glycérés liquides*, dans lesquels les substances médicamenteuses sont dissoutes ou simplement mélangées à la glycérine ;

2° Les *glycérés demi-solides*, qui ont pour base le glycéré d'amidon, véritable empois d'amidon glycériné.

L'emploi de la glycérine comme excipient est parfaitement justifié par son pouvoir dissolvant étendu vis-à-vis des matières minérales et organiques et par la facilité avec laquelle ce liquide pénètre à travers les tissus de l'organisme.

Les glycérés liquides se prescrivent en formulant la dose de glycérine et la quantité de substance active à y dissoudre ou à y mélanger. Ex. :

GLYCÉRÉ D'EXTRAIT DE BELLADONE :

Extrait de belladone............. 2 à 5 gr.
Glycérine......................... 30 gr.
   Us. ext.

GLYCÉRÉ IODOFORMÉ :

Iodoforme........................ 1 à 2 gr.
Glycérine......................... 15 gr.
   Us. ext.

Pour les glycérés demi-solides, l'ordonnance du médecin doit spécifier la proportion de la substance active à mélanger au glycéré d'amidon du Codex composé d'amidon, 10 gr., et de glycérine officinale, 140 gr. Ex. :

GLYCÉRÉ CADIQUE :

Huile de cade.................... 10 gr.
Glycéré d'amidon................. 90 gr.

(VIDAL.)

Les glycérés demi-solides absorbent facilement l'humidité atmosphérique ; ils se liquéfient en prenant une réaction acide ; il convient donc de n'en préparer qu'une petite quantité à la fois et de les renouveler souvent.

GRANULÉS. (Médicaments généralement officinaux.)

Les *granulés*, appelés encore *saccharures granulés*, sont des préparations formées par du sucre en poudre granulée régulière dont les grains portent, adhérente à leur surface, la substance médicamenteuse.

Les granulés se préparent par des procédés qui varient avec la nature de la matière médicamenteuse à granuler.

Ces préparations officinales s'administrent à l'intérieur, en nature, par cuillerées à café (contenant environ 5 gr. de granulé), et en facilitant leur ingestion par une cuillerée d'eau.

HUILES MÉDICINALES.

On comprend sous cette dénomination :

1° Les *huiles végétales* ou *animales* employées en thérapeutique (huile de foie de morue, huile d'amandes douces, huile de marron d'Inde, etc.) ;

2° Les *huiles officinales* appelées encore *oléolés* ;

3° Les *huiles magistrales* ou *solutions huileuses* employées en injections hypodermiques.

On pourrait ajouter aussi les *solutions huileuses*, utilisées en ophtalmologie, et que nous avons étudiées sous la dénomination de *collyres huileux*.

Les *oléolés* sont des formes pharmaceutiques dans lesquelles les huiles naturelles jouent le rôle de dissolvant vis-à-vis de certains principes immédiats des plantes (essences, résines, alcaloïdes, etc.) ou à l'égard de quelques sels de mercure, ou de l'iode, du phosphore, etc.

Les huiles officinales, comme l'huile camphrée, le baume tranquille, l'huile de jusquiame, sont destinées à l'usage externe. L'huile phosphorée au millième est réservée pour l'usage interne. Le médecin prescrit souvent des huiles magistrales formées d'huiles végétales cu animales additionnées de composés médicamenteux, comme l'huile de foie de morue créosotée.

Enfin, la thérapeutique utilise, en injections hypodermiques, des solutions huileuses stérilisées de principes actifs divers, comme la créosote, le gaïacol, l'iodoforme, le biiodure de mercure. On emploie généralement comme dissolvant l'huile d'olive débarrassée par des lavages à l'alcool de l'acide oléique libre qu'elle contient toujours; puis on la porte à 115° pendant dix minutes pour éliminer toutes traces d'alcool et la stériliser, et dès que l'huile est partiellement refroidie, qu'elle est à 60-65°, on y ajoute les substances médicamenteuses; on filtre sur coton de verre flambé et la solution est répartie dans des flacons stérilisés.

Ces solutions huileuses sont formulées par le médecin qui doit mentionner la quantité du produit actif à faire dissoudre dans l'huile d'olive lavée et stérilisée; il doit également indiquer l'usage thérapeutique de ces solutions (injections hypodermiques). Ex.:

SOLUTION HUILEUSE :

Gaïacol......................	2 gr. 50.
Iodoforme...................	0 gr. 50.
Huile d'olive lavée et sté-rilisée...................	ãã 50 cent. cubes.
Vaseline liquide.........	

Pour injections hypodermiques.   (PICOT.)

SOLUTION HUILEUSE :

Biiodure de mercure............	0 gr. 30.
Huile d'olive lavée et stérilisée..	100 gr.

Pour injections hypodermiques.

LIMONADES. (Médicaments officinaux et magistraux.)

Les limonades *officinales* sont des boissons acides et rafraîchissantes faites avec des fruits acides, comme les oranges et les citrons, ou composées de solutions aqueuses d'acides organiques (acide citrique, acide tartrique), ou d'acides minéraux (acide chlorhydrique, nitrique, phosphorique ou sulfurique), et additionnées de sirop de sucre simple ou aromatisé.

Le médecin prescrit aussi des limonades qui servent de boissons, avec les sirops de groseilles, de framboises ou de cerises.

Les limonades *gazeuses* sont des boissons composées d'eau gazeuse et sucrées avec divers sirops.

La limonade *vineuse*, souvent ordonnée en boisson, est une limonade d'acide citrique contenant, pour 1 litre, 100 gr. de vin rouge.

On donne encore improprement le nom de limonade à une solution purgative de citrate de magnésie, gazéifiée par l'acide carbonique, sucrée et aromatisée avec de l'alcoolature de citron.

LINIMENTS. (Médicaments officinaux et magistraux.)

Préparations tantôt liquides, tantôt de consistance huileuse ou molle que l'on emploie en onctions ou en frictions sur la peau : elles sont généralement formées par une huile médicinale à laquelle on ajoute divers principes actifs (laudanum, chloroforme, essences, etc.), ou par une solution alcoolique que l'on additionne de différentes substances médicamenteuses (savon, ammoniaque, essences, etc.).

Les liniments officinaux, inscrits au Codex, sont le *baume Opodeldoch*, le *liniment ammoniacal*, le *liniment calcaire*, le *liniment de Rosen*.

Pour la prescription des liniments magistraux, il n'y a pas de règle absolue en raison de la diversité des substances qui peuvent entrer dans ces préparations. La seule précaution à observer est de recommander l'agitation de la bouteille avant l'emploi thérapeutique, lorsque les substances, qui y sont mélangées, n'y sont pas à l'état de dissolution. Ex. :

LINIMENT :

Baume tranquille...................... 100 gr.
Laudanum de Sydenham........... 5 gr.
Chloroforme........................... 10 gr.
    Us. ext.
Agiter. *En frictions.*

LOTIONS. (Médicaments généralement magistraux).

Liquides destinés à laver ou à frictionner légèrement la surface du corps ; ils sont formés ordinairement par des solutions aqueuses ou faiblement alcooliques de principes actifs divers. On les applique soit chauds, soit froids, en se servant d'un linge ou d'une éponge imbibée du mélange liquide.

MELLITES, OXYMELLITES. (Médicaments officinaux.)

Les mellites sont des sirops dans lesquels le sucre est remplacé par du miel dissous dans un véhicule qui peut être de l'eau distillée (mellite simple), ou un liquide chargé de principes médicamenteux, comme un macéré, un infusé, etc. Quand la dissolution du miel est faite dans du vinaigre blanc ou dans un vinaigre médicinal, on obtient des oxymellites.

Ce sont, en général, des préparations facilement altérables. Notre Pharmacopée mentionne le *miel rosat* ou *mellite de roses rouges*, le *mellite de mercuriale*, le *mellite simple*, l'*oxymel simple* et l'*oxymel scillitique*.

Les mellites se prescrivent tantôt en nature, tantôt on les fait entrer dans la confection des gargarismes (miel rosat), des lavements (miel de mercuriale), des potions (oxymel simple, oxymel scillitique).

MUCILAGES.

Les mucilages ne constituent pas à eux seuls des médicaments : ce sont des préparations de consistance plus ou moins épaisse, formées par de la gomme ou des substances mucilagineuses et destinées à la fabrication des pastilles ou pour assurer la stabilité des émulsions.

ONGUENTS. (Médicaments officinaux.)

Préparations de consistance molle et destinées à l'usage externe ; elles sont formées d'un mélange de corps gras et de résine : la présence des résines les distingue des pommades, qui n'en renferment jamais. Ces médicaments, généralement employés pour le pansement des plaies, sont aujourd'hui délaissés par la nouvelle thérapeutique.

OPIATS. (Médicaments magistraux.)

Préparations de consistance molle formées par des poudres très fines divisées dans un sirop, dans du miel ou dans un mellite, que l'on divise en bols et que l'on absorbe en les enveloppant dans du pain azyme. Le seul opiat qui soit encore prescrit est celui de cubèbe et de copahu, dont les formules sont éminemment variables. Ex. :

OPIAT :

Cubèbe pulv ....(āā 30 gr.
Baume de copahu ....\
Sous-carbonate de fer.........   2 gr.
Salicylate de soude ....   12 ou 15 gr.

Prendre 6 à 12 bols par jour de 1 gr. à 1 gr. 50.

(BALZER.)

On désigne également sous le nom d'*opiats* certains mélanges dentifrices formés de substances pulvérulentes, de miel et de glycérine.

OVULES. (Médicaments magistraux.)

Produits de consistance gélatineuse assez ferme, de forme olivaire et employés comme pansements vaginaux. Ils sont formés, comme les suppositoires, d'un excipient qui est constitué le plus souvent par de la glycérine solidifiée au moyen de la gélatine ou par de l'agar-agar.

Leur préparation se rapproche de celle des suppositoires, mais la masse pour ovules doit être plus molle et plus facilement soluble ou fusible dans l'eau. L'addition des substances médicamenteuses à l'excipient se fait comme pour les suppositoires, et le mélange fondu est coulé dans des moules dont la cavité a une forme ellipsoïdale spéciale. Il existe des moules de deux grandeurs différentes : l'un donnant des ovules pesant environ 15 à 16 gr. ; l'autre, plus petit, sert à faire des ovules de 8 à 10 gr.

Pour prescrire des ovules, on indique le poids de la ou des substances actives qui doivent entrer dans chaque ovule et, au besoin, l'excipient à employer en spécifiant la grosseur, c'est-à-dire le poids des ovules que l'on désire. Ex. :

OVULES :

Ichtyol .... 0 gr. 50.
Glycérine solidifiée par la gélatine. q. s.

Pour 1 ovule de 15 gr. En faire 10 semblables.

PASTILLES ET TABLETTES. (Médicaments officinaux.)

Les tablettes sont des préparations solides formées par un mélange pulvérisé de gomme, de sucre et d'une ou plusieurs substances médicamenteuses. On met en pâte ces dernières et le sucre à l'aide d'un mucilage de gomme, et on divise en disques pouvant présenter des formes différentes et que l'on fait sécher à une température peu élevée. On appelle plus spécialement pastilles des préparations également solides composées de sucre et d'une ou plusieurs substances médicamenteuses ou aromatiques : elles sont obtenues en fondant à chaud du sucre avec un peu d'eau et une essence, ou avec un produit médicamenteux et versant le mélange par gouttes sur une paroi froide. Ces deux formes pharmaceutiques, pastilles et tablettes, sont destinées à être conservées dans la bouche jusqu'à dissolution complète.

Le poids des tablettes doit être invariablement de 1 gr. ; quelques-unes, inscrites au Codex, contiennent des médicaments actifs, et leur posologie doit être connue. Ainsi :

Les tablettes de calomel contiennent,
chacune .... 0 gr. 05 de calomel.
Les tablettes de chlorate de potasse. 0 gr. 10 de chlorate.
Les tablettes d'ipéca .... 0 gr. 01 de poudre d'ipéca.
Les tablettes de kermès .... 0 gr. 01 de kermès.
Les tablettes de santonine......... 0 gr. 01 de santonine.

PÂTES. (Médicaments officinaux.)

Les pâtes sont des préparations de consistance molle et telles qu'elles n'adhèrent pas aux doigts. Elles sont formées d'une solution concentrée de gomme arabique et de sucre dans une eau simple ou aromatisée (pâte de gomme, dite pâte de guimauve), ou dans de l'eau contenant des principes médicamenteux (pâte de jujube, de lichen, de réglisse, pâte pectorale). La pâte de lichen du Codex renferme, pour 100 gr., 0 gr. 02 environ d'extrait d'opium ; c'est la seule pâte dont l'usage doit être modéré.

POMMADES. (Médicaments officinaux et magistraux.)

Les pommades, appelées encore *liparolés*, sont des médicaments pour l'usage externe, de consistance molle, formés soit d'axonge, de lanoline ou de vaseline, soit d'un mélange de corps gras dans lesquels on incorpore, par simple mélange ou à l'état de dissolution, différents principes actifs.

Le médecin ne doit pas ignorer les avantages et les inconvénients que peuvent présenter les divers excipients de ces préparations : les pommades à base de vaseline et de lanoline ne sont pas susceptibles de rancir et, par suite, de décomposer les médicaments que l'on peut y associer, comme le fait l'axonge facilement altérable. La vaseline est surtout utilisée pour les pommades que l'on doit appliquer sur les muqueuses sensibles à l'action irritante de l'axonge altérée.

D'autre part, l'axonge est un excellent excipient lorsqu'on veut obtenir une action thérapeutique profonde et faire absorber une substance active par la peau ; au contraire, s'agit-il de réaliser surtout un pansement et une action superficielle, il est préférable d'employer la vaseline.

Les pommades se préparent par simple mélange (pommade belladonée, à l'iodure de potassium, pommade mercurielle, à l'oxyde rouge ou jaune de mercure, etc.), par solution simple, soit à froid, c'est-à-dire en dissolvant la matière active dans le corps gras fondu (pommade camphrée), ou à chaud par digestion (pommade populeum). Le Codex mentionne également ment des pommades obtenues par combinaison chimique, dans lesquelles les matières grasses réagissent, à des degrés divers, sur les substances étrangères qui y sont ajoutées pour donner naissance à des combinaisons nouvelles utilisées en thérapeutique (pommade citrine).

Pour prescrire une pommade, le médecin indique tout d'abord la substance active, puis l'excipient choisi en tenant compte des considérations indiquées plus haut. Ex. :

POMMADE :

Oxyde de zinc........................... 1 gr.
Vaseline............................... 20 gr.

POMMADE :

Pommade mercurielle .... 50 gr.
Extrait de belladone .... 4 gr.

POUDRES ET PAQUETS. (Médicaments officinaux et magistraux.)

Les poudres simples, c'est-à-dire formées d'une seule substance réduite à l'état pulvérisé, sont généralement officinales, tandis que les poudres composées, constituées par le mélange de plusieurs produits pulvérisés, sont presque toutes magistrales.

Les poudres simples peuvent être minérales, végétales ou animales.

Toutes les poudres se prescrivent en paquets ou en cachets, et à des doses variables avec la nature des différentes substances qui entrent dans la préparation.

Lors de la prescription, le médecin peut indiquer soit la

quantité totale de poudre à diviser en un nombre donné de paquets. Ex. :

> Poudre de santonine............... 0 gr. 10.
> A diviser en 5 paquets.

Ou, ce qui est préférable et peut éviter quelquefois une erreur :

> Poudre de santonine................ 0 gr. 02.
> Pour 1 paquet. En faire 5 semblables.

Lorsque la poudre à prescrire est à dose très faible, il est bon d'y ajouter une substance inerte, comme le sucre, par exemple, qui rend plus apparent et plus maniable le produit actif à absorber. Ex. :

> Calomel à la vapeur................ 0 gr. 01.
> Sucre en poudre................... 0 gr. 10.
> Pour 1 paquet.

Il faut éviter d'ordonner en paquets les substances solubles qui absorbent facilement l'humidité, comme le bromure et l'iodure de sodium, le bromure d'ammonium, etc.

SIROPS. (Médicaments officinaux et magistraux.)

Préparations dont la viscosité est due au sucre qui constitue, en général, les deux tiers de leur poids : elles sont destinées à conserver les substances actives altérables ou à masquer la saveur désagréable de certains médicaments.

Les sirops officinaux se préparent en dissolvant, à froid ou à chaud, du sucre dans un véhicule qui peut être de l'eau distillée, ce qui constitue le *sirop simple*, ou un liquide aqueux chargé de principes médicamenteux, comme un macéré, etc. : souvent le sirop simple est additionné d'une teinture (sirop de belladone, sirop de digitale), d'une alcoolature (sirop d'aconit), d'une essence, etc.

Les sirops magistraux sont tantôt des sirops simples, tantôt des sirops composés, suivant qu'ils renferment une ou plusieurs substances actives.

Les sirops magistraux s'obtiennent par le mélange de différents sirops inscrits au Codex ou en dissolvant, dans le sirop simple pris comme véhicule, des composés salins, des teintures, des extraits, etc. Ex. :

SIROP COMPOSÉ :

Sirop de belladone..............⎞
— d'aconit ....⎬ āā 60 gr.
— de tolu ....⎠

SIROP COMPOSÉ :

Teinture de digitale................ v g^{ttes}.
Sirop de fleurs d'oranger............ 30 gr.
*Pour enfants, par cuillerées à café dans les
24 heures.*

Pour prescrire un sirop et en fixer la posologie, le médecin doit se rappeler qu'une cuillerée à bouche contient 20 gr. de sirop ; une cuillerée à dessert, 15 gr. ; et une cuillerée à café, 6 gr.

Les sirops simples ou composés, magistraux ou officinaux peuvent constituer à eux seuls une prescription ; mais très souvent aussi ils entrent dans la confection des potions, soit comme adjuvants au point de vue thérapeutique, soit comme correctifs pour édulcorer les potions.

SUPPOSITOIRES. (Médicaments officinaux.)

Les suppositoires sont des médicaments de consistance solide auxquels on donne une forme conique et qui sont destinés à être introduits dans le rectum.

Ces médicaments sont formés de deux parties : l'excipient et la ou les substances actives. L'excipient, véritable support du médicament, doit fondre à la température du corps ; il est généralement constitué par du beurre de cacao, par un mélange de gélatine et de glycérine, par de l'agar-agar, ou quelquefois aussi par un mélange d'acide stéarique et de savon ; les substances actives peuvent être une poudre, un extrait, ou même une pommade, comme le suppositoire mercuriel à base d'onguent napolitain.

Le poids d'un suppositoire pour un adulte est de 4 gr. et, pour un enfant, de 2 gr.

Les suppositoires sont destinés le plus souvent à agir localement ; mais quelquefois, pour une cause quelconque, on choisit la voie rectale comme voie d'absorption pour réaliser une action thérapeutique sur tout l'organisme.

Au sujet de la préparation des suppositoires, le beurre de cacao se prête mal à une division uniforme des principes actifs dans les différents suppositoires, et souvent le dernier préparé est plus riche en produits médicamenteux que le premier. Aussi est-il avantageux d'employer les préparations à la glycérine solidifiée. Ces dernières présentent, sur les suppositoires à base de beurre de cacao, l'avantage de se dissoudre facilement au contact des liquides de la muqueuse rectale et, en outre, on peut plus facilement y associer les substances les plus diverses, comme des extraits, des sels, du tannin, etc.

Outre les suppositoires d'aloès, d'extrait de ratanhia, qui sont des préparations officinales, le médecin a souvent l'occasion de prescrire des suppositoires pouvant renfermer les médicaments les plus divers. Pour les formuler, on indique le poids de la matière médicamenteuse devant entrer dans chaque suppositoire et on spécifie la nature de l'excipient (beurre de cacao, glycérine solidifiée, etc.) sans en donner la proportion, mais en indiquant si ces préparations sont destinées à un adulte ou à un enfant. On ne doit pas oublier que la muqueuse rectale est une voie active d'absorption quelquefois mise à profit pour traiter les malades qui ne peuvent avaler, et la posologie de la prescription doit être déterminée en conséquence. Ex. :

SUPPOSITOIRES D'EXTRAIT DE BELLADONE :

Extrait de belladone.... 0 gr. 02 à 0 gr. 05
Beurre de cacao........ q. s.
Pour un suppositoire d'adulte. En faire 12 semblables.

TEINTURES ALCOOLIQUES. (Médicaments officinaux.)

Les teintures alcooliques, ou alcoolés, résultent de l'action dissolvante de l'alcool sur des substances végétales sèches, quelquefois sur des matières animales ou des substances chimiques définies. Elles s'obtiennent par solution simple ou par macération. On emploie généralement l'alcool à 60° (teintures de gentiane, de cascara sagrada, de kola, d'aconit, d'arnica, etc.); l'alcool à 80° convient pour les matières animales (teintures de castoreum, de cantharides, de musc) et pour les substances résineuses ou riches en essences (teintures d'aloès, de benjoin, de cannelle, etc.), ou pour les drogues dont les principes actifs sont surtout solubles dans l'alcool à 80° (teintures d'eucalyptus, de noix vomique, etc.).

La proportion de substance employée est généralement de 1 partie pour 5 d'alcool. Quelques teintures possèdent un titre spécial : c'est ainsi que la teinture d'iode est de 1 partie pour 12 d'alcool; la teinture de camphre (alcool camphré) est à 1 pour 9 d'alcool à 90°; l'eau-de-vie camphrée, à 1 pour 30 d'alcool à 60°; la teinture d'extrait d'opium est à 1 pour 12 d'alcool à 60°.

Les teintures sont des médicaments destinés généralement à l'usage interne, à l'exception des teintures balsamiques, de camphre, d'iode, de cantharides, etc.; elles se prescrivent, suivant leur nature, par gouttes ou en quantités plus considérables, que l'on administre dans une potion ou un sirop.

TISANES. (Médicaments magistraux.)

Préparations qui ont l'eau pour excipient et qui servent généralement de boisson aux malades.

On les prépare le plus souvent avec des plantes sèches que l'on soumet à l'action dissolvante de l'eau par macération, infusion, digestion ou décoction. Dans quelques cas spéciaux, la substance doit subir un traitement particulier destiné à lui enlever certains principes inutiles ou nuisibles. C'est ainsi que, pour la tisane de lichen, il faut rejeter le premier liquide obtenu par infusion, qui renferme le principe amer désagréable, le citrarin. Le lichen lavé est ensuite traité par décoction pour obtenir la tisane contenant le principe mucilagineux recherché.

Les tisanes sont édulcorées avec du sucre, un sirop ou du miel. Pour 1 litre de tisane ne renfermant pas de substances très actives et qui sont prescrites sous une forme générale et sans autre indication posologique, on emploie habituellement 20 gr. de bois, de racines ou d'écorces, 10 gr. de feuilles, fleurs ou séminoïdes, et enfin pour les feuilles ou fleurs aromatiques et aussi pour les fleurs de coquelicot, de sureau, de bourrache, d'arnica, de fleurs pectorales, etc., la dose est réduite à 5 gr. par litre.

Les tisanes ne se conservent pas et doivent être consommées dans les 24 heures.

VINAIGRES MÉDICINAUX. (Médicaments officinaux.)

Ils sont obtenus par l'action dissolvante du vinaigre s'exerçant vis-à-vis des substances végétales (bulbes de colchique, de scille) ou sur des substances définies (camphre).

Pour les préparer, on emploie le vinaigre de vin blanc contenant 7 à 8 0/0 d'acide acétique; on les obtient à froid par macération. On ajoute généralement au vinaigre, et avant la macération, de l'acide acétique cristallisable dans la proportion de 20 parties pour 980 parties de vinaigre.

La thérapeutique n'emploie guère que le vinaigre scillitique, avec lequel on prépare un sirop à base de miel, l'oxymel scillitique.

On prescrit souvent des vinaigres aromatiques en lotions ou pour les soins de la toilette.

VINS MÉDICINAUX. (Médicaments officinaux et magistraux.)

Les vins médicinaux, appelés aussi *œnolés*, sont des vins chargés de principes médicamenteux. On emploie à leur préparation des vins blancs, rouges ou sucrés, suivant la nature des substances qui doivent entrer en dissolution. En général, le vin rouge est choisi pour dissoudre ou être associé aux matières astringentes et toniques ; les vins blancs servent pour les préparations diurétiques ou pour solubiliser les alcaloïdes des végétaux ; les vins sucrés, riches en alcools, sont réservés pour dissoudre des produits altérables ou des matières résineuses.

Les vins médicinaux se préparent, à froid, par macération en vase clos ; cette opération est souvent précédée d'une macération de la substance avec son poids d'alcool à 60°, surtout lorsqu'on utilise les vins rouges.

Le médecin prescrit souvent des vins médicamenteux en ajoutant aux différents vins des teintures, des extraits, des substances minérales ou organiques solubles dans ces liquides. Ex. :

VIN TONIQUE :

Teinture de coca.....................⎞
—   de kola......................⎬ āā 50 gr.
—   de quinquina..............⎠
Vin de Banyuls .... 1 litre.

En général, on ordonne les vins médicinaux et, en particulier, tous les vins toniques (vins de quinquina, de kola, de coca, de gentiane, de colombo, etc.) à la dose, pour les adultes, de deux petits verres à bordeaux par jour, à prendre avant le repas. Quelques-unes de ces préparations peuvent constituer un médicament très actif, et elles doivent être prescrites avec circonspection ; c'est le cas du vin de colchique, du vin de Trousseau, et aussi du laudanum de Sydenham ou vin d'opium composé.

II. — FORMES PHARMACEUTIQUES LES PLUS EMPLOYÉES ET LE PLUS FRÉQUEMMENT PRESCRITES PAR LE MÉDECIN.

Dans ce paragraphe, nous passons en revue les *potions*, *solutions*, *pilules*, *bols*, *granules*, *mixtures*, qui sont, parmi les préparations les plus usuelles, celles qui exigent de la part du médecin des notions précises et plus complètes pour qu'il puisse formuler avec sûreté et déterminer rapidement la posologie de ces différentes prescriptions.

POTIONS, JULEPS, LOOCHS. (Médicaments magistraux.)

Ce sont des préparations liquides journellement prescrites par le médecin et destinées à être absorbées par cuillerées à bouche, à dessert ou à café.

Les potions les plus simples comprennent un principe actif, un véhicule liquide qui agit presque toujours comme dissolvant et un sirop employé comme édulcorant.

Le principe actif peut être soit un sel minéral ou organique, un alcaloïde, un extrait, une teinture, etc. ; si l'on veut associer plusieurs actions thérapeutiques ou modifier l'une d'elles par l'association d'autres composés, on peut faire entrer, dans une potion, plusieurs substances médicamenteuses actives.

Le véhicule est l'eau distillée ordinaire, une eau distillée médicamenteuse, un soluté, un macéré ou un infusé quelconque.

Le sirop est toujours ajouté dans le but d'édulcorer la préparation ; mais souvent aussi il vient contribuer, par sa nature, à l'activité thérapeutique de la potion. C'est ainsi, par exemple, que le sirop de morphine, le sirop de codéine, prescrits dans une potion à la terpine, ajoutent leur action calmante à l'action modificative des bronches que l'on veut obtenir en formulant la terpine.

Quant à la préparation des potions, il y a des règles à suivre qui dépendent de la nature des différents composants ; nous n'en parlerons pas : c'est l'œuvre du pharmacien appelé à exécuter l'ordonnance. Nous dirons seulement que le médecin, dans le cas où il prescrit un composé insoluble, doit appeler l'attention du malade ou de son entourage pour lui recommander d'agiter la bouteille avant l'emploi.

Pour formuler une potion, le praticien doit tout d'abord savoir exactement quelle est la quantité de la ou des substances actives contenues dans chaque fraction de la préparation prescrite au malade à des moments déterminés. Il est bon d'adopter, non pas d'une façon absolue, mais presque générale, le même poids (ou le même volume) pour les potions. Si on prend comme base habituelle la potion de 150 gr., par exemple, celle-ci contiendra 10 cuillerées à bouche ou 15 cuillerées à dessert. Pour les préparations destinées à être prises par cuillerées à café, nous conseillons d'adopter la potion de 60 gr., correspondant à 12 cuillerées à café de 5 gr. chacune.

Ces principes de posologie étant établis, il sera facile d'établir la prescription d'une potion en ayant soin de mentionner d'abord le ou les principes actifs, puis le sirop, et enfin le véhicule.

Lorsqu'on veut faire absorber sous cette forme pharmaceutique certains composés qui ne sont solubles que dans l'alcool dilué, on peut, à moins de contre-indications, ajouter à la potion de l'alcool sous forme de cognac ou de rhum. Ex. :

POTION :

Acétate d'ammoniaque...............	10 gr.
Sirop de quinquina.................	30 gr.
Infusion de tilleul	110 gr.

POTION :

Terpine	1 gr.
Cognac	40 gr.
Sirop de tolu	30 gr.
Eau distillée......................	80 gr.

En général, les potions ne se conservent pas et doivent être consommées dans les 24 heures. Lorsque cela est nécessaire, on peut prévenir les altérations en ajoutant à la prescription de l'eau distillée de cannelle ou en l'édulcorant avec un sirop balsamique (sirop de tolu) ; on obtient de cette façon une conservation plus grande.

Lorsque la potion doit être continuée pendant quelque temps, le médecin doit inscrire sur l'ordonnance la mention : *à renouveler*.

Le nom de *julep* est une appellation ancienne, synonyme de potion, et qui s'applique surtout à la potion gommeuse du Codex. La gomme et le sirop de gomme sont souvent prescrits dans les potions contenant un composé insoluble, car, grâce à la viscosité du mélange, on obtient d'une façon plus certaine, par agitation, une répartition égale du principe actif.

Les *loochs* sont des potions dont le véhicule est une émulsion artificielle (looch huileux), ou une émulsion naturelle rendue plus stable à l'aide d'un mélange gommeux (looch blanc).

Le principe actif, dans les loochs, peut être, comme dans les potions, de nature très diverse ; mais, en raison même de leur composition, on ne peut y ajouter certaines substances, comme des sels métalliques, des composés acides, du tannin, de l'alcool, etc., qui précipiteraient l'albumine et la gomme indispensables à la stabilité de l'émulsion. La petite quantité d'acide cyanhydrique contenu dans le looch blanc et provenant des amandes amères empêche d'y associer du calomel, qui serait décomposé en donnant naissance à un composé toxique.

Les loochs sont aussi des préparations altérables qui doivent être consommées dans les 24 heures. Ex. :

POTION :

Kermès	0 gr. 50.
Sirop de polygala	20 gr.
Looch blanc	130 gr.

A prendre par cuillerées à bouche toutes les heures.

SOLUTIONS. (Médicaments officinaux.)

Si nous envisageons les solutions au point de vue de l'art de formuler, et non au point de vue d'un phénomène physique, nous dirons que les solutions, fréquemment prescrites par le médecin, consistent dans la dissolution d'un composé médicamenteux quelconque dans un véhicule qui peut être l'eau ordinaire, l'eau distillée, l'alcool à des degrés divers, l'éther, le chloroforme, la glycérine, les huiles fixes. Toutefois, au point de vue pharmacotechnique, on ne comprend pas, sous cette dénomination, les solutions faites avec la glycérine, qui rentrent dans une autre forme pharmaceutique, les glycérés (Voir p. 13) ; il en est de même des solutions huileuses, qui constituent les huiles médicamenteuses (Voir p. 14).

Les solutions sont destinées soit à l'usage interne, soit à l'usage externe.

Il est évident que la notion indispensable au médecin pour établir la formule d'une solution serait de connaître les solubilités des nombreuses substances qu'il est appelé à prescrire ; ce désidératum est pratiquement impossible à réaliser ; la pratique journalière seule viendra combler en partie cette lacune.

Les solutions aqueuses, destinées à l'usage interne, se prescrivent en indiquant sur l'ordonnance la quantité globale du médicament actif à dissoudre et qui doit être calculée d'après le volume du dissolvant de façon à ce que la posologie de la préparation soit bien déterminée. Pour cela, il faut se rappeler, comme pour les potions, qu'une cuillerée à bouche contient approximativement 15 gr. de solution, une cuillerée à dessert 10 gr., et une cuillerée à café 5 gr. Nous conseillons au médecin d'adopter, pour ces solutions aqueuses, les solutions de 150 gr. qui contiennent 10 cuillerées à bouche, ou 15 cuillerées à dessert, et pour les solutions à prendre par cuillerées à café, il est préférable de prescrire les préparations de 60 gr.

SOLUTION :

Bromure de potassium............. 10 gr.
Eau distillée..................... 150 gr.

Chaque cuillerée à bouche contient 1 gr. de bromure.

SOLUTION :

Arséniate de soude................ 0 gr. 05.
Eau distillée..................... 150 gr.

Chaque cuillerée à soupe contient 0 gr. 005. (5 milligr.) d'arséniate de soude.

Pour les solutions destinées aux injections hypodermiques, il vaut mieux exprimer en volume la quantité du liquide dissolvant, puisque l'administration se fait par injection d'un nombre donné de centimètres cubes (Voir *Injections hypodermiques*).

Les solutions employées pour l'usage externe sont principalement des solutions antiseptiques faites avec de l'acide borique, du biiodure ou du bichlorure de mercure, du phénol, etc. Quelques-unes de ces solutions sont officinales, mais le plus grand nombre est constitué par des médicaments que le médecin doit prescrire et, pour cela, il devra connaître le coefficient de solubilité de la substance à dissoudre ; il aura avantage à ordonner comme véhicule l'eau bouillie. L'ordonnance doit porter le mode d'emploi et la mention : *usage externe.* Ex. :

SOLUTION :

Biiodure de mercure................ 0 gr. 25.

Alcool à 90°....................... 50 gr.

Eau bouillie, q. s. pour faire 1 litre de solution.

Usage externe.

Pour lavages antiseptiques.

PILULES, GRANULES ET BOLS.

Les pilules sont des médicaments divisés en petites masses sphériques et destinées à être avalées sans subir de mastication. Elles sont surtout employées lorsqu'il s'agit de faire absorber des composés à saveur désagréable, des extraits ou certaines poudres insolubles qui se donnent à petites doses. Les poudres administrées à doses élevées peuvent être prescrites en cachets. Le poids des pilules varie de 0 gr. 10 à 0 gr. 30.

Pour préparer des pilules, il faut obtenir une masse d'une consistance telle qu'elle puisse être transformée en cette forme pharmaceutique. Cette masse comprend, en général, la ou les matières actives et l'excipient qui sert à agglutiner le mélange.

Les substances actives peuvent être, comme nous l'avons déjà dit, des corps pulvérulents ou susceptibles d'être pulvérisés ou ramollis, des extraits, et, suivant la nature de celles-ci, l'excipient sera mou, liquide ou solide. Les excipients solides sont souvent des matières végétales inertes comme les poudres de réglisse, de guimauve, de sucre, de gomme arabique, etc. Les excipients mous ou liquides sont l'eau, la glycérine, le miel, les sirops, les extraits doués de propriétés peu énergiques comme les extraits de chicorée, de gentiane, etc.

Dans certains cas particuliers dépendant de la nature du principe actif, on emploie des excipients spéciaux, comme le savon amygdalin pour les pilules de créosote, la magnésie pour les résines et les oléo-résines, le kaolin pour les pilules de nitrate d'argent, etc.

La masse pilulaire une fois obtenue est divisée en pilules et, pour empêcher celles-ci d'adhérer entre elles et quelquefois aussi pour masquer leur saveur ou pour empêcher leur altération, on les enrobe, c'est-à-dire qu'on les enveloppe d'une couche très mince d'or ou d'argent, ou on les recouvre d'un enduit qui peut être de la paraffine, du baume de tolu (pilules toluifiées), ou même une couche de sucre (dragées).

Il est quelquefois nécessaire, pour les médicaments qui irritent facilement l'estomac ou qui doivent porter leur action sur l'intestin, d'enrober les pilules avec une substance protectrice qui n'est pas altérée par le suc gastrique et qui se dissout, au contraire, au contact du suc intestinal. On prescrit alors comme enrobage la kératine ou le salol fondu.

Pour la prescription des pilules officinales, le médecin n'a qu'à noter sur son ordonnance le nom des pilules avec l'indication du nombre (numéro) et le mode d'emploi. Ex. :

> Pilules de cynoglosse................... n° 20
> *Prendre 2 pilules le soir en se couchant.*

Pour formuler des pilules magistrales, on indique soit la quantité totale des diverses substances pour un nombre donné de pilules. Ex. :

PILULES :

> Extrait de quinquina................... 10 gr.
> Poudre de quinquina................ 4 gr.
> Poudre de rhubarbe................. 2 gr.
> Pour 50 pilules.

Soit, ce qui est préférable, la dose du médicament actif pour une seule pilule. Ex. :

PILULES :

> Nitrate d'argent................... 0 gr. 01.
> Excipient spécial, q. s.
> Pour 1 pilule.
> Faire 10 pilules semblables.

Le plus souvent on laisse au pharmacien le choix de l'excipient et de l'enrobage, à moins que l'on ne veuille prescrire des pilules qui ne se dissolvent que dans l'intestin.

Dans l'association des différentes substances, il faut éviter de créer des incompatibilités souvent faciles lorsqu'il s'agit de pilules à composition complexe.

Les *granules* sont de petites pilules dont le poids est inférieur à 0 gr. 05; ce sont le plus souvent des préparations officinales contenant des substances très énergiques à des doses minimes variant de 1/10° de milligramme à 1 milligramme.

Les granules d'aconitine, de digitaline, de strophantine sont préparés avec la poudre officinale au 1/100° de ces divers produits que l'on additionne de sucre de lait, de mellite simple et de gomme. Les autres granules (acide arsénieux, sels de strychnine, etc.) se préparent en faisant directement avec le principe actif, le sucre de lait, la gomme et le miel, une masse pilulaire que l'on divise en granules.

Pour la prescription des granules officinaux ou magistraux, le médecin indique la quantité de substance active de chaque granule, le nombre que le pharmacien doit délivrer et la dose journalière que le malade devra prendre. Ex. :

GRANULES :

Granules d'aconitine au 1/10° de milligr. .... n° 30.

Prendre 2 granules par jour.

Les *bols* sont de grosses pilules maintenant peu employées et qui ne sont guère utilisées que pour administrer le baume de copahu et le cubèbe. Ils se prescrivent comme les pilules.

MIXTURES.

Préparations complexes résultant du mélange de plusieurs produits médicamenteux liquides et ne pouvant être comprises dans les formes pharmaceutiques bien définies que nous avons citées jusqu'ici. Elles sont destinées soit à l'usage interne, soit à l'usage externe. Ex. :

MIXTURE :

Teinture de quinquina........... ⎱
— de kola .... ⎰ āā 50 gr.
— de coca .... ⎰

*Prendre 1 cuillerée à café dans un peu de vin
à chacun des deux principaux repas.*

MIXTURE :

Menthol.......................... 1 gr.
Essence de thym.................. 5 gr.
Teinture d'eucalyptus............ 50 gr.
Alcool à 90°..................... 100 gr.
Us. ext.

En inhalations dans les affections bronchiques.

RÈGLES GÉNÉRALES
POUR LA RÉDACTION DE L'ORDONNANCE

Écrire lisiblement et, autant que possible, sur papier portant le nom et l'adresse du médecin; dater et signer.

Dans une prescription complexe, potions, pilules, etc., indiquer d'abord la ou les substances actives, puis la quantité exprimée en grammes (gr.) ou en volumes (centimètres cubes); lorsqu'il s'agit de composés toxiques prescrits en divisions du gramme, il vaut mieux mettre la dose en toutes lettres. Pour les médicaments qui se prescrivent par gouttes, on formule le nombre de ces gouttes en chiffres romains. Ex. :

POTION :

Chlorhydrate de cocaïne.......	cinq centigr.
Teinture de chanvre indien....	xx g^{ttes}.
Sirop diacode.................	30 gr.
Eau distillée de laurier-cerise..	10 gr.
Eau distillée..................	110 gr.

On a l'habitude, lorsque plusieurs substances médicamenteuses doivent entrer dans la composition d'une ordonnance à des doses égales, de les réunir par une accolade et de mettre, devant la quantité prescrite, les lettres āā qui veulent dire parties égales de chaque substance. Ex. :

SIROP COMPOSÉ :

Sirop de tolu...................⎞	
— de capillaire...............⎬	āā 60 gr.
— de codéine ....⎠	

Si le médecin, pour une raison quelconque, désire ordonner un composé toxique à une dose supérieure à la dose maxima habituelle, il doit le mentionner spécialement en faisant suivre la prescription de ces mots : « Je dis *telle dose.* »

Pour les médicaments toxiques ou à action thérapeutique énergique, on doit indiquer si l'ordonnance est à renouveler.

Il ne faut pas oublier de noter le mode d'emploi de la préparation; cette précaution est une garantie pour le médecin, car elle permet quelquefois au pharmacien d'attirer l'attention de celui-ci soit sur l'exagération de certaines doses, soit sur une erreur toujours possible dans la posologie.

Lorsque le médicament est destiné *à l'usage externe*, l'indiquer au bas de la prescription.

Pour toutes les indications nécessaires à la rédaction des différentes formes pharmaceutiques que le médecin est appelé à prescrire, on les trouvera avec tous les détails utiles dans les pages précédentes.

RÈGLES POUR LA POSOLOGIE

A. — **Évaluation des cuillerées à soupe, à dessert et à café.**

1° *Pour les liquides dont le poids spécifique est égal ou à peu près égal à celui de l'eau pure :*

    1 cuillerée à soupe (ou à bouche) contient....   15 gr.
    1 cuillerée à dessert   —   —   ....   10 gr.
    1 cuillerée à café   —   —   ....   5 gr.

2° *Pour les sirops :*

    1 cuillerée à soupe (ou à bouche) contient...   20 gr.
    1   —   à dessert   —   —   ....   12 gr.
    1   —   à café   —   —   ....   6 gr.

B. — **Évaluation des verrées**

Pour les liquides aqueux :

    Le verre ordinaire contient...................   150 gr.
    Le verre à bordeaux   —   ....   75 gr.
    Le verre à madère   —   ....   50 gr.
    Le verre à liqueur   —   ....   25 gr.

C. — **Nombre de gouttes contenues dans 1 gramme des médicaments liquides les plus souvent prescrits.**

Les déterminations ont été faites, à la température de 15°, avec un compte-gouttes normal, donnant 20 gouttes d'eau distillée pesant 1 gramme.

    Acide chlorhydrique officinal......   21 g^ttes pour 1 gr.
     — cyanhydrique médicinal
    au $\frac{1}{100^e}$ 20   —

Acide sulfurique officinal..........	26 g^{ttes} pour 1 gr.	
Alcool à 90°.............	61	—
Alcool à 80°.............	56	—
Alcool à 60°.............	52	—
Alcoolature d'aconit (racine)......	53	—
Ammoniaque..............	22	—
Bromoforme..............	37	—
Chloroforme.............	56	—
Eau de Rabel.............	54	—
Elixir parégorique..........	52	—
Ether officinal............	90	—
Ether alcoolisé (liqueur d'Hoffmann)	72	—
Gouttes amères de Baumé........	53	—
Gouttes noires anglaises.........	37	—
Essence de menthe...........	50	—
— d'anis.............	50	—
Laudanum de Rousseau..........	35	—
— de Sydenham..........	33	—
Liqueur de Boudin............	20	—
— de Fowler............	23	—
Perchlorure de fer............	20	—
Soluté de chlorhydrate de morphine au $\frac{1}{20°}$.............	20	—
Soluté de chlorhydrate de morphine au $\frac{1}{100°}$.............	20	—
Teinture d'aconit (feuille)........	53	—
— — (racine).........	53	—
— de belladone..........	53	—
— de cantharides..........	57	—
— de colchique (bulbes ou semences)............	53	—
Teinture de digitale...........	53	—
— d'extrait d'opium.........	53	—
— d'Hamamelis virginica...	45	—
— d'Hydrastis canadensis...	45	—
— d'iode.............	61	—
— de kola.............	45	—
— de noix vomique.........	57	—
— de scille............	53	—
— de strophantus.........	57	—

Teinture de valériane.................... 53 ^{gttes} pour 1 gr.

Trinitrine $\left(\text{solution alcoolique au } \dfrac{1}{100^e}\right)$: 60   —

D. — Tables pour déterminer la dose des médicaments à administrer aux enfants dans les 24 heures en prenant pour base la dose d'adulte.

1° Table de Brunlon :

Enfants de 1 an............. $\dfrac{2}{25^e}$ de la dose d'adulte.

—   de 2 ans.......... $\dfrac{3}{25^e}$ —

—   de 3 ans.......... $\dfrac{4}{25^e}$ —

—   de 4 ans .... $\dfrac{5}{25^e}$ —

—   de 5 ans.......... $\dfrac{6}{25^e}$ —

—   de 6 ans.......... $\dfrac{7}{25^e}$ —

—   de 7 ans.......... $\dfrac{8}{25^e}$ —

—   de 8 ans .... $\dfrac{9}{25^e}$ —

—   de 9 ans .... $\dfrac{10}{25^e}$ —

—   de 10 ans......... $\dfrac{11}{25^e}$ —

—   de 11 ans......... $\dfrac{12}{25^e}$ —

—   de 12 ans......... $\dfrac{13}{25^e}$ —

Cette table rend de grands services, car elle est d'une application facile. Il suffit, en effet, pour déterminer la dose d'un médicament destiné à un enfant, de prendre autant de $\dfrac{1}{25^e}$ de la dose d'adulte que l'enfant a d'années d'âge plus une année . L'enfant a-t-il 6 ans ? on lui donnera les $\dfrac{7}{25^e}$ de la dose d'adulte, ce qu'il est facile de calculer en multipliant les deux termes de la fraction par 4, soit : $\dfrac{7 \times 4}{25 \times 4}$ ou les $\dfrac{28}{100}$, c'est-à-dire que l'on multiplie la dose *pro die* de l'adulte par 28 et que l'on divise le produit par 100.

2° *Table de Gaubius-Cottereau* :

Dose pour enfants de 1 à 3 ans. $\dfrac{1}{6}$ de la dose d'adulte.

—   de 3 à 7 ans. $\dfrac{1}{3}$

—   de 7 à 13 ans. $\dfrac{1}{2}$

—   de 13 à 20 ans. $\dfrac{2}{3}$

INJECTIONS HYPODERMIQUES

On appelle *injection hypodermique* l'introduction dans l'économie de solutions médicamenteuses destinées à y pénétrer par la voie sous-cutanée.

Cette méthode, quoique nouvelle par ses applications et ses résultats, était connue depuis longtemps. Les médecins ont essayé en effet de faire entrer les médicaments par la peau, soit dans le but de localiser leur action, soit pour épargner à l'estomac une cause d'irritation. Mais cette méthode fut peu employée au début parce que l'instrumentation et l'antisepsie étaient très rudimentaires. Actuellement, grâce aux perfections des deux, l'injection hypodermique est une thérapeutique fort à la mode, très usitée et très pratique.

Son étude comprend : 1° l'instrumentation ; 2° la technique ; 3° les médicaments hypodermiques.

Instrumentation. — L'appareil indispensable et nécessaire se compose d'une seringue et d'une aiguille. Il peut y avoir des modifications de l'une et de l'autre, mais le principe est toujours le même.

La seringue proprement dite est un corps de pompe, de contenance variable (1, 2, 5, 20 centimètres cubes), dans lequel se déplace un piston manœuvré par une tige ; le piston est garni de deux rondelles de cuir adossées l'une à l'autre et rabattues par leur périphérie dans le sens de l'axe de la seringue. Cette disposition « en parachute » permet d'obtenir un contact parfait entre le piston et le corps de pompe, car toute pression ou toute aspiration se produisant dans l'intérieur de la seringue a pour effet d'ouvrir l'une des deux rondelles et de l'appliquer exactement contre les parois.

L'aiguille a une longueur de 4 à 6 centimètres ; elle est en acier ou en platine iridié ; l'une de ses extrémités est terminée en bec de flûte à bords tranchants, l'autre porte une douille s'adaptant à frottement avec l'ajutage terminant le corps de pompe.

Le corps de pompe est fermé à ses extrémités par deux plateaux présentant chacun un orifice central ; le plateau inférieur porte un ajutage, le supérieur laisse passer la tige du piston. Cette tige, fixée, d'une part, au centre du piston, se termine à son extrémité libre par un bouton élargi à circonférence filetée ; elle représente un cylindre aplati dont la longueur porte un pas de vis et dont la face aplatie porte des divisions ; après avoir traversé le plateau supérieur du corps de pompe, elle traverse une sorte de bouton muni intérieurement d'un pas de vis. Ce bouton peut se déplacer le long de la tige quand le piston est en haut de sa course ; il sert à manœuvrer doucement celui-ci quand on ne veut injecter qu'une très faible quantité de liquide, car le pas de vis du bouton est calculé de telle façon qu'à chaque demi-tour accompli par la tige il s'écoule une goutte de liquide à l'extrémité ouverte de la seringue.

L'appareil ainsi décrit est la seringue de Pravaz telle qu'on la trouve encore aujourd'hui dans le commerce ; elle a le grand inconvénient de ne pouvoir supporter la stérilisation par la chaleur ; aussi emploie-t-on souvent d'autres modèles pouvant résister à l'action de la chaleur : telles sont les seringues de Debove, Lüer, Roux, de Paillard et Ducatte.

Celle de Debove consiste en un tube de cristal gradué, d'un piston constitué par des rondelles d'amiante comprises entre deux plaques métalliques et d'une armature métallique, mobile, indépendante, appliquant à chaque extrémité du tube une douille perforée à son centre et dont l'une, l'inférieure, porte un ajutage conique destiné à recevoir l'aiguille, et dont l'autre, la supérieure, laisse passer la tige du piston. L'armature se compose essentiellement de deux tiges métalliques formant ressort et d'un levier qui permet de tendre ou de détendre l'armature.

La seringue de Lüer est plus simple. Entièrement en cristal, elle est constituée par deux cylindres rodés l'un sur l'autre et s'emboîtant exactement pour en garantir l'étanchéité parfaite. Le premier cylindre sert de piston ; le deuxième, creux, forme le corps de pompe et porte un ajutage rodé sur lequel on adapte les aiguilles. Une telle seringue est facile à stériliser.

La seringue de Roux est à peu près analogue à celle de Debove.

L'auto-injecteur Paillard-Ducatte supprime les différentes causes d'infection résultant des manipulations inévitables dans l'injection hypodermique.

C'est une simple pompe foulante, une pompe à air permettant d'exercer, à la surface du liquide stérilisé de l'ampoule, une pression progressive, réglable à volonté. Un ingénieux jeu de soupapes empêche tout retour du liquide dans l'auto-injecteur, de sorte qu'on peut, sans inconvénients, donner plusieurs coups de piston si l'on veut augmenter la rapidité de l'injection.

Les ampoules de 1 à 20 centimètres cubes s'adaptent à cet appareil. L'une de leurs extrémités est disposée pour recevoir une aiguille de Pravaz. L'autre extrémité est solidement fixée dans la monture en caoutchouc de l'auto-injecteur. L'ensemble forme un instrument d'un très petit volume, rigide et bien en main. L'adjonction d'une nouvelle armature très simple augmente encore la rigidité de l'ensemble et multiplie les applications pratiques de l'appareil.

Technique. — La technique des injections hypodermiques comprend plusieurs points : d'abord, la mise en état de l'appareil. Celle-ci consiste à inspecter la seringue et à s'assurer qu'elle fonctionne bien, c'est-à-dire que l'aspiration est parfaite et que la lumière de l'aiguille est bien libre. Ensuite la préparation du liquide doit toujours être faite, suivant les règles d'une asepsie rigoureuse, afin d'éviter les complications septiques.

La région où sera faite l'injection doit être soigneusement savonnée ou, mieux, énergiquement frottée avec un tampon d'ouate imbibée d'une solution d'acide phénique à 2 0/0 ou de sublimé à 1 0/0. On aura soin d'éviter les trajets veineux, quelle que soit la région choisie. Après l'injection, il ne faudra appliquer sur la petite plaie opératoire ni collodion, ni taffetas ; cette coutume est inutile, sinon dangereuse ; on se contentera de lotionner légèrement avec un peu de liquide antiseptique.

Faut-il faire un léger massage pour hâter la résorption du liquide injecté ? Nous ne le conseillons pas, car il n'est nullement prouvé que l'absorption soit facilitée par ces manœuvres, qui ont toujours le grand inconvénient d'être fort douloureuses.

Les injections hypodermiques peuvent être faites dans un grand nombre de points du corps, quand elles ont un faible volume et qu'elles ne sont pas douloureuses, à la condition, toutefois, d'éviter les points voisins de plans fibreux ou osseux. Mais il existe des zones d'élection, ainsi appelées parce que les injections faites à leur niveau n'occasionnent que peu de douleurs et n'exposent pas à la blessure d'organes importants. Ces zones d'élection sont : l'ensellure lombaire de chaque côté de la colonne vertébrale, la région postérieure du thorax au-dessous des épaules, le point de Smirnoff ou région trochantérienne, le point de Galliot déterminé par une ligne horizontale passant à deux travers de doigt au-dessus du grand trochanter et par une ligne verticale séparant le tiers interne de la fesse de ses deux tiers externes.

De quelle façon doit-on faire pénétrer l'aiguille dans les tissus ? Perpendiculairement ou parallèlement suivant les cas. Pour opérer de la première façon, on tend la peau avec l'index et le pouce gauches et l'on introduit avec la main droite l'aiguille jusqu'à la garde, comme si l'on voulait piquer une épingle sur une pelote ; si l'on opère de la seconde façon, on fait de la main gauche un pli à la peau, et l'on enfonce l'aiguille parallèlement à la surface cutanée et à la base de ce pli. La seconde façon de faire semble préférable dans la plupart des cas, car l'injection perpendiculaire, portant le liquide plus profondément dans les tissus, risque de le mettre en contact avec des organes ne pouvant, sans inconvénient, le supporter, comme le sciatique, par exemple.

Pour éviter tout accident, quand il faut faire une injection profonde et perpendiculaire à la peau, il faut faire à celle-ci un gros pli dans lequel on enfonce l'aiguille d'un seul coup. De cette façon on porte le liquide à la limite du tissu cellulaire et du muscle sous-jacent sans crainte d'en toucher le nerf.

Médicaments hypodermiques. — Comme médicaments hypodermiques, on emploie divers principes actifs, dissous dans l'*eau distillée*, les *huiles végétales* ou l'*huile de vaseline*.

L'*eau distillée* doit être bouillie, et souvent, pour assurer la conservation de la solution, on y ajoute un dixième d'eau de laurier-cerise. Les médicaments injectés en solution aqueuse sont : le chlorhydrate de cocaïne, de morphine, d'apomorphine, de quinine ; les glycérophosphates, le sulfate d'ésérine et d'atropine ; les sels solubles de mercure, les sérums artificiels, l'ergotine, etc. La solution, une fois faite, doit être stérilisée par la chaleur, par la filtration ou par la tyndallisation ; ce dernier procédé de stérilisation par le chauffage discontinu doit surtout être utilisé pour les solutions de cocaïne : le principe actif se décomposant en présence de l'eau, dès la température de 100°.

L'*huile d'olive* est l'huile végétale la plus employée pour les solutions huileuses hypodermiques ; elle doit être, au préalable, lavée à l'acool pour lui enlever l'acide oléique qui lui communique une acidité marquée ; on élimine ensuite, en la chauffant, les traces d'alcool qu'elle peut conserver, et on la stérilise à l'autoclave. Ce dissolvant est surtout mis à profit pour injecter la créosote, le gaïacol, l'eucalyptol, l'iodoforme, le biiodure de mercure, etc.

L'*huile de vaseline* est un excellent véhicule pour les substances insolubles et qui doivent être maintenues en suspension, comme le mercure, le calomel, les oxydes de mercure, etc.

L'établissement de la formule des médicaments hypodermiques se fait aisément dès que l'on connaît la posologie de la substance active injectable. Généralement, on indique un volume donné de dissolvant, exprimé en centimètres cubes, on prescrit une quantité du médicament à dissoudre, telle que la solution résultante en contienne une quantité déterminée et voulue pour 1, 2, 3, 5, 10, 100, etc., centimètres cubes, suivant la nature de la substance à injecter.

Dans la prescription, il est important de mentionner que la préparation doit être stérilisée, et, au besoin, on indique au pharmacien si elle doit être renouvelée.

INJECTIONS DE SÉRUM ARTIFICIEL.

On appelle *injection de sérum artificiel* une médication qui consiste à introduire dans l'organisme une certaine quantité d'un liquide destiné à remplacer une perte de sang ou à provoquer une sorte de lavage de l'économie. Ce liquide, sérum artificiel, est constitué par une solution de chlorure de sodium.

Cette méthode est de date assez récente. Actuellement elle est très employée dans le traitement des hémorrhagies et des maladies infectieuses.

Le liquide peut être injecté de deux façons : dans le tissu cellulaire sous-cutané ou directement dans les veines ; d'où la division de ces injections en hypodermiques et intra-veineuses. A un autre point de vue, suivant l'effet que l'on cherche, on fait des injections modérées ou des injections massives. Ces dernières injections se pratiquent surtout lorsqu'on veut opérer le lavage du sang et sont souvent précédées d'une saignée.

L'instrumentation varie suivant que l'on veut pratiquer des injections sous-cutanées ou des injections intra-veineuses.

Injections sous-cutanées. — L'instrument le plus simple, que tout praticien possède, est la seringue de Roux, d'une contenance de 20 centimètres cubes. Cet appareil convient surtout dans les cas où l'on ne doit injecter que des quantités modérées, 100 à 200 grammes de sérum. Une fois l'aiguille enfoncée sous la peau, on pousse le contenu de la seringue, puis on recharge l'appareil, sans toucher à l'aiguille, que l'on n'enlève que lorsque l'injection est terminée.

Lorsque l'injection porte sur une quantité de liquide supérieure à 200 grammes, il faut avoir recours à un appareil spécial que chacun peut préparer avec une bouteille bien stérilisée, un bouchon percé de deux orifices, deux tubes de verre coudés et la soufflerie du thermo-cautère de Paquelin ou la pompe de l'aspirateur Potain ou de celui de Dieulafoy. On commence par préparer le bouchon dans lequel on introduit les tubes dont l'un, relié à l'aiguille par un tube en caoutchouc, est assez profondément enfoncé pour venir plonger au fond de la bouteille, tandis que l'autre, mis en communication avec la soufflerie, est, au contraire, peu enfoncé de façon à rester au-dessus du liquide. Le sérum artificiel est alors porté à la température de 37° environ et introduit dans la bouteille ; le bouchon est adapté et l'on amorce l'appareil en faisant fonctionner la soufflerie ou la pompe foulante. Quand le liquide jaillit de l'orifice de l'aiguille, on enfonce celle-ci sous la peau, et l'on fait pénétrer la quantité voulue de sérum artificiel. Il est bon, pendant la durée de l'injection, de retirer l'aiguille légèrement de temps en temps et de la porter dans une nouvelle direction, c'est-à-dire vers un endroit où le tissu cellulaire n'est pas encore distendu par le liquide. On évite ainsi la douleur résultant de la distension exagérée et l'on abrège la durée de l'opération.

L'appareil se vend aussi tout préparé dans le commerce. Il se compose d'un flacon d'une contenance de 500 ou de 1,000 grammes, terminé par un large goulot dans lequel s'engagent les deux tubes de verre ; un double collier de chaîne maintenu par le rebord du goulot s'applique en fer à cheval sur le bouchon et l'empêche de sauter quand la pression intérieure devient très forte.

Pour éviter toutes causes d'infection, on peut se servir aussi
des flacons tout préparés où les deux tubes sont fermés à la
lampe. Il suffit de les briser au trait de lime et l'appareil est
prêt à fonctionner.

L'injection sous-cutanée se fait de préférence au niveau de
certaines régions du corps abondamment pourvues de tissu
cellulaire lâche (abdomen, cuisse, sein, etc.).

La peau de la région doit être nettoyée d'une façon sérieuse comme s'il s'agissait d'une opération, et les instruments doivent être absolument aseptiques. Enfin la piqûre
sera close avec un tampon d'ouate imbibée de collodion.

Injection intra-veineuse. — L'instrumentation très simple se
compose d'un bock à injection, muni d'un niveau d'eau, afin
de pouvoir apprécier la vitesse d'écoulement et la quantité de
liquide injectée; ce bock est muni d'un tube de caoutchouc
terminé par une canule en verre à pointe.

L'injection intra-veineuse est souvent précédée d'une saignée quand il n'y a pas eu d'hémorrhagie. On dénude légèrement la veine en aval de l'incision faite à sa paroi et on en pratique la ligature. Cela fait, le sérum artificiel, porté à la température de 39°, est mis dans le bock. Celui-ci est élevé au-dessus du malade, et l'on fait couler le liquide de façon à chasser du tube l'air ou l'eau refroidie qui peuvent s'y trouver;
puis la canule, laissant couler un liquide de température
convenable, est enfoncée dans la veine. Le sérum artificiel
pénètre plus ou moins vite, selon que le bock est plus ou
moins élevé; en moyenne, on doit régler la pression de
façon à faire écouler 1 litre de liquide en 10 ou 15 minutes.

Avant que le liquide se soit complètement écoulé, on retire
la canule de la veine. L'injection est terminée. On lie alors la
veine au-dessus de la plaie vasculaire, on suture la peau et
on applique un pansement antiseptique.

Après l'injection, il se produit quelques phénomènes d'excitation qui ne sont que passagers. Les résultats se manifestent par une diurèse et une diaphorèse très marquées, par
une amélioration de l'état général et par une tension sanguine plus élevée.

INJECTIONS RACHIDIENNES.

Sous le nom d'*injections rachidiennes*, on désigne une
méthode thérapeutique qui consiste à introduire une solution

médicamenteuse dans l'organisme au niveau du canal rachidien. Cette méthode se subdivise suivant que l'introduction a lieu dans l'espace sous-arachnoïdien ou dans l'espace épidural, c'est-à-dire à l'intérieur ou à l'extérieur de la dure-mère.

La première injection se fait dans la région lombaire ; la seconde, au contraire, doit être pratiquée au niveau de la colonne sacrée. Mais, à part cette différence de siège, la méthode est la même dans les deux cas. Nous allons d'abord étudier l'instrumentation, puis nous envisagerons, dans chacun des cas, la technique particulière.

Pour faire une injection rachidienne, il suffit d'avoir une aiguille creuse à biseau court et mesurant au moins 6 centimètres. On peut utiliser aussi un trocart spécial, composé d'une aiguille creuse à orifice terminal et latéral dans laquelle pénètre un mandrin. Mais il est préférable de se servir de l'aiguille. Avant d'introduire l'instrument, il faudra prendre toutes les précautions voulues : c'est-à-dire s'assurer de l'antisepsie parfaite de l'appareil, de son excellent fonctionnement, et voir si la douille qui termine l'aiguille s'adapte bien exactement avec l'ajutage terminal du corps de pompe de la seringue.

Injection lombaire. — L'injection lombaire est faite soit dans le deuxième espace intervertébral lombaire (Quincke), soit dans l'espace lombo-sacré (Chipault) ; ce dernier espace a l'avantage d'être plus facile à repérer. Il est en effet entouré de points de repère facilement appréciables, épines iliaques postéro-supérieures et, en outre, dépression très appréciable entre la dernière apophyse épineuse lombaire et la première apophyse épineuse sacrée. Cette dépression est encore plus appréciable quand la colonne vertébrale est mise en flexion antérieure ; de sorte qu'il est très facile d'y introduire l'aiguille.

Le malade est couché sur le bord du lit, la colonne vertébrale en flexion antérieure, ou bien assis sur une chaise le corps fléchi en avant. La région lombaire est soigneusement préparée suivant les règles de l'asepsie la plus rigoureuse ; l'opérateur doit se laver également les mains d'une façon aseptique.

Puis, lorsque les points de repère sont bien fixés, l'opérateur pose l'index gauche au niveau de l'espace intervertébral choisi, un peu en dehors de la ligne épineuse, à 1 centimètre environ ; puis, saisissant à pleine main l'aiguille, de façon que la pointe dépasse de 2 centimètres environ, il l'enfonce dans les tissus, en la dirigeant un peu en haut et en dedans vers la ligne médiane. La main qu'on appuie sur l'aiguille a la sensation de résistance vaincue; elle continue son mouvement de pénétration jusqu'à ce qu'elle rencontre une résistance. Cette résistance est produite par les ligaments intervertébraux. A ce moment l'opérateur donne un coup sec avec la main droite; l'aiguille traverse les ligaments et pénètre dans l'espace sous-arachnoïdien. On voit le liquide sourdre à l'extrémité de l'aiguille.

A ce moment, on adapte la seringue de Pravaz à l'aiguille et on pousse doucement le piston pour introduire la solution médicamenteuse.

Injection sacrée. — Le premier temps de l'opération consiste dans la ponction du canal sacré. Celle-ci se fait de la façon suivante : le malade est placé dans la même position que pour l'injection précédente. Puis l'opérateur, placé à la gauche du malade, repère avec l'index gauche les deux cornes du sacrum ou mieux les deux derniers tubercules sacrés postéro-internes, qu'on arrive toujours à sentir à 1 ou 2 centimètres au-dessus de la rainure interfessière. On sait qu'il existe, entre ces deux tubercules et le dernier tubercule médian de la crête sacrée, un espace triangulaire fermé par une membrane ligamenteuse.

Les repères étant bien pris, on retire l'index gauche, et de la main droite on enfonce l'aiguille exactement sur la ligne médiane, en la dirigeant vers la paroi antérieure du canal sacré. On fait pénétrer l'aiguille jusqu'à une profondeur de 3 à 5 centimètres, après avoir perçu la sensation bien caractéristique de résistance vaincue que donne la traversée de la membrane ligamenteuse. Pendant l'accomplissement de cette manœuvre, on doit avoir soin de diriger et de maintenir l'aiguille bien exactement dans le plan médian, afin d'éviter la blessure des nerfs coccygiens et de leurs ganglions.

On est averti que l'aiguille a pénétré dans le canal sacré, quand, après avoir perçu la sensation que donne la membrane ligamenteuse, on sent que l'aiguille est enclavée.

A ce moment on adapte la seringue sur l'aiguille, et l'on pousse légèrement l'injection destinée à pénétrer dans le canal sacré.

FORMULAIRE

A

ABRASTOL ou **ASAPROL**. Dérivé α-monosulfoné du β-naphtol à l'état de sel calcique ou naphtylsulfonate de calcium.

Propriétés : Poudre blanche, inodore, amère, soluble dans l'eau et l'alcool, insoluble dans l'éther ; se décompose en présence des acides, des sulfates solubles et des bicarbonates. Le perchlorure de fer colore ses solutions en bleu.

Action thérapeutique et usages : Succédané du salicylate de soude, antiseptique, antithermique.

Se prescrit dans le rhumatisme articulaire aigu, dans les divers états infectieux. *Moncorvo* l'ordonne dans la malaria infantile, et *Kern* contre les vers intestinaux.

Il est bien supporté par les albuminuriques ; il ne provoque ni accidents cérébraux, ni bourdonnements d'oreille.

Pharmacologie et posologie : Cachets, potions, solutions.

Adultes	Enfants de 0 à 15 ans
4 à 6 gr. par jour.	0 gr. 05 à 2 gr. par jour.

Avoir soin de fractionner les doses.

ABSINTHE (GRANDE). *Artemisia Absinthium* (Composées).
Feuilles et sommités fleuries.

Composition chimique : Une essence, un principe amer appelé *absinthine*, des résines, etc.

Action thérapeutique : Stomachique, eupeptique ; emménagogue à haute dose.

Pharmacologie et posologie :

Poudre............	2 à 5 gr.	Eau distillée......... 20 à 100 gr.
Teinture..........	2 à 15 gr.	Tisane (à 5 pour 100 gr. eau).
Extrait aqueux....	0,10 à 1 gr. 50.	

Vin (à 30 pour 1000 vin blanc), 1 à 2 *verres à madère par jour.*

Fait partie de l'élixir stomachique de Stoughton (teinture d'absinthe composée), 5 à 20 gr.; des espèces anthelminthiques (absinthe, tanaisie, camomille, semen contra) en décoction de 8 gr. pour 120 gr. eau et en lavement.

Particularités : Médicament peu recommandable; il est bon de ne l'ordonner ni aux nourrices, ni aux enfants. Prescrire surtout avec circonspection la teinture d'absinthe.

ABSINTHINE. Principe amer cristallin de la grande absinthe.

Propriétés : Fines aiguilles blanches, très amères, inodores; à peu près insolubles dans l'eau; solubles dans l'alcool.

Action thérapeutique et usages : Apéritif; se prescrit dans l'anorexie avec constipation, dans la chloro-anémie.

Pharmacologie et posologie : En cachets ou pilules : à la dose de 0 gr. 10, 10 minutes avant les deux principaux repas.

ABSINTHE MARITIME. *Artemisia maritima* (Composées).

Feuilles.

Composition chimique : Essence.

Action thérapeutique : Vermifuge.

Pharmacologie et posologie : Infusion : 4 à 15 gr. dans 125 gr. eau ou lait. — Lavement : infusion aqueuse de 2 à 10 gr.

ACERDOL. Voir *Permanganate de calcium.*

ACÉTANILIDE. Antifibrine. Phénylacétamide.

Propriétés : Poudre blanche, cristalline, inodore, à saveur amère; très peu soluble dans l'eau froide (1 pour 200), plus soluble dans l'eau bouillante (1 pour 18), soluble dans l'alcool et l'éther; insoluble dans la glycérine.

Action thérapeutique et usages : Analgésique et antipyrétique.

Comme analgésique, se prescrit dans les névralgies, le

rhumatisme articulaire ou musculaire, dans les douleurs fulgurantes et les crises gastriques des tabétiques.

Son action comme antithermique est moins certaine et, à cet égard, elle est de moins en moins employée.

Particularités : *L'acétanilide est un poison du sang; elle transforme l'hémoglobine en méthémoglobine et elle amène conséquemment de la cyanose qui disparaît facilement si on se tient dans les limites des doses thérapeutiques.*

Pharmacologie et posologie : En cachets, en potion.

A l'intérieur, à la dose de 0 gr. 25 à 2 gr., en ayant soin de fractionner la dose et de ne jamais dépasser 0 gr. 50 à la fois.

CACHETS :

Acétanilide............. 0 gr. 20.
Pour 1 cachet, faire 6 semblables.

Dans la migraine, 1 *cachet toutes les heures.*

CACHETS :

Acétanilide............. 0 gr. 20.
Phénacétine............. 0 gr. 10.
Valérianate de quinine... 0 gr. 05.
Pour 1 cachet, faire 5 semblables.

Dans la migraine, *à prendre en 2 heures.*   (E. HINTZ.)

ACÉTIQUE (ACIDE).

On emploie l'acide acétique cristallisable, l'acide acétique liquide du commerce et le vinaigre blanc.

Propriétés : 1° *L'acide acétique cristallisable* est en cristaux, incolores, transparents, d'une odeur vive, piquante et caractéristique; il fond à 17°; soluble dans l'eau et dans l'alcool;

2° *L'acide acétique du commerce*, liquide, de densité 1060, contient 50 0/0 d'acide cristallisable;

3° Le *vinaigre blanc* est le vinaigre de vin; il contient 7 à 8 0/0 d'acide acétique.

Action thérapeutique et usages : *A l'extérieur*, l'acide acétique, appliqué sur la peau, produit, suivant la durée de son action, de l'érythème, de la vésication ou une cautérisation avec mortification et dissolution des tissus. En inhalations, il excite la muqueuse pituitaire.

A l'intérieur, l'acide acétique dilué ou le vinaigre facilite la digestion des matières albuminoïdes, il excite l'appétit.

L'acide cristallisable est utilisé pour cautériser les verrues, les cors, les végétations; il sert comme révulsif dans le traitement de la pelade, de l'alopécie. On l'emploie soit seul, ou mélangé à des essences, en inhalations dans la syncope.

L'acide acétique dilué ou le vinaigre est employé comme dissolvant pour la préparation des vinaigres médicinaux ; il est prescrit, *à l'intérieur*, comme antidote dans l'empoisonnement par les alcalins et il sert à préparer des boissons rafraîchissantes. A l'*extérieur*, en lotions excitantes (1 partie de vinaigre et 5 parties d'eau).

VINAIGRE AROMATIQUE (Codex) :

Alcoolature vulnéraire ...	125 gr.
Vinaigre blanc............	875 gr.

    M. Us. externe.

En lotions.

MIXTURE :

Acide acétique..........	1 à 5	gr.
Chloral.................	5	gr.
Ether...................	25	gr.

    M. Us. externe.

Dans la pelade, *en lotions.*

            (BALZER.)

VINAIGRE ANGLAIS (Codex) :

Acide acétique cristallisable	100 gr.
Camphre................	10 gr.
Huile volatile de cannelle	0 gr. 20.
— — de girofle..	0 gr. 20.
— — de lavande.	0 gr. 10.

Employé en inhalations comme sel anglais.

MIXTURE :

Bichlorure de mercure.	0 gr. 10.
Acide acétique........	1 gr.
Alcool à 90°	100 gr.
Ether.................(	āā 50 gr.
Alcoolat de lavande ..(	

    M. Us. externe.

Dans la pelade, *en lotions.*

            (STAJANOVITCH.)

MIXTURE :

Vinaigre	100 gr.
Teinture de benjoin..................	150 gr.
Alcoolat de lavande	50 gr.

    Us. externe.

En lotion excitante : 1 verre dans 1 litre d'eau.

ACÉTOPHÉNONE ou HYPNONE. Phényl-méthylacétone.

Propriétés : Liquide d'odeur un peu analogue à celle de l'amande amère, incolore, insoluble dans l'eau, soluble dans l'alcool, l'éther, la glycérine et les huiles.

Action thérapeutique et usages : Hypnotique.

Pharmacologie : En capsules, perles ou potion glycérinée, à la dose de 0 gr. 10 à 0 gr. 30, soit v à x gouttes par jour.

Particularités : *Médicament infidèle, à effet incertain, peu usité.*

ACÉTOPYRINE. Acétosalicylate d'antipyrine.

Propriétés : Poudre blanche, cristalline, peu soluble dans l'eau froide, plus soluble dans l'eau bouillante, soluble dans l'alcool.

Action thérapeutique et usages : Antipyrétique, analgésique. Se prescrit dans le rhumatisme articulaire, les névralgies, la migraine, la fièvre typhoïde.

Pharmacologie et posologie : En cachets, à la dose de 1 à 3 gr. par jour, par prises de 0 gr. 50 chaque fois, matin, midi ou soir, 1 heure au moins avant ou après le repas.

Particularités : *Médicament bien supporté par l'estomac et ne se dédoublant qu'au contact des liquides de l'intestin.*

ACOÏNE. Chlorhydrate de dipara-anisylmonophénéthyl-guanidine.

Propriétés : Poudre légèrement cristalline, blanche, inodore, soluble dans l'eau.

Action thérapeutique et usages : Anesthésique local.

Se prescrit pour rendre indolores les injections sous-cutanées ou sous-conjonctivales de substances irritantes, comme l'iode, le sublimé.

Pharmacologie et posologie : En solution dans l'eau bouillie, 0,001 à 0,003 milligr.

Cette solution est altérable.

SOLUTION POUR INJECTIONS SOUS-CUTANÉES :

Acoïne	0 gr. 10.
Chlorure de sodium	0 gr. 80.
Eau distillée bouillie	100 cent. cubes.

1 cent. cube correspond à 0 gr. 001 milligr. d'acoïne.

ACONIT. *Aconitum Napellus* (Renonculacées).

Feuilles et racines.

Composition chimique : alcaloïdes (aconitine, aconine, benzoyl-aconine, napelline, homonapelline), acide aconitique, tannin, mannite.

Particularités : Racines plus riches en principes actifs que les feuilles.

Action thérapeutique : Analgésique exerçant surtout son action sur le trijumeau ; anticongestif, diurétique.

Se prescrit dans les névralgies, la sciatique, les tics douloureux, l'érysipèle, la goutte aiguë, les angines, les congestions pulmonaires, la bronchite, la grippe.

Commencer par de faibles doses en raison de l'intolérance possible se manifestant par une sensation de picotements sur la langue et de fourmillements sur tout le corps.

Pharmacologie et posologie :

	Adultes	Enfants de 0 à 10 ans
Poudre de feuilles	0 gr. 05 à 0,30.	0 gr. 005 à 0,10.
— de racines	0,01 à 0,10.	0 gr. 001 à 0,05.
Teinture de feuilles	XXX gttes à 5 gr.	X gttes à 1 gr.
— de racines	V à XL gttes.	I gtte à X gttes.
Alcoolature de feuilles	XXX gttes à 5 gr.	X gttes à 1 gr.
— de racines	V à XL gttes.	I gtte à X gttes.
Extrait de feuilles	0,05 à 0,30.	0,01 à 0,05.
— de racines	0,01 à 0,05.	0,002 à 0,01.

Sirop d'aconit (sirop d'alcoolature de racine) : 20 gr. correspondent à 0 gr. 50 d'alcoolature de racine. — 1 à 2 cuillerées à bouche pour adulte.

Les préparations d'aconit, non associées à d'autres médicaments, peuvent être administrées à tous les moments de la journée, excepté avant les repas.

CACHETS :

Poudre de rac. d'aconit	0 gr. 05.
— d'opium	0 gr. 01.

Pour un cachet, 2 à 3 par jour.

POTION :

Looch blanc	100 gr.
Sirop de lactucarium	25 gr.
Teinture de feuilles aconit	1 gr.

Dans bronchite vulgaire, 1 *cuillerée à soupe toutes les heures.*

(G. Lemoine.)

MIXTURE :

Teinture de semences de colchique	12 gr.
Alcoolature racine aconit	4 gr.

Dans les attaques de goutte, xx *gouttes le matin,* xx *gouttes à midi,* xx *gouttes le soir dans une tasse d'infusion de frêne. Cesser dès vomissement et diarrhée.* (Dujardin-Beaumetz.)

MIXTURE :

Teinture de feuilles aconit	5 gr.
— de Colombo	10 gr.
— de belladone	5 gr.
Élixir parégorique	5 gr.

Dans la gastralgie, *V à X gouttes avant le repas.* (J. Simon.)

POTION :

Teinture racine aconit	XII à XV gttes
Antipyrine	2 gr.
Sirop de fleurs oranger	30 gr.
Eau de tilleul	90 gr.

Dans la grippe, 1 *cuillerée toutes les 2 heures.* (Grasset.)

MIXTURE :

Teinture racine d'aconit	
— semences colchique	ãã 3 gr.
— de belladone	

Dans névralgie faciale bénigne, vi *gouttes toutes les 6 heures.*

(Plicque.)

ACONITINE. Alcaloïde retiré de la racine d'aconit.

Le Codex ne mentionne que l'aconitine cristallisée, beaucoup plus active que l'aconitine amorphe, anciennement connue.

Propriétés : Cristaux incolores, inodores, très peu solubles

dans l'eau (1 gr. dans 4.500 gr. d'eau froide), solubles dans
l'alcool, l'éther.

Sa saveur est brûlante et elle produit un picotement
sur la langue.

Action thérapeutique et usages : Analgésique exerçant surtout
son action sur le trijumeau. Antinévralgique.

Pharmacologie et posologie : En *granules* à la dose d'un dixième
de milligramme (1/10ᵉ de milligr.) à un quart de milligramme
(1/4 de milligr.)

Ne pas dépasser la dose de 1 milligramme par jour.
(Il existe au Codex une *poudre d'aconitine* au 100ᵉ utilisée pour la confection des différentes préparations d'aconitine.)
Poison très violent dont l'emploi est à surveiller, commencer par de
faibles doses (1 dixième de milligramme) et cesser la médication
s'il survient des phénomènes d'intolérance (Voir *Aconit*).
Ne pas l'ordonner dans la médication infantile.

CACHETS :

Poudre d'aconitine au 100ᵈ du Codex..   0 gr. 001 (1 milligramme).
Sulfate de quinine ....   0 gr. 30.
 Pour 1 cachet, 1 à 3 par jour.

ACONITINE (AZOTATE). Cristaux incolores, solubles.
Mêmes usages que l'aconitine cristallisée.

ADONIS VERNALIS. Renonculacées.
Tiges et feuilles.

Composition chimique : Un glucoside, l'adonidine ; de l'acide
aconitique et un sucre ou pentose.

Action thérapeutique et usages : Médicament tonicardiaque et
diurétique par suite de l'augmentation de la tension artérielle ; agit comme la digitale. On l'a recommandé dans le
traitement de l'épilepsie.

Particularités : L'*Adonis vernalis* a l'avantage sur la digitale de
ne pas s'accumuler dans l'organisme et de pouvoir être
prescrit plus longtemps.

Pharmacologie et posologie : Infusion : 4 à 8 gr. pour 250 gr.
d'eau (à prendre dans la journée).
Teinture, alcoolature : 2 à 5 gr.
Extrait aqueux : 0 gr. 50 à 1 gr.

PILULES :

Extrait d'adonis vernalis . 0 gr. 10.
Poudre de scille........ 0 gr. 10.

Pour 1 pilule ; 1 à 6 pilules par jour, à prendre dans l'intervalle des repas.

POTION :

Feuilles d'adonis vernalis { 2 gr. à 3 gr. 75.

Infuser dans :
Eau bouillante............ 180 gr.

Ajouter :
Bromure de potassium.. { 7 gr. 50 à 11 gr. 25.
Caféine............... { 0 gr. 12 à 0 gr. 18.

Dans l'épilepsie, 4 à 8 *cuillerées à bouche par jour à prendre dans de l'eau ou du lait sucré.*
(BEKHLEREFF.)

ADONIDINE. Glucoside retiré de l'*Adonis vernalis.*

Propriétés : Poudre amorphe ou légèrement cristalline, jaunâtre, un peu soluble dans l'eau, soluble dans l'alcool.

Action thérapeutique et usages : Agit comme l'*Adonis vernalis.* Se prescrit dans les affections du cœur comme tonicardiaque, diurétique.

Particularités : *Ne s'accumule pas dans l'organisme, contrairement à ce qui existe pour la digitaline.*

Pharmacologie et posologie : Granules à la dose de 0 gr. 005 ; 1 à 6 par jour.

L'adonidine, étant hygroscopique, ne peut se prescrire en cachets.

ADRÉNALINE. Principe actif des glandes surrénales, nouvellement isolé par Takamine et Aldrich.

Propriétés : Substance cristalline, blanc grisâtre, à saveur amère et laissant sur la langue une sensation d'engourdissement ; elle est plus soluble dans l'eau chaude que dans l'eau froide ; elle est soluble dans les acides avec lesquels elle forme des sels.

Particularités : *Les solutions aqueuses de chlorhydrate d'adrénaline sont stérilisables à l'ébullition sans décomposition ; elles se colorent en rose à l'air sans que leurs propriétés soient altérées.*

Action thérapeutique et usages : Par son action vaso-constrictive, elle est un hémostatique très puissant, elle possède un pouvoir décongestionnant très actif. Employée localement, elle produit, en même temps qu'un léger degré d'anesthésie, une anémie intense au point où elle a été appliquée et elle permet d'opérer sans perte de sang pour ainsi dire.

Elle est employée à l'intérieur, soit par la voie gastrique, soit par la voie hypodermique, dans les hématémèses, dans certains cas d'hémoptysie et dans les hémorrhagies utérines. Elle est prescrite, en instillations ou en lavages, dans le traitement des conjonctivites, des kératites, du glaucome, de l'iritis, dans le coryza aigu, l'épistaxis, la laryngite aiguë, les affections du nez.

L'adrénaline a l'avantage d'accentuer l'effet de tous les alcaloïdes, propriété mise à profit en ophtalmologie.

Pharmacologie et posologie : Solution aqueuse au millième additionnée de 5 pour 1000 de chlorétone.

Dose pour injections hypodermiques: 1/2 à 2 cent. cubes. *A l'intérieur*, voie gastrique : v à xxx g^{ttes} dans un peu d'eau, de sirop ou de vin. Dans les affections de la gorge ou du nez, on emploie quelquefois en lavages la solution aqueuse à 1 pour 3000 ou 1 pour 5000.

SOLUTION :

Chlorhydrate d'adrénaline. 1 gr.
Solution normale de sérum physiologique........ 1000 gr.
Chlorétone............. 5 gr.
Stérilisez.

Dans l'hémoptysie, 1/2 *à* 1 *cent. cube en injection hypodermique.*
(Souques et Morel.)

COLLYRE :

Sulfate neutre d'atropine. 0 gr. 05.
Chlorhydrate de cocaïne. 0 gr. 20.
Solution au millième de chlorhydrate d'adrénaline............... 2 gr.
Eau distillée bouillie..... 8 gr.

Dans l'iritis, 1 *goutte toutes les* 3 *heures.* (Coppez.)

COLLYRE :

Chlorhydrate de pilocarpine........... 0 gr. 10.
Solution au millième de chlorhydrate d'adrénaline .... } āā 5 gr.
Eau distillée bouillie................)

Dans le glaucome aigu ou subaigu, 1 *goutte toutes les* 2 *heures.* (Coppez.)

AGARIC BLANC. *Polyporus officinalis.* Champignons, Hyménomycète.

Poudre d'agaric blanc.

Composition chimique : L'*acide agaricique*, une résine acide et un principe amer.

Action thérapeutique et usages : Antisudorique et anhydrotique, à petites doses (0 gr. 25 à 1 gr.). — Purgatif, à doses élevées (3 gr.).

Pharmacologie et posologie : Poudre, en cachets ou pilules, à la dose de 0 gr. 25 à 1 gr.; à prendre, en 2 à 3 fois, *surtout heures avant l'accès sudoral.*

CACHETS :	PILULES :
Poudre d'agaric blanc.... 0 gr. 20.	Poudre d'agaric blanc.... 0 gr. 10.
Poudre de belladone..... 0 gr. 02.	Tannin................. 0 gr. 10.
Pour 1 cachet.	Extrait de quinquina.... 0 gr. 10.
Contre les sueurs des phtisiques, 2 à 3 cachets par jour à prendre 2 heures avant l'accès fébrile.	Pour 1 pilule, 2 à 5 par jour.

AGARICIQUE (ACIDE). Principe actif de l'agaric blanc.

Propriétés : Substance cristalline soyeuse, très peu soluble dans l'eau froide et l'alcool, soluble dans l'eau chaude, en formant d'abord une gelée, soluble dans l'acide acétique.

Action thérapeutique et usages : Analogues à l'agaric blanc.

Pharmacologie et posologie : En pilules de 0,01 centigr.; 1 à 4 par jour.

AGURINE. Mélange de théobromine sodée et d'acétate de soude.

Propriétés : Ce mélange se présente sous forme d'un sel blanc cristallin, hygroscopique, soluble dans l'eau, à réaction alcaline.

Action thérapeutique et usages : Diurétique.

L'agurine a l'avantage de contenir, à poids égal, plus de théobromine que la diurétine; elle agit à dose moindre que cette dernière et elle produit son effet pendant plusieurs jours après qu'on en a suspendu l'emploi.

Pharmacologie et posologie : Cachets de 0 gr. 25; 1 à 6 par jour.

Potion de 120 gr. et 2 gr. d'agurine : chaque cuillerée à soupe contient 0 gr. 25 de principe actif.

AIROL. Iodogallate basique de bismuth.

Propriétés : Poudre fine, gris verdâtre, insipide, inodore, insoluble dans les dissolvants ordinaires. A l'air humide, il se transforme en un composé plus basique de couleur rouge; même transformation au contact des plaies. L'airol s'émulsionne facilement avec un mélange à parties égales d'eau et de glycérine.

Action thérapeutique et usages : Antiseptique, astringent et siccatif.

A l'intérieur, dans l'entérite tuberculeuse.

A l'extérieur, dans le pansement des plaies, des brûlures, des adénites suppurées, de la blennorrhagie.

Pharmacologie et posologie : *A l'intérieur* : 2 cachets de 0 gr. 10 à 0 gr. 20 par jour.

A l'extérieur : en poudre, en pommade à 20 0/0, en émulsion glycérinée à 10 0/0.

Particularités : L'airol présente sur l'iodoforme l'avantage de ne pas être toxique, ni irritant ; de plus, il n'a aucune odeur.

POUDRE :	
Talc..................	15 à 20 gr.
Airol..................	10 gr.
Dans traitement des plaies.	

ÉMULSION :	
Airol.................	15 gr.
Glycérine pure.........	100 gr.
Dans les adénites suppurées, en injections.	(LANG.)

ÉMULSION :	
Airol..................	15 gr.
Glycérine.............	} āā 50 gr.
Eau distillée........	
Dans traitement de la blennorrhagie, *en injections*. (LANG.)	

POMMADE :	
Airol.................	10 gr.
Vaseline ou lanoline...	50 gr.

ALBUMINATE D'ARGENT, Voir *Argent (Albuminate d')*.

ALBUMINE. On emploie, en thérapeutique, l'albumine de l'œuf (blanc d'œuf).

Pharmacologie : Le blanc d'œuf est employé sous la forme d'eau albumineuse (Voir formule), comme boisson, chez les malades atteints d'entérite ; il sert de contre-poison pour les métaux toxiques ; il est prescrit comme unique aliment dans le choléra infantile des nourrissons. — Il entre dans la composition des lavements nutritifs.

EAU ALBUMINEUSE :	
Blancs d'œufs............	n° 4.
Eau distillée...........	1000 gr.
Eau distillée de fleurs d'oranger.................	10 gr.
	(CODEX.)

LAVEMENT NUTRITIF :	
Blanc d'œuf.............	n° 1.
Peptone	30 gr.
Lait...................	120 gr.
Pour un lavement.	

ALCOOL. Alcool éthylique.

Action thérapeutique et usages : *A l'intérieur*, l'alcool, à doses modérées (cognac, rhum, vins généreux), est un stimulant du système nerveux, et, en particulier, du cœur et de la circulation ; il peut constituer un aliment, toujours à petites doses, lorsque la nutrition devient difficile ou impossible.

On le prescrit dans la pneumonie, la fièvre typhoïde, l'érysipèle, la fièvre puerpérale, et aussi dans presque toutes les maladies aiguës des vieillards, des cachectiques, en un mot toutes les fois qu'il se manifeste de l'adynamie ou de la tendance au collapsus.

Son action stimulante est utilisée dans les syncopes, les hémoptysies, les hémorrhagies utérines. — J. Simon le recommande, chez les enfants, dans la bronchite capillaire, la broncho-pneumonie, la pneumonie et aussi dans la diarrhée cholériforme.

L'alcool est, au contraire, contre-indiqué dans la goutte, le rhumatisme, l'artériosclérose, le diabète, la dyspepsie hyperchlorhydrique, et dans tous les états de nervosisme exagéré.

A *l'extérieur*, c'est un antiseptique, un astringent employé dans le traitement des plaies contuses, des entorses, etc. — Ses propriétés excitantes le font entrer dans de nombreuses mixtures alcooliques utilisées, en frictions, comme excitantes.

Pharmacologie et posologie : *A l'intérieur* : cognac, rhum, 30 à 100 gr. dans les 24 heures et dilués dans une potion. Vins de Grenache, Banyuls, Porto, 100 à 250 gr.

Pour les enfants de 1 à 10 ans, on prescrit le cognac ou le rhum à la dose de 5 à 30 gr. et les vins sucrés à la dose de 15 à 100 gr. (avoir soin de diluer ces boissons dans une potion).

L'alcool est également prescrit sous forme de sirop de punch (mélange d'infusions de thé, de rhum et de sirop de sucre aromatisé avec de l'essence de citron) et d'élixir de garus (Voir formule).

ÉLIXIR DE GARUS :

Alcoolat de Garus	1000 gr.
Vanille	1 gr.
Safran...................	0 gr. 50.

Macération de deux jours, filtrer.

D'autre part, faire une infusion avec :

Capillaire du Canada......	20 gr.
Eau distillée bouillante ...	500 gr.

Ajouter :

Eau de fleurs d'oranger ...	200 gr.
Sucre blanc...............	1000 gr.

Faire par solution, à froid, un sirop qui sera ajouté à la macération du safran et de la vanille dans l'alcoolat.

(CODEX.)

POTION DE TODD :

Eau-de-vie vieille...........	40 gr.
Sirop simple	30 gr.
Teinture de cannelle........	5 gr.
Eau distillée	75 gr.

(CODEX.)

POTION CORDIALE :

Vin de Banyuls............	110 gr.
Sirop d'écorces d'orange amère..................	40 gr.
Teinture de cannelle	10 gr.

(CODEX.)

POTION :		POTION :	

POTION :			POTION :		
Cognac vieux	40 gr.		Vin de Banyuls	50 gr.	
Teinture de kola	10 gr.		Sirop de fleurs d'oranger	30 gr.	
Julep gommeux	50 gr.		Eau distillée	40 gr.	

Dans la pneumonie des vieillards, *par cuillerées à bouche dans les 24 heures* (G. LEMOINE.)

Dans la bronchopneumonie de l'enfance, *par cuillerées à café.*

ALOÈS. Suc épaissi retiré des feuilles de plusieurs *Liliacées* du genre *Aloe*.

Composition chimique : Une *aloïne*, de l'*émodine*, une substance résineuse : éther aromatique d'un résinotannol.

Propriétés : Deux variétés d'aloès : 1° *Aloès du Cap*, en masses translucides brun foncé à reflets verdâtres, à saveur amère, d'une forte odeur peu agréable et donnant une poudre jaune verdâtre.

2° *Aloès des Barbades*, masse opaque, brun chocolat, d'une odeur un peu aromatique et donnant une poudre jaune rougeâtre.

Action thérapeutique et usages : A petites doses (0 gr. 05 à 0 gr. 25), l'aloès est stomachique ; il facilite les digestions lentes.

A doses plus élevées (0 gr. 50 à 1 gr. 50), il agit comme purgatif cholagogue ; il est utilisé comme dérivatif dans les affections cérébrales et les congestions pulmonaires. C'est un purgatif quelquefois utile pour ramener le flux hémorroïdal ou pour favoriser le flux menstruel en raison de son action congestionnante sur le rectum et les organes intrapelviens. Il est, par suite, contre-indiqué dans la grossesse et les maladies inflammatoires des organes génito-urinaires.

On associe souvent l'aloès à d'autres purgatifs pour combattre son action irritante. Son action peut être continuée assez longtemps sans accoutumance.

Il doit être, en général, proscrit de la médication infantile.

Pharmacologie et posologie : Poudre, 0 gr. 02 à 0 gr. 15, comme stomachique ; 0 gr. 50 à 1 gr. 50, comme purgatif (pilules ou cachets).

Doses :

Pilules de	0 gr. 10 (CODEX).	
Teinture	5 à 20 gr.	
Suppositoire de	0 gr. 50 (CODEX).	

Préparations composées à base d'aloès :

1° Teinture d'aloès composée (CODEX) ou Élixir de longue vie. 10 gr. renferment 0 gr. 20 d'aloès;
2° Pilules d'aloès et de gomme gutte ou pilules d'Anderson (CODEX);
3° Pilules d'aloès et de savon (CODEX);
4° Pilules antecibum (CODEX);
5° Pilules de Bontius (CODEX).

CACHETS :

Poudre d'aloès.......... 0 gr. 30.
Poudre de cascara sagrada 0 gr. 30.
  Pour 1 cachet.

Contre la constipation, 1 *cachet le soir en se couchant.*

PILULES ÉCOSSAISES OU D'ANDERSON :

Aloès pulvérisé......... 0 gr. 10.
Gomme gutte pulvérisée.. 0 gr. 10.
Essence d'anis.......... 0 gr. 01.
  Pour 1 pilule. (CODEX.)

Dans la constipation, 1 *à 3 pilules le soir.*

PILULES ANTECIBUM :

Aloès pulvérisé......... 0 gr. 10.
Extrait de quinquina.... 0 gr. 05.
Poudre de cannelle...... 0 gr. 02.
  Pour 1 pilule. (CODEX.)

Dans l'anorexie, 1 *pilule avant chacun des 2 principaux repas.*

SUPPOSITOIRE :

Aloès pulvérisé......... 0 gr. 50.
Beurre de cacao........ 3 gr. 50.
  Pour 1 suppositoire. (CODEX.)

MIXTURE :

Teinture d'aloès........... 10 gr.
Teinture de colombo....... 30 gr.
Teinture de noix vomique... 2 gr.

Comme stomachique, xxx *gouttes à chaque repas.*

PILULES :

Aloès pulvérisé......... 0 gr. 10.
Savon médicinal........ 0 gr. 10.
  Pour 1 pilule. (CODEX.)

Dans la constipation, 1 *à 3 le soir.*

PILULES :

Aloès pulvérisé...... 2 gr.
Résine de jalap.....)
  — de scammonée} ãã 1 gr.
Turbith végétal.....)
Extrait de belladone.)
  — de jusquiame.} ãã 0 gr. 15.
  Savon amygdalin, q. s. pour faire 50 pilules.

Dans la constipation, 1 *à 3 pilules le soir avant de se coucher.*
(A. ROBIN.)

ALUMNOL. β-naphtolsulfonate d'aluminium.

Propriétés : Poudre blanc grisâtre, cristalline, soluble dans l'eau et la glycérine, peu soluble dans l'alcool. Les solutions possèdent une fluorescence bleue.

Action thérapeutique et usages : Astringent et antiseptique. Employé en solution dans le traitement des ulcères variqueux, dans certaines affections de la peau comme l'eczéma et le psoriasis ; en injections, dans la blennorrhagie; en gargarismes, dans les angines simples aiguës.

Pharmacologie et posologie : *Poudre* employée seule ou mélangée à parties égales de talc dans les affections de la peau.

Solution à 10 0/0 pour le traitement des plaies, à 1 0/0 pour les injections vaginales ou uréthrales.
Pommade à 1 à 3 0/0.
Gargarisme à 2 0/0.

ALUN. Sulfate d'alumine et de potasse hydraté.

Propriétés : Sel bien cristallisé, incolore, à saveur âcre, astringente, soluble dans l'eau et dans la glycérine, insoluble dans l'alcool. Sa solution aqueuse est acide au papier tournesol.

Action thérapeutique et usages : Astringent et antiseptique.

Il n'est guère prescrit qu'*à l'extérieur* dans les affections du larynx et du pharynx et comme injections astringentes vaginales.

On l'a employé *à l'intérieur* contre les hémoptysies et comme contre-poison des sels de plomb.

Pharmacologie et posologie : *A l'extérieur :* Poudre, gargarisme, solution.

A l'intérieur : En pilules à la dose de 1 à 5 gr. au maximum dans les 24 heures.

POUDRE ASTRINGENTE ET ANTIPUTRIDE :

Alun pulvérisé	10 gr.
Poudre de ratanhia	15 gr.
Poudre de quinquina	15 gr.

GARGARISME :

Alun	4 gr.
Miel rosat	50 gr.
Infusion de feuilles de ronces	200 gr.

SOLUTION :

Alun	10 à 50 gr.
Eau bouillie	1000 gr.

Dans la leucorrhée, *en injections vaginales.*   (RICORD.)

LOTION :

Alun pulv.	
Borate de soude	āā 5 gr.
Eau de rose	300 gr.

Contre les engelures.
(LIEBREICH.)

POUDRE :

Alun pulv.	
Tannin	
Acide borique	āā 2 gr.
Talc de Venise	

Dans l'épistaxis, *saupoudrer un tampon d'ouate imbibée de perchlorure de fer dilué.*

(G. LEMOINE.)

COLLYRE ASTRINGENT :

Alun	0 gr. 50.
Eau de roses	50 gr.

PILULES :

Alun pulv.	0 gr. 06.
Cachou pulv.	0 gr. 12.
Opium pulv. brut	0 gr. 02.
Pour 1 pilule.	

Dans les hémoptysies, 1 *pilule toutes les 2 heures.*

(RÉCAMIER.)

ALUN CALCINÉ. Sulfate d'alumine et de potasse anhydre.

Propriétés : Poudre blanche légère, friable, se dissolvant lentement dans l'eau.

Action thérapeutique, usages : Astringent et caustique.
Médicament à peu près abandonné.

AMADOU. Partie moyenne et spongieuse d'un champignon hyménomycète, le *Polyporus fomentarius*.

Usages thérapeutiques : Hémostatique local pour arrêter le sang des coupures ou des piqûres de sangsue.

AMANDES. Fruits de l'amandier, *Amygdalus communis* (Rosacées).

Deux variétés : 1° Amandes douces, *A. communis*, var. *dulcis*.

2° Amandes amères, *A. communis*, var. *amara*.

Composition chimique : Les amandes douces contiennent 45 à 50 0/0 d'huile fixe, du saccharose, des substances mucilagineuses et 25 0/0 d'un ferment soluble hydrolisant, l'émulsine ou synaptase.

Les amandes amères renferment, en outre, 20 à 23 0/0 d'un glucoside azoté, l'*amigdaline*, que l'émulsine décompose, en présence de l'eau, en donnant de l'acide cyanhydrique, de l'essence d'amandes amères ou aldéhyde benzoïque et du glucose.

Action thérapeutique : Émollientes.

Pharmacologie et posologie : 1° Émulsion d'amandes douces ou lait d'amandes.

2° Sirop d'orgeat (30 à 100 grammes) ;

3° Looch blanc et looch huileux ;

4° Huile d'amandes douces (purgatif à la dose de 30 à 60 gr.). Elle sert à la confection du looch huileux.

Particularités : *Le sirop d'orgeat et le looch blanc, dans la confection desquels il entre une certaine quantité d'amandes amères et qui renferment, par suite, de l'acide cyanhydrique, ne doivent pas être associés à certaines substances minérales, comme les sels de mercure, les composés iodés ou iodurés. Éviter, en outre, l'addition d'alcool ou de composés tanniques qui précipiteraient les matières albuminoïdes et détruiraient la stabilité de l'émulsion.*

Le looch blanc, en raison de son goût agréable et de la facilité avec laquelle on y incorpore des substances médicamenteuses insolubles (kermès, oxyde blanc d'antimoine), est très souvent prescrit en médecine infantile. Si on veut administrer du calomel sous cette forme, il faut substituer le looch huileux au looch blanc.

ÉMULSION D'AMANDE :

LAIT D'AMANDE

Amandes douces..........	50 gr.
Sucre blanc.............	50 gr.
Eau distillée...........	1000 gr.

(CODEX.)

LOOCH HUILEUX :

POTION ÉMULSIVE HUILEUSE

Huile d'amandes douces...	15 gr.
Poudre de gomme arabique	15 gr.
Sirop de gomme.........	30 gr.
Eau distillée de fleurs d'oranger...............	15 gr.
Eau distillée............	100 gr.

(CODEX.)

LOOCH BLANC :

POTION ÉMULSIVE GOMMÉE

Amandes douces mondées.	30 gr.
— amères —	2 gr.
Sucre blanc.............	30 gr.
Poudre de gomme adrag^te.	0 gr. 50.
Eau distillée de fleurs d'oranger...............	10 gr.
Eau distillée............	120 gr.

(CODEX.)

SIROP D'ORGEAT :

Amandes douces..........	50 gr.
— amères..........	15 gr.
Sucre blanc.............	300 gr.
Eau distillée............	162 gr.
Eau de fleurs d'oranger...	25 gr.

(CODEX.)

AMIDON. Matière amylacée retirée du blé.

L'amidon retiré des tubercules de pommes de terre s'appelle *fécule*.

Action thérapeutique et usages : Substance employée comme adoucissante ou isolatrice ; elle est employée dans le traitement des dermatoses légères ; elle atténue, dans la préparation des poudres mélangées, l'action irritante de certaines matières pulvérulentes minérales actives.

Pharmacologie : *A l'extérieur*, poudre, bains, cataplasme, glycéré, lavement.

BAIN D'AMIDON (Pour adulte) :

Amidon..................	500 gr.

A délayer dans 2 à 3 litres d'eau froide et ajouter au bain.

CATAPLASME :

Fécule de pommes de terre.	100 gr.
Eau.....................	1 litre.

Délayer la fécule dans le double de son poids d'eau, ajouter peu à peu le reste de l'eau portée à l'ébullition, faire bouillir quelques instants en agitant. (CODEX.)

BAIN D'AMIDON (pour enfant) :

Amidon..............	2 à 300 gr.

A délayer dans 1 ou 2 litres d'eau froide et ajouter à un bain de 30 à 40 litres.

GLYCÉRÉ D'AMIDON :

Amidon.................	10 gr.
Glycérine officinale.......	140 gr.

(CODEX.)

Employé dans les **dermatoses légères** *et comme véhicule de substances actives de natures très diverses.*

LAVEMENT D'AMIDON :

Amidon......................... 15 gr.
Eau........................... 500 gr.

Délayer l'amidon dans 100 gr. d'eau froide ; verser peu à peu ensuite le reste de l'eau, porter à l'ébullition et agiter.

Dans la diarrhée, l'entérite.

AMMONIAQUE OFFICINALE (ALCALI VOLATIL).

Solution aqueuse de gaz ammoniac de densité 0,925.

Propriétés : Liquide incolore, d'odeur suffocante, d'une saveur très caustique et alcaline, contenant 20 0/0 de gaz ammoniac.

Action thérapeutique et usages : Prise à l'*intérieur*, l'ammoniaque agit comme stimulante et sudorifique. — On la préconise contre l'ivresse, bien que son mode d'action, dans ces conditions, ne soit pas bien déterminé.

Elle peut rendre des services, en inhalations faites avec modération, dans la syncope, le coryza.

A l'extérieur, elle est employée comme révulsive, soit seule ou mélangée à divers liniments huileux ou à des corps gras. On s'en sert comme cautérisant dans les cas de piqûres d'abeilles.

Pharmacologie et posologie : *A l'intérieur*, en solution très diluée ou en potion : v à xx gouttes.

A l'extérieur, en baumes (baume Opodeldoch), liniments, lotions, pommades.

BAUME OPODELDOCH :

Savon animal râpé et desséché................ 12 gr.
Camphre pulv.......... 9 gr. 6.
Ammoniaque .... 4 gr.
Essence de romarin .... 2 gr. 40.
Essence de thym ...... 0 gr. 80.
Alcool............... 100 gr.

Us. externe.   (CODEX.)

LINIMENT AMMONIACAL :

Huile d'amandes douces.. 90 gr.
Ammoniaque............ 10 gr.

Us. externe.   (CODEX.)

Comme révulsif.

EAU SÉDATIVE :

LOTION AMMONIACALE CAMPHRÉE

Ammoniaque liquide...... 60 gr.
Alcool camphré.......... 10 gr.
Chlorure de sodium...... 60 gr.
Eau................... 1000 gr.

Us. externe.   (CODEX.)

LOTION EXCITANTE :

Ammoniaque .... 8 gr.
Essence de térébenthine... 25 gr.
Alcool camphré.......... 167 gr.

Dans le traitement de l'alopécie.

(*Formulaire de l'hôpital St-Louis.*)

LIQUEUR AMMONIACALE ANISÉE :

Alcool....................	24 gr.
Essence d'anis...........	1 gr.
Ammoniaque pure........	5 gr.

Comme expectorant, vin à x *gouttes, 3 fois par jour, dans un peu d'eau sucrée.*

POMMADE AMMONIACALE DE GONDRET :

Suif de mouton..........	10 gr.
Axonge.................	10 gr.
Ammoniaque.............	20 gr.
Us. externe.	(CODEX.)

Comme vésicant.

AMMONIAQUE (ACÉTATE D') LIQUIDE. Esprit

de Mindererus. Solution aqueuse d'acétate d'ammoniaque de densité 1.036 contenant 18,5 0/0 de ce sel par litre.

Propriétés : Liquide incolore, d'une faible odeur d'acide acétique, d'une réaction très légèrement alcaline et d'une saveur un peu urineuse.

Action thérapeutique et usages : Excitant diaphorétique, sudorifique et expectorant.

Il est prescrit comme stimulant pour combattre le collapsus, l'asphyxie ; on le recommande dans la bronchite sèche, l'asthme, la coqueluche et les fièvres éruptives. Employé contre l'ivresse comme excitant de la circulation.

Pharmacologie et posologie : En *potion,* 5 à 12 gr., pour adulte, et 0 gr. 50 à 3 gr., chez les enfants.

POTION :

Acétate d'ammoniaque liq.	0,50 à 3 gr.
Sirop de quinquina......	30 gr.
Infusion de tilleul.......	120 gr.

Pour combattre le collapsus chez les enfants, *par cuillerées à café dans les 24 heures.*

POTION TONIQUE :

Acétate d'ammoniaque.....	3 gr.
Sirop thébaïque..........	50 gr.
Sirop de quinquina au vin..	60 gr.
Tood, q. s. pour faire......	187 gr.

Une cuillerée à bouche toutes les heures. (M. LEGRAND.)

POTION :

Acétate d'ammoniaque.....	10 gr.
Liqueur d'Hoffmann.......	2 gr.
Sirop de fleurs d'oranger..	30 gr.
Eau, q. s. pour faire 120 cent. cubes.	

Contre la dyspnée, l'asphyxie, *par cuillerées à bouche.*

(GRASSET.)

SOLUTION :

Acétate d'ammoniaque..	10 à 40 gr.
Carbonate d'ammoniaque	2 gr.
Glycérine.............	12 gr.
Eau de sureau.........	240 gr.
Us. externe.	

Dans l'alopécie, *en frictions.*

(COTTLE.)

AMMONIAQUE (CARBONATE D'). Sesquicarbonate

d'ammoniaque. Sel volatil anglais.

Propriétés : Sel blanc, cristallin, à odeur ammoniacale, à saveur piquante, soluble dans 'eau, insoluble dans l'alcool fort.

Action thérapeutique et usages : *A l'intérieur*, stimulant, diurétique, modificateur des sécrétions bronchiques ; il agit aussi comme les carbonates alcalins.

A l'extérieur, appliqué sur la peau, il est irritant et peut même devenir vésicant.

Pharmacologie et posologie : En potion, à la dose de 0 gr. 50 à 2 gr. par jour.

N'y associer aucune substance acide qui décomposerait le carbonate d'ammoniaque.

POTION :

Carbonate d'ammoniaque...	1 gr.
Sirop de menthe..........	20 gr.
Infusion de tilleul.........	100 gr.

Modificateur de la sécrétion dans la bronchite vulgaire (rhume), 4 à 6 *cuillerées par jour.* (G. Lemoine.)

POTION .

Carbonate d'ammoniaque..	1 à 2 gr.
Sirop de punch..........	50 gr.
Hydrolat de mélisse......	100 gr.

Dans l'accès d'asthme, *par cuillerées à bouche dans la journée.*

(G. Lemoine.)

AMMONIAQUE (CHLORHYDRATE D'). Sel ammoniac.

Propriétés : Cristaux incolores, inodores, d'une saveur piquante et légèrement amère, solubles dans l'eau, l'alcool et la glycérine.

Action thérapeutique et usages : Stimulant et expectorant pris *à l'intérieur*. Utilisé *à l'extérieur* comme résolutif.

Pharmacologie et posologie : En *potion*, à la dose de 1 à 4 gr. par jour. Solution pour lotions, gargarismes, etc.

POTION :

Chlorhydrate d'ammoniaque	2 gr.
Sirop de polygala........	30 gr.
Eau distillée de mélisse....	120 gr.

Comme expectorant, *une cuillerée à bouche toutes les 2 heures.*

SOLUTION :

Chlorhydrate d'ammoniaque	1 gr.
Eau distillée..............	500 gr.

Us. externe.

Dans l'acné, *en compresses.*

AMYLE (NITRITE D'). Éther amylnitreux.

Propriétés : Liquide limpide, jaune pâle, neutre, très mobile, d'une odeur de fruit, insoluble dans l'eau, soluble dans l'alcool, l'éther, le chloroforme ; s'altère très facilement en présence de l'air et de la lumière ; il faut le conserver dans des ampoules en verre jaune.

Action thérapeutique et usages : Employé en inhalations, le nitrite d'amyle est considéré comme un vasodilatateur et un antispasmodique ; il agit contre le spasme des vaisseaux et le ralentissement excessif du pouls ; dans l'angine de poitrine, il diminue la douleur et l'angoisse. Il donne de bons résultats dans les accès épileptiques *avec pâleur de la face*. On l'a également préconisé contre les syncopes, l'asthme et les névralgies.

Il ne doit pas être ordonné aux malades congestifs, ni aux athéromateux. Son emploi doit être surveillé, il peut, à doses élevées, amener de l'asphyxie après une période convulsive.

Pharmacologie et posologie : En inhalations, ii à v gouttes sur un tampon de coton ou un mouchoir.

Ne dépasser xxv gouttes dans les 24 heures qu'après une période d'accoutumance assez longue.

AMYLE (VALÉRIANATE D'). Éther amylvalérianique.

Propriétés : Liquide incolore, mobile, volatil, d'une odeur agréable de pomme de reinette, insoluble dans l'eau, soluble dans l'alcool et l'éther.

Action thérapeutique et usages : En inhalations, il est anesthésique et antispasmodique, comme l'éther ordinaire.

A l'intérieur, il produit tout d'abord de l'agitation avec chaleur de la peau, et ensuite une tendance au sommeil. En raison de son action dissolvante sur la cholestérine, on l'a préconisé dans le traitement de la colique hépatique.

Pharmacologie et posologie : *A l'intérieur,* en capsules de 0 gr. 10 à 0 gr. 15, à la dose de 2 à 6 capsules par jour.

En raison de son insolubilité dans l'eau, on ne peut l'introduire dans une potion que sous forme d'émulsion.

POTION :

Valérianate d'amyle..... 0 gr. 50.
Mucilage de carragahen à
5 0/0............... 14 gr.
Huile d'amandes douces.. 12 gr.
Sirop de framboises..... 30 gr.
Eau distillée........... 30 gr.
Faire une émulsion. Agiter la bouteille.

Dans la lithiase biliaire, *à prendre en une fois dans 1/2 verre de lait.* A renouveler.
(*Médecine moderne.*)

POTION :

Valérianate d'amyle..... 0 gr. 60.
Huile d'amandes douces . 8 gr.
Gomme arabique pulv.... 5 gr.
Sirop de coings........ 30 gr.
Eau distillée........... 60 gr.
Faire une émulsion. Agiter la bouteille.

Dans la lithiase biliaire, *à prendre en une fois dans 1/2 verre de lait.* (G. POUCHET.)

AMYLÈNE-CHLORAL ou DORMIOL. Diméthyléthylcarbinol chloral. Combinaison d'hydrate de chloral et d'hydrate d'amylène.

Propriétés : Liquide oléagineux, incolore, d'odeur camphrée, de saveur fraiche, insoluble dans l'eau froide, soluble dans l'alcool, l'éther et les huiles. L'eau bouillante le décompose.

Action thérapeutique et usages : Hypnotique, agissant bien surtout dans les insomnies des névropathiques, il provoque le sommeil en 15 ou 30 minutes ; administré en solution huileuse, l'effet est quelque peu retardé.

Pharmacologie et posologie : *A l'intérieur*, en *capsules* de 0 gr. 50 ou, en *potion*, à la dose de 1 gr. 50 à 2 gr. 50 dans les 24 heures.

POTION :

Dormiol...	2 gr.
Gomme arabique.................................	5 gr.
Sirop de fleurs d'oranger......................	30 gr.
Eau...	90 gr.

Faire une émulsion. Agiter avant de s'en servir.

2 à 3 cuillerées à bouche le soir.

AMYLÈNE (HYDRATE D'). Alcool amylique tertiaire.

Propriétés : Liquide incolore, oléagineux, d'une odeur pénétrante rappelant celle de la menthe et du camphre, soluble dans 8 parties d'eau, dans l'alcool et l'éther.

Action thérapeutique et usages : Hypnotique procurant un sommeil réparateur ; il réussit également comme sédatif dans l'épilepsie.

Son ingestion ne présente aucun inconvénient.

Pharmacologie et posologie : *Solution, potion, lavement ;* à la dose de 2 à 3 gr.

SOLUTION :

Hydrate d'amylène........	20 gr.
Eau distillée.............	300 gr.

Dans l'épilepsie, 2 à 6 *cuillerées à bouche dans un peu de vin pur.*
(BLOCQ.)

LAVEMENT :

Hydrate d'amylène.........	4 gr.
Mucilage de gomme arabique.	20 gr.
Eau distillée..............	50 gr.

Comme hypnotique.
(FISCHER.)

ANALGÉSINE. Voir *Antipyrine*.

ANÉMONE PULSATILE. *Anemone Pulsatilla*

(Renonculacées).
Feuille, fleur et rhizome.

Composition chimique : Un principe cristallin, l'*anémonine*.

Action thérapeutique et usages : Anticatarrhale ; elle agit également comme emménagogue.

L'anémone est aussi employée pour calmer la toux, contre le coryza, et dans le traitement de l'hystérie au moment de la puberté et à l'époque des règles.

Pharmacologie et posologie : N'employer que les préparations pharmaceutiques faites avec les plantes fraîches :

Alcoolature de fleurs et de feuilles... 2 à 8 gr. par jour.
Alcoolature de racines .... 1 à 4 gr. par jour.

ALCOOLATURE :	POUDRE :
Alcoolature de racines d'anémone. 5 gr.	Anémone pulv........... 0 gr. 01.
Dans l'hystérie, 5 *jours avant les règles et 5 jours après,* xxx *à* xl *gouttes en 3 ou 4 fois, par fractions de x gouttes.*	Sucre pulv............... 0 gr. 09. Pour 1 paquet.
(DAUCHEZ.)	**Dans le coryza aigu,** *en prises,* 2 *à 4 paquets par jour.* (P. VIGIER.)

ANÉMONINE. Principe actif de plusieurs anémones, ou plutôt semble se former aux dépens de l'essence retirée par distillation de diverses anémones.

Propriétés : Petits cristaux aiguillés, blancs grisâtres, inodores, peu solubles dans l'eau, solubles dans l'alcool et l'éther.

Action thérapeutique et usages : Anticatarrhale, emménagogue, sédative des affections utérines.

Pharmacologie et posologie : Poudre à la dose de 0 gr. 05 à 0 gr. 10 au plus par jour, à prendre en *cachets* au moins deux heures avant les repas.

ANESTHÉSINE. Paramidobenzoate d'éthyle.

Propriétés : Poudre blanche, inodore, sans saveur, insoluble dans l'eau froide, un peu soluble dans l'eau bouillante, soluble dans l'alcool, l'éther et les corps gras.

Action thérapeutique et usages : Anesthésique local interne et externe.

Employé, *à l'intérieur*, dans l'hyperesthésie de l'estomac ou pour combattre les toux opiniâtres ; *à l'extérieur*, contre les affections douloureuses de la peau et pour calmer les douleurs lancinantes des poussées hémorrhoïdaires.

Pharmacologie et posologie : *A l'intérieur, cachets* de 0 gr. 30 à 0 gr. 50, 2 ou 3 fois par jour ; ne pas dépasser la dose maxima de 2 gr.

A l'extérieur, pommade à 10 0/0.

Suppositoire de 0 gr. 25 à 0 gr. 40.

SOLUTION :

Anesthésine....................................	3 gr.
Alcool absolu.................................	45 gr.
Eau distillée...................................	55 gr.

En rhino-laryngologie, *pour inhalations.*

(Von Noorden.)

ANIS VERT. *Pimpinella Anisum* (Ombellifères).

Fruit.

Composition chimique : Huile grasse et *huile essentielle ou essence;* celle-ci se trouve dans la proportion de 1 à 3 0/0.

Action thérapeutique et usages : Substance stomachique et carminative ; on lui attribue des propriétés galactogènes ; elle est surtout employée comme aromatique.

Pharmacologie et posologie : *A l'intérieur.*

	Adultes	Enfants de 0 à 10 ans.
Poudre......................	1 à 2 gr.	0,05 à 0 gr. 50.
Hydrolat....................	50 à 150 gr.	10 à 50 gr.
Infusion....................	10 pour 1000.	1 à 5 gr. pour 1000.
Teinture....................	1 à 15 gr.	x g^ttes à 5 gr.
Teinture d'essence..........	2 à 10 gr.	I à xxx g^ttes.
Essence.....................	I à x g^ttes.	I à v g^ttes.
Sirop.......................	20 à 50 gr.	5 à 25 gr.

CACHETS :

Poudre de charbon de peuplier................	0 gr. 20.
Poudre d'anis vert.........	0 gr. 20.

Pour 1 cachet.

3 *cachets par jour.*

POTION :

Essence d'anis...............	v g^ttes.
Alcool à 60°.................	5 gr.
Sirop de gomme..............	30 gr.
Eau.........................	60 gr.

Dans les coliques intestinales des nourrissons, *par cuillerées à café d'heure en heure.*

(Comby.)

ANTHRAROBINE. Produit de réduction de l'alizarine.

Propriétés : Poudre granuleuse, jaunâtre, insoluble dans l'eau, soluble dans la glycérine et l'alcool, soluble dans les alcalis en donnant une coloration brune qui, à l'air, passe au vert et au bleu.

Action thérapeutique et usages : Succédané de la chrysarobine, l'anthrarobine est employée dans l'herpès tonsurant, le psoriasis, le pityriasis ; elle a l'avantage d'être moins toxique que la chrysarobine et de ne pas irriter la peau.

Pharmacologie et posologie : Pommade ou glycéré à la dose de 20 0/0.

ANTIFÉBRINE. Voir *Acétanilide.*

ANTIMOINE (PROTOCHLORURE D'). Trichlorure d'antimoine. Beurre d'antimoine.

Propriétés : Masse blanche, cristalline, déliquescente, se résolvant à l'humidité en un liquide sirupeux et trouble. L'eau le décompose en oxychlorure d'antimoine insoluble et acide chlorhydrique tenant en dissolution une partie du chlorure non décomposé.

Action thérapeutique et usages : Caustique énergique, préconisé dans le traitement du lupus.

Pharmacologie : *Solution* pour l'usage externe et *pommade.*

POMMADE :

Acide salicylique...................... ⟩ āā 2 gr.
Chlorure d'antimoine.................. ⟩
Créosote............................... ⟩ āā 4 gr.
Extrait de chanvre indien............. ⟩
Lanoline............................... 8 gr.
Pour cautérisation des placards de lupus,
après avoir préalablement cocaïnisé la région.
(UNNA.)

ANTIMOINE DIAPHORÉTIQUE LAVÉ ou

OXYDE BLANC D'ANTIMOINE. Antimoniate acide de potasse.

Propriétés : Poudre blanche, inodore, sans saveur, insoluble dans l'eau.

Action thérapeutique et usages : Expectorant ; il peut être vomitif à haute dose.

Particularités : Ne pas l'associer aux acides minéraux ou organiques, aux alcalis, aux eaux sulfureuses pour éviter la formation de produits solubles qui pourraient être la cause d'accidents toxiques.

Pharmacologie et posologie : *A l'intérieur*, poudre à la dose de 1 à 6 gr. pour les adultes, et de 0 gr. 20 à 2 gr. pour les enfants de 1 à 10 ans ; en suspension dans une potion émulsive ou un looch.

POTION :

Oxyde blanc d'antimoine....	1 gr.
Infusion d'hysope..........	60 gr.
Sirop de tolu..............	20 gr.
Sirop de codéine..........	10 gr.

Dans bronchite aiguë des enfants, *une cuillerée à café toutes les heures pour un enfant de 2 à 6 ans.* — (COMBY.)

POTION :

Oxyde blanc d'antimoine..	0 gr. 50.
Sirop de polygala........	30 gr.
Infusion de tilleul.......	90 gr.

Dans la bronchite vulgaire, 4 à 6 *cuillerées à bouche par jour.*
(G. LEMOINE.)

POTION :

Oxyde blanc d'antimoine.	1 gr.
Sirop d'ipéca............	10 à 20 gr.
Alcoolature de rac. d'aconit	xv g^{ttes}.
Sirop diacode...........	20 gr.
Teinture de noix vomique..	x g^{ttes}.
Eau de laurier-cerise......	10 gr.
Eau de tilleul............	120 gr.

Dans la bronchite des emphysémateux, *comme expectorant.*
(A. ROBIN.)

ANTIMOINE (TRISULFURE D').

Le trisulfure d'antimoine n'est pas employé en thérapeutique, mais on prescrit souvent le kermès.

Kermès, mélange où domine le trisulfure d'antimoine, avec des proportions variables de pyroantimoniate de soude et des traces de sulfure de sodium (Bougault).

Propriétés : Poudre fine, légère, d'aspect velouté, rouge brun, inodore, à peu près sans saveur, insoluble dans l'eau et dans l'alcool, soluble dans la potasse ou les acides. Le kermès s'altère à la lumière.

Action thérapeutique et usages : Excellent expectorant ; à hautes doses, il peut provoquer des nausées et même des vomissements ; il agit par l'oxyde d'antimoine formé aux dépens du mélange de pyroantimoniate de soude et de sulfure d'antimoine décomposé par le suc acide de l'estomac. Le kermès est prescrit dans les bronchites aiguës ou chroniques, la phtisie et la pneumonie.

Pharmacologie et posologie : *A l'intérieur,* poudre à la dose de 0 gr. 20 à 0 gr. 50 *pour un adulte,* et de 0 gr. 02 à 0 gr. 10 *pour les enfants* de 1 à 10 ans, en suspension dans une potion émulsive ou un looch.

Tablettes : Contenant 0 gr. 01 de kermès, 5 à 15 par jour.

Particularités : *Ne pas l'associer aux acides minéraux ou organiques, ni aux alcalis qui le décomposent.*

Pour son administration, recommander aux malades de ne pas prendre les préparations kermétisées soit immédiatement avant, soit immédiatement après les repas.

POTION :		POTION :	
Kermès..................	0 gr. 50	Kermès............	0 gr. 05 à 0 gr. 10.
Sirop de polygala......	20 gr.	Sirop de codéine.	10 gr.
Looch blanc..........	125 gr.	Sirop de tolu....	20 gr.
		Looch blanc......	60 gr.

Dans bronchite aiguë, *1 cuillerée à bouche toutes les heures, cesser aux heures qui précèdent et suivent les repas.*

Dans bronchite aiguë, *1 cuillerée à café toutes les 3 heures pour enfants de 2 à 4 ans.*

POTION :	
Kermès.....................	0 gr. 05 à 0 gr. 10.
Alcoolature de rac. aconit.......	
Teinture de belladone..........	āā v à x g^{ttes}.
Sirop de fleurs d'oranger.......	30 gr.
Eau de tilleul.................	120 gr.

Dans la laryngite striduleuse, *après l'accès, par cuillerées à café chez un enfant de 5 à 10 ans.*
(J. SIMON.)

ANTIMOINE (TARTRATE DE POTASSE ET D').

Emétique ou tartre stibié.

Propriétés : Cristaux transparents qui s'effleurissent à l'air en donnant une poudre blanche, soluble dans l'eau et la glycérine, insoluble dans l'alcool et le chloroforme.

Action thérapeutique et usages : L'émétique absorbé *à l'intérieur* agit, au point de vue thérapeutique, d'une façon différente, suivant les doses prescrites : il peut être contro-stimulant, expectorant, vomitif, purgatif. *A l'extérieur,* il est révulsif et peut provoquer l'apparition de pustules.

Il est surtout prescrit seul ou associé à l'ipéca, comme vomitif ; à faibles doses, il est un expectorant utile dans les affections pulmonaires et dans les hémoptysies.

Particularités : En raison de son action dépressive sur le cœur et le système nerveux, son emploi doit être surveillé ; il ne faut pas, en général, le donner dans le jeune âge, ni dans l'âge avancé, ni aux personnes débiles.

Pharmacologie et posologie : *A l'intérieur,* comme contro-stimulant, à la dose de 0 gr. 10 à 0 gr. 30 dans une potion de 150 gr. à prendre en 24 heures ; comme expectorant, à la dose de 0 gr. 02 à 0 gr. 10 dans une potion à prendre en 24 heures ; comme purgatif, 0 gr. 05 à 0 gr. 10 dans un litre de tisane de chiendent ; comme vomitif, 0 gr. 03 à 0 gr. 05 à prendre en une ou deux fois à 5 minutes d'intervalle (ne pas dépasser cette dose).

A l'extérieur, en pommade à la dose de 1 gr. d'émétique pour 30 gr. d'axonge, de lanoline ou de vaseline ; prescrire pour ces préparations l'émétique *porphyrisé.*

Particularités : *Ne pas associer l'émétique aux acides minéraux ou organiques, ni aux alcalis qui le décomposent, ni au tannin qui l'insolubilise.*

ÉMÉTO-CATHARTIQUE :		POTION :	
Émétique	0 gr. 05.	Tartre stibié	0gr.03 à 0gr.05
Sulfate de magnésie	25 gr.	Sirop de polygala..	30 gr.
Eau	1 litre.	Eau distillée de tilleul	120 gr.

Comme purgatif, *à prendre, par verrées, dans la journée.*

Comme expectorant, 1 *cuillerée à bouche toutes les 2 heures.*

POTION :		POUDRE :	
Tartre stibié	0 gr. 05.	Émétique	0gr.03 à 0gr.05.
Sirop diacode	80 gr.	Poudre d'ipéca...	1 gr. 50.
Julep gommeux	20 gr.	A diviser en 3 paquets.	

Dans l'hémoptysie, 1 *cuillerée à soupe toutes les 2 ou 3 heures.*
(G. Lemoine.)

Comme vomitif, *prendre chaque paquet à 5 minutes d'intervalle, dans un peu d'eau tiède.*

ANTIPYRINE ou ANALGÉSINE. Diméthyloxyquinizine.

Propriétés : Poudre blanche, cristalline, d'une saveur amère et faiblement salée, soluble dans l'eau, l'alcool, le chloroforme, moins soluble dans l'éther. Sa solution aqueuse se colore en rouge brun par le perchlorure de fer, et le tannin la précipite.

Action thérapeutique et usages : L'antipyrine est d'abord un analgésique, mais aussi un antithermique et un antispasmodique. Appliquée localement, elle jouit de certaines propriétés hémostatiques.

Son action analgésique est surtout très efficace dans les migraines, les céphalées de surmenage, les céphalées syphilitiques, les névralgies faciales, les coliques hépatiques et néphrétiques, le rhumatisme chronique.

Comme antithermique, son emploi est indiqué dans toutes les pyrexies d'origine infectieuse, dans la fièvre typhoïde, la grippe, l'influenza, la pneumonie, l'érysipèle, le rhumatisme articulaire aigu ; elle ne réussit dans la fièvre des tuberculeux que si celle-ci est à forme rémittente.

Les propriétés antispasmodiques de l'antipyrine s'exercent utilement dans la chorée, l'asthme et la coqueluche.

L'antipyrine donne également de bons résultats dans le traitement des polyuries d'origine nerveuse et aussi du diabète, à moins qu'elle ne provoque de l'albuminurie.

Employée *à l'extérieur* et localement, elle agit comme hémostatique dans les épistaxis, les hémorrhagies gingivales ; en injections, dans la cystite blennorrhagique, sa solution aqueuse est calmante et légèrement antiseptique.

Particularités : *En raison de son action dépressive sur le système nerveux et circulatoire, on ne doit pas la prescrire aux sujets déprimés, à ceux dont le cœur est affaibli ou dont le rein n'est pas dans son intégrité absolue. Elle ne doit pas être donnée à la femme pendant la période menstruelle.*

On observe quelquefois, dans l'administration de l'antipyrine, de l'intolérance se manifestant par de l'érythème localisé ou généralisé ou par des plaques d'urticaire. Ces accidents, souvent particuliers à certains individus, sont quelquefois évités en *fractionnant la dose quotidienne.*

L'antipyrine doit être prise au moins une heure avant ou deux heures après les repas.

Pharmacologie et posologie : *A l'intérieur, chez l'adulte :* cachets de 0 gr. 25 à 0 gr. 50, solution, potion, à la dose de 2 à 6 gr. dans les 24 heures.

En lavements, 2 à 4 gr. ;

En injections hypodermiques, 0 gr. 25 à 1 gr.

Chez l'enfant : posologie :

De 6 mois à 1 an................... 0 gr. 10 à 0 gr. 50.
De 1 an à 2 ans................... 0 gr. 20 à 1 gr.
De 2 ans à 5 — .... 0 gr. 50 à 2 gr.
De 6 — à 10 — .... 1 gr. à 3 gr.

A l'extérieur : en solution, pommade.

Particularités : Ne pas associer l'antipyrine au phénol, au naphtol, au chloral, au salicylate de soude avec lesquels elle donne un mélange liquide. Mélangée avec la quinine, elle augmente la solubilité de cette dernière et favorise, par suite, son absorption.

CACHETS :

Antipyrine............	0 gr. 50 à 1 gr.
Bicarbonate de soude	0 gr. 25 à 0 gr. 50.
Pour 1 cachet.	

CACHETS :

Antipyrine..........	0 gr. 80.
Phénacétine........	0 gr. 30.
Caféine.............	0 gr. 10.
Chlorhydrate de cocaïne............	0.002 milligr.
Pour 1 cachet.	

Contre les névralgies, 1 à 3 cachets par jour, 1 heure avant ou 2 heures après le repas.

(Presse médicale.)

LAVEMENT :

Antipyrine.....	0 gr. 15 à 0 gr. 50.
Jaune d'œuf...	n° 1.
Eau............	50 à 100 gr.

Dans la coqueluche.

(G. LEMOINE.)

POTION :

Antipyrine...............	3 gr.
Sirop de fleurs d'oranger...	25 gr.
Eau..................	100 gr.

(Chaque cuillerée à café contient 0 gr. 20 d'antipyrine.)

Dans la coqueluche, 1 à 2 cuillerées à café chez les nourrissons, 5 et plus à partir de 2 ans.

(MARFAN.)

CACHETS :

Antipyrine...............	0 gr. 50.
Sulfate de quinine........	0 gr. 15.
Bicarbonate de soude....	0 gr. 30.
Pour 1 cachet.	

Dans la grippe, contre la fièvre, 4 *cachets par jour.* (G. LEMOINE.)

INJECTIONS SOUS-CUTANÉES :

Antipyrine.............	5 gr.
Chlorhydrate de cocaïne............	0 gr. 10.
Eau q. s. pour faire	10 cent. cubes.

Dans la sciatique. (HIRSCH.)

POTION :

Antipyrine...............	2 gr.
Teinture de belladone...	xx g^{ttes}
Sirop de groseilles.......	50 gr.
Eau de laitue...........	70 gr.

Dans la grippe, 1 *cuillerée à bouche toutes les 3 heures.*

(G. LEMOINE.)

POTION :

Antipyrine...............	1 gr.
Sirop de framboises.......	20 gr.
Eau de Vichy...........	80 gr.

Dans la coqueluche, *par cuillerées à dessert après les quintes.*

(DUROUSQUET-LABORDERIE.)

SOLUTION :

Antipyrine.....................	4 gr.
Eau distillée..................	100 gr.
Us. externe.	

Dans la cystite blennorrhagique, *en lavages.*

ANTIPYRINE (SALICYLATE D') ou SALIPYRINE.

Propriétés : Poudre cristalline, blanchâtre, inodore, à saveur âcre, peu soluble dans l'eau froide, plus soluble dans l'eau bouillante, soluble dans l'alcool et l'éther. Ses solutions se colorent en violet par le perchlorure de fer.

Action thérapeutique et usages : Antipyrétique, analgésique et légèrement antiseptique. Préconisée dans le rhumatisme articulaire aigu, la grippe et l'influenza ; elle peut agir, comme hémostatique, dans les hémorrhagies utérines.

A doses fractionnées, la salipyrine se tolère facilement.

Pharmacologie et posologie : A *l'intérieur*, à la dose de 1 à 6 gr. par jour, en cachets de 0 gr. 25 à 0 gr. 50, ou en potion.

POTION :

Salipyrine..............................	6 gr.
Glycérine..............................	14 gr.
Sirop de framboises.....................	30 gr.
Eau distillée..........................	40 gr.

Par cuillerées à bouche toutes les 1/2 heures dans l'après-midi. (Hennig.)

APIOL.

APIOL. Sous ce nom, on comprend un mélange d'extrait éthéro-alcoolique de semences de persil et d'essence obtenue par distillation.

Ce produit complexe, employé en thérapeutique, ne doit pas être confondu avec un phénol cristallisé, également appelé apiol, retiré des semences de persil.

Propriétés : Liquide oléagineux, jaune ambré, non volatil, d'une odeur spéciale rappelant un peu celle de la graine de persil pulvérisée ; sa saveur est piquante et brûlante ; il est insoluble dans l'eau, soluble dans l'alcool, l'éther et le chloroforme.

Action thérapeutique et posologie : Emménagogue à la dose de 0 gr. 90 par jour, par doses fractionnées de 0 gr. 30 ; antipériodique à la dose de 3 gr. par jour par fractions de 1 gr.

Pharmacologie : Capsules.

APOMORPHINE (CHLORHYDRATE D').

Propriétés : Poudre cristalline blanche ou blanc grisâtre, soluble dans l'eau et l'alcool, insoluble dans l'éther ; ses solutions s'altèrent à l'air en se colorant en vert clair, puis en vert brunâtre.

Action thérapeutique et usages : Vomitif *dont les effets se font sentir rapidement*, surtout si on l'administre en injections sous-cutanées ; elle a été préconisée aussi pour calmer les convulsions de l'épilepsie et du tétanos.

Particularités : *Il faut employer des solutions nouvellement préparées, non altérées, et surveiller avec soin l'administration, à la suite de laquelle on peut observer de la syncope, du collapsus.*

Pharmacologie et posologie : *Pour les adultes :* Potion à la dose de 0 gr. 005 à 0 gr. 01.

Injection hypodermique : 0 gr. 002 à 0 gr. 008.

Pour les enfants de 5 à 10 ans : potion de 0 gr. 002 à 0 gr. 005.

Injection hypodermique : 0 gr. 001 à 0 gr. 004.

SOLUTION :

Chlorhydrate d'apomorphine.......... 0 gr. 05.
Eau bouillie....................... 10 gr.
    Pour injection hypodermique : 1 cent. cube contient 0 gr. 01 (1 centigr.) de chlorhydrate d'apomorphine.
    Chez l'enfant, 1/4 à 1/2 seringue de Pravaz, suivant l'âge. (COMBY.)

ARGENT COLLOÏDAL ou COLLARGOL.

Modification allotropique de l'argent.

Propriétés : Substance noirâtre, granuleuse, à reflets métalliques, inodore, de saveur non désagréable, soluble dans l'eau (1 pour 25, pseudo-solution) ; elle contient 97 0/0 d'argent.

Action thérapeutique et usages : Bactéricide énergique agissant, dans les maladies infectieuses, par son pouvoir catalytique qui s'oppose au développement des microbes ; il a l'avantage de n'être ni irritant, ni caustique. Il est préconisé dans le traitement des endocardites infectieuses, de la méningite cérébro-spinale, de l'angine diphtérique, de la fièvre typhoïde, etc.

Pharmacologie et posologie : *A l'intérieur,* pilules ou solution à la dose de 0 gr. 01 à 0 gr. 06 pour adulte, et 0 gr. 01 à 0 gr. 03 pour *enfant.*

Pour injection intraveineuse, 0 gr. 03 à 0 gr. 05 pour adulte et 0 gr. 01 à 0 gr. 02 pour *enfant ;* renouveler l'injection toutes les 24 heures.

A l'extérieur, pommade à 15 0/0 en frictions de 1, 2 ou 3 gr. de pommade, suivant qu'il s'agit d'un enfant, d'un adolescent ou d'un adulte.

PILULES :

Argent colloïdal........... 1 gr.
Lactose................... 5 gr.
Eau distillée.............} q. s.
Glycérine ....}

Pour 100 pilules.

4 à 6 par jour.   (BROCADET.)

SOLUTION :

Argent colloïdal.......... 1 gr.
Eau distillée stérilisée..... 100 gr.

Pour injections intraveineuses.

POMMADE :

Argent colloïdal.......... 15 gr.
Lanoline................ 35 gr.
Axonge benzoïnée........ 50 gr.
  Us. externe.   (BROCADET.)

SOLUTION :

Argent colloïdal.......... 1 gr.
Albumine d'œuf frais...... 3 gr.
Glycérine................ 3 gr.
Eau distillée............. 300 gr.

3 à 4 fois par jour, 1 cuillerée à café dans un peu de lait, une demi-heure avant les repas.
     (BROCADET.)

ARGENT (ALBUMINATE D') ou PROTARGOL.

Propriétés : Poudre fine, jaunâtre, soluble dans l'eau froide ou chaude ; ses solutions ne sont précipitées ni par l'albumine, ni par le chlorure de sodium, ni par les acides ou les bases dilués.

Action thérapeutique et usages : Antiseptique présentant l'avantage de n'être pas irritant et, du fait de n'être pas précipité par les constituants des liquides de l'économie, ce composé peut porter son action dans la profondeur des tissus.

On l'emploie en injections et lavages dans le traitement de la blennorrhagie ; en lotions, en ophtalmologie, dans les blépharites, les conjonctivites, les dacryocystites.

Pharmacologie et posologie : *A l'extérieur*, solution à 0 gr. 25 0/0 pour injections et lavages uréthraux ; solution à 20 0/0 dans les blépharites (badigeonner plusieurs fois par jour, et pendant 2 à 3 minutes chaque fois, avec un pinceau de blaireau imprégné de la solution) et dans les dacryocystites (en lavages à travers le sac lacrymal). Pommade à 1 pour 10 (lanoline et vaseline), dans les blépharites.

ARGENT (AZOTATE D'). Nitrate d'argent.

Deux variétés : nitrate d'argent cristallisé, nitrate d'argent fondu.

Propriétés : 1° Le nitrate d'argent *cristallisé* est en cristaux tabulaires incolores, transparents, neutres, solubles dans l'eau, l'alcool, l'éther et la glycérine ; il fond à 207°. Ses solutions s'altèrent en présence des matières organiques et de la lumière ;

2° Le nitrate d'argent *fondu* se présente sous la forme de cylindres de la grosseur d'un crayon, de couleur grise ou noire ; il est obtenu par fusion du sel cristallisé, et la masse fondue est coulée dans une lingotière.

Action thérapeutique et usages : *A l'intérieur*, l'azotate d'argent est considéré comme antispasmodique et astringent ; on l'a préconisé dans la chorée, l'épilepsie, les accès d'asthme et dans les affections du tube digestif, l'ulcère de l'estomac. On ne sait pas exactement comment il est absorbé ; il est certain qu'une fois ingéré il est transformé dans l'estomac en chlorure d'argent dont une partie peut être solubilisée par le chlorure de sodium de l'économie et une autre partie transformée en albuminate d'argent soluble. Quoi qu'il en soit, il est absorbé, puisqu'on le retrouve dans les urines et qu'une certaine quantité se fixe dans les tissus. Actuellement, l'azotate d'argent, ingéré par la voie stomacale, semble surtout être actif dans la diarrhée des tuberculeux.

Employé *à l'extérieur*, ce sel est surtout un cathérétique ; sa causticité est faible, car, dès son application sur l'épiderme, il est réduit, et son action se limite aux premières couches qui, mortifiées, s'exfolient. On l'utilise en crayons pour la cautérisation des plaques muqueuses, pour détruire certains bourgeons charnus et les granulations conjonctivales et pour exciter une plaie atone. Sa solution aqueuse est employée dans le traitement des ophtalmies purulentes ; en instillations, il combat efficacement la cystite blennorrhagique et l'uréthrite postérieure chronique ; en injections, il réussit souvent comme traitement abortif de la blennorrhagie.

Particularités : *L'usage continu de l'azotate d'argent peut amener une intoxication chronique se manifestant par la coloration ardoisée de la peau, avec palpitations, dyspnée et œdème des membres inférieurs.*

Pharmacologie et posologie : *A l'intérieur*, pilules de 0 gr. 01. Dose maxima pour 24 heures : 0 gr. 10. Pour la confection

de ces pilules, il est indispensable d'employer un excipient
spécial qui ne réduise pas le sel argentique, comme le kaolin, ou mieux un mélange de kaolin, de sulfate de soude
anhydre et d'eau, qui donne des pilules se désagrégeant facilement dans l'économie.

A l'extérieur, en solution à 1 pour 20 comme abortif dans
la blennorrhagie ; à 1 ou 5 0/0 dans les instillations de
Guyon ; à 1 pour 30 dans les ophtalmies des nouveau-nés
(avoir soin de neutraliser immédiatement, après application,
avec solution de sel marin) ; à 1 pour 500 dans les lavages
de la vessie.

Crayons d'azotate d'argent *pur* ou crayons d'azotate d'argent *mitigé*.

CRAYONS D'AZOTATE D'ARGENT MITIGÉ :

Azotate d'argent cristal-
lisé................ 60 à 90 gr.
Azotate de potasse..... 10 à 30 gr.

SOLUTION :

Azotate d'argent.... 0,20 à 0 gr. 40.
Eau distillée....... 120 gr.

Dans ulcère de l'estomac, *3 cuillerées à bouche par jour.*

SOLUTION :

Azotate d'argent.......... 1 gr.
Eau distillée............. 500 gr.
Us. externe.

En lavages de la vessie.

SOLUTION :

Azotate d'argent.......... 1 gr.
Eau distillée............. 20 gr.
Us. externe.

Dans la blennorrhagie, *comme
abortif au début, en injection
uréthrale.*

PILULES :

Nitrate d'argent........... 0 gr. 01.
Excipient spécial :......... q. s.
Pour 1 pilule.

**Dans la diarrhée des tubercu-
leux,** *3 à 5 par jour.*

SOLUTION :

Azotate d'argent......... 1 à 5 gr.
Eau distillée............ 100 gr.
Us. externe.

Dans cystite blennorrhagique,
en instillations de Guyon, x à
xx *gouttes.*

SOLUTION :

Azotate d'argent.......... 1 gr.
Eau distillée............. 30 gr.
Us. externe.

**Dans l'ophtalmie des nouveau-
nés.** *Retourner les paupières et
passer à plusieurs reprises sur la
face interne de la conjonctive
palpébrale un pinceau de blaireau
imbibé de la solution. Immédiatement après, précipiter l'excès de
sel argentique par des badigeonnages de solution de sel marin.*

ARISTOL. Diiodothymol.

Propriétés : Poudre amorphe, chamois clair, inodore, sans
saveur, insoluble dans l'eau, l'alcool et la glycérine, soluble
dans l'éther, les huiles grasses et le chloroforme.

L'aristol est décomposable à la lumière ; il contient
46 0/0 d'iode.

Action thérapeutique et usages : Antiseptique faible et cicatrisant; employé dans beaucoup de dermatoses et, en particulier, dans le psoriasis et l'eczéma séborrhéique, dans le traitement du lupus, des ulcères variqueux, de l'otorrhée, des rhinites chroniques et des gerçures du sein. Il favorise la cicatrisation des brûlures et peut rendre des services dans le traitement des métrites, des vaginites et des ulcérations du col utérin.

Pharmacologie et posologie : *A l'extérieur : Glycéré* à 1 pour 10.
Pommade à 1 ou 2 pour 10;
Crayons (Voir formule);
Collodion à 1 pour 15.

CRAYONS :		POMMADE :	
Aristol...............	10 gr.	Aristol...............	2 gr.
Gomme pulvérisée......	0 gr. 50.	Lanoline.............⟩	ā̄ā 10 gr.
Glycérine............⟩		Vaseline.............⟩	
Eau.................⟩	q. s.	Us. externe.	
Pour 5 crayons.			

ARISTOQUININE. Éther carbonique neutre de la quinine.

Propriétés : Poudre blanche, dépourvue d'amertume, insoluble dans l'eau, soluble dans l'alcool et le chloroforme.

Action thérapeutique et usages : Identiques à ceux de la quinine; réussit bien dans la malaria, mieux même que la quinine.

Pharmacologie et posologie : *Poudre*, en cachets, à la dose de 0 gr. 25 à 1 gr.

ARMOISE. *Artemisia vulgaris* (Composées).

Feuilles.

Action thérapeutique et usages : Considérée comme emménagogue.

Pharmacologie et posologie : *Poudre*, 2 à 5 gr.;
Tisane en infusion, à la dose de 10 gr. pour 1 litre d'eau;
Extrait aqueux, 2 à 4 gr. en potion.

PAQUETS :	
Feuilles d'armoise pulv...............	2 gr. 50.
— de millefeuilles pulv...........	2 gr. 50.
Safran en poudre...................	1 gr. 25.
Pour 5 paquets.	

Dans la dysménorrhée, 1 *paquet par jour.*

(GALLOIS.)

ARNICA. *Arnica montana* (Composées).

Fleurs.

Composition chimique : Un principe cristallisé : l'*arnicine;* de l'huile volatile, des résines, du tannin, etc.

Action thérapeutique et usages : Stimulant du système nerveux et employé comme vulnéraire à l'intérieur dans les coups et blessures. Excitant employé dans le traitement de la paralysie vésicale.

Particularités : *Ce médicament doit être administré avec prudence, car il peut amener des nausées, des vomissements et du collapsus.*

Pharmacologie et posologie : *A l'intérieur : infusé* à 5 pour 1000 (avoir soin de filtrer le produit de l'infusion).

   Alcoolature et *teinture*, 1 à 2 gr. dans une potion.

ARRHÉNAL. Méthylarsinate de soude.

Propriétés : Poudre cristalline, incolore, à saveur légèrement alcaline, soluble dans l'eau, peu soluble dans l'alcool ; elle contient 25,68 0/0 d'arsenic.

Action thérapeutique et usages : Médicament tonique, stimulant la nutrition et l'assimilation, il permet de soumettre un sujet à un traitement arsénical régulier et intensif sans phénomènes toxiques. Il est préconisé dans la tuberculose, l'emphysème pulmonaire, la bronchite chronique, la chorée et dans toutes les dermatoses justiciables de la médication arsénicale. Il rend surtout de réels services dans le paludisme.

Particularités : L'arrhénal présente sur le cacodylate de soude l'avantage de pouvoir être administré aussi bien par la voie stomacale que par la voie hypodermique, il ne se décompose pas en oxyde de cacodyle et ne détermine pas d'éructations d'odeur alliacée, comme le fait le cacodylate de soude ingéré par la voie buccale.

On doit surveiller son emploi chez tous les malades dont la fonction hépatique est insuffisante. Le professeur Gaulier conseille de l'administrer pendant 5 jours de suite, en faisant suivre d'un intervalle de repos égal au temps de la médication, puis de recommencer.

Pharmacologie et posologie : *Solution* pour injections hypodermiques ou pour ingestion stomacale : dose, 0 gr. 05 par jour qu'on peut élever à 0 gr. 15 ou 0 gr. 20.

Potion. — *Pilules* ou *granules*, aux mêmes doses.

SOLUTION :	SOLUTION :
Arrhénal...................... 1 gr. Eau distillée................. 50 gr. Us. interne. (xx gouttes contiennent 0 gr. 02 d'arrhénal.) xv à xx *gouttes avant chacun des* 2 *principaux repas.*	Arrhénal................ 5 gr. Alcool phéniqué au 1/10°... xi g^ttes. Eau distillée, q. s. pour faire 100 cent. cubes. Stériliser en portant à l'ébullition. *En injections hypodermiques.* (1 cent. cube de solution contient 0 gr. 05 d'arrhénal.) (A. GAUTIER.)

ARSÉNIATE DE FER.

Propriétés : Poudre amorphe, vert pâle, insoluble dans l'eau et dans l'alcool.

Action thérapeutique et usages : Médicament agissant comme les ferrugineux et possédant, en outre, la propriété de modifier les phénomènes de la nutrition comme les médicaments arsénicaux.

Pharmacologie et posologie : *Granules* de 0 gr. 001 milligr., 4 à 5 par jour.

ARSÉNIATE DE SOUDE.

Propriétés : Cristaux prismatiques, hydratés, solubles dans l'eau, l'alcool et la glycérine, présentant au tournesol une réaction alcaline.

Action thérapeutique et usages : Voir *Arsénicaux* (*Médicaments*).

Pharmacologie et posologie : *A l'intérieur :* à la dose de 2 à 10 milligr. par jour en granules de 0 gr. 001 milligr., ou en solution, vin ou sirop.

Posologie de l'arséniate de soude pour les enfants :

Enfants de 2 à 3 ans.................	1/3 à 1/2 milligr.
— de 3 à 5 ans.................	1/2 à 1 milligr.
— de 5 à 10 ans.................	1 à 1 milligr. 1/2.

(MARFAN.)

2° *A l'extérieur : Bains :* 2 à 10 gr. pour un bain alcalin.

LIQUEUR DE PEARSON :

Arséniate de soude........ 1 gr.
Eau distillée............. 600 gr.
(xx gouttes ou 1 gr. renferment 0 gr. 006 milligr. d'arséniate de soude.) Dose maxima, *5 à 8 gr. par jour.*

SIROP :

Arséniate de soude..... 0 gr. 05.
Sirop d'écorces d'oranges
amères............. 200 gr.

A prendre 1 à 2 cuillerées à soupe par jour au moment des repas.

MIXTURE :

Arséniate de soude. 0 gr. 05.
Teinture de kola..
— de coca.. } $\overline{aa}$ 50 cent. cubes.
Acide citrique..... 1 gr.
Dans *l'anémie, 1 cuillerée à café, à chaque repas, dans de l'eau vineuse ou du lait.* (GRASSET.)

SOLUTION :

Arséniate de soude..... 0 gr. 10.
Eau distillée........ 300 gr.

A prendre 1 à 2 cuillerées à soupe par jour au moment ou au milieu du repas.

ARSÉNICAUX (MÉDICAMENTS). Acide arsénieux,

arsénites et arséniates alcalins, arrhénal, cacodylate de soude.

Action thérapeutique générale et usages : En général, les arsénicaux stimulent l'appétit, ils activent et modifient les phénomènes de la nutrition, ils sont des sédatifs du système nerveux. Ils sont prescrits, pour combattre l'anorexie, dans le traitement de certaines chloro-anémies où le fer semble échouer, de la cachexie palustre, de la lymphadénie, et, en particulier, dans les formes où prédominent les altérations sanguines, comme la leucémie ; dans le diabète, la chorée, l'asthme, l'emphysème. Les arsénicaux rendent des services comme médication tonique dans la tuberculose ; leur élimination par la peau les fait employer pour le traitement des dermatoses.

Particularités : Bien que les médicaments arsénicaux s'absorbent rapidement, leur élimination est toujours incomplète, aussi faut-il surveiller leur administration et commencer par des doses faibles pour créer une accoutumance progressive et éviter les désordres de l'arsénicisme chronique.

Prescrire les médicaments arsénicaux immédiatement avant ou même après les repas.

ARSÉNIEUX (ACIDE). Anhydride arsénieux.

Propriétés : Poudre blanche, cristalline, peu soluble dans l'eau, très peu soluble dans l'alcool, l'éther et le chloroforme ; il se dissout un peu dans les corps gras.

Action thérapeutique et usages : *A l'intérieur*. Voir *Arsénicaux* (*Médicaments*).

A l'extérieur : L'acide arsénieux est caustique; il semble avoir une action élective sur les tissus épithéliomateux. Il est journellement employé dans l'art dentaire pour détruire la pulpe des dents.

Pharmacologie et posologie : 1° *A l'intérieur* : *granules* de 0 gr. 001 milligr. (dites de Dioscoride), 1 à 10 par jour.

Solution aqueuse au 1000ᵉ (dite liqueur de Boudin).

1 gr. contient 1 milligr. d'acide arsénieux; 2 à 10 gr. et même plus par jour avec accoutumance.

Posologie de l'acide arsénieux pour les enfants :

Ne l'ordonner que chez les enfants âgés au moins de 2 ans; commencer par 1 milligr. et augmenter de 1/2 milligr. par année d'âge.

A l'extérieur : poudre, additionnée de chlorhydrate de cocaïne pour rendre son action moins douloureuse.

PILULES ASIATIQUES :

Acide arsénieux porphyrisé 0 gr. 05.
Poudre de poivre noir.... 0 gr. 50.
Poudre de gomme arabique. 0 gr. 10.
Eau distillée............... q. s.
    Pour 10 pilules.   (CODEX.)

1 à 2 pilules par jour.

POTION :

Liqueur de Boudin........ 10 gr.
Julep gommeux........... 120 gr.

Dans la chorée, chez les enfants à partir de 8 ans, 1 *cuillerée à bouche toutes les 2 heures suivie d'une tasse de lait.* Suspendre le traitement dès les phénomènes d'intolérance.   (COMBY.)

POUDRE :

Acide arsénieux porphyrisé.. 1 gr.
Chlorhydrate de cocaïne..... 1 gr.
Orthoforme .... 8 gr.
    Us. externe.

Employée comme caustique **dans les cancroïdes ulcérés de la peau.**
        (DANLOS.)

SOLUTION :

Acide arsénieux........... 0 gr. 10.
Orthoforme.............. 1 gr.
Alcool.................. }
Eau distillée............ } āā 7 gr. 50.

Employée comme caustique **dans le traitement indolore des cancroïdes de la peau.**
        (GINESTOUX.)

ARSÉNITE DE POTASSE.

Seulement employé en solution sous le nom de *Liqueur de Fowler;* encore celle-ci n'est-elle qu'un mélange d'acide arsénieux, d'arsénite acide et d'arsénite bipotassique.

LIQUEUR DE FOWLER :

Acide arsénieux..................... 1 gr.
Carbonate de potasse .... 1 gr.
Eau distillée...................... 95 gr.
Alcoolat de mélisse................ 3 gr.
                    (CODEX.)

1 gr. de cette solution ou XXII gouttes renferment 1 centigr. d'acide arsénieux; 1 goutte contien 0 gr. 0004 de composé arsénical.

Posologie : *A l'intérieur :* dans un peu d'eau avant ou pendant le repas ; x à xxx gouttes au maximum, dans les 24 heures.

En injections sous-cutanées, à la dose de 1/5ᵉ à 1 cent. cube par doses progressives.

En injections rectales, à la dose de 1/3 à 1 cent. cube de liqueur de Fowler que l'on additionne d'eau en proportions variables.

INJECTIONS RECTALES :		POTION :	
Liqueur de Fowler.......	4 gr.	Liqueur de Fowler........	x gᵗᵗᵉˢ.
Eau distillée............	56 gr.	Laudanum de Sydenham..	x gᵗᵗᵉˢ.
Laudanum de Sydenham..	xii gᵗᵗᵉˢ.	Julep gommeux..........	100 gr.

Dans la tuberculose, *injecter dans le rectum, au moyen de la seringue de Condamin, 5 cent. cubes, 1 à 3 fois par jour avec interruption tous les 5 jours et reprise du traitement pendant 5 jours.*   (Renaut.)

Dans la lymphadénie, *à prendre dans la journée.*

(G. Lemoine.)

ASA FŒTIDA. Gomme-résine extraite de plusieurs Ombellifères du genre *Ferula.*

Action thérapeutique et usages : Antispasmodique, antihystérique ; elle est aussi employée comme emménagogue et dans le traitement de la constipation spasmodique.

Pharmacologie et posologie : *Poudre,* 0 gr. 50 à 2 gr., en pilules de 0 gr. 15 à 0 gr. 20.

Teinture alcoolique, 1 à 4 gr. en potion gommeuse.

Teinture éthérée, 1 à 4 gr. en potion gommeuse.

Lavement à la dose de 0 gr. 50 à 3 gr.

LAVEMENT :		POTION ANTISPASMODIQUE :	
Asa fœtida.............	2 à 4 gr.	Teinture alcool. d'asa fœtida.	2 gr.
Jaune d'œuf............	nº 1	Sirop d'éther.............	20 gr.
Infusion de camomille....	200 gr.	Julep gommeux..........	100 gr.

Contre la constipation spasmodique.

A prendre par cuillerées à bouche.

ASAPROL ou ABRASTOL. Dérivé α-monosulfoné du β-naphtol à l'état de sel calcique (Voir *Abrastol*).

ASPIDOSPERMINE. Voir *Québracho.*

ASPIRINE. Acide salicylacétique.

Propriétés : Aiguilles blanches, cristallines, solubles dans l'eau, l'alcool et l'éther, d'une saveur âcre et légèrement acide. Les acides et les alcalis étendus la dédoublent en acide salicylique et acide acétique.

Action thérapeutique et usages : Succédané de l'acide salicylique et du salicylate de soude. Préconisée dans le traitement du rhumatisme, du lumbago, de la grippe, de la chorée, des névralgies.

Pharmacologie et posologie : *Poudre* en cachets de 0 gr. 50.

Doses *pour adultes* : 1 à 3 gr. par jour à doses fractionnées de 0 gr. 50.

Doses *pour enfants* : 0 gr. 35 à 0 gr. 75 par jour en 2 ou 3 doses.

Particularités : L'aspirine a l'avantage de ne pas irriter la muqueuse de l'estomac; son dédoublement, insensible dans le suc gastrique, ne s'effectue qu'au contact du suc intestinal alcalin, du sang ou du suc des tissus.

ASPERGE. *Asparagus officinalis* (Liliacées).

Racine.

Composition chimique : Asparagine, mannite, coniférine, substance résineuse jaune.

Action thérapeutique et usages : Diurétique.

Pharmacologie et posologie : *Tisane* en infusion à 20 gr. pour 1.000 gr. d'eau.

Sirop fait avec les turions frais (sirop de pointes d'asperges), 30 à 60 gr.

Sirop composé des cinq racines (ce sirop est fait avec l'infusé des 5 racines suivantes : asperge, ache, fenouil, persil, petit houx), 30 à 60 gr.

ATROPINE. (Sulfate neutre.)

Alcaloïde retiré de la belladone (Voir *Belladone*).

Propriétés : Poudre blanche, cristalline, d'une saveur âcre et amère, très soluble dans l'eau, soluble dans l'alcool, insoluble dans l'éther et le chloroforme.

Action thérapeutique et usages : Sédatif, antispasmodique et modérateur des sécrétions (Voir *Belladone*). Prescrit dans

la sialorrhée, la galactorrhée et contre les sueurs des phtisiques.

Surtout employé, en ophtalmologie, comme mydriatique ; il dilate la pupille et, à ce titre, il est indiqué dans
le traitement des kératites (fait cesser la douleur et empêche la formation des adhérences) ; dans l'iritis, les perforations de la cornée. C'est un bon sédatif des inflammations du globe oculaire.

L'atropine est contre-indiquée dans les affections des
yeux où il y a augmentation de la pression intra-oculaire.

Pharmacologie et posologie : 1° *Usage interne* : 1 à 2 milligr.
par jour.

Granules de 1/2 milligr., *solution, potion, sirop. Injec-*
tions hypodermiques à la dose de 1/4 à 1 milligr. ;

2° *Usage externe* : *collyre, pommade.*

COLLYRE :

Sulfate neutre d'atropine. 0 gr. 05.
Chlorhydrate de cocaïne.. 0 gr. 05.
Eau distillée bouillie..... 10 gr.
 Us. externe.

Dans les iritis, *comme mydria-*
tique, ı à ıı *gouttes.*
(DE WECKER.)

COLLYRE HUILEUX :

Atropine................. 1 gr.
Huile d'olive lavée à l'al-
cool et stérilisée........ 100 gr.
 Us. externe. (PANAS.)

POMMADE :

Sulfate neutre d'atro-
pine............... 0,01 à 0 gr. 05.
Vaseline stérilisée.. 30 gr.

SIROP :

Sulfate neutre d'atro-
pine................. 0 gr. 005.
Sulfate de strychine... 0 gr. 005.
Sirop d'écorces d'oranges
amères............. 100 gr.

Dans le coryza, 2 à 3 *cuillerées à*
soupe par jour. (ESCAT.)

COLLYRE :

Sulfate neutre d'atro-
pine........... ... 0gr.02 à 0 gr.05.
Eau distillée de lau-
rier-cerise.......... 1 gr.
Eau distillée........ 9 gr.
 Us. externe.
ı à ııı *gouttes. Mydriatique.*
(G. POUCHET.)

SOLUTION :

Sulfate neutre d'atropine. 1 gr.
Eau distillée ....}
Eau distillée de laurier-} āā 20 gr.
cerise............}

En injections hypodermiques. 1 c.c.
représente 1/4 de milligr. d'atropine.
(G. POUCHET.)

SOLUTION :

Sulfate neutre d'atropine. 0 gr. 01.
Chlorhydrate de morphine 0 gr. 10.
Eau distillée de laurier-
cerise............... 20 gr.

En injections hypodermiques. 1 c.c.
représente 5 milligr. de chl. de
morphine et 1/2 milligr. d'atropine.

Dans l'asthme, *commencer par*
1/2 seringue. (G. POUCHET.)

AZOTATE DE POTASSE. Voir *Potasse.*

AZOTIQUE (ACIDE) ou ACIDE NITRIQUE.

Propriétés : L'acide azotique officinal est incolore, de densité 1,39 à 15°, il est soluble dans l'eau et l'alcool.

Action thérapeutique et usages : *A l'intérieur*, solution à 2 pour 1.000 en boissons rafraîchissantes facilitant la diurèse ou dans le traitement des dyspepsies.

A l'extérieur, l'acide pur est employé pour cautériser les verrues, les végétations, les chancres mous.

Pharmacologie et posologie : *Usage interne :* Limonade nitrique (acide nitrique dilué au 10°, 20 gr.; eau distillée, 875 gr.; sirop de sucre, 125 gr.), à prendre dans la journée.

B

BADIANE ou ANIS ÉTOILÉ. *Illicium verum*
(Magnoliacées).
Fruit.

Composition chimique : Huile volatile, matière cireuse verte, résine, gomme, saponine.

Action thérapeutique et usages : Stomachique et carminative ; employée dans certaines dyspepsies et utilisée comme substance aromatique.

Pharmacologie et posologie : *Poudre*, 1 à 2 gr.
Hydrolat, 50 à 100 gr.
Teinture, 1 à 10 gr.

BAUME DU PÉROU. Suc résineux extrait du
Myroxylon Pereiræ (Légumineuses).

Composition chimique : Éthers benzylbenzoïque et benzylcinnamique, acides benzoïque et cinnamique libres, des résinotannols.

Propriétés : Liquide épais, brun noirâtre, d'une odeur forte, aromatique, soluble dans l'alcool fort, l'acétone, le chloroforme, peu soluble dans l'éther.

Action thérapeutique et usages : *A l'intérieur*, modérateur des sécrétions bronchiques, mais peu employé.

A l'extérieur, préconisé contre la gale et en fumigations dans la tuberculose laryngée.

MIXTURE :

Baume du Pérou	4 gr.
Menthol..................	1 gr.
Teinture de benjoin........	60 gr.

Dans la tuberculose laryngée, *en fumigations.*   (ESCAT.)

POMMADE :

Baume du Pérou	3 gr.
Onguent styrax	7 gr.
Oxyde de zinc	10 gr.
Lanoline.................. }	āā 40 gr.
Vaseline.................. }	

Contre la gale.   (BROCQ.)

BAUME DE TOLU. Suc résineux extrait du *Myroxylon Toluifera* (Légumineuses).

Composition chimique : Éther benzylbenzoïque avec un peu d'éther benzylcinnamique, acides benzoïque et cinnamique libres et une résine.

Propriétés : Masse généralement solide, brun rougeâtre, d'odeur aromatique agréable, soluble dans l'alcool, l'éther, le chloroforme, insoluble dans la benzine et le sulfure de carbone. L'eau bouillante lui enlève de l'acide benzoïque et de l'acide cinnamique.

Action thérapeutique et usages : Ses préparations officinales agissent en modérant les sécrétions bronchiques ; elles possèdent un léger pouvoir antiseptique ; elles sont utilisées dans les bronchites chroniques, les catarrhes chroniques ; on les associe, comme médication adjuvante, aux autres médicaments employés dans le traitement des affections des voies respiratoires.

Pharmacologie et posologie : *A l'intérieur*, baume de tolu en *pilules*, 0 gr. 50 à 2 gr. ;

Sirop, à la dose de 30 à 90 gr. ;

Teinture, de 2 à 5 gr. ;

Tablettes de 0 gr. 05, 5 à 10 par jour.

MIXTURE :

Teinture de tolu..........	20 gr.
— d'eucalyptus.....	10 gr.
Menthol..................	1 gr.
Alcool à 90°..............	60 gr.
Eau distillée..............	200 gr.

Dans tuberculose laryngée, *en pulvérisations chaudes.*

PILULES :

Baume de tolu..........	0 gr. 10.
Gomme ammoniaque.....	0 gr. 05.
Excipient................	q. s.
Pour 1 pilule.	

Dans bronchite chronique, 1 à 5 *par jour.*

POTION :

Looch blanc..............	125 gr.
Sirop de tolu.............	30 gr.

Dans laryngite trachéo-bronchite, *par cuillerées à café d'heure en heure chez l'enfant.*

SIROP :

Sirop de tolu.............	60 gr.
Sirop de codéine	60 gr.
Sirop de Désessartz........	60 gr.

Dans bronchite vulgaire, 3 à 4 *cuillerées à bouche par jour dans une tasse d'infusion de fleurs pectorales.*

BELLADONE. *Atropa Belladona* (Solanées).

Feuilles, racines et semences.

Composition chimique : Atropine, hyosciamine et hyoscine (alcaloïdes mydriatiques), l'apoatropine et la pseudohyosciamine.

Action thérapeutique et usages : La belladone est un *sédatif* agissant surtout sur le système nerveux central et un *antispasmodique*. Elle est employée dans la coqueluche, l'asthme nerveux, la gastralgie, le goître exophtalmique ; elle combat efficacement la constipation opiniâtre ; elle donne de bons résultats dans le traitement des coliques de plomb.

Par son action modératrice sur les sécrétions, elle est utilisée pour diminuer la sueur des phtisiques ou pour tarir la sécrétion lactée.

Les alcaloïdes, atropine, hyosciamine et hyoscine (Voir ces mots) sont d'excellents mydriatiques.

A l'extérieur, les différentes préparations galéniques de la belladone sont employées comme sédatives ou pour combattre le prurit anal et les contractions du sphincter anal dans la fissure de l'anus ; elles sont prescrites en pommades, mixtures, suppositoires, liniments ou emplâtres.

Particularités : Dans l'administration de la belladone, on peut observer de l'intolérance se manifestant par des phénomènes d'intoxication qui sont : la sécheresse de la bouche, la céphalalgie, la dilatation de la pupille, avec des vertiges et des éblouissements. Aussi, commencer par de faibles doses toujours fractionnées.

Pharmacologie et posologie :

A l'intérieur :

	Adultes	Enfants de 0 à 10 ans
Poudre de feuilles	0,05 à 0 gr. 20.	0,01 à 0 gr. 10.
— de racines	0,03 à 0 gr. 15.	0,005 à 0 gr. 05.
Extrait de suc de feuilles	0,02 à 0 gr. 10.	0,005 à 0 gr. 05.
— alcoolique de racines	0,01 à 0 gr. 05.	0,003 à 0 gr. 02.
— — de semences	0,01 à 0 gr. 05.	0,003 à 0 gr. 02.
Sirop (10 gr. sirop contiennent 0 gr. 75 de teinture ou environ xvi gouttes)	5 à 40 gr.	1 à 15 gr.
Teinture alcoolique de feuilles	v à xxx gttes.	iii à xv gttes.

A l'extérieur : Emplâtre d'extrait de belladone, huile de belladone, glycéré d'extrait de belladone, cigarettes. Les feuilles de belladone entrent dans la composition du *Baume tranquille.*

Particularités : Dans les prescriptions où il est mentionné
« *Extrait de belladone* », c'est l'extrait fait avec le suc
qui est délivré. Lorsqu'on veut prescrire les extraits alcooliques de racines ou de semences, il faut le spécifier spécialement.

CIGARETTES :

Feuilles sèches de belladone.. 1 gr.
Pour 1 cigarette.

GLYCÉRÉ D'EXTRAIT DE BELLADONE :

Extrait de belladone .... 10 gr.
Glycéré d'amidon............ 90 gr.
Us. externe. (CODEX.)

MIXTURE :

Teinture de belladone...... 3 gr.
Liqueur de Fowler......... 3 gr.
Eau de laurier-cerise....... 20 gr.

**Contre les sueurs des phtisi-
ques,** xv à xx *gouttes à 5 heures
du soir et, au besoin, répéter la
dose la nuit.* (SZEKELY.)

MIXTURE :

Teinture de belladone...
Alcoolature de racine
d'aconit............... } āā 3 gr.
Elixir parégorique......

Dans la coqueluche, x à xxx
gouttes selon l'âge de l'enfant.

PILULES :

Extrait de belladone..... 0 gr. 01.
Poudre de belladone..... 0 gr. 01.
Miel..................... q. s.
Pour 1 pilule.

Dans la constipation, 1 à 5 *pilules
par jour.*

POMMADE :

Pommade mercurielle double. 30 gr.
Extrait de belladone........ 4 gr.

SIROP :

Sirop de belladone........ 50 gr.
Sirop de tolu............. 150 gr.

Dans la coqueluche, *par* 1/2
*cuillerées à café jusqu'à ce que
l'enfant soit assoupi.*

(CADET DE GASSICOURT.)

EMPLATRE :

Extrait de belladone........ 4 gr.
Emplâtre diachylon......... 30 gr.

HUILE DE BELLADONE :

Feuilles fraîches de bella-
done..................... 100 gr.
Huile d'olive............. 200 gr.
Us. externe. (CODEX.)

MIXTURE :

Teinture de belladone...
— de noix vomique. } āā 3 gr.
Alcoolat de lavande....... 150 gr.
Us. externe.

Dans la constipation, *en frictions
excitantes, matin et soir, sur
l'abdomen.* (G. LEMOINE.)

POTION :

Extrait de belladone.... 0 gr. 10.
Sirop de morphine .... 30 gr.
Iodure de potassium... 5 gr.
Eau distillée.......... 150 gr.

Dans les coliques de plomb,
*par cuillerées à soupe toutes les
2 heures.*

POTION :

Extrait de belladone .... 0 gr. 10.
Sirop de polygala..... 30 gr.
Infusion de tilleul..... 120 gr.

Dans l'asthme, *par cuillerées à
soupe toutes les heures.*

SUPPOSITOIRE :

Extrait de belladone... 0 gr. 01.
— d'opium .... 0 gr. 02.
Beurre de cacao........ 3 gr.
Pour 1 suppositoire.

Dans les hémorroïdes, contre la
douleur de la période congestive,
1 suppositoire le soir.

(G. LEMOINE.)

BENZANILIDE.

Propriétés : Poudre blanche, cristalline, inodore, de saveur amère, insoluble dans l'eau, soluble dans l'alcool.

Action thérapeutique et usages : Antipyrétique, surtout recommandé dans la médecine infantile, car il ne produit pas de cyanose comme l'acétanilide.

Pharmacologie et posologie : *A l'intérieur :* dose maxima de 1 gr. 50, par *cachets* de 0 gr. 50 *pour les adultes.*

Doses pour enfants de 1 à 3 ans.... 0 gr. 10 à 0 gr. 20.
— — de 4 à 8 ans... 0 gr. 20 à 0 gr. 40.
— — de 8 à 10 ans... 0 gr. 40 à 0 gr. 60.

BENZOÏQUE (ACIDE).

Propriétés : Cristaux aiguillés satinés, incolores, d'une odeur agréable, peu solubles dans l'eau froide, plus solubles dans l'eau bouillante, solubles dans l'alcool et la glycérine.

Action thérapeutique et usages : Antiseptique faible, expectorant et diurétique. Il est utilisé dans les pyélites, les cystites purulentes où il agit en modifiant la réaction des urines ; préconisé dans les bronchites chroniques, la gravelle et la goutte.

Pharmacologie et posologie : *A l'intérieur*, à la dose de 1 à 2 gr. en *poudre, cachets, pilules* ou *potion.*

CACHETS :		POTION :	
Acide benzoïque........	0 gr. 30.	Acide benzoïque.........	2 gr.
Poudre de semences de colchique	0 gr. 05.	Glycérine...............	30 gr.
Pour 1 cachet.		Infusion de polygala......	120 gr.
Dans la goutte, 1 *à 4 cachets par jour.*		**Dans bronchite chronique,** *par cuillerées à bouche toutes les heures.*	

BENZOATE DE LITHINE. Voir *Lithine (Benzoate de).*

BENZOATE DE MERCURE. Voir *Mercure (Benzoate de).*

BENZOATE DE NAPHTOL-β. Voir *Naphtol-β*
(Benzoate de).

BENZOATE DE SOUDE.

Propriétés : Poudre blanche, cristalline, soluble dans l'eau, l'alcool et la glycérine, d'une saveur âcre et salée.

Action thérapeutique et usages : Analogues à ceux de l'acide benzoïque; le benzoate de soude est également recommandé dans le rhumatisme articulaire aigu et la lithiase biliaire. Il rend de réels services dans la médecine infantile pour le traitement de la trachéo-bronchite.

Pharmacologie et posologie : 0 gr. 50 à 2 gr. par jour *pour les adultes : poudre, potion, solution, sirop. — Pour les enfants :* 0 gr. 10 à 1 gr.

CACHETS :

Benzoate de soude	10 gr.
Salicylate de soude	20 gr.
En 30 cachets.	

Dans la lithiase biliaire, 3 *cachets par jour pris 1 à 1 aux repas.*
(CHAUFFARD.)

POTION :

Benzoate de soude	6 gr.
Terpine	1 gr.
Cognac vieux	20 gr.
Sirop diacode	50 gr.
Eau de tilleul	80 gr.

Dans la grippe, contre l'élément catarrhal, à prendre *par cuillerées à bouche en 2 jours.*
(G. LEMOINE.)

PILULES :

Benzoate de soude	
Térébenthine cuite	āā 0 gr. 10.
Goudron de Norvège	
Pour 1 pilule.	

Dans la cystite, 6 à 8 *par jour.*
(BAZY.)

POTION :

Benzoate de soude	0 gr. 50 à 0 gr. 80.
Sirop de Désessartz	20 gr.
Sirop de belladone	10 gr.
Eau distillée	120 gr.

Dans la trachéo-bronchite, *chez l'enfant par cuillerées à café toutes les heures.*

BENJOIN. Baume fourni par le *Styrax Benzoïn* (Styracées).

Deux sortes : 1° benjoin de Siam, le plus estimé; 2° benjoin de Sumatra.

Composition chimique : Acide benzoïque libre, éthers benzoïques ou cinnamiques du benzorésinol, de l'huile essentielle et un peu de vanilline.

Action thérapeutique et usages : *A l'intérieur :* aphrodisiaque, modificateur des sécrétions bronchiques et légèrement expectorant. — *Employé à l'extérieur* sous forme de teinture, il est faiblement antiseptique et facilite la cicatrisation des plaies bénignes.

Pharmacologie et posologie : *A l'intérieur : poudre*, 0 gr. 25 à 2 gr. en cachets;

Teinture, 1 à 2 gr. en potion gommeuse.

A l'extérieur : teinture additionnée d'eau et d'alcool en fumigations, pulvérisations ou lotions.

Baume du commandeur : Teinture composée de benjoin, d'aloès, etc. (Voir formule plus bas).

BAUME DU COMMANDEUR :

Racine d'angélique........ 10 gr.
Sommités fleuries d'hypéricum................. 20 gr.
Alcool à 80°............. 120 gr.
Faire macérer 8 jours, filtrer et ajouter :
Aloès, myrrhe, oliban, baume de tolu, benjoin........ 60 gr.
Macérer 8 jours et filtrer.
(CODEX.)
Cette teinture, additionnée d'eau, est employée comme topique.

LAIT VIRGINAL :

Teinture de benjoin......... 10 gr.
Eau distillée de rose, q. s. pour faire 1 litre.
En lotions.

MIXTURE :

Teinture de benjoin........ 10 gr.
— d'eucalyptus........ 10 gr.
— de tolu........... 20 gr.
Alcool................. 40 gr.
Us. externe.

Dans les affections bronchiques ou pulmonaires, 1 *cuillerée à café dans une casserole d'eau bouillante et respirer les vapeurs.*

POUDRE :

Poudre de benjoin...... 2 parties.
Acide benzoïque........ 3 —
Chlorhydrate de quinine. 1 —

Dans la coqueluche, *en insufflations dans les narines.*
(MICHAEL.)

BÉTOL. Voir *Naphtol-β (Salicylate de)*.

BISMAL. Combinaison de formol et d'acide gallique ou acide méthylènedigallique uni au bismuth.

Propriétés : Poudre gris bleuâtre, seulement soluble dans les alcalis.

Action thérapeutique et usages : Astringent puissant recommandé dans la tuberculose et les diarrhées rebelles.

Pharmacologie et posologie : *A l'intérieur : poudre* en cachets, à la dose de 0 gr. 01 à 0 gr. 30 répétée 3 à 5 fois par jour.

BISMUTH (AZOTATE BASIQUE DE) ou SOUS-NITRATE DE BISMUTH.

Propriétés : Poudre blanche, inodore, presque insipide, insoluble dans l'eau qui le décompose partiellement en lui enlevant de l'acide azotique.

Action thérapeutique et usages : *A l'intérieur :* médicament absorbant et antiseptique qui diminue la sécrétion des muqueuses et, à ce titre, trouve son principal emploi dans le traitement des diarrhées. Utilisé également dans l'hyperchlorhydrie, l'ulcère simple de l'estomac, et pour arrêter les hémorrhagies intestinales dans la fièvre typhoïde.

A l'extérieur : c'est un topique qui favorise la cicatrisation des petites ulcérations ; on l'emploie en poudre contre la sueur des pieds, en insufflations dans le coryza, en injections dans l'uréthrite, en pommade dans quelques dermatoses (impétigo, eczéma, herpès).

Particularités : Le sous-nitrate de bismuth administré à l'intérieur, même à doses massives, n'amène aucune intoxication. Son élimination se fait surtout par l'intestin, et il colore les selles en noir par formation de sulfure de bismuth. Au contraire, son absorption est réelle par la peau dénudée ; aussi, éviter de l'employer sur des plaies à large surface, dans la crainte d'une intoxication bismuthique.

Pharmacologie et posologie : *A l'intérieur : Poudre* à la dose de 2, 5, 10, 15 gr. et plus, en *cachets, bols, potion.*

A l'extérieur : poudre seule ou mélangée à d'autres substances pulvérulentes, ou en suspension dans un liquide aqueux pour *injections, pommade, glycérine.*

BOLS :

Sous-nitrate de bismuth . 0 gr. 25.
Diascordium............ 0 gr. 25.
Laudanum de Sydenham. II g^{ttes}.
Pour 1 bol.

Dans la diarrhée, 8 à 10 *bols par jour.*

CACHETS :

Sous-nitrate de bismuth.. 0 gr. 50.
Magnésie calcinée........ 0 gr. 10.
Chlorhydrate de morphine 0 gr. 001.
Pour 1 cachet.

Dans la dyspepsie, contre les crises douloureuses, 1 *à* 2 *cachets au commencement des crises.*

POTION :

Sous-nitrate de bismuth.. 1 gr.
Sirop de coings.......... 30 gr.
Laudanum de Sydenham.. I à V g^{ttes}.
Eau distillée............ 90 gr.

Dans les diarrhées infantiles, *par cuillerées à café ou 1/2 cuillerées à café toutes les heures suivant l'âge de l'enfant.*

CACHETS :

Sous-nitrate de bismuth.. 0 gr. 50.
Poudre de ratanhia ..... 0 gr. 10.
— d'opium brut.... 0 gr. 01.
Pour 1 cachet.

Dans la diarrhée, 2 *à* 5 *cachets par jour.*

POTION :

Sous-nitrate de bismuth 5 gr.
Extrait de ratanhia...... 0 gr. 50.
Sirop de consoude ...... 30 gr.
Laudanum de Sydenham XX g^{ttes}.
Eau distillée.......... 120 gr.

Dans la diarrhée, *par cuillerées à bouche toutes les heures.*

POUDRE :

Sous-nitrate de bismuth............
Lycopode............ āā 20 gr.
Talc............
Amidon............
Acide salicylique....... 1 gr.
Menthol .... 0 gr. 50.

Dans eczéma des nourrissons, *en poudrage.* (COMBY).

POUDRE :

Acide salicylique......................	0 gr. 50.
Sous-nitrate de bismuth.............	5 gr.
Talc	15 gr.

Contre la sueur des pieds, *en poudrage.*

(SCHEFFER.)

BISMUTH (SOUS-GALLATE DE) ou DERMATOL.

Propriétés : Poudre jaune, amorphe, inodore et insipide, insoluble dans l'eau, l'alcool et l'éther, soluble dans les lessives alcalines.

Action thérapeutique et usages : Astringent et antiseptique. Peu employé *à l'intérieur.*

A l'extérieur : Dans le pansement des plaies cancéreuses ou variqueuses, des eschares et dans certaines dermatoses.

Pharmacologie et posologie : *A l'extérieur : poudre, pommade, glycéré ou pâtes.*

GLYCÉRÉ :

Dermatol.............) āā 2 gr.	
Oxyde de zinc ....)	
Vaseline................ 20 gr.	

(ROSENTHAL.)

POUDRE :

Dermatol........) āā à p. égales.	
Acide borique....)	

Dans le coryza, *en prises.*

(G. LEMOINE.)

POMMADE :

Dermatol	10 gr.
Lanoline	20 gr.
Vaseline.................	70 gr.

(HENITZ.)

POUDRE :

Dermatol	10 gr.
Chlorhydrate de cocaïne....	2 gr.
Poudre de benjoin.........	5 gr.
Amidon....................	20 gr.

Contre les eschares des typhiques, *poudrage.* (BACELLI.)

BISMUTH (IODOGALLATE BASIQUE DE) ou AIROL.

Voir *Airol.*

BISMUTH (SALICYLATE BASIQUE DE).

Propriétés : Poudre blanche, inodore et presque sans saveur, insoluble dans l'eau et l'alcool, se dissociant facilement, même sous l'influence des dissolvants, en oxyde de bismuth et acide salicylique.

Action thérapeutique et usages : Antiseptique et antidiarrhéique; agit à la fois, en raison de sa dissociation facile, par l'acide salicylique et l'oxyde de bismuth.

A l'intérieur : Employé dans les diarrhées, ou, en l'associant le plus souvent avec un autre antiseptique, comme le naphtol-β ; réussit bien dans les cas fébriles ; souvent prescrit contre les fermentations de l'estomac.

A l'extérieur : Dans le prurit et le prurigo.

Pharmacologie et posologie. — *A l'intérieur :* 1 à 8 gr. en *cachets, poudre, potion. Chez les enfants de 1 à 10 ans, 0 gr. 10 à 2 gr. en potion.*

Particularités : *Éviter de le prescrire chez les néphritiques.*

CACHETS :

Salicylate de bismuth.... 0 gr. 40.
Charbon végétal........ 0 gr. 50.
   Pour 1 cachet.

Contre les fermentations de l'estomac, 1 *cachet à la fin du repas.* (MUSELIER.)

POTION :

Salicylate de bismuth...... 1 gr.
Sirop de coings.......... 10 gr.
Eau de chaux............ 20 gr.
Eau distillée............ 60 gr.

Dans la diarrhée des nouveau-nés. (RICHARDIÈRE.)

CACHETS :

Salicylate de bismuth.) āā 0 gr. 50.
Résorcine ....)
   Pour 1 cachet.

Dans les entérites, 3 *cachets par jour.* (EWALD.)

POUDRE :

Poudre d'amidon........... 90 gr.
Salicylate de bismuth...... 10 gr.
   Us. externe.

Dans le prurit et le prurigo.
(BESNIER.)

BISTORTE. *Polygonum Bistorta* (Polygonées.)

Rhizome.

Composition chimique : Tannin, acide gallique, amidon.

Action thérapeutique et usages : Astringent employé dans les diarrhées. *A l'extérieur,* son infusion est utilisée en injections contre la leucorrhée.

Pharmacologie et posologie : *A l'intérieur : Infusion* à 10 gr. pour 1.000 gr. d'eau.

   Extrait aqueux : 2 à 5 gr. dans une potion.

   A l'extérieur : Infusion en injections vaginales.

BLEU DE MÉTHYLÈNE. Matière colorante bleue

du groupe des pyoctannins.

Propriétés : Poudre bleu foncé, mat, sans odeur ni saveur, peu soluble dans l'eau.

Action thérapeutique et usages : Antiseptique et analgésique. C'est un sédatif de la douleur dans le rhumatisme articulaire aigu, la sciatique, la migraine, le tabès, les névralgies faciales. Il donne de bons résultats dans le traitement de l'angine de Vincent, du paludisme, de la blennorrhagie ; il améliore les albuminuries de toute nature. Il est employé en ophtalmologie comme antiseptique.

Particularités : Le bleu de méthylène, qu'il ne faut pas confondre avec le bleu de méthyle, s'élimine par les urines qu'il colore en bleu : ce fait a été utilisé pour l'étude de la perméabilité rénale. Cette coloration particulière des urines, perceptible pour le malade, est heureusement mise à profit comme moyen de suggestion à l'état de veille chez l'hystérique.

Pharmacologie et posologie : *A l'intérieur : chez l'adulte,* à la dose de 0 gr. 10 à 0 gr. 80 par doses fractionnées, en *cachets, capsules, pilules.*

Injections hypodermiques : ne pas dépasser la dose de 0 gr. 05.

A l'extérieur : poudre, collyre, solution.

CACHETS :

Bleu de méthylène...... 0 gr. 05.
Lactose............... 0 gr. 20.
　　Pour 1 cachet.

Dans entérite ulcéreuse des tuberculeux, 3 à 4 cachets par jour. (L. Rénon.)

COLLYRE :

Eau bouillie.......... 8 gr.
Bleu de méthylène..... 0 gr. 01.
　Us. externe.

Dans les kératites de l'enfance, *instillation matin et soir.*

PILULES :

Bleu de méthylène...... 0 gr. 10.
Poudre de noix de muscades............... 0 gr. 05.
　Pour 1 pilule.

Dans le rhumatisme blennorrhagique, 3 à 6 pilules par jour.
(G. Lemoine.)

CAPSULES :

Bleu de méthylène...... 0 gr. 06.
　Pour 1 capsule.

Dans la blennorrhagie, *prendre, les 4 premiers jours, 3 à 4 capsules, puis réduire à la dose de 2 capsules, matin et soir.*
(O'Neill.)

MIXTURE :

Bleu de méthylène........ 3 gr.
Glycérine............⎫
Alcool ....⎭ āā 5 gr.
　Us. externe.

Dans l'angine de Vincent, *badigeonner les régions tapissées de membranes.*

SOLUTION :

Bleu de méthylène........ 2 gr.
Eau bouillie............ 100 gr.

Dans la sciatique, *en injections sous-cutanées, 1 à 2 cent. cubes.*
(Erlich.)

BOLDO. *Pneumus Boldus* (Moniniacées.)

Feuilles.

Composition chimique : Un alcaloïde, la *boldine* ; un glucoside, la *boldoglucine* ; une huile essentielle, du tannin, etc.

Action thérapeutique et usages : Digestif et stimulant ; il favorise la sécrétion biliaire. Aussi est-il employé dans la lithiase biliaire, la congestion du foie.

Pharmacologie et posologie : *A l'intérieur : infusion* à la dose de 25 gr. par litre (10 à 12 tasses par jour dans la cholélithiase).

    Teinture alcoolique au 1/5° : xx à L gouttes.

    Vin à 30 gr. pour 1.000 ; un à deux verres à liqueur par jour.

BORIQUE (ACIDE).

Propriétés : Écailles cristallines, blanches, peu transparentes, d'un toucher gras, inodores et d'une saveur très faiblement acide. L'acide borique se dissout dans 26 parties d'eau à 20°, dans 20 parties d'alcool et dans 5 parties de glycérine.

Action thérapeutique et usages : Antiseptique assez faible, mais non irritant. Ses solutions aqueuses *chaudes* jouissent d'un pouvoir antiseptique plus élevé. Il est employé en injections vaginales contre la leucorrhée, en lavages de la vessie, en gargarismes et en lotions pour les yeux. On se sert de la poudre d'acide borique dans le traitement de l'otorrhée. Incorporé dans des pommades, il est très utilisé en dermatologie (impétigo, acné, eczéma divers). La gaze boriquée et le coton boriqué sont des pansements employés journellement.

    Il est à peu près inusité pour l'usage interne.

Pharmacologie et posologie : *A l'extérieur : poudre, solution, pommade, gaze, coton.*

Particularités : *Pour augmenter la solubilité un peu faible de l'acide borique, on l'associe souvent à d'autres sels, comme le carbonate de magnésie* (Voir formule).

COTON OU OUATE BORIQUÉE :

A 10 0/0 de son poids d'acide borique.

GAZE BORIQUÉE DU CODEX :

A 10 0/0 de son poids d'acide borique.

VASELINE BORIQUÉE DU CODEX :

Acide borique pulv......... 1 gr.
Vaseline................... 9 gr.
  Us. externe.

SOLUTION :

Acide borique pulv......... 40 gr.
Eau bouillie............... 1 litre.
  Us. externe.

(Cette solution faite à 20° est saturée.)

En injections, lotions, gargarismes, etc.

SOLUTION :

Acide borique............	5 gr.
Borate de soude.........	10 gr.
Glycérine................	30 gr.
Eau bouillie.............	150 gr.

Us. externe.

Dans les angines, *en pulvéri-sations.* (G. Lemoine.)

SOLUTION D'ACIDE BORIQUE

$$\text{AU } \frac{1}{10^e} :$$

Acide borique	10 gr.
Carbonate de magnésie.	1 gr. 40.

Eau, q. s. pour faire 100 cent. cubes.

Us. externe.

BORATE DE SOUDE ou BORAX.

Propriétés : Cristaux hydratés, incolores, inodores, d'une saveur saline particulière, soluble dans l'eau, la glycérine, insoluble dans l'alcool.

Action thérapeutique et usages : *A l'intérieur :* il agit comme les alcalins, il est légèrement diurétique ; il est préconisé dans l'épilepsie. Antiseptique, surtout employé *à l'extérieur*, dans le traitement du muguet, des aphtes, de l'acné, de l'impétigo, de l'eczéma.

Particularités : Le borate de soude, administré à l'intérieur, peut quelquefois provoquer des éruptions eczémateuses.

Pharmacologie et posologie : *A l'intérieur : solution* ou *potion.* *A l'extérieur : poudre, solution, pommade, collutoire, mixture.*

CACHETS :

Borate de soude.........	0 gr. 50.

Pour 1 cachet.

Dans paralysie agitante, *2 cachets par jour, augmenter tous les 5 jours d'un cachet jusqu'à 4, 5 et 6 par jour.* (Grasset.)

COLLUTOIRE :

Borate de soude..........	4 gr.
Teinture de benjoin......	2 gr.
Eau distillée.	10 gr.
Sirop de miel............	20 gr.

Us. externe.

Dans les aphtes, *chez l'enfant.* (Comby.)

MIXTURE :

Borate de soude..........	8 gr.
Teinture de benjoin.......	12 gr.
Glycérine................	20 gr.
Eau de roses.............	40 gr.

Us. externe.

Dans les gerçures du sein chez les femmes qui allaitent, *en lotions.* (Marfan.)

COLLUTOIRE :

Borate de soude..........	4 gr.
Sirop de mûres...........	30 gr.

Us. externe.

Dans le muguet. (G. Lemoine.)

GARGARISME :

Borate de soude..........	5 gr.
Miel rosat...............	30 gr.
Infusion de feuilles de ronces.................	120 gr.

POTION :

Borate de soude..........	10 gr.
Glycérine................	5 gr.
Sirop d'écorces d'oranges amères	30 gr.
Julep...................	90 gr.

Dans les épilepsies symptomatiques, *une cuillerée à bouche pour commencer, augmenter chaque jour jusqu'à 4, 5, 6 cuillerées qu'il ne faut pas dépasser.* (Mairet.)

BOURDAINE. *Rhamnus Frangula* (Rhamnées).

Écorce.

Composition chimique : Elle contient des composés *oxyméthyl-anthraquinoniques*.

Action thérapeutique : Substance purgative procurant des selles sans coliques.

Pharmacologie et posologie : *A l'intérieur : poudre* à la dose de 1 gr. à 2 gr. — *Extrait fluide* : 0 gr. 50 à 4 gr. — *Décoction* : 2 gr. pour 100 gr. d'eau.

SIROP :		SOLUTION GLYCÉRINÉE :	
Extrait fluide de bourdaine.	5 gr.	Extrait fluide de bourdaine.	50 gr.
Sirop de séné............	25 gr.	Extrait fluide de cascara	
Sirop d'orange............	50 fr.	sagrada	50 gr.
		Glycérine pure............	30 gr.
Laxatif pour enfant, 1 à 2 *cuil-lerées à café le soir au coucher ; convient aux enfants de 3 à 5 ans.* (*Presse médicale.*)		**Laxatif pour adultes,** 1 à 2 *cuil-lerées à café, le soir au cou-cher, dans un peu d'eau sucrée.* (*Presse médicale.*)	

BOURRACHE. *Borrago officinalis* (Borraginées.)

Feuille et fleur.

Composition chimique : Mucilage, résines et des sels et, en particulier, du nitrate de potasse.

Action thérapeutique : Sudorifique et légèrement diurétique ; elle est aussi considérée, mais à tort, comme augmentant la sécrétion lactée.

Pharmacologie et posologie : *A l'intérieur :* tisane en *infusion* à la dose de 5 à 10 gr. par litre d'eau.

BROMIPINE. Combinaison de brome avec les composés de l'huile de sésame.

Deux sortes dans le commerce : bromipine à 10 0/0 et bromipine à 33,3 0/0.

Propriétés : La bromipine à 10 0/0 est un liquide huileux, jaune clair, de densité 1.008, insoluble dans l'eau et l'alcool, soluble dans l'éther et la benzine.

La bromipine à 33,3 0/0 est une huile épaisse, visqueuse, brun clair, de densité 1.311.

Action thérapeutique et usages : La bromipine est une suc-

cédanée des bromures. Elle est préconisée dans la neuras=
thénie et l'épilepsie. Elle se dépose dans les muscles, le foie,
la moelle, le tissu cellulaire sous-cutané où elle se décompose lentement en cédant du brome. Avec elle, pas d'intolérance gastrique.

Pharmacologie et posologie : *A l'intérieur : capsules*, à la dose
de 4 à 15 gr. par jour pour la bromipine à 10 0/0. — *En
nature*, délayée dans un peu de bière.

    Une cuillerée à soupe de bromipine à 10 0/0 contient
1 gr. 50 de brome combiné, ce qui correspond à 2 gr. 35
de bromure de potassium.

BROMOCOLLE. Combinaison de tannin, de gélatine

et de brome.

Propriétés : Poudre fine, brun clair, inodore, insipide, à peu
près insoluble dans les acides étendus, soluble dans les
alcalins.

Action thérapeutique et usages : *A l'intérieur* : succédané des
bromures alcalins, préconisé dans l'épilepsie. — *A l'extérieur* : employé contre les prurits.

Particularités : Le bromocolle ne se décompose que dans l'intestin.

Pharmacologie et posologie : *A l'intérieur : poudre* en *cachets*,
à la dose de 1 gr. à 5 gr. par jour.
    A l'extérieur : pommade à 10 0/0.

BROMOFORME ou FORMÈNE TRIBROMÉ

Propriétés : Liquide dense, incolore, d'odeur éthérée, à saveur
sucrée, insoluble dans l'eau, soluble dans l'alcool, l'éther
et les essences.

Action thérapeutique et usages : Anesthésique et antiseptique ;
il est surtout antispasmodique, et, à ce titre, c'est un spécifique contre la coqueluche et les toux spasmodiques. L'eau
bromoformée saturée est employée comme calmant dans
les douleurs de l'estomac et contre les vomissements.

Pharmacologie et posologie : *A l'intérieur : capsules, gouttes,
potions, sirops*, à la dose de 1 gr. à 1 gr. 50 *pour les adultes*;

Posologie pour les enfants :

Suivant Gay :

Enfants de moins de 2 ans............ 0 gr. 05 à 0 gr. 10.
  — de 2 à 4 ans.............. 0 gr. 10 à 0 gr. 15.
  — de 4 à 8 — ,.............. 0 gr. 15 à 0 gr. 30.
  — plus âgés................ doses progressives.
(1 gr. de bromoforme correspond à xxxv gouttes.)

Suivant Hélouin :

Enfants au-dessous de 6 mois.... ii à iii g^{ttes} par jour.
  — de 6 mois à 1 an......... iii à iv — —
  — de 1 an à 6 ans.......... autant de fois iv g^{ttes}
     que l'enfant a d'an-
     nées d'âge.
  — de 6 ans à 10 ans......... xx à xl g^{tes} par jour.

Particularités : Les capsules et les gouttes administrées dans
un peu d'eau sont des formes médicamenteuses peu recommandables ; il est préférable de prescrire le bromoforme
dans une potion émulsive, de façon à répartir uniformé-
ment le médicament dans tout le véhicule pour éviter toute
intolérance résultant de l'absorption d'une dose massive.
Suspendre l'usage dès qu'on observe de la somnolence.

EAU BROMOFORMÉE SATURÉE :

100 gr. contiennent 0 gr. 30 à 0 gr. 35
  de bromoforme.

**Dans les douleurs stomacales et
les vomissements.**
(MATHIEU et RICHAUD.)

POTION :

Bromoforme........... 7 gr.
Huile d'amandes douces.⎱
Gomme arabique......⎰ āā 30 gr.
Sirop de fleurs d'oranger. 40 gr.
Eau de laurier-cerise..... 10 gr.
Eau distillée, q. s. pour faire 300 cent.
  cubes.
  Une cuillerée à café contient iv g^{ttes}
de bromoforme.

Dans la coqueluche. (MARFAN.)

ÉLIXIR :

Bromoforme.............. 2 gr.
Alcool.................. 30 gr.
Sirop simple, q. s. pour faire 100 cent.
  cubes.
  1 cuillerée à café contient iv gouttes
de bromoforme.

Dans la coqueluche. (HÉLOUIN.)

MIXTURE :

Bromoforme ....⎱
Teinture d'aconit ......⎰
  — de drosera......⎰ āā 2 gr.
Alcool ....⎰
Glycérine.............⎰

Dans la coqueluche, x à xx *gouttes
par jour pour les enfants.*
(BERLIOZ.)

BROMURE D'AMMONIUM ou BROMHY-
DRATE D'AMMONIAQUE.

Propriétés : Poudre cristalline blanche à saveur salée, soluble
dans l'eau, peu soluble dans l'alcool, contenant 84 0/0 de
brome.

Action thérapeutique et usages : Analogues au bromure de potassium.

Pharmacologie et posologie : *Potion, solution* ou *sirop.*

En raison de sa plus grande richesse en brome, se donne à doses moitié moindres que celles du bromure de potassium.

On l'associe souvent aux autres bromures alcalins (bromures de potassium et de sodium).

BROMURE DE CALCIUM.

Propriétés : Sel blanc, déliquescent, très soluble dans l'eau, soluble dans l'alcool.

Action thérapeutique et usages : Analogue au bromure de potassium ; il ne présente aucun avantage sur ce dernier.

Pharmacologie et posologie : *Potion, solution, sirop* à la dose de 1 à 5 gr.

Particularités : Éviter d'y associer des substances susceptibles de précipiter le calcium, comme la gomme, les phosphates solubles, l'acide tartrique, etc.

BROMURE DE CAMPHRE ou CAMPHRE MONOBROMÉ.

Propriétés : Cristaux aiguillés, incolores, à odeur de camphre, insolubles dans l'eau, solubles dans l'alcool et un peu solubles dans la glycérine.

Action thérapeutique et usages : Hypnotique et sédatif du système nerveux. Préconisé dans l'épilepsie, la chorée, la spermatorrhée, l'incontinence d'urine, la fièvre hémoglobinurique.

Pharmacologie et posologie : *A l'intérieur : cachets, capsules, dragées* ou *pilules,* à la dose de 0 gr. 50 à 1 gr.

Dans l'épilepsie, on peut donner, par jour, 15 capsules de bromure de camphre de 0 gr. 20 chacune (L. HASLÉ); cesser dès que la température du malade tombe au-dessous de la normale.

Dans la seconde enfance (chorée, épilepsie, incontinence d'urine) : dose de 0 gr. 10, répétée 3 ou 4 fois par jour (COMBY).

CACHETS :

Bromure de camphre............	0 gr. 12.
Sulfate de quinine..............	0 gr. 30.
Sulfate de morphine............	0 gr. 002.
Sulfate d'atropine..............	1/10e de milligr.
Poudre de capsicum............	0 gr. 03.

Pour 1 cachet.

Dans la fièvre hémoglobinurique : 1 *cachet toutes les heures.* (Du Bosc.)

BROMURE D'OR.

Propriétés : Aiguilles rouge' 'res, solubles dans l'eau, l'alcool et l'éther.

Action thérapeutique et usages : Préconisé comme antiépileptique et antinévralgique, réussit dans la chorée rebelle.

Pharmacologie et posologie : *A l'intérieur*, à la dose de 0 gr. 008 à 0 gr. 01 pour les adultes.

Particularités : *Ne pas associer le bromure d'or aux matières organiques, comme le sucre ou la gomme, ni aux alcalis.*

SOLUTION :

Bromure d'or	0 gr. 20.
Eau distillée	500 gr.

Chaque cuillerée à café contient 0 gr. 002 de bromure d'or.

Dans l'épilepsie : 1 *à* 2 *cuillerées à café par jour.* (G. Lemoine.)

BROMURE DE POTASSIUM.

Propriétés : Cristaux cubiques, incolores, inodores, à saveur âcre et salée, très solubles dans l'eau, peu solubles dans l'alcool, insolubles dans l'éther.

Action thérapeutique et usages : Hypnotique et sédatif en diminuant l'excitabilité réflexe du cerveau et de la moelle épinière. Il est employé contre l'insomnie et la céphalalgie des nerveux, dans l'hystérie, l'épilepsie, la chorée, le tétanos, l'asthme ; c'est le médicament spécifique des spasmes d'ordre nerveux, vomissements incoercibles de la grossesse, spasme de la glotte, quintes de la coqueluche.

Particularités : L'administration prolongée du bromure de potassium et, en général, de tous les bromures alcalins, peut occasionner une intoxication chronique (bromisme) se manifestant par de la perte de la mémoire, de la diminution de la sensibilité, de la tendance à la cachexie avec diarrhée.

L'élimination des bromures alcalins se faisant par la peau peut donner naissance, chez certains malades, à de l'acné, de l'érythème, de l'urticaire.

Le bromure est contre-indiqué dans les affections cardiaques graves.

Pharmacologie et posologie : *A l'intérieur : potion, sirop ou solution* à la dose, pour les adultes, de 0 gr. 50 à 4 ou 5 gr. dans les 24 heures.

Pour les enfants, 0 gr. 20 en 2 fois au-dessous de 1 an ; après 1 an, 0 gr. 40 ; à partir de 2 ans, 1, 2, 3 gr. et plus (**J. Simon**).

Exceptionnellement, dans l'épilepsie, les doses de bromure, pour l'adulte, varient de 4 à 12, 15 et même 20 gr. par jour, en 4 ou 5 fois.

A l'extérieur : le bromure est prescrit en *pommade* à 4 pour 30 de vaseline ou de lanoline, ou en *solution* pour pulvérisations.

Particularités : pour diminuer l'action irritante des bromures alcalins sur les voies digestives, il est préférable de les faire prendre *soit au début d'un repas, soit en faisant suivre leur ingestion de celle d'un bol de lait.*

LAVEMENT :

Bromure de potassium.... 1 gr. 50.
Antipyrine .... 0 gr. 50.
Jaune d'œuf............... n° 1.
Infusion de valériane..... 50 gr.
Contre le spasme de la laryngite striduleuse chez l'enfant.
(G. Lemoine.)

POTION :

Bromure de potassium..... 10 gr.
Sirop d'écorces d'oranges
amères.................... 30 gr.
Infusion de tilleul........ 120 gr.
1 cuillerée à bouche contient 1 gr. de bromure.

SIROP :

Bromure de potassium..... 10 gr.
Sirop d'écorces d'oranges
amères.................... 200 gr.
1 cuillerée à bouche contient 1 gr. de bromure.

POTION :

Bromure de potassium.)
  — de sodium.. }   ãã 0 gr. 50.
  — d'ammonium.)
Sirop de fleurs d'oranger   30 gr.
  — de codéine.......   5 gr.
Eau de tilleul........   100 gr.
Dans les convulsions : 1 *cuillerée à café toutes les heures.*
(J. Simon.)

SIROP :

Bromure de potassium ..... 4 gr.
Sirop simple.............. 60 gr.
  — de groseilles......... 60 gr.
1 cuillerée à café contient 0 gr. 20 de bromure : *convient aux enfants.*

SOLUTION :

Bromure de potassium..... 10 gr.
Eau distillée............. 150 gr.
1 cuillerée à bouche contient 1 gr. de bromure.

SOLUTION :

Bromure de potassium ..⎫ āā 8 gr.
Teinture de valériane...⎭
Eau distillée.......... 250 gr.

Dans la coqueluche : *jusqu'à 2 ans, 3 cuillerées à café; 3 cuillerées à dessert de 2 à 5 ans; 3 cuillerées à soupe jusqu'à 10 ans.*
(Variot.)

SIROP POLYBROMURÉ :

Bromure de potassium..⎫
 — de sodium......⎬ āā 5 gr.
 — d'ammonium...⎭
Sirop d'écorces d'oranges amères............... 300 gr.

1 cuillerée à bouche contient 1 gr. du mélange des trois bromures.

BROMURE DE SODIUM.

Propriétés : Cristaux incolores, inodores, à saveur salée, très solubles dans l'eau, solubles dans l'alcool.

Action thérapeutique et usages : Analogues au bromure de potassium. D'après certains auteurs, il serait plus facilement supporté par les voies digestives.

Pharmacologie et posologie : Comme pour le bromure de potassium.

BROMURE DE STRONTIUM. Cristaux blancs,

aïguillés, à saveur salée, très solubles dans l'eau, solubles dans l'alcool.

Action thérapeutique et usages : Agit comme les bromures alcalins, il semble être moins susceptible de donner de l'intoxication chronique (bromisme). Il est prescrit surtout dans l'épilepsie et la chorée.

Chez les enfants : 0 gr. 25 à 3 gr. suivant l'âge.

Pharmacologie et posologie : Comme pour le bromure de potassium.

POTION :

Bromure de strontium..... 20 gr.
Salipyrine.............. 10 gr.
Sirop d'écorces d'oranges amères............... 100 gr.
Eau de tilleul.......... 200 gr.

Dans la chorée : 3 *cuillerées par jour.* (Malbec.)

SIROP :

Bromure de strontium.... 6 gr.
Sirop d'écorces d'oranges⎫
 amères ....⎬ āā 60 gr.
Sirop de punch........⎪
Sirop diacode ....⎭

Dans la bronchite chronique, contre le spasme laryngé : 1 *cuillerée à bouche, chaque soir, dans une petite tasse d'infusion de valériane.* (J. Renaut.)

BUSSEROLE. *Arctostaphylos Uva ursi* (Éricacées).

Feuilles.

Composition chimique : Des glucosides : l'arbutine et la méthylarbutine ; du tannin et de l'acide gallique.

Action thérapeutique et usages : Astringente et diurétique ; prescrite dans la chylurie, les catarrhes de la vessie, les cystites et les uréthrites.

Pharmacologie et posologie : *A l'intérieur : poudre* à la dose de 1 à 5 gr. ; ou *infusion :* 10 gr. pour 1 litre d'eau.

SOLUTION :

Infusion d'uva ursi...................... 150 gr.
Décoction de ratanhia.................. 150 gr.
Iodure de potassium.................... 6 gr.
Essence de menthe .... XI g^{ttes}.

Dans la chylurie : 2 *cuillerées à soupe par jour.*

(CHAUVET.)

C

CACAO. *Theobroma Cacao* (Malvacées).

On extrait des semences de cacao deux produits utilisés en thérapeutique :

1° La *théobromine* (Voir ce mot) ;

2° Le *beurre de cacao*, employé comme véhicule pour la confection des suppositoires.

CACHOU. Extrait astringent obtenu par décoction du bois de l'*Acacia Catechu* (Légumineuses).

Caractères : Masse brun rougeâtre, à saveur amère et astringente, incomplètement soluble à froid dans l'eau.

Composition chimique : Catéchine et acide catéchutannique.

Action thérapeutique et usages : Substance astringente employée contre les diarrhées.

Pharmacologie et posologie : *A l'intérieur : poudre* à la dose de 0 gr. 50 à 3 ou 4 gr. ;

Teinture alcoolique : 10 à 20 gr. ;

Sirop, 20 à 100 gr.

A l'extérieur : solutions aqueuses chaudes à 20 gr. pour 1.000 en injections vaginales.

CACODYLATES. Les cacodylates sont des composés arsénicaux à peu près dépourvus de toxicité et dans lesquels l'arsenic existe sous une forme latente, organique, qui lui enlève toutes les propriétés physiques, chimiques et physiologiques des préparations arsénicales.

CACODYLATE DE SOUDE.

Propriétés : Cristaux incolores, déliquescents, inodores et à peu près sans saveur, solubles dans l'eau. Les solutions aqueuses peuvent être stérilisées sans décomposition. Le cacodylate de soude contient 41 0/0 d'arsenic.

Action thérapeutique et usages : Excitateur très puissant de la nutrition et de l'assimilation, le cacodylate de soude diminue les déperditions dans les échanges nutritifs. Il est préconisé dans la tuberculose, surtout à la première période, et les affections les plus diverses, comme la grippe, la chlorose, la cachexie palustre, la leucocythémie, la chorée, la neurasthénie. Dans le diabète, il fait baisser l'élimination du sucre. Il donne de bons résultats dans les affections de la peau : le psoriasis, le lupus érythémateux, les tuberculoses cutanées ; dans l'adénite tuberculeuse.

Particularités : L'administration du cacodylate de soude par la voie buccale ou par la voie rectale doit être abandonnée, parce qu'elle provoque des troubles digestifs, des crampes, une odeur alliacée de l'haleine et quelquefois de l'albuminurie. Cette intolérance résulte de la réduction de l'acide cacodylique par les voies digestives avec formation d'un composé toxique, l'oxyde de cacodyle, à odeur alliacée. L'arrhénal (Voir ce mot) ne présente pas ces inconvénients.

Ces désordres ne s'observent pas par l'administration du cacodylate en injections sous-cutanées.

La médication cacodylique doit être interrompue quand, chez les tuberculeux, il y a tendance aux congestions pulmonaires, et on ne doit pas le prescrire chez la femme pendant la période menstruelle.

Pharmacologie et posologie : *A l'intérieur :* à la dose de 0 gr. 02 à 0 gr. 15, et même plus, *en cachets*, *granules* ou *pilules*, *potion, solution*. Les injections hypodermiques sont surtout recommandables à la dose de 0 gr. 05 à 0 gr. 15.

CACHETS :		POTION :	
Cacodylate de soude......	0 gr. 01.	Cacodylate de soude	2 gr.
Poudre de quinquina.....	0 gr. 50.	Rhum................. }	āā 20 gr.
Bicarbonate de soude.....	0 gr. 50.	Sirop simple .... }	
Pour 1 cachet.		Eau distillée............	60 gr.
		Essence de menthe......	10 ou 12 g^ttes
Dans l'hépatisme paludéen :		1 *cuillerée à café ou 0 gr. 10*	
3 *cachets par jour*. (LEMANSKI.)		*de cacodylate de soude à chaque*	
		repas. (DANLOS.)	

SOLUTION POUR INJECTIONS HYPODERMIQUES :

Cacodylate de soude .... 6 gr. 40.
Alcool phéniqué à 1/100° .... x gouttes
Eau distillée .... 100 gr.
Stériliser.

1 cent. cube contient 0 gr. 05 d'acide cacodylique.
Une injection par jour que l'on peut doubler en laissant le malade se reposer 8 jours.
(A. GAUTIER.)

CACODYLATE DE FER.

Propriétés : Poudre vert pâle, soluble dans l'eau et contenant 20 0/0 de sesquioxyde de fer.

Usages thérapeutiques : Dans la chloro-anémie, la lymphadénie.

Pharmacologie et posologie : *Injections hypodermiques* à la dose de 0 gr. 05 à 0 gr. 10.

SOLUTION POUR INJECTIONS HYPODERMIQUES :

Cacodylate de fer................. 0 gr. 30.
Eau distillée..................... 10 cent. cubes.

Injecter 2 à 3 seringues de 1 cent. cube par jour, en commençant par 1 cent. cube.
(GILBERT et P. LEREBOULLET.)

CADE (HUILE DE).

Produit goudronneux obtenu par la distillation à feu nu du *Juniperus Oxycedrus* (Conifères).

Propriétés : Liquide visqueux, noirâtre, d'odeur empyreumatique prononcée, d'une saveur âcre et caustique.

Action thérapeutique et usages : Employée, *à l'extérieur*, comme parasiticide et dans le traitement du psoriasis, des eczémas chroniques et de la gale.

Pharmacologie et posologie : *A l'extérieur : bain, emplâtre, glycéré, pommade, collodion.*

COLLODION CADIQUE :

Collodion acétonique .... 20 gr.
Huile de cade .... 1 gr.

Dans le psoriasis. (GAUCHER.)

EMPLATRE :

Emplâtre simple .... 100 gr.
Cire jaune .... 50 gr.
Huile de cade .... 10 à 30 gr.

Dans l'eczéma (*Formulaire de l'hôpital Saint-Louis*).

GLYCÉRÉ CADIQUE FAIBLE DE VIDAL :

Huile de cade .... 10 gr.
Glycéré d'amidon .... 90 gr.
Extrait fluide aqueux de panama, q. s. pour émulsionner.

Dans le psoriasis (*Formulaire de l'hôpital Saint-Louis*).

GLYCÉRÉ CADIQUE FORT DE VIDAL :

Huile de cade .... | āā 50 gr.
Glycéré d'amidon ......|
Extrait fluide de panama, q. s. pour émulsionner.

Dans le psoriasis (*Formulaire de l'hôpital Saint-Louis*).

<table>
<tr><td>

POMMADE :

Huile de cade .... 3 gr.
Vaseline................ 10 gr.
Lanoline................ 10 gr.
Essence de girofle....... v gouttes.

Dans l'eczéma du vestibule nasal.   (Lermoyez.)

</td><td>

SOLUTION POUR BAIN :

Huile de cade................ 50 gr.
Jaune d'œuf .... n° 1.
Extrait fluide de Quillaya... 10 gr.
Eau, q. s. pour 250 gr. d'émulsion à mélanger à l'eau du bain.

Dans le psoriasis et l'eczéma.   (Balzer.)

</td></tr>
</table>

CAFÉINE. Substance alcaloïdique appartenant, au point de vue chimique, aux leucomaïnes xanthiques et retirée du café et du thé.

Propriétés : Aiguilles blanches, soyeuses, de saveur amère, surtout solubles dans l'eau bouillante, solubles dans l'alcool et le chloroforme, peu solubles dans l'éther.

Le benzoate et le salicylate de soude augmentent considérablement sa solubilité dans l'eau froide.

Action thérapeutique et usages : La caféine est un excitant du système nerveux et du système musculaire ; elle a une action tonique indéniable sur le cœur, et, à ce titre, elle est employée dans l'adynamie cardiaque des maladies générales infectieuses, l'asystolie aiguë, la syncope, le collapsus. Considérée comme diurétique, elle peut rendre des services dans les hydropisies, les œdèmes périphériques.

Pharmacologie et posologie : *A l'intérieur, chez les adultes*, à la dose de 0 gr. 30 à 2 gr., ou, en injections sous-cutanées, de 0 gr. 15 à 0 gr. 50. *Pour les enfants*, il est prudent de ne pas dépasser la dose de 0 gr. 15 à 0 gr. 20 et d'éviter son emploi dans le très jeune âge.

Cachets, pilules, potions, solutions.

<table>
<tr><td>

CACHETS :

Caféine................. 0 gr. 25.
Sucre en poudre......... 0 gr. 05.
Ergot de seigle pur....... 0 gr. 10.
Pour 1 cachet.
4 cachets par jour. (G. Lemoine.)

SOLUTION :

Benzoate de soude ...... 3 gr.
Caféine .... 2 gr. 50.
Eau distillée............ 6 gr.
En injections hypodermiques. Chaque seringue de Pravaz contient 0 gr. 25 de caféine.

Dans l'hypotension artérielle, *5 à 6 seringues par jour.*
(Huchard.)

</td><td>

POTION :

Caféine................... 1 gr.
Benzoate de soude......... 1 gr.
Sirop de limon .... 30 gr.
Eau de laitue............. 90 gr.
Par cuillerées à soupe en 24 heures.
(G. Lemoine.)

SOLUTION :

Caféine................. 3 gr. 10.
Salicylate de soude....... 4 gr.
Eau distillée............. 6 gr.
Pour injections hypodermiques.
Faire la solution à chaud, 1 seringue de Pravaz contient 0 gr. 40 de caféine. (Tanret.)

</td></tr>
</table>

CAFÉINE (CITRATE DE).

Propriétés : Cristaux incolores, très solubles dans l'eau, mais peu stables en présence de ce liquide, qui dissocie le sel en acide citrique et caféine.

Usages thérapeutiques : Surtout préconisé dans le traitement de la migraine.

Pharmacologie et posologie : *A l'intérieur :* à la dose de 0 gr. 50 à 2 gr. *Cachets, pilules, potions..*

CACHETS :

Antipyrine..........................	0 gr. 50.
Citrate de caféine	0 gr. 10.
Sulfate de spartéine.................	0 gr. 02.

Pour 1 cachet.

Dans la migraine, *2 à 4 par jour.*

(GRASSET.)

CALCIUM (BROMURE DE). Voir *Bromure de Calcium.*

CALCIUM (CARBONATE DE). Craie préparée. Carbonate de chaux précipité.

Propriétés : Poudre blanche, amorphe, insoluble dans l'eau, soluble dans l'eau chargée d'acide carbonique et dans les acides dilués.

Action thérapeutique et usages : Le carbonate de chaux est un absorbant des acides ; employé dans les dyspepsies, le plus souvent associé à d'autres médicaments, comme le bicarbonate de soude, la magnésie, le charbon, etc. A haute dose, il agit comme antidiarrhéique.

Pharmacologie et posologie : *Poudre* à la dose de 1 à 10 gr.

POUDRE :			POUDRE :	
Craie préparée..........	0 gr. 50.		Magnésie.............	0 gr. 40.
Bicarbonate de soude....	1 gr. 50.		Carbonate de chaux...	0 gr. 50.
Magnésie calcinée....:....	0 gr. 25.		Pour 1 paquet.	
Pour 1 paquet.				

Dans l'hyperchlorhydrie, *1 paquet avant chacun des deux principaux repas.* (G. LEMOINE.)

Dans la maladie de Reichmann, *1 paquet avant chacun des deux principaux repas.*

CALCIUM (CHLORURE DE) HYDRATÉ.

Propriétés : Le chlorure de calcium hydraté est en cristaux incolores, déliquescents, très solubles dans l'eau et l'alcool.

Action thérapeutique et usages : Hémostatique employé avec succès dans les hémoptysies, les gastrorrhagies ; il est préconisé dans le traitement de la variole hémorrhagique.

Pharmacologie et posologie: *A l'intérieur*, à la dose de 2 à 6 gr. par jour, en *potion*.

A *l'extérieur*, *solution* à 5 0/0 pour lavements.

POTION :

Chlorure de calcium.......	4 gr.
Sirop d'opium...........	30 gr.
Eau distillée de tilleul.....	120 gr.

Dans les hémoptysies, 1 *cuillerée à soupe toutes les heures*.
(A. ROBIN.)

POTION :

Chlorure de calcium cristallisé..............	4 à 6 gr.
Sirop d'écorces d'oranges amères..............	40 gr.
Eau-de-vie vieille ou rhum.	30 gr.
Teinture de cannelle.....	5 gr.
Eau distillée	50 gr.

Dans la variole hémorrhagique, *par cuillerées à bouche*. (ROGER.)

CALCIUM (GLYCÉROPHOSPHATE DE).

Propriétés : Poudre blanche, légère, soluble dans l'eau froide, presque insoluble dans l'eau bouillante et dans l'alcool.

Action thérapeutique et usages : Active les phénomènes de la nutrition et le fonctionnement du système nerveux. Préconisé dans le rachitisme, la neurasthénie, la chlorose, la phosphaturie, les convalescences des maladies graves. Il semble surtout donner d'heureux résultats lorsqu'il est administré par la voie hypodermique.

Pharmacologie et posologie : *A l'intérieur : chez les adultes*, à la dose de 0 gr. 25 à 2 gr. en *cachets*, *pilules*, *solution*, *sirop*, *injections hypodermiques*.

Chez *les enfants*, à la dose de 0 gr. 05 à 0 gr. 50, suivant l'âge.

PILULES :

| Glycérophosphate de chaux.............. | 0 gr. 10. |
| Extrait de colombo.... | 0 gr. 05. |

Pour 1 pilule.
A *prendre au milieu du repas*.

SOLUTION :

| Glycérophosphate de chaux...... | 10 gr. |
| Eau distillée bouillie........... | 100 cent. cubes. |

Pour injections hypodermiques.
1 cent. cube correspond à 0 gr. 10 de glycérophosphate. 4 à 5 *injections par jour*.

SIROP :

Glycérophosphate de chaux..............	7 gr. 50.
Sirop de quinquina....	150 gr.
Sirop d'écorces d'oranges amères......	150 gr.

Chaque cuillerée à soupe contient 0 gr. 50 de glycérophosphate de chaux.

Dans la neurasthénie, la chlorose, 2 *cuillerées à bouche par jour*.

CALCIUM (HYPOCHLORITE DE). Chlorure de chaux.

Mélange d'hypochlorite de calcium, de chlorure de calcium et d'hydrate de calcium.

Propriétés : Poudre blanche, d'odeur de chlore, à saveur âcre et piquante, incomplètement soluble dans l'eau.

Le Codex mentionne un *chlorure de chaux liquide*, solution faite avec 1 partie du sel dans 45 parties d'eau et devant contenir 2 fois son volume de chlore.

Action thérapeutique et usages : Antiseptique et désinfectant énergique.

A l'état sec, il n'est guère utilisé que pour la désinfection des locaux.

La *solution du Codex* fortement diluée a été autrefois employée pour le lavage des ulcères putrides. On l'a préconisé dans le traitement des aphtes; mais il doit être employé avec circonspection en raison de ses propriétés irritantes et caustiques.

Pharmacologie : Comme désinfectant des locaux, *en solution* à 50 gr. par litre d'eau ou au titre de la solution du Codex.

COLLUTOIRE :

Chlorure de chaux........................... 2 gr.
Miel.. 20 gr.
   Us. externe.
Dans les aphtes, *en attouchements.* (BOUCHUT.)

CALCIUM (OXYDE DE).

1° Oxyde de calcium ou chaux vive ;
2° Hydrate de chaux, ou hydrate de calcium, ou chaux éteinte.

Propriétés : La chaux vive est en masses blanches, à saveur brûlante, donnant au contact de l'eau de l'hydrate de chaux, ou chaux éteinte, très peu soluble dans l'eau, insoluble dans l'alcool.

Action thérapeutique et usages : La *chaux vive* est un caustique énergique, quelquefois employée comme épilatoire.

La *chaux éteinte* est seulement employée sous forme d'*eau de chaux* (Voir plus bas) ; celle-ci sert comme topique dans le traitement des brûlures (liniment oléocalcaire) ; on la prescrit, à *l'intérieur*, dans le traitement des diarrhées, surtout chez les enfants.

Pharmacologie et posologie : *A l'extérieur : poudre* ou *pâte composée* à base de chaux vive (inusitées). — *Liniment oléocalcaire* (mélange à parties égales d'huile d'amandes douces et d'eau de chaux).

A l'intérieur : eau de chaux, dite eau de chaux secondé (soluté aqueux saturé de chaux éteinte préalablement lavée), à la dose de 30 à 125 gr., surtout chez les enfants.

CALCIUM (HYPOPHOSPHITE DE).

Propriétés : Poudre blanche, cristalline, d'une saveur légèrement amère, déliquescente, soluble dans l'eau, insoluble dans l'alcool.

Action thérapeutique et usages : Modificateur de la nutrition, préconisé dans la tuberculose, la scrofule. D'après certains auteurs, ne posséderait aucune activité thérapeutique.

Pharmacologie et posologie : *A l'intérieur*, à la dose, chez les adultes, de 0 gr. 20 à 0 gr. 75, et chez les enfants de 0 gr. 05 à 0 gr. 30. *Solution, sirop.*

CALCIUM (LACTOPHOSPHATE DE).

Mélange de phosphate bi ou tricalcique et d'acide lactique.

Propriétés : Masse blanche, inodore, soluble dans l'eau, à saveur très acide.

Action thérapeutique et usages : Analogues à ceux du phosphate tricalcique.

Pharmacologie et posologie : *A l'intérieur* ; à la dose de 0 gr. 25 à 1 gr. par jour. *Solution, sirop.*

CALCIUM (PHOSPHATE ACIDE DE), PHOSPHATE MONOCALCIQUE ou BIPHOSPHATE DE CHAUX.

Propriétés : Cristaux nacrés, déliquescents, à saveur acide. L'eau le décompose avec dépôt de phosphate bibasique et il reste en solution de l'acide phosphorique avec une certaine quantité de phosphate bicalcique.

Action thérapeutique et usages : Active les phénomènes de la nutrition générale, et, en particulier, ceux du système nerveux. Il est utile dans la formation du tissu osseux et la consolidation des fractures. Employé dans le rachitisme, la tuberculose, la neurasthénie, la chlorose, etc.

Il est plus assimilable que les phosphates bi ou tricalcique, et il doit leur être préféré.

Pharmacologie et posologie : *A l'intérieur :* à la dose, *chez les adultes*, de 0 gr. 50 à 1 gr., et, *chez les enfants*, de 0 gr. 10 à 0 gr. 50 par jour. *Solution, sirop, vin.*

A prendre immédiatement avant le repas.

CALCIUM (PHOSPHATE NEUTRE DE) ou PHOS-PHATE BICALCIQUE.

Propriétés : Poudre blanche, inodore, insipide, à peu près insoluble dans l'eau, insoluble dans l'alcool. Les acides les plus faibles le dissolvent facilement.

Action thérapeutique et usages : Analogues à ceux du phosphate monocalcique.

Pharmacologie et posologie : *A l'intérieur :* à la dose, *chez les adultes*, de 0 gr. 50 à 1 gr. 50, et, *chez les enfants*, de 0 gr. 10 à 0 gr. 75 par jour. *Cachets, solution* chlorhydrique ou lactique.

CALCIUM (PHOSPHATE BASIQUE DE), PHOS-PHATE TRICALCIQUE.

Propriétés : Poudre blanche, amorphe, sans odeur, ni saveur, insoluble dans l'eau et l'alcool, soluble dans les acides faibles.

Action thérapeutique et usages : Analogues à ceux du phosphate monocalcique. Il est, en plus, employé comme antidiarrhéique et comme absorbant dans les dyspepsies.

Pharmacologie et posologie : *A l'intérieur :* à la dose de 0 gr. 50 à 2 gr. *Poudre, cachets.* Il entre dans la composition d'une préparation officinale, la *décoction blanche de Sydenham* (Voir formule).

DÉCOCTION BLANCHE DE SYDENHAM :		PAQUETS :	
Phosphate tricalcique	10 gr.	Phosphate de chaux	0 gr. 25.
Mie de pain	20 gr.	Benzonaphtol	0 gr. 10.
Gomme arabique pulv	10 gr.	Pour 1 paquet.	
Sucre	60 gr.		
Eau de fleurs d'oranger	10 gr.	**Dans la diarrhée infantile, 1 à**	
Eau distillée, q. s. pour faire 1 litre.		*3 paquets par jour dans un peu*	
(CODEX.)		*de lait.*	

CALOMEL. Voir *Mercure (Protochlorure de)*.

CAMOMILLE ROMAINE. *Anthemis nobilis* (Composées).
Fleurs.

Composition chimique : Essence, résine et un principe amer.

Action thérapeutique et usages : Stimulante, antispasmodique et sudorifique. On en prépare une huile employée, à l'extérieur, en frictions calmantes.

L'infusion est prescrite en lotions chaudes dans les ophtalmies catarrhales récentes.

Pharmacologie et posologie : *A l'intérieur : infusion* à 5 gr. pour 1 litre d'eau ; *poudre*, 1 à 5 gr. ; *extrait*, 0 gr. 20 à 1 gr.
A l'extérieur : infusion, huile.

HUILE DE CAMOMILLE :	HUILE DE CAMOMILLE CAMPHRÉE :
Fleurs de camomille....... 10 gr.	
Huile d'olive .... 100 gr.	Huile de camomille........ 90 gr.
A préparer par digestion.	Camphre pur.............. 10 gr.
Us. externe.	Us. externe.
(CODEX.)	

CAMPHORATE DE PYRAMIDON. Voir *Pyramidon.*

CAMPHORIQUE (ACIDE).

Propriétés : Cristaux incolores, inodores, peu solubles dans l'eau froide, solubles dans l'alcool.

Action thérapeutique et usages : Astringent et antiseptique. Préconisé comme antisudorique chez les phtisiques.

Pharmacologie et posologie : *A l'intérieur :* à la dose de 3 à 4 gr. par jour, en *cachets* de 0 gr. 50.
S'administre 2 ou 3 heures avant l'apparition des sueurs ; 2 à 3 cachets à la fois.

CAMPHRE. Huile volatile concrète obtenue dans la distillation du bois du camphrier (*Cinnamomum Camphora*) (Lauracées).

Propriétés : Masse translucide, blanche, d'odeur spéciale, de saveur brûlante et amère, peu soluble dans l'eau, soluble dans l'alcool, l'éther et les huiles.

Action thérapeutique et usages : *A l'extérieur :* en solution alcoolique ou huileuse, employé comme analgésique et antiseptique. La poudre constitue un topique utile pour le pansement des chancres.

A l'intérieur : excitant énergique du cœur et du système nerveux. Recommandé aussi dans le traitement des bronchites catarrhales, de la tuberculose pulmonaire. Il agit également comme antispasmodique et diaphorétique. Il est prescrit en qualité d'anaphrodisiaque dans les érections douloureuses de la blennorrhagie. Il est réputé comme diminuant la sécrétion lactée.

Pharmacologie et posologie : *A l'intérieur :* 0 gr. 10 à 1 gr. chez l'adulte, en *poudre*, *pilules*, *potion*. Fractionner les doses.

En *injections hypodermiques huileuses* ou *éthérées*, ne pas dépasser la dose de 0 gr. 50 par jour, en plusieurs injections.

Posologie pour les enfants :

De 0 mois à 15 mois	0 gr. 005 à 0 gr. 01.
15 — à 3 ans	0 gr. 01 à 0 gr. 05.
3 ans à 5 ans	0 gr. 05 à 0 gr. 10.
5 — à 10 —	0 gr. 05 à 0 gr. 15.

A l'extérieur : poudre, alcool camphré (camphre, 1 partie; alcool à 90°, 9 parties); eau-de-vie camphrée (camphre, 1 partie; alcool à 60°, 9 parties); huile camphrée (camphre, 1 partie; huile d'olive, 9 parties); pommade camphrée (camphre, 3 parties; corps gras, 10 parties).

EAU SÉDATIVE OU LOTION AMMONIACALE CAMPHRÉE :

Alcool camphré	10 gr.
Ammoniaque liquide	60 gr.
Chlorure de sodium	60 gr.
Eau	1000 gr.

Us. externe.

(CODEX.)

POTION :

Camphre	1 gr.
Huile d'amandes douces	10 gr.
Gomme arabique	10 gr.
Sirop de gomme	30 gr.
Eau de fleurs d'oranger	15 gr.
Eau distillée	100 gr.

LAVEMENT :

Camphre	0 gr. 50.
Extrait d'opium	0 gr. 05.
Jaune d'œuf	n° 1
Eau tiède	200 gr.

(RICORD.)

PILULES :

Camphre	0 gr. 15.
Extrait d'opium	0 gr. 01.
Savon amygdalin	q. s.

Pour 1 pilule.

Contre les érections douloureuses de la blennorrhagie, *2 à 3 pilules par jour.*

SOLUTION HUILEUSE :

Camphre.................. 5 gr.
Huile d'olive lavée à l'alcool
  et stérilisée............. 20 gr.
En injections hypodermiques.
*Pour relever la tension sanguine
chez les enfants athrepsiques.*
                        (RICHARDIÈRE.)

SOLUTION HUILEUSE :

Camphre................... 3 gr.
Huile d'olive lavée à l'alcool
  et stérilisée............. 30 gr.
En injections hypodermiques.

1 cent. cube contient 0 gr. 10 de camphre.

CAMPHRE MONOBROMÉ. Voir *Bromure de Camphre.*

CANNABIS INDICA. Voir *Chanvre indien.*

CANNELLE. *Cinnamomum Zeylanicum* (Lauracées).

Écorce.

Composition chimique : Essence, sucre, mucilage, tannin, amidon.

Action thérapeutique et usages : La cannelle agit par son essence comme cordiale et excitante et, en particulier, c'est un stimulant des fonctions digestives. Elle est très employée comme aromatique. L'essence de cannelle est un antiseptique de premier ordre souvent utilisé dans l'art dentaire ; on l'a aussi préconisée dans la pelade.

Pharmacologie et posologie : *A l'intérieur : poudre,* 0 gr. 50 à 2 gr. et plus.

Eau distillée.................. 10 à 50 gr. dans une potion.
Teinture..................... 2 à 10 gr.   —   —
Sirop....................... 30 à 60 gr.   —   —

A l'extérieur : essence en solution éthérée (en badigeonnages).

POTION CORDIALE DU CODEX :

Teinture de cannelle...... 10 gr.
Sirop d'écorces d'oranges
  amères............... 40 gr.
Vin de Banyuls.......... 110 gr.

POTION DE TODD DU CODEX :

Teinture de cannelle....... 5 gr.
Eau-de-vie vieille......... 40 gr.
Sirop simple............. 30 gr.
Eau distillée............. 75 gr.

POTION TONIQUE :

Teinture de cannelle...... 5 gr.
Sirop de quinquina....... 30 gr.
Eau distillée............. 120 gr.

SOLUTION :

Essence de cannelle........ 10 gr.
Ether.................... 30 gr.
  Us. externe.

Dans la pelade, 1 *badigeonnage par jour.*   (BUSQUET.)

CANTHARIDE. Insecte de l'ordre des Coléoptères.

Composition chimique : Un principe vésicant, la *cantharidine*, en partie à l'état libre, en partie à l'état de combinaison avec la magnésie ; une huile, une essence, etc.

Action thérapeutique et usages : *A l'intérieur*, la teinture de cantharides est diurétique et a été préconisée dans les néphrites épithéliales.

A l'extérieur, la cantharide est vésicante, elle fait partie de l'emplâtre vésicatoire qui, étendu sur du sparadrap, constitue le vésicatoire. La teinture de cantharides entre dans la composition de certaines lotions pour le traitement de l'alopécie.

Particularités : L'emploi de la cantharide à l'extérieur amène souvent des accidents qui résultent de l'élimination de la cantharidine par les reins ; ce sont surtout des phénomènes inflammatoires des organes génito-urinaires et, en particulier, de la cystite, de la néphrite, des érections douloureuses avec agitation et insomnie.

Pharmacologie et posologie : *A l'intérieur : teinture*, VIII à x gouttes dans une potion à prendre dans les 24 heures. *Poudre*, 0 gr. 01 à 0 gr. 03.

A l'extérieur : Huile de cantharide (cantharides, 100 ; huile d'olive, 1.000).

Mouches de Milan : mélange de résine, de cire, de térébenthine, d'essence de lavande et de thym, et de cantharides ; comme vésicatoire.

Emplâtre vésicatoire : mélange de résine élémi, d'huile d'olive, d'onguent basilicum, de cire jaune et de cantharides pulvérisées ; étendu sur sparadrap, il forme le *vésicatoire*.

NOTE IMPORTANTE. — Dans la prescription des *mouches de Milan* et des vésicatoires, recommander de couvrir la surface de ces emplâtres d'une couche mince de camphre pulvérisé ou dissous dans l'éther pour prévenir la cystite.

MIXTURE CONTRE L'ALOPÉCIE :		POTION DIURÉTIQUE :	
Alcool à 60°	100 gr.		
Eau-de-vie camphrée..	20 gr.	Teinture de cantharides....	x gttes.
Alcoolat de romarin!..	10 gr.	Sirop de digitale...........	30 gr.
Teinture de cantharides.	10 gr.	Eau de laitue...............	120 gr.
Chlorhydrate de pilocarpine	0 gr. 50.	*A prendre dans la journée par cuillerées à bouche.*	
Essence de santal.....) Essence de fenouil.....)	āā x gttes.		
(HALLOPEAU et LEREDDE.)			

CAPILLAIRE DE MONTPELLIER. *Adiantum*
Capillus Veneris (Fougères).
Folioles.

Composition chimique : Essence, acide gallique, mucilage, tannin, sucre.

Action thérapeutique et usages : Substance émolliente et pectorale employée dans les rhumes vulgaires.

Pharmacologie et posologie : *Sirop*, 30 à 60 gr.
   Tisane, 10 gr. pour 1 litre d'eau, en infusion.

CAPSICUM ANNUUM ou PIMENT DES JARDINS. (Solanées.)
Fruit.

Composition chimique : Un principe cristallisé, la capsicine, et une substance oléo-résineuse.

Action thérapeutique et usages : *A l'intérieur* : décongestionnant local employé dans le traitement des hémorroïdes.
   A l'extérieur : substance rubéfiante.

Pharmacologie et posologie : *A l'intérieur* :

   Poudre en cachets ou pilules........ 0 gr. 75 à 2 gr.
   Teinture alcoolique au 1/5.......... xv à xxx gttes.
   Extrait aqueux..................... 0 gr. 50 à 0 gr. 80.

Dans le traitement des hémorroïdes, les préparations de capsicum doivent se prendre moitié le matin, moitié le soir.

CARBONATE D'ÉTHYLE. Voir *Uréthane.*

CARBONIQUE (ANHYDRIDE). Vulgairement Acide carbonique.

Propriétés : Gaz incolore d'une odeur piquante, à saveur faiblement acide, soluble dans environ son volume d'eau à 15°, plus soluble sous une pression de 2 à 5 atmosphères, solution qui abandonne le gaz lorsque la pression est diminuée (siphons, eaux minérales).

Action thérapeutique et usages : Anesthésique local employé, sous forme de potion de Rivière, dans les affections de l'estomac et, en particulier, pour combattre les vomissements.

L'anhydride gazeux est utilisé en inhalations dans les dyspnées, la coqueluche. Les boissons gazéifiées à l'acide carbonique sont employées dans le traitement de la gravelle phosphatique.

Pharmacologie : *A l'intérieur :* anhydride carbonique gazeux en *inhalations.*

Potion gazeuse, dite potion de Rivière.

POTION DE RIVIÈRE :		POUDRE GAZOGÈNE ALCALINE :	
N° 1. Potion alcaline		Bicarbonate de soude (papier bleu)............	2 gr.
Bicarbonate de potasse.....	2 gr.	Acide tartrique pulvérisé	
Eau distillée................	50 gr.	(papier blanc)...........	1 gr. 30.
Sirop de sucre..............	15 gr.	*Dissoudre le bicarbonate de soude*	
N° 2. Potion acide		*dans un verre d'eau rempli jusqu'aux 2/3, ajouter ensuite l'acide*	
Acide citrique.............	2 gr.	*tartrique, agiter et boire aussitôt.*	
Eau distillée..............	50 gr.	(CODEX.)	
Sirop de limon.............	15 gr.		
Faire prendre successivement et sans intervalle, une cuillerée de chacune des deux potions en commençant par le n° 1. (CODEX.)			

CARBONATES. (Voir le nom de la base.)

CARRAGAHEEN ou MOUSSE PERLÉE.

Chondrus crispus (Algues).

Composition chimique : Contient 75 0/0 de mucilage, des sels et une petite quantité d'iode.

Action thérapeutique et usages : Substance émolliente employée comme pectorale.

Pharmacologie et posologie : *A l'intérieur :* tisane, 5 gr. (faire bouillir pendant 10 minutes dans la quantité d'eau nécessaire pour faire 1 litre, laver au préalable le carragaheen à l'eau froide).

CASCARA SAGRADA. *Rhamnus Purshiana* (Rhamnées).

Écorce.

Composition chimique : Cascarine (mélange de glucosides oxyméthylanthraquinoniques).

Action thérapeutique et usages : Laxatif employé pour combattre la constipation chronique ; à haute dose, elle agit comme drastique cholagogue.

Pharmacologie et posologie : *A l'intérieur :*

Poudre............	0 gr. 25 à 0 gr. 75, en cachets de 0 gr. 25.
Extrait hydro-al- coolique..........	0 gr. 20 à 0 gr. 50, en pilules.
Extrait fluide......	XX à XL g^{ttes} dans une potion, un sirop.
Teinture au 1/5e...	XXX à L g^{ttes} dans une potion, un sirop.

Posologie pour les enfants de 2 à 10 ans :

Poudre...............	0 gr. 05 à 0 gr. 30.
Extrait hydroalcoolique..	0 gr. 02 à 0 gr. 25.
Extrait fluide...........	V à XX g^{ttes}.
Teinture...............	V à XXV g^{ttes}.

CACHETS :

Poudre de cascara sagrada............ }
Poudre de bourdaine. } āā 0 gr. 30.
Pour 1 cachet..

Dans la constipation, 1 *cachet le soir en se couchant.*

PILULES :

Poudre de cascara sagrada. 0 gr. 25.
Extrait de rhubarbe...... 0 gr. 10.
Pour 1 pilule.
1 à 2 pilules le soir au coucher.

ÉLIXIR :

Extrait hydroalcool. de cascara sagrada........... 20 gr
Glycérine neutre........... 50 gr.
Alcoolature d'orange....... 200 gr.
Sirop simple.............. 400 gr.
Eau, q. s. pour faire un élixir.

Comme laxatif, 1 *verre à liqueur à chaque repas.*

(DÉSESQUELLE.)

PILULES :

Poudre de cascara sagrada. 0 gr. 30.
Poudre de belladone...... 0 gr. 02.
Miel.................... q. s.
Pour 1 pilule.

Dans la constipation, 1 *pilule le soir au coucher.*

CASCARILLE. *Croton Eluteria* (Euphorbiacées).

Écorce.

Composition chimique : Essence, résine, un principe amer cristallisé ou cascarilline.

Action thérapeutique et usages : Substance amère, tonique et excitante.

Pharmacologie et posologie : *A l'intérieur :*

Poudre......................	0 gr. 50 à 1 gr. 50.
Infusé......................	5 gr. pour 1.000 gr. d'eau.
Teinture au 1/5e (avec alcool à 90°).	5 gr. à 15 gr. dans une potion.

CASÉINATE DE SOUDE ou NUTROSE.

Propriétés : Poudre blanche, soluble dans l'eau, le lait, le bouillon, d'un goût agréable, contenant 13,8 0/0 d'azote.

Action thérapeutique et usages : C'est surtout une substance alimentaire pour les malades débilités.

Pharmacologie et posologie : *A l'intérieur : poudre*, 30 à 70 et 80 gr. par jour, dissoute dans du lait chaud ou du bouillon.

CASSE. *Cassia Fistula* (Légumineuses).

Pulpe entourant les graines du fruit.

Composition chimique : Matières pectiques, amères et gommeuses, glucose et oxalate calcaire.

Action thérapeutique : Laxative et faiblement purgative.

Pharmacologie et posologie : *A l'intérieur : infusé* à la dose de 40 à 60 gr. pour l'adulte, et de 5 à 20 gr. pour les enfants.

CASTOREUM. Produit sécrété par deux poches préputiales du castor.

Propriétés : Le contenu de ces poches est formé par une substance lisse, résinoïde, dure, brun rougeâtre, d'un goût âcre et d'une odeur forte et désagréable.

Action thérapeutique et usages : Réputé, très vraisemblablement à tort, comme stimulant et antispasmodique dans le traitement de certaines affections nerveuses.

Pharmacologie et posologie : *A l'intérieur : poudre*, en pilules, à la dose de 0 gr. 10 à 1 gr. par jour.

Teinture éthérée ou *alcoolique*, en potion, à la dose de 2 à 5 gr.

POTION :

Castoréum..........................	1 gr.
Camphre	1 gr.
Extrait de belladone................	0 gr. 05.
Pour 10 pilules.	

Dans l'incontinence d'urine de la seconde enfance, 1 *pilule tous les soirs.* (FAUVEL.)

CATHARTIQUE (ACIDE).

Retiré du séné.

Propriétés : Poudre jaune brunâtre, peu soluble dans l'eau.

Action thérapeutique : Purgatif.

Pharmacologie et posologie : *Poudre*, à la dose de 0 gr. 05 à 0 gr. 15.

Chez les enfants de 2 à 4 ans : 0 gr. 05 (mélangée avec du sucre).

CENTAURÉE (PETITE). *Erythræa Centaurium* (Gentianées).

Composition chimique : Une résine, un principe cristallisé (l'érythro-centaurine), sucre, tannin, gomme.

Action thérapeutique et usages : Tonique, stomachique et légèrement laxative.

Pharmacologie et posologie : *Poudre*, 1 à 10 gr.

Infusé, 10 gr. pour 1 litre d'eau.

CÉRATS. Topiques maintenant peu employés, formés d'un mélange de cire et d'huile.

CERISES. *Prunus Cerasus* (Rosacées).

Suc de fruits et pédoncules (vulg. queues de cerises).

Action thérapeutique et usages : Le sirop de suc de fruits est un sirop rafraîchissant employé comme édulcorant. Les queues de cerises sont considérées comme diurétiques.

Pharmacologie et posologie : *Sirop* de suc de cerises en quantité nécessaire pour édulcorer.

Tisane de queues de cerises en *infusion* à 10 gr. pour 1 litre d'eau.

CHANVRE INDIEN. *Cannabis indica* (Cannabinées).

Sommités fleuries.

Composition chimique : Oléorésine (mélange d'hydrocarbures liquides et de résines), une résine verdâtre cristallisable, appelée cannabine.

Action thérapeutique et usages : Sédatif gastro-intestinal employé dans le cancer et l'ulcère de l'estomac et dans l'hyperchlorhydrie ; préconisé également contre les migraines, la coqueluche.

Pharmacologie et posologie : *A l'intérieur : extrait alcoolique*, 0 gr. 05 à 0 gr. 60 par jour.

Teinture alcoolique au 1/5°, ii à xx gouttes.

GLYCÉRÉ :

Glycérine.............. 10 gr.
Tannin................ 1 gr.
Extrait de cannabis indica 0 gr. 60.
Us. externe.

Dans le traitement des gerçures du sein chez les femmes
  qui allaitent.
(GAULARD et BUÉ.)

PILULES :

Extrait de cannabis indica. 0 gr. 015.
Phénacétine............ 0 gr. 05.
Acétanilide............. 0 gr. 05.
Excipient, q. s. pour 1 pilule.

Contre les migraines : 1 *pilule*
  tous les 1/4 d'heure jusqu'à sou-
  lagement, s'arrêter à 10 pilules.
(E. HIRTZ.)

PILULES :

Extrait de cannabis indica. 0 gr. 01.
Poudre de coca........ 0 gr. 05.
  — de belladone .... 0 gr. 01.
Chlorhydrate de morphine. 0 gr. 001.
Poudre de réglisse, q. s. pour 1 pilule.

Contre la douleur de l'hyperchlorhydrie, 1 *ou plusieurs pilu-*
  les par jour, suivant la fréquence
  et l'intensité des accès.
(PEROCHAUD.)

POTION :

Teinture de chanvre indien. xx g^{ttes}.
Sirop diacode............ 30 gr.
Eau de laurier-cerise...... 10 gr.
Eau distillée............. 110 gr.
Par cuillerées à bouche.

CHARBON VÉGÉTAL. Produit de la calcination,
en vase clos, de bois léger et non résineux.

Action thérapeutique et usages : Substance absorbante, déco-
lorante et désinfectante employée dans les dyspepsies avec
fermentations stomacales. Elle était autrefois employée
pour désodoriser les plaies putrides. Fait partie de quelques
poudres dentifrices.

Pharmacologie et posologie : *A l'intérieur : poudre,* à doses
variant de 0 gr. 50 à 5 ou 10 gr.
  Tablettes contenant chacune 0 gr. 50 de charbon : 5 à 10
par jour.

CACHETS :

Charbon de peuplier..... 0 gr. 50.
Naphtol-β............. 0 gr. 10.
  Pour 1 cachet.

Contre les fermentations de
  l'estomac, 1 *cachet à la fin du*
  repas. (A. ROBIN.)

CACHETS :

Salicylate de bismuth........ 0 gr. 40.
Charbon végétal........... 0 gr. 60.
  Pour 1 cachet.

Contre les fermentations de
  l'estomac. (MUSELIER.)

POUDRE DENTIFRICE :

Charbon............................. 10 gr.
Carbonate de chaux précipité........... 10 gr.
Salol............................... 5 gr.
Essence de menthe.................... x g^{ttes}.

CHÉLIDOINE. *Chelidonium majus* (Papavéracées).
Feuilles.

Composition chimique : Deux alcaloïdes : la chélédonine et la chélérythrine ; de l'acide chélidonique et une matière colorante jaune, la chélidoxanthine.

Action thérapeutique et usages : L'extrait aqueux est employé, *à l'intérieur*, comme narcotique et calmant dans les affections de l'estomac.

Pharmacologie et posologie : Extrait aqueux en *pilules* ou *potion* à la dose de 1 à 2 gr. par jour.

PILULES :

Extrait de chélidoine............|
Calomel.........................} āā 0 gr. 60.
Poudre d'iris ....|
   Pour 12 pilules.

Pour combattre l'embarras gastrique dans l'ictère catarrhal, 1 *pilule toutes les heures*.

(LIÉGEOIS.)

CHICORÉE SAUVAGE. *Cichorium Intybus* (Composées).

Feuilles et racines.

Action thérapeutique et usages : Les feuilles et les racines sont employées comme toniques, dépuratives et légèrement laxatives.

Pharmacologie et posologie : *Infusé* de feuilles, à 10 gr. pour 1.000 gr. d'eau (tisane).

Extrait aqueux, 1 à 4 gr. dans une *potion* ou un *sirop*.

Sirop de chicorée composé du Codex (formé par une infusion de feuilles, de racines de chicorée, de rhubarbe et de différentes substances aromatiques ou dépuratives), 20 gr. à 50 gr. *Le sirop de chicorée est un purgatif très employé pour les enfants du premier âge à la dose de 5 à 20 gr.*

CHINAPTOL. Combinaison de naphtol-β et de quinine.

Propriétés : Poudre amorphe, jaunâtre, très amère, insoluble dans l'eau.

Action thérapeutique : Antiseptique de l'intestin et antithermique.

Pharmacologie et posologie : *A l'intérieur : poudre*, à la dose de 1 gr. 50 à 3 gr., en *cachets* de 0 gr. 50.

CHIENDENT. *Triticum repens* (Graminées).

Rhizome.

Action thérapeutique : Diurétique d'une efficacité douteuse.

Pharmacologie et posologie : *Décocté pour tisane*, 20 gr. pour 1 litre d'eau.

Extrait, peu actif, utilisé comme excipient des pilules.

CHLORAL (HYDRATE DE) ou ALDÉHYDE ÉTHYLIQUE TRICHLORÉ.

Propriétés : Masse blanchâtre, cristalline, d'odeur faible et piquante, à saveur amère, fade et un peu caustique, soluble dans l'eau, l'alcool, l'éther, la benzine et les corps gras.

Action thérapeutique et usages : *A l'intérieur : hypnotique* pour combattre les insomnies d'origines diverses et, en particulier, les insomnies nerveuses ; *sédatif* et *calmant* utilisé dans les névralgies, les coliques hépatiques et dans les accouchements, pendant la période de dilatation ; *anticonvulsif* employé dans le tétanos, le délire et l'agitation des typhiques, la coqueluche, la chorée et l'éclampsie puerpérale.

A l'extérieur, les solutions concentrées de chloral sont très irritantes et même caustiques ; les solutions étendues sont quelquefois employées comme antiseptiques pour le lavage des plaies ; en injections vaginales, dans le carcinome utérin ; et en lotions, dans le prurit et le prurigo.

Particularités : *On doit s'abstenir de l'administration du chloral dans toutes les affections où le cœur est déprimé et dans les maladies de l'estomac où la muqueuse est hyperesthésiée.*

Pharmacologie et posologie : *A l'intérieur : chez l'adulte,* 1 à 5 gr. en *capsules, potion, sirop* ou *solution.* On peut atteindre progressivement la dose de 10 gr. par jour comme anticonvulsif et par doses fractionnées.

Chez les enfants :

De 0 mois à 6 mois................	0 gr. 05 à 0 gr. 20.
6 — à 1 an.............	0 gr. 20 à 0 gr. 30.
1 an à 2 ans.............	0 gr. 50 à 0 gr. 60.
2 ans à 6 —.............	0 gr. 60 à 1 gr.
6 — à 12 —.............	1 gr. à 2 gr.

(MARFAN.)

A l'extérieur : lavements, 1 à 4 gr. avec addition de jaune d'œuf ou de lait pour mitiger l'action irritante du chloral. *Solution* au 1/100ᵉ pour lavages et injections vaginales.

LAVEMENT :

Hydrate de chloral...... 1 à 4 gr.
Jaune d'œuf .... nº 1.
Lait .... 60 gr.

LOTION :

Hydrate de chloral...... 4 gr.
Glycérine .... ⌉
Alcool.............. ⌋ āā 25 gr.
Eau .... 150 gr.

Dans le prurit et le prurigo.
(Du Castel.)

POTION :

Hydrate de chloral....... 2 à 3 gr.
Sirop de fleurs d'oranger. 30 gr.
Eau de tilleul .... 90 gr.

Contre l'agitation et l'insom-
mie : *à prendre le soir en 3 ou
4 fois.*
(Pour un enfant, réduire la proportion de chloral à 0 gr. 05 par année
d'âge.)

SIROP :

Hydrate de chloral........ 2 gr.
Sirop de morphine........ 20 gr.

Contre l'agitation et le délire
dans la fièvre typhoïde : *à
prendre en 2 fois à 3 minutes
d'intervalle.* (Paulesco.)

LAVEMENT :

Hydrate de chloral....... 0 gr. 50.
Jaune d'œuf............ nº 1.
Infusion de tilleul....... 50 gr.

Pour calmer les spasmes de la
laryngite striduleuse chez
l'enfant.   (G. Lemoine.)

MIXTURE :

Menthol .... ⌉
Camphre.............. ⌡ āā 5 gr.
Hydrate de chloral....... ⌋

Dans le lumbago : *en onctions.*
(Solis Cohen.)

SIROP DE CHLORAL DU CODEX :

Hydrate de chloral...... 5 gr.
Eau distillée........... 4 gr. 50.
Sirop de sucre.......... 90 gr.
Esprit de menthe....... 0 gr. 50.

Chaque cuillerée à bouche contient
1 gr. de chloral.

CHLORALAMIDE ou CHLORALFORMIA-MIDE.

Propriétés : Cristaux incolores, inodores, de saveur légèrement amère, solubles dans l'eau et l'alcool, insolubles dans
l'éther.

Action thérapeutique et usages : Hypnotique employé comme
le chloral dans les insomnies.

Pharmacologie et posologie : *A l'intérieur,* à la dose de 1 à 3 gr.
en *cachets, potion* ou *sirop.*
Médicament peu recommandable pour les enfants.

CHLORAL-ANTIPYRINE ou HYPNAL.

Propriétés : Cristaux incolores, sans saveur, solubles dans
l'eau et l'alcool.

Action thérapeutique et usages : Hypnotique et analgésique prescrit contre l'insomnie, dans les névralgies, la toux spasmodique et la céphalée.

Pharmacologie et posologie : *A l'intérieur*, 0 gr. 50 à 2 gr. en *cachets, potion, sirop.*

Chez les enfants de 3 à 10 ans : 0 gr. 10 à 1 gr.

CHLORALOSE. Combinaison de glucose et de chloral.

Propriétés : Cristaux blancs, aiguillés, à saveur amère et fade, peu solubles dans l'eau, solubles dans l'alcool.

Action thérapeutique et usages : Hypnotique employé dans l'insomnie ; il est également analgésique.

Particularités : *Ce médicament a bien l'avantage de donner un sommeil calme et durable, mais il provoque quelquefois des accidents qui se manifestent surtout chez les hallucinés. Ces accidents consistent en un tremblement général avec délire bientôt suivi d'une période comateuse.*

Pharmacologie et posologie : *A l'intérieur* : à la dose de 0 gr. 25 à 0 gr. 60, en *cachets* de 0 gr. 25. (Ne pas dépasser la dose maxima de 0 gr. 60 prise en 2 fois au moins.)

CHLORATE DE POTASSE.

Propriétés : Lames cristallines, incolores, à saveur fraîche et faiblement salée, solubles dans l'eau, la glycérine, insolubles dans l'alcool.

Action thérapeutique et usages : Topique excellent de la muqueuse buccale, employé en gargarismes contre les stomatites, les gingivites et les angines et, en injections, contre la leucorrhée.

Il a été préconisé, *à l'intérieur,* chez la femme, dans quelques maladies des organes génitaux, comme le kyste de l'ovaire.

Pharmacologie et posologie : *A l'intérieur* : à la dose de 0 gr. 50 à 4 gr. par jour en *solution, potion* ou *tablettes* contenant chacune 0 gr. 10 de chlorate de potasse.

Autant que possible éviter d'administrer le chlorate de potasse, à l'intérieur, chez l'enfant.

A l'extérieur : poudre, solution, collutoire, gargarisme, injections.

Particularités : *Ne pas l'associer aux substances organiques pulvérulentes, ni au charbon, au soufre, au sucre, aux matières résineuses, avec lesquels il peut donner des mélanges explosifs.*

COLLUTOIRE :

Chlorate de potasse pulv. 3 gr.
Miel rosat.............. } āā 30 gr.
Glycérine............... }
Us. externe.

POTION :

Chlorate de potasse....... 2 à 3 gr.
Sirop d'erysimum .... 30 gr.
Eau distillée de mélisse.. 120 gr.

GARGARISME :

Chlorate de potasse....... 5 gr.
Eau distillée............. 250 gr.
Sirop de mûres........... 50 gr.

SOLUTION :

Chlorate de potasse....... 50 gr.
Teinture d'opium......... 30 gr.
Eau de goudron .... 1 litre.
Us. externe.

Dans la leucorrhée : *1/2 verre dans 1 litre d'eau pour injections vaginales matin et soir.*

(LUTAUD.)

CHLORATE DE SOUDE.

Propriétés : Cristaux incolores, de saveur salée, solubles dans l'eau et la glycérine, peu solubles dans l'alcool.

Action thérapeutique et usages : Possède les mêmes propriétés thérapeutiques que le chlorate de potasse, sur lequel il a l'avantage d'être plus soluble dans l'eau et d'être mieux supporté par l'organisme. Il semble donner de bons résultats, pris à l'intérieur, dans le traitement du cancer de l'estomac et des hyperchlorhydries.

Pharmacologie et posologie : *A l'intérieur*, 4 à 16 gr. par jour par doses fractionnées.

A l'extérieur : poudre, solution, collutoire, gargarisme, injections.

NOTE. — Dans le traitement des hyperchlorhydries, M. Soupault prescrit le chlorate de soude à la dose de 2 à 4 gr., 2 ou 3 fois par jour, à prendre dans une infusion tiède aussi loin que possible des repas, afin que le médicament puisse agir plus directement sur la muqueuse de l'estomac.

CHLORHYDRATES. Voir *Ammoniaque* ou le nom

de l'alcaloïde : *Cocaïne, Morphine,* etc.

CHLORHYDRIQUE (ACIDE).

On emploie, en thérapeutique, l'acide chlorhydrique officinal ou solution de gaz chlorhydrique de densité 1,18 et contenant 35,7 0/0 d'acide chlorhydrique gazeux.

Propriétés : Solution incolore, répandant à l'air d'abondantes fumées, à saveur et à réaction fortement acides.

Action thérapeutique et usages : S'emploie, *à l'intérieur*, toutes les fois que l'on veut remédier à un défaut de sécrétion chlorhydrique de l'estomac (hypo ou anachlorhydrie), et dans l'atonie ou la dilatation de l'estomac ; il agit comme antiseptique dans les fermentations anormales de cet organe. En solution très diluée, il est également utilisé sous forme de limonade comme boisson rafraîchissante.

A l'extérieur, ses propriétés caustiques sont quelquefois mises à profit pour le traitement des ulcérations des gencives.

Pharmacologie et posologie : *A l'intérieur :* à la dose de 1 gr. à 4 gr. par jour en *solution* très diluée (1 à 4 p. 1000), ou *limonade*, ou par *gouttes*, x à xx gouttes dans un verre d'eau sucrée.

NOTE. — *Dans la dyspepsie hypochlorhydrique, l'acide chlorhydrique doit être pris pendant ou après le repas ; si on veut, au contraire, mettre à profit ses propriétés antiseptiques, il est préférable de le prendre à jeun.*

SOLUTION :

Acide chlorhydrique....... 2 gr.
Eau........................ 150 gr.

Dans la dyspepsie hypochlorhydrique, 1 *ou* 2 *cuillerées, à* 1/4 *d'heure d'intervalle après les deux principaux repas.*

LIMONADE CHLORHYDRIQUE :

Acide chlorhydrique au
    1/10°................. 20 gr.
Eau distillée............. 875 gr.
Sirop de sucre............ 125 gr.
(CODEX.)

POTION :

Acide chlorhydrique...... xx g^{ttes}.
Sirop de limon........... 15 gr.
Eau de menthe............ 45 gr.

Dans le cancer de l'estomac, 1 *cuillerée à bouche après les deux principaux repas.*

COLLUTOIRE :

Acide chlorhydrique....... 1 gr.
Miel rosat................ 30 gr.
    Us. externe.

Contre le scorbut.

CHLOROFORME ou FORMÈNE TRICHLORÉ.

Propriétés : Liquide incolore, mobile, d'une odeur éthérée agréable ; de saveur sucrée et brûlante, peu soluble dans l'eau (1 gr. 20 0/0), soluble dans l'alcool, l'éther, la glycérine.

Action thérapeutique et usages : Le chloroforme est surtout employé en chirurgie comme anesthésique général. — Donné, en inhalations, à faibles doses sans aller jusqu'à l'insensibilité complète, il est utilisé, en obstétrique, comme analgésique en diminuant la sensibilité et, comme antispasmodique, dans le tétanos, la chorée, l'hystérie et l'éclampsie. L'eau chloroformée constitue une médication sédative dans les douleurs gastralgiques, les douleurs hépatiques et l'entéralgie; elle est également un antiseptique intestinal.

A l'extérieur, il agit comme révulsif et calmant pour combattre l'élément douleur dans les névralgies, les rhumatismes.

Pharmacologie et posologie : *A l'intérieur* : 1 à 4 gr. en *potion*, en *solution* dans l'eau (eau chloroformée) et par *gouttes*.

Chez les enfants de 1 à 10 ans : ii à xx gouttes.

A l'extérieur : en *liniments* et *pommades*.

EAU CHLOROFORMÉE :

Chloroforme .... 4 gr. 60.
Eau distillée.......... 900 gr.

100 gr. de cette solution contiennent 0 gr. 50 de chloroforme.

(MANSIER.)

Pour les adultes.. 10 gr. à 150 gr.
Pour les enfants de 2 à 10 ans...... 4 gr. à 50 gr.
Diluer l'eau chloroformée dans l'eau distillée ou une eau aromatique.

MIXTURE :

Chloroforme...........)
Créosote ....} āā 10 gr.
Laudanum de Sydenham.)
Teinture de benjoin ..... 30 gr.
Us. externe.

Dans l'odontalgie. (MESNARD.)

POMMADE :

Chloroforme.............. 10 gr.
Cire blanche .... 5 gr.
Axonge................... 85 gr.
(CODEX.)

LINIMENTS :

1° Chloroforme .... 10 gr.
Baume tranquille........ 90 gr.
Us. externe.

2° Chloroforme............ 5 gr.
Laudanum de Sydenham. 2 gr.
Huile de jusquiame...... 50 gr.
Us. externe.

POTION :

Chloroforme............... 1 gr.
Ether sulfurique........... 2 gr.
Mucilage de gomme arabique. 9 gr.
Eau de fleurs d'oranger...... 30 gr.
Eau de laitue............. 80 gr.

Dans le cancer de l'estomac, comme calmant, *à prendre par cuillerées à bouche.*

(G. LEMOINE.)

SOLUTION :

Eau chloroformée......... 150 gr.
Eau de fleurs d'oranger.... 50 gr.
Eau. .... 100 gr.

Dans la gastralgie, 1 *cuillerée à dessert tous les quarts d'heure.*

(G. LEMOINE.)

CHLORURE D'AMMONIUM. Voir *Ammoniaque.*

CHLORURE DE CHAUX. Voir *Calcium (Hypochlorite de)*.

CHLORURE DE CALCIUM. Voir *Calcium*.

CHLORURE D'ÉTHYLE. Voir *Éthyle*.

CHLORURE DE MÉTHYLE. Voir *Méthyle*.

CHLORURE D'OR. Voir *Or*.

CHLORURE DE SODIUM. Voir *Sodium*.

CHLORURE DE ZINC. Voir *Zinc*.

CHROMIQUE (ACIDE).

Propriétés : Cristaux rouge orangé, à réaction très acide, déliquescents, très solubles dans l'eau et l'alcool.

Particularités : *Éviter de le dissoudre dans la glycérine ou l'alcool, le mélange pouvant faire explosion.*

Action thérapeutique et usages : Caustique qui, appliqué sur les tissus, les noircit et les détruit. La solution aqueuse officinale, faite à parties égales, est un topique excellent pour les ulcérations non syphilitiques de la bouche, pour les chancres phagédéniques, les granulations du col utérin (en attouchements), ou pour détruire les verrues. Sa solution aqueuse à 5 0/0 est utilisée en badigeonnages contre la sueur des pieds.

Pharmacologie et posologie : *A l'extérieur : solution* aqueuse à parties égales comme caustique, ou *solution* à 5 et 10 0/0 comme astringent.

CHRYSAROBINE. Retirée de la poudre de Goa par la benzine bouillante.

Propriétés : Poudre cristalline jaune, insoluble dans l'eau, soluble dans le chloroforme et les alcalis. Sa solution alcaline se transforme, au contact de l'air, en acide chrysophanique.

Action thérapeutique et usages : Antiherpétique et antipsorique ; employée surtout contre le psoriasis, les trichophyties, le favus du cuir chevelu ; on la préconise également dans le traitement de la pelade et aussi pour les hémorroïdes.

Particularités : *Bien qu'exclusivement employée, pour l'usage externe, elle peut provoquer des phénomènes d'intoxication, et son action très irritante est souvent la cause d'érythèmes très étendus, ce qui limite son usage.*

Pharmacologie et posologie : *À l'extérieur : collodions, crayons, pommades au 1/10ᵉ et au 1/20ᵉ, traumaticines au 1/10ᵉ.*

COLLODION :

Chrysarobine	} āā 2 gr.
Acide salicylique	
Collodion	20 gr.

Dans le psoriasis du coude et du genou. (UNNA.)

POMMADE :

Chrysarobine	0 gr. 80.
Iodoforme	0 gr. 30.
Extrait de belladone	0 gr. 50.
Vaseline	15 gr.

Contre les hémorroïdes. (G. LEMOINE.)

CRAYONS :

Chrysarobine	30 gr.
Colophane	5 gr.
Cire jaune	35 gr.
Huile d'olive	30 gr.

A mettre en crayons.

Contre la pelade du cuir chevelu. (LEISTIKOW.)

TRAUMATICINE :

Traumaticine	30 gr.
Chrysarobine	3 gr.
Iode	1 gr.

Dans les trichophyties. (HALLOPEAU.)

TRAUMATICINE :

| Chrysarobine | 10 gr. |
| Traumaticine | 100 gr. |

Dans le favus du cuir chevelu, *en badigeonnages.* (HALLOPEAU.)

CHRYSOPHANIQUE (ACIDE).

Propriétés : Poudre cristalline, jaune d'or, incolore, à peu près sans saveur, très peu soluble dans l'eau, soluble dans l'alcool.

Action thérapeutique et usages : Employée exclusivement à l'extérieur contre les dermatoses, comme la chrysarobine.

Pharmacologie et posologie : *À l'extérieur : collodions, pommades au 1/10ᵉ et au 1/20ᵉ, traumaticines.*

POMMADE :

Acide chrysophanique	} āā 2 gr.
— salicylique	
— borique	
Vaseline	100 gr.

Dans la pelade, *en applications tous les six jours.*

POMMADE :

| Acide chrysophanique | 1 gr. |
| Vaseline | 10 gr. |

Dans le psoriasis, *en application dans les plaques peu étendues, arrêter dès que l'érythème devient intense.*

CIGUË (GRANDE). *Conium maculatum* (Ombellifères).

Feuilles et semences.

Composition chimique : Des alcaloïdes : conine ou conicine, méthylconicine, conhydrine et pseudoconhydrine; de l'huile essentielle.

Action thérapeutique et usages : *A l'intérieur :* elle estconsidérée comme un sédatif de la douleur; en tant qu'antispasmodique, son action est incertaine.

A l'extérieur : elle a été longtemps réputée comme résolutive.

Les préparations de ciguë sont maintenant peu employées en thérapeutique.

Pharmacologie et posologie : *A l'intérieur :*

Poudre...................................... 0 gr. 01 à 0 gr. 50.
Alcoolature de feuilles............... x à xxx g^{ttes}.
Teinture................................ x à xl g^{ttes}.
Extrait aqueux (avec le suc)........ 0 gr. 05 à 0 gr. 20.
Extrait hydroalcoolique de semences.. 0 gr. 03 à 0 gr. 15.

A l'extérieur : emplâtre de ciguë du Codex (avec les feuilles).

Emplâtre d'extrait de ciguë du Codex; *cataplasme.*

CATAPLASME :		PILULES :	
Poudre de ciguë........	3 parties.	Extrait aqueux de ciguë...	0 gr. 02.
Farine de graine de lin..	1 partie.	Poudre de ciguë	0 gr. 01.
Dans la sciatique.	(HAYEM.)	Pour 1 pilule.	
		A prendre 3 à 4 pilules par jour.	

POTION :

Teinture de ciguë.................... v gouttes.
— d'aconit...................... v gouttes.
Sirop simple .... 30 gr.
Eau .... 60 gr.

Dans la paralysie infantile, 1 *cuillerée à café toutes les deux heures.*

CICUTINE (BROMHYDRATE DE).

Propriétés : cristaux incolores, de saveur amère, solubles dans l'eau.

Action thérapeutique et usages : *A l'intérieur*, antispasmodique prescrit dans l'asthme, le tétanos, la chorée, l'épilepsie et l'hystérie.

Pharmacologie et posologie : A la dose de 0 gr. 001 à 0 gr. 005 par granules de 1/2 milligr., en *sirop* ou *potion.*

CINABRE. Voir *Mercure (Sulfure de)*.

CINNAMATE DE SOUDE ou HÉTOL.

Propriétés : Cristaux incolores, solubles dans l'eau.

Action thérapeutique et usages : Préconisé en injections hypodermiques ou intraveineuses dans le traitement de la tuberculose pulmonaire et des tuberculoses locales.

Pharmacologie et posologie : *Solution* aqueuse stérilisée à 0 gr. 10 0/0 en injections hypodermiques ou intraveineuses. Commencer par 1 milligr. et augmenter progressivement jusqu'à 0 gr. 01 (1 centigr.).

CITRATES. Voir *Magnésie, Soude, Fer, Lithine*.

CITRIQUE (ACIDE).

Propriétés : Gros cristaux transparents, incolores, denses, de saveur acide, solubles dans l'eau et l'alcool.

Action thérapeutique et usages : Préconisé dans l'hypochlorhydrie ; il semble donner de bons résultats, pris à haute dose, dans le rhumatisme articulaire aigu. Il sert à préparer des boissons acidulées, rafraîchissantes et hémostatiques.

On le prescrit, à *l'extérieur*, pour le traitement de l'ozène.

Pharmacologie et posologie : *A l'intérieur :* 2 à 4 gr. en *sirop, potion. Limonade citrique* du Codex contenant 100 gr. de sirop d'acide citrique pour 900 gr. d'eau, et aromatisée au citron ou à l'orange. *Sirop d'acide citrique* contenant 10 gr. d'acide citrique pour 980 de sirop de sucre et 10 gr. d'eau, aromatisé soit au citron (sirop de limon) ou à l'orange (sirop d'orange).

LIMONADE VINEUSE :		POUDRE :	
Limonade citrique	750 gr.	Acide citrique pulv.....	à p. égales.
Vin rouge	250 gr.	Sucre de lait pulv.....	
		Us. externe.	
		Dans l'ozène, *insufflations dans le nez deux fois par jour.*	
		(HAHN.)	

CITRON. *Citrus Limonum* (Aurantiacées)

Fruits.

Composition chimique : *Suc*, contient de l'acide citrique ; *écorce*, de l'essence et de l'hespéridine.

Action thérapeutique et usages : Le suc est employé en badigeonnages dans le scorbut, quelquefois aussi dans la diphtérie et les angines. A haute dose et pris *à l'intérieur*, il est recommandé dans le rhumatisme articulaire aigu. Le citron (écorce et suc) est utilisé pour faire la limonade de citron prise comme boisson rafraîchissante.

Pharmacologie et posologie : *A l'intérieur :*

Suc à la dose de.......................	150 gr. à 200 gr.
Oléosaccharure.......................	1 gr. à 15 gr.
Teinture d'essence.......................	1 gr. à 10 gr.

A l'extérieur : suc en badigeonnages.

Teinture d'essence composée ou eau de Cologne (Voir formule).

EAU DE COLOGNE :		LIMONADE COMMUNE AU CITRON :	
Huile volatile de bergamote.	10 gr.	Citrons........................	n° 2.
— — de Portugal..	10 gr.	Eau distillée bouillante.....	1000 gr.
— — de citron....	2 gr.	Sucre....................	70 gr.
— — de fleurs d'oranger (néroli).........	2 gr.		(Codex.)
Huile volatile de romarin..	2 gr.		
Alcool à 90°..............	1000 gr.		
	(Codex.)		

CITROPHÈNE. Citrate de triphénétidine.

Propriétés : Poudre blanche, à saveur légèrement acidule, peu soluble dans l'eau froide, soluble dans l'eau bouillante et l'alcool.

Action thérapeutique et usages : Antipyrétique et analgésique, antinévralgique réussissant bien dans les névralgies, la migraine, la sciatique. C'est un bon sédatif des affections nerveuses, de la neurasthénie, de la chorée.

Particularités : Bien supporté par les enfants en raison de son innocuité absolue pour l'organisme.

Pharmacologie et posologie : *A l'intérieur*, 0 gr. 50 à 3 gr. par jour *chez l'adulte*, par cachets de 0 gr. 50. *Chez les enfants*, à la dose de 0 gr. 20 à 0 gr. 30 suivant l'âge.

COALTAR. Sous ce nom on désigne le *goudron de houille*, liquide épais, noir brillant, contenant des hydro-

carbures, de l'aniline, des composés pyridiques et des
phénols.

Action thérapeutique et usages : Antiseptique employé exclusivement *à l'extérieur* sous forme d'émulsion (coaltar saponiné).

Pharmacologie et posologie : *A l'extérieur* : émulsion de coaltar pure ou étendue d'eau en *lotions, lavages* ou *injections*.

ÉMULSION DE COALTAR :

COALTAR SAPONINÉ

Coaltar..	20 gr.
Teinture de bois de Panama................	150 gr.
Eau..	100 gr.
Us. externe.	

COCA. *Erythroxylon Coca* (Érythroxylées).

Feuilles.

Composition chimique : Plusieurs alcaloïdes dont le plus important est la *cocaïne*, des principes volatils et un tannin, l'acide cocatannique.

Action thérapeutique et usages : En raison de ses propriétés sédatives et anesthésiques, la coca est employée, *à l'extérieur*, dans la stomatite mercurielle et la gingivite.

A l'intérieur, elle est prescrite dans les dyspepsies, la gastralgie et les vomissements incoercibles.

Pharmacologie et posologie : *A l'intérieur* :

Poudre en cachets....................	2 gr.	à	5 gr.
Extrait alcoolique....................	1 gr.	à	3 gr.
Extrait fluide (avec alcool à 60°)......	0 gr. 50	à	3 gr.
Teinture alcoolique (au 1/5e)...........	2 gr.	à	10 gr.
Vin...................................	30 gr.	à	100 gr.

A l'extérieur : *injusion* aqueuse à 10 0/0 pour gargarisme.

CACHETS :

Bicarbonate de soude.	0 gr. 25
Magnésie calcinée....	
Poudre de coca......	āā 0 gr. 10.
Pour 1 cachet.	

Dans la dyspepsie, 1 *cachet à* 3 *heures du soir*, 1 à 5 *heures et* 1 *autre en se couchant*.

MIXTURE :

Teinture de coca......	
Teinture de kola	
Teinture de quinquina jaune	āā 30 gr.

1 *cuillerée à café dans un peu de vin vieux avant le repas*.

GARGARISME :

Infusion de feuilles de coca.	150 gr.
Miel rosat.................	30 gr.
Chlorate de potasse.......	5 gr.

VIN COMPOSÉ :

Extrait fluide de kola.	5 gr.
Extrait fluide de coca....	5 gr.
Vin de Banyuls..........	500 gr.

1 *verre à liqueur avant chacun des deux principaux repas*.

COCAÏNE (CHLORHYDRATE DE).

Propriétés : Cristaux incolores, transparents, inodores, à saveur amère produisant sur la langue une insensibilité momentanée, solubles dans l'eau et dans l'alcool.

Particularités : La solution aqueuse de chlorhydrate de cocaïne se décompose partiellement à l'ébullition en donnant de l'acide benzoïque, de l'alcool méthylique et une base, l'ecgonine.

Action thérapeutique et usages : La cocaïne est un anesthésique local très précieux qui permet de faire facilement de petites opérations chirurgicales à la condition d'observer les règles suivantes pour éviter des accidents et, en particulier, la syncope : il faut toujours employer des solutions diluées au titre, par exemple, de 1 0/0, et n'injecter à la fois que 0 gr. 02, sans dépasser la dose maxima de 0 gr. 08 à 0 gr. 10, en espaçant suffisamment les injections. Celles-ci doivent être faites sur le malade *placé dans la position horizontale;* l'anesthésie est généralement obtenue au bout de 5 minutes.

On a pu réaliser l'anesthésie générale par la rachicocaïnisation, c'est-à-dire par injection de solution de cocaïne dans le canal vertébral; mais cette méthode, en raison des accidents observés, ne tend pas à se généraliser. On a préconisé également les injections entre la dure-mère spinale et le périoste du canal rachidien (injections épidurales) pour l'anesthésie générale; cette méthode n'est employée que comme un moyen de calmer la sciatique, les névralgies intercostales ou les coliques saturnines.

Localement, les solutions de cocaïne sont utilisées en badigeonnages pour anesthésier les muqueuses dans les affections du pharynx et du larynx; leur action est mise à profit dans les gerçures du sein, les brûlures et les chancres. On les emploie souvent en applications, sur la muqueuse vaginale, le col utérin, et en instillations dans la vessie pour calmer les douleurs de la cystite. Les sondes uréthrales enduites de vaseline cocaïnée permettent de faire sans douleurs le cathétérisme.

Dans les affections oculaires, la cocaïne procure une anesthésie rapide qui facilite les opérations chirurgicales à effectuer sur le globe oculaire; on l'obtient par instillation de v à x gouttes d'un collyre au 1/50e.

Dans les affections des dents, elle est prescrite en badigeonnages ou en injections intragingivales.

Prise *à l'intérieur* par la voie stomacale, la cocaïne rend des services pour calmer les douleurs de certaines dyspepsies, du cancer ou de l'ulcère de l'estomac.

Particularités : *Il faut s'abstenir de la cocaïne, surtout en injections hypodermiques, chez les enfants, les vieillards, les anémiés, les cardiaques et les névropathes.*

Pharmacologie et posologie : *A l'intérieur :* 0 gr. 01 à 0 gr. 10 en *potion, solution, injection hypodermique* ou encore en *poudre* mélangée à d'autres substances pulvérulentes.

A l'extérieur : solutions de 1 à 5 0/0 ; *pommades* de 1 à 5 0/0 ; *poudres* composées pour priser ou insuffler.

Note. — *Les solutions de cocaïne destinées aux injections hypodermiques ne peuvent être stérilisées à 100° en raison de la décomposition de l'alcaloïde, indiquée plus haut. Cette stérilisation doit être faite soit en filtrant ces solutions à la bougie ou en les chauffant pendant 1/4 d'heure à 80°, refroidissant à 35° et répétant cette opération 5 à 6 fois (méthode de Tyndall).*

COLLUTOIRE :

Chlorhydrate de cocaïne.   0 gr. 10.
Eau ....   5 gr.
Miel rosat ....   15 gr.

PILULES :

Chlorhydrate de cocaïne.. 0 gr. 02.
Poudre de condurango... 0 gr. 05.
Extrait de belladone..... 0 gr. 02.
  Pour 1 pilule.

Dans le cancer de l'estomac, pour calmer les douleurs : 1 *a* 3 *pilules par jour.*

POTION :

Chlorhydrate de cocaïne.   0 gr. 05.
Sirop de morphine......   30 gr.
Eau de laurier-cerise... 10 gr.
Eau distillée .... 110 gr.

Dans le cancer de l'estomac, pour calmer la douleur.

POUDRE :

Chlorhydrate de cocaïne. 0 gr. 25.
Menthol...............   0 gr. 30.
Salol ....   5 gr.
Acide borique pur...... 15 gr.

Dans le coryza, *en prises toutes les 3 heures.*   (LERMOYEZ.)

COLLYRE :

Chlorhydrate de cocaïne. 0 gr. 15.
Eau distillée............. 5 gr.
Instiller, deux fois à deux minutes d'intervalle, 11 gouttes de la solution.   (A. CHÉVALLEREAU.)

POMMADE :

Chlorhydrate de cocaïne.   0 gr. 50.
Vaseline .... 100 gr.

Dans l'eczéma, pour calmer les démangeaisons.

POUDRE :

Chlorhydrate de cocaïne.   0 gr. 02.
Acide borique ....   25 gr.
Talc..................   25 gr.

Dans le coryza, *en prises.*
    (G. LEMOINE.)

SOLUTION POUR INJECTIONS HYPODERMIQUES :

Chlorhydrate de cocaïne. 1 ou 2 gr.
Eau distillée ....   100 gr.

1 cent. cube correspond à 0 gr. 01 ou 0 gr. 02 de chlorhydrate de cocaïne. *A stériliser par la méthode de Tyndall ou par filtration à la bougie.*

SUPPOSITOIRES :

Chlorhydrate de cocaïne.................... 0 gr. 02.
Extrait de belladone...................... 0 gr. 02.
Beurre de cacao .... q. s.
Pour 1 suppositoire.

Contre les hémorroïdes, pour calmer les douleurs.   (G. LEMOINE).

COCHLÉARIA. *Cochlearia officinalis* (Crucifères).

Feuilles.

Composition chimique : Le principe actif est une essence sulfurée qui se développe seulement lorsque la plante est con-
tusée.

Action thérapeutique et usages : Antiscorbutique faisant
partie du sirop antiscorbutique, du sirop de Portal et du
vin antiscorbutique. L'alcoolat de cochléaria est un topique
excellent dans les affections des gencives, dans la stomatite ulcéreuse.

Pharmacologie et posologie : *A l'extérieur :* alcoolat de
cochléaria.

MIXTURE :

Alcool de cochléaria......... 10 gr.
Teinture de quinquina...... 8 gr.
Teinture de cachou........ 4 gr.
Teinture de benjoin....... 2 gr.
Eau de Botot............ 200 gr.

Dans la stomatite ulcéreuse,
1 à 2 *cuillerées dans 1 verre*
d'eau pour gargarismes.
                        (J. SIMON.)

MIXTURE :

Alcoolat de cochléaria...... 15 gr.
Hydrate de chloral........ 15 gr.

Dans la gingivite des femmes
enceintes, *en attouchements sur*
les gencives.   (PINARD.)

SIROP ANTISCORBUTIQUE :

Feuilles fraiches de cochléaria......... 1.000 gr.
Feuilles de cresson .... 1.000 gr.
Racine fraîche de raifort .... 1.000 gr.
Feuilles sèches de ményanthe .... 100 gr.
Zestes d'orange amère .... 200 gr.
Cannelle de Ceylan.................. 50 gr.
Vin blanc .... 4.000 gr.
Sucre blanc .... 5.000 gr.
                                (CODEX.)

CODÉINE. Voir *Opium.*

COING. *Cydonia vulgaris* (Rosacées).

Fruits et semences.

Composition chimique : Le fruit contient du sucre, de la pectine, de l'acide malique, du tannin ; les semences sont riches en principes mucilagineux.

Usages thérapeutiques : Le sirop de coings est employé comme astringent, surtout dans la médecine infantile ; les semences donnent un mucilage utilisé comme émollient.

Pharmacologie et posologie : *A l'intérieur :* sirop de coings, 30 à 100 gr.

A l'extérieur : mucilage de semences de coings (macération de semences de coings dans l'eau tiède) en *lavements*.

COLCHIQUE. *Colchicum autumnale* (Liliacées).

Bulbe et semences.

Composition chimique : *Colchicine*, sucre, amidon, tannin ; les semences contiennent, en outre, de l'huile.

Action thérapeutique et usages : Les préparations de colchique sont considérées comme le remède spécifique de l'accès de goutte ; elles sont également préconisées dans la névralgie faciale. Elles agissent aussi comme drastiques.

Particularités : Le colchique doit être prescrit seulement pendant les accès de goutte, et il faut le supprimer dès que les douleurs sont calmées. Il doit être donné avec prudence aux malades dont les reins ne sont pas dans un état d'intégrité absolue.

Pharmacologie et posologie : *A l'intérieur :*

Poudre de semences	0 gr. 03 à 0 gr. 30.
Alcoolature de bulbes ou de fleurs	0 gr. 50 à 3 gr.
Teinture de semences	0 gr. 50 à 3 gr.
(1 gr. de teinture contient LIII gouttes.)	
Extrait de semences	0 gr. 01 à 0 gr. 08.
Vin de bulbes	5 gr. à 20 gr.
Vinaigre de colchique	5 gr. à 10 gr.

NOTE. — *Suivant Lécorché, dans le traitement de l'accès de goutte, il est préférable de donner d'emblée une dose élevée de teinture de colchique, LX gouttes, par exemple, en 3 fois le 1er et le 2e jour, puis diminuer de XX gouttes tous les 2 jours et cesser dès que les douleurs sont calmées.*

CACHETS :

Poudre de semences de colchique	0 gr. 05.
Bicarbonate de soude	0 gr. 50.

Pour 1 cachet.

2 à 4 par jour.

MIXTURE :

Teinture de semences de colchique	
Teinture de racine d'aconit	āā 3 gr.
— de belladone	

Dans la névralgie faciale bénigne, VI gouttes toutes les 6 heures. (PLICQUE.)

MIXTURE :

Teinture de semences de
colchique.............. 12 gr.
Alcoolature de rac. d'aconit... 4 gr.

Dans l'accès de goutte : *Prendre
3 fois par jour xx gouttes dans
une tasse d'infusé de feuilles de
frêne, soit xx gouttes le matin,
xx gouttes à midi, xx gouttes le
soir; cesser dès vomissements et
diarrhée.* (Dujardin-Beaumetz.)

POTION :

Teinture de semences de
colchique .... 1 gr. 50.
Sirop d'aconit.......... 10 gr.
Sirop de belladone ..... 15 gr.
Eau distillée.......... 100 gr.

*A prendre par cuillerées à bouche
dans les 24 heures.*

PILULES :

Extrait de semences de
colchique.............. 1 gr. 20.
Sulfate de quinine .... 1 gr.
Poudre de quinquina..... q. s.

Pour 20 pilules.

Dans l'accès de goutte, 3 à 6 pilules par 24 heures.

(G. Lemoine.)

VIN :

Vin de bulbes de colchique. 10 gr.
Infusion d'écorce de sureau. 150 gr.

Dans l'accès de goutte : *à prendre
en 4 fois dans les 24 heures.*

(G. Lemoine.)

COLCHICINE. Alcaloïde de la colchique.

Propriétés : Poudre cristalline, très amère, soluble dans
l'eau.

Action thérapeutique et usages : Agit comme les préparations
de colchique; mais, en raison de son extrême toxicité, elle
est d'un maniement difficile. *On doit lui préférer les médicaments galéniques à base de colchique.*

Pharmacologie et posologie : *A l'intérieur :* 1/2 milligr. à 3 milligr. en *granules.*

CODL-CREAM. Préparation galénique formée par un

mélange de blanc de baleine, de cire et d'huile d'amandes
douces, dans lequel on incorpore une certaine quantité d'eau
de rose et que l'on parfume avec de l'essence de rose et de
la teinture de benjoin.

Topique et excipient pour pommades, maintenant peu employé.

COLLODION. Solution de fulmicoton dans un mélange

d'éther et d'alcool à 95°.

Propriétés : Liquide épais, légèrement opalescent, qui, étendu
sur la peau, laisse un enduit adhérent, transparent et sec.

Particularités : Pour rendre cet enduit sec ou cette pellicule
plus souple, on ajoute au collodion un quinzième de son
poids d'huile de ricin.

Usages thérapeutiques : Le *collodion élastique* sert à préserver de l'air la surface d'une plaie de petite étendue ; on y incorpore aussi des produits médicamenteux (ichtyol, iodoforme, cantharidine, acide chrysophanique) ; et, lors de l'application, on obtient une pellicule à laquelle adhèrent les différences substances actives.

COLLODION IODOFORMÉ :	COLLODION A LA CHRYSAROBINE :
Collodion élastique......... 30 gr.	Collodion élastique.......... 20 gr.
Iodoforme .... 1 gr.	Chrysarobine............. 1 gr.

COLOMBO. *Chasmanthera palmata* (Ménispermées).

Racine.

Composition chimique : *Colombine*, acide colombique, berbérine.

Action thérapeutique et usages : Amer, tonique et eupeptique ; employé dans l'embarras gastrique, la diarrhée des dyspeptiques.

Pharmacologie et posologie : *A l'intérieur* :

	Adultes.		Enfants de 2 à 10 ans.	
Poudre..................	0 gr. 50 à	3 gr.	0 gr. 05 à	0 gr. 25.
Infusé à 10 p. 1000.......	30 gr. à	250 gr.	5 gr. à	50 gr.
Extrait alcoolique.......	0 gr. 10 à	1 gr.	0 gr. 01 à	0 gr. 40.
Teinture au 1/5°..........	5 gr. à	20 gr.	xx gttes à	2 gr.
Vin	30 gr. à	100 gr.		

CACHETS :	MIXTURE :
Poudre de colombo....... 0 gr. 20.	Teinture de noix vomique)
Poudre de noix vomique... 0 gr. 05.	— de gentiane ....
Pour 1 cachet.	— de colombo (āā 5 gr.
A prendre 1 cachet avant chacun des deux principaux repas.	— de badiane.....)
	Dans la dyspepsie hypochlorhydrique : x *gouttes une heure avant les repas.* (G. Lemoine.)

COLOQUINTE. *Citrullus Colocynthis* (Cucurbitacées).

Fruit dépouillé de son écorce.

Composition chimique : *Colocynthine*, colocynthinine et citrulline.

Action thérapeutique et usages : Purgatif drastique très énergique, actuellement peu employé.

Pharmacologie et posologie : *A l'intérieur* : poudre, 0 gr. 10 à 0 gr. 50 en *cachets* ou *pilules.*

Extrait alcoolique, 0 gr. 05 à 0 gr. 25.

CONDURANGO. *Gonolobus Condurango* (Asclépiadées).
Écorce.

Composition chimique : *Condurangine*, tannin et résines.

Action thérapeutique et usages : Préconisé dans le cancer de l'estomac ; semble plutôt agir comme stomachique et sédatif dans les affections de l'estomac.

Pharmacologie et posologie : *A l'intérieur :*

Poudre......................	1 à 5 gr.
Décocté......................	10 à 15 gr. pour 180 gr. d'eau.
Teinture au 1/5ᵉ..............	5 à 20 gr.
Vin à 100 gr. d'écorce par litre.	15 à 45 gr.

DÉCOCTÉ :

Écorce de condurango.....	15 gr.
Eau......................	350 gr.

Réduire à 180 gr. par ébullition après macération prolongée.

Dans le cancer de l'estomac, 3 *cuillerées à soupe par jour.*
(FRIEDREICH.)

PILULES :

Poudre de condurango ...	0 gr. 10.
Extrait de gentiane......	q. s.
Pour 1 pilule.	

Dans le cancer de l'estomac, *pour calmer les douleurs, prendre* 10 *pilules par jour.*
(G. LEMOINE.)

MIXTURE :

Extrait fluide de condurango	
Teinture de noix vomique.............	āā 10 gr.
Eau de laurier-cerise................	

Pour combattre la constipation consécutive à l'anachlorhydrie stomacale : *XX gouttes* 10 *minutes avant chacun des principaux repas.*
(M. EINHORN.)

CONSOUDE (GRANDE). *Symphytum officinale* (Borraginées).

Action thérapeutique et usages : Émolliente et légèrement astringente ; employée dans les diarrhées légères.

Pharmacologie et posologie : *A l'intérieur :* infusé à 20 gr. pour 1 litre d'eau.
Sirop, 30 à 100 gr.

CONVALLARIA MAIALIS. Voir *Muguet.*

COPAHU (BAUME DE). Oléo-résine fournie par plusieurs arbres du genre *Copaïfera* (Légumineuses.)

Propriétés : Liquide visqueux, transparent, jaune brunâtre, d'une odeur aromatique térébenthinée et d'une saveur âcre et désagréable ; il est insoluble dans l'eau, soluble dans l'alcool ; mélangé avec 1/10° de son poids de magnésie, il donne une masse solide.

Action thérapeutique et usages : Il est employé surtout contre la blennorrhagie de l'homme, car il s'élimine en majeure partie par les reins, et les produits d'élimination constituent un véritable topique de la muqueuse génito-urinaire. On l'associe souvent au cubèbe. Il est préconisé dans le catarrhe pulmonaire.

Particularités : Le copahu, pour être efficace, doit être donné à doses élevées ; aussi amène-t-il souvent de l'intolérance gastrique, se manifestant par des nausées, des vomissements et de la diarrhée ; de plus, son élimination par le rein peut provoquer de l'albuminurie.

Pharmacologie et posologie : *A l'intérieur :* en *capsules* (de 0 gr. 30 chacune), *pilules, opiat, potion*, à la dose de 10 à 20 gr. par jour.

OPIAT DU CODEX :

Baume de copahu........	100 gr.
Cubèbe pulv...........	150 gr.
Cachou pulv...........	50 gr.
Essence de menthe........	3 gr.

Contre la blennorrhagie : *en prendre 10 à 15 gr. par jour, dans du pain azyme.*

OPIAT :

Baume de copahu......	āā 30 gr.
Cubèbe pulv.........	
Sous-carbonate de fer...	2 gr.
Salicylate de soude.....	12 ou 15 gr.

Dans la blennorrhagie : *prendre 6 à 12 bols par jour, de 1 gr. à 1 gr. 50.* (BALZER.)

POTION DE CHOPART :

Baume de copahu....................	50 gr.
Alcool à 80°....................	50 gr.
Sirop de tolu....................	50 gr.
Eau distillée de menthe...............	100 gr.
Acide azotique alcoolisé...............	5 gr.

(CODEX.)

COQUE DU LEVANT. Fruit de l'*Anamirta Cocculus*
(Ménispermées).

Son alcaloïde, la *picrotoxine*, est seule usitée en thérapeutique.

PICROTOXINE.
Action thérapeutique et usages : Substance anticonvulsivante préconisée dans la chorée et l'épilepsie.

Pharmacologie et posologie : *A l'intérieur :* 1/2 à 2 milligrammes en *granules* ou en *solution aqueuse* (cette dose doit être fractionnée en 3 ou 4 prises).

COQUELICOT. *Papaver Rhœas* (Papavéracées).
Pétales des fleurs.

Composition chimique : Matière sucrée, gomme, matière colorante et un alcaloïde : la *Rhœadine.*

Action thérapeutique et usages : Béchique et très légèrement narcotique, employé dans le rhume, la bronchite.

Pharmacologie et posologie : *A l'intérieur :* infusé à 5 gr. pour 1.000 gr. d'eau.
Sirop : 30 gr. à 60 gr.

Le coquelicot entre dans la composition des *fleurs pectorales* et du *sirop de Désessartz.*

CORONILLE. *Coronilla Scorpioïdes* (Légumineuses).
Semences.

Composition chimique : Un glucoside : la *coronilline.*

Action thérapeutique et usages : Tonique du cœur, augmente les contractions cardiaques ; diurétique.

Particularités : Elle a l'inconvénient de provoquer souvent des vomissements et de la diarrhée.

Pharmacologie et posologie : *A l'intérieur :*

Extrait aqueux...........................	0 gr. 30 à 1 gr.
Teinture au 1/5e	2 gr. à 4 gr.

La *coronilline* se donne à la dose de 0 gr. 20 à 0 gr. 30 en *cachets, solution, potion.*

COTO. Plante non déterminée de la famille des *Magnoliacées.*
Ecorce.

Composition chimique : Cotoïne et paracotoïne.

Action thérapeutique et usages : Préconisée contre la goutte, le rhumatisme et pour combattre les diarrhées rebelles.

Pharmacologie et posologie : *A l'intérieur :* poudre, 0 gr. 15 à 0 gr. 25 en *cachets.* Teinture alcoolique au 1/5e, v à xxx gouttes dans une *potion.*

COURGE. *Cucurbita Pepo* (Cucurbitacées).

Semences.

Composition chimique : Résines, huiles fixes, aleurone.

Action thérapeutique et usages : Tœnifuge qui a l'avantage d'être inoffensif.

Pharmacologie et posologie : *A l'intérieur :*

Semences réduites en pâte.... 50 à 60 gr. chez l'adulte.
— — — .... 25 à 35 gr. chez l'enfant.

Faire absorber sous forme d'émulsion ou dans du lait, prescrire immédiatement après un purgatif (huile de ricin).

COUSSO. *Brayera anthelminthica* (Rosacées).

Fleurs.

Composition chimique : *Cosine, cosotoxine, protocosine,* huile essentielle, résine.

Action thérapeutique et usages : Tænifuge exerçant son action aussi bien sur les tænias que sur le bothriocéphale.

Pharmacologie et posologie : *A l'intérieur :*

Poudre granulée..... 15 à 30 gr. pour un adulte.
— — 5 à 15 gr. pour un enfant.
Infusion............ 20 gr. pour 250 gr. d'eau (adulte).

Cette infusion se fait à l'eau tiède, et le malade prendra le mélange sans le passer.

CRÉOLINES. Il existe différentes variétés de *créolines* ou *crésyls,* suivant les procédés de fabrication qui varient avec les industriels. C'est un mélange de crésols impurs et de savons résineux.

Propriétés : Liquide brun, noirâtre, épais, d'odeur goudronneuse, soluble dans l'alcool et formant avec l'eau une émulsion jaunâtre, à réaction alcaline.

Action thérapeutique et usages : Employées, *à l'extérieur,* comme antiseptique et désinfectant. Les pommades créolinées sont utilisées dans le traitement de certaines dermatoses, comme l'eczéma, les affections prurigineuses. Son émulsion aqueuse est préconisée en lavages dans l'ozène et l'otorrhée fétide.

Pharmacologie et posologie : *A l'extérieur : émulsions* à 1 ou
2 0/0 pour lavages et injections.
Pommades à 1 ou 2 pour 30.

CRÉOSOL. Voir *Créosote (Tannate de)*.

CRÉOSOTAL. Voir *Créosote (Carbonate de)*.

CRÉOSOTE. La créosote *officinale* est la créosote du goudron de bois.

C'est un mélange de gaïacol, de phénols homologues de
l'acide phénique et d'éthers phénoliques.

Propriétés : La créosote retirée du goudron de hêtre est un
liquide incolore, d'une odeur forte, empyreumatique, à saveur
brûlante et caustique, peu soluble dans l'eau, soluble dans
l'alcool et l'éther, la glycérine et les huiles.

Action thérapeutique et usages : Antiseptique et anticatarrhale,
la créosote est surtout employée dans le traitement de la
tuberculose pulmonaire à marche lente, sert à faciliter
l'expectoration, calme la toux et amène consécutivement le
relèvement des forces. Elle réussit dans la bronchite chronique et aussi dans la coqueluche ; elle améliore la laryngite
tuberculeuse.

Son usage est contre-indiqué dans la phtisie pulmonaire
à marche rapide avec poussées congestives, avec tendance
aux hémoptysies, ou lorsque les reins ne sont pas dans un
état d'intégrité absolue.

A l'extérieur, les propriétés antiseptiques de la créosote
sont utilisées en pulvérisations et en inhalations ; on emploie
des solutions dans un mélange d'alcool, d'eau et de glycérine.

Les frictions de solutions alcooliques de créosote permettent de faire absorber à l'organisme une certaine quantité de ce médicament. La créosote, seule ou mélangée à du
chloroforme et à de l'acide phénique, est un remède journellement employé dans l'odontalgie.

Particularités : En raison de son action irritante pour l'estomac, la créosote est souvent mal tolérée, et cette intolérance,
pouvant se produire avec des doses variables suivant les
malades, se manifeste par une persistance du goût désagréable de la créosote, par des vertiges et une sensation de

refroidissement général. Pour éviter ces inconvénients, il ne faut pas administrer de doses trop élevées ; on doit prescrire la créosote diluée dans un véhicule quelconque et, autant que possible, proscrire l'emploi des capsules et, dans certains cas, avoir recours à l'administration par la voie rectale.

Pharmacologie et posologie : *A l'intérieur* : 0 gr. 50 à 1 gr. par jour et par doses fractionnées, en *capsules, pilules, élixir, vin, sirop composé*, ou en dissolution dans *l'huile de foie de morue*. Les solutions dans l'huile d'olive stérilisée sont employées en *injections hypodermiques* (Voir formule).

Les *émulsions* de créosote sont données en lavements.

Les *solutions alcooliques* et *glycérinées* servent aux pulvérisations (Voir formules).

A l'extérieur : en *pommades*, en solutions *alcooliques* ou *glycérinées* pour *frictions*.

NOTE. — *Ne prescrire la créosote aux enfants qu'à partir de 5 ans ; dose pour enfants de 5 à 10 ans, 0 gr. 10 à 0 gr. 30.*

Les préparations de créosote doivent être données pendant ou après le repas, de façon à ce qu'elles ne puissent pas irriter la muqueuse de l'estomac.

ÉLIXIR :

Créosote	5 gr.
Elixir de Garus	250 gr.
Sirop de quinquina	50 gr.

1 cuillerée à bouche matin et soir.

HUILE DE FOIE DE MORUE CRÉOSOTÉE :

Créosote	15 gr.
Huile de foie de morue	985 gr.

(CODEX.)

1 cuillerée à bouche contient 0 gr. 20 de créosote.

LAVEMENT :

Créosote	1 gr. 50
Laudanum de Sydenham	v gttes
Savon amygdalin	2 gr.
Jaune d'œuf	n° 1
Eau	300 gr.

MIXTURE :

Créosote	10 gr.
Alcool	200 gr.
Glycérine	20 gr.
Eau	770 gr.

En pulvérisations dans un appartement.
(TARDET.)

ÉLIXIR :

Créosote	3 gr.
Alcool	100 gr.
Vin de Banyuls	100 gr.
Sirop de sucre	300 gr.

1 *cuillerée à soupe matin et soir.*
(DUJARDIN-BEAUMETZ.)

MIXTURE :

Créosote	1 gr.
Alcool	90 gr.
Glycérine	20 gr.

Dans la scarlatine, *en badigeonnages du larynx et de la bouche.*
(SEVESTRE.)

MIXTURE :

Créosote	
Chloroforme	} āā 10 gr.
Laudanum de Sydenham	
Teinture de benjoin	30 gr.

Dans l'odontalgie. (MESNARD.)

PILULES :

Créosote	1 gr.
Savon amygdalin desséché et pulv.	q. s.

Pour 10 pilules.
6 *par jour.* (BOUCHARDI.)

<table>
<tr><td>

PILULES :

Créosote............................ 4 gr.
Baume de tolu..................... 7 gr.
Térébenthine du mélèze...... 1 gr.
Acide benzoïque................. q.s.
Pour 80 pilules.
10 *par jour.*   (Bouchard.)

</td><td>

SOLUTION HUILEUSE :

Huile d'olive stérilisée..... 5 c. c.
Créosote......................... 0 gr. 60.
En injections sous-cutanées.

(Josias.)

A injecter tous les 2 jours.

</td></tr>
</table>

VIN CRÉOSOTÉ :

Créosote............................... 7 gr. 50.
Sirop d'écorces d'oranges amères ..... 75 gr.
Vin de Banyuls........................ 500 gr.

3 à 4 *cuillerées à bouche par jour.*

CRÉOSOTE (CARBONATE DE) ou CRÉOSOTAL.

Propriétés : Liquide épais, jaunâtre, presque inodore, insoluble dans l'eau, soluble dans l'alcool et les huiles.

Il a l'avantage de n'être pas caustique.

Action thérapeutique et usages : Comme la créosote.

Pharmacologie et posologie : *A l'intérieur :* 10 à 20 gr. par jour *pour les adultes.*

Posologie pour les enfants :

De la naissance à 1 an..................... 0 gr. 25 à 1 gr.
   1 an à 4 ans .... 1 gr.   à 3 gr.
   4 ans à 7 ans........................... 3 gr.   à 4 gr.
   7 ans à 10 ans.......................... 4 gr.   à 5 gr.

(Cassoute.)

En *capsules, pilules* ou en *dissolution* dans l'huile de foie de morue.

<table>
<tr><td>

POTION POUR ENFANT :

Carbonate de créosote. 1 à 3 gr.
Sirop de gomme....   10 gr.
Gomme adragante....   0 gr. 20.
Lait..............   50 gr.

A prendre par cuillerée à café dans la journée.

</td><td>

POTION :

Créosotal ....   10 à 15 gr.
Jaune d'œuf..........   n° 1
Sirop de tolu........   60 gr.
Eau de tilleul.......   100 gr.

Dans la tuberculose : *par cuillerées à bouche dans la journée.*
(E. Troisier et A. Bergé.)

</td></tr>
</table>

CRÉOSOTE (PHOSPHATE DE) ou PHOSOTE.

Propriétés : Liquide huileux, d'odeur faible et de saveur faiblement amère, insoluble dans l'eau, soluble dans l'alcool et les huiles.

Action et usages thérapeutiques : Comme la créosote.

Pharmacologie et posologie : *A l'intérieur* : 2 à 3 gr. par jour en *capsules*, *pilules* ou dans une *potion*.

CRÉOSOTE (TANNATE DE) ou CRÉOSAL.

Propriétés : Poudre amorphe, marron, soluble dans l'eau, l'alcool, la glycérine.

Action thérapeutique et usages : Comme la créosote.

Pharmacologie et posologie : *A l'intérieur* : 1 à 3 gr. par jour en solution, potion, pilules.

CRÉSYLS. Voir *Créoline*.

CROTON TIGLIUM (HUILE DE).

Propriétés : Liquide épais, visqueux, jaune légèrement brunâtre, à odeur rance.

Action thérapeutique et usages : *A l'intérieur* : i ou ii gouttes constituent un purgatif énergique ; on les mélange soit à du bouillon ou à une petite quantité d'huile de ricin.

A l'extérieur, révulsif très actif qui amène une éruption vésiculeuse avec cuisson douloureuse ; il est nécessaire pour modérer son action de n'employer que quelques gouttes diluées dans une huile inerte ou médicinale.

Pharmacologie et posologie : *A l'intérieur* : i à ii gouttes en *pilules* ou en dissolution dans de l'huile de ricin.

A l'extérieur : v à xx gouttes en frictions, *ou mieux* 2 à 5 gr. dissous dans 20 à 30 gr. d'huile.

LINIMENT :		PILULES :	
Huile de croton	2 gr.	Huile de croton	1 gtte.
Huile camphrée	30 gr.	Mie de pain	q. s.
Chloroforme	2 gr.	Pour 1 pilule.	
Comme révulsif, *en frictions*.			

CRYOGÉNINE. Benzamido-semicarbazide.

Propriétés : Poudre blanche cristalline, inodore, légèrement amère, soluble dans l'eau.

Action thérapeutique et usages : Antithermique employé avec succès, surtout chez les fébricitants tuberculeux.

La cryogénine a l'avantage de ne pas avoir d'actions secondaires défavorables.

Pharmacologie et posologie : *A l'intérieur :* 0 gr. 20 à 0 gr. 60 sans dépasser la dose de 1 gr. 20 par jour ; lorsque le résultat est acquis, administrer tous les deux jours des doses décroissantes, de 0 gr. 60 à 0 gr. 20 ; en cachets.

Chez les enfants de 1 à 10 ans : 0 gr. 10 à 0 gr. 75.

CUBÈBE ou POIVRE CUBÈBE. *Piper Cubeba*

(Pipéracées).

Fruit.

Composition chimique : *Essence*, huile fixe, une résine (acide cubébique), de la cubébine et de la gomme.

Action thérapeutique et usages : Employé, comme le copahu, dans la blennorrhagie. Il a été préconisé dans la diphtérie.

Pharmacologie et posologie : *A l'intérieur :* à la dose de 10 à 20 gr. par jour en opiat (Voir *Copahu*). Il existe au Codex *un extrait oléorésineux* peu employé.

CUIVRE (SULFATE DE).

Propriétés : Gros cristaux bleus, solubles dans l'eau et la glycérine, insolubles dans l'alcool, à saveur désagréable et nauséeuse.

Action thérapeutique et usages : Administré, *à l'intérieur*, à la dose de 0 gr. 10 à 0 gr. 30 chez l'adulte et de 0 gr. 02 à 0 gr. 10 chez l'enfant, il est vomitif. Peu employé en raison de sa toxicité réelle, malgré les assertions de quelques auteurs.

A l'extérieur, il agit comme caustique et astringent, et on le prescrit en crayons ou en collyres pour le traitement de la conjonctivite granuleuse, il est aussi un agent antiseptique et désinfectant employé en injections uréthrales dans la blennorrhagie et en injections vaginales dans la leucorrhée. Ses solutions aqueuses servent également dans la désinfection des locaux.

Pharmacologie et posologie : *A l'intérieur :* 0 gr. 10 à 0 gr. 30 chez l'adulte, et 0 gr. 02 à 0 gr. 10 chez l'enfant, en *solutions*.

A l'extérieur : collyres à 0 gr. 10 à 0 gr. 50 pour 100 gr. d'eau, *crayons*, *solutions* pour injections vaginales ou uréthrales (1 à 2 gr. pour 1.000 gr. d'eau).

CRAYONS :

Sulfate de cuivre	1 gr.
Orthoforme	0 gr. 50.
Chlorhydrate d'holoco-	
caïne	0 gr. 40.
Gomme adragante	0 gr. 10.
Eau distillée	q. s.

Faire des crayons de $0^m,05$ de long, contenant 50 0/0 de sulfate de cuivre.

Dans la conjonctivite granuleuse. (Ginestous et Llaguet.)

PIERRE DIVINE :

Azotate de potasse...	
Sulfate de cuivre.....	ãã 100 gr.
Alun...............	
Camphre pulvérisé....	5, gr.

En collyres (0 gr. 40 pour 100 gr. d'eau), crayons.   (Codex.)

COLLYRE :

Sulfate de cuivre.	0 gr. 10 à 0 gr. 25.
Eau distillée	100 gr.
Laudanum de Sy-	
denham	xv g^{ttes}.

COLLYRE :

Sulfate de cuivre	0 gr. 10.
Teinture d'extrait d'opium	0 gr. 40.
Eau distillée	30 gr.

(*Form. des Hôp. milit.*)

SOLUTION :

Sulfate de cuivre	2 gr.
Alun	10 gr.
Eau bouillie	1 litre.

Dans la leucorrhée, *en injections vaginales.*

CUIVRE (SULFATE DE) AMMONIACAL.

Propriétés : Cristaux bleu foncé, solubles dans l'eau, insolubles dans l'alcool. L'eau bouillante ou l'eau en excès le décompose avec précipitation de sulfate basique de cuivre.

Action thérapeutique et usages : Prescrit, à l'intérieur, contre l'épilepsie, la chorée et la névralgie faciale.

Pharmacologie et posologie : *A l'intérieur :* 0 gr. 20 par jour, par doses de 0 gr. 02 à 0 gr. 05 en *pilules, potions.*

CYANHYDRIQUE (ACIDE) OFFICINAL.

L'acide cyanhydrique officinal est une solution aqueuse d'acide cyanhydrique au *centième.*

Action thérapeutique et usages : L'acide cyanhydrique au 100° est encore une substance très toxique qui est prescrite, par gouttes, *à l'intérieur,* comme sédative et antispasmodique.

Pharmacologie et posologie : *A l'intérieur :* v à xv gouttes dans un peu d'eau ou en potion. On administre souvent l'acide cyanhydrique en solution très diluée sous forme *d'eau distillée de laurier-cerise* (Voir ce mot).

CYANURE DE MERCURE. Voir *Mercure*.

CYANURE (OXY) DE MERCURE. Voir *Mercure*.

D

DATURA STRAMONIUM (STRAMOINE). (Solanées.)

Feuilles et semences.

Composition chimique : Atropine et hyosciamine.

Action thérapeutique et usages : Elle est, comme la belladone. un sédatif antispasmodique ; on la prescrit, dans la bronchite pour calmer la toux.

Les feuilles sont employées en fumigations dans l'asthme nerveux : on les roule généralement en cigarettes que le malade fume.

Pharmacologie et posologie : *A l'intérieur* :

```
Poudre de feuilles ....................  0 gr. 05 à 0 gr. 20.
     —    de semences ...............  0 gr. 02 à 0 gr. 10.
Extrait de suc de feuilles............  0 gr. 02 à 0 gr. 10.
Extrait alcoolique de semences......  0 gr. 01 à 0 gr. 05.
Teinture au 1/5e de feuilles.........     v à xxx gttes.
Sirop (10 gr. de sirop contiennent
  0 gr. 75 de teinture)..............  5 gr.    à 40 gr.
```

A l'extérieur : *cigarettes* de feuilles (à 1 gr. de substance par cigarette), *emplâtre* d'extrait de datura. — Les feuilles de datura entrent dans la composition du *Baume tranquille*.

PILULES :		PILULES :	
Extrait de datura........	0 gr. 40.	Extrait thébaïque	0 gr. 50.
Extrait d'opium.........	0 gr. 20.	Extrait de datura........	0 gr. 25.
Poudre de valériane.....	q. s.	Pour 50 pilules.	
Pour 20 pilules.			
Dans la bronchite vulgaire (rhume), *4 à 5 pilules par jour.*		Dans la trachéo-bronchite, 3 *pilules le soir en se couchant.*	
(G. LEMOINE.)		(J. RENAUT.)	

DERMATOL. Voir *Bismuth (Sous-gallate de)*.

DEXTROFORME. Combinaison d'aldéhyde formique et de dextrine.

Propriétés : Poudre blanche, inodore, sans saveur, soluble dans l'eau et la glycérine.

Action thérapeutique : Antiseptique préconisé contre la gonorrhée.

Pharmacologie et posologie : *A l'extérieur :* en solution, de 2 à 10 0/0.

DIASCORDIUM. Électuaire aromatique, astringent et hypnotique contenant 0 gr. 006 d'extrait d'opium pour 1 gr.

Usages thérapeutiques : Employé pour combattre la diarrhée.

Pharmacologie et posologie : *A l'intérieur :* 2 à 8 gr. en *pilules, potion.*

PILULES :		POTION :	
Diascordium............ 0 gr. 10.		Sous-nitrate de bismuth...	5 gr.
Benzonaphtol............ 0 gr. 05.		Diascordium...............	6 gr.
Pour 1 pilule.		Sirop de ratanhia.........	30 gr.
5 à 7 *par jour.*		Eau......................	120 gr.

DIASTASE ou MALTINE. Ferment soluble de l'orge germé transformant l'amidon, au contact de l'eau, en maltose et dextrines.

Propriétés : Poudre blanc jaunâtre, amorphe, soluble dans l'eau, insoluble dans l'alcool concentré.

Action thérapeutique et usages : La diastase, surtout unie aux alcalins, facilite la digestion des matières amylacées dans l'hyperchlorhydrie.

Pharmacologie et posologie : *A l'intérieur :* 0 gr. 50 à 1 gr. en *cachets* que l'on fait prendre après le repas.

DIGITALE. *Digitalis purpurea* (Scrofulariacées). Feuilles.

Composition chimique : Digitaline, digitaléine ou digitonine, digitoxine.

Action thérapeutique et usages : Médicament cardiaque qui ralentit le cœur, renforce et régularise les contractions. En raison de son action vaso-constrictive, elle est diurétique. La digitale est surtout indiquée toutes les fois que le myocarde faiblit, qu'il devient insuffisant, lorsque la pression artérielle diminue, c'est-à-dire dans l'hyposystolie et l'asystolie. On la prescrit dans les lésions valvulaires du cœur, dans l'angine de poitrine, les myocardites infectieuses aiguës. Son action régularisatrice sur le cœur est mise à profit dans tous les cas de palpitation et de tachycardie ; on l'a recommandée contre les hémoptysies et comme hyperthermique dans les affections aiguës, où elle agit aussi en tonifiant le cœur et facilitant la diurèse.

Particularités : La digitale doit être contre-indiquée toutes les fois qu'il existe une augmentation de la pression artérielle au début de l'artériosclérose et lorsque le rein n'est pas suffisamment perméable.

Pharmacologie et posologie : *A l'intérieur :*

	Adultes	Enfants
Poudre	0 gr. 10 à 0 gr. 75.	0 gr. 01 à 0 gr. 10 de 1 à 10 ans. (Comby.)
Infusion dans 150 gr. d'eau ou en macération.	0 gr. 20 à 0 gr. 75.	0 gr. 05 à 0 gr. 10.
Sirop (20 gr. contien^{nt} 0 gr. 50 de teinture)	10 gr. à 50 gr.	1 à 3 cuill. à café de 2 à 5 ans. 5 cuill. à café après 5 ans. (J. Simon.)
Teinture alcoolique	x à xl g^{ttes}.	v à x g^{ttes} de 1 à 3 ans. x à xv g^{ttes} de 3 à 5 ans. (J. Simon.)
Extrait aqueux	0 gr. 10 à 0 gr. 15.	0 gr. 01 à 0 gr. 02 de 1 à 3 ans. 0 gr. 05 de 3 ans à 5 ans. 0 gr. 05 à 0 gr. 10 de 5 à 10 ans. (J. Simon.)
Vin de digitale composé ou vin de Trousseau (20 gr. correspondent à 0 gr. 10 de feuilles).	10 gr. à 50 gr.	

Particularités : *La digitale s'accumule facilement dans l'organisme ; il est bon, dès lors, de ne pas la prescrire pendant un temps prolongé ; il faut donner d'emblée une dose suffisante pour obtenir l'effet thérapeutique cherché et cesser dès le résultat atteint en diminuant graduellement les doses.*

CACHETS :		CACHETS :	
Poudre de digitale	0 gr. 10.	Poudre de digitale	
Poudre de Dower	0 gr. 15.	Poudre de scille	0 gr. 10.
Pour 1 cachet.		Acétate de potasse sec	
		Pour 1 cachet.	

<table>
<tr><td>

MACÉRÉ :

Feuilles de digitale pulv.   0 gr. 50.
Eau .... 300 gr.
Diurétique, à prendre en 4 ou
5 fois dans la journée, sucrer
avec du sirop de capillaire ou des
cinq racines.   (Huchard.)

PILULES :

Poudre de digitale...}
Poudre de scille.....}   āā 0 gr. 10.
Extrait de gentiane....   q. s.
Pour 1 pilule.

POTION :

Teinture de digitale......   v à x gttes.
Sirop de tolu..........   20 gr.
Eau distillée de menthe.   40 gr.
Chez les enfants, dans la pneumo-
nie avec pouls faible et fréquent.
                            (Comby.)

SIROP :

Teinture de digitale.........   v gttes.
Sirop de fleurs d'oranger..   30 gr.
Dans la broncho-pneumonie de
  l'enfance, comme régulateur de
  la circulation, *par cuillerées à*
  café dans les 24 heures.
              (G. Lemoine.)

</td><td>

PILULES :

Poudre de digitale...........   0 gr. 10.
Extrait de muguet............   0 gr. 10.
  Pour 1 pilule.

POTION :

Teinture de digitale........   xxx gttes.
Sirop d'écorces d'oranges
  amères...................   30 gr.
Eau de tilleul...........   90 gr.

POTION :

Teinture de digitale.......   xxx gttes.
Teinture de noix vomique.   x gttes.
Sirop de valériane.........   30 gr.
Eau distillée de tilleul...... 120 gr.

Dans l'asystolie, *à prendre par*
  cuillerées à bouche.

VIN DE TROUSSEAU
OU VIN DE L'HOTEL-DIEU :

Poudre de digitale.....   5 gr.
Squames de scille.....   7 gr. 50.
Baies de genièvre........   75 gr.
Acétate de potasse sec.   50 gr.
Vin blanc............   900 gr.
Alcool à 90°..........   100 gr.
20 gr. correspondent environ à
  0 gr. 10 de digitale et à 1 gr. d'a-
  cétate de potasse.

</td></tr>
</table>

DIGITALINE. Glucoside retiré de la digitale (Voir *Digi-*

tale). Deux variétés : *Digitaline amorphe chloroformique et*
digitaline cristallisée.

Propriétés : 1° La digitaline amorphe est une poudre blanche
  à saveur très amère, très peu soluble dans l'eau, soluble
  dans l'alcool, *dans le chloroforme.*

  2° La digitaline cristallisée en de fines aiguilles est soluble
  dans l'alcool et le chloroforme.

Note. — *La digitaline amorphe renferme environ 95 0/0 de*
digitaline cristallisée.

Action thérapeutique et usages : Comme la digitale. Elle ne
  possède pas toutefois l'action diurétique des préparations
  galéniques de la digitale.

Pharmacologie et posologie : *A l'intérieur :* 1/4 à 1 milligramme en *granules de* 1/10° *de milligr.* ou en *solutions.*
  La prescrire seulement au-dessus de 10 à 12 ans.

  Note. — *La digitaline amorphe se prescrit aux mêmes doses que la*
digitaline cristallisée.

GRANULES :	SOLUTION :

Poudre officinale de digitaline cristallisée au 1/100°...... 1 gr.
Sucre de lait pulvérisé........ 3 gr.
Poudre de gomme arabique.. 1 gr.
Mellite simple.............. q. s.
   Pour 100 granules.
1 granule contient 1/10° de milligr. de digitaline.
	Digitaline cristallisée 1 gr.
	Glycérine de D : 1,25. 333 cent. cubes.
	Eau................ 146 cent. cubes.
	Alcool à 95°....... q. s.
	   Pour faire 1.000 cent. cubes.
	L. gouttes ou 1 gr. représentent 1 milligr. de digitaline. (CODEX.)

DIIODOFORME. Tétraiodure d'éthylène.

Propriétés : Poudre cristalline jaune, inodore, insoluble dans l'eau, peu soluble dans l'alcool et l'éther, soluble dans le chloroforme.

Action thérapeutique et usages : Antiseptique au même titre que l'iodoforme et ayant l'avantage d'être à peu près sans odeur.

Pharmacologie et posologie : Comme l'iodoforme (Voir ce mot).

DIONINE. Chlorhydrate d'éthylmorphine.

Propriétés : Poudre microcristalline blanche, inodore, légèrement amère, soluble dans l'eau et l'alcool.

Action thérapeutique et usages : Action sédative et hypnotique analogue à la codéine ; elle possède également un pouvoir analgésique qui la fait employer en thérapeutique oculaire. Elle est surtout utilisée comme un calmant de la toux dans la tuberculose, l'asthme, la pneumonie et comme un analgésique dans les gastralgies, le cancer et l'ulcère de l'estomac, les coliques hépatiques et néphrétiques.

Pharmacologie et posologie : *A l'intérieur :* 0 gr. 015 plusieurs fois par jour jusqu'à la dose maxima de 0 gr. 05 à 0 gr. 06 en *solution, sirop, pilules.*

En *injections hypodermiques* à la dose de 0 gr. 015 à 0 gr. 02 ou 0 gr. 03.

Pour les enfants de 2 à 10 ans : dose maxima, 0 gr. 004 milligr. à 0 gr. 01 centigr.

A l'extérieur : Collyre à 2 0/0 : v à x gouttes par jour. *Suppositoire* à 0 gr. 01 ou 0 gr. 02.

PILULES :	SOLUTION :
Dionine.............. 0 gr. 01.	Dionine............... 0 gr. 20.
Poudre de guimauve..... q. s.	Eau distillée stérilisée.. 10 gr.
Pour 1 pilule.	En injections hypodermiques : 1 cent.
	cube contient 0 gr. 02 de dionine.
1 à 2 pilules le soir en se couchant.	*1 injection le soir en se couchant.*

DIURÉTINE. Salicylate de soude et de théobromine.

Propriétés : Poudre cristalline, blanche, de saveur sucrée, puis faiblement amère, soluble dans l'eau, insoluble dans l'alcool.

Action thérapeutique et usages : Diurétique puissant ayant l'avantage d'être soluble dans l'eau.

Pharmacologie et posologie : *A l'intérieur :* 3 à 5 gr. par jour, par doses de 0 gr. 50 à 1 gr. en *cachets, potions ou sirop.*

DORMIOL. Voir *Amylène-chloral.*

DOUCE-AMÈRE. *Solanum Dulcamara* (Solanées).

Tiges.

Composition chimique : Deux glucosides : la solanine et la dulcamarine ; de la picroglucine.

Action thérapeutique et usages : Dépurative et considérée très vraisemblablement à tort comme antirhumatismale.

Pharmacologie et posologie : *A l'intérieur :*

Infusion à......................	20 0/0.
Extrait aqueux (en potion).......	2 à 3 gr.
Sirop...........................	30 à 50 gr.

DROSERA.

Plante entière.

Action thérapeutique et usages : La teinture de drosera est un antispasmodique prescrit contre la toux de la coqueluche et de la phtisie.

Pharmacologie et posologie : *A l'intérieur : teinture,* 1 à 2 gr. par jour chez les adultes, et x à xxx gouttes chez les enfants d'un an à 5 ans, en *potion, sirop.*

MIXTURE :

Teinture de drosera........ 15 gr.
Teinture de racine d'aconit.. 6 gr.
Liqueur d'Hoffman.......... 4 gr.

Contre la toux opiniâtre, *chez les enfants : xx à xxx gouttes dans un verre de grog léger que l'on fait prendre de 1/2 heure en en 1/2 heure.* (BLACHE.)

POTION : :

Teinture de drosera ...... xx g^ttes.
Teinture de belladone ..... x g^ttes.
Sirop d'éther .... 10 gr.
Sirop simple............. 20 gr.
Eau .... 90 gr.

Dans la coqueluche : *2 à 8 cuillerées à café par jour.*

DUBOISINE.

On emploie le *sulfate neutre de duboïsine.*

Propriétés : Le sulfate neutre est un sel cristallisé, déliquescent, soluble dans l'eau.

Action thérapeutique et usages : Mydriatique employé comme succédané de l'atropine. Pris *à l'intérieur*, il agit comme sédatif ; il est préconisé dans le traitement de la paralysie générale et de la paralysie agitante.

Pharmacologie et posologie : *A l'intérieur : granules de 1/4 de* milligr., 2 à 6 par jour. *Injections hypodermiques, 1/4 à* 1 milligr.

A l'extérieur : collyre (0 gr. 05 pour 10 gr. eau distillée bouillie).

SOLUTION :

Sulfate de duboïsine .... 0 gr. 01
Eau distillée bouillie............... 20 gr.
(MEIGE.)

1 cent. cube contient 0 gr. 0005 (1 demi-milligr. de duboïsine).

E

EAU BLANCHE. Dissolution de sous-acétate de plomb

liquide (28 gr.) dans 900 gr. eau de fontaine et addition de 80 gr. alcoolat vulnéraire. Voir *Plomb (Sous-acétate de).*

EAU DE COLOGNE. Voir *Citron.*

EAU-DE-VIE ALLEMANDE. Voir *Jalap.*

EAU DE MÉLISSE DES CARMES. Voir

Mélisse.

EAU DE RABEL. Voir *Sulfurique (Acide)*.

EAU OXYGÉNÉE. L'eau oxygénée médicinale est une

solution aqueuse de bioxyde d'hydrogène titrant 10 volumes, c'est-à-dire pouvant dégager 10 volumes d'oxygène par litre.

Propriétés : Liquide mobile incolore, de saveur métallique, se décomposant par la chaleur en donnant de l'eau et un dégagement d'oxygène. Les corps pulvérulents la décomposent à froid. La solution commerciale est toujours acide.

Action thérapeutique et usages : L'eau oxygénée officinale est un antiseptique surtout employé pour le lavage des plaies et, en particulier, des plaies variqueuses, pour irriguer la cavité buccale et pharyngée dans le muguet, dans la scarlatine ; mais elle doit être au préalable diluée au 5°, c'est-à-dire qu'elle ne doit titrer, tout au plus, que 1 ou 2 volumes d'oxygène. On l'a préconisée aussi comme hémostatique externe dans les cas d'épistaxis, par exemple. Elle donne de bons résultats en bains locaux dans le traitement des engelures des extrémités.

A *l'intérieur*, elle a été recommandée dans le choléra infantile et dans les vomissements incoercibles de la grossesse.

Pharmacologie : *A l'intérieur :* en *solution* aqueuse à 5 0/0, en potion (4 à 5 pour 120 gr.).

A *l'extérieur :* en *solution* à 20 0/0, en pommade à 1 0/0 (avec de la lanoline anhydre). En bains locaux à 25 0/0 pour les petits enfants (durée : une demi-heure), à 50 0/0 pour les enfants au-dessus de 3 ans et chez les adultes (durée : une demi-heure).

Note. — *L'eau oxygénée destinée à l'usage thérapeutique doit être neutre.*

POMMADE :

Eau oxygénée....... 10 à 15 gr.
Lanoline anhydre ... 1000 gr.

Dans l'eczéma.   (Novikov.)

POTION :

Eau oxygénée......... 5 à 6 gr.
Eau .... 85 gr.
Sirop simple.......... 15 gr.

Dans le choléra infantile, 1 cuillerée à café toutes les 2 heures.
(Novikov.)

ÉMÉTIQUE. Voir *Antimoine (Tartrate de potasse et d')*.

ERGOT DE SEIGLE.

ERGOT DE SEIGLE. Forme particulière (sclérote) du mycélium d'un champignon, le *Claviceps purpurea*, qui se développe sur le seigle.

Composition chimique : Un alcaloïde, l'*ergotinine* ; une toxalbumine, la *sphacélotoxine* ; une cholestérine, l'*ergostérine* ; une huile fixe, du sucre, etc.

Action thérapeutique et usages : Vaso-constricteur augmentant la tension artérielle et ralentissant le pouls. Son action primordiale est d'exciter la contractilité des fibres lisses de l'utérus et surtout de l'utérus gravide et, à ce titre, il était autrefois couramment employé pour faciliter les contractions ; mais, en raison des conséquences fâcheuses qui peuvent résulter d'une contraction violente et souvent persistante, son usage est surtout réservé dans les cas d'hémorrhagies puerpérales, à la condition de ne donner les préparations d'ergot, par la voie buccale ou hypodermique, que si l'utérus est débarrassé de tout son contenu (fœtus, placenta, membrane ou caillot). Son action hémostatique est très utile dans toutes les métrorrhagies non puerpérales, dans les épistaxis, les hémoptysies, les hémorrhagies hémorroïdaires, les hématémèses.

L'ergot de seigle est aussi préconisé dans l'embryocardie, la néphrite et la myocardite érysipélateuses, dans la bronchite capillaire, les états congestifs de l'encéphale.

Les injections hypodermiques des extraits d'ergot donnent de bons résultats dans le prolapsus du rectum.

Particularités : L'usage prolongé des préparations d'ergot de seigle peut amener des phénomènes d'intoxication chronique se manifestant par des accidents convulsifs et de la gangrène des extrémités.

Pharmacologie et posologie : *A l'intérieur :* poudre, 0 gr. 50 à 4 gr. en *cachets* ou *paquets* (*donner successivement et à intervalles rapprochés 3 ou 4 doses de 0 gr. 50*).

Extrait de seigle ergoté ou *ergotine,* 0 gr. 50 à 3 gr. en *potion, pilules* ou *injections hypodermiques.*

Ergotine Yvon, extrait fluide se conservant bien et dont 1 cent. cube correspond à 1 gr. de seigle ergoté ; surtout employée en injections hypodermiques. Commencer par injecter 1 cent. cube, aller jusqu'à 2 ou 3 cent. cubes, si le résultat n'est pas obtenu.

CACHETS :

| Ergot de seigle pulv..... | 0 gr. 30. |
| Sulfate de quinine....... | 0 gr. 10. |

Pour 1 cachet.

Dans les hémoptysies avec fièvre, 3 à 4 cachets en 5 à 6 heures.

CACHETS :

Ergot de seigle pulv......	0 gr. 30.
Rhubarbe pulv..........	0 gr. 20.
Magnésie calcinée.......	0 gr. 50.

Pour 1 cachet.

Dans l'asystolie, 1 *cachet le matin.* (G. LEMOINE.)

PILULES :

Poudre de digitale..........	4 gr.
Poudre de seigle ergoté.....	1 gr.
Extrait de gentiane........	q. s.

Pour 30 pilules.

Dans les épistaxis répétées, 2 à *4 pilules par jour.*
(G. LEMOINE.)

POTION :

Ergotine..............	2 gr.
Extrait d'opium........	0 gr. 03.
Sirop de consoude.....	30 gr.
Eau de tilleul........	120 gr.

Dans les hémoptysies, *par cuillerées à bouche d'heure en heure.*

SIROP :

Ergotine..............	2 gr.
Teinture de digitale......	xv g^{ttes}.
Sirop de cannelle........	20 gr.
Sirop de consoude........	100 gr.

Dans les épistaxis répétées, 5 à *6 cuillerées à café par jour.*
(G. LEMOINE.)

SOLUTION :

Ergotine..............	2 gr.
Eau distillée...........	
Glycérine.............	āā 10 gr.

En injections hypodermiques.
1 cent. cube contient 0 gr. 10 ergotine.
Injecter, dans les 24 heures, 1 à 10 cent. cubes. (A. MARTINET.)

CACHETS :

Ergot de seigle pulv.....	0 gr. 30.
Carbonate de lithine.....	0 gr. 20.
Cannelle pulv...........	0 gr. 50.

Diurétique, *2 à 3 cachets par jour.*
(G. LEMOINE.)

PILULES :

| Poudre de feuille de digitale.......... | |
| Ergotine.......... | āā 0 gr. 05. |

Pour 1 pilule.

Dans les hémoptysies consécutives aux congestions passives des cardiopathes : *prendre 12 pilules dans les 24 heures.*
(A. MARTINET.)

POTION :

| Poudre de feuilles de digitale............ | 0 gr. 60. |

Faire infuser dans :

| Eau bouillante........ | 150 gr. |

Ajouter :

Acétate de potasse....	2 gr.
Ergotine.............	3 gr.
Oxymel scillitique......	30 gr.

Dans la néphrite et la myocardite erysipélateuses : *1 cuillerée à soupe toutes les 3 heures jusqu'à relèvement de l'action cardiaque.* (A. ROBIN.)

POTION :

Ergotine.............	4 gr.
Acide gallique........	0 gr. 50.
Sirop de térébenthine..	30 gr.
Eau de tilleul..........	120 gr.

Contre les hématémèses.
(A. ROBIN.)

SOLUTION :

Ergotine Yvon.
1 cent. cube correspond à 1 gr. de seigle ergoté.
1 à 3 injections par jour.

SUPPOSITOIRES :

| Beurre de cacao........ | 3 gr. |
| Ergotine.............. | 0 gr. 30. |

Pour 1 suppositoire.

Dans les hémorrhagies hémorroïdaires.

ERGOTININE. Principe actif du seigle ergoté.

Propriétés : Poudre blanche cristalline, insoluble dans l'eau, soluble dans l'alcool et le chloroforme, soluble dans les acides organiques, même dilués. A l'air, l'ergotinine s'altère en donnant une masse brune, spongieuse.

Action thérapeutique et usages : Comme le seigle ergoté, l'ergotinine, en injections hypodermiques, est un hémostatique très actif.

Pharmacologie et posologie : *A l'intérieur :* 1/4 à 1 milligr. en sirop, 1/4 à 1/2 milligr en *injections hypodermiques.*

<table>
<tr><td colspan="2">SIROP :</td><td colspan="2">SOLUTION :</td></tr>
<tr><td>Ergotinine.............</td><td>0 gr. 05.</td><td>Ergotinine..........</td><td>0 gr. 01.</td></tr>
<tr><td>Acide lactique.........</td><td>0 gr. 02.</td><td>Acide lactique......</td><td>0 gr. 02.</td></tr>
<tr><td>Eau distillée ....</td><td>5 gr.</td><td>Eau distillée de lau-</td><td></td></tr>
<tr><td>Sirop de fleurs d'oranger.</td><td>995 gr.</td><td>rier-cerise.........</td><td>10 cent. cubes.</td></tr>
</table>

1 cuillerée à café contient 1/4 de milligr. d'ergotinine.   (TANRET.)

1 à 4 *cuillerées à café par jour.*

En injections hypodermiques: 1 cent. cube contient 0,001 (1 milligr.) d'ergotinine.   (TANRET.)

Injecter X à XX gouttes par jour.

ÉRYSIMUM. *Sysimbrium officinale* (Crucifères).

..Feuille et plante fleurie..

Action thérapeutique et usages : Expectorante et prescrite dans les laryngites..

Pharmacologie et posologie : *A l'intérieur :* infusion à 10 gr. pour 1.000 gr. d'eau, sirop composé du Codex : 30 à 60 gr.

ÉRYTHROL. Iodure double de bismuth et de cinchonidine.

Propriétés : Poudre rouge vif, insoluble dans l'eau.

Usage thérapeutique : Employé dans les fermentations anormales de l'estomac.

Pharmacologie et posologie : *A l'intérieur,* 0 gr. 05 à 0 gr. 10 en *cachets.*

CACHETS :

Erythrol................................ 0 gr. 02.
Craie préparée........................ 0 gr. 20.
    Pour 1 cachet.

Dans les fermentations de l'estomac : 1 *cachet après chaque repas.*   (A. ROBIN.)

ÉSÉRINE. Voir *Fèves de Calabar.*

ESSENCE DE TÉRÉBENTHINE. Voir *Térébenthine.*

ÉSÉRINE.

Alcaloïde retiré des *fèves de Calabar* (*Physostigma venenosum*) (Légumineuses).

Propriétés : Cristaux incolores, peu solubles dans l'eau, solubles dans l'alcool et l'éther; elle donne des sels cristallisés; elle s'altère à l'air en se colorant en rose.

Action thérapeutique et usages : Surtout employée dans les affections oculaires ; elle contracte la pupille; les instillations successives d'atropine et d'ésérine facilitent la rupture des synéchies antérieures ou postérieures. Elle est prescrite dans le traitement du glaucome et les perforations de la cornée.

Pharmacologie et posologie : *A l'extérieur : collyre huileux à 1 0/0* (Voir formule).

NOTE. — *Le collyre huileux à l'ésérine pure a l'avantage d'être mieux toléré que les collyres aqueux des sels d'ésérine qui, de plus, perdent rapidement leur action myotique par formation de rubrésérine aux dépens de l'ésérine.*

COLLYRE :

Huile d'olive lavée à l'alcool et stérilisée. 100 gr.
Ésérine pure............................. 1 gr.
I à II gouttes.   (PANAS.)

ÉSÉRINE (SALICYLATE D').

Propriétés : Cristaux aiguillés, incolores, solubles dans l'eau et l'alcool.

Action thérapeutique et usages : Comme l'ésérine.

Pharmacologie et posologie : *A l'extérieur : collyre* à 0 gr. 10 pour 20 gr. d'eau, I à II gouttes pour obtenir la contraction de la pupille.

NOTE. — Voir *Esérine.*

ÉSÉRINE (SULFATE D').

Propriétés : Sel amorphe, rosé, déliquescent, très soluble dans l'eau.

Action thérapeutique et usages : Comme l'ésérine.

Pharmacologie et posologie : *A l'extérieur : collyre* à 0 gr. 05 pour 10 gr. d'eau.

NOTE. — Sa solution aqueuse est très altérable; l'ésérine se transforme en rubrésérine. Voir noté de l'*Esérine.*

ÉTHER ORDINAIRE ou ÉTHER SULFU-RIQUE. Oxyde d'éthyle.

Propriétés : L'éther *officinal,* de densité 0,72 à 15°, est un liquide incolore, très mobile, d'odeur pénétrante et agréable, d'une saveur brûlante ; il est très volatil et ses vapeurs sont facilement inflammables. Il est soluble dans 12 parties d'eau, très soluble dans l'alcool, insoluble dans la glycérine.

Action thérapeutique et usages : *A l'intérieur,* l'éther est prescrit comme antispasmodique dans l'angine de poitrine, l'hystérie, la gastralgie et aussi dans la colique hépatique (remède de Durande). Il est employé, par gouttes ou sous forme de sirop et, mieux, en injections sous-cutanées, comme stimulant dans tous les états adynamiques, dans le coma, le collapsus, la syncope, l'asystolie et aussi dans l'urémie dyspnéique. Associé à l'opium, il constitue la médication éthéro-opiacée, qui donne de bons résultatsdans le traite-ment de la variole.

Donné en inhalations, il constitue un anesthésique géné-ral au même titre que le chloroforme, et il a l'avantage sur ce dernier de pouvoir être administré aux malades prédis-posés aux syncopes.

A l'extérieur, l'éther mis sur la peau amène, grâce à son évaporation rapide, un certain degré d'anesthésie locale, qui permet de faire de petites opérations chirurgicales.

Pharmacologie et posologie : *A l'intérieur :* 2 à 4 gr. dans une *potion,* ou par *gouttes* à doses fractionnées (x à xxx gouttes dans un peu d'eau sucrée), ou encore en *perles* ou *globules* contenant chacun 0 gr. 10 d'éther.

Sirop d'éther (contenant 0 gr. 40 d'éther ou en-viron xl gouttes)	30 à 100 gr.
Liqueur d'Hoffmann (mélange à parties égales d'alcool et d'éther)	3 à 8 gr.
Injections hypodermiques .... par injections de 1 cent. cube.	1 à 3 ou 4 cent. cubes.

Chez les enfants :

De 0 à 15 mois........................	I à III gttes.
15 mois à 3 ans......................	III à X gttes.
3 ans à 5 ans........................	X à XV gttes.
5 ans à 10 ans.......................	XV à XX gttes.

(MARFAN.)

A l'extérieur : en *pulvérisations,* pour l'anesthésie locale.

NOTE. — *Dans l'anesthésie générale par inhalations d'éther, avoir soin de ne pas exposer les vapeurs au contact d'une flamme pour éviter toute inflammation.*

LOTION :

Alcool à 90°	30 gr.
Éther sulfurique	30 gr.
Chloroforme	30 gr.
Menthol	0 gr. 10.

Contre l'urticaire. (GAUCHER.)

POTION :

Éther	4 gr.
Potion gommeuse	120 gr.

Dans la colique hépatique, *1 cuillerée tous les quarts d'heure.*

POTION :

Liqueur d'Hoffmann	2 gr.
Acétate d'ammoniaque	10 gr.
Sirop de fleurs d'oranger	30 gr.
Eau, q. s. pour faire 120 cent. cubes.	

Contre la dyspnée, l'asphyxie, *par cuillerées à bouche.* (GRASSET.)

POTION :

Éther sulfurique	8 gr.
Sirop de fleurs d'oranger	30 gr.
Extrait thébaïque	0 gr. 08 à 0 gr. 12.
Teinture de quinquina	8 gr.
Eau de tilleul	120 gr.

Dans la variole, *à prendre en 24 heures.* (MOSSÉ.) —

POTION :

Acétate d'ammoniaque	0 gr. 50 à 3 gr.
Sirop d'éther	10 gr.
Sirop de quinquina	20 gr.
Liqueur d'Hoffmann	x à xx g^{ttes}.
Infusion de tilleul	120 gr.

Pour combattre le collapsus chez les enfants, *par cuillerées à café dans les 24 heures.*

ÉTHYLE (CHLORURE D') ou ÉTHER CHLOR-HYDRIQUE.

Propriétés : Liquide mobile, incolore, d'odeur éthérée agréable, très peu soluble dans l'eau, soluble dans l'alcool. Il bout à 12°,5 ; il est conservé liquide dans des matras ou des tubes scellés à la lampe ou fermés par une armature métallique.

Action thérapeutique et usages : Lorsqu'on projette un jet de vapeur de chlorure d'éthyle (ce que l'on obtient en ouvrant un tube ou matras et l'échauffant dans la main) sur la peau, la gencive, on obtient une anesthésie locale qui permet de pratiquer une petite opération, ouverture d'abcès, incision de la gencive, avulsion d'une dent, etc. Le chlorure d'éthyle n'est guère employé pour l'anesthésie générale.

ÉTHYLE (IODURE D') ou ÉTHER IODHY-DRIQUE.

Propriétés : Liquide mobile, incolore, d'une odeur éthérée, insoluble dans l'eau, soluble dans l'alcool ; il se colore à la lumière en se décomposant.

Action thérapeutique et usages : Employé en inhalations, il calme l'accès d'asthme et les dyspnées d'origine cardiaque ou pulmonaire.

Il a été recommandé en badigeonnages comme un moyen de faire absorber de l'iode par l'organisme dans la scrofule, la syphilis et le rhumatisme chronique.

Pharmacologie et posologie : En inhalations à la dose de x à l gouttes.

EUCALYPTUS. *Eucalyptus globulus* (Myrtacées).

Feuilles.

Composition chimique : Une huile essentielle formée en majeure partie d'*eucalyptol*; du tannin, de l'acide gallique.

Action thérapeutique et usages : Prescrit comme anticatarrhal dans la bronchite chronique ; il semble agir comme antiseptique dans la gangrène pulmonaire, la bronchite fétide et dans la phtisie apyrétique. La teinture d'eucalyptus fait partie de nombreuses mixtures utilisées, en pulvérisations, dans la tuberculose laryngée.

Pharmacologie et posologie : *A l'intérieur* :

Infusion à 20 gr. pour 1000 gr. d'eau.

Teinture alcoolique au 1/5e	1 à 10 gr. en potion.
Essence en globules ou perles de 0 gr. 10 à 0 gr. 20.	2 à 5 par jour.
Eau distillée	100 à 150 gr.
Sirop	30 à 50 gr.

A l'extérieur :

Infusion pour fumigations.

Teinture. . . . . 50 gr. dans 250 gr. d'eau pour pulvérisations.

MIXTURE :		POTION :	
Teinture d'eucalyptus	10 gr.		
Menthol cristallisé	1 gr.	Teinture d'eucalyptus	2 gr.
Alcool à 90°	70 gr.	Sirop de goudron	30 gr.
Eau distillée	150 gr.	Eau distillée	120 gr.
Dans la tuberculose laryngée, *en pulvérisations chaudes.*			
(Castex.)			

EUCALYPTOL ou CINÉOL. Retiré de l'essence d'eucalyptus.

Propriétés : Liquide incolore, d'odeur camphrée, cristallisant par le froid, insoluble dans l'eau, soluble dans l'alcool.

Action thérapeutique et usages : Comme l'eucalyptus.

Pharmacologie et posologie : *A l'intérieur* : 0 gr. 50 à 2 gr. par
jour, en *capsules* ou *perles*.
A l'extérieur : en *inhalations* (Voir formule).

<table>
<tr><td colspan="2">MIXTURE :</td><td colspan="2">MIXTURE :</td></tr>
<tr><td></td><td></td><td>Menthol......................</td><td>1 gr.</td></tr>
<tr><td></td><td></td><td>Eucalyptol...............</td><td>1 gr.</td></tr>
<tr><td>Eucalyptol............</td><td>0 gr. 50.</td><td>Essence de thym...........</td><td>5 gr.</td></tr>
<tr><td>Alcool...............</td><td>40 gr.</td><td>—   lavande.........</td><td>5 gr.</td></tr>
<tr><td>Eau.................</td><td>500 gr.</td><td>Teinture de tolu...........</td><td>10 gr.</td></tr>
<tr><td></td><td></td><td>Alcool à 90°.............</td><td>100 gr.</td></tr>
</table>

En inhalations : faire bouillir le mélange et respirer les vapeurs.

**Dans les affections bronchiques
ou pulmonaires**, 1 *cuillerée à
café dans une casserole d'eau
bouillante et respirer les vapeurs.*
(*Journal des Praticiens.*)

EUGALLOL. Mono-acétate de pyrogallol.

Propriétés : Masse sirupeuse, brunâtre, soluble dans l'eau
et dans l'alcool.

Action thérapeutique : Employé, *à l'extérieur*, dans le traitement du psoriasis ; il a l'avantage d'être moins irritant que
le pyrogallol.

Pharmacologie et posologie : *A l'extérieur* : badigeonnages
d'une solution acétonique.

<table>
<tr><td colspan="2">MIXTURE :</td></tr>
<tr><td>Eugallol.............................</td><td rowspan="2">āā 10 gr.</td></tr>
<tr><td>Acétone............................</td></tr>
</table>

Dans le psoriasis, *en badigeonnages*.
(KROHMAYER et VIETH.)

EUQUININE. Éthylcarbonate de quinine.

Propriétés : Poudre blanche, cristallisée, à saveur à peine
amère, peu soluble dans l'eau, soluble dans l'alcool.

Action thérapeutique et usages : Antiseptique, antispasmodique et antinévralgique. Il semble bien réussir dans la
coqueluche. Suivant Overlach, il favoriserait la production
de l'hémoglobine dans la chlorose et l'anémie.

NOTE. — *Ce médicament est facilement accepté par les enfants en raison de son absence de goût et de son peu d'amertume.*

Pharmacologie et posologie : *A l'intérieur* : 0 gr. 50 à 3 gr. par
jour, par *cachets* de 0 gr. 25 ou 0 gr. 50.

Chez les enfants, 0 gr. 50 à 1 gr. dans une *potion* gommeuse (agiter) ou légèrement alcoolisée.

ÉVONYMINE. Extrait sec hydro-alcoolique d'*Evonymus atropurpureus*.

Propriétés : Poudre brun verdâtre, soluble dans l'eau et l'alcool dilué.

Action thérapeutique et usages : Purgatif cholagogue.

Pharmacologie et posologie : *A l'intérieur* : 0 gr. 05 à 0 gr. 20 en *pilules*.

PILULES :

Évonymine............................ 1 gr.
Extrait de jusquiame................. 0 gr. 20.
Savon amygdalin...................... 1 gr.
Pour 20 pilules.

Laxatif cholagogue, 1 à 2 *pilules en se couchant*.   (A. Robin.)

EXALGINE. Méthylacétanilide.

Propriétés : Cristaux aiguillés, inodores, solubles dans l'eau et l'alcool, à saveur amère.

Action thérapeutique et usages : Analgésique et antipyrétique, préconisé dans les névralgies, le rhumatisme articulaire ou musculaire, la sciatique, dans les douleurs fulgurantes et les crises gastriques des tabétiques.

Particularités : Surveiller son emploi ; l'exalgine, même à petites doses, pourrait amener des phénomènes d'intolérance se manifestant par de la pâleur, de la dyspnée, de la cyanose et aussi par des éruptions érythémateuses.

Pharmacologie et posologie : *A l'intérieur* : 0 gr. 15 à 0 gr. 30 par jour à prendre en 2 fois, en *cachets*.

Chez les enfants, à la dose de 0 gr. 05 à 0 gr. 10 par jour et par prises fractionnées.

F

FENOUIL. *Fœniculum dulce* (Ombellifères).

Racine et fruit.

Composition chimique : Essence.

Action thérapeutique et usages : Carminatif, stimulant et légèrement diurétique.

Pharmacologie et posologie : *A l'intérieur :* Infusion à 10 pour 1.000 gr. d'eau.

La racine entre dans la composition du *sirop des 5 racines.*

FER.
MÉDICAMENTS FERRUGINEUX.

Action thérapeutique générale : Les préparations ferrugineuses, en favorisant la formation des globules rouges et en augmentant leur teneur en hémoglobine, constituent le remède spécifique de la chlorose, de tous les états anémiques et des cachexies chroniques ; certaines de ces préparations, comme le protoiodure de fer, sont plus particulièrement prescrites dans la scrofule. En plus de cette médication bien spéciale, le fer, pris à petites doses, augmente l'appétit et semble favoriser les phénomènes de la nutrition.

Les ferrugineux forment une médication adjuvante dans le traitement du diabète.

A l'extérieur : les préparations ferrugineuses solubles sont utilisées comme astringentes ; leur action est toujours plus ou moins caustique (Voir *Perchlorure de fer*).

Particularités : Pour combattre la constipation que produisent les ferrugineux, il est bon de les associer à l'aloès, à l'extrait de belladone, à la rhubarbe, etc.

Éviter de soumettre au traitement ferrugineux les chlorotiques suspects de tuberculose et les sujets prédisposés aux hémoptysies.

FER RÉDUIT PAR L'HYDROGÈNE.

Propriétés : Poudre impalpable, gris ardoise, insoluble dans l'eau, facilement soluble dans les acides dilués.

Pharmacologie et posologie : *A l'intérieur :* 0 gr. 05 à 0 gr. 20, en *poudre, cachets, pilules. — Faire prendre immédiatement avant le repas.*

CACHETS :		PILULES :	
Fer réduit	0 gr. 05.	Fer réduit	0 gr. 05.
Rhubarbe pulvérisée	0 gr. 10.	Extrait fluide de bourdaine.	0 gr. 15.
Pour 1 cachet.		Poudre de gentiane	q. s.
A prendre 1 cachet avant chacun des deux principaux repas.		Pour 1 pilule.	

FER DIALYSÉ. Hydrate de fer colloïdal.

Propriétés : Liquide rouge brun, soluble dans l'eau (pseudo-solution).

Pharmacologie et posologie : *A l'intérieur :* v à x gouttes, avant chacun des deux principaux repas, dans un peu d'eau.

FER (ALBUMINATE DE) ou FERRATINE.

Propriétés : Poudre jaunâtre, inodore, insipide, soluble dans l'eau et contenant 8 0/0 de fer.

Pharmacologie et posologie : *A l'intérieur :* 0 gr. 50 à 2 gr. par jour en *cachets, pilules.*

FER (ARSÉNIATE DE). Voir *Arséniate de fer*.

FER (CARBONATE DE). Carbonate ferreux.

Propriétés : Obtenu récemment, ce sel est blanc, mais il s'altère immédiatement à l'air en s'oxydant ; il devient vert, puis ocreux, lorsqu'il est complètement transformé en hydrate ferrique.

Pharmacologie et posologie : En raison de l'impossibilité de le conserver, on le fait entrer, immédiatement après sa préparation, dans certaines formes pharmaceutiques comme les pilules de Vallet et de Blaud. — Dose : 0 gr. 10 à 0 gr. 50 par jour.

PILULES DE VALLET (CODEX)	PILULES DE BLAUD (CODEX)
1 à 5 *pilules par jour.*	1 à 5 *pilules par jour.*

FER (SOUS-CARBONATE DE) ou SAFRAN DE MARS APÉRITIF.

Sesquioxyde de fer hydraté contenant une très petite quantité de carbonate ferreux.

Propriétés : Poudre amorphe, d'un rouge ocreux, insoluble dans l'eau, facilement soluble dans les acides.

Pharmacologie et posologie : *A l'intérieur :* 0 gr. 10 à 1 gr. par jour en *cachets, pilules.*

CACHETS :			PILULES :	
Sous-carbonate de fer....	0 gr. 10.		Sous-carbonate de fer....	0 gr. 10.
Magnésie..............	0 gr. 25.		Extrait de colombo......	0 gr. 05.
Pour 1 cachet.			— de rhubarbe......	0 gr. 05.
			Poudre de réglisse.......	q. s.
			Pour 1 pilule.	

FER (PROTOCHLORURE DE). Chlorure ferreux.

Propriétés : Cristaux vert pâle, déliquescents, solubles dans l'eau et l'alcool, s'altérant rapidement à l'air.

Pharmacologie et posologie : *A l'intérieur :* 0 gr. 10 à 0 gr. 50 en *dragées* (dragées de Rabuteau), *pilules* ou *sirop*.

PILULES :			SIROP :	
Chlorure ferreux desséché.	1 gr.		Protochlorure de fer.....	2 gr. 50.
Poudre de gomme.......	0 gr. 50.		Sirop simple............	350 gr.
— de réglisse.......	0 gr. 50.		Sirop de fleurs d'oranger	150 gr.
Eau..................	q. s.		1 cuillerée à bouche contient 0 gr. 10	
Pour 10 pilules toluifiées.	(Codex.)		de chlorure ferreux hydraté.	

FER (PERCHLORURE DE). Chlorure ferrique.

On emploie, en thérapeutique, la *solution officinale* de perchlorure de fer appelée *perchlorure de fer liquide*.

Propriétés : La solution officinale est un liquide brun jaunâtre, d'une saveur très astringente, de densité 1,26 et contenant 26 0/0 de chlorure ferrique anhydre.

Note. — Le perchlorure de fer liquide coagule l'albumine du sang et précipite les matières gommeuses.

Action thérapeutique et usages : Employé surtout, *à l'extérieur*, comme hémostatique, mais il doit être préalablement dilué pour éviter les eschares, car il est très caustique.

A l'intérieur, il est donné par gouttes dans de l'eau contre les hémoptysies.

Pharmacologie et posologie : *A l'intérieur :* 0 gr. 50 à 3 ou 4 gr. dans une *potion*, ou x à xx gouttes dans un peu d'eau sucrée et pris en une fois.

A l'extérieur : solution à 5 ou 20 0/0 en applications, lotions.

Particularités : Éviter d'associer le perchlorure de fer au tannin, aux matières gommeuses et albuminoïdes, aux sels de plomb, de mercure, d'argent, d'antimoine, de fer, aux alcalins.

<table>
<tr><td>

POTION :

Perchlorure de fer.. x g^{ttes} à 2 gr.
Sirop de fleurs d'oran-
  ger.............. 30 gr.
Eau distillée........ 120 gr.

Par cuillerées à bouche dans les 24 heures.

</td><td>

SOLUTION :

Perchlorure de fer...... xxx g^{ttes}.
Eau sucrée............. 125 gr.

Contre les hématémèses, *à prendre en 3 ou 4 fois dans les 24 heures, le plus éloigné possible des repas.*
(Bucquoy.)

</td></tr>
</table>

FER (CITRATE DE) AMMONIACAL.

Propriétés : Paillettes translucides, brun rouge, à saveur faiblement styptique, solubles dans l'eau, insolubles dans l'alcool.

Pharmacologie et posologie : *A l'intérieur :* 0 gr. 50 à 1 gr. par jour en *solution, sirop, potion* ou *vin.*

<table>
<tr><td>

SIROP :

Citrate de fer ammoniacal.. 25 gr.
Eau distillée............. 25 gr.
Sirop de sucre .... 950 gr.
  Chaque cuillerée à soupe contient 0 gr. 50 de citrate de fer ammoniacal.
(Codex.)

</td><td>

VIN CHALYBÉ :

Citrate de fer ammoniacal. 5 gr.
Vin de grenache........ 1000 gr.
  20 gr. de ce vin contiennent 0 gr. 10 de citrate de fer ammoniacal.
(Codex.)

</td></tr>
</table>

FER (IODURE DE). Iodure ferreux. Protoiodure de fer.

Propriétés : L'iodure ferreux hydraté est en cristaux verdâtres, déliquescents, solubles dans l'eau et l'alcool ; il s'altère rapidement à l'air.

Action thérapeutique et usages : Mêmes indications que les autres ferrugineux, mais plus spécialement prescrit dans la scrofule.

Pharmacologie et posologie : *A l'intérieur :* 0 gr. 10 à 1 gr. en *dragées, pilules, sirop.*

Chez les enfants de 2 à 10 ans : 0 gr. 05 à 0 gr. 20 par jour.

<table>
<tr><td>

PILULES SUIVANT LA FORMULE DE BLANCARD :

Iode................. 4 gr. 10.
Limaille de fer......... 2 gr.
Eau distillée.......... 6 gr.
Miel blanc........... 5 gr.
  Pour 100 pilules contenant chacune 0 gr. 05 d'iodure ferreux. (Codex.)

</td><td>

SIROP :

Iode................ 4 gr. 10.
Limaille de fer....... 2 gr.
Eau distillée......... 10 gr.
Sirop de gomme...... 785 gr.
Sirop de fleurs d'oranger 200 gr.
  1 cuillerée à bouche contient 0 gr. 10 d'iodure ferreux. (Codex.)

</td></tr>
</table>

FER (LACTATE DE). Lactate ferreux.

Propriétés : Poudre cristalline, blanc verdâtre, soluble dans
l'eau, insoluble dans l'alcool.

Pharmacologie et posologie : *A l'intérieur :* 0 gr. 10 à 1 gr. ou
1 gr. 50 par jour en *cachets, poudre, pilules.*

PILULES :

Lactate de fer........... 5 gr.
Extrait de belladone..... 0 gr. 15.
— de gentiane...... q. s.
Pour 50 pilules.
Dans la chlorose avec gastral-
gie et constipation.
(G. Lemoine.)

SIROP :

Lactate de fer............ 5 gr.
Sirop d'écorces d'oranges
amères................ 200 gr.
2 cuillerées à soupe par jour.

FER (OXALATE DE). Protoxalate de fer.

Propriétés : Poudre amorphe, jaunâtre, insoluble dans l'eau et
l'alcool, facilement soluble dans les acides dilués.

Pharmacologie et posologie : *A l'intérieur :* 0 gr. 10 à 0 gr. 40
par jour en *poudre, cachets, pilules.*

CACHETS :

Protoxalate de fer....... 0 gr. 10.
Rhubarbe pulv.......... 0 gr. 10.
Pour 1 cachet.
*A prendre au début des deux prin-
cipaux repas.*

PILULES :

Protoxalate de fer....... 0 gr. 10.
Extrait de belladone...... 0 gr. 02.
Extrait de gentiane....... 0 gr. 05.
Pour 1 pilule.
A prendre 2 pilules par jour.

PILULES :

Protoxalate de fer....... 0 gr. 10.
Extrait fluide de bourdaine 0 gr. 20.
Pour 1 pilule.
2 pilules par jour.

POUDRE :

Protoxalate de fer........ 0 gr. 10.
Magnésie .... 0 gr. 10.
Poudre de noix vomique.. 0 gr. 01.
Pour 1 paquet.
2 paquets par jour.

FER (SESQUIOXYDE DE) HYDRATÉ.

Variétés :
1° Safran de mars apéritif : Voir *Fer (Sous-carbonate de)*;
2° *Peroxyde de fer gélatineux.*

Propriétés : Le peroxyde de fer gélatineux est une masse
brune, insoluble dans l'eau, entièrement soluble dans les
acides.

Action thérapeutique et usages : Ce peroxyde est exclusivement employé comme antidote de l'arsenic.

Pharmacologie et posologie : *A l'intérieur :* à la dose de 80 à 100 gr., à prendre par cuillerées à bouche, d'abord tous les quarts d'heure, puis d'heure en heure pour combattre l'empoisonnement par l'acide arsénieux.

Note. — Cet hydrate gélatineux, pour conserver toute son efficacité, doit être préparé au moment du besoin en précipitant le perchlorure de fer par l'ammoniaque ou en le conservant à la cave et sous l'eau.

FER (PEPTONATE DE).

Propriétés : Lamelles rouge foncé, à odeur de peptone, solubles dans l'eau. Généralement le peptonate de fer commercial est un liquide résultant de la précipitation du perchlorure de fer par la peptone, précipité redissous dans un mélange de chlorhydrate d'ammoniaque, de glycérine et d'eau, rendu faiblement alcalin par l'ammoniaque.

Pharmacologie et posologie : *A l'intérieur :* le peptonate liquide se donne à la dose de x à xxx gouttes par jour.

FER (PYROPHOSPHATE DE) CITRO-AMMONIACAL.

Propriétés : Écailles jaune verdâtre, à saveur douceâtre à peine styptique, solubles dans l'eau.

Pharmacologie et posologie : *A l'intérieur :* 0 gr. 10 à 1 gr. en *sirop* ou *solution.*

SIROP :

Pyrophosphate de fer citro-ammoniacal ..	10 gr.
Eau distillée	20 gr.
Sirop de sucre	970 gr.

Une cuillerée à bouche contient 0 gr. 20 de pyrophosphate. (Codex.)

FER (TARTRATE DE) ET DE POTASSE.

Propriétés : Lamelles brun rougeâtre, à saveur peu styptique, solubles dans l'eau, insolubles dans l'alcool. Les solutions aqueuses s'altèrent à chaud.

Pharmacologie et posologie : *A l'intérieur :* 0 gr. 50 à 3 gr. par jour en *solution, sirop, vin, pilules, élixir.*

ÉLIXIR :

Tartrate ferrico-potassique.	5 gr.
Eau distillée..............	15 gr.
Sirop d'écorces d'oranges amères.....................	125 gr.
Élixir de Garus.............	360 gr.

Un petit verre à liqueur avant chacun des deux principaux repas.

PILULES :

Tartrate ferrico-potassique..............	10 gr.
Extrait de rhubarbe.....	10 gr.
— de belladone.....	0 gr. 30.
Pour 100 pilules.	

2 à chaque repas. (G. LEMOINE.)

PILULES :

Tartrate ferrico-potassique.............	
Extrait de quinquina.	āā 5 gr.
— de rhubarbe.	
— de gentiane.	
— de noix vomique...........	0 gr. 50.
Essence d'anis........	v gttes
Glycérine.	q. s.
Pour 100 pilules.	

2 à chaque repas. (HUCHARD.)

SIROP :

Tartrate ferrico-potassique.	25 gr.
Eau distillée..............	25 gr.
Sirop de sucre.............	950 gr.

20 gr. contiennent 0 gr. 50 de tartrate ferrico-potassique. (CODEX.)

VIN :

Tartrate ferrico-potassique.............	5 gr.
Vin de grenache...................	1.000 gr.

20 gr. contiennent 0 gr. 10 de tartrate ferrico-potassique.

FERROPYRINE. Combinaison d'antipyrine et de perchlorure de fer.

Propriétés : Poudre fine, rougeâtre, soluble dans l'eau.

Usages thérapeutiques : Préconisée, à l'intérieur et à l'extérieur, comme hémostatique non caustique dans les épistaxis et les métrorrhagies. Recommandée également dans la chlorose compliquée de névralgies.

Pharmacologie et posologie : *A l'intérieur :* 0 gr. 05 à 0 gr. 50 en *solution, potion.*

A l'extérieur : solution à 15 ou 20 0/0 en tamponnements.

POTION :

Ferropyrine..............	1 gr.
Sirop d'écorces d'oranges amères	20 gr.
Eau distillée..............	130 gr.

Dans les hémorrhagies stomacales, *prendre la moitié de la fiole.* (*Bull. thérap.*)

POTION :

Ferropyrine..............	0 gr. 60.
Acide chlorhydrique dilué	v gttes
Pepsine.............	5 gr.
Eau distillée..............	200 gr.

Dans **la chlorose, avec troubles dyspeptiques,** 1 *cuillerée à bouche après chaque repas.*

(*Bull. thérap.*)

FÈVES DE SAINT-IGNACE. *Strychnos Ignatii*

(Strychnées). Semences.

Composition chimique : Deux alcaloïdes : strychnine et brucine.

Action thérapeutique et usages : Comme la noix vomique ; en thérapeutique, elle n'est guère employée que pour la préparation des *Gouttes amères de Baumé*, prescrites comme excitantes dans la dyspepsie atonique.

Pharmacologie et posologie : Les préparations officinales de fèves de Saint-Ignace ne peuvent être substituées à celles de noix vomique, car celles-ci sont beaucoup plus riches en strychnine et brucine.

GOUTTES AMÈRES DE BAUMÉ :

Fèves de Saint-Ignace râpées..........	500 gr.
Carbonate de potasse..............	5 gr.
Sucre	1 gr.
Alcool à 60°....................	1.000 gr.

En macération, et filtrer au bout de 10 jours.

V à XV gouttes par jour.   (Codex.)

FLEURS PECTORALES ou ESPÈCES PECTORALES.

Mélange à parties égales de fleurs de bouillon blanc, de coquelicot, de guimauve, de mauve, de pied-de-chat, de tussilage, de violette.

Usages thérapeutiques et posologie : Tisane émolliente faite par infusion à la dose de 5 gr. pour 1 litre d'eau.

FLUORURE DE SODIUM.

Propriétés : Poudre cristalline blanche, à saveur-âcre, soluble dans l'eau.

Action thérapeutique et usages : Antiseptique préconisé, *à l'intérieur*, dans les dyspepsies avec fermentation de l'estomac ; employé également, *à l'extérieur*, en lavages de la vessie pour le traitement des cystites à fermentation ammoniacale.

Pharmacologie et posologie : *A l'intérieur :* 0 gr. 05 à 0 gr. 15 en solution aqueuse diluée (1 pour 300).

A l'extérieur : solutions de 0,25 à 1 0/0 pour lavages de la vessie.

FORMALDÉHYDE, ALDÉHYDE FORMIQUE, FORMOL ou FORMALINE.

Propriétés : La *formaldéhyde* est un gaz incolore, d'une odeur piquante, soluble dans l'eau.

La solution commerciale de formaldéhyde, appelée *formol* ou *formaline*, renferme environ 35 0/0 de formaldéhyde : c'est un liquide incolore, à saveur piquante, de réaction très faiblement acide, soluble dans l'eau et l'alcool.

La solution aqueuse de formol, concentrée au-delà de 50 0/0, laisse déposer un composé solide appelé le *trioxyméthylène*.

Action thérapeutique et usages : Le formol *gazeux*, produit par l'oxydation de l'alcool méthylique au contact d'une toile métallique portée au rouge (appareil de Trillat), sert à la désinfection des locaux. La solution commerciale ou *formol*, étendue d'eau, est un antiseptique employé pour l'usage externe dans le lavage des plaies, en injections et pulvérisations dans l'ozène, en instillations dans l'otorrhée fétide. Les solutions diluées de formol servent également pour stériliser les instruments de chirurgie, les livres, les linges, etc. Le *trioxyméthylène*, additionné de chlorure de calcium, constitue un mélange portant différents noms dans le commerce et qui, projeté sur une plaque chauffée au rouge, dégage des vapeurs de formochlorol destinées à la désinfection et à la stérilisation d'objets divers.

Pharmacologie et posologie : *A l'extérieur :* solution à 5 0/0 pour la désinfection des instruments ; à 1 ou 2 pour 1000 pour le lavage des plaies ; à 1 pour 200 pour pulvérisations dans l'ozène.

SOLUTION :

Formaldéhyde à 40 0/0........ 0 gr. 50 à 1 gr.
Chlorhydrate de cocaïne........ 0 gr. 25.
Eau distillée.................... 25 gr.
Dans l'otorrhée fétide, *en instillations dans l'oreille.*   (BRAAT.)

FOUGÈRE MALE. *Nephrodium Filix-mas* (Fougères).

Rhizome.

Composition chimique : *Huile essentielle, acide filicique, acide filicotannique,* résine, huile grasse, etc.

Action thérapeutique et usages : Tænifuge et anthelminthique, employé pour expulser le tænia inerme, le botriocéphale et l'ankylostôme duodénal.

Pharmacologie et posologie : *A l'intérieur :* poudre, 8 à 12 gr. en *cachets* ou *bols*. Extrait éthéré, 2 à 8 gr. en *capsules* de 0 gr. 50.

Chez les enfants de 2 à 10 ans, 0 gr. 50 à 5 gr.

Note. — Deux heures après l'administration de la fougère mâle, faire prendre un purgatif, tel que jalap, scammonée, sirop de nerprun.

Éviter de donner au malade des corps gras qui facilitent l'absorption d'un principe immédiat de la fougère mâle, celui-ci est un poison du système nerveux central produisant des phénomènes de paralysie et de collapsus : l'huile de ricin doit donc être proscrite comme purgatif.

BOLS :

Extrait éthéré de fougère
  mâle.............. 0 gr. 20.
Racine de fougère mâle
  pulv.............. 0 gr. 50.
Conserve de roses....... q. s.
  Pour 1 bol.

Contre le tænia, 10 *bols en une fois.* (PESCHIER.)

CAPSULES :

Extrait éthéré de fougère
  mâle............. 0 gr. 50.
Calomel............. 0 gr. 05.
Pour 1 capsule.

12 à 16 capsules pour un adulte, en prendre 2 toutes les 10 minutes. 3 à 4 capsules pour un enfant de 5 à 10 ans. (CRÉQUY.)

POTION :

Extrait éthéré de fougère mâle.... 0 gr. 50 à 5 gr.
Sirop d'éther.................. 10 gr.
Gomme pulv................... 1 gr.
Looch blanc.................. 60 gr.

Par cuillerées à café chez les enfants de 2 à 10 ans.

FUMETERRE. *Fumaria officinalis* (Fumariacées).

Sommités fleuries.

Composition chimique : Fumarine, acide fumarique.

Action thérapeutique et usages : Dépurative et sudorifique, préconisée dans la scrofule.

Pharmacologie et posologie : *A l'intérieur :*

Infusion à 10 gr. pour 1000 gr. d'eau.
Extrait aqueux................... 0 gr. 50 à 2 gr.
Sirop........................ 30 gr. à 100 gr.

G

GAÏAC. *Guaiacum officinale* (Rutacées).

Bois.

Composition chimique : Résine et matière colorante.

Action thérapeutique et usages : Considéré comme sudorifique ; autrefois employé dans la goutte et le rhumatisme.

Pharmacologie et posologie : *A l'intérieur* :

Extrait aqueux	1 gr.	à	5 gr.
Poudre	1 gr.	à	10 gr.
Sirop	30 gr.	à	50 gr.
Teinture alcoolique au 1/5°	1 gr.	à	4 gr.
Résine	0 gr.,50	à	2 gr.

La *teinture de résine de gaïac* entre dans la composition des *Elixirs dentifrices*.

GAÏACOL. Ether monométhylique de la pyrocatéchine.

La créosote de bois contient de 20 à 25 0/0 de gaïacol, qui communique à cette substance ses propriétés thérapeutiques.

Il existe deux variétés de gaïacol : 1° le *gaïacol liquide*, retiré des créosotes, et qui ne contient pas plus de 50 0/0 de gaïacol chimiquement pur ; 2° le *gaïacol synthétique* cristallisé, qui est maintenant seul employé.

Propriétés : Le gaïacol synthétique est en cristaux prismatiques, blancs, très durs, à saveur légèrement sucrée, peu solubles dans l'eau, très solubles dans l'alcool, l'éther, la glycérine anhydre et les huiles.

Action thérapeutique et usages : Le gaïacol est prescrit, *à l'intérieur*, par la voie stomacale et, en injections sous-cutanées, dans la tuberculose au premier et au second degré, et dans la pleurésie tuberculeuse.

En raison de sa facile absorption par la peau, on a recommandé les badigeonnages de gaïacol, qui agit comme antithermique chez les fébricitants, comme les typhiques, par exemple, et comme analgésique dans la sciatique, les douleurs rhumatismales et les névralgies intercostales.

Note. — Le gaïacol, pris par la voie stomacale, présente sur la créosote l'avantage de n'être pas caustique, d'être mieux toléré et d'être plus agréable à prendre.

Pharmacologie et posologie : *A l'intérieur :* 0 gr. 25 à 1 gr. par jour en *capsules, élixir, huile, pilules ou vin.*

A l'extérieur : en badigeonnages à la dose de 2 gr. ou sous forme de *liniments, pommades.*

En *injections sous-cutanées :* à la dose de 0 gr. 05 à 0 gr. 20.

Chez les enfants de 5 à 10 ans : à l'intérieur, à la dose de 0 gr. 10 à 0 gr. 50 par jour.

CAPSULES :

Gaïacol cristallisé........ 0 gr. 10.
Huile de foie de morue.... 0 gr. 25.
   Pour 1 capsule.

5 à 6 capsules par jour.

HUILE DE FOIE DE MORUE
GAÏACOLÉE :

Huile de foie de morue.... 500 gr.
Gaïacol cristallisé........ 5 gr.
2 à 3 cuillerées à bouche par jour.

POMMADE :

Vaseline................. 25 gr.
Gaïacol synthétique....... 4 gr.
Dans le rhumatisme articulaire.

SOLUTION :

Gaïacol synthétique....... 5 gr.
Huile d'olive lavée à l'alcool
  et stérilisée........... 100 gr.
En injections hypodermiques. 1 cent. cube contient 0 gr. 05 de gaïacol.

VIN :

Gaïacol cristallisé........ 5 gr.
Vin de grenache.......... 500 gr.

2 petits verres à liqueur par jour.

ÉLIXIR :

Gaïacol cristallisé......... 5 gr.
Sirop de tolu............. 125 gr.
Sirop de térébenthine..... 125 gr.
Cognac vieux............. 150 gr.
Eau..................... 150 gr.
2 à 3 cuillerées à bouche par jour.

GLYCÉRÉ :

Gaïacol synthétique.. 1 gr.
Glycérine anhydre... 1 cent. cube.
Comme antithermique, *en badigeonnages sur la peau, sur une surface de 10 centimètres de côté. Recouvrir de baudruche.*

PILULES :

Gaïacol synthétique....... 0 gr. 10.
Savon amygdalin desséché
  et pulv.............. q. s.
   Pour 1 pilule.
1 à 6 pilules par jour.

SOLUTION :

Gaïacol cristallisé.... 2 gr. 50.
Iodoforme............ 0 gr. 50.
Huile d'olive stérilisée q. s. pour
Vaseline liquide..... 50 cent. cubes.
Pour injections hypodermiques, *injecter 1 centimètre cube pendant 4 jours, puis 2 centimètres cubes ; au bout de quelques jours, donner 3 centimètres cubes.* (Picot.)

POMMADE :

Vaseline........................... 30 gr.
Gaïacol synthétique................ 4 gr.
Salicylate de méthyle.............. 5 gr.
Acide salicylique.................. 2 gr.
Dans le rhumatisme articulaire.
(G. Lemoine.)

GAÏACOL (CARBONATE DE) ou GAÏACOL CARBOXYLIQUE.

Propriétés : Poudre blanche cristalline, inodore, sans saveur, insoluble dans l'eau ; il a l'avantage d'être très peu toxique.

Pharmacologie : *A l'intérieur :* 0 gr. 30 à 1 gr. et même 1 gr. 50 en *pilules, cachets.*

GAÏACOL (PHOSPHATE DE).

Propriétés : Poudre blanche, cristalline, inodore et sans saveur, insoluble dans l'eau, soluble dans l'alcool.

Action thérapeutique : Préconisé dans la tuberculose pulmonaire ; il a l'avantage d'être bien supporté par les malades ; le produit se dédouble seulement dans l'intestin.

Pharmacologie et posologie : *A l'intérieur :* 0 gr. 20 à 0 gr. 60 par jour, en *cachets* ou *pilules.*

GALEGA. *Galega officinalis* (Légumineuses).

Plante entière.

Action thérapeutique et usages : Considéré comme galactologue.

Pharmacologie et posologie : *A l'intérieur :* extrait, 1 à 4 gr. par jour en *pilules, potion.*

TEINTURE

Extrait de galega.................... 13 gr.
Alcool dilué .... 200 gr.
V à C gouttes, dans les 24 heures.
(Mme GRIMEWITCH.)

GALLIQUE (ACIDE).

Propriétés : Cristaux en aiguilles, incolores, inodores, à saveur astringente, peu solubles dans l'eau froide, solubles dans l'eau bouillante, l'alcool et l'éther.

Action thérapeutique et usages : Préconisé, à l'intérieur, dans les néphrites et, à l'extérieur, dans le traitement des hémorrhagies de la dysenterie.

Pharmacologie et posologie : *A l'intérieur :* 0 gr. 30 à 1 gr. en *cachets, pilules.*

A l'extérieur : en *lavements* à la dose de 2 à 5 gr.

CACHETS :	LAVEMENT
Acide gallique........ 0 gr. 50.	Acide gallique....... 2 à 5 gr.
Bétol............... 0 gr. 25.	Eau............... 120 à 350 gr.
Pour 1 cachet.	
Dans la néphrite chronique avec urines rares et globules rouges, 2 cachets par jour. (G. Lemoine.)	Dans les hémorrhagies de la dysenterie. (G. Lemoine.)

GALLATE (SOUS-) DE BISMUTH. Voir *Dermatol.*

GÉLATINE. Produit extrait des cartilages des os ou de la peau.

En thérapeutique, on emploie seulement la gélatine blanche, transparente, appelée *Grénétine*.

Propriétés : Plaques brillantes, transparentes, à peine colorées, se gonflant dans l'eau froide et donnant, avec l'eau bouillante, une pseudo-solution qui se prend en gelée par le refroidissement.

Action thérapeutique et usages : Hémostatique employé localement (solutions aqueuses gélatinées) dans les métrorrhagies, les épistaxis, les hémorrhagies des hémorroïdaires, et comme hémostase en chirurgie. C'est un agent qui favorise la coagulation du sang et, à ce titre, elle est préconisée en injections sous-cutanées (sérum gélatiné), faites à la température de 37°, dans l'anévrisme de l'aorte, les hémoptysies, le *purpura* hémorrhagique.

A l'intérieur et par la voie stomacale, on la prescrit dans la diarrhée infantile et dans le traitement de la colite chez les dyspeptiques.

En *pharmacologie*, elle est utilisée pour solidifier la glycérine et faire une pâte molle pour les ovules et les suppositoires.

Pharmacologie et posologie : *A l'intérieur* : 1 à 40 cent. cubes d'une solution de gélatine à 10 0/0 (la solution à 10 0/0 doit être stérilisée à l'autoclave à 120°, on la renferme dans des tubes de 10 cent. cubes, représentant 1 gr. de gélatine : 4 à 8 tubes par jour dans la diarrhée infantile, le contenu des tubes est mêlé au lait dans le biberon) (WEIL, LUMIÈRE et PÉHU).

A l'extérieur ou en *injections hypodermiques* : sérum gélatiné à 10 ou 20 gr. par litre d'eau. MM. Gley et Richaud ont proposé une autre formule (Voir plus bas).

NOTE. — *A la suite d'accidents (tétanos) provoqués par le sérum gélatiné insuffisamment stérilisé, l'Académie de Médecine a décidé que le sérum officinal serait à 1 ou 2 0/0 de gélatine et qu'il serait réparti en flacons de 150 cent. cubes, lesquels seraient stérilisés à la vapeur d'eau sous pression à 115° pendant 30 minutes.*

SOLUTION DE GLEY ET RICHAUD :	SOLUTION :
Eau distillée............... 1000 gr.	Gélatine............... 2 gr.
Gélatine blanche non décalcifiée.................. 50 gr.	Acide salicylique........ 0 gr. 25.
Chlorure de sodium pur... 8 gr.	Eau bouillie............. 100 gr.
Filtrer et stériliser à 120° pendant un quart d'heure.	*Contre l'épistaxis,* perser dans *la narine 1 cuillerée à café de la solution.* (G. LEMOINE.)

GELSEMIUM SEMPERVIRENS ou JASMIN DE VIRGINIE. (Strychnées.)

Racine.

Composition chimique : Gelsémine et acide gelsémique ; résine.

Action thérapeutique et usages : Analgésique employé dans les névralgies faciales et les névralgies d'origine dentaire.

Pharmacologie et posologie : *A l'intérieur :*

Teinture alcoolique au 1/5°.............	X à XXX gttes.
Extrait fluide..................	II à VI gttes.

NOTE. — *Commencer par de petites doses toujours fractionnées et surveiller son action, le gelsémium étant très toxique et susceptible de produire des phénomènes d'intoxication : nausées, vertige, syncope et arrêt de la respiration.*

GENÊT A BALAIS. *Genista scoparia* (Légumineuses).

Fleurs.

Composition chimique : *Spartéine* et Scoparine.

Action thérapeutique et usages : Diurétique dans l'hydropisie (Voir plus bas *Spartéine*).

Pharmacologie et posologie : *A l'intérieur :* infusé, 30 gr. pour 1.000 gr. d'eau.

TISANE :

Fleurs de genêt............................. 30 gr.
Baies de genièvre............................. 10 gr.
Infuser dans :
Eau bouillante............................. 1000 gr.
Ajouter :
Sirop des cinq racines............................. 50 gr.

(VAUCAIRE.)

SPARTÉINE (SULFATE DE).

Propriétés : Cristaux incolores, inodores, à saveur amère, solubles dans l'eau et dans l'alcool.

Action thérapeutique et usages : Tonique du cœur dont il relève et régularise le rythme lorsque celui-ci faiblit et, en particulier, dans l'atonie cardiaque des maladies infectieuses.

C'est un bon médicament dans l'insuffisance mitrale avec arythmie et affaiblissement de la systole (HUCHARD).

Pharmacologie et posologie : *A l'intérieur :* dose maxima, 0 gr. 10 par jour, fractionnée par prises de 0 gr. 02 à 0 gr. 03. *Cachets, solution, sirop, potion, pilules, injections hypodermiques.*

CACHETS :

Antipyrine.................... 0 gr. 50.
Citrate de caféine........ 0 gr. 10.
Sulfate de spartéine..... 0 gr. 02.
Pour 1 cachet.

Dans la migraine, 1 *cachet toutes les 2 heures (ne pas dépasser 4 cachets).* (CRITZMANN.)

PILULES :

Sulfate de spartéine..... 0 gr. 50.
Poudre de gingembre.... 0 gr. 25.
Extrait de gentiane...... q. s.
Pour 10 pilules.

1 *à 3 pilules par jour.*
(G. LEMOINE.)

POTION :

Sulfate de spartéine 0 gr. 10.
Iodure de potassium 0 gr. 50 à 1 gr.
Julep gommeux.... 90 gr.
Sirop d'écorces d'oranges amères.. 30 gr.

Dans les cardiopathies des artérioscléreux, *à prendre dans le courant de la journée.*
(CARRIEU.)

PILULES :

Sulfate de spartéine....... 0 gr. 05.
Extrait de convallaria.... 0 gr. 10.
Pour 1 pilule.

Dans l'artério-sclérose avec tachycardie. (HUCHARD.)

POTION :

Sulfate de spartéine .... 0 gr. 40.
Sirop de framboises.... 50 gr.
Eau de laitue.......... 60 gr.
Eau de laurier-cerise.... 10 gr.

1 cuillerée à soupe contient 0 gr. 05 de sulfate de spartéine. (G. LEMOINE.)

SOLUTION :

Sulfate de spartéine ..... 0 gr. 50.
Eau stérilisée, q. s. pour 10 cent. cubes.

1 cent. cube contient 0 gr. 05 de sulfate de spartéine.
En injections hypodermiques,

Dans l'artériosclérose, avec tachycardie, *injecter 1 à 2 injections sous-cutanées de 1 cent. cube.*
(HUCHARD.)

GENIÈVRE (BAIES DE).

Fruits du genévrier. Juniperus communis (Conifères).

Composition chimique : Huile essentielle, matières résineuses, sucre, etc.

Action thérapeutique et usages : Diurétique et sudorifique.

Pharmacologie et posologie : *A l'intérieur :* infusé : 20 gr. pour 1.000 gr. d'eau.

    Extrait aqueux : 2 à 5 gr.

Les baies de genièvre entrent dans la composition des *vins diurétiques de la Charité* et de *l'Hôtel-Dieu.*

POTION DIURÉTIQUE :

Baies de genièvre........................ 10 gr.
  Infuser dans :
Eau bouillante........................ 200 gr.
  Ajouter :
Nitrate de potasse...................⎫ ãã 2 gr.
Acétate de potasse...................⎭
Oxymel scillitique.................... 50 gr.
Sirop des cinq racines............... 30 gr.

    A prendre en 4 ou 5 fois dans la journée.
(MILLARD.)

GENTIANE. *Gentiana lutea* (Gentianées).

Racine.

Composition chimique : *Gentiopicrine, gentisine, gentianose.*

Action thérapeutique et usages : Amer employé comme excitant des fonctions digestives ; employé comme tonique dans l'anémie et tous les cas de débilité générale.

Pharmacologie et posologie : *A l'intérieur :*

Poudre................... 1 à 5 gr., en cachets, pilules.
Extrait................... 0 gr. 20 à 3 gr., en pilules.
Tisane (macéré)...... à 5 gr. pour 1.000 gr. d'eau.
Teinture........... 1 à 8 ou 10 gr., potion, vin, élixir.
Sirop .... 20 à 100 gr.
Vin................... 30 à 100 gr.

La poudre et l'extrait servent comme excipient dans la préparation des pilules toniques, ferrugineuses ou autres.

CACHETS :		MIXTURE :	
Poudre de gentiane...⎫ ãã 0 gr. 25.		Teinture de gentiane....... 10 gr.	
Poudre de quassia...⎭		— de badiane.....⎫ ãã 5 gr.	
Pour 1 cachet.		— de rhubarbe....⎭	

1 cachet avant chacun des deux principaux repas. | *XX gouttes dans un peu d'eau, une demi-heure avant les repas.*

PILULES :		SIROP :	
Extrait de gentiane......	0 gr. 05.	Sirop de gentiane.............	150 gr.
Extrait de quinquina.....	0 gr. 05.	— de quinquina.........	150 gr.
— de rhubarbe.....	0 gr. 02.	— d'écorces d'oranges	
Pour 1 pilule.		amères.................	100 gr.
2 *pilules avant chaque repas.*		1 *cuillerée à bouche avant les repas.*	

VIN :

Teinture de gentiane................................	25 gr.
— de colombo....................	10 gr.
Vin de grenache.......................	500 gr.

1 *petit verre avant chacun des deux principaux
repas.*

GIROFLES (CLOUS DE).

Boutons non épanouis du *Caryophyllus aromaticus* (Myrtacées).

Composition chimique : *Essence*, gomme, tannin.

Action thérapeutique et usages : Substance digestive et apéritive ; l'essence est employée comme antiseptique dans le traitement de la carie dentaire, de la pulpite et dans l'hygiène de la bouche (élixirs dentifrices).

Pharmacologie et posologie : *A l'intérieur :* poudre, 0 gr. 50 à 1 gr. ;

Teinture alcoolique, 2 à 10 gr. dans une *potion*.

A l'extérieur : teinture, essence.

GLYCÉRINE.

Propriétés : Liquide sirupeux, incolore, inodore, à saveur à la fois sucrée et légèrement piquante, soluble dans l'eau, l'alcool, les huiles, insoluble dans l'éther. Elle possède un pouvoir dissolvant assez grand vis-à-vis des matières minérales et aussi des matières organiques.

Action thérapeutique et usages : Prise *à l'intérieur*, la glycérine est laxative, elle favorise la sécrétion biliaire et elle a été préconisée dans le traitement de la colique hépatique ; elle semble faciliter aussi l'élimination du sable uratique et des calculs dans la lithiase urinaire. Elle a été recommandée comme aliment d'épargne chez les phtisiques et les typhiques ; elle sert d'édulcorant pour les boissons des diabétiques. Donnée en lavements ou en suppositoires, elle est employée contre la constipation surtout chez les enfants.

Appliquée sur la peau, elle la rend souple : c'est un excellent topique contre les crevasses produites par le froid.

Le grand pouvoir dissolvant de la glycérine vis-à-vis des substances minérales et organiques lui fait employer comme excipient (glycérés) en dermatologie ; elle a encore l'avantage, sans être antiseptique, de s'opposer au développement des microorganismes.

Pharmacologie et posologie : *A l'intérieur* : 20 à 60 gr. par jour en 2 ou 3 fois, en nature, en *solution* ou en *potion*.

A l'extérieur : *lavement* (10 à 30 gr.).

Suppositoires (à la gélatine et glycérine, à l'agar-agar et glycérine, à la stéarine et glycérine ou en suppositoires creux), contenant 1 à 2 gr. de glycérine.

Ovules (à la gélatine et glycérine, à l'agar-agar et glycérine), contenant 1 à 3 gr. de glycérine.

Collutoires, glycérés, pommades.

GLYCÉRÉ D'AMIDON :

Glycérine	140 gr.
Amidon	10 gr.

LIMONADE :

Glycérine	30 à 50 gr.
Acide citrique	2 gr.
Eau	500 gr.

Dans les **pyrexies**, à prendre dans la journée. (SEMMOLA.)

SOLUTION :

Glycérine	40 à 50 gr.
Eau de laurier-cerise	10 gr.
Eau de menthe	10 gr.
Eau distillée	60 gr.

Dans la colique hépatique, à prendre en 3 fois dans la journée.

LAVEMENT :

Glycérine	10 à 30 gr.
Eau bouillie	150 à 300 gr.

OVULES :

Gélatine blanche	30 gr.
Eau distillée	45 gr.
Glycérine pure à 30°	165 gr.

Faire des ovules de 15 à 16 grammes (adultes). (PÉQUART.)

SUPPOSITOIRES :

Gélatine blanche	30 gr.
Eau distillée	45 gr.
Glycérine pure	165 gr.

Faire des suppositoires de 4 gr. (adultes) *ou de 2 gr.* (enfants). (PÉQUART.)

GLYCÉROPHOSPHATE DE CHAUX. Voir

Calcium (Glycérophosphate de).

GLYCÉROPHOSPHATE DE QUININE.

Voir *Quinine (Glycérophosphate de).*

GLYCÉROPHOSPHATE DE SOUDE. Voir

Soude (Glycérophosphate de).

GLYCOGÈNE.

Propriétés : Poudre blanche, amorphe, soluble dans l'eau, insoluble dans l'alcool.

Action thérapeutique et usages : Pris *à l'intérieur*, il améliore la nutrition des cachectiques; il agit comme antipyrétique chez les fébricitants. Il a donné dans la tuberculose des résultats encourageants, mais il doit être prescrit par la voie sous-cutanée.

Pharmacologie et posologie : *A l'intérieur* : 0 gr. 04 à 0 gr. 10 par jour, en *capsules*, ou *pilules*. Pour les *injections hypodermiques*, injecter 2 à 3 cent. cubes d'une solution à 1 pour 40.

GLYCOSAL. Éther monosalicylique de la glycérine.

Propriétés : Poudre blanche, cristalline, peu soluble dans l'eau froide, soluble dans l'eau chaude et dans l'alcool.

Action thérapeutique : Succédané des salicylates.

Pharmacologie et posologie : *A l'intérieur* : 2 gr. par *cachets* de 0 gr. 50.

GLYZINE ou GLYCIRRHIZINE AMMONIACALE. Voir *Réglisse*.

GOMME AMMONIAQUE. Gomme-résine produite par le *Dorema ammoniacum* (Ombellifères).

Action thérapeutique et usages : Expectorant, tonique et antispasmodique, prescrit dans les catarrhes chroniques, la bronchite vulgaire et la coqueluche.

Pharmacologie et posologie : *A l'intérieur* : 0 gr. 50 en *émulsion, potion, pilules*.

POTION :		POTION :	
Gomme ammoniaque	2 gr.	Gomme ammoniaque	3 gr.
Sirop de polygala	25 gr.	Sirop de capillaire	30 gr.
Sirop d'hysope	20 gr.	— d'éther	20 gr.
Eau de laitue	100 gr.	Infusion d'arnica	100 gr.
Dans la coqueluche, *par cuillerées d'heure en heure.*		Dans la bronchite vulgaire, 4 à 6 *cuillerées à bouche par jour.*	
(G. LEMOINE.)			

PILULES :

Gomme ammoniaque.........................	0 gr. 10.
Extrait de scille........................	0 gr. 05.
Chlorhydrate de morphine.................	0 gr. 005.

Dans la bronchite chronique, 2 *pilules par jour.* (VAN DER CORPUT.)

GOMME ARABIQUE. Produite par plusieurs espèces du genre *Acacia* (Légumineuses).

Action thérapeutique et usages : Substance adoucissante prescrite dans les affections de la gorge, des bronches.

NOTE. — La gomme arabique entre dans la composition de nombreux médicaments galéniques (mucilages, sirops, pâtes, tablettes, etc.).

Pharmacologie et posologie : *A l'intérieur :* pâte de gomme, dite pâte de guimauve ;

Potion gommeuse ou julep gommeux (Voir formule), servant de véhicule pour faire ingérer les principes actifs ;

Sirop de gomme ;

Tablettes de gomme ;

Tisane de gomme à 20 gr. pour 1000.

Particularités : *Éviter d'associer aux préparations solubles à base de gomme des sels métalliques (plomb, mercure, fer, etc.) ou de l'alcool.*

POTION GOMMEUSE OU JULEP GOMMEUX :	
Poudre de gomme	10 gr.
Sirop simple	30 gr.
Eau distillée de fleurs d'oranger...................	10 gr.
Eau distillée..............	100 gr.
(CODEX.)	

POTION PECTORALE :	
Infusé de fleurs pectorales.	120 gr.
Sirop de gomme...........	30 gr.
(CODEX.)	

GOMME GUTTE. Gomme résine fournie par le *Garcinia Morella* (Clusiacées).

Action thérapeutique et usages : Purgatif drastique énergique provoquant des selles liquides et le plus souvent avec coliques. On l'associe fréquemment aux autres purgatifs, comme l'aloès, le jalap, la scammonée.

Pharmacologie et posologie : *A l'intérieur :* 0 gr. 20 à 0 gr. 40 en *pilules.*

Elle fait partie des pilules écossaises ou d'Anderson, des pilules de Bontius.

GOUDRON VÉGÉTAL. Produit résineux obtenu par distillation du *Pin maritime*.

Propriétés : Liquide épais, brun noirâtre, à saveur amère et brûlante, de réaction acide, à peine soluble dans l'eau qui se teinte et prend une odeur particulière, soluble dans l'alcool.

NOTE. — Le goudron de bois contient de la benzine, du toluène, du crésylol, de la créosote, etc.

Action thérapeutique et usages : Le goudron est un anticatarrhal souvent prescrit, *à l'intérieur*, dans les catarrhes du poumon, de la vessie ou des organes génito-urinaires.

A l'extérieur, il est souvent utilisé en dermatologie dans le psoriasis, l'eczéma chronique.

Pharmacologie et posologie : *A l'intérieur* : 0 gr. 20 à 0 gr. 50 en *capsules, pilules* ;

Eau de goudron à 5 pour 1.000 en boissons ;

Sirop de goudron : 50 à 150 gr.

A l'extérieur : pommade à 1 gr. pour 9 d'axonge, de lanoline ou de vaseline.

En *inhalations*.

CAPSULES :

Goudron végétal	0 gr. 25
Baume de copahu	0 gr. 25
Pour 1 capsule.	

Dans bronchite chronique, 10 à 15 *par jour*.

(DUJARDIN-BEAUMETZ.)

MIXTURE :

Goudron	50 gr.
Teinture de benjoin	20 gr.
Teinture d'eucalyptus	20 gr.
Eau bouillante	1 litre.

En inhalations.

SIROP :

Sirop de goudron	
Sirop de capillaire	ãã 60 gr.
Sirop de Tolu	

Dans bronchite chronique, *par cuillerées à bouche.*

EAU DE GOUDRON :

Goudron végétal	5 gr.
Sciure de bois de sapin	15 gr.
Eau distillée	1000 gr.

Mettre l'eau en contact avec la sciure de bois mélangée avec le goudron, filtrer au bout de 24 heures.

(CODEX.)

PILULES :

Goudron purifié	1 gr.
Poudre de Dower	1 gr. 50.
— de benjoin	q. s.
Pour 20 pilules.	

Dans bronchite vulgaire, 5 à 6 *par jour.*

(GUÉNEAU DE MUSSY.)

POMMADE :

Huile de cade	5 gr.
Goudron végétal	5 gr.
Vaseline	100 gr.

Dans le psoriasis.

GRENADIER. *Punica Granatum* (Myrtacées).

Écorce de la racine.

Composition chimique : *Pelletiérine, isopelletiérine, pseudopelletiérine et méthylpelletiérine.*

Action thérapeutique et usages : Tænifuge.

Pharmacologie et posologie : *A l'intérieur :* 20 à 60 gr. en décoction avec 750 gr. d'eau et réduire par l'ébullition à 500 gr. *Prendre en 3 fois le décocté filtré, à une demi-heure d'intervalle et, deux heures après, 30 gr. d'huile de ricin.*

Chez les enfants de 5 à 10 ans, réduire la dose de 15 à 30 gr. d'écorce pour 300 gr. d'eau et réduire par l'ébullition à 250 gr.

Pelletiérine : La pelletiérine commerciale est un mélange de deux alcaloïdes *tænifuges* de l'écorce de racine de grenadier : la *pelletiérine* et l'*isopelletiérine.*

Le *sulfate de pelletiérine* jouit d'une grande activité, et son administration peut donner lieu à des phénomènes d'intoxication se manifestant par des vertiges, des troubles de la vue et de l'engourdissement des membres. On lui préfère le *tannate de pelletiérine* dont l'absorption est plus lente, par suite de l'insolubilité de ce sel dans l'eau. Ce tannate est obtenu de la façon suivante :

Sulfate de pelletiérine...................... 0 gr. 20.
   — d'isopelletiérine..................... 0 gr. 20.
Tannin...................................... 0 gr. 50.
Eau.. 100 gr.

A prendre en 2 fois à une demi-heure d'intervalle, et une demi-heure ou une heure après, administrer un purgatif (huile de ricin ou eau-de-vie allemande).

GRINDELIA ROBUSTA. (Composées.)

Sommités fleuries.

Action thérapeutique et usages : Préconisé contre la toux opiniâtre ou la toux convulsive de la coqueluche, antidyspnéique et diurétique.

Pharmacologie et posologie : *A l'intérieur :* teinture alcoolique au 1/5° : xx à xl gouttes par jour.

Extrait fluide (avec alcool à 75°), 0 gr. 50 à 1 gr. 50 par jour.

Chez les enfants de 2 ans à 10 ans, v à xxv *gouttes de*
teinture.

MIXTURE :		MIXTURE :	
Teinture de grindelia robusta.	30 gr.	Teinture de belladone......	6 gr.
— de convallaria maïalis	10 gr.	— de grindelia......	18 gr.
— de scille..........	5 gr.	Bromoforme............	X g^{ttes}

Comme antidyspnéique et diu-rétique chez les artério-sclé-reux, *XV gouttes 3 fois par jour.*
(HUCHARD.)

Dans la toux opiniâtre chez les enfants, *XX à XXX gouttes dans un verre de grog léger.*
(BLACHE.)

POTION :

Teinture de grindelia................	1 gr.
Sirop diacode................	30 gr.
Eau dist. de valériane................	120 gr.

Pour combattre les accès d'asthme, *à prendre dans la journée.*

GRUAU D'AVOINE. *Semences d'avoine* dépouillées
de leurs enveloppes.

Action thérapeutique : Émollient.

Pharmacologie et posologie : *Décocté* à 20 gr. pour 1 litre d'eau,
en *tisane.*

GUARANA. Pâte desséchée préparée avec les graines
du *Paullinia sorbilis* de la famille des Sapindacées.

Composition chimique : Contient 3 à 5 0/0 de caféine, de l'essence, une huile fixe et de la gomme.

Action thérapeutique et usages : Préconisée contre la dysenterie et la diarrhée et aussi comme antinévralgique.

Pharmacologie et posologie : *A l'intérieur :*

Poudre	0 gr. 50 à 2 gr. dans les 24 heures.
Extrait alcoolique........	0 gr. 25 à 1 gr. en *potion.*
Teinture alcoolique au 1/5ᵉ.	5 à 15 gr. en *potion.*

GUIMAUVE. *Althœa officinalis* (Malvacées).
Feuilles, fleurs et racines.

Composition chimique : Mucilage, sucre, tannin et asparagine.

Action thérapeutique et usages : Les différentes parties de la
guimauve sont émollientes et adoucissantes.

Pharmacologie et posologie : *A l'intérieur* : infusé de fleurs à 10 gr. pour 1.000 gr. d'eau.

Infusé de racines à 10 gr. pour 1.000 gr. d'eau.

Sirop : 30 à 150 gr.

A l'extérieur : décocté de racines à 10 gr. pour 1.000 gr. d'eau en *gargarismes, lavements.*

Les fleurs de guimauve font partie des espèces pectorales.

GARGARISME :

Décocté de racines de guimauve .... 150 gr.
Mellite simple........................... 30 gr.

GUTTA-PERCHA. Concrétion du suc de différentes plantes du genre *Payena* (Sapotées).

Usages thérapeutiques : La gutta-percha, en feuilles minces, est employée comme produit imperméable dans les pansements humides. Dissoute dans le chloroforme, elle constitue la *traumaticine*, qui, étendue avec un pinceau, donne, après évaporation, une pellicule adhérente utilisée en dermatologie.

MIXTURE :

Gutta-percha .... 4 gr.
Chloroforme .... 30 gr.
Baume du Pérou .... 1 gr.

Enduit pour prévenir les es-
chares, *enduire avec un pinceau,*
2 fois par jour, les parties me-
nacées. (*Bull. Thérapeut.*)

TRAUMATICINE :

Gutta-percha................ 1 gr.
Chloroforme .... 9 gr.

H

HAMAMELIS VIRGINICA. (Saxifragées.)

Écorces et feuilles.

Composition chimique : Hamaméline, résine, huile essentielle, tannin.

Action thérapeutique et usages : Hémostatique et décongestionnant; il semble donner de bons résultats dans le traitement des hémorroïdes dont il diminue le volume et les douleurs qu'ils occasionnent. Associé à l'*Hydrastis canadensis*, il constitue un vaso-constricteur énergique.

Pharmacologie et posologie : *A l'intérieur :*

Teinture alcoolique..........	x à xxx gttes, par doses fractionnées de v à x gttes trois fois par jour.
Extrait fluide (alcool à 45°)..	4 à 8 gr. par jour en potion.
Extrait sec ou hamaméline..	0 gr. 05 à 0 gr. 06 par jour en potion, pilules.
Décocté...................	10 à 20 gr. pour 1 litre d'eau, à prendre dans la journée.

Chez les enfants de 5 à 10 ans, x *à* xv *gouttes de teinture par jour.*

A l'extérieur : liniment, pommade (2 gr. extrait fluide pour 30 gr. de lanoline anhydre), suppositoire.

LINIMENT

Extrait fluide d'hamamelis)	
— — d'hydrastis }	āā 16 gr.
canadensis.......)	
Teinture de benjoin......	16 gr.
— de belladone.....	4 gr.
Huile d'olives phéniquée à 4 0/0...............	60 gr.

Contre les hémorroïdes.

(ADER.)

MIXTURE :

Teinture d'hamamelis....)	
Teinture d'hydrastis cana-}	āā 5 gr.
densis...............)	

X *gouttes, 3 fois par jour, dans un peu d'eau sucrée.*

PILULES :

Extrait sec d'hamamelis..	0 gr. 02.
Extrait de capsicum.....	0 gr. 05.

2 à 3 pilules par jour.

MIXTURE

Teinture de capsicum......	5 gr.
— d'hamamelis......	10 gr.

X gouttes, 3 fois par jour, dans un peu d'eau sucrée.

MIXTURE

Extrait fluide d'hydrastis...	10 gr.
— — d'hamamelis..	10 gr.
Acide chlorhydrique pur....	V gttes

V à XX *gouttes dans un peu d'eau sucrée.*

(L'acide chlorhydrique est nécessaire pour faire disparaître un précipité formé. *(Presse médicale.)*

SUPPOSITOIRE :

Extrait sec d'hamamelis..	0 gr. 02.
Glycérine..............	0 gr. 50.
Beurre de cacao.......	3 gr.

Pour 1 suppositoire.

HÉDONAL. Méthylpropylcarbinol-uréthane.

Propriétés : Poudre cristalline, incolore, peu soluble dans l'eau froide, soluble dans l'eau bouillante, à odeur de menthe-poivrée.

Action thérapeutique et usages : Hypnotique donnant de bons résultats chez les cardiaques et les neurasthéniques.

Pharmacologie et posologie : *A l'intérieur :* 1 à 2 gr. en cachets.

HÉMOGLOBINE ou plutôt OXYHÉMOGLO-BINE. Matière colorante du sang.

Propriétés : Poudre rouge brun, soluble dans l'eau, insoluble dans l'alcool ; elle est quelquefois en paillettes translucides brunes.

L'hémoglobine contient environ 0,42 0/0 de fer.

Action thérapeutique et usages : L'hémoglobine est un médicament ferrugineux qui a été prescrit, sans grand succès, dans la chlorose et l'anémie.

Pharmacologie et posologie : *A l'intérieur :* 1 à 2 gr. par jour en *cachets, sirop, pilules, élixir.*

HERMOPHÉNYL. Phénoldisulfonate de mercure et de sodium.

Propriétés : Poudre amorphe, blanche, facilement soluble dans l'eau, peu toxique relativement à son action bactéricide.

Action thérapeutique et usages : Antiseptique et antisyphilitique. On le prescrit surtout en injections intramusculaires dans la syphilis et aussi par la voie buccale comme topique sur les ulcérations syphilitiques de la peau et des muqueuses.

Particularités : *L'hermophényl est peu toxique relativement à son action bactéricide ; pris à l'intérieur, il a l'avantage de n'occasionner ni gingivite, ni stomatite, ni diarrhée.*

Pharmacologie et posologie : *A l'intérieur :* 0 gr. 04 à 0 gr. 08 par la voie gastrique et par jour, 0 gr. 02 à 0 gr. 04 par voie sous-cutanée et par jour.

PILULES		SOLUTION	
Hermophényl	0 gr. 02.	Hermophényl	0 gr. 05.
Extrait de quinquina	0 gr. 05.	Eau stérilisée	10 cent. cubes.
Poudre de réglisse	q. s.		
Pour 1 pilule.		**Pour injections sous-cutanées et intra-musculaires,** *injecter*	
2 à 4 par jour aux repas.		*4 centimètres cubes tous les 2*	
(*Méd. mod.*)		*ou 3 jours.* (MERCK.)	

HÉROINE (CHLORHYDRATE D'). Chlorhydrate de diacétylmorphine.

Propriétés : Poudre blanche cristalline, très soluble dans l'eau.

Action thérapeutique et usages : Antidyspnéique prescrit dans l'emphysème pulmonaire, l'asthme cardiaque ; c'est un sédatif pour combattre la toux opiniâtre des tuberculeux ; il rend aussi de grands services dans la toux chez les enfants.

Pharmacologie et posologie : *A l'intérieur* : 0 gr. 005 (5 milligr.) à 0 gr. 01 dans les 24 heures, en *cachets, pilules, potion, solution.*

Posologie pour les enfants :

Enfants de	6 semaines	1/4 à	1/3 de milligr.	
—	3 mois..........	1/4 à	1/2	—
—	7 —	1/4 à	2/3	—
—	10 —	1/2 à 1 milligr.	
—	15 —	1/2 à 1 milligr. 1/4.	
—	20 —	1/2 à 1 milligr. 1/2.	

(Runkell.)

HÉTOL. Voir *Cinnamate de soude.*

HEXAMÉTHYLÈNETÉTRAMINE ou UROTROPINE ou FORMINE.

Propriétés : Poudre blanche, cristalline, soluble dans l'eau.

Action thérapeutique et usages : Antiseptique des voies urinaires dans les cystites, les pyélites, la blennorrhagie ; elle facilite la dissolution des sédiments uriques et elle est, de plus, diurétique.

Pharmacologie et posologie : *A l'intérieur* : à la dose de 1 gr. à 1 gr. 50 par jour, à prendre le matin en solution dans l'eau.

HOUBLON. *Humulus Lupulus* (Cannabinées).

Inflorescences femelles.

Composition chimique : *Lupulin, essence,* tannin.

Action thérapeutique et usages : Tonique amer employé dans les dyspepsies.

Pharmacologie et posologie : Infusé à 10 gr. pour 1 litre d'eau en *tisane.*

Extrait *alcoolique,* 1 à 3 gr. par jour.

Lupulin : Le lupulin est constitué par les glandes séparées des cônes de houblon.

Il est employé comme sédatif, dans les érections douloureuses, à la dose de 0 gr. 50 à 2 gr. en *cachets.*

HYDRASTIS CANADENSIS. (Renonculacées.)

Rhizome.

Composition chimique : Hydrastine, berbérine et canadine.

Action thérapeutique et usages : Hémostatique, prescrit surtout contre les hémorrhagies utérines : métrorrhagies, ménorrhagies. Il est également prescrit dans les hémoptysies d'origine tuberculeuse.

Pharmacologie et posologie : *A l'intérieur :*

Extrait fluide (avec alcool à 70°)... xxx à LX g^ttes par jour en deux ou trois fois.
Teinture alcoolique à 10 0/0........ xx à xxx g^ttes.
Décocté .... 60 gr. de rhizome pour 1 lit. d'eau.

MIXTURE :	MIXTURE :
Teinture d'hydrastis cana- densis............... } āā 5 gr. Teinture d'hamamelis....)	Extrait fluide d'hydrastis... 10 gr. — — d'hamamelis.. 10 gr. Acide chlorhydrique pur ..... v g^ttes.
X gouttes, 3 fois par jour, dans un peu d'eau sucrée.	*V à XX gouttes dans un peu d'eau sucrée.* (*Presse médicale.*)

PILULES :

Extrait fluide d'hydrastis............... 0 gr. 25.
Poudre de seigle ergoté .... 0 gr. 20.
  Pour 1 pilule.
2 à 4 pilules par jour.

HYDRASTINE. Alcaloïde retiré de l'*Hydrastis canadensis.*

Propriétés : Poudre blanche cristalline, à saveur amère, insoluble dans l'eau, soluble dans l'alcool.

Usages thérapeutiques : Comme l'*Hydrastis Canadensis.*

Pharmacologie et posologie : *A l'intérieur :* 0 gr. 10 à 0 gr. 30 par jour.

HYDRASTININE. Produit d'oxydation de l'hydrastine.

On emploie son *chlorhydrate.*

Propriétés : Poudre blanche, cristalline, donnant avec l'eau des solutions fluorescentes.

Action thérapeutique et usages : Prescrit surtout en injections hypodermiques comme hémostatique.

Pharmacologie et posologie : En *injections hypodermiques,* 0 gr. 05 à 0 gr. 10 par jour en deux injections. Employer une solution aqueuse à 1 gr. pour 20 cent. cubes d'eau (1 cent. cube contient 0 gr. 05 de chlorhydrate d'hydrastinine).

HYOSCINE. Voir *Jusquiame*.

HYOSCYAMINE. Voir *Jusquiame*.

HYPNAL. Voir *Chloral-antipyrine*.

HYPNONE. Voir *Acétophénone*.

HYPOCHLORITE DE CHAUX. Voir *Calcium* (*Hypochlorite de*).

HYPOCHLORITE DE SOUDE. Voir *Soude* (*Hypochlorite de*).

HYPOPHOSPHITE DE CHAUX. Voir *Calcium* (*Hypophosphite de*).

HYPOPHOSPHITE DE SOUDE. Voir *Soude* (*Hypophosphite de*).

HYSOPE. *Hyssopus officinalis* (Labiées).
Feuilles.

Action thérapeutique et usages : Stimulante et sudorifique.

Pharmacologie et posologie : *A l'intérieur* : infusé à 10 gr. pour 1.000 gr. d'eau.

I

ICHTYOL. Produit de la distillation d'une roche bitumineuse du Tyrol.

En thérapeutique, on emploie surtout, sous le nom d'ichtyol, le *sulfo-ichtyolate d'ammonium*.

Propriétés : Le sulfo-ichtyolate d'ammonium, généralement dénommé ichtyol, est un liquide épais, brun noirâtre, à odeur empyreumatique spéciale, soluble dans l'eau, la glycérine, l'alcool.

Action thérapeutique et usages : Antiseptique et topique employé avec succès dans les dermatoses : eczéma, psoriasis, acné, pityriasis ; il est aussi prescrit dans les érythèmes, le prurit des muqueuses, l'érysipèle.

Les tampons et les ovules à la glycérine et à l'ichtyol donnent de bons résultats dans les états congestifs de l'utérus et de ses annexes. On utilise également les solutions d'ichtyol à 1 0/0, en injections dans la blennorrhagie.

C'est un bon agent kératoplastique dans les brûlures du premier et du deuxième degré.

A l'intérieur, Nussbaum l'a recommandé dans la goutte, les névralgies, les arthralgies, les douleurs musculaires, le rhumatisme, et Gadde dans la néphrite chronique et le diabète.

Pharmacologie et posologie : *A l'intérieur* : 0 gr. 50 à 2 gr. en *capsules* ou *pilules* de 0 gr. 20 à 0 gr. 25.

Chez les enfants de 5 à 10 ans : 0 gr. 10 à 0 gr. 50 par jour.

A l'extérieur : Collodion ichtyolé au 1/10° ;

Glycéré ichtyolé à 1/30 et 1/100 ;

Pommades (vaseline, lanoline) à 1, 3, 5 et 10 0/0 ;

Solution aqueuse pour injections ou lavages à 1 et 10 0/0 ;

Suppositoires à 0 gr. 10 et 0 gr. 20 d'ichtyol ;

Ovules à la glycérine ichtyolée à 5 et 10 0/0.

COLLODION :

Ichtyol...................... 1 gr.
Collodion.................... 9 gr.

Dans les petits angiomes de la face, *badigeonner 2 ou 3 fois par jour.* (UNNA.)

OVULES :

Glycérine soli-
  difiée par la
  gélatine..... 15 gr.
Ichtyol........ 0 gr. 20 à 0 gr. 50.
Pour 1 ovule.

POMMADE :

Ichtyol..................... 0 gr. 20.
Amidon pulv..............⎞
Oxyde de zinc pulv......⎠ āā 5 gr.
Vaseline.................... 30 gr.
Dans les blépharites. (DARIER.)

GLYCÉRÉ :

Glycérine pur............... 30 gr.
Ichtyol..................... 1 gr.
Dans la congestion de l'utérus, *en tampons imbibés du glycéré.*

PATE :

Oxyde de zinc............ 5 gr.
Craie préparée........... 10 gr.
Amidon ....⎞
Huile de lin ....⎬ āā 10 gr.
Eau de chaux..........⎠
Ichtyol................... 1 à 3 gr.
Dans les brûlures du 2° degré.
(LESTIKOW.)

POMMADE :

Acide salicylique........1 gr. 20.
Ichtyol..................... 2 gr.
Cold-cream .... 30 gr.
Dans le psoriasis palmaire.
(OHMANN-DUMESNIL).

POUDRE :	
Oxyde de zinc..............	5 gr.
Carbonate de magnésie..	10 gr.
Ichtyol.................	1 à 2 gr.

Dans les brûlures du 1er degré.
(LESTIKOW.)

SOLUTION :	
Ichtyol..........	0 gr. 50 à 1 gr.
Eau..............	100 gr.

Dans la cystite, *en lavages de la vessie.*

SOLUTION :	
Ichtyol................)	
Tannin.................} āā 2 gr.	
Résorcine ....)	
Eau....................	20 gr.

Dans les engelures, *en lotions.*
(BOECK.)

SUPPOSITOIRES :	
Ichtyol........	0 gr. 10 à 0 gr. 20.
Beurre de cacao	3 à 4 gr.

Pour 1 suppositoire.

IODE.

Propriétés : Lamelles cristallines gris acier, brillantes, à odeur chlorée piquante, très peu solubles dans l'eau (1 partie dans 6.000 parties d'eau), solubles dans l'alcool, l'éther et les solutions d'iodures alcalins, solubles dans la glycérine, les corps gras, concrets et huileux.

Action thérapeutique et usages : *A l'extérieur*, la teinture d'iode est employée en badigeonnages, comme révulsif, dans les bronchites, les trachéites, les pleurésies sèches, les arthrites chroniques, les adénites, et, en injections, dans l'hydrocèle et l'hydropisie des bourses séreuses. Elle peut également être appliquée pure, ou le plus souvent diluée, sur les muqueuses de la bouche et de la gorge dans la stomatite ulcéreuse, les ulcérations gingivales, l'amygdalite aiguë et l'angine granuleuse, en odontologie dans la périostite alvéolaire, et même sur les ulcérations du col utérin.

La teinture d'iode est aussi très utilisée dans les affections du cuir chevelu et de la peau, et son pouvoir antiseptique la fait prescrire en solution très diluée, et, sous forme d'injections interstitielles, dans la pustule maligne et dans le traitement du goître.

A l'intérieur : la teinture d'iode est préconisée contre les vomissements liés à la grossesse, à la gastrite alcoolique, à l'ulcère stomacal et à la chlorose ; elle a aussi été recommandée dans la scrofule et, associée à l'iodure de potassium, dans la syphilis.

Pharmacologie et posologie : *A l'intérieur :* 0 gr. 05 à 0 gr. 20 en 4 doses par 24 heures, sous forme de sirop antiscorbutique ou de raifort iodé, de sirop et vin iodo-tannique, de solution iodo-iodurée, de teinture (par gouttes dans de l'eau). La teinture d'iode contient le 1/13ᵉ de son poids d'iode.

A l'extérieur : Collodion iodé, comme révulsif ;

Coton iodé, comme révulsif ;

Glycéré en badigeonnages ;

Mixtures, pommades, solutions, teinture en badigeonnages ;

Solutions en injections interstitielles.

NOTE. — Les badigeonnages de teinture d'iode ne doivent pas être faits sur une surface trop grande de la peau, ni être renouvelés trop souvent : l'iode, en raison des vapeurs qu'il émet à la température ordinaire, s'absorbe facilement par la voie cutanée et pourrait amener des phénomènes d'intoxication.

COLLODION IODÉ :

Iode pur.................. 1 gr.
Collodion................. 30 gr.

GLYCÉRÉ IODÉ :

Teinture d'iode ....|
Glycérine neutre. .....| āā 10 gr.

Dans la métrite du col avec leucorrhée, *badigeonnages du col tous les 2 ou 3 jours d'abord, puis ensuite seulement une fois par semaine.* (CARRIÈRE.)

LAVEMENT :

Teinture d'iode . 5 gr. à 10 gr.
Iodure de potassium...... 0 gr. 50 à 1 gr.
Eau distillée ... 150 gr. à 250 gr.

Dans les hémorrhagies de la dysenterie. (G. LEMOINE.)

POMMADE :

Iode pur............. 0 gr. 20.
Iodure de potassium .. 0 gr. 60.
Lanoline............. 4 gr.
Eau distillée ....|
Huile de vaseline ....| āā 0 gr. 80.

Dans le chalazion, *en applications le soir, avant de se coucher sur la surface cutanée du chalazion.* (STRZEMINSKI.)

SIROP IODOTANNIQUE :

Iode .... 1 gr.
Alcool à 90°............ 12 gr.
Tannin .... 1 gr.
Sirop simple.......... 1000 gr.

20 gr. de ce sirop contiennent 0 gr. 02 de tannin et 0 gr. 02 d'iode. (GAY.)

COTON IODÉ :

Coton cardé et séché...... 25 gr.
Iode pulvérisé............ 2 gr.
Comme révulsif. (CODEX.)

GLYCÉRÉ IODÉ :

Iodure de potassium.... 1 gr.
Iode.................. 0 gr. 25.
Glycérine neutre....... 30 gr.

Dans la stomatite ulcéreuse, *en badigeonnages.*

MIXTURE :

Teinture d'iode ....|
Teinture d'aconit........| āā 4 gr.
Gaïacol synthétique cristallisé. 2 gr.

Dans l'odontalgie par carie dentaire, *en frictions sur la gencive correspondant à la dent malade.* (DAUCHEZ.)

SIROP DE RAIFORT IODÉ :

Iode .... 1 gr.
Alcool à 90°........... 15 gr.
Sirop de raifort composé... 985 gr.

20 gr. de ce sirop contiennent 0 gr. 02 d'iode. (CODEX.)

SIROP :

Teinture d'iode........|
Iodure de potassium...| āā 2 gr.
Sirop de gentiane.....|
Sirop de quinquina....| āā 125 gr.

Dans la scrofule, 1 à 2 *cuillerées à café par jour.* (VERNEUIL.)

SIROP	
Iode................	3 gr. 50.
Iodure de potassium..	7 gr.
Cachou.............	8 gr.
Sirop simple........	1000 gr.

Dans l'hématochylurie, 2 à 3 cuillerées à bouche par jour.
(CHAUVET.)

TEINTURE D'IODE MORPHINÉE :

Teinture d'iode...........	4 gr.
Chlorhydrate de morphine.	0 gr. 20.

(MACKENZIE.)

SOLUTION :	
Teinture d'iode...........	40 gr.
Iodure de potassium......	30 gr.
Eau distillée.............	200 gr.

Dans l'hydrocèle, en injections interstitielles.

SOLUTION DE LUGOL :

Iode................	0 gr. 20.
Iodure de potassium..	0 gr. 40.
Eau.................	1000 gr.

3 à 4 verres par jour de cette solution coupée avec du lait.

IODIPINE. Huile de sésame iodée.

Il existe deux variétés :

Iodipine à 10 0/0, c'est-à-dire contenant 10 0/0 d'iode combiné à l'huile ; à 25 0/0, contenant 25 0/0 d'iode combiné à l'huile.

Propriétés : L'*iodipine à* 10 0/0 est un composé huileux, jaune clair, insoluble dans l'eau et dans l'alcool et soluble dans l'éther.

L'iodipine à 25 0/0 est un composé huileux, un peu épais et visqueux.

Action thérapeutique et usages : L'iodipine, ingérée par la voie stomacale, s'absorbe au niveau de l'intestin et se dissocie lentement dans l'organisme en mettant de l'iode en liberté ; aussi ce médicament (iodipine à 10 0/0) est-il prescrit dans tous les cas où l'iode et les iodures sont ordonnés : bronchite, asthme bronchique, emphysème, artério-sclérose, rhumatisme chronique. L'iodipine à 25 0/0 est utilisée en injections sous-cutanées dans la syphilis.

Pharmacologie et posologie : *A l'intérieur :* iodipine à 10 0/0 à la dose de 2 à 3 cuillerées à café par jour.

Iodipine à 25 0/0, en injections sous-cutanées, à la dose de 10 à 20 cent. cubes.

IODOFORME. Méthane triiodé.

Propriétés : Tables hexagonales, jaunes, à odeur très forte de safran, à peu près insolubles dans l'eau (1 pour 14.000), solubles dans 70 parties d'alcool à 90°, dans 6 parties d'éther ; solubles dans la glycérine, la vaseline liquide, les huiles grasses et les essences. L'iodoforme contient 96 0/0 d'iode.

Action thérapeutique et usages : L'iodoforme est un antiseptique, surtout parce qu'il renferme de l'iode à l'état latent, qu'il cède facilement et sous les moindres influences.

Pour l'*usage externe*, l'iodoforme est principalement employé, en chirurgie, dans les pansements, soit en poudre, soit sous forme de gaze, coton, collodion. Il a l'avantage de tarir les sécrétions des plaies au contact desquelles il se décompose en mettant de l'iode en liberté qui agit comme antiseptique ; il favorise en même temps leur cicatrisation. Les crayons d'iodoforme sont journellement utilisés pour désinfecter les trajets fistuleux.

Ce composé iodé est un topique excellent pour les brûlures, car il est en même temps anesthésique, pour les chancres syphilitiques, les ulcérations tuberculeuses, ou pour modifier les plaies ulcéreuses atones.

On a préconisé le collodion iodoformé dans le traitement de l'érysipèle.

Les injections d'éther iodoformé ou d'huile iodoformée sont souvent prescrites dans les abcès froids, les adénites cervicales ou sous-maxillaires suppurées, la péritonite tuberculeuse.

A l'intérieur, l'iodoforme est donné par la voie stomacale dans la tuberculose et quelquefois aussi, comme agent antiseptique intestinal, dans la fièvre typhoïde. On recommande également dans la tuberculose à marche lente les injections huileuses d'iodoforme.

Note. — *L'iodoforme, employé soit en pansements sur de larges surfaces dénudées ou pris par la voie stomacale, peut donner lieu à des phénomènes d'intoxication se manifestant quelquefois seulement par de l'inappétence, de l'embarras gastrique ou, à un degré plus avancé, par de l'agitation, des hallucinations et du délire. Il faut donc faire un usage modéré de cet antiseptique et, en cas d'accident, donner au malade un purgatif et du bicarbonate de soude à haute dose et le soustraire à l'influence du toxique.*

Pharmacologie et posologie : *A l'intérieur* : 0 gr. 10 à 0 gr. 50 par jour en *cachets, pilules.*

En injections hypodermiques (huile iodoformée à 10 gr. 0/0), 0 gr. 02 à 0 gr. 10 par jour.

A l'extérieur : collodion (1 pour 10), coton iodoformé (5, 15 et 20 0/0), crayons, glycérés, gazes (5, 15 et 20 0/0), huile iodoformée (10 et 20 0/0), pommades, solution éthérée (5 0/0).

Note. — *Les solutions alcooliques et éthérées d'iodoforme s'altèrent à l'air et à la lumière ; elles se colorent par l'iode mis en liberté.*

CACHETS :

Iodoforme.................... 10 gr. 25.
Pour 1 cachet.
2 *cachets par jour.* (Cette médication
ne peut être continuée longtemps
dans la crainte d'intoxication.)

CRAYONS :

Beurre de cacao............. 20 gr.
Lanoline.................... 10 gr.
Cire blanche............... 10 gr.
Iodoforme pulv............. 4 gr.
Faire des crayons de 3 millimètres
environ de diamètre.

HUILE IODOFORMÉE :

Huile d'olive lavée à l'alcool et stérilisée.................... 100 gr.
Iodoforme............... 10 à 20 gr.
En injections hypodermiques.
1 cent. cube contient 0 gr. 01
(10 0/0) ou 0 gr. 02 (20 0/0) d'iodoforme.

PILULES :

Iodoforme............... 0 gr. 10.
Sulfate de quinine...... 0 gr. 10.
Pour 1 pilule.

Dans l'ulcère de l'estomac, 4 à
6 *pilules par jour.* (LANDOUZY.)

**POMMADE IODOFORMÉE
DÉSODORISÉE :**

Iodoforme.............. 1 gr.
Vaseline................ 20 gr.
Essence de cannelle de Ceylan v g^ttes.
(E. THIBAULT.)

POUDRE :

Poudre d'iodoforme.....
— de salol.......
Sous-nitrate de bismuth. } āā 10 gr.
Poudre de charbon.....
— de quinquina...
— de benjoin....
Us. ext.

**Dans le traitement des ulcères
variqueux.** (SCHWARTZ.)

COLLODION IODOFORMÉ :

Collodion élastique............ 10 gr.
Iodoforme.................... 1 gr.

GLYCÉRÉ :

Iodoforme................... 1 gr.
Glycérine neutre............. 10 gr.

ÉTHER IODOFORMÉ :

Éther à 65°................. 100 gr.
Iodoforme.................. 5 gr.

PILULES :

Iodoforme.............. 0 gr. 05.
Extrait de gentiane..... 0 gr. 10.
Pour 1 pilule.

**Dans la tuberculose pulmo-
naire,** 1 à 4 *pilules par jour.*

POMMADE :

Vaseline.................. 2 gr.
Iodoforme................ 30 gr.

POUDRE DÉSODORISÉE :

Iodoforme...........
Poudre de cannelle de } à p. égales.
Ceylan...............
En applications locales.
(E. THIBAULT.)

SOLUTION :

Gaïacol synthétique.... 2 gr. 50.
Iodoforme............. 0 gr. 50.
Huile d'olive stérilisée. } q. s. pour
Vaseline liquide....... } 50 cent. cubes.

Dans la tuberculose, *en injections sous-cutanées. Injecter 1 centimètre cube pendant 4 jours,
puis 2 centimètres cubes, et, au
bout de quelques jours, 3 centimètres cubes.*

SUPPOSITOIRES :

Iodoforme.................... 0 gr. 20.
Tannin...................... 0 gr. 06.
Extrait de belladone............... 0 gr. 02.
Pour 1 suppositoire.
Contre les hémorroïdes internes.
(G. LEMOINE.)

IODOFORMOGÈNE. Albuminate d'iodoforme.

Propriétés : Poudre impalpable, jaune pâle, très peu odorante, insoluble dans l'eau, l'alcool et l'éther.

Action thérapeutique et usages : Succédané de l'iodoforme.

Pharmacologie et posologie : *A l'intérieur :* 0 gr. 05 à 0 gr. 10 en *pilules, cachets.*

A l'extérieur : en *poudre* dans les pansements chirurgicaux.

IODOL ou TÉTRAIODOPYRROL.

Propriétés : Poudre cristalline, brillante, brun clair, à faible odeur de thymol, insipide, à peu près insoluble dans l'eau, la glycérine ; soluble dans l'alcool, l'éther, le chloroforme, les huiles.

Action thérapeutique et usages : Succédané de l'iodoforme.

Pharmacologie et posologie : *A l'intérieur :* 0 gr. 50 à 2 gr. par jour en *pilules, cachets.*

A l'extérieur : en poudre, pommades.

IODURE D'ARSENIC.

Propriétés : Poudre cristalline rouge-brique, soluble dans l'alcool, l'éther ; l'eau la dissout en la décomposant en partie en acide arsénieux et acide iodhydrique.

Action thérapeutique et usages : Préconisé, *à l'intérieur*, dans la scrofule, la bronchite chronique emphysémateuse des enfants et dans la déchéance organique hérédo-syphilitique.

Pharmacologie et posologie : *A l'intérieur : chez les enfants :* 0 gr. 005 à 0 gr. 01 par jour en *solution.*

SOLUTION :

Iodure d'arsenic ...... 0 gr. 20.
Biiodure de mercure... 0 gr. 40.
Iodure de potassium... 4 gr.
Eau distillée.......... 120 gr.

Dans la déchéance organique hérédo-syphilitique, *IV à C gouttes suivant l'âge.*

SOLUTION :

Iodure d'arsenic .... 0 gr. 30.
Eau distillée............ 40 gr.
Dissoudre à froid.
Chez les enfants :

Dans la bronchite chronique emphysémateuse, *prendre d'abord V gouttes dans un peu de lait, à chacun des deux principaux repas ; puis augmenter d'une goutte matin et soir jusqu'à X et XX gouttes, suivant l'âge et la tolérance. Rester à la dose maxima pendant un mois, puis diminuer à V gouttes et reposer 8 à 10 jours.*
(R. SAINT-PHILIPPE.)

IODURE D'AMMONIUM.

Propriétés : Poudre cristalline, blanche, à saveur salée et âcre, déliquescente, soluble dans l'eau et dans l'alcool. S'altère à l'air avec mise en liberté d'iode.

Action thérapeutique et usages : Comme l'iodure de potassium.

Pharmacologie et posologie : *A l'intérieur :* à la dose de 0 gr. 50 à 3 ou 4 gr.
    (Peu employé en raison de son instabilité.)

IODURE D'ÉTHYLE. Voir *Éthyle (Iodure d')*.

IODURE DE FER. Voir *Fer (Iodure de)*.

IODURE DE MERCURE. Voir *Mercure (Biiodure de)*.

IODURE DE PLOMB. Voir *Plomb (Iodure de)*.

IODURE DE POTASSIUM.

Propriétés : Cristaux incolores, cubiques, très solubles dans l'eau, solubles dans l'alcool et dans la glycérine ; leur saveur est salée, puis piquante, désagréable. Les solutions d'iodure s'altèrent à l'air et à la lumière en se colorant et en mettant de l'iode en liberté. La solution aqueuse a la propriété de dissoudre facilement l'iode métalloïdique.

Action thérapeutique et usages : L'iodure de potassium possède une action vaso-dilatatrice avec abaissement de la tension artérielle que l'on utilise, en thérapeutique, dans les cardiopathies, la sclérose cardiaque, l'angine de poitrine, la péricardite, l'endocardite ; dans l'artério-sclérose, les anévrismes de l'aorte, l'athérome de l'aorte ; dans la pleurésie avec épanchement, le rhumatisme.

Dans les affections pulmonaires, il diminue la dyspnée et facilite les sécrétions bronchiques, aussi est-il journellement employé dans l'asthme, la bronchite chronique et l'emphysème pulmonaire.

L'iodure de potassium est aussi prescrit dans la goutte, le saturnisme, l'actinomycose, dans certaines dermatoses et, en particulier, dans le psoriasis. En qualité de résolutif, il est indiqué dans les diverses adénopathies, dans la scrofule.

L'iodure jouit surtout d'une action spécifique incontestable dans la syphilis ; on peut le donner à toutes les périodes, mais il réussit surtout, associé avec le mercure, dans la syphilis tertiaire pour combattre les accidents secondo-tertiaires ; il est alors administré à doses élevées, 6 et même 8 gr. par jour.

Particularités. — *Dans certaines conditions encore mal déterminées, on peut observer, à la suite de l'administration d'iodure, des phénomènes d'iodisme consistant en larmoiement, coryza avec céphalalgie et quelquefois de l'érythème ou une éruption acnéique, plus rarement des accidents pulmonaires et nerveux graves. Cette intoxication se produit le plus souvent avec des iodures impurs contenant des iodates.*

Pharmacologie et posologie : *A l'intérieur :* 0 gr. 25 à 5 gr. par jour (doses habituelles comme vaso-dilatateur, antisclérosant ou toni-cardiaque).

5 gr. à 15 gr. par jour (doses exceptionnelles dans la syphilis et, en particulier, dans la syphilis cérébrale), en *pilules, potion, sirop, solution,* ou dans une tisane ou sous forme d'*élixir.*

Quand le médicament n'est pas toléré par l'estomac, on peut le donner en injections sous-cutanées.

Chez les enfants : dose maxima : 0 gr. 40 par année d'âge.

A l'extérieur : en *glycéré,* pommade ou *solution* pour gargarismes.

NOTE. — *L'iodure doit être, de préférence, pris au milieu du repas ou dans une tasse de lait.*

GLYCÉRÉ :

Iodure de potassium	4 gr.
Eau distillée	4 gr.
Glycéré d'amidon	22 gr.
	(CODEX.)

PILULES :

Iodure de potassium	0 gr. 20.
Sucre de lait	0 gr. 10.
Lanoline	0 gr. 06.
Pour 1 pilule.	(LANG.)

GARGARISME :

Iodure de potassium	10 gr.
Miel rosat	30 gr.
Infusion de feuilles de ronces	120 gr.

PILULES :

Iodure de potassium	0 gr. 15.
Térébenthine de Bordeaux	0 gr. 05.
Opium brut	0 gr. 01.
Pour 1 pilule.	(BARIÉ.)

MIXTURE :

Iodure de potassium. }
Teinture de lobélie... } $\overline{aa}$ 10 gr.
    — de polygala. }
Extrait d'opium........   0 gr. 10.
Eau................   300 gr.

Dans l'asthme, *prendre 1 à 2 cuil-*
lerées à soupe entre les accès.
                    (Huchard.)

POMMADE :

Iodure de potassium.........   10 gr.
Vaseline ou lanoline........   80 gr.
Eau distillée..............   10 gr.

SIROP :

Iodure de potassium........   15 gr.
Sirop d'écorces d'oranges
   amères................   300 gr.
Chaque cuillerée à soupe contient
1 gr. d'iodure.

SOLUTION :

Iodure de potas-
   sium........   5 gr.
Eau distillée....   5 gr.
Chlorhydrate de
   cocaïne...... 0 gr. 05 à 0 gr. 10.

Dans la syphilis, *injecter chaque*
jour 1 à 3 cent. cubes.
                    (Lang.)

POMMADE :

Iode.....................   2 gr.
Iodure de potassium.......   10 gr.
Vaseline ou lanoline.......   80 gr.
Eau distillée.............   10 gr.

POTION :

Iodure de potassium......   20 gr.
Sirop d'écorces d'oranges
   amères................   50 gr.
Eau....................   250 gr.

1 cuillerée à soupe contient 1 gr.
d'iodure.

SIROP :

Iodure de potassium...   5 gr.
Sulfate de spartéine...   0 gr. 60.
Sirop de quinquina....,   300 gr.

Dans les complications car-
diaques de l'emphysème pul-
monaire, 1 *cuillerée à soupe par*
jour.   (G. Lemoine.)

SOLUTION :

Iodure de potassium.........   10 gr.
Eau distillée.............   150 gr.

Chaque cuillerée à bouche contient
1 gr. d'iodure.

IODURE DE SODIUM.

Propriétés : Cristaux incolores, déliquescents, très altérables,
très solubles dans l'eau, solubles dans l'alcool.

Action thérapeutique et usages : Comme l'iodure de potassium.

Pharmacologie et posologie : Mêmes préparations et mêmes
doses que pour l'iodure de potassium.

IODURE DE STRONTIUM. Tablettes cristallines,
très solubles dans l'eau.

Action thérapeutique et usages : Comme l'iodure de potassium.

Pharmacologie et posologie : *A l'intérieur :* 0 gr. 25 à 5 gr. en
solution, potion.

SIROP :

Iodure de strontium...............   10 gr.
Sirop d'écorces d'oranges amères. }
Sirop de punch. .... } $\overline{aa}$ 100 gr.
Teinture d'oranges douces........   xxv g^{ttes}.

Dans la bronchite tuberculeuse, 2 *à 3 cuil-*
lerées par 24 heures dans infusion ou grog.
                    (J. Renaut.)

IPÉCA. *Cephælis Ipecacuanha* (Rubiacées).

Racine.

Composition chimique : *Émétine, céphæline*, tannin, sucre.

Action thérapeutique et usages : Vomitif surtout prescrit chez les enfants dans les empoisonnements, les embarras gastriques, la laryngite striduleuse, le croup, la coqueluche, la pneumonie, la bronchite aiguë ; dans les affections pulmonaires, il a encore l'avantage de fluidifier les sécrétions bronchiques.

L'ipéca, à petites doses fractionnées et surtout donné en infusion par la voie gastrique ou en lavement, est un remède excellent contre la dysenterie aiguë et les diarrhées.

La propriété que possède l'ipéca de diminuer la pression sanguine le fait employer dans les hémorrhagies et, en particulier, dans les hémoptysies ; il faut aussi l'administrer à faibles doses, afin de ne pas amener de vomissements.

Pharmacologie et posologie : *A l'intérieur* : 1° *Dose vomitive :* 0 gr. 50 à 2 gr. en *poudre*.

Posologie chez les enfants :

Jusqu'à 1 an	0 gr. 15 à 0 gr. 25 de poudre.
De 1 à 3 ans	0 gr. 25 à 0 gr. 50 —
3 à 5 —	0 gr. 50 à 0 gr. 75 —
5 à 10 —	0 gr. 75 à 1 gr. —

2° *Dose comme antidiarrhéique, hémostatique, expectorant.* Fractionner la dose de 0 gr. 50 de poudre en plusieurs prises (toutes les demi-heures ou toutes les heures)....

Extrait alcoolique	0 gr. 20 à 0 gr. 60 *pour adultes*.
Sirop (20 gr. de sirop contiennent 0 gr. 20 d'extrait ou représentent 0 gr. 60 à 0 gr. 80 de poudre).....	5 à 20 gr. *pour enfants*.
Teinture alcoolique au 1/5°	2 à 10 gr. (peu employée).
Tablettes (chaque tablette contient 0 gr. 01 de poudre)...............	2 à 10 tablettes.

L'ipéca entre dans la composition de la poudre de Dower et dans la préparation du sirop de Désessartz.

LAVEMENT :	MIXTURE :
Ipéca .... 1 à 2 gr.	Teinture d'ipéca............ 4 gr.
Faire infuser dans :	— de fèves de St-Ignace 0 gr.
Eau.................. 150 gr.	— de badiane .... 5 gr.
Réduire à 100 gr.	Dans l'insuffisance motrice de
Dans la dysenterie, les diarrhées infantiles.	l'estomac, *prendre VI gouttes dans un peu d'eau de Vichy, à la fin du repas.* (ROBIN.)
(G. LEMOINE.)	

PILULES :

Ipéca pulv.............	0 gr. 40.
Calomel	0 gr. 20.
Extrait d'opium.........	0 gr. 05.
Extrait de rhubarbe......	q. s.

Pour 6 pilules.

Dans la dysenterie, *à prendre de deux heures en deux heures.*

(SEGOND.)

POUDRE VOMITIVE :

Ipéca.................	1 gr. 50.
Emétique	0 gr. 05.

En 3 paquets.

Pour adultes, *prendre chaque paquet à 10 minutes d'intervalle, dans un peu d'eau tiède.*

POTION VOMITIVE POUR ENFANT :

Ipéca pulv.........	0 gr. 30 à 1 gr.
Sirop de violettes..	30 gr.
Looch blanc........	120 gr.

(J. SIMON.)

SIROP DE DÉSESSARTZ OU D'IPÉCA COMPOSÉ :

Ipéca concassé..........	30 gr.
Feuilles de séné........	100 gr.
Serpolet	30 gr.
Fleurs de coquelicot.....	125 gr.
Sulfate de magnésie.....	100 gr.
Vin blanc..............	750 gr.
Eau de fleurs d'oranger..	750 gr.
Eau distillée bouillante..	3.000 gr.
Sucre blanc............	q. s.

Dans les bronchites comme expectorant, *2 à 3 cuillerées à café par jour chez les enfants.*

POUDRE DE DOWER OU POUDRE D'IPÉCA OPIACÉ :

Azotate de potasse pulv...	40 gr.
Sulfate de potasse pulv...	40 gr.
Ipéca.................	10 gr.
Opium en poudre.......	10 gr.

1 gr. de cette poudre renferme 0 gr. 10 d'opium ou 0 gr. 05 de poudre.

A la dose de 0 gr. 25 à 2 gr.

POTION :

Ipéca................	2 gr.

Infuser dans :

Eau	100 cent. cubes.

Réduire à 90 cent. cubes.

Et ajouter :

Sirop de polygala..	30 cent. cubes.

Dans la broncho-pneumonie aiguë, *1 cuillerée toutes les 2 heures.*

(GRASSET.)

POTION :

Ipéca pulv..........	0 gr. 50.
Sirop de polygala....	30 gr.
Eau distillée.........	120 gr.

Comme expectorant, *par cuillerées à bouche.*

SIROP VOMITIF POUR ENFANTS :

Poudre d'ipéca	0 gr. 20 à 1 gr.
Sirop d'ipéca......	30 gr.

Par cuillerées à café toutes les 10 minutes, jusqu'à effet vomitif.

J

JABORANDI. *Pilocarpus pennatifolius* (Rutacées).

Feuilles.

Composition chimique : *Pilocarpine*, pilocarpidine, jaborine huile essentielle, tannin.

Action thérapeutique et usages : Sudorifique et sialagogue. Préconisé au début des affections catarrhales des bronches et dans les hydropisies d'origine rénale. On emploie la teinture en lotions contre la chute des cheveux.

Pharmacologie et posologie : *A l'intérieur :*

Infusé de feuilles...............	2 à 5 gr. pour 1.000 gr. d'eau.
Extrait alcoolique...............	0 gr. 25 à 0 gr. 75 dans une potion ou en pilules.
Teinture alcoolique au 1/5°......	5 à 20 gr. dans une potion.
Sirop...........................	20 à 60 gr.

A l'extérieur : Teinture.

Les préparations de jaborandi doivent être prises à jeun, au moins une heure avant le repas.

PILOCARPINE (Chlorhydrate de).

Propriétés : Cristaux aiguillés, déliquescents, solubles dans l'eau et l'alcool.

Action thérapeutique et usages : Sudorifique et sialagogue prescrit dans les mêmes affections où le jaborandi est indiqué. En injections sous-cutanées ou en instillations dans l'œil, il rétrécit la pupille : on l'emploie dans le décollement de la rétine et toutes les fois que l'on veut diminuer la tension intraoculaire. La pilocarpine est également utilisée en lotion ou en pommade pour favoriser la pousse des cheveux.

Pharmacologie et posologie : *A l'intérieur :* 0 gr. 01 à 0 gr. 03 par jour en *solution, potion* ou *granules.*

En injections hypodermiques : 0 gr. 01 à 0 gr. 02 par jour.

Chez l'enfant : dose maxima, 0 gr. 003 milligr.

A l'extérieur : collyre à 0 gr. 50 0/0, pommade 0 gr. 10 à 0 gr. 30 0/0.

COLLYRE :

Chlorhydrate de pilocarpine...............	0 gr. 05.
Eau distillée...........	10 gr.

Instiller X à XII gouttes par jour en cinq ou six fois.

POMMADE :

Chlorhydrate de pilocarpine...............	0 gr. 25.
Vaseline...............	100 gr.

Dans l'alopécie.

POTION :

Chlorhydrate de pilocarpine...............	0 gr. 05.
Sirop d'éther............	10 gr.
Sirop de fleurs d'oranger.	20 gr.
Eau...............	90 gr.

Dans la coqueluche, *1 cuillerée à café après chaque quinte.*

SOLUTION :

Chlorhydrate de pilocarpine...............	0 gr. 05.
Eau distillée............	10 gr.

Pour injections hypodermiques.
1 cent. cube contient 0 gr. 005 de chlorhydrate de pilocarpine.

PILOCARPINE (Nitrate de).

Mêmes usages et même posologie que le chlorhydrate de pilocarpine.

JALAP. *Exogonium Purga* (Convolvulacées).

Racine.

Composition chimique : *Résine* (convolvuline), matière huileuse, amidon, gomme.

Action thérapeutique et usages : Purgatif drastique employé surtout comme dérivatif dans les hydropisies d'origine cardiaque, dans l'hémorrhagie cérébrale et la congestion du poumon.

Pharmacologie et posologie : *A l'intérieur* :

Poudre de racine...............	0 gr. 50 à 2 gr. en cachets, pilules.
Poudre de résine	0 gr. 10 à 0 gr. 50 en cachets, pilules.
Teinture alcoolique au 1/5°.....	5 à 10 gr.
Eau-de-vie-allemande ou teinture de jalap composée (Voir formule)..................	10 à 40 gr.

Chez les enfants : 0 gr. 20 à 0 gr. 50 de poudre (à prendre dans un peu de lait).

NOTE. — *Contre-indiqué si l'intestin est enflammé.*

CACHETS :

Poudre de jalap.........	0 gr. 25.
Poudre de scammonée...	0 gr. 25.
Pour 1 cachet.	

PILULES :

Résine de jalap.........	0 gr. 05.
Extrait de bourdaine.....	0 gr. 10.
Pour 1 pilule.	

PILULES :

Aloès pulv.............	0 gr. 10.
Jalap pulv.............	0 gr. 15.
Extrait de rhubarbe.....	q. s.
Pour 1 pilule.	

TEINTURE DE JALAP COMPOSÉE OU EAU-DE-VIE ALLEMANDE :

Racine de jalap..........	80 gr.
Racine de turbith.........	10 gr.
Scammonée	20 gr.
Alcool à 60°	960 gr.
En macération et filtrer.	

JASMIN DE VIRGINIE. Voir *Gelsemium sempervirens.*

JEQUIRITY. *Abrus precatorius* (Légumineuses).

Graines.

Composition chimique : Abrine (toxalbumine).

Usages thérapeutiques et posologie : Applications locales de la macération aqueuse à 3 0/0 contre la conjonctivite granuleuse chronique.

JUJUBES. *Ziziphus vulgaris* (Rhamnées).

Fruits.

Action thérapeutique et usages : Fruits émollients et béchiques ; ils font partie des fruits pectoraux (tisane) et de la pâte de jujubes.

JUSQUIAME. *Hyoscyamus niger* (Solanées).

Feuilles et graines.

Composition chimique : Hyosciamine, hyoscine et une petite quantité d'atropine.

Actions thérapeutiques et usages : Sédatif, hypnagogue ayant les mêmes indications que la belladone ; elle est surtout employée dans les affections cérébrales, les tremblements, la chorée.

Pharmacologie et posologie : *A l'intérieur :*

	Chez l'adulte	Chez l'enfant de 18 mois à 10 ans
Alcoolature de feuilles....	1 à 4 gr.	II à XX g^ttes.
Extrait aqueux de feuilles.	0 gr. 20 à 0 gr. 40.	0 gr. 02 à 0 gr. 10.
— alcool. de semences	0 gr. 05 à 0 gr. 30.	0 gr. 01 à 0 gr. 05.
Poudre de feuilles.........	0 gr. 20 à 0 gr. 60.	0 gr. 02 à 0 gr. 15.
Sirop...................	20 à 60 gr.	2 à 10 gr.
Teinture alcool. au 1/5ᵉ (en pilules, potion, sirop)...	1 à 4 gr.	II à XX g^ttes.

A l'extérieur : Glycéré, emplâtre, liniment, pommade, suppositoire.

La jusquiame fait partie des pilules de Méglin et des pilules de Cynoglosse ; elle entre dans la composition du Baume tranquille.

LINIMENT :

Extrait de belladone.......	2 gr.
— de jusquiame......	4 gr.
Laudanum de Sydenham...	5 gr.
Huile de jusquiame.......	100 gr.

Contre la sciatique.

LINIMENT :

Baume tranquille.........	40 gr.
Extrait thébaïque.......⎫	
— de belladone....⎬ āā 2 gr.	
— de jusquiame....⎭	
Chloroforme.............	10 gr.

(A. ROBIN.)

MIXTURE :

Teinture de jusquiame.. }
—   de belladone .. } $\overline{\overline{a}}\overline{\overline{a}}$ 5 gr.
Elixir parégorique...... }

Dans la coqueluche, *X à XXX gouttes suivant l'âge de l'enfant.*

SUPPOSITOIRES :

Extrait de jusquiame.... 0 gr. 03.
Chlorhydrate de cocaïne.. 0 gr. 01.
Beurre de cacao........ 1 gr.
    Pour 1 suppositoire.

Contre le prurit anal.

PILULES DE MÉGLIN :

Extrait de semences de
    jusquiame........... 0 gr. 50.
Extrait de valériane..... 0 gr. 50.
Oxyde de zinc......... 0 gr. 50.
    Pour 10 pilules.

Comme antispasmodique, 1 à
4 *pilules par jour.*

SIROP :

Sirop de jusquiame .... 50 gr.
Sirop de tolu............ 150 gr.

Dans coqueluche, *par demi-cuillerées à café jusqu'à ce que le malade soit assoupi.*

HYOSCYAMINE.

Propriétés : Cristaux aiguillés, plus solubles dans l'eau et dans l'alcool que l'atropine.

Usages thérapeutiques : Mêmes indications que l'atropine. Elle est prescrite, à l'intérieur, avec succès dans les vésanies, la chorée et la paralysie agitante.

Pharmacologie et posologie : *A l'intérieur :* 1/2 à 2 milligr. en *pilules, solution.*

En injections hypodermiques à la dose d'*un quart* à 1 milligr.

A l'extérieur : collyre à 0 gr. 05 pour 10 gr. d'eau bouillie.

PILULES :

Hyoscyamine........... 1 milligr.
Extrait de datura....... 0 gr. 02.
Poudre de guimauve..... q. s.
    Pour 1 pilule.

Dans la paralysie agitante, 1 à
4 *pilules par jour.* (H. Meige.)

SOLUTION :

Hyoscyamine.......... 0 gr. 01.
Eau distillée bouillie... 10 gr.
    Pour injections hypodermiques.
    1 cent. cube contient 1 milligr.
d'hyosciamine.

Dans paralysie agitante, *injecter d'abord 1/4 de centimètre cube (1 quart de milligramme.)*
            (H. Meige.)

HYOSCINE (CHLORHYDRATE D').

Propriétés : Cristaux aiguillés, incolores, facilement solubles dans l'eau.

Action thérapeutique et usages : *A l'intérieur :* sédatif et hypnotique préconisé dans la chorée, la paralysie agitante et dans l'aliénation mentale. Employé en collyre, c'est un mydriatique.

Pharmacologie et posologie : *A l'intérieur* : 1/2 milligr. à 0 gr. 003 milligr. en *pilules, solution.*

A l'extérieur : collyre à 0 gr. 05 pour 10 gr. d'eau bouillie.

K

KAMALA. Glandes et poils sécréteurs du *Mallotus Philippinensis* (Euphorbiacées).

Propriétés : Poudre rougeâtre, fine, insipide et inodore.

Action thérapeutique et usages : Préconisé contre l'helminthiase intestinale et, en particulier, contre le Bothriocéphale.

Pharmacologie et posologie : *A l'intérieur* : poudre ; 6 à 12 gr. pour adulte, 2 gr. pour enfant.

Teinture alcoolique : 15 à 25 gr. pour adulte, 4 gr. pour enfant dans une *potion.*

KÉPHIR. Lait fermenté sous l'influence des *grains de Képhir* formés par quatre microorganismes différents provoquant la fermentation képhirienne qui consiste en une fermentation lactique, une fermentation alcoolique et une caséification partielle avec peptonisation partielle de la caséine.

Composition : Le képhir contient de la matière grasse, du lactose, de l'acide lactique, de l'alcool, de la caséine, de la lactalbumine, des peptones et des sels.

Usages thérapeutiques : Aliment tonique prescrit dans la neurasthénie et les états anémiques et cachectiques. Recommandé dans l'ulcère de l'estomac, dans la dyspepsie hypochlorhydrique et les diarrhées rebelles.

Pharmacologie et posologie : En boissons : 1 à 2 bouteilles par jour à prendre par verrées (commencer par des doses faibles, 1 à 2 verres par jour pour commencer).

KERMÈS. Voir *Antimoine (Trisulfure d').*

KOLA ou NOIX DE KOLA. *Cola acuminata*

(Sterculiacées).
Graines.

Composition chimique : Caféine, théobromine, rouge de kola, matières grasses, tannin, etc.

Action thérapeutique et usages : Tonique du cœur et légèrement diurétique, prescrit dans l'asystolie, dans la convalescence des maladies infectieuses, dans les diarrhées chroniques. C'est un aliment d'épargne utile dans le surmenage physique.

Pharmacologie et posologie : *A l'intérieur :*

Granulé..............................	1 à 3 cuillerées à café (Voir formule).
Poudre	1 à 5 gr., en cachets.
	0 gr. 05 à 0 gr. 50 pour enfants.
Teinture..........................	2 à 10 gr. en potion, sirop, élixir.
Extrait alcoolique.............	0 gr. 20 à 2 gr. en potion, sirop.
Extrait fluide (avec alcool à 60°).	0 gr. 50 à 4 gr. en potion, sirop.
Vin...............................	60 à 100 gr.

ÉLIXIR :

Teinture de kola	500 gr.
Sirop d'écorces d'oranges amères..................	500 gr.
Teinture de vanille	10 gr.

1 cuillerée à bouche par jour.

MIXTURE :

Teinture de kola	60 gr.
— de quinquina......	60 gr.
— de noix vomique...	2 gr.

1 cuillerée à café dans de l'eau sucrée ou du vin avant le repas.

PILULES :

Extrait alcool. de kola...	0 gr. 15.
— de coca........	0 gr. 05.
Poudre de quinquina.....	q. s.

Pour 1 pilule.

2 à 4 par jour avant le repas.

SIROP :

Extrait fluide de kola.....	10 gr.
Sirop d'écorces d'oranges amères..................	250 gr.

2 cuillerées à bouche par jour.

GRANULÉ :

Extrait alcool. de kola.....	50 gr.
Alcool à 60°..............	50 gr.
Sucre granulé.............	950 gr.

Ce granulé est à 5 0/0.
1 cuillerée à café contient 0 gr. 20 d'extrait de kola.   (F. Gay.)

POUDRE :

Kola pulv.................	0 gr. 30.
Gentiane pulv.............	0 gr. 20.
Noix vomique pulv.......	0 gr. 02.

Pour 1 cachet.

2 à 4 cachets par jour, avant les repas.

POTION :

Extrait fluide de kola	2 à 4 gr.
— de quinquina......	2 gr.
Potion de Tood	120 gr.

A prendre par cuillerées à bouche dans les 24 heures.

VIN :

Extrait fluide de kola......	15 gr.
Vin de Lunel ou de Grenache	450 gr.
Sirop de quinquina........	50 gr.

1 verre à liqueur à chaque repas.

KOUSSO. Voir *Cousso.*

L

LACTATE DE FER. Voir *Fer (Lactate de)*.

LACTATE DE MERCURE. Voir *Mercure (Lactate de)*.

LACTATE DE STRONTIUM. Voir *Strontium (Lactate de)*.

LACTIQUE (ACIDE). Acide lactique de fermentation.

Propriétés : Liquide sirupeux, incolore, inodore, à saveur acide, soluble dans l'eau, l'alcool, l'éther.

Action thérapeutique et usages : *A l'intérieur*, il constitue le remède pour ainsi dire spécifique de la diarrhée verte infantile; on le prescrit aussi contre la diarrhée chronique, la diarrhée des typhiques et dans les dyspepsies gastro-intestinales.

A l'extérieur, l'acide lactique est caustique; on l'emploie en attouchements dans les ulcérations tuberculeuses de la peau ou des muqueuses, dans la rhinite hypertrophique, dans les végétations polypeuses de l'oreille et aussi dans le traitement de la pelade.

Pharmacologie et posologie : *A l'intérieur : chez l'adulte*, 5 à 15 gr. en *limonade, potion*.

Chez l'enfant, 1 gr. par année d'âge en *potion* (Voir formule).

A l'extérieur : en attouchements soit pur, soit en solution aqueuse concentrée.

LIMONADE :		LOTION :	
Acide lactique............	2 gr.	Acide lactique............	2 gr.
Sirop d'oranges...........	40 gr.	Sirop de framboises........	30 gr.
Eau distillée.............	160 gr.	Eau distillée.............	100 gr.

Dans les dyspepsies gastro-intestinales des enfants et dans le choléra infantile, 1 *cuillerée à café toutes les heures.* (HUTINEL.)

Dans la diarrhée verte des nourrissons, *pour enfants de* 3 à 12 mois, *par cuillerées à café entre les tétées, dans les* 24 *heures.* (HAYEM.)

LIMONADE :

Acide lactique........ 10 à 15 gr.
Sirop de coings....... 250 gr.
Eau distillée......... 750 gr.

Dans la diarrhée des adultes, *à prendre par verrées dans la journée.*

SOLUTION :

Acide lactique................ 15 gr.
Eau distillée............... 30 gr.
Us. externe.

Contre la pelade, *frictionner jusqu'à rubéfaction avec un tampon de coton hydrophile imbibé de la solution, une fois par jour.*
(BALZER.)

POTION :

Acide lactique............ 3 gr.
Sirop de coings.......... 25 gr.
Eau distillée............ 100 gr.

Dans la diarrhée verte, *1 cuillerée à café toutes les demi-heures avant un an, 1 cuillerée à soupe après un an.* (LESAGE.)

SIROP :

Acide iodique............ 4 gr.
Sirop de coings......... 30 gr.
Sirop de sucre.......... 250 gr.

Dans la diarrhée verte, *1 cuillerée à café toutes les deux tétées.*

LACTOPHOSPHATE DE CHAUX. Voir
Calcium (Lactophosphate de).

LACTOSE ou SUCRE DE LAIT.

Propriétés : Cristaux incolores, solubles dans l'eau, insolubles dans l'alcool et l'éther.

Action thérapeutique et usages : Diurétique, surtout utile dans les hydropisies d'origine cardiaque.

Pharmacologie et posologie : *A l'intérieur :* 100 gr. par jour en dissolution dans de l'eau ou dans une tisane.

POUDRE :

Magnésie calcinée.......... 60 gr.
Lactose.................... 40 gr.

Comme laxative et antiacide, *1 cuillerée à dessert ou à soupe dans 1/4 de verre d'eau.*
(HUCHARD.)

POUDRE :

Lactose .... 1 gr.
Magnésie calcinée..... 1 gr. 50
Sous-nitrate de bismuth ....}
Carbonate de chaux précipité........} āā 0 gr. 70.
Codéine............. 0 gr. 005.
Bicarbonate de soude. 1 gr.

Dans la dyspnée hyperchlorhydrique, *à prendre au début de la crise.* (A. ROBIN.)

LACTUCARIUM. Suc épaissi du *Lactuca altissima*
(Composées).

Composition chimique : *Lactucine, lactopicrine.*

Action thérapeutique et usages : Calmant de la toux et faiblement hypnotique.

Pharmacologie et posologie : *A l'intérieur :* 0 gr. 10 à 0 gr. 50 (employé surtout sous forme d'extrait alcoolique qui sert également à la confection du sirop de lactucarium).

Extrait alcoolique............. 0 gr. 05 à 0 gr. 20 dans une potion.
Sirop de lactucarium........... 25 gr. à 60 gr.
Sirop de lactucarium opiacé... 20 gr. à 60 gr. (Le sirop de lactucarium opiacé du Codex contient, pour 20 gr., 0 gr. 01 d'extrait de lactucarium et 0 gr. 005 (cinq milligr.) d'extrait d'opium.

POTION

Looch blanc.................................... 100 gr.
Sirop de lactucarium.................... 25 gr.
Teinture d'aconit .... 1 gr.
Dans la **bronchite vulgaire**, 1 *cuillerée à soupe toutes les heures.* (G. LEMOINE.)

LAITUE. *Lactuca capitata* (Composées).

Usages thérapeutiques : Calmant de la toux.

Pharmacologie et posologie : *A l'intérieur :*

Eau distillée .... 100 à 150 gr.
Extrait de suc de laitue cultivée
ou thridace................... 0 gr. 10 à 0 gr. 50 dans une potion.
Sirop de thridace.............. 20 à 100 gr. dans une potion.

LAMINAIRE. Pédicule d'une *Algue*, le *Laminaria Cloustoni.*

Action thérapeutique et usages : Les tiges de laminaire, imbibées d'un liquide aqueux, augmentent considérablement de volume ; cette propriété les fait employer, en chirurgie, pour dilater des trajets fistuleux ou le col utérin.

Pharmacologie : Les laminaires doivent être aseptiques : le mieux est de les stériliser dans la vapeur d'alcool anhydre à 120° et de les conserver dans des tubes bouchés avec un tampon d'ouate recouvert d'une baudruche (BARTHE et SOULARD).

LANOLINE. Matière extraite du suint du mouton à laquelle on incorpore mécaniquement 30 0/0 d'eau.

Propriétés : Masse jaunâtre, bien liée, inodore et neutre aux réactifs ; elle est soluble dans l'éther et le chloroforme ; elle peut encore absorber près de 2 parties d'eau.

Usages thérapeutiques : La lanoline est un excellent excipient des pommades ; elle a l'avantage de rancir très difficilement et, par suite, de n'être pas susceptible de décomposer certains médicaments qu'on doit y associer. On peut y incorporer facilement des solutions aqueuses.

LAUDANUM DE ROUSSEAU. Voir *Opium*.

LAUDANUM DE SYDENHAM. Voir *Opium*.

LAURIER-CERISE. *Prunus Lauro-cerasus* (Rosacées). Feuilles.

Composition chimique : *Amygdaline*, glucoside dédoublable par un ferment soluble, l'*émulsine*, en acide cyanhydrique, essence d'amandes amères et glucose.

Action thérapeutique et usages : L'eau distillée de laurier-cerise est employée comme calmant de la toux et sédatif du système nerveux.

Pharmacologie et posologie : *A l'intérieur : eau distillée* (100 gr. contiennent 0 gr. 05 d'acide cyanhydrique) : 5 à 30 gr. dans une *potion, solution.*

Sirop de laurier-cerise (20 gr. représentent environ 7 gr. 50 d'eau distillée de laurier-cerise), 10 à 60 gr. par jour.

LÉCITHINE ou OVO-LÉCITHINE.

Éther distéaroglycérophosphorique de la choline.

Propriétés : La lécithine *pure* est blanche, cristalline, fondant avant 100° en se colorant. La lécithine commerciale se présente le plus souvent en une masse cireuse, jaunâtre ; conservée à l'air, elle brunit ; elle est soluble dans l'alcool et dans les huiles, peu soluble dans l'éther et insoluble dans l'eau.

Action thérapeutique et usages : Excitant très utile dans les cas de déchéance nerveuse ; c'est surtout aussi en favorisant la nutrition qu'elle agit, et on observe une augmentation des forces lorsqu'elle est prescrite aux neurasthéniques, aux anémiques, aux chlorotiques et aux phosphaturiques. Donnée en injections sous-cutanées dans la tuberculose, elle relève l'appétit et améliore la nutrition générale.

Pharmacologie et posologie : *A l'intérieur :* 0 gr. 15 à 0 gr. 50 par jour en deux fois, *une heure avant les repas,* en *granules, dragées, pilules* ou *solution huileuse.*

Chez les enfants : 0 gr. 05 à 0 gr. 10 par jour.

En injections hypodermiques : 0 gr. 05 à 0 gr. 10 par jour.

SOLUTION :

Huile d'olive lavée à l'alcool et stérilisée.......... 30 cent. cubes.
Lécithine pure..... 1 gr. 50.

En injections hypodermiques.

1 cent. cube contient 0 gr. 05 de lécithine, *une injection tous les 2 jours.*

SOLUTION :

Huile stérilisée *lécithinée* à 5 0/0.... 1 cent. cube.
Gaïacol cristallisé ....⎫
Eucalyptol ....⎬ āā 0 gr. 10.
Menthol............... 0 gr. 05.
Iodoforme............. 0 gr. 01.

Dans la tuberculose, 1 *injection de 3 cent. cubes répétée 3 fois par semaine dans la masse musculaire des fesses.* (A. ROBLOT.)

LÉNIGALLOL. Triacétate de pyrogallol.

Propriétés : Poudre blanche, insoluble dans l'eau, soluble dans les alcalis.

Action thérapeutique et usages : Employé en pommade dans le psoriasis et l'eczéma, *ce composé a l'avantage d'être moins irritant que le pyrogallol.*

Pharmacologie et posologie : *A l'extérieur :* en *glycéré, pommade* à 1 0/0.

LEVURE DE BIÈRE. Formée par le *Saccharomyces cerevisiæ* qui sécrète deux ferments solubles : l'alcoolase et l'invertine.

On emploie en thérapeutique la *levure fraîche* et la *levure sèche.*

Propriétés : La *levure fraîche* est une pâte crémeuse, brun clair, à odeur forte de bière ; la *levure sèche* est une poudre jaune clair, à odeur de bière atténuée.

Action thérapeutique et usages : Elle est préconisée à l'intérieur dans la furonculose, l'anthrax et dans certaines dermatoses, les orgeolets, l'acné, l'impétigo. On l'a également recommandée dans la pneumonie, la grippe, le diabète. Elle est donnée, en lavement, dans les gastro-entérites infantiles et la dysenterie ; diluée dans de l'eau distillée, on l'injecte aussi dans le vagin, dans les cas de vaginite blennorrhagique.

Pharmacologie et posologie : *A l'intérieur : levure fraîche*, 3 à 6 cuillerées à bouche délayées dans un peu d'eau de Vichy ou de la bière, à *prendre aux deux principaux repas*.

Levure sèche, 1 à 3 cuillerées à café.

A l'extérieur : levure fraîche, en lavements : 1 cuillerée à soupe pour 125 à 150 gr. d'eau ; 1 à 3 lavements par jour.

Chez les enfants :

1 cuillerée à café de levure sèche pour un lavement.
1 cuillerée à dessert de levure fraîche pour un lavement (à délayer dans 50 à 60 gr. d'eau).

Dans les gastéro-entérites infantiles, *faire précéder le lavement d'un grand lavage de l'intestin.*   (THIERCELIN.)

LICHEN D'ISLANDE. *Cetraria Islandica* (Lichens).

Thalles.

Composition chimique : Lichénine, citrarin.

Action thérapeutique et usages : Substance mucilagineuse utilisée comme pectorale et prescrite en tisane dans les toux quinteuses. La teinture de lichen serait efficace pour arrêter les vomissements incoercibles.

Pharmacologie et posologie : *A l'intérieur : infusé* à 10 gr. pour 1 litre d'eau (laver au préalable le lichen à l'eau froide pour lui enlever son principe amer).

     Pâte de lichen..................... 30 à 60 gr.
     Tablettes de lichen.............. 10 à 20 par jour.

LIERRE TERRESTRE. *Glechoma hederacea* (Labiées).

Feuilles et fleurs.

Action thérapeutique et usages : Béchique.

Pharmacologie et posologie : *A l'intérieur* : infusé, 10 gr. pour 1.000 gr. d'eau.

LIN. *Linum usitatissimum* (Linées).

Graine.

Composition chimique : Huile fixe, mucilage, gomme.

Action thérapeutique et usages : Substance mucilagineuse émolliente et faiblement laxative.

Pharmacologie et posologie : *A l'intérieur* : infusé à 10 gr. pour 1.000 gr. d'eau en *tisane*.

Graines : 1 à 2 cuillerées à café ou à bouche par jour.

A l'extérieur : farine de lin en *cataplasme*.

LITHINE (BENZOATE DE).

Propriétés : Poudre blanche cristalline, soluble dans l'eau et l'alcool.

Action thérapeutique et usages : Le benzoate de lithine, comme tous les sels de lithine, dissout l'acide urique et, en plus, il est diurétique. Préconisé dans la gravelle urique et la goutte.

Pharmacologie et posologie : *A l'intérieur* : 1 à 2 gr. par jour en *cachets, pilules, solution* ou *potion* (fractionner la dose *pro die*).

CACHETS :	POTION :
Benzoate de lithine...... 0 gr. 50.	Benzoate de lithine........ 2 gr.
Bicarbonate de soude.... 0 gr. 25.	Sirop des cinq racines..... 30 gr.
Pour 1 cachet.	Infusion de stigmates de maïs 120 gr.
Dans la gravelle, 1 *cachet une heure avant les deux principaux repas, et prendre aussitôt une tasse de lait.*	Dans la gravelle, la goutte chronique, *par cuillerées à bouche, dans la journée.*

LITHINE (CARBONATE DE).

Propriétés : Poudre blanche, cristalline, inodore, peu soluble dans l'eau, insoluble dans l'alcool.

Action thérapeutique et usages : Comme le benzoate de lithine.

Pharmacologie et posologie : *A l'intérieur* : 0 gr. 25 à 1 gr. par jour en *cachets, pilules, solution gazeuse*.

Le carbonate de lithine se donne souvent dans un demi-verre d'eau de Seltz artificielle, l'acide carbonique favorisant sa dissolution.

CACHETS :	PILULES :
Carbonate de lithine..... 0 gr. 10.	Carbonate de lithine..... 0 gr. 20.
Acide benzoïque........ 0 gr. 20.	Sulfate de quinine....... 0 gr. 05.
Bicarbonate de soude.... 0 gr. 50.	Extrait de chiendent .... q. s.
Pour 1 cachet.	Pour 1 pilule.
Dans la diathèse urique, le rhumatisme chronique, 1 *cachet*, *matin et soir.* (F. MARTZ.)	Dans la goutte chronique, 2 à 4 *pilules par jour.*

LITHINE (SALICYLATE DE).

Propriétés : Poudre blanche, cristalline, soluble dans l'eau et l'alcool.

Action thérapeutique et usages : Prescrit dans la goutte et le rhumatisme articulaire.

Pharmacologie et posologie : *A l'intérieur* : 0 gr. 50 à 2 gr. en 2 ou 3 fois par jour, en *cachets, solution* ou *potion*.

LOBÉLIE. *Lobelia inflata* (Campanulacées).

Tiges et feuilles.

Composition chimique : *Lobéline*, inflatine et une huile essentielle.

Action thérapeutique et usages : Expectorant ; préconisé dans l'asthme contre la dyspnée.

Pharmacologie et posologie : *A l'intérieur* : poudre, 0 gr. 10 à 0 gr. 40 en *pilules, cachets*.

Teinture alcoolique au 1/5°, 1 à 2 gr., en *potion, sirop*.

ÉLIXIR ANTIASTHMATIQUE DE GREEN :

Décoction de polygala (à 15 gr. pour 500 gr. d'eau)	250 gr.
Teinture de lobélie	25 gr.
— d'opium camphrée	25 gr.
Iodure de potassium	8 gr.

1 à 3 *cuillerées à café par jour*.

POUDRE :

Nitrate de potasse pulv	15 gr.
Stramoine pulv	5 gr.
Lobélie pulv	6 gr.
Belladone pulv	3 gr.
Grindelia robusta pulv	6 gr.
Hydrastis Canadensis	1 gr.

Dans l'asthme, *poudre à brûler, à la dose d'une cuillerée à café dans une petite chambre et inhalations des vapeurs.* (JACKSON.)

LYCÉTOL. Tartrate de diméthylpipérazine.

Propriétés : Poudre blanche, cristalline, facilement soluble dans l'eau, sans odeur ni saveur.

Action thérapeutique et usages : Il facilite la dissolution de l'acide urique ; préconisé dans la goutte et le rhumatisme.

Pharmacologie et posologie : *A l'intérieur* : 1 à 1 gr. 50 par jour en *cachets, solution*.

PAQUETS :

Magnésie calcinée	1 gr. 50
Lycétol	1 gr. 20

Pour 1 paquet.

Dans l'accès de goutte, *à faire dissoudre dans 250 gr. d'eau : prendre la moitié après le déjeuner de midi et l'autre moitié après le repas du soir.* (TH. HOVEN.)

LUPULIN. Voir *Houblon*.

LYCOPODE. Spores du *Lycopodium clavatum* (Lyco-podiacées).

Propriétés : Poudre très fine, jaune clair, inodore et insipide.

Usages thérapeutiques : Employé en poudre, à l'extérieur, pour combattre l'intertrigo chez les jeunes enfants.

En pharmacie, le lycopode sert pour rouler les pilules, prévenir leurs altérations et leur adhérence entre elles.

M

MAGNÉSIE.

On emploie en thérapeutique : 1° la *magnésie calcinée*, 2° l'*hydrate de magnésie*.

Propriétés : La *magnésie calcinée* est une poudre blanche, très fine, très légère, inodore, insipide, très peu soluble dans l'eau, soluble dans les acides dilués.

L'*hydrate de magnésie* est une poudre blanche, très peu soluble dans l'eau, facilement soluble dans les acides dilués et contenant 31 0/0 d'eau.

Action thérapeutique et usages : La magnésie calcinée est un absorbant et un anti-acide souvent prescrit dans les dyspepsies flatulentes, l'hyperchlorhydrie. Comme contre-poison des acides et de l'acide arsénieux, on préfère surtout l'hydrate de magnésie.

La magnésie calcinée est un bon laxatif à la dose de 2 à 5 gr. pour les adultes, et un purgatif à la dose de 20 à 30 gr.

Pharmacologie et posologie : *A l'intérieur* : comme absorbant et anti-acide : 1 à 3 gr. ;

Comme laxatif, *pour adultes* : 2 à 5 gr. ;

Comme purgatif, *pour adultes* : 20 à 30 gr. ;

En potion ou dans un peu de lait.

Chez les enfants : comme purgatif, 0 gr. 25 à 5 gr., suivant l'âge.

CACHETS :		CACHETS :	
Magnésie	0 gr. 40.	Magnésie	0 gr. 30.
Craie préparée	0 gr. 50.	Salicylate de bismuth	0 gr. 60.
Pour 1 cachet.		Pour 1 cachet.	

Dans la maladie de Reichmann, *2 à 3 cachets par jour, une heure après le repas.*

Dans l'hyperchlorhydrie, 4 à 6 *cachets par jour.*

(G. LEMOINE.)

CACHETS :

Magnésie calcinée.......	0 gr. 30.
Salicylate de bismuth....	0 gr. 40.
Poudre d'opium brut......	0 gr. 01.
— de cascara.......	0 gr. 03.

Pour 1 cachet.

Dans la maladie de Reichmann, 4 à 5 *cachets par jour*.
(G. LEMOINE.)

POTION :

Magnésie.........	8 gr.
Sucre blanc.........	50 gr.
Eau distillée.........	40 gr.
— distillée de fleurs d'oranger.........	20 gr.

Comme purgatif, *à prendre en une fois*.
(CODEX.)

PAQUETS :

Magnésie calcinée....	
Carbonate de chaux..	āā 1 gr.
Poudre d'opium brut..	0 gr. 02.

Pour 1 paquet.

Dans la dyspepsie avec constipation et atonie de l'intestin, 1 à 2 *cachets*.
(HUCHARD.)

POTION :

Magnésie calcinée.........	10 gr.
Sirop de limon.........	30 gr.
Eau de menthe.........	120 gr.

Comme purgatif, *à prendre en deux fois* (agiter).

MAGNÉSIE (CARBONATE DE).

Propriétés : Poudre blanche, amorphe, très légère, inodore et insipide, à peu près insoluble dans l'eau, se dissolvant un peu dans l'eau chargée d'acide carbonique.

Action thérapeutique et usages : Comme la magnésie calcinée.

Pharmacologie et posologie : Comme anti-acide, 1 à 3 gr. en *cachets, poudre*.

Comme purgatif, pour adultes, 20 à 30 gr. en *potion* ou dans un peu de lait.

Il entre dans la préparation de la *limonade purgative* (Voir formule).

A l'extérieur : Comme poudre inerte et véhicule sec de certaines poudres composées pour le traitement des dermatoses.

MAGNÉSIE (CITRATE DE).

Propriétés : Poudre cristalline blanche, à saveur faiblement acidulée, surtout soluble dans l'eau bouillante. Sa solution, soumise à l'ébullition, se trouble avec dépôt de citrate basique amorphe.

Généralement le citrate de magnésie est obtenu extemporanément par l'action de l'acide citrique en solution aqueuse sur le carbonate de magnésie.

Action thérapeutique et usages : Purgatif dont l'action est plus lente que celle des autres sels de magnésie solubles.

Pharmacologie et posologie : *A l'intérieur* : 30 à 60 gr. en *solution* du granulé effervescent, en *limonades* ou en *potions*. *Chez les enfants* : dose purgative, 2 à 10 gr.

GRANULÉ EFFERVESCENT :		LIMONADE PURGATIVE :	
(PHARM. GERMANIQUE)		(CODEX)	
Faire un mélange de :		Acide citrique	30 gr.
Carbonate de magnésie	25 gr.	Carbonate de magnésie	18 gr.
Acide citrique pulv.	75 gr.	Eau distillée	300 gr.
Eau	10 gr.	Sirop de sucre	100 gr.
Dessécher à 30°; pulvériser et mélanger avec :		Alcoolature de citron	1 gr.
Bicarbonate de soude	85 gr.	POTION PURGATIVE :	
Acide citrique	40 gr.	Citrate de magnésie	10 gr.
Sucre	20 gr.	Sirop de framboises	30 gr.
Ajouter de l'alcool, goutte à goutte, en agitant jusqu'à ce que l'on ait un produit granulé et dessécher à basse température.		Eau	100 gr.

Pour enfants, à prendre en une fois le matin à jeun. (COMBY.)

MAGNÉSIE (HYDRATE DE). Voir *Magnésie*.

MAGNÉSIE (SULFATE DE). Sel anglais, sel d'Epsom ou sel de Sedlitz.

Propriétés : Cristaux prismatiques, transparents, à saveur amère et salée, solubles dans l'eau, insolubles dans l'alcool.

Action thérapeutique et usages : Purgatif; laxatif à plus faibles doses.

Pharmacologie et posologie : *A l'intérieur* : 20 à 60 gr. en *solution*, en *potion*, en *limonades*. En *lavements* à la dose de 10 à 20 gr. Le sulfate de magnésie sert à préparer l'eau de Sedlitz artificielle ; elle existe dans les eaux purgatives de Sedlitz, de Pullna, d'Huniady Janos, d'Epsom, etc.

NOTE. — *Le sulfate de magnésie, comme purgatif, se prend le matin à jeun, en deux fois, à un quart d'heure d'intervalle, dans une tasse de bouillon léger ou de thé.*

EAU DE SEDLITZ ARTIFICIELLE :		LAVEMENT PURGATIF :	
Sulfate de magnésie	30 gr.	Follicules de séné	4 gr.
Eau gazeuse simple	650 gr.	Racine de guimauve	5 gr.
(CODEX.)		Infuser dans :	
		Eau bouillante	300 gr.
POTION :		Ajouter :	
Sulfate de magnésie	5 à 10 gr.	Sulfate de magnésie	10 à 20 gr.
Sirop de framboises	30 gr.	SOLUTION :	
Eau	60 gr.	Sulfate de magnésie	50 gr.
Comme purgatif pour enfants de 5 à 10 ans, à prendre en deux fois à un quart d'heure d'intervalle.		Alcoolat de menthe	10 gr.
		Eau distillée	1 litre.
		Comme laxatif, 1 verre le matin à jeun.	

MAÏS. *Zea Maïs* (Graminées).

Stigmates.

Action thérapeutique et usages : Diurétique, préconisé surtout dans la gravelle et la cystite chronique.

Pharmacologie et posologie : *A l'intérieur :* Infusé à 10 gr. pour 1.000 gr. d'eau, en *tisane.*

Extrait aqueux : 0 gr. 25 à 2 gr. en *pilules, potion.*

Sirop : 30 gr. à 100 gr.

MALTINE. Voir *Diastase.*

MANGANATE DE POTASSE (PER).

Propriétés : Cristaux prismatiques, violacés, brillants, donnant avec l'eau une solution rouge violacé. Oxydant énergique que les substances organiques décomposent en décolorant sa solution.

NOTE. — *Les solutions de permanganate de potasse doivent être faites avec de l'eau distillée et doivent être filtrées sur de l'amiante et non au papier.*

Action thérapeutique et usages : Désinfectant et antiseptique ; il est préconisé dans la blennorrhagie aiguë, en injections, à la dose de 0 gr. 50 à 1 gr. pour 1.000 gr. d'eau, ou en lavages de l'urèthre avec une solution à 0,25 pour 1.000.

Sa solution au millième est employée en lotions contre les ulcères fétides et, en injections vaginales, dans le cancer de l'utérus. En liqueurs plus diluées (Voir formule), il donne d'excellents résultats dans le traitement de l'ophtalmie purulente des nouveau-nés.

Donné en injections sous-cutanées, à la dose d'un demi-centimètre cube d'une solution à 1 0/0, il constitue un antidote utile contre le venin des serpents et des vipères ; c'est un contre-poison également de la morphine qu'il fait passer à l'état d'oxydimorphine (en injections sous-cutanées).

Pharmacologie et posologie : *A l'extérieur : solutions aqueuses* à 1 0/0 pour injections hypodermiques ; à 1 pour 1.000 en injections uréthrales ou vaginales ; à 0 gr. 25 pour 1.000 en lavages de l'urèthre.

Particularités : *Ne pas associer le permanganate de potasse aux matières organiques qui le décomposent : alcool, glycérine, sucre, etc.*

POUDRE :

Poudre de riz	60 gr.
Talc	5 gr.
Sous-nitrate de bismuth	25 gr.
Permanganate de potasse	10 gr.

Dans hyperhydrose des pieds.

SOLUTION :

Permanganate de potasse	0 gr. 30
Eau distillée	1000 gr.

Dans l'ophtalmie des nouveau-nés, *en irrigations.*

SOLUTION :

Eau distillée et bouillie	100 gr.
Permanganate de potasse	1 gr.

En injections sous-cutanées, *injecter X gouttes à 1/2 cent. cube par jour*

MANGANÈSE (CARBONATE DE).

Autrefois usité comme succédané du fer dans le traitement de la chlorose.

MANNE. Suc concret fourni par le *Fraxinus ornus* (Oléacées).

Composition chimique : *Mannite*, sucres, dextrine.

Action thérapeutique et usages : Purgatif ou laxatif surtout employé dans la médecine infantile.

Pharmacologie et posologie : *A l'intérieur :* 30 à 60 gr. chez l'adulte.

Chez les enfants :

De 3 à 15 mois	5 à 10 gr.
De 15 mois à 3 ans	10 à 15 gr.
De 3 à 5 ans	15 à 20 gr.
Au-dessus de 5 ans	20 à 30 gr.

(A. MANQUAT.)

Faire prendre dans une tasse de lait chaud.

MIXTURE :

Manne en larmes	25 gr.
Fleur de soufre	50 gr.
Magnésie calcinée	50 gr.
Miel blanc	200 gr.

Laxatif pour enfants constipés, *1 à 2 cuillerées à soupe dans une tasse de lait chaud.*
(*Méd. Moderne.*)

MIXTURE :

Eau bouillante	200 gr.
Manne en larmes	30 gr.
Follicules de séné	4 gr.
Poudre de café torréfié	10 gr.
Passez.	

Dans la constipation chez les enfants, *à prendre dans la journée.* (SEVESTRE.)

MANNITE.

Propriétés : Aiguilles fines, soyeuses, solubles dans l'eau et l'alcool dilué.

Action thérapeutique et usages : Purgatif des enfants du premier âge.

Pharmacologie et posologie : *A l'intérieur* : 0 gr. 05 à 0 gr. 20 pour les jeunes enfants.

A prendre dans du miel ou des confitures.

SIROP :

Sirop de chicorée........ 10 gr.
Mannite............... 0 gr. 05 à 0 gr. 10.

MARRONNIER D'INDE. *Æsculus Hippocastanum*

(Sapindacées).

Semences.

Composition chimique : Argyrescine, huile fixe, amidon, saponine.

Action thérapeutique et usages : Préconisé, à *l'intérieur*, sous forme de teinture, dans les hémorroïdes, calme les douleurs et abaisse le bourrelet hémorroïdal. L'huile semble donner quelques résultats en frictions dans la goutte et le rhumatisme.

Pharmacologie et posologie : *A l'intérieur* : teinture alcoolique au 1/5°, x à xv. gouttes, avant chacun des deux principaux repas.

A l'extérieur : huile de semences en frictions.

GOUTTES ANTIHÉMORROÏDAIRES :

Teinture de marron d'Inde............ 10 gr.
— d'hamamelis................. 10 gr.
— de viburnum................ 5 gr.
— d'hydrastis................ 5 gr.

Prendre X à XV gouttes avant les repas dans un peu d'eau sucrée. (Bull. de Thérap.)

MATÉ ou THÉ DU PARAGUAY. *Ilex Paraguayensis* (Ilicinées).

Feuilles.

Composition chimique : *Caféine*, huile essentielle, tannin, résine.

Action thérapeutique et usages : Stimulant et tonique au même titre que le thé.

Pharmacologie et posologie : *A l'intérieur* : Infusé ; une cuillerée à café pour une tasse d'eau bouillante.

MATICO. *Piper angustifolium* (Pipéracées).

Feuilles.

Composition chimique : Essence, résine, maticine.

Action thérapeutique et usages : Hémostatique et antiblennorrhagique.

Pharmacologie et posologie : *A l'intérieur :* poudre, 2 à 4 gr. ; infusé, 20 gr. pour 1 litre d'eau.

A l'extérieur : les feuilles humectées d'eau servent de topique contre les hémorrhagies.

MAUVE. *Malva sylvestris* (Malvacées).

Feuilles et fleurs.

Action thérapeutique et usages : Émollientes et pectorales. Les fleurs font partie des *fleurs pectorales*. Les feuilles sont employées en cataplasmes et en bains émollients.

Pharmacologie et posologie : *A l'intérieur :* infusé de fleurs à 10 gr. pour 1.000 gr. d'eau.

A l'extérieur : infusé de feuilles en bains, lavements.

MÉLILOT. *Melilotus officinalis* (Légumineuses).

Feuilles.

Composition chimique : Coumarine, acide mélilotique, mélilotol.

Usages thérapeutiques : L'infusé et l'eau distillée sont employés en collyres.

MENTHE POIVRÉE. *Mentha piperita* (Labiées).

Sommités fleuries.

Composition chimique : Essence, principe amer, tannin.

Action thérapeutique et usages : Carminative, stimulante et digestive, employée en infusion dans les indigestions, les diarrhées légères.

Pharmacologie et posologie : *A l'intérieur :* infusé à 5 gr. pour 1.000 gr. d'eau.

Essence	II à v g^{ttes}, en potion ou sirop.
Eau distillée	30 à 150 gr., en potion.
Sirop	20 à 60 gr., en potion.
Teinture d'essence ...	2 à 5 gr., en potion ou sirop.
Alcoolat	2 à 10 gr., en potion ou sirop.
Tablettes et pastilles..	*Ad libitum.*

MENTHOL. Partie solidifiable de l'essence de menthe poivrée.

Propriétés : Cristaux aiguillés, incolores, possédant l'odeur et la saveur de la menthe poivrée, à peu près insolubles dans l'eau et dans la glycérine, solubles dans l'alcool, l'éther, les huiles et la vaseline liquide.

Action thérapeutique et usages : Antiseptique et analgésique local.

A l'extérieur, il est prescrit, sous forme de crayons ou de pommades, pour calmer les douleurs des névralgies, de la migraine, de la sciatique et de la céphalalgie. Comme antiseptique, il est employé, en inhalations ou en instillations, dans les affections bronchiques ou pulmonaires, dans la coqueluche, dans les affections des fosses nasales, dans le coryza, la rhinite, les sinusites aiguës. Mélangé à certaines poudres, c'est un calmant presque certain du prurit.

A l'intérieur, le menthol est recommandé comme antituberculeux, comme calmant dans la gastralgie et comme antiémétique dans les vomissements incoercibles.

Pharmacologie et posologie : *A l'intérieur* : 0 gr. 10 à 0 gr. 60 en *émulsion, potion alcoolique, pilules* ou *solution*.

A l'extérieur : en *crayons* (menthol et paraffine), *pommade* (1 à 5 0/0), *poudre composée, solutions* dans l'huile (1 à 5 0/0), dans l'huile de vaseline (1 0/0), dans l'alcool.

MIXTURE :

Menthol	1 gr.
Eucalyptol	1 gr.
Essence de thym	5 gr.
— de lavande	5 gr.
Teinture de tolu	10 gr.
Alcool à 90°	100 gr.

Dans les affections bronchiques ou pulmonaires, en inhalations, 1 cuillerée à café dans une casserole d'eau bouillante.

(*Journal du Praticien.*)

POMMADE :

Menthol	1 gr.
Salol	2 gr.
Huile d'olive	2 gr.
Lanoline	50 gr.

Dans les crevasses des mains.

(STEFFEN.)

MIXTURE :

Menthol	2 gr.
Teinture de benjoin	
— d'eucalyptus	āā 100 gr.

Dans la pharyngite, en inhalations, 1 cuillerée à café dans un demi-litre d'eau bouillante.

POMMADE :

Vaseline	100 gr.
Extrait de belladone	0 gr. 10.
Menthol	1 gr.
Chlorhydrate de morphine	0 gr. 03.

Dans la sciatique, en onctions.

POMMADE :

Vaseline	100 gr.
Menthol	1 gr.

Dans le prurit.

POMMADE :

Menthol..............	)	
Salol.................	) āā 0 gr. 50.	
Chlorhydrate de co-		
caïne...............	0 gr. 30.	
Lanoline..............	)	
Vaseline.............	) āā 15 gr.	

Dans la **rhinite aiguë.**

(MALHERBE.)

POTION :

Menthol...............	0 gr. 30.
Poudre de gomme ara-	
bique................	2 gr.
Sirop de gomme........	30 gr.
Eau distillée..........	120 gr.
Agitez.	

Dans les **vomissements incoer-cibles,** *par cuillerées à bouche dans la journée.*

POUDRE :

Menthol...............	0 gr. 30.
Chlorhydrate de cocaïne.	0 gr. 25.
Salol pulvérisé........	5 gr.
Acide borique pulv.....	15 gr.

Dans le **coryza aigu,** *priser de cette poudre toutes les 3 heures.*

(LERMOYEZ.)

SOLUTION :

Huile de vaseline........	50 gr.
Menthol...............	0 gr. 50.

Dans la **grippe,** comme traitement préventif de l'otite grippale, *verser dans chaque narine une demi-cuillerée à café de la solution.*

(G. LEMOINE.)

POMMADE :

Menthol...............	0 gr. 20.
Acide borique...........	2 gr.
Vaseline..............	20 gr.
Essence de géranium rosat	XX gttes.

Dans **l'ozène.** *gros comme un ha-ricot, dans chaque narine, après lavage.*

(BOMMIER.)

POTION :

Menthol...............	0 gr. 20.
Alcool pour dissoudre..	q. s.
Sirop simple...........	25 gr.
Eau distillée..........	100 gr.

Dans la **colite muco-membra-neuse,** *par cuillerées à bouche dans la journée.*   (MATHIEU.)

SOLUTION :

Huile d'amandes douces.....	40 gr.
Menthol..................	1 gr.

Comme prophylaxie de la bron-cho-pneumonie, *chez l'enfant, instiller une fois par jour, dans chaque narine, V à VI gouttes de cette solution.*   (MARFAN.)

VÉSICATOIRE INDOLORE :

Menthol...............	)	
Chloral hydraté........	) āā 1 gr.	
Beurre de cacao.........	1 gr.	
Spermaceti.............	4 gr.	

A étendre sur un emplâtre dia-chylon.   (*Presse Médicale.*)

MENYANTHE ou TRÈFLE D'EAU. *Menyanthes trifoliata* (Gentianées).

Feuilles.

Composition chimique : Ményanthine.

Action thérapeutique : Tonique, amère et digestive.

Pharmacologie et posologie : *A l'intérieur :* infusé à 10 gr. pour 1.000 gr. d'eau.

Les feuilles de ményanthe entrent dans la préparation du sirop et du vin antiscorbutique.

MERCURE.

Propriétés : Métal liquide, blanc d'argent, émettant des vapeurs très diffusibles même à la température ordinaire.

Action thérapeutique et usages : Le mercure est le médicament spécifique des différentes périodes de la syphilis : on le donne, *à l'intérieur*, sous forme de pilules, d'injections sous-cutanées (huile grise), ou en frictions sur la peau saine.

A l'extérieur, c'est un résolutif et un fondant utilisé dans les phlébites, les périostites ou les ostéomyélites ; comme antiparasitaire, il est employé pour détruire les poux et les *pediculi pubis.*

Particularités : A la suite d'un traitement mercuriel trop énergique ou trop longtemps continué, on peut observer des phénomènes d'intoxication chronique (mercurialisme chronique) se manifestant surtout par de la stomatite, de la diarrhée, des exanthèmes vésiculeux et quelquefois de l'albuminurie.

Pharmacologie et posologie : *A l'intérieur :* 0 gr. 05 à 0 gr. 15 en *pilules.*

En *injections hypodermiques*, 0 gr. 01 à 0 gr. 10 par doses progressives (huile grise).

A l'extérieur : onguent mercuriel ou onguent napolitain, onguent gris, emplâtre de Vigo, flanelles mercurielles.

Note. — *Pour les prescriptions d'onguent napolitain dans la syphilis, il est nécessaire de formuler la dose journalière : soit de 4 gr. pour l'homme, 3 gr. pour la femme et 1 à 2 gr. pour l'enfant.*

HUILE GRISE :

Onguent mercuriel	1 gr.
Mercure	19 gr. 50.
Vaseline	9 gr. 50.
Huile de vaseline	20 gr.

2 divisions de la seringue Pravaz contiennent 0 gr. 08 de mercure.

(VIGIER.)

PILULES BLEUES (CODEX) :

Mercure purifié	5 gr.
Conserve de roses	7 gr. 50.
Poudre de réglisse	2 gr. 50.

Pour 100 pilules.

Chaque pilule contient 0 gr. 05 de mercure.

1 à 3 par jour.

POMMADE MERCURIELLE FAIBLE
OU ONGUENT GRIS :

Pommade mercurielle à parties égales	100 gr.
Axonge benzoïnée	300 gr.

En friction comme antiparasitaire.

HUILE GRISE :

Mercure purifié	20 gr.
Lanoline	5 gr.
Vaseline liquide	35 gr.

Contient 50 0/0 de mercure.

Injecter seulement II à III gouttes.

(BALZER.)

PILULES DE BELLOSTE (CODEX) :

Mercure purifié	6 gr.
Miel blanc	6 gr.
Poudre d'aloès	6 gr.
— de poivre noir	1 gr.
— de rhubarbe	3 gr.
— de scammonée	2 gr.

Diviser en pilules de 0 gr. 20.

1 à 2 par jour.

POMMADE MERCURIELLE
BELLADONÉE :

Extrait de belladone	4 gr.
Eau distillée	2 gr.
Onguent napolitain	30 gr.

Comme résolutive et fondante.

PILULES DE SÉDILLOT :	POMMADE MERCURIELLE DOUBLE OU ONGUENT NAPOLITAIN :
Pommade mercurielle à parties égales... 3 gr.	
Poudre de savon médicinal... 2 gr.	Mercure... 500 gr.
Poudre de réglisse... 1 gr.	Axonge benzoïnée... 500 gr.
Diviser en pilules de 0 gr. 20. Chaque pilule contient 0 gr. 05 de mercure.	Dans la syphilis, *en frictions à la dose de 4 gr. pour l'homme,*
1 à 3 par jour.	*3 gr. pour la femme et 1 à 2 gr. pour l'enfant.*

MERCURE (AZOTATE ACIDE DE) ou AZOTATE MERCURIQUE LIQUIDE.

Propriétés : Liquide incolore, très dense, se décomposant par l'eau.

Usages thérapeutiques : Employé, *à l'extérieur,* comme cautérisant ; peu pratique en raison de son action caustique violente.

MERCURE (BENZOATE DE).

Propriétés : Poudre cristalline, blanche, insoluble dans l'eau, peu soluble dans l'alcool, soluble dans les solutions de benzoate d'ammoniaque.

Action thérapeutique et usages : Antiseptique puissant ; employé, dans la syphilis, en injections sous-cutanées ou par la voie stomacale.

Pharmacologie et posologie : *A l'intérieur :* 0 gr. 10 à 0 gr. 20 en *pilules.*

En injections sous-cutanées : 0 gr. 02 à 0 gr. 03 par jour.

SOLUTION :	SOLUTION :
Benzoate de mercure... 1 gr.	Benzoate de mercure... 0 gr. 30.
Benzoate d'ammoniaque neutre 5 gr.	Chlorure de sodium... 0 gr. 25.
Eau distillée, q. s. pour 100 cent. cubes.	Chlorhydrate de cocaïne. 0 gr. 20.
Pour injections hypodermiques.	Eau distillée... 30 gr.
Dans la syphilis, *injection quotidienne de 2 cent. cubes, soit 0 gr. 02 de benzoate de mercure.*	Dans la syphilis, *injecter 1 cent. cube par jour.*
(DESESQUELLE.)	(G. LEMOINE.)

SOLUTION :	
Benzoate de mercure...	1 gr.
Chlorure de sodium, pur...	0 gr. 75.
Eau distillée...	100 gr.
	(GAUCHER.)

MERCURE (BICHLORURE DE) ou SUBLIMÉ CORROSIF ou CHLORURE MERCURIQUE.

Propriétés : Poudre blanche, cristalline, soluble dans l'eau, l'alcool et la glycérine. Il se dissout facilement dans les acides minéraux, les chlorures alcalins et le chlorhydrate d'ammoniaque.

Les solutions de sublimé dans l'eau ordinaire s'altèrent à l'air ; on peut remédier à cet inconvénient en y ajoutant une petite quantité d'acide chlorhydrique ou d'acide tartrique.

Action thérapeutique et usages : Prescrit, *à l'intérieur*, par la voie stomacale (pilules, liqueur de Van Swieten), ou en injections sous-cutanées comme antisyphilitique. C'est un antiseptique énergique employé journellement, en chirurgie, pour le lavage des mains, l'asepsie du champ opératoire et en pansements ; les solutions aqueuses à 0 gr. 25 pour 1000 sont utilisées en injections intra-utérines. Les solutions éthérées sont préconisées en pulvérisations rapides et peu prolongées dans l'érysipèle ; les solutions glycérinées à 1 pour 20 dans la diphtérie, en badigeonnages ; les lotions de liqueur de Van Swieten, dans la pelade et le pityriasis.

Note. — Il ne faut pas abuser, en pansements, des solutions de sublimé, et, autant que possible, ne pas les recouvrir d'un taffetas imperméable pour ne pas provoquer d'érythème.

Pharmacologie et posologie : *A l'intérieur* : 0 gr. 01 à 0 gr. 03 par jour, en *pilules* (en fractionnant la dose).

En *injections hypodermiques* : 0 gr. 01 à 0 gr. 015 par jour.

Liqueur de Van Swieten (Solution au millième)	
Chez l'adulte : 4 à 6 cuillerées à café par jour, à prendre dans du lait.	
Chez les enfants (COMBY) :	
Dans les premières semaines............	x g^{ttes}.
Dans les premiers mois	xx g^{ttes}.
Dans les premières années.............	2 à 5 gr.

A l'extérieur : bain, *gargarisme* à 0 gr. 10 pour 1.000 gr. d'eau, *coton* et *gaze* au millième, *glycéré*, *mixture*, *solutions* à 0 gr. 25 à 1 gr. pour 1.000 gr. d'eau, *pommade* à 0 gr. 10 0/0.

BAIN DU CODEX :

Bichlorure de mercure	20 gr.
Chlorhydrate d'ammoniaque	20 gr.
Eau distillée................	200 gr.

Pour 1 grand bain, se servir d'une baignoire non métallique.

GLYCÉRÉ :

Glycérine pure............	20 gr.
Sublimé corrosif..........	1 gr.

Dans la diphtérie, *en attouche-ments.*

MIXTURE :

Bichlorure de mercure.	0 gr. 25.
Essence de térébenthine	30 gr.
Glycérine............	40 gr.
Alcool camphré.......	175 gr.

Lotion parisiticide (phtiriase du cuir chevelu et phtiriase du pubis.)

(*Formulaire de l'Hôpital Saint-Louis.*)

PAQUETS :

Chlorure mercurique pulv.	2 gr. 50.
Acide tartrique pur pulv..	10 gr.
Solution alcoolique de carmin d'indigo à 5 pour 100	x gttes.

(CODEX.)

Pour l'usage obstétrical. *Chaque paquet donne, pour 1 litre d'eau, une solution bleue contenant 0 gr. 25 de sublimé.*

POMMADE :

Bichlorure de mercure.	0 gr. 10.
Vaseline stérilisée.....	100 gr.

GARGARISME :

Bichlorure de mercure.	0 gr. 10.
Glycérine............	100 gr.
Eau distillée..........	900 gr.

En gargarismes et bains de bouche.

LIQUEUR DE VAN SWIETEN :

Bichlorure de mercure	1 gr.
Eau distillée	900 gr.
Alcool à 80°	100 gr.

(CODEX.)

(Voir plus haut : *Posologie.*)

1 cuillerée à bouche contient 0 gr. 015 de sublimé.

1 cuillerée à café en contient 5 milligrammes (0 gr. 005).

PAPIER :

Chlorure mercurique.......	5 gr.
Chlorure de sodium pur....	5 gr.
Eau distillée.............	15 gr.

Pour imbiber 20 feuilles.

Chaque feuille immergée dans 1 litre d'eau donne une solution contenant 0 gr. 25 de sublimé.

PILULES DE DUPUYTREN :

Chlorure mercurique pulv.	0 gr. 10.
Extrait d'opium..........	0 gr. 20.
— de gaïac	0 gr. 40.

Pour 10 pilules.

1 à 3 *par jour.* (CODEX.)

SOLUTION :

Bichlorure de mercure	0 gr. 01.
Solution de chlorure de sodium à 7 gr. 50 pour 1000........	4 cent. cubes.

Pour 1 ampoule et 1 injection.

(G. MAURANGE.)

MERCURE (PROTOCHLORURE DE) ou CHLORURE MERCUREUX.

Deux variétés : le calomel et le précipité blanc.

Propriétés : Le *calomel* est une poudre blanche, formée de cristaux microscopiques ; le *précipité blanc* est une poudre blanche, onctueuse, plus divisée. Le protochlorure de mercure, calomel ou précipité blanc, est insoluble dans l'eau, l'alcool, l'éther. L'acide chlorhydrique, les chlorures, les composés albuminoïdes le transforment en bichlorure de mercure.

Action thérapeutique et usages : Purgatif cholagogue et antiseptique intestinal, dont la prescription est justifiée dans tous les cas d'infection intestinale ; c'est un vermifuge pour les enfants et même pour les adultes, surtout si on l'associe à l'extrait éthéré de fougère mâle.

A doses faibles et répétées (0 gr. 01 à la fois), il est prescrit dans la diarrhée infantile, la dysenterie, dans certaines affections du foie, comme l'ictère infectieux bénin, la cirrhose, l'hypertrophie du foie, les angiocholites, la congestion hépatique. A doses fractionnées et répétées, il est administré comme dérivatif dans la méningite. Il semble agir comme diurétique dans les hydropisies d'origine cardiaque.

Dans la syphilis, il donne de bons résultats en injections hypodermiques. *A l'extérieur*, on emploie surtout le *précipité blanc*, en pommades, dans la blépharite; en poudre, dans l'acné.

Pharmacologie et posologie : *A l'intérieur :*

1° Comme purgatif *chez l'adulte :* 0 gr. 30 à 1 gr. (en une fois seul ou associé au jalap, à la scammonée);

2° Comme purgatif et antiseptique intestinal (à prendre en une fois), *chez les enfants :*

De 6 mois à 15 mois	0 gr. 05 à 0 gr. 10.
De 15 mois à 3 ans	0 gr. 10 à 0 gr. 20.
De 3 ans à 5 ans	0 gr. 20 à 0 gr. 30.
De 5 ans à 10 ans	0 gr. 30.

(MARFAN.)

3° A doses fractionnées *chez l'adulte :* 0 gr. 25 à 0 gr. 30 en 10 ou 20 prises;

4° A doses fractionnées *chez les enfants :*

De 6 mois à 15 mois.	0 gr. 01 en 3 à 5 fois à 1 heure d'intervalle.
De 15 mois à 3 ans..	0 gr. 02 en 4 à 5 fois — —
De 3 ans à 5 ans.....	0 gr. 03 en 5 à 6 fois — —
De 5 ans à 10 ans.....	0 gr. 05 en 5 à 6 fois — —

(MARFAN.)

A l'extérieur : poudre, pommade (de 1 à 3 gr. pour 30 gr. de vaseline), emplâtre.

En injections sous-cutanées : 0 gr. 05 à 0 gr. 10 en une injection par semaine.

NOTE. — *Ne donner, en même temps que le calomel, ni iode, ni iodures, ni eau de laurier-cerise, ni acides, ni alcalis, et interdire les aliments salés.*

CACHETS :

Calomel.............. 0 gr. 30.
Poudre de jalap......... 0 gr. 25.

Pour 1 cachet.

Comme **purgatif**, *à prendre le matin à jeun.*

EMPLATRE HYDRARGYRIQUE :

Emplâtre diachylon....... 3000 gr.
Calomel................ 1000 gr.
Huile de ricin.......... 300 gr.

Dans la syphilis secondaire, *mettre un emplâtre de 1 décimètre de diamètre, renouvelé tous les huit jours, sur la cavité thoracique.* (QUINQUAUD.)

PAQUETS :

Calomel.............. } āā 0 gr. 05.
Salol................

Pour 1 paquet.

Dans l'athrepsie des nouveau-nés, *1 paquet par jour..* (RICHARDIÈRE.)

POMMADE :

Calomel.............. 0 gr. 10.
Vaseline............. 10 gr.

Dans la blépharite. (BAUDRY.)

POMMADE :

Vaseline............. 30 gr.
Calomel.............. 1 gr.

Dans l'acné nécrotique.

POUDRE :

Calomel.............. 1 gr.
Oxyde de zinc........ 10 gr.
Amidon.............. 30 gr.

Dans l'acné.

CACHETS :

Calomel.............. 0 gr. 50.
Poudre de rhubarbe..... 0 gr. 50.
— de scammonée.... 0 gr. 50.
— de sucre........ 2 gr.

Pour 10 cachets.

Contre les Ascarides lombricoïdes, *2 à 4 cachets par jour.* (CADET DE GASSICOURT.)

INJECTIONS HYPODERMIQUES :

Calomel à la vapeur, lavé à l'alcool et séché..... 0 gr. 50.
Huile d'olive stérilisée ou huile de vaseline.... 10 gr.
1 cent. cube contient 0 gr. 05 de calomel.

Dans la syphilis, *1 injection tous les huit jours.* (FOURNIER.)

PAQUETS :

Calomel.............. 0 gr. 01.
Sucre................ 0 gr. 50.
A diviser en 5 paquets.

Dans le choléra infantile après les accidents du début, *prendre 1 paquet toutes les demi-heures.* (MARFAN.)

PAQUETS :

Calomel à la vapeur..... 0 gr. 05.
Sucre de lait........ 0 gr. 50.

Dans la constipation des nourrissons, *à prendre le matin à jeun dans une cuillerée de lait.* (COMBY.)

PILULES :

Calomel.............. 0 gr. 05.
Extrait de bourdaine.... 0 gr. 15.
Poudre de rhubarbe..... 0 gr. 10.

Contre la constipation des dyspeptiques, *1 à 2 pilules par jour.*

MERCURE (CYANURE DE)

Propriétés : Cristaux transparents, solubles dans l'eau, l'alcool et la glycérine.

Action thérapeutique et usages : Antisyphilitique employé à doses beaucoup plus faibles que le sublimé, en raison de sa plus grande toxicité. Préconisé, *à l'extérieur*, dans le traitement de l'eczéma-conjonctivo-palpébral.

Pharmacologie et posologie : *En injections hypodermiques à la dose de 0 gr. 01 par jour.*

<table>
<tr><td colspan="2">SOLUTION :</td><td>SOLUTION :</td></tr>
</table>

Cyanure de mercure.......	1 gr.	
Chlorhydrate de cocaïne...	1 gr.	
Eau distillée.............	100 gr.	

Dans la syphilis, injecter chaque fois 1 cent. cube tous les deux jours, par série de 30 pour une cure.   (MULLER.)

Cyanure de mercure...	0 gr. 05.
Eau bouillie..........	500 gr.

Dans l'eczéma conjonctivo-palpébral *en compresses.*
     (BESNIER.)

MERCURE (OXYCYANURE DE).

Propriétés : Cristaux transparents, solubles dans l'eau.

Action thérapeutique et usages : Employé, en injections hypodermiques, dans la syphilis et, en lavages de l'urèthre, dans la blennorrhagie aiguë ou chronique. Sa solution aqueuse est très avantageuse pour la stérilisation des instruments de chirurgie qu'elle n'attaque pas.

Pharmacologie et posologie : *En injections hypodermiques :* 0 gr. 01 tous les deux jours.

   A l'extérieur : solutions à 1 pour 1.000 comme abortif dans la blennorrhagie, et à 1 pour 2.000 dans la blennorrhagie chronique.

MERCURE (BIIODURE DE). Iodure mercurique.

Propriétés : Poudre cristalline, rouge vif, inodore, très peu soluble dans l'eau (1 pour 170), soluble dans l'alcool, l'éther, la glycérine, les huiles. Les chlorures et iodures facilitent sa dissolution dans l'eau.

Action thérapeutique et usages : Antiseptique énergique, mais irritant et même caustique. *A l'intérieur,* prescrit comme antisyphilitique ; le plus souvent, on le donne en dissolution dans l'iodure de potassium ou en sirop (sirop de Gibert), ou en injections hypodermiques.

   Les pommades au biiodure de mercure sont employées dans l'acné cornée et les syphilides.

Pharmacologie et posologie : *A l'intérieur :* 0 gr. 005 à 0 gr. 020 (5 à 20 milligrammes) par jour en *solution, sirop de Gibert* (Voir formule), *pilules.*

En injections hypodermiques (solutions huileuses, voir formule), à la dose de 0 gr. 01 à 0 gr. 015.

A l'extérieur : en *lotions, solutions antiseptiques* (à 1 gr. pour 4.000 gr. d'eau), *pommades.*

PILULES :

Biiodure de mercure .... 0 gr. 50.
Extrait d'opium......... 0 gr. 25.
Poudre de réglisse...... 1 gr.
Extrait de chiendent..... q. s.
Pour 50 pilules.

Dans la syphilis, 2 *à 4 par jour.*
(DUJARDIN-BEAUMETZ.)

SIROP DE GIBERT (CODEX) :

Iodure de potassium... 25 gr.
Biiodure de mercure.. 0 gr. 50.
Eau .... 25 gr.
Sirop de sucre ...... 1200 gr.

1 cuillerée à soupe contient 0 gr. 008 de biiodure de mercure et 0 gr. 40 d'iodure de potassium.

Dose pour adultes, 1 *à 3 cuillerées à soupe par jour, prendre avant le repas dans une cuillerée de lait.*

Dose chez les enfants après deux ans, *d'abord* 1 *cuillerée à café, plus tard 2 cuillerées à café dans les 24 heures.* (J. SIMON.)

SOLUTION HUILEUSE :

Biiodure de mercure .. 0 gr. 40.
Huile d'olive stérilisée
  et lavée à l'alcool... 100 gr.
(PANAS.)

SOLUTION :

Biiodure de mercure.... 0 gr. 25.
Iodure de potassium.... 0 gr. 25.
Alcool............... 50 gr.
Eau bouillie.......... 1 litre.

Comme antiseptique obstétrical.

POMMADE :

Biiodure de mercure... 0 gr. 25.
Vaseline............. 30 gr.

Dans l'acné cornée. (HARDY.)

SIROP DE VIDAL :

Biiodure de mercure... 0 gr. 15.
Iodure de potassium .. 15 gr.
Eau distillée .... 50 gr.
Sirop de quinquina.... 450 gr.
  (Ne pas filtrer, agiter.)

1 cuillerée à soupe contient 0 gr. 005 de biiodure de mercure et 0 gr. 50 d'iodure de potassium.

Mieux toléré que le sirop de Gibert.

SOLUTION HUILEUSE :

Huile de noix lavée
  à l'alcool et stéri-
  lisée............. 50 cent. cubes.
Huile de ricin stéri-
  lisée............. 50 cent. cubes.
Biiodure de mercure 1 à 1 gr. 50.
  Faire dissoudre à 70°.

1 cent. cube contient 0 gr. 01 à 0 gr. 015 de sel mercurique.

En injections intra-musculaires, *tous les jours à la dose de 1 cent. cube, en deux temps, pendant 20 jours.* (LAFAY.)

SOLUTION :

Biiodure de mercure .. 0 gr. 20.
Bichlorure de mercure. 1 gr.
Alcool à 90°........ 40 gr.
Eau .... 250 gr.

Dans la pelade, *en lotions.*
(QUINQUAUD.)

MERCURE (PROTOIODURE DE). Iodure mercureux.

Propriétés : Poudre amorphe, jaune verdâtre, insoluble dans l'eau et l'alcool. Les iodures alcalins le transforment en biiodure et mercure métallique. Altérable à la lumière.

Action thérapeutique et usages : Antisyphilitique. *A l'exté-*

rieur : en pommade contre le psoriasis et le pityriasis du cuir chevelu.

Pharmacologie et posologie : *A l'intérieur :* 0 gr. 05 à 0 gr. 10 par jour en *pilules.*

A l'extérieur : en *pommades* à 0 gr. 50 ou 1 gr. pour 30 gr. de vaseline.

Note. — *Ne pas associer le protoiodure de mercure aux chlorures, ni aux iodures, ni aux carbonates alcalins.*

PILULES DE RICORD :

Protoiodure de mercure..... 3 gr.
Extrait thébaïque............ 1 gr.
Thridace................... 3 gr.
Conserve de roses........... 6 gr.
  Pour 60 pilules.
  Chaque pilule contient 0 gr. 05 de protoiodure.
Dans la syphilis, 1 à 3 pilules par jour.

PILULES DE FOURNIER :

Protoiodure de mercure . 0 gr. 05.
Extrait d'opium........ 0 gr. 01.
  Pour 1 pilule.
Dans la syphilis, *prendre d'abord 1 pilule, puis 2 par jour.*

MERCURE (LACTATE DE). Lactate mercurique.

Propriétés : Cristaux aiguillés, incolores, solubles dans l'eau, décomposables par l'eau bouillante.

Action thérapeutique et usages : Antisyphilitique.

Pharmacologie et posologie : *A l'intérieur :* 0 gr. 01 à 0 gr. 02 par jour en *solution.*

En injections hypodermiques : 0 gr. 01 par jour.

Note. — *Faire les solutions à froid, la chaleur décomposant le sel mercurique.*

SOLUTION :

Lactate de mercure...... 1 gr.
Eau distillée........... 1000 gr.
Dans la syphilis, 4 *cuillerées à café par jour dans de l'eau sucrée ou du lait.* (Gaucher.)

SOLUTION :

Lactate de mercure....... 1 gr.
Eau distillée........... 100 gr.
  Pour injections hypodermiques.
Dans la syphilis, 1 *injection par jour.* (Gaucher.)

MERCURE (OXYDE DE). Oxyde mercurique.

Deux variétés : 1° oxyde jaune ou précipité jaune obtenu par voie humide ; 2° oxyde rouge ou précipité rouge obtenu par voie sèche.

Propriétés : *L'oxyde jaune* est une poudre fine, amorphe, insoluble dans l'eau et l'alcool. *L'oxyde rouge* est une poudre cristalline rouge, insoluble dans l'eau.

NOTE. — *Pour les pommades ophtalmiques, l'oxyde jaune, à cause de sa grande ténuité, doit être préféré à l'oxyde rouge.*

Action thérapeutique et usages : L'oxyde jaune est seul employé, *à l'intérieur*, dans le traitement de la syphilis (en injections hypodermiques). Les deux variétés d'oxyde sont prescrites, en ophtalmologie, dans les blépharites, les conjonctivites phlycténulaires et les kératites et, en dermatologie, dans l'eczéma des paupières et de la barbe et dans le pityriasis du cuir chevelu.

Pharmacologie et posologie : L'oxyde jaune en *injections hypodermiques*, à la dose de 0 gr. 05 à 1 gr. par jour en espaçant de plusieurs jours les premières injections (Voir formule).

A *l'extérieur : pommades* dans la proportion de 1 gr. d'oxyde pour 10, 20 ou 30 gr. de vaseline.

INJECTIONS HYPODERMIQUES :

Huile de vaseline... 10 cent. cubes.
Oxyde jaune de mercure........... 0 gr. 50 à 1 gr.

Injecter d'abord 1 cent. cube tous les 8 jours, puis à des époques plus rapprochées.

POMMADE :

Vaseline............. 15 gr.
Oxyde jaune de mercure. 0 gr. 50.

Dans le sycosis de la lèvre supérieure. (BROCQ.)

POMMADE :

Oxyde rouge de mercure...... } āā 1 gr. 50.
Oxyde de zinc.....
Résorcine............ 0 gr. 60.
Vaseline........... 38 gr.

Contre les syphilides impétigineuses du cuir chevelu. (PHILLIPS.)

POMMADE :

Vaseline............. 15 gr.
Oxyde rouge de mercure porphyrisé........... 1 gr.
(CODEX.)

POMMADE :

Vaseline.............. 10 gr.
Oxyde jaune de mercure...... 1 gr.

Dans les blépharites. (VALUDE.)

POMMADE :

Oxyde rouge de mercure. 0 gr. 20.
Sous-acétate de plomb. 1 gr.
Vaseline............. 10 gr.

Dans les blépharites lymphatiques. (VALUDE.)

POMMADE :

Oxyde jaune de mercure. 0 gr. 50.
Huile de Cade........ 1 gr.
Vaseline............ 20 gr.

Dans l'eczéma de la barbe. (MALHERBE.)

POMMADE :

Vaseline............. 18 gr.
Oxyde rouge de mercure. 1 gr.
Acétate de plomb cristallisé........... 1 gr.
Camphre pulvérisé...... 0 gr. 10.

MERCURE (PEPTONATE DE).

Propriétés : Masses brun jaunâtre, spongieuses, solubles dans l'eau et l'alcool.

Action thérapeutique et usages : Antisyphilitique prescrit en injections hypodermiques ou en pilules.

Pharmacologie et posologie : *A l'intérieur* : 0 gr. 01 à 0 gr. 02 par jour en *pilules.*

En *injections hypodermiques,* 0 gr. 005 à 0 gr. 02 par jour.

INJECTIONS HYPODERMIQUES :	PILULES :
Peptonate de mercure.. 0 gr. 50. Glycérine............. 5 gr. Eau distillée .... 25 gr. *1 injection par jour.*	Peptonate de mercure ... 2 gr. Opium pulvérisé........ 0 gr. 50. Poudre de gaïac......... 2 gr. Poudre de guimauve..... q. s. **Dans la syphilis,** 1 *à* 2 *pilules par jour.* (DELPECH ET MARTINEAU.)

MERCURE (SALICYLATE DE).

Propriétés : Poudre amorphe, blanche, inodore, insipide, neutre, insoluble dans l'eau et l'alcool, soluble dans les solutions de chlorure de sodium.

Action thérapeutique et usages : *A l'intérieur* : en injections hypodermiques, comme antisyphilitique ; *à l'extérieur* : dans l'alopécie des syphilitiques.

Pharmacologie et posologie : *A l'intérieur* : 0 gr. 05 à 0 gr. 10 en *injections hypodermiques.*

A l'extérieur : en lotions.

INJECTIONS HYPODERMIQUES :	MIXTURE :
Salicylate de mercure 4 gr. Huile de vaseline... 30 cent. cubes. 1 cent. cube contient 0 gr. 13 de salicylate de mercure. *Injecter* 2 *fois par semaine une demi-seringue, soit* 0 *gr.* 06 *de sel mercurique.* (HALLOPEAU.)	Salicylate de mercure.. 0 gr. 25. Salol................ 5 gr. Alcoolat de lavande ... 250 gr. **Contre l'alopécie des syphilitiques,** *en lotions.* (BROCQ.)

MERCURE (SULFATE BASIQUE DE). Turbith minéral.

Propriétés : Poudre jaune, amorphe, insoluble dans l'eau et dans l'alcool.

Action thérapeutique et usages : Employé, *à l'extérieur*, dans le psoriasis et l'herpès.

Pharmacologie et posologie : *A l'extérieur : en pommades* (1 gr. de turbith pour 20 ou 30 gr. de vaseline).

MERCURE (SULFURE DE) ou CINABRE.

Propriétés : Poudre rouge, insoluble dans l'eau et l'alcool.

Usages thérapeutiques : Employé, *à l'extérieur*, dans le traitement des ulcérations, infiltrations parasitaires ou non et lupus (emplâtre de Vidal).

EMPLATRE DE VIDAL :

Minium	10 gr.
Cinabre	6 gr.
Emplâtre diachylon	100 gr.

MERCURIALE. *Mercurialis annua* (Euphorbiacées).

Plante.

Usages thérapeutiques : Purgatif, surtout employé sous forme de mellite (miel de mercuriale).

Pharmacologie et posologie : *En lavement :* miel de mercuriale à la dose de 20 à 100 gr. pour un *lavement* de 200 à 400 gr.

Chez les enfants de 6 mois à 10 ans : 10 à 40 gr., en lavement.

MÉTAVANADATE DE SOUDE. Voir *Vanadate de soude.*

MÉTHACÉTINE. Paraoxyméthylacétanilide.

Propriétés : Poudre cristalline, légèrement rosée, soluble surtout dans l'eau bouillante et dans l'alcool.

Action thérapeutique et usages : Antiseptique et antithermique, ayant les mêmes indications que la phénacétine.

Pharmacologie et posologie : *A l'intérieur :* 0 gr. 20 à 0 gr. 60 par jour, en *cachets* de 0 gr. 20.

Chez les enfants, à la dose de 0 gr. 10 à 0 gr. 20.

MÉTHYLACÉTANILIDE. Voir *Exalgine.*

MÉTHYLAL. *Éther diméthylméthylénique.*

Propriétés : Liquide incolore, mobile, à odeur piquante, soluble dans l'eau, l'alcool et les huiles.

Action thérapeutique et usages.—Prescrit, *à l'intérieur, comme* hypnotique dans la démence et l'anémie cérébrale. *A l'extérieur*, il est employé comme anesthésique local.

Particularités : *A l'avantage d'être peu toxique et de s'éliminer rapidement.*

Pharmacologie et posologie : *A l'intérieur :* 1 à 4 gr. par jour en *potion*.

A l'extérieur : en *lavement, pommade* à 10 0/0.

MÉTHYLARSINATE DE SOUDE. Voir *Arrhénal.*

MÉTHYLE (CHLORURE DE) ou ÉTHER MÉTHYLCHLORHYDRIQUE.

Propriétés : Gaz incolore à odeur éthérée, se liquéfiant à — 23°. Pour les besoins thérapeutiques, on le conserve à l'état liquide dans des siphons métalliques résistant à la pression de 6 atmosphères que supporte le gaz.

Action thérapeutique et usages : Le froid que produit le chlorure de méthyle liquide par son évaporation rapide le fait employer, en *pulvérisations*, comme anesthésique local dans le traitement de la sciatique, de la névralgie faciale, des névralgies intercostales, du lumbago, ou encore pour pratiquer de petites opérations chirurgicales, comme l'ouverture d'un abcès, l'incision d'un panaris.

NOTE.— Pour éviter la mortification de la peau et la formation d'une eschare lors de son application, on remplace souvent les pulvérisations par le *stypage*. Cette opération consiste à pulvériser du chlorure de méthyle sur des tampons formés au centre de deux tiers de coton hydrophile et, à l'extérieur, d'un tiers de bourre de soie. Ces tampons, tenus avec des pinces en bois, peuvent être appliqués plus ou moins longtemps sur la peau, suivant que l'on veut obtenir soit une révulsion, soit un effet anesthésique et sans crainte d'eschare.

MÉTHYLE (SALICYLATE DE).

Propriétés : Liquide incolore, à odeur aromatique persistante, très peu soluble dans l'eau, soluble dans l'alcool et l'éther. Sa solution aqueuse se colore en violet par le perchlorure de fer.

Action thérapeutique et usages : Antirhumatismal prescrit surtout en applications locales, il est également employé comme calmant dans les douleurs de l'arthrite blennorrhagique, de la goutte, de la sciatique, du zona. Il est préconisé dans le traitement de la pelade.

Pharmacologie et posologie : *A l'extérieur :* 1 à 5 gr. en badigeonnages (avoir soin de recouvrir la partie badigeonnée de taffetas gommé et ensuite d'une couche d'ouate).

Pommades, liniment à doses variables.

LINIMENT :

Salicylate de méthyle....... 10 gr.
Chloroforme .... 5 gr.
Baume tranquille .... 50 gr.

MIXTURE :

Huile de vaseline.......... 20 gr.
Salicylate de méthyle....... 12 gr.

Dans le **rhumatisme aigu,** *en applications locales avec enveloppement de taffetas gommé.*

(G. LEMOINE.)

MIXTURE :

Éther............)
Salicylate de méthyle.... } $\overline{aa}$ à parties égales.

Dans la pelade, 1 à 2 *badigeonnages par jour.* (HALLOPEAU.)

POMMADE :

Vaseline .... 100 gr.
Salicylate de méthyle ...... 25 gr.

Dans le **zona,** *pour calmer les douleurs.*

(HALLOPEAU ET LEREDDE.)

MÉTHYLÈNE (BLEU DE). Voir *Bleu de méthylène.*

MIEL. Matière sucrée fournie par les abeilles.

Usages : A doses élevées, le miel est laxatif; il est surtout employé comme édulcorant.

Pharmacologie et posologie : *A l'intérieur :* 100 à 150 gr. chez l'adulte, 50 à 80 gr. chez les enfants.

Il sert à la préparation du sirop de miel ou mellite et des différents mellites officinaux; il est employé comme excipient pour la confection des pilules.

MINIUM. Voir *Plomb (Oxydes de).*

MORELLE. *Solanum nigrum (Solanées).*

Feuilles.

Composition chimique : Solanine.

Usages thérapeutiques : La décoction de feuilles est utilisée comme calmante en injections vaginales.

Pharmacologie et posologie : *A l'extérieur : décocté* à 20 gr. pour 1 litre d'eau, en lotions et injections vaginales.

Les feuilles de morelle entrent dans la préparation du *Baume tranquille* et de *l'onguent populeum*.

MORPHINE. Voir *Opium*.

MORUE (HUILE DE FOIE DE).

Trois variétés commerciales : *l'huile blanche*, *l'huile blonde* et *l'huile brune*.

Propriétés : L'huile de foie de morue a une odeur et une saveur de poisson ; elle est peu soluble dans l'alcool, très soluble dans l'éther.

Composition : Elle contient des glycérides (oléine, palmitine, butyrine), des acides organiques (acide morrhuique, acide glycérophosphorique), des bases organiques (triméthylamine, butylamine, amylamine, morrhuine, etc.), différents composés organiques bromés, iodés et phosphorés.

Action thérapeutique et usages : L'huile de foie de morue est surtout prescrite dans le rachitisme et aussi dans la phtisie, la scrofule, l'ostéomalacie, pendant la convalescence des bronchites et de la pleurésie, et dans certaines affections de la peau.

Particularités : *A doses élevées, elle peut occasionner de la diarrhée : il est bon de suspendre son emploi pendant les grandes chaleurs de l'été.*

Pharmacologie et posologie : *A l'intérieur :* 15 à 60 gr. comme doses habituelles ; dans la phtisie, on peut donner jusqu'à 200 gr. par jour.

Chez les enfants :

De 1 à 3 ans..................	5 à 10 gr. par jour.
De 3 à 5 ans..................	10 à 30 gr. —
De 5 à 10 ans.................	30 à 50 gr. —

Note.— *L'huile de foie de morue doit être administrée surtout après le repas* et, pour faciliter son ingestion, on l'additionne d'un peu de thé, de café, d'essence de menthe ou d'anis. Exceptionnellement on peut la donner en émulsion.

Prescrire principalement l'huile blonde.

<table>
<tr><td>

ÉMULSION :

Huile de foie de morue....   200 gr.
Glycérine.....................   30 gr.
Teinture d'écorce de Panama   6 gr.
Eau de laurier-cerise......   4 gr.

(COMBY.)

Chaque cuillerée à soupe contient environ 12 gr. d'huile de foie de morue.

</td><td>

MIXTURE :

Huile de foie de morue....   500 gr.
Eau de chaux..............   500 gr.
Saccharine................   2 gr.
Écorce d'amandes amères ..   2 gr.

Dans la scrofule, 1 à 5 cuillerées à soupe suivant l'âge de l'enfant.

(MONIN.)

</td></tr>
</table>

MOUSSE DE CORSE.
Mélange de plusieurs algues parmi lesquelles l'*Alsidium Helminthocorton*.

Action thérapeutique et usages : Vermifuge surtout employé, chez les enfants, contre les lombrics.

Pharmacologie et posologie : *A l'intérieur : poudre*, 5 à 10 gr. (à prendre dans du lait).

Chez les enfants :

De 1 à 3 ans..................   1 à 2 gr. de poudre.
De 3 à 10 ans.................   2 à 5 gr. —

Décocté, 10 à 15 gr. dans 200 gr. d'eau ou de lait, *pour les adultes.*

MOUTARDE BLANCHE.
Sinapis alba (Crucifères).

Graine.

Composition chimique : Huile fixe, mucilage, un ferment (myrosine), un glucoside (la sinalbine).

Les semences, broyées en présence de l'eau, donnent, par dédoublement de la sinalbine sous l'influence de la myrosine, une essence rubéfiante (isosulfocyanate d'orthoxybenzyle).

Action thérapeutique et usages : La graine de moutarde absorbée entière est employée pour combattre la constipation.

Pharmacologie et posologie : *A l'intérieur :* 1 à 2 cuillerées à bouche par jour à prendre le matin à jeun.

MOUTARDE NOIRE.
Brassica nigra (Crucifères).

Graine.

Composition chimique : Huile fixe, mucilage, un ferment (myrosine), un glucoside (*myronate de potasse ou sinigrine*).

Les semences broyées en présence de l'eau donnent, par dédoublement du myronate de potasse sous l'influence de la myrosine, une essence rubéfiante (l'isosulfocyanate d'allyle).

Les semences de moutarde noire possèdent un pouvoir rubéfiant beaucoup plus intense que les semences de moutarde blanche.

Action thérapeutique et usages : La farine de moutarde est employée comme révulsive sous forme de cataplasme, de sinapisme, dans les affections aiguës des voies respiratoires, dans les douleurs rhumatismales, les céphalées congestives ; elle est utilisée pour exciter les centres respiratoire et vasculo-cardiaque dans la syncope, les congestions cérébrales et les attaques apoplectiformes.

Pharmacologie et posologie : *A l'extérieur : cataplasme* rubéfiant ou *sinapisé*, 200 gr. de farine et la quantité d'eau nécessaire pour obtenir un cataplasme.

Sinapisme en feuilles (papier-moutarde, papier Rigollot). Pour son emploi, faire tremper la feuille dans un peu d'eau tiède et appliquer sur la peau.

Particularités : *Éviter, dans la préparation des cataplasmes sinapisés, une température supérieure à* 45°*, qui détruirait le ferment soluble nécessaire à la formation de l'essence rubéfiante.*

BAIN SINAPISÉ :

Farine de moutarde........ 100 gr.
Eau froide................ 250 gr.
Verser dans l'eau tiède du bain.

Pour pédiluve et manuluve.

(Formulaire des Hôp. milit.)

BAIN SINAPISÉ :

Farine de moutarde........ 500 gr.
Eau froide................ 1 litre.
Délayer et verser dans un bain de son chaud.

Dans la broncho-pneumonie, contre les phénomènes asphyxiques, *frictionner les téguments de l'enfant pendant la durée du bain, agiter l'eau et retirer l'enfant quand la peau commence à rougir.*

(Presse médicale.)

MUGUET. *Convallaria maialis* (Liliacées).

Feuilles et fleurs.

Composition chimique : Deux glucosides : la convallamarine et la convallarine.

Action thérapeutique et usages : Médicament cardiaque amenant un ralentissement et une régularisation du pouls, et de la diurèse ; il est prescrit dans les palpitations, les arythmies et dans les affections cardiaques accompagnées d'œdème.

Pharmacologie et posologie : *A l'intérieur : poudre*, 1 à 5 gr. par jour en *cachets, pilules ;*

Extrait aqueux, 1 gr. 50 à 2 gr. en *pilules, sirop ;*

Extrait de suc, 1 à 3 gr. en *pilules, sirop ;*

Chez les enfants de 1 à 10 ans : extrait aqueux, 0 gr. 10 à 1 gr. par jour.

CONVALLAMARINE.

Propriétés : Poudre blanche, amorphe, peu amère, soluble dans l'eau et l'alcool.

Action thérapeutique et usages : Comme le muguet.

Pharmacologie et posologie : *A l'intérieur* : 0 gr. 01 à 0 gr. 10 par jour en *pilules, sirop.*

MUSC. Produit renfermé dans une poche du *Chevrotin porte-musc* (Mammifère Ruminant).

Propriétés : Substance granuleuse, solide, brunâtre, très odorante.

Action thérapeutique et usages : Antispasmodique employé dans l'hystérie, les convulsions et dans le délire de certaines affections aiguës ; il est aussi prescrit comme stimulant dans les états adynamiques.

Pharmacologie et posologie : *A l'intérieur* : 0 gr. 25 à 2 gr. en *potion, lavement ou pilules ;*

Teinture alcoolique au 1/10e, 1 à 4 gr. en *potion.*

Chez les enfants de 2 à 10 ans : teinture à la dose de x à xl *gouttes ;*

Lavement, 0 gr. 05 à 0 gr. 20 pour un *lavement* de 100 à 150 gr.

LAVEMENT :		POTION :	
Musc	0 gr. 20.	Teinture de musc	1 gr.
Hydrate de chloral	0 gr. 30.	Sirop de fleurs d'oranger	30 gr.
Camphre	1 gr.	Liqueur d'Hoffmann	2 gr.
Jaune d'œuf	10 gr.	Eau de laitue	120 gr.
Eau distillée	100 gr.		

Dans les convulsions, lorsque l'enfant ne peut avaler.

(J. SIMON.)

Comme antispasmodique, par cuillerées à bouche toutes les heures.

SIROP :

Bromure de potassium ....   3 gr.
Musc ....   0 gr. 20.
Eau distillée de laurier-cerise.........   6 gr.
Sirop d'éther ....   15 gr.
— de fleurs d'oranger ....   45 gr.

Dans la coqueluche, 5 à 6 *cuillerées à café*
par jour.   (GUÉNEAU DE MUSSY.)

MYRRHE. Gomme-résine fournie par le *Commiphora abyssinica* (Térébinthacées).

Action thérapeutique et usages : Stimulante et antispasmodique.

Pharmacologie et posologie : *A l'intérieur : teinture alcoolique au 1/5e, 0 gr. 50 à 4 gr.* par jour en *potions.*

La myrrhe entre dans la préparation du *baume de Fioraventi,* du *baume du Commandeur,* des *pilules de Cynoglosse.*

SIROP :

Chloroforme.........................   1 gr.
Teinture de myrrhe..................   1 gr.
Mucilage de gomme..................   8 gr.
Sirop simple ....   80 gr.

Dans la colique hépatique, contre la douleur, *par cuillerée à bouche de quart d'heure en quart d'heure.*   (G. LEMOINE.)

NAPHTALINE.

Propriétés : Lamelles nacrées, incolores, à odeur spéciale, insolubles dans l'eau, solubles dans l'alcool bouillant et l'éther.

Action thérapeutique et usages : Prescrite, *à l'intérieur,* comme vermifuge et antiseptique intestinal. *A l'extérieur,* elle est employée dans le traitement de la gale, du psoriasis et de l'eczéma.

Pharmacologie et posologie : *A l'intérieur :* 1 à 5 gr. par jour en *cachets.*

Chez les enfants de 2 à 3 ans : 0 gr. 50 à 1 gr. par jour en *paquets* ou *lavements.*

A l'extérieur : en *pommades* à 1 pour 10 gr. de lanoline ou de vaseline.

LAVEMENT :	PAQUETS :
Naphtaline................ 1 gr.	Naphtaline................ 0 gr. 12.
Huile d'olive............. 50 gr.	Sous-nitrate de bismuth. 0 gr. 18.
Contre les oxyures vermicu- laires.	*Pour 1 paquet : en prendre 1 toutes les 3 heures (enfant de 2 à 3 ans).*
(G. Lemoine.)	(Filatow.)

NAPHTOLS.

Deux variétés correspondant à deux formes isomériques : *naphtol-α* et *naphtol-β*.

1° NAPHTOL-α.

Propriétés : Aiguilles cristallines, incolores, très peu solubles dans l'eau, solubles dans l'alcool, l'éther, la glycérine et les huiles.

2° NAPHTOL-β.

Propriétés : Paillettes cristallines, brillantes, à saveur âcre et brûlante, peu solubles dans l'eau froide, solubles dans l'alcool, l'éther, la glycérine et les huiles.

Les deux naphtols se combinent au camphre en donnant un produit liquide.

Action thérapeutique et usages : Les naphtols sont des antiseptiques surtout prescrits, *à l'intérieur*, pour réaliser l'antisepsie gastro-intestinale ; bien que le naphtol-α soit plus actif et aussi moins toxique que le naphtol-β, c'est ce dernier qui est le plus employé. D'après Hayem, les naphtols provoquent de l'excitation stomacale se traduisant par de l'hyperchlorhydrie.

Le naphtol-β est préconisé, *à l'extérieur*, dans le traitement des granulations de la conjonctive et dans les affections de la peau, acné, eczéma, psoriasis, pityriasis ; en lavages de l'intestin (solution aqueuse) dans la diarrhée verte, la dysenterie.

Pharmacologie et posologie : *A l'intérieur :* 1 à 3 gr. en cachets ou paquets de 0 gr. 40 à 0 gr. 50.

Chez les enfants :

De 12 à 18 mois........	0 gr. 05 à 0 gr. 20 par jour.
De 18 mois à 2 ans.....	0 gr. 20 à 0 gr. 50 —
De 2 à 5 ans..........	0 gr. 50 à 1 gr. —
De 5 à 10 ans	1 gr. à 2 gr. —

15.

A l'extérieur : solution aqueuse saturée à froid : en lavements, injections.

Pommade, 2 à 10 0/0.

CACHETS :

Naphtol-β............. 0 gr. 30.
Magnésie calcinée....... 0 gr. 20.
Poudre d'opium brut.... 0 gr. 01.
Pour 1 cachet.

Dans la maladie de Reichmann, 2 à 4 cachets par jour.

CACHETS :

Bétol................. 0 gr. 60.
Naphtol-β............. 0 gr. 25.
Pour 1 cachet.

Dans la fièvre typhoïde, comme antiseptique intestinal, 4 cachets par jour.

NAPHTOL CAMPHRÉ :

Camphre................. 20 gr.
Naphtol-β................. 10 gr.
(DÉSESQUELLE).

Dans les tuberculoses locales, les adénites cervicales, injecter 1 cent. cube.

CACHETS :

Salicylate de bismuth... 0 gr. 30.
Naphtol-β............. 0 gr. 25.
Pour 1 cachet.

Dans la dilatation de l'estomac avec fermentations anormales, 2 à 4 cachets par jour.

MIXTURE :

Savon...................
Résorbine............... aa 10 gr.
Naphtol-β............... 3 à 5 gr.
Soufre précipité......... 3 gr.

Dans l'acné.
(HALLOPEAU et LEREDDE.)

POMMADE :

Naphtol-β... 0 gr. 10 à 0 gr. 30.
Vaseline ,.... 30 gr.

Dans les granulations de la conjonctive. (PANAS.)

SOLUTION :

Eau bouillie tiède....................... 500 gr.
Borate de soude...................... 5 gr.
Naphtol-β............................. 1 gr.

Dans la diarrhée verte, en lavages de l'intestin.

NAPHTOL-β (BENZOATE DE) ou BENZONAPHTOL.

Propriétés : Poudre cristalline, incolore, inodore, sans saveur, très peu soluble dans l'eau, peu soluble dans l'alcool.

Le benzonaphtol se décompose seulement dans l'intestin en naphtol-β et acide benzoïque.

Action thérapeutique et usages : Antiseptique intestinal.

Il doit être préféré au naphtol-β, qui est plus toxique et plus irritant.

Pharmacologie et posologie : *A l'intérieur :* 2 à 4 gr. en cachets ou paquets de 0 gr. 25 à 0 gr. 50.

Chez l'enfant, 0 gr. 10 à 1 gr. suivant l'âge.

CACHETS :

Benzonaphtol............ 0 gr. 30.
Magnésie calcinée....... 0 gr. 10.
Bicarbonate de soude.... 0 gr. 10.
  Pour 1 cachet.

Dans la dilatation de l'estomac avec fermentations anormales, 2 à 4 cachets par jour.

PAQUETS :

Bicarbonate de soude.... 3 gr.
Benzonaphtol............ 0 gr. 30.
Poudre d'opium.......... 0 gr. 01.
  Pour 1 paquet.

Dans l'hyperchlorhydrie, 1 paquet une demi-heure après le repas.

PAQUETS :

Benzonaphtol............ 0 gr. 05.
Salicylate de bismuth... 0 gr. 10.
Bicarbonate de soude.... 0 gr. 10.
  Pour 1 paquet.

Dans la diarrhée infantile, 5 paquets à prendre de deux heures en deux heures dans la journée (enfant de 5 à 6 mois).

CACHETS :

Salicylate de bismuth... 0 gr. 60.
Benzonaphtol............ 0 gr. 40.
  Pour 1 cachet.

Dans la diarrhée, 5 cachets par jour.

PAQUETS :

Benzonaphtol... 0 gr. 10 à 0 gr. 40. (suivant l'âge de l'enfant).
Bicarbonate de soude..... 0 gr. 20 à 0 gr. 30.
  Pour 1 paquet.

Comme antiseptique intestinal, chez l'enfant, 2 paquets par jour.

POTION :

Benzonaphtol. 0 gr. 30 à 0 gr. 50.
Craie préparée........
Sous-nitrate de bismuth... $\overline{aa}$ 2 à 3 gr.
Julep gommeux... 60 gr.
Elixir parégorique. VI à XII gouttes.
Agiter avant l'usage.

Dans les affections digestives chez les nourrissons, à prendre par cuillerées à café toutes les heures. (SCHOLL.)

N

NARCÉINE. Voir *Opium*.

NERPRUN. *Rhamnus catharticus* (Rhamnées). Baies.

Composition chimique : Trois glucosides : rhamnocitrine, rhamnolutéine, rhamnochrysine.

Action thérapeutique et usages : Purgatif.

Pharmacologie et posologie : *À l'intérieur* : sirop de suc de nerprun : 20 à 40 gr., seul ou associé à l'eau-de-vie allemande.

MIXTURE :

Sirop de nerprun.................... 40 gr.
Eau-de-vie allemande............... 20 gr.

Purgatif drastique, *à prendre en une fois dans une tasse de café ou de lait.*

NIRVANINE. Chlorhydrate de l'éther méthylique de l'acide diéthylglycolamidoxybenzoïque.

Propriétés : Poudre blanche, cristalline, légère, peu odorante, à saveur salée et amère, très soluble dans l'eau, assez soluble dans l'alcool, peu soluble dans l'éther.

Action thérapeutique et usages : Anesthésique local, agit comme la cocaïne.

Pharmacologie et posologie : *Solutions* aqueuses à 10 ou 20 0/0, injectées dans les tissus ou déposées à la surface des muqueuses.

NITRIQUE (ACIDE). Voir *Azotique (Acide)*.

NITRITE D'AMYLE. Voir *Amyle (Nitrite d')*.

NOIX DE KOLA. Voir *Kola*.

NOIX VOMIQUE. *Strychnos Nux vomica* (Strychnées). Graine.

Composition chimique : Strychnine, brucine, loganine.

Action thérapeutique et usages : La noix vomique et la strychnine sont des excitants du système nerveux, des voies respiratoires et des fonctions digestives, des toniques du cœur et de la circulation. On les prescrit dans tous les états adynamiques, contre le collapsus cardiaque et l'asthénie nerveuse de la grippe, dans la pneumonie avec dyspnée intense, la neurasthénie, les dyspepsies atoniques, la constipation, la spermatorrhée et l'incontinence d'urine. On les emploie encore aussi avec succès dans la paralysie infantile, la paralysie saturnine et la paralysie diphtérique et, en général, dans toutes les paralysies d'origine périphérique ; dans l'amaurose et l'amblyopie.

Pharmacologie et posologie : *A l'intérieur : 1° chez l'adulte :*

Poudre............	0 gr. 05 à 0 gr. 20 par jour,	en *cachets, pilules.*
Extrait alcoolique...	0 gr. 02 à 0 gr. 05	—	en *pilules, potions.*
Teinture alcoolique au 1/5°	0 gr. 50 à 1 gr.	—	en *potions.*

2° *Chez les enfants de 1 à 10 ans :*

Poudre....................... 0 gr. 01 à 0 gr. 10.
Extrait alcoolique............ 0 gr. 001 milligr. à 0 gr. 020 milligr.
Teinture alcoolique........... II à XV g^{ttes}.

A l'extérieur : teinture alcoolique en *frictions.*

CACHETS :

Poudre de noix vomique. 0 gr. 05.
— de quassia amara. 0 gr. 15.
— de rhubarbe..... 0 gr. 20.
Pour 1 cachet.

Dans la constipation, 1 à 2 *cachets par jour.* (G. Lemoine.)

MIXTURE :

Teinture de noix vomique... 5 gr.
— de badiane......... 10 gr.
— de rhubarbe...... 10 gr.

Pour combattre l'anorexie dans la chlorose, *XX gouttes dans un peu d'eau, une demi-heure avant le repas.* (G. Lemoine.)

MIXTURE :

Teinture de noix vomique. 5 gr.
— de cascarille....
— de cannelle....
— de colombo..... } āā 10 gr.
— de rhubarbe....
— de gentiane ....

Dans la constipation, *X gouttes dans un peu d'eau avant chaque repas, chez les enfants au-dessus de 3 ans.* (J. Simon.)

PILULES :

Extrait de noix vomique.. 0 gr. 02.
Poudre de quinquina.... 0 gr. 10.
Pour 1 pilule.

2 à 4 par jour.

SIROP :

Teinture de noix vomique. 2 gr.
Phosphate de soude....... 15 gr.
Sirop d'écorces d'oranges amères .... 300 gr.

Dans la dilatation de l'estomac, *contre l'atonie des muscles de l'estomac,* 1 *cuillerée à bouche une heure avant chacun des deux principaux repas.*

CACHETS :

Poudre de noix vomique. 0 gr. 05.
Poudre de colombo...... 0 gr. 20.
Pour 1 cachet.

Dans l'atonie gastrique, 1 *cachet avant chacun des deux principaux repas.*

MIXTURE :

Teinture d'ipéca........
— de noix vomique. } āā 5 gr.
— de gentiane .....

Dans l'insuffisance motrice de l'estomac, *XV à XXX gouttes dans un peu d'eau, après le repas en 2 ou 3 fois à une demi-heure d'intervalle.* (A. Mathieu.)

PAQUETS :

Extrait de noix vomique. 0 gr. 005.
Sucre pulvérisé......... 0 gr. 50.
Pour 1 paquet.

Pour combattre la paralysie bulbaire dans la diphtérie, 1 *à 4 de ces paquets en 24 heures.* (G. Lemoine.)

PILULES :

Extrait de noix vomique.. 0 gr. 10.
Extrait de gentiane.....
Poudre de racine de gui- } q. s.
mauve ....
Pour 30 pilules.

Dans l'insuffisance motrice de l'estomac, 3 *fois par jour, après les repas,* 1 *à 2 de ces pilules.*
(Boas.)

VIN :

Extrait fluide de kola.... 5 gr.
Teinture de noix vomique. 1 gr.
Sirop d'écorces d'oranges amères .... } āā 150 gr.
Vin de Banyuls.........

1 *verre à liqueur avant chaque repas.*

STRYCHNINE.

Propriétés : Cristaux incolores, d'une saveur très amère, très peu solubles dans l'eau, peu solubles dans l'alcool.

Action thérapeutique et usages : Comme la noix vomique.

Pharmacologie et posologie : *A l'intérieur :* 0 gr. 001 à 0 gr. 005 par jour en *granules*.

> Note. — *Il est préférable de prescrire le sulfate de strychnine qui est plus soluble.*

STRYCHNINE (Sulfate neutre de).

Propriétés : Cristaux brillants, incolores, à saveur amère, solubles dans l'eau et dans l'alcool.

Pharmacologie et posologie : *A l'intérieur :* 0 gr. 001 à 0 gr. 01, par doses de 0 gr. 001 à 0 gr. 002, en augmentant progressivement, en *granules, pilules, sirops*. Le *sirop de sulfate de strychnine* du Codex contient 0 gr. 005 milligr. de sulfate de strychnine par cuillerée à soupe.

Injections hypodermiques : 0 gr. 001 à 0 gr. 005 par doses et 0 gr. 01 à 0 gr. 02 par jour.

Chez les enfants de 3 à 10 ans : la dose de sulfate de strychnine, par la voie buccale, varie, suivant l'âge, de 1/2 milligr. à 0 gr. 002.

PILULES :

Sulfate de strychnine... 0 gr. 001.
Extrait de centaurée .... 0 gr. 05.
Poudre de gentiane..... q. s.
  Pour 1 pilule.

Dans atonie gastrique, 1 à 2 *pilules avant chaque repas.*

(Moselier.)

SOLUTION :

Sulfate de strychnine... 0 gr. 01.
Eau distillée bouillie.... 10 gr.
  Pour injections hypodermiques.

Dans l'asthénie grippale, 2 à 4 *injections de 1 cent. cube par jour.*

(Huchard.)

POTION :

Sulfate de strychnine.... 0 gr. 005.
Sirop d'écorces d'oranges amères.............. 30 gr.
Eau distillée, q. s. pour faire................. 100 gr.
  Chaque cuillerée à café renferme 1/4 de milligr. de sulfate de strychnine.

Dans la période chronique de la paralysie infantile, 1 à 4 *cuillerées à café par jour suivant l'âge de l'enfant.*

SOLUTION :

Sulfate de strychnine .. 0 gr. 05.
Eau distillée .... 150 gr.
Dans la dilatation de l'estomac chez les neurasthéniques, 1 *cuillerée à café au commencement des trois repas.* (C. Lemoine.)

OYER. *Juglans regia* (Juglandées).

Feuilles.

ction thérapeutique et usages : Astringent employé en gargarismes et en lotions, ou en injections vaginales dans la leucorrhée.

harmacologie et posologie : *A l'extérieur : décocté* à 50 gr. pour 1.000 gr. d'eau, en *lotions, gargarismes* ou *injections.*

O

OPIUM. Suc concret retiré par incision des capsules du *Papaver somniferum* (Papavéracées).

Il existe diverses espèces d'opium, mais *l'opium officinal* est l'opium de Smyrne ou de Constantinople, encore appelé opium d'Anatolie.

Composition chimique : Nombreux alcaloïdes : morphine, codéine, marcéine, thébaïne, narcotine, papavérine, codamine, laudanine, cryptopine, etc.

La *morphine*, la *codéine*, la *narcéine* sont seulement employées en thérapeutique.

L'opium officinal doit renfermer une proportion minima de 10 0/0 de morphine.

Action thérapeutique et usages : L'opium renferme, au point de vue physiologique, deux catégories d'alcaloïdes : les alcaloïdes hypnotiques et les alcaloïdes convulsivants. La prédominance des premiers, parmi lesquels se trouve la *morphine*, fait que l'opium est tout d'abord un hypnotique ; il agit, pour une grande partie, comme la morphine ; mais toutefois on ne peut pas toujours réaliser avec cet alcaloïde seul certains effets thérapeutiques que l'on obtiendra avec l'opium brut.

L'action hypnotique de l'opium s'exerce surtout dans les insomnies causées par la douleur. C'est un calmant journellement employé dans les névralgies, les coliques hépatiques et néphrétiques, les coliques de plomb, la dyspnée des asthmatiques et des emphysémateux.

L'opium réussit bien dans presque toutes les diarrhées. Il calme la toux et modère les sécrétions bronchiques dans la bronchite aiguë ; c'est un sédatif utile dans les affections de l'estomac : la gastralgie, la dyspepsie, l'ulcère de l'estomac.

Il est prescrit dans les affections cardiaques et, en particulier, dans l'insuffisance aortique ; dans les maladies aiguës, contre l'anémie des centres nerveux ; dans les affections mentales, pour combattre les phénomènes douloureux avec dépression générale et contre les menaces d'avortement. On recommande les préparations opiacées dans les hémoptysies.

Les opiacées sont contre-indiquées dans les congestions du système nerveux central, les affections mitrales, les maladies rénales s'accompagnant de signes manifestes d'insuffisance du rein, l'œdème aigu du poumon.

Particularités : Les enfants sont très susceptibles à l'action de l'opium ; il faut le donner avec circonspection, surtout chez le nourrisson. D'après J. Simon, une goutte de laudanum de Sydenham, prise en une fois, peut amener la mort d'un enfant à la mamelle. En thérapeutique infantile, les préparations opiacées devront toujours être diluées dans une grande quantité de liquide.

Pharmacologie et posologie : *A l'intérieur :*

Chez les adultes

Opium brut en poudre..	0 gr. 05 à 0 gr. 20,	en cachets, poudre.
Extrait aqueux.........	0 gr. 01 à 0 gr. 05,	en pilules, potion, sirop.
Sirop thébaïque.........	10 à 40 gr.,	en potion, sirop.
Sirop diacode..........	30 à 100 gr.,	en potion, sirop.
Teinture d'extrait.......	x à xxx g^ttes,	en potion, sirop, mixture.
Laudanum de Sydenham	v à xxx g^ttes,	en potion, sirop.
Laudanum de Rousseau	iii à xv g^ttes,	en potion, sirop.
Gouttes noires anglaises.	ii à v g^ttes,	en potion, solution.
Elixir parégorique ou teinture d'opium camphrée................	2 à 10 gr.	par gouttes, en potion.
Poudre de Dower ou poudre d'ipéca opiacée...	0 gr. 50 à 1 gr.,	en cachets, poudre.
Diascordium............	2 à 8 gr.,	en potion, bols.

Chez les enfants

Opium brut en poudre..	Seul¹ au-dessus de 10 ans, 0 gr. 01 à 0 gr. 05.
Extrait aqueux.........	— — — 0 gr. 005 à 0 gr. 02.
Sirop diacode..........	A partir de 1 an jusqu'à 10 ans, 4 à 30 gr.
Laudanum de Sydenham	A partir de 6 mois, 1 goutte *diluée dans une potion.* (Augmenter d'une goutte par année.) (J. Simon.)
Elixir parégorique	à partir de 1 an, v à x g^ttes. (Comby.)
Poudre de Dower.......	à partir de 3 ans, 0 gr. 10 à 0 gr. 50.
	(Marfan.)

A l'extérieur : emplâtre, glycérés, pommades, suppositoires avec l'extrait d'opium (Voir formules).

Note. — Il est important de se rappeler pour la posologie des préparations opiacées, que l'opium brut donne la moitié de son poids d'extrait et qu'il contient environ 10 0/0 de morphine. Nous reproduisons le tableau ci-après (emprunté aux *Leçons de pharmacodynamie* du professeur *G. Pouchet*), dans lequel se trouve la correspondance des principaux médicaments galéniques opiacés relativement à leur teneur en morphine, et comparativement à une dose de 0 gr. 05 d'extrait thébaïque qui, elle-même, correspond à 0 gr. 01 de morphine.

Proportions, en poids ou en volume, des médicaments correspondant à :

Opium brut..........................	10 centigr.
Extrait thébaïque	5 —
Morphine	1 —

	Grammes	Gouttes
Gouttes noires anglaises...................	0 gr. 20.	VII à VIII.
Laudanum de Rousseau....................	0 gr. 40.	XIV.
Teinture d'opium........................	0 gr. 60.	XXXIII.
Laudanum de Sydenham....................	0 gr. 80.	XXVI.
Elixir parégorique.......................	10 gr.	DL.
Masse de cynoglosse.....................	0 gr. 50.	
Poudre de Dower (CODEX).................	1 gr.	
Sirop thébaïque.........................	25 gr.	
— de Karabé.......................	25 gr.	
— diacode.........................	100 gr.	
Diascordium............................	8 à 10 gr.	

(G. POUCHET.)

CACHETS :

Salicylate de bismuth.... 0 gr. 50.
Poudre d'opium brut.... 0 gr. 02.
Pour 1 cachet.

Dans la diarrhée, 5 *à* 6 *cachets par jour.* (G. LEMOINE.)

ÉLIXIR PARÉGORIQUE :

Extrait d'opium........... 3 gr.
Acide benzoïque .... 3 gr.
Essence d'anis............ 3 gr.
Camphre................. 2 gr.
Alcool à 60°............. 650 gr.

10 gr. correspondent à 0 gr. 05 d'extrait d'opium et à 0 gr. 01 centigr. de morphine. (CODEX.)

LAVEMENT
pour enfants :

Laudanum de Sydenham.... I à v g^{ttes}
Décoction de racines de guimauve................. 200 gr.

Comme calmant.

CACHETS :

Tannin.................... 0 gr. 25.
Poudre de ratanhia...... 0 gr. 50.
— d'opium brut.... 0 gr. 02.
Pour 1 cachet.

Dans la diarrhée, 5 *à* 6 *cachets par jour.*

GLYCÉRÉ :

Extrait d'opium .... 10 gr.
Glycéré d'amidon......... 90 gr.

GOUTTES NOIRES ANGLAISES
(CODEX) :

Opium brut............... 100 gr.
Acide acétique cristallisable 60 gr.
Eau distillée.............. 540 gr.
Safran .... 8 gr.
Muscade.................. 25 gr.
Sucre .... 50 gr.

LAVEMENT :

Racine de ratanhia........ 5 gr.
Eau....................... 500 gr.
Faire bouillir et ajouter :
Laudanum de Sydenham... x g^{ttes}
Dans la diarrhée.

LAUDANUM DE ROUSSEAU :

Opium officinal................	200 gr.
Miel blanc....................	600 gr.
Eau distillée.................	3 litres.
Levure de bière fraîche...	40 gr.
Alcool à 60°.................	200 gr.

0 gr. 40 (c'est-à-dire XIV gouttes) correspondent à 0 gr. 50 d'extrait d'opium et à 0 gr. 01 de morphine.

(CODEX.)

LINIMENT :

Laudanum de Sydenham...	5 gr.
Baume tranquille..........	100 gr.
Chloroforme...............	10 gr.

MIXTURE :

Élixir parégorique............ }
Teinture de belladone...... } āā 3 gr.
Alcoolature de racines d'a- }
   conit. }

Dans la coqueluche, *X à XXX gouttes selon l'âge de l'enfant.*

(J. SIMON.)

PAQUETS :

Poudre de Dower..........	2 gr.
— de scille........	1 gr.

Pour 20 paquets.

Dans la grippe avec conges-tion pulmonaire, *5 à 6 paquets par jour.* (HUCHARD.)

PAQUETS :

Tannin pulv..............	0 gr. 60.
Opium brut pulv........	0 gr. 20.
Sucre pulv..............	6 gr.

Pour 10 paquets.

Dans l'ulcère de l'estomac, *contre les hémorrhagies, 1 paquet toutes les heures.*

(ÉLOI.)

PILULES DE CYNOGLOSSE (CODEX) :

Extrait d'opium.............	10 gr.
Poudre de semences de jus-quiame.............	10 gr.
Poudre de cynoglosse......	10 gr.
— de myrrhe........	15 gr.
— d'oliban........	12 gr.
— de safran........	4 gr.
— de castoréum.....	4 gr.
Mellite simple.............	35 gr.

Diviser cette masse en pilules de 0 gr. 20 dont chacune contient 0 gr. 02 d'extrait d'opium.

LAUDANUM DE SYDENHAM :

Opium officinal divisé......	200 gr.
Safran incisé...............	100 gr.
Cannelle de Ceylan con-cassée................	15 gr.
Girofles concassées......	15 gr.
Vin de grenache...........	1600 gr.

0 gr. 80 (c'est-à-dire XXVI gouttes) correspondent à 0 gr. 05 d'extrait d'opium et à 0 gr. 01 de morphine.

(CODEX.)

MIXTURE :

Teinture d'extrait d'opium..	5 gr.
— de colombo......	15 gr.
— de badiane........	10 gr.

Dans la gastralgie, *V gouttes avant le repas.*

MOUCHES D'OPIUM :

Extrait d'opium............	90 parties.
Résine élémi purifiée.......	10
Emplâtre diachylon........	20

Comme emplâtre calmant, *étendre environ 1 gr. de la masse sur un morceau de taffetas et appliquer.*

PAQUETS :

Poudre d'opium brut......	0 gr. 02
Magnésie calcinée......... }	āā 1 gr.
Carbonate de chaux....... }	

Pour 1 paquet.

Dans l'hyperchlorhydrie, *1 paquet pendant les crises douloureuses.* (HUCHARD.)

PILULES :

Extrait d'opium.............	0 gr. 05
Ipéca.....................	0 gr. 40
Calomel..................	0 gr. 20
Sirop de nerprun, q. s. pour 6 pilules.	

Dans la dysenterie, *à prendre les 6 pilules en 24 heures.*

(SEGOND.)

PILULES :

Extrait d'opium..........	0 gr. 02
Extrait de datura........	0 gr. 02
Poudre de valériane.....	q. s.

Pour 1 pilule.

Dans la bronchite vulgaire, *2 à 3 pilules par jour.*

PILULES :

Tannin	0 gr. 05
Poudre d'opium	0 gr. 02

2 à 3 pilules par jour.

POTION :

Sirop thébaïque	30 gr.
Eau de laurier-cerise	10 gr.
Infusion de fleurs pecto-rales	110 gr.

Dans la bronchite, pour calmer la toux, à prendre par cuillerées dans la journée.

POTION :

Sirop diacode	4 à 30 gr.
Looch blanc	120 gr.

Pour calmer la toux, chez les enfants de 1 an à 10 ans.

POUDRE DE DOWER :

Poudre d'azotate de potasse	40 gr.
— de sulfate de potasse	40 gr.
— d'ipéca	10 gr.
Opium brut séché et pulvérisé	10 gr.

1 gr. de cette poudre correspond à 0 gr. 05 d'extrait d'opium et à 0 gr. 01 de morphine.

SIROP :

Sirop de tolu	60 gr.
— de goudron	60 gr.
— thébaïque	50 gr.

Contre la toux. 4 cuillerées à bouche par jour.

SIROP :

Sirop de belladone	50 gr.
— de digitale	} āā 25 gr.
— diacode	

Dans la coqueluche, 1 à 4 cuillerées à café suivant l'âge de l'enfant.

POTION :

Sirop thébaïque	30 gr.
Teinture d'aconit	1 gr.
Looch blanc	100 gr.

Dans la bronchite, par cuillerées à bouche dans la journée.

POTION :

Salicylate de bismuth	3 gr.
Sirop thébaïque	30 gr.
Eau distillée de mélisse	120 gr.
Agiter.	

Dans la diarrhée, par cuillerées à bouche d'heure en heure.

POTION :

Élixir parégorique	5 gr.
Sirop de ratanhia	30 gr.
Eau de tilleul	100 gr.

Dans la diarrhée, par cuillerées à bouche d'heure en heure.

POTION :

Diascordium	4 gr.
Sirop de ratanhia	30 gr.
Eau de tilleul	100 gr.

Dans la diarrhée, par cuillerées à bouche d'heure en heure.

SIROP :

Sirop diacode	}
— de polygala	} āā 40 gr.
— de chloral	}

Dans la bronchite vulgaire, 1 à 3 cuillerées à soupe, la nuit.

SUPPOSITOIRES :

Extrait d'opium	0 gr. 02
— de belladone	0 gr. 01
Beurre de cacao	3 gr.

Dans les hémorroïdes, comme calmant.

MORPHINE. Principal alcaloïde retiré de l'opium.

En thérapeutique, on utilise seulement *les sels de morphine* et surtout le *chlorhydrate de morphine.*

MORPHINE (Chlorhydrate de).

Propriétés : Cristaux blancs, soyeux et feutrés, à saveur amère, solubles dans l'eau, la glycérine et l'alcool ; ils contiennent 75, 90 0/0 de morphine.

Action thérapeutique et usages : Les indications thérapeutiques de la morphine sont en partie semblables à celles de l'opium. Nous rappelons toutefois ce que nous avons dit au sujet de l'opium administré en nature, qui peut réaliser certains effets thérapeutiques que l'on ne peut obtenir avec la morphine seule.

La morphine est un sédatif, et on la donne le plus souvent en injections hypodermiques lorsqu'on veut avoir une action analgésique rapide et, à cet égard, on la prescrit dans les insomnies douloureuses, les névralgies, la gastralgie, les coliques hépatiques et néphrétiques, l'appendicite, les douleurs fulgurantes du tabès, les douleurs du cancer. On l'administre également dans la dyspnée de l'asthme, de la péricardite, dans les lésions de l'orifice aortique, contre les hémoptysies et dans la folie lypémaniaque.

NOTE. — Souvent la morphine, donnée surtout en injections hypodermiques, provoque des nausées et des vomissements.

Mêmes contre-indications que l'opium.

S'abstenir de la morphine chez les enfants au-dessous de 3 ans et chez les vieillards.

Pharmacologie et posologie : *A l'intérieur :* 0 gr. 01 à 0 gr. 05 par jour, chez l'adulte, en *cachets, poudre, potion, sirop, solution* (fractionner la dose *pro die*).

Chez les enfants :

De 3 à 5 ans................... 0 gr. 001 à 0 gr. 005.
5 à 10 — .... 0 gr. 005 à 0 gr. 01.
(MARFAN.)

En *injections hypodermiques,* 0 gr. 005 à 0 gr. 05 (commencer par de faibles doses et n'augmenter que dans les cas de nécessité absolue).

A l'extérieur : poudre, pommade, huile (préparées avec la morphine), *suppositoires.*

CACHETS :	GOUTTES BLANCHES DE GALLARD :
Chlorhydrate de morphine.......... 0 gr. 0025.	
Salicylate de soude.⎫ āā 0 gr. 25.	Chlorhydrate de morphine 0 gr. 10
Sulfate de quinine..⎭	Eau distillée de laurier-cerise................... 5 gr.
Pour 1 cachet.	
Dans la migraine, *4 cachets à prendre de* 1/2 *heure en* 1/2 *heure.* (LIÉGEOIS.)	Contre les douleurs de l'estomac, *II à III gouttes dans un peu d'eau sucrée.*

CACHETS :

Chlorhydrate de morphine	0 gr. 001 à 0 gr. 002.
Magnésie calcinée	0 gr. 50.
Sous-nitrate de bismuth	0 gr. 25.
Craie préparée. ...	0 gr. 50.
Bicarbonate de soude	1 gr.

Pour 2 cachets.

Dans l'hyperchlorhydrie, *à prendre en une seule fois au début de la crise.*

POMMADE :

Vaseline	30 gr.
Chloroforme	8 gr.
Morphine	0 gr. 20.

(POUCHET.)

SIROP (CODEX) :

Chlorhydrate de morphine	0 gr. 50.
Eau distillée	10 gr.
Sirop de sucre	990 gr.

20 gr. de ce sirop contiennent 0 gr. 01 de chlorhydrate de morphine.

SIROP :

Sirop de morphine	60 gr.
— de tolu	60 gr.
— de goudron	60 gr.

2 à 3 *cuillerées à bouche par jour.*

SOLUTION :

Chlorhydrate de morphine	⟩
Extrait de belladone .	⟩ āā 0 gr. 10.
Eau de laurier-cerise.	10 gr.

Dans l'ulcère de l'estomac, *pour calmer la douleur, prendre V gouttes dans un peu d'eau.*

(BAMBERGER.)

SUPPOSITOIRES :

Chlorhydrate de morphine	0 gr. 01.
— de cocaïne ..	0 gr. 02.
Beurre de cacao	3 gr.

Pour 1 suppositoire.

Suppositoires calmants.

HUILE :

Morphine	0 gr. 10.
Huile d'amandes douces	⟩ āā 90 gr.
Acide oléique	⟩

Comme calmant, *en onctions.*

PAQUETS :

Bicarbonate de soude	1 gr.
Chlorhydrate de morphine	0 gr. 002 à 0 gr. 005.

Pour 1 paquet.

Dans l'hyperchlorhydrie, 1 *paquet à prendre 5 à 10 minutes avant le repas.* (G. LEMOINE.)

POTION :

Sirop de morphine	40 gr.
Eau de laurier-cerise	10 gr.
Eau de tilleul	100 gr.

A prendre par cuillerées à bouche.

SOLUTION :

Chlorhydrate de morphine.	0 gr. 10.
Sulfate neutre d'atropine.	0 gr. 005.
Eau distillée bouillie	10 cc.

Dans les insomnies, les névralgies, *en injections hypodermiques.*
(GRASSET.)

SOLUTION POUR INJECTIONS HYPODERMIQUES :

Chlorhydrate de morphine	0 gr. 10.
Eau distillée de laurier-cerise	⟩ āā 5 gr.
Eau distillée bouillie ..	⟩

1 cent. cube (1 seringue de Pravaz) contient 1 centigr. de chlorhydrate de morphine.

SOLUTION POUR INJECTIONS HYPODERMIQUES :

Chlorhydrate de morphine	0 gr. 20.
Eau distillée de laurier-cerise	⟩ āā 5 gr.
Eau distillée bouillie ..	⟩

1 cent. cube (1 seringue de Pravaz) contient 2 centigr. de chlorhydrate de morphine.

CODÉINE.

Gros cristaux rhombiques, incolores, à saveur amère, solubles dans l'eau, l'alcool et l'éther.

Action thérapeutique et usages : La codéine est un hypnotique faible ; elle est surtout un analgésique que l'on prescrit pour calmer la toux.

Pharmacologie et posologie : *A l'intérieur :* 0 gr. 01 à 0 gr. 10 (fractionner la dose *pro die*), en *pilules, potion, sirop.*

Le *sirop de codéine* du Codex contient 0 gr. 04 de codéine par cuillerée à bouche.

Chez les enfants :

A partir de 2 ans et jusqu'à 5 ans..   5 à 10 gr. de sirop de codéine
De 5 à 10 ans.......................   10 à 20 gr.   —   —

(MARFAN.)

PILULES :

Codéine pulv...........	0 gr. 60.
Poudre de guimauve....	2 gr.
Extrait de gentiane.....	q. s.

Pour 20 pilules.

Chaque pilule contient 0 gr. 03 de codéine ; 2 à 3 *par jour*.

SIROP :

Sirop de codéine ....)
— de tolu ....} āā 60 gr.
— de goudron.......)

5 à 6 *cuillerées à bouche par jour dans de la tisane de fleurs pectorales.*

POTION :

Sirop de codéine.........	40 gr.
Alcoolature d'aconit......	x gttes.
Infusé de fleurs pectorales.	110 gr.

Dans la bronchite vulgaire, *à prendre par cuillerées à bouche d'heure en heure.*

SIROP :

Sirop de capillaire.........	20 gr.
— de gomme...........	10 gr.
— de codéine.............	10 gr.

Par cuillerées à café chez les enfants de 3 à 5 ans.

CODÉINE (Iodure de) ou **Iodhydrate acide de codéine.**

Propriétés : Cristaux jaunâtres, solubles dans l'eau et l'alcool, à peu près insolubles dans l'éther.

Action thérapeutique et usages : Préconisé dans la trachéobronchite, la bronchite, l'emphysème et l'asthme.

Pharmacologie et posologie : *A l'intérieur :* à la dose de 0 gr. 02 à 0 gr. 15 par jour, en *pilules, potions, sirops.*

NARCÉINE. Alcaloïde retiré de l'opium.

Propriétés : Cristaux aiguillés, brillants, incolores, à saveur un peu amère, peu solubles dans l'eau, un peu plus dans l'alcool, solubles dans le chloroforme.

Action thérapeutique et usages : Narcotique et analgésique ; elle peut rendre des services, dans la médecine infantile, comme un sédatif de la toux.

Pharmacologie et posologie : *A l'intérieur :* 0 gr. 02 à 0 gr. 10 en *pilules, sirops.*

Chez les enfants :

A partir de 3 ans jusqu'à 5 ans.... 0 gr. 01 à 0 gr. 02.
— de 5 ans — 10 ans.... 0 gr. 01 à 0 gr. 05.
(MARFAN.)

SIROP :		SIROP (CODEX) :	
Narcéine.............	0 gr. 20.	Narcéine.................	1 gr.
Benzoate de soude.....	0 gr. 50.	Acide chlorhydrique pur....	1 gr.
Sirop de framboises....	500 gr.	Alcool à 90°	28 gr.
		Sirop de sucre..........	970 gr.

Chaque cuillerée à bouche contient 0 gr. 01 de narcéine.

(G. POUCHET.)

Chaque cuillerée à bouche contient 0 gr. 02 de narcéine.

OR (BROMURE D'). Voir *Bromure d'or.*

OR (CHLORURE D') ET DE SODIUM.

Propriétés : Cristaux jaunâtres, déliquescents, très solubles dans l'eau.

Les solutions sont facilement réduites par les matières organiques, le phosphore, les sels ferreux et la plupart des métaux.

Action thérapeutique et usages : Prescrit comme antisyphilitique et dans le traitement de la paralysie agitante.

Pharmacologie et posologie : *A l'intérieur :* 0 gr. 01 à 0 gr. 02 par jour en *solution aqueuse ou pilules.*

SOLUTION :

Chlorure d'or et de sodium 0 gr. 05 à 0 gr. 10
Eau distillée .... 300 gr.

Dans la paralysie agitante, 1 *cuillerée à soupe, à chaque repas, pendant vingt jours.*

(GRASSET.)

ORANGER AMER ou BIGARADIER. *Citrus Bigaradia* (Aurantiacées).

Fleur, feuille, épicarpe du fruit *vert* ou *écorce* d'orange amère.

Composition chimique : Les feuilles et les fleurs renferment de l'essence et un principe amer ; l'écorce contient de l'essence, de l'hespéridine, de l'isohespéridine et de l'aurantiamarine.

Action thérapeutique et usages : Les *feuilles* sont employées en infusion comme digestives et antispasmodiques ; l'*eau distillée de fleurs d'oranger*, comme antispasmodique ; l'*écorce d'orange amère*, comme tonique amer et stomachique.

Pharmacologie et posologie : *A l'intérieur* : feuilles : *infusion* à 5 gr. pour 1.000 gr. d'eau.

  Fleurs :

Eau distillée .... *Ad libitum.*
Sirop............................. *Ad libitum.*
Essence (néroli)................. I à VIII g^{ttes}, en potion.
Teinture d'essence.............. 1 à 5 gr., en potion.

  Écorces :

Sirop .... *Ad libitum.*
Teinture alcoolique au 1/5°..... 1 à 5 gr., par gouttes ou en potion.

Les écorces d'oranges amères entrent dans la préparation de l'*alcoolat vulnéraire*, de l'*alcoolat de mélisse* et du *baume de Fioravanti*.

ORANGER DOUX. *Citrus Aurantium* (Aurantiacées).

Fruits, fleurs, feuilles.

Usages thérapeutiques : Les fruits sont employés, en limonade, comme rafraîchissants ; l'alcoolature d'orange, comme aromatique.

OREXINE (TANNATE D').

Propriétés : Poudre dorée, inodore, insipide, insoluble dans l'eau.

Action thérapeutique et usages : Prescrit, comme stimulant de l'appétit, dans les tuberculoses pulmonaires au début, dans l'anémie, les troubles légers de la digestion, dans les convalescences.

Pharmacologie et posologie : *A l'intérieur* : 0 gr. 50 à 1 gr. par jour, en 2 fois, en *cachets* ou en *poudre*.
  A prendre 2 heures avant les repas.
  Chez les enfants : 0 gr. 25 à 0 gr. 50 à donner en suspension dans une cuillerée de lait.

ORGE. *Hordeum vulgare* (Graminées).

1° Fruit dépouillé de ses deux glumelles : *orge mondé* ;
2° Fruit dépouillé de son péricarpe et de son enveloppe : *orge perlé*.

Usages thérapeutiques : Employé en tisane, en gargarismes, comme émolliente.

Pharmacologie et posologie : *A l'intérieur* : décocté à la dose de 20 gr. pour 1 litre d'eau.

LAVEMENT :

Décoction d'orge...................................... 50 gr.
Glycérine .... 5 gr.

Dans la constipation des nourrissons.

(COMBY.)

ORTHOFORME. Métaamidoparaoxybenzoate de méthyle.

Propriétés : Poudre cristalline, blanche, légère, inodore et insipide, très peu soluble dans l'eau, soluble dans l'alcool, l'éther et les corps gras. Elle se colore en rose à l'air.

Action thérapeutique et usages : Analgésique local préconisé dans le traitement des brûlures au 2e et au 3e degré, des ulcérations de la bouche, de la gorge et du larynx, des fissures anales, des hémorroïdes, des crevasses et gerçures du sein. C'est un bon calmant dans la période éruptive du zona.

On l'a utilisé, *à l'intérieur*, comme analgésique dans les douleurs de l'ulcère rond et du cancer de l'estomac.

Pharmacologie et posologie : *A l'intérieur* : 0 gr. 50 à 1 gr. par jour, en *cachets, pilules.*

A l'extérieur : en *poudre, pommade* à 10 0/0, en *solution* saturée dans l'alcool à 40°.

Particularités : *L'orthoforme n'agit qu'à la condition d'être mis en contact des fibres nerveuses sensitives, c'est-à-dire que son effet ne se manifeste qu'autant que l'épithélium muqueux ou l'épiderme présentent une solution de continuité* (HELOUIN).

Pour éviter des phénomènes d'intoxication, limiter son absorption..

MIXTURE (CAUSTIQUE) :

Acide arsénieux.............. 0 gr. 10.
Orthoforme.................. 1 gr.
Alcool ....⎫
Eau distillée ....⎭ āā 7 gr. 50.

Dans le traitement indolore des cancroïdes de la peau, *suivant la méthode de Czerny.*

(GINESTOUX.)

POMMADE :

Oxyde de zinc.................... 20 gr.
Huile d'amandes douces....... 20 gr.
Cérat........................... 20 gr.
Baume du Pérou .... x gttes
Orthoforme .... 10 gr.

Dans les fissures anales et les hémorroïdes. (BLONDEL.)

<table>
<tr><td>

POMMADE :

Orthoforme .... 1 gr.
Lanoline ou vaseline .... 10 gr.
Dans la période éruptive du
zona. (E. Vogt.)

</td><td>

POUDRE :

Orthoforme .... 1 gr.
Sucre de lait .... 4 gr.
Dans le coryza, le rhume des
foins, *en prises.*
(*Bull. de Thérap.*)

</td></tr>
</table>

ORTIE BLANCHE. *Lamium album* (Labiées).

Fleurs.

Composition chimique : Nitrate de potasse, acide gallique et tannin.

Usages thérapeutiques : L'infusé d'ortie est employé, en injections vaginales, contre la leucorrhée. L'extrait est considéré comme galactogogue.

Pharmacologie et posologie : *A l'intérieur* : extrait aqueux, 1 à 4 gr. en *potion.*

A l'extérieur : infusé à 10 gr. pour 1.000 en *injections vaginales.*

OSEILLE. *Rumex acetosa* (Polygonées).

Plante fraîche.

Usages thérapeutiques : Utilisée seulement comme rafraîchissante sous forme de *tisane composée* (Bouillon aux herbes).

BOUILLON AUX HERBES :

Feuilles fraîches d'oseille .... 40 gr.
— — de laitue .... 20 gr.
— — de cerfeuil .... 10 gr.
Sel marin .... 2 gr.
Beurre frais .... 5 gr.
Eau distillée .... 1000 gr.
(CODEX.)

OXALATE DE FER. Voir *Fer* (*Oxalate de*).

OXYCAMPHRE ou OXAPHOR.

Propriétés : Poudre blanche, cristalline, à odeur et saveur de poivre, soluble dans l'eau.

Action thérapeutique et usages : Antidyspnéique prescrit aussi bien dans la dyspnée cardiaque que dans la dyspnée d'origine nerveuse.

Pharmacologie et posologie : *A l'intérieur* : 1 à 4 gr. par jour, en deux ou trois doses, en *cachets* ou dans une *potion alcoolisée.*

POTION :

Solution alcoolique d'oxycamphre à 50 0/0 .... 2 gr.
Alcool .... 5 gr.
Sirop de framboises .... 20 gr.
Eau distillée .... 180 gr.
A prendre dans la journée par cuillerées à bouche.

(EHRLICH.)

OXYCYANURE DE MERCURE. Voir *Mercure* (*Oxycyanure de*).

OXYGÈNE.

Propriétés : Gaz inodore, sans odeur, peu soluble dans l'eau.

Action thérapeutique et usages : Employé, en inhalations, dans la tuberculose pulmonaire en dehors de la période inflammatoire, dans les différentes asphyxies quelle qu'en soit la cause, dans les vomissements incoercibles de la grossesse, dans la chlorose, dans la dyspnée des cardiaques et des asthmatiques.

Pharmacologie et posologie : En *inhalations* du gaz oxygène contenu dans des ballons en caoutchouc, et que l'on fait passer, pour le laver, dans un flacon laveur contenant de l'eau.

OXYGÉNÉE (EAU). Voir *Eau oxygénée*.

P

PANAMA. *Quillaya saponaria* (Rosacées). Écorce.

Composition chimique : Saponine, lactonine, acide quillajique et sapotoxine.

Action thérapeutique et usages : Expectorant dans les bronchites ; la teinture de Quillaya sert à émulsionner les substances grasses et résineuses.

Pharmacologie et posologie : *A l'intérieur :* décocté à 5 gr. pour 250 gr. d'eau ; une cuillerée à bouche toutes les heures.

A l'extérieur : décocté à 15 ou 20 gr. pour 1.000 gr. d'eau pour nettoyage du cuir chevelu.

PANCRÉATINE ou TRYPSINE.

PANCRÉATINE ou **TRYPSINE.** Mélange de trois ferments solubles ayant la propriété de peptonifier les matières albuminoïdes, de saccharifier l'amidon, de saponifier les graisses et de les émulsionner; elle agit surtout en milieu neutre ou alcalin.

Propriétés : Poudre blanc jaunâtre, amorphe, d'odeur animalisée, soluble dans l'eau et l'alcool faible, insoluble dans l'alcool concentré.

Usages thérapeutiques : Prescrite dans les dyspepsies atoniques avec fermentation.

Pharmacologie et posologie : *A l'intérieur :* 0 gr. 50 à 1 gr. 50 en *cachets, vin* ou *élixir.*

CACHETS :		ÉLIXIR :	
Pancréatine............	0 gr. 30.	Pancréatine............	20 gr.
Diastase................	0 gr. 15.	Eau distillée...........	200 gr.
Bicarbonate de soude....	0 gr. 10.	Alcool à 80°...........	100 gr.
Pour 1 cachet.		Sirop de sucre	400 gr.
		Essence de menthe........	x g^{ttes}.

Prendre 2 cachets une demi-heure après le repas.

1 verre à liqueur une demi-heure après le repas.

PAPAÏNE.

PAPAÏNE. Ferment soluble extrait du *Carica papaya.*

Elle peptonifie les matières albuminoïdes en milieu acide, neutre ou alcalin.

Propriétés : Poudre blanche, amorphe, soluble dans l'eau et l'eau alcoolisée, insoluble dans l'alcool fort.

Usages thérapeutiques : Comme la pancréatine; on la préconise également pour favoriser la digestion dans la chlorose.

Pharmacologie et posologie : *A l'intérieur :* 0 gr. 25 à 1 gr. en *cachets, vin, élixir* ou *sirop.*

CACHETS :		SIROP :	
Papaïne................	0 gr. 15.	Papaïne	3 gr.
Magnésie	0 gr. 25.	Phosphate de soude	10 gr.
Pour 1 cachet.		Sirop d'écorces d'oranges amères	380 gr.

1 cachet après les deux principaux repas.

Dans la chlorose, *pour activer la digestion,* 1 *cuillerée à soupe après les deux principaux repas.*
(G. Lemoine.)

PARALDÉHYDE. Produit de polymérisation de l'aldéhyde ordinaire.

Propriétés : Liquide incolore, à odeur éthérée, à saveur brûlante, soluble dans l'eau et dans l'alcool.

Action thérapeutique et usages : Prescrit, *à l'intérieur*, comme hypnotique dans les insomnies nerveuses et dans les insomnies des alcooliques.

Particularités : *La paraldéhyde est contre-indiquée dans les affections hépatiques, bronchiques et l'emphysème, en raison de l'obstacle qu'elle apporte à l'expectoration.*

Pharmacologie et posologie : *A l'intérieur :* 2 à 6 gr. par jour en *potion*.

Injections hypodermiques, 0 gr. 50 à 2 gr. 50 (en *solution huileuse*).

En *lavements,* 2 à 4 gr.

NOTE. — *Ne pas l'employer dans la médecine infantile.*

LAVEMENT :

Paraldéhyde	2 à 4 gr.
Jaune d'œuf	n° 1.
Eau de guimauve	120 gr.

(G. POUCHET.)

POTION :

Paraldéhyde	5 gr.
Sirop simple	30 gr.
Eau distillée de fleurs d'oranger	10 gr.
Eau distillée de laitue	110 gr.

A prendre le soir en se couchant, 2 à 4 cuillerées à bouche.

SOLUTION :

Paraldéhyde	50 gr.
Essence de menthe	X g^{ttes}.
Huile d'olive stérilisée, q. s. pour faire 100 cent. cubes.	

Comme hypnotique, *1 à 5 cent. cubes.*

(LANGRENTIER et STRUBICH.)

PAULLINIA SORBILIS. Voir *Guarana*.

PAVOT. *Papaver somniferum* (Papavéracées).

Capsules ou têtes de pavot.

Composition chimique : Morphine, narcotine, narcéine, papavérine, etc.

Action thérapeutique et usages : Sédatif, narcotique.

NOTE. — *Il est prudent, en raison des variations de leur composition, de ne pas prescrire à l'intérieur les préparations de pavot* (extrait, sirop).

Pharmacologie et posologie : *A l'extérieur :* décocté, 1 à 3 têtes par litre d'eau en *gargarismes, lotions.*

DÉCOCTÉ :

Racine de guimauve...................... 25 gr.
Têtes de pavot........................... n° 4.

Faire bouillir pendant 10 minutes dans
1 litre d'eau, passer et ajouter :
Acide borique .... 40 gr.
(Tiédir au moment de l'emploi.)
Dans la périostite alvéolo-dentaire, *en bains
de bouche.*   (G. Béal.)

PELLETIÉRINE. Voir *Grenadier.*

PENSÉE SAUVAGE. *Viola tricolor arvensis* (Viola-
cées).

Tiges, feuilles et fleurs.

Composition chimique : Violine, acide salicylique et violaquer-
citrine.

Action thérapeutique et usages : Sudorifique et diurétique.

Pharmacologie et posologie : *A l'intérieur : infusé* à 10 gr. pour
1.000 gr. d'eau.

PEPSINE. Ferment soluble retiré de l'estomac du porc
ou du mouton.

La pepsine a la propriété de peptonifier les matières
albuminoïdes en milieu chlorhydrique.

Propriétés : La pepsine, employée en médecine, se prescrit
sous trois états :

1° *Pepsine extractive* en pâte épaisse, soluble dans l'eau
et l'alcool faible : elle digère 50 fois son poids de fibrine ;

2° *Pepsine amylacée* ou *médicinale,* mélange de 10 parties
de pepsine extractive et de 15 parties d'amidon : elle digère
20 fois son poids de fibrine ;

3° *Pepsine en paillettes,* en écailles grisâtres, hygroscopiques d'un pouvoir digestif souvent beaucoup plus considérable que celui de la pepsine extractive.

Action thérapeutique et usages : Prescrite dans la dyspepsie
avec hypopepsie et hypochlorhydrie (donner en même
temps de l'acide chlorhydrique sous forme de limonade),
au début du cancer de l'estomac. A. Robin la conseille dans
l'hyperchlorhydrie et les dyspepsies infantiles.

Pharmacologie et posologie : *A l'intérieur :* 0 gr. 50 à 2 gr. par repas, soit 1 à 4 gr. par jour en *cachets, poudre, vin* ou *élixir.*

PEPTONES.

Produits solubles résultant de la digestion des matières albuminoïdes par les différents ferments protéolytiques.

On emploie, en thérapeutique, soit la *peptone sèche,* qui correspond environ à 6 fois son poids de viande, soit la *peptone liquide,* solution aqueuse de peptone additionnée d'une petite quantité de glycérine et d'alcool pour assurer sa conservation ; elle correspond environ à 3 fois son poids de viande.

Propriétés : La *peptone sèche* est une masse spongieuse, hygrométrique, blanc jaunâtre, amorphe, d'odeur agréable, soluble dans l'eau, insoluble dans l'alcool fort.

La *peptone liquide* est sirupeuse, jaune brunâtre, à saveur douceâtre.

Action thérapeutique et usages : La peptone sert d'aliments pour les débilités, les tuberculeux, les dyspeptiques ; elle sert à relever la nutrition dans la chlorose, le rachitisme.

Pharmacologie et posologie : *A l'intérieur : peptone sèche,* 2 à 10 gr. par jour, en *cachets, élixir, sirop, vin,* ou dans du bouillon ou du lait.

En *lavements,* à la même dose.

Peptone liquide, 2 à 4 cuillerées à bouche par jour dans du lait, du vin, du bouillon.

LAVEMENT NUTRITIF :		LAVEMENT NUTRITIF :	
Jaune d'œuf	n° 1.	Jaune d'œuf	n° 1.
Peptone sèche	10 gr.	Lait	200 gr.
Eau	150 gr.	Peptone sèche	15 gr.
Laudanum de Sydenham	v g^{ttes}.	Laudanum de Sydenham	v g^{ttes}.

PERMANGANATE DE POTASSE.

Voir *Manganate (per) de potasse.*

PERSIL.

Petroselinum sativum (Ombellifères.)

Fruits et racines.

Composition chimique : Les fruits renferment de l'huile grasse, du tannin, de l'apiïne et une essence formée surtout d'*apiol.*

Action thérapeutique : Les fruits sont diurétiques et carminatifs ; l'essence est emménagogue (Voir *Apiol*). Les racines sont diurétiques.

Pharmacologie et posologie : *A l'intérieur : poudre de feuilles,* 1 à 2 gr. par jour, en *poudre, cachets.*

Infusé de racines à 10 gr. pour 1 litre d'eau. La racine de persil fait partie des espèces diurétiques ou des cinq racines (racines d'ache, d'asperge, de fenouil, de persil, de petit houx).

PERSODINE. Voir *Persulfate de soude.*

PERSULFATE DE SOUDE.

Propriétés : Poudre blanche, cristalline, soluble dans l'eau. Sa solution aqueuse est altérable : le persulfate se décompose en oxygène et bisulfate de soude. C'est un corps oxydant.

Action thérapeutique et usages : Stimulant de la nutrition, elle augmente l'appétit et, conséquemment, fait augmenter le poids des malades.

Pharmacologie et posologie : *A l'intérieur :* 0 gr. 15 à 0 gr. 30 en *solution* aqueuse (persodine).

Particularités : *Ne pas l'associer aux iodures, bromures, aux sels ferreux, ni aux matières organiques.*

SOLUTION :

Persulfate de soude...................... 2 gr.
Eau distillée .... 150 gr.

Dans l'anorexie des tuberculeux, *à prendre 1 cuillerée à soupe avant le grand déjeuner, dans 1/4 de verre d'eau. Une seule dose pour 24 heures. Interrompre au bout de 10 jours, repos et reprendre au bout de 8 jours.*

(A. MESNARD.)

PÉTROLÉINE. Voir *Vaseline.*

PEUPLIER. *Populus nigra* (Salicinées).

Bourgeons.

Composition chimique : Populine, salicine, essence.

Usages thérapeutiques : Les bourgeons de peuplier servent à la préparation de *l'onguent populeum* employé, comme topique, pour calmer les douleurs des hémorroïdes.

ONGUENT POPULEUM (CODEX) :

Bourgeons de peuplier...................... 800 gr.
Feuilles fraîches de pavot...........\
   —   de belladone...........|
   —   de jusquiame........} āā 500 gr.
   —   de morelle.........../
Axonge........................... 4000 gr.

PHÉNACÉTINE. *Paraacétophénétidine.*

Propriétés : Paillettes cristallines, inodores et à peu près sans saveur, presque insolubles dans l'eau, solubles dans l'alcool.

Action thérapeutique et usages : Antipyrétique ; analgésique, surtout prescrit dans les névralgies, les migraines. Elle donne de bons résultats comme sédatif dans la coqueluche.

Pharmacologie et posologie : *A l'intérieur :* 0 gr. 25 à 1 gr. par jour, par *cachets* de 0 gr. 25.
   Chez les enfants de 2 à 10 ans : 0 gr. 05 à 0 gr. 50 par jour.

CACHETS :

Phénacétine .... 0 gr. 10.
Acétanilide .... 0 gr. 20.
Valérianate de quinine ... 0 gr. 05.
  Pour 1 cachet.

Dans la migraine, *prendre 5 cachets en 2 heures.*

(E. HIRTZ.)

CACHETS :

Phénacétine............ 0 gr. 50.
Sulfonal .... 1 gr.
  En 2 cachets.

Dans la migraine, *prendre les 2 cachets au début de l'accès.*

(LIÉGEOIS.)

PHÉNOCOLLE. Combinaison de paraphénétidine et de glycocolle.

Propriétés : Poudre blanche, cristalline, peu soluble dans l'eau, soluble dans l'alcool.

Action thérapeutique et usages : Antipyrétique et analgésique, prescrit dans la fièvre des tuberculeux, le rhumatisme articulaire aigu, les névralgies, les migraines.

Pharmacologie et posologie : *A l'intérieur :* 2 à 4 gr. par jour par *cachets* de 0 gr. 25.

PHÉNOL. *Acide phénique.*

Propriétés : Cristaux aiguillés, incolores, à odeur spéciale, à saveur brûlante et caustique, solubles dans 20 parties d'eau froide, très solubles dans l'alcool, l'éther, la glycérine, les huiles. L'acide phénique forme, avec le camphre, un composé liquide (phénol camphré)..

Action thérapeutique et usages : Antiseptique et caustique. Assez rarement prescrit, *à l'intérieur*, dans les pyrexies, le diabète ; il est surtout utilisé, *à l'extérieur*, en pansements, pulvérisations et lavages. Les pulvérisations sont souvent recommandées dans le traitement des anthrax, des furoncles (solutions aqueuses à 2 0/0), ou de la coqueluche (pulvérisations dans la chambre d'une solution à 5 0/0). On emploie les inhalations d'acide phénique dans la bronchite fétide, la gangrène pulmonaire. En applications externes dans la pelade (solution alcoolique à 10 0/0), dans l'otorrhée (glycérine phéniquée à 3 0/0) et dans la carie dentaire.

En lavements et en gargarismes dans la fièvre typhoïde. En injections interstitielles dans l'anthrax (solution huileuse à 2 0/0).

Particularités : *Les solutions de phénol au-dessus de 5 0/0 sont irritantes et peuvent même produire des eschares.*

L'application de pansements phéniqués sur de larges surfaces dénudées peut amener des phénomènes d'intoxication lente se manifestant par de l'érythème fébrile avec troubles gastriques et quelquefois du délire.

Le phénol s'élimine par le rein à l'état de phénylsulfate qui colore les urines en vert brunâtre ou brun.

Les solutions glycérinées ou huileuses d'acide phénique sont moins caustiques que les solutions aqueuses, mais elles sont moins antiseptiques.

Pharmacologie et posologie : *A l'intérieur :* 0 gr. 05 à 0 gr. 50 par jour, pris en plusieurs fois, en *potion, pilules* ou *sirop.*

A l'extérieur :

Solution forte........	10 à 50 gr. pour 1000 gr. d'eau.
Solution faible........	1 gr. pour 1000 gr. d'eau (eau phéniquée).
Huile phéniquée......	2 à 5 0/0.
Glycérine phéniquée..	2 à 5 0/0.
Pommade phéniquée.	1 à 5 0/0.
Gaze phéniquée......	à 5 et 10 0/0.
Coton phéniqué	à 5 et 10 0/0.

Solution pour injections hypodermiques :

a) Solution aqueuse à 2 0/0.. 2 à 10 cent. cubes par jour.
b) Solution huileuse à 2 0/0.. 2 à 10 cent. cubes par jour.

NOTE. — *Éviter l'emploi des pansements phéniqués chez les enfants.*

GARGARISME :

Acide phénique	1 gr.
Glycérine	10 gr.
Laudanum de Sydenham	v gttes
Eau	250 gr.

Dans la fièvre typhoïde.

LAVEMENT :

Acide phénique	0 gr. 50
Glycérine	20 gr.
Eau bouillie	180 gr.

MIXTURE :

Camphre	20 gr.
Huile de ricin	15 gr.
Alcool	10 gr.
Phénol	5 gr.
Acide tartrique	1 gr.

Dans la diphtérie, *après ablation des fausses membranes, en
cautérisations matin et soir de la
muqueuse sous-jacente.*
(GAUCHER.)

PHÉNOL SULFORICINÉ :

Acide phénique	20 gr.
Sulforicinate de soude	80 gr.

Dans la diphtérie, *en applications.* (JOSIAS.)

**SOLUTION FAIBLE
(EAU PHÉNIQUÉE) :**

Phénol	1 gr.
Eau distillée bouillie	1000 gr.

SOLUTION FORTE :

Phénol	50 gr.
Glycérine	50 gr.
Eau distillée	900 gr.

HUILE PHÉNIQUÉE :

Phénol cristallisé	2 gr.
Huile d'olive lavée à l'alcool et stérilisée	100 gr.

*Dans l'anthrax, en injections
interstitielles (injecter 2 à 10
cent. cubes).*

MIXTURES :

1°
Acide phénique cristallisé	0 gr. 50
Glycérine	40 gr.
Sirop de tolu	5 gr.

Us. ext.

*Dans la coqueluche, en badi-
geonnages de la gorge chez les
enfants de moins d'un an.*

2°
Acide phénique cristallisé	1 gr.
Glycérine	15 gr.
Solution de chlorhydrate de cocaïne à 2 0/0	5 gr.

*Dans la coqueluche, en badigeon-
nages de la gorge chez les enfants
âgés de plus de 3 ans.* (T. GUIDA.)

PHÉNOL CAMPHRÉ :

Camphre	1 gr.
Phénol	1 ou 2 gr.

Triturer et filtrer le mélange liquide.

PILULES :

Acide phénique	0 gr. 05 à 0 gr. 10.
Masse pilulaire, q. s. pour	1 pilule.

Dans le traitement du psoriasis.

SOLUTION MOYENNE :

Phénol	20 gr.
Glycérine	50 gr.
Eau distillée	930 gr.

VINAIGRE PHÉNIQUÉ (CODEX) :

Phénol	10 gr.
Acide acétique	200 gr.
Eau distillée	790 gr.

PHÉNOSALYL. Mélange antiseptique formé de :

Acide phénique	9 gr.
Acide salicylique	1 gr.
Acide lactique	2 gr.
Menthol	0 gr. 20
Essence d'eucalyptus	0 gr. 50

Soluble dans l'eau, la glycérine et l'alcool.

Usages : Prescrit comme antiseptique pour l'usage externe ou
en injections vaginales (solution à 1 0/0).

SOLUTION :

Phénosalyl........................	0 gr. 50.
Chlorure de sodium................	3 gr.
Eau distillée bouillie.............	500 gr.

Dans le traitement préventif de l'otite,
dans la grippe, *en pulvérisations dans les*
narines.

PHOSPHATES, LACTOPHOSPHATE, CHLORHYDROPHOSPHATE, GLYCÉROPHOSPHATES, HYPOPHOSPHITE.

Voir les bases (calcium, sodium, etc.)

PHOSPHORE.

Deux variétés ou modifications allotropiques : 1° le phosphore blanc ; 2° le phosphore rouge.

Le phosphore blanc, corps éminemment toxique, est seul employé en thérapeutique.

Propriétés : Masse amorphe, blanche, cireuse, insoluble dans l'eau et l'alcool, soluble dans le sulfure de carbone, un peu soluble dans les huiles fixes. Il s'enflamme à 60° et doit être conservé sous l'eau.

Action thérapeutique et usages : Le phosphore blanc est prescrit à très petites doses sous forme d'huile phosphorée dans le rachitisme, l'ostéomalacie, l'ataxie locomotrice, les névralgies.

NOTE. — *Ce médicament doit être ordonné avec circonspection, et le traitement par le phosphore ne doit pas être prolongé pendant un certain temps pour éviter toute intoxication.*

Pharmacologie et posologie : *A l'intérieur :* 0 gr. 001 (1 milligr.) à 0 gr. 005 (5 milligr.), en ayant soin de fractionner la dose, dans les 24 heures ; en *solution huileuse au millième* (CODEX). Cette solution est administrée en capsules ou en potion.

Chez les enfants de tout âge, ne pas dépasser 1/2 *milligr.* dans les 24 heures.

A l'extérieur : huile phosphorée au centième du Codex, *pour liniments.*

HUILE DE FOIE DE MORUE
PHOSPHORÉE :

Huile de foie de morue. 100 gr.
Phosphore .... 0 gr. 01.

(KASSOWITZ.)

POTION :

Huile d'amandes douces. 30 gr.
Phosphore .... 1 milligr.
Gomme arabique....... 15 gr.
Sucre .... 15 gr.
Eau distillée.......... 40 gr.
Dans le rachitisme, 1 à 2 cuil-
lerées par jour chez les enfants.
(KASSOWITZ.)

PHOSPHURE DE ZINC.

Propriétés : Poudre grisâtre, brillante, insoluble.

Action et usages thérapeutiques : Comme le phosphore, il est également prescrit dans l'hémiplégie.

Pharmacologie et posologie : *A l'intérieur :* 0 gr. 005 à 0 gr. 03 par jour, en plusieurs prises, en *pilules.*

PILULES :

Phosphure de zinc .... 0 gr. 80.
Poudre de réglisse................... 1 gr. 90.
Sirop de gomme..................... 0 gr. 30.
    Pour 100 pilules.

1 à 5 *pilules par jour.*   (VIGIER.)

PHOSPHORIQUE (ACIDE) OFFICINAL.

Propriétés : L'acide phosphorique *officinal* est un liquide sirupeux ; incolore, inodore, à saveur très acide, soluble dans l'eau ; il contient 50 0/0 d'acide phosphorique cristallisé.

Action thérapeutique et usages : Considéré comme reconstituant du système nerveux dans la neurasthénie, l'épuisement nerveux et la paralysie générale. Il est prescrit dans l'ostéomalacie, le rachitisme et, comme antihémorrhagique, dans les métrorrhagies, les hémoptysies. Joulie le recommande dans les états morbides avec hypoacidité urinaire. L'acide phosphorique agit également comme antidyspeptique aussi bien chez les hyperchlorhydriques que chez les hypochlorhydriques.

Pharmacologie et posologie : *A l'intérieur :* 0 gr. 20 à 3 gr. par jour (soit x à c gouttes) ; en *gouttes* dans un peu d'eau, ou sous forme de *limonade, sirop* ou *solution.*

LIMONADE (CODEX) :

Acide phosphorique dilué au
  1/10°.................... 20 gr.
Eau distillée............ 875 gr.
Sirop de sucre .... 125 gr.

SOLUTION :

Acide phosphorique officinal 17 gr.
Phosphate de soude....... 34 gr.
Eau distillée............. 250 gr.
3 à 12 *cuillerées par jour dans de
l'eau sucrée.*   (JOULIE.)

PICRIQUE (ACIDE). *Trinitrophénol.*

Propriétés : Cristaux jaunes, brillants, à saveur amère, solubles dans 85 parties d'eau à 15°, dans l'alcool et l'éther. Chauffé fortement, il détone.

Les solutions aqueuses d'acide picrique colorent fortement en jaune les tissus animaux et végétaux.

Action thérapeutique et usages : Surtout employé, *à l'extérieur*, dans le traitement des brûlures au 1er et au 2e degré (solution à 10 0/0 en compresses recouvertes de coton hydrophile *sec*), de la sueur des pieds (en badigeonnages), des gerçures du mamelon et de l'eczéma (solutions au 50e et au 100e). Il est aussi préconisé en injections dans la blennorrhagie aiguë.

Particularités : *Éviter d'appliquer, chez les enfants, les pansements picriqués sur de larges surfaces dénudées pour éviter des phénomènes d'intoxication.*

Pharmacologie et posologie : *A l'extérieur : solutions aqueuses,* 1 à 10 gr. pour 1.000.

Pour injections uréthrales : solutions aqueuses à 1 pour 200.
Gaze et coton picriqués à 12 0/0.

ÉTHER PICRIQUÉ :

Solution saturée d'acide picrique.

Comme antiprurigineux.

SOLUTION :

Eau distillée bouillie.   100 gr.
Acide picrique........... 0 gr. 50 à 1 gr.
*Dans la blennorrhagie aiguë,
injections à canal fermé et restant 3 minutes en contact avec
la muqueuse uréthrale.*
                    (H. DE BRUN.)

PICROTOXINE. Voir *Coque du levant.*

PILOCARPINE. Voir *Jaborandi.*

PIN SAUVAGE. *Pinus sylvestris* (Conifères).

Bourgeons (vulgairement appelés bourgeons de sapin).

Action thérapeutique et usages : Balsamiques, diurétiques et excitants.

Pharmacologie et posologie : *A l'intérieur :*

Eau distillée.	60 à 150 gr.
Infusé	20 gr. pour 1 litre d'eau.
Sirop	15 à 60 gr.

PIPÉRAZINE ou PIPÉRAZIDINE. *Diéthylène-imine.*

Propriétés : Cristaux aiguillés, incolores, déliquescents, solubles dans l'eau et l'alcool.

Action thérapeutique et usages : Dissolvant de l'acide urique et, à ce titre, employé dans la goutte, la gravelle et le rhumatisme.

Pharmacologie et posologie : *A l'intérieur :* 0 gr. 50 à 1 gr., pris en plusieurs fois, en *solution, potion* ou *injections hypodermiques. Faire prendre avant le repas.*

Chez les enfants de 5 à 10 ans, 0 gr. 25 à 0 gr. 50 *en solution.*

SOLUTION :

Pipérazine	10 gr.
Eau distillée	300 cent. cubes.

Dans la lithiase rénale, 1 à 2 cuillerées à bouche dans de l'eau de Seltz à chaque repas et pendant une dizaine de jours.

(GRASSET.)

PIPÉRAZINE (CHLORHYDRATE DE).

S'emploie comme le précédent, mais à *doses doubles.*

PIPÉRAZINE (TARTRATE DE DIMÉTHYL). Voir

Lycétol.

PISSENLIT. *Taraxacum officinale* (Composées).

Racine et feuilles.

Usages thérapeutiques : Dépuratif et diurétique.

Pharmacologie : *A l'intérieur :*

Infusé de feuilles	20 gr. pour 1 litre d'eau.
Décocté de racines	20 gr. pour 1 litre d'eau.

Les feuilles de pissenlit font partie du *suc d'herbes.*

PLOMB (ACÉTATE BASIQUE DE). *Sous-acétate de plomb. Extrait de Saturne.*

Propriétés : L'extrait de Saturne est une solution d'acétate basique, liquide, incolore, à saveur métallique et astringente. L'eau ordinaire le trouble avec dépôt de carbonate et de sulfate de plomb.

Action thérapeutique et usages : Employé, *à l'extérieur*, comme topique dans les contusions, les entorses, les ulcérations ; en collyres, dans la conjonctivite chronique et, en injections uréthrales, dans la blennorrhagie.

Pharmacologie et posologie : *A l'extérieur :* solution avec l'eau distillée ou l'eau ordinaire à des titres divers (Voir formule de l'eau blanche), en *collyres, pommades.*

EAU BLANCHE (CODEX) :		EAU VÉGÉTO-MINÉRALE OU LOTION DE GOULARD (CODEX) :	
Sous-acétate de plomb liquide	20 gr.	Sous-acétate de plomb liquide	20 gr.
Eau commune	980 gr.	Alcoolat vulnéraire	80 gr.
Us. ext., agiter au moment du besoin.		Eau commune	900 gr.
En lotions, compresses.		*En lotions, compresses.*	

PLOMB (ACÉTATE NEUTRE DE).

Propriétés : Cristaux blancs, à saveur sucrée et astringente, solubles dans l'eau et l'alcool.

Action et usages thérapeutiques : Employé surtout, *à l'extérieur*, comme astringent dans la blennorrhagie, la leucorrhée. Il a été recommandé, *à l'intérieur*, dans les diarrhées rebelles ; mais il faut surveiller son emploi pour éviter l'intoxication saturnine.

Pharmacologie et posologie : *A l'intérieur :* 0 gr. 10 à 0 gr. 50 par jour, en pilules de 0 gr. 04 ou 0 gr. 05.

> *A l'extérieur :*
>
> Solutions aqueuses.   0 gr. 50 à 5 0/0.
> Collyre.   0 gr. 10 pour 30 de vaseline.
> Injections uréthrales   0 gr. 50 pour 100 gr. d'eau distillée.

PILULES :		SOLUTION :	
Acétate de plomb crist.	0 gr. 20.	Sulfate de zinc	2 gr.
Extrait d'opium	0 gr. 40.	Acétate de plomb cristallisé	2 gr.
— de ratanhia	1 gr.	Eau distillée de roses	400 gr.
Pour 20 pilules.		Agiter avant l'emploi.	
Dans la diarrhée chez les tuberculeux, 1 *à* 3 *pilules par jour.* (A.-F. Plicque.)		Dans la blennorrhagie, *en injections uréthrales.* (Ricord.)	

PLOMB (IODURE DE).

Propriétés : Poudre jaune vif, amorphe, peu soluble dans l'eau froide, insoluble dans l'alcool.

Action thérapeutique et usages : Prescrit quelquefois, *à l'extérieur*, comme résolutif.

Pharmacologie : *A l'extérieur : pommade* au 1/10°.

PLOMB (OXYDES DE).

1° Protoxyde ou *litharge ;*
2° Combinaison de protoxyde et de bioxyde ou *minium.*

Propriétés : 1° La *litharge* est une poudre cristalline rougeâtre, insoluble dans l'eau ;

2° Le *minium* est une poudre rouge orangé, insoluble dans l'eau.

Action et usages thérapeutiques : La litharge est employée à la préparation de l'emplâtre simple, topique utilisé dans le traitement des ulcères atoniques ou des plaies variqueuses.

Le *minium* sert à préparer l'emplâtre de Nuremberg, utilisé comme siccatif.

EMPLATRE SIMPLE (CODEX) :

Litharge	1000 gr.
Axonge	1000 gr.
Huile d'olive	1000 gr.
Eau	2000 gr.

PODOPHYLLE. *Podophyllum peltatum* (Berbéridées).

Rhizome.

Composition chimique : Résine (*podophyllin*). Le podophyllin renferme de la podophyllotoxine, de la picropodophylline, des acides résineux et une huile grasse.

Action thérapeutique et usages : Purgatif cholagogue prescrit pour combattre la constipation.

Pharmacologie et posologie : *A l'intérieur : résine* ou *podophyllin* : 0 gr. 01 à 0 gr. 03 en *pilules*, à prendre le soir en se couchant.

<table>
<tr><td>

PILULES :

Podophyllin.............. 0 gr. 02.
Extrait de belladone...⎫ āā 0 gr. 02.
Racine de belladone pulv⎭

Pour 1 pilule.

Dans la constipation, 1 à 2 pi-
lules par jour.　(TROUSSEAU.)

</td><td>

PILULES :

Podophyllin.............⎫ āā 0 gr. 02.
Evonymine..............⎭
Extrait d'hydrastis ca-
　nadensis............⎫
Poudre de savon médi-⎬ āā 0 gr. 03.
　cinal................⎭
Pour 1 pilule.

Dans la constipation, 1 *pilule le
soir au coucher.　(Presse méd.)*

</td></tr>
</table>

POLYGALA. *Polygala Senega* (Polygalées).

Racine.

Composition chimique : Saponine, résine, huile fixe et essentielle.

Action thérapeutique et usages : Expectorant prescrit dans
les bronchites aiguës et chroniques.

Pharmacologie et posologie : *A l'intérieur :*

Poudre............ 0 gr. 50 à 1 gr. 50 en *pilules, cachets.*
Infusé............ à 10 gr. pour 1000 gr. d'eau.
Extrait alcoolique.. 0 gr. 05 à 0 gr. 75 par jour.
Sirop............. 30 à 60 gr.

<table>
<tr><td>

CACHETS :

Polygala pulv......... 0 gr. 25.
Terpine .... 0 gr. 10.
Pour 1 cachet.

Dans la bronchite, 2 à 4 ca-
chets par jour.

</td><td>

POTION :

Gomme ammoniaque........ 6 gr.
Sirop polygala............ 60 gr.
Infusion de fleurs pectorales 120 gr.

Dans la bronchite subaiguë,
*par cuillerées à bouche toutes
les heures.*

</td></tr>
</table>

POTASSE (ACÉTATE DE).

Propriétés : Poudre blanche, cristalline, à saveur fraîche,
soluble dans l'eau et l'alcool.

Action thérapeutique et usages : Diurétique prescrit dans la
diathèse urique, la goutte, les néphrites.

Pharmacologie et posologie : *A l'intérieur :* 1 à 4 gr. dans une
tisane, en *potion, solution.*

Il entre dans la composition du *vin de Trousseau.*

<table>
<tr><td>

POTION :

Baies de genièvre........ 10 gr.
Eau bouillante .... 200 gr.
Faire infuser et ajouter :
Nitrate de potasse......⎫ āā 2 gr.
Acétate de potasse......⎭
Oxymel scillitique......⎫ āā 30 gr.
Sirop des cinq racines..⎭
Comme diurétique, *à prendre
dans la journée.*　(MILLARD.)

</td><td>

VIN DE TROUSSEAU (CODEX) :

Poudre de digitale........ 5 gr.
Squames de scille..... 7 gr. 50.
Baies de genièvre....... 75 gr.
Acétate de potasse sec. 50 gr.
Vin blanc............. 900 gr.
Alcool à 90°.......... 100 gr.

20 gr. contiennent 1 gr. d'acétate
de potasse et correspondent environ
à 0 gr. 10 de feuilles de digitale.

</td></tr>
</table>

POTASSE CAUSTIQUE.

Médicament autrefois utilisé comme caustique ; maintenant il est en partie abandonné.

POTASSE (AZOTATE DE) ou NITRATE DE POTASSE. Sel de nitre.

Propriétés : Cristaux incolores, à saveur fraiche et un peu amère, solubles dans l'eau, insolubles dans l'alcool.

Action thérapeutique et usages : Diurétique prescrit dans le rhumatisme articulaire aigu, les hydropisies, les pleurésies avec épanchements séreux. Les inhalations de papier nitré enflammé sont employées dans l'asthme.

Pharmacologie et posologie : *A l'intérieur :* 0 gr. 50 à 6 gr. par jour, en *potion, tisane ;* il entre dans la préparation de la *poudre de Dower.*

Chez les enfants de 2 à 10 ans : 0 gr. 25 à 1 gr. par jour.

A l'extérieur : papier nitré en fumigations.

POTION DIURÉTIQUE

pour enfants :

Azotate de potasse.......)	
Acétate de potasse.....)	āā 1 gr.
Oxymel scillitique......)	
Sirop des cinq racines..)	āā 10 gr.
Infusion de baies de genièvre............	150 gr.

A prendre par gorgées dans les 24 heures. (COMBY.)

POUDRE DE DOWER (CODEX) :

Azotate de potasse pulv....	40 gr.
Sulfate de potasse.........	40 gr.
Ipéca pulv.................	10 gr.
Opium pulv.................	10 gr.

1 gr. contient 0 gr. 10 d'opium ou 0 gr. 05 d'extrait d'opium.

0 gr. 25 à 1 gr. par jour en plusieurs prises.

POTION DIURÉTIQUE

Nitrate de potasse........	2 gr.
Salicylate de soude.......	5 gr.
Alcoolature de racine d'aconit	xx gttes
Eau distillée de laurier-cerise	20 gr.
Sirop de fleurs d'oranger..	80 gr.
Eau distillée.............	200 gr.

Dans les pleurésies primitives avec épanchement séreux, 4 cuillerées à soupe par jour chez l'adulte, 4 cuillerées à café chez les enfants de 8 à 10 ans.

(MARFAN.)

POUDRE DES VOYAGEURS :

Gomme arabique pulv.......	60 gr.
Nitrate de potasse.........	10 gr.
Poudre de guimauve.......	10 gr.
— réglisse........	20 gr.
Sucre de lait pulv........	60 gr.

Comme diurétique, 1 cuillerée à café dans un verre d'eau plusieurs fois par jour.

POTASSIUM (BROMURE DE). Voir *Bromure de potassium.*

POTASSE (CARBONATE DE).

Propriétés : Poudre blanche, cristalline, soluble dans l'eau, insoluble dans l'alcool.

Action thérapeutique et usages : Il a été autrefois prescrit, à *l'intérieur*, dans la gravelle ; il est maintenant peu employé. *A l'extérieur*, il est antiprurigineux.

Pharmacologie et posologie : *A l'intérieur :* 0 gr. 50 à 2 gr. en *tisane, potion*. Il entre dans la préparation des *Gouttes amères de Baumé*.

A *l'extérieur :* il fait partie de la *Pommade d'Helmérich*.

POTASSE (BICARBONATE DE).

Propriétés : Cristaux incolores, solubles dans l'eau, très peu solubles dans l'alcool. Sa solution aqueuse à l'ébullition perd de l'acide carbonique et le bicarbonate se transforme en carbonate neutre.

Action thérapeutique et usages : Alcalin prescrit, à *l'intérieur*, dans la gravelle urique.

Pharmacologie et posologie : *A l'intérieur :* 1 à 4 gr. en *tisane, potion*.

Il fait partie de la *potion antimovitive* de Rivière.

POTION DE RIVIÈRE (CODEX) :

Flacon n° 1 :
Bicarbonate de potasse .... 2 gr.
Sirop de sucre .... 15 gr.
Eau distillée......................... 50 gr.

Flacon n° 2 :
Acide citrique......................... 2 gr.
Sirop de limon........................ 15 gr.
Eau distillée .... 50 gr.

Contre les vomissements, *prendre d'abord 1 cuillerée du flacon n° 1, puis immédiatement après 1 cuillerée du flacon n° 2.*

POTASSE (CHLORATE DE). Voir *Chlorate de potasse*.

POTASSE (PERMANGANATE DE). Voir *Manganate (per) de potasse*.

POTASSE (SILICATE DE).

On emploie, en chirurgie, pour la préparation des *bandages inamovibles*, une solution aqueuse de silicate de potasse de densité 1,28. Les tissus et bandes imbibés de cette solution se durcissent par la dessiccation et, pour les ramollir, il suffit de les humecter avec de l'eau chaude.

POTASSE (SULFURE DE). Trisulfure de potasse. Foie de soufre ou polysulfure de potassium.

Propriétés : Masse rouge brune, soluble dans l'eau et l'alcool, à odeur sulfhydrique. Elle s'altère à l'air en se décomposant.

Action thérapeutique et usages : Employé, *à l'extérieur*, en bains dans le rhumatisme chronique et, en lotions, dans les dermatoses (acné, psoriasis, eczéma).

Pharmacologie et posologie : *A l'extérieur :* solutions de 2 à 5 0/0 en *lotions*.

Bains, 50 à 125 gr. (pour un *bain*).

POTASSE (TARTRATE DE) NEUTRE ou SEL VÉGÉTAL.

Propriétés : Cristaux incolores, à saveur salée et amère, solubles dans l'eau, insolubles dans l'alcool.

Action thérapeutique et usages : Diurétique et purgatif léger.

Pharmacologie et posologie : *A l'intérieur :* 10 à 15 gr. dans une *potion* ou dans du bouillon d'herbes (comme purgatif).

2 à 6 gr. dans un décocté de chiendent (comme diurétique).

POTASSE (TARTRATE DE) ACIDE. *Bitartrate de potasse, crème de tartre.*

Propriétés : Cristaux incolores, à saveur acide, solubles dans l'eau, insolubles dans l'alcool.

Action thérapeutique et usages : Diurétique et purgatif.

Pharmacologie et posologie : *A l'intérieur :* 15 à 20 gr. dans une *potion* ou dans du bouillon d'herbes (comme purgatif).

2 à 5 gr. (comme diurétique).

Chez les enfants de 5 à 10 ans : 5 à 10 gr. (comme purgatif).

POTASSE (TARTRATE DE) ET DE SOUDE.

Sel de Seignette.

Propriétés : Cristaux incolores, à saveur un peu salée et légèrement amère, solubles dans l'eau, insolubles dans l'alcool.

Action thérapeutique et usages : Purgatif convenant surtout aux enfants.

Pharmacologie et posologie : *A l'intérieur* : 20 à 30 gr. dans une *potion* ou du bouillon d'herbes.

Chez les enfants de 5 à 10 ans, 5 à 20 gr.

POTION :

Sel de Seignette	5 à 20 gr.
Sirop de groseilles	20 gr.
Eau distillée	60 gr.

Comme purgatif, *chez les enfants de 5 à 10 ans, à prendre en 2 fois à 1/4 d'heure d'intervalle.*

POUDRE GAZOGÈNE LAXATIVE.
SEDLITZ POWDER (CODEX) :

| 1° Bicarbonate de soude | 2 gr. |
| Sel de Seignette pulv. | 6 gr. |

Pour 1 paquet enveloppé dans du papier bleu.

| 2° Acide tartrique pulv. | 2 gr. |

Pour 1 paquet enveloppé dans du papier blanc.

Faire dissoudre la poudre du papier bleu dans un verre rempli d'eau aux deux tiers, ajouter la poudre du papier blanc, agiter et boire aussitôt.

POTASSE (TARTRATE DE) ET D'ANTIMOINE.

Voir *Antimoine (Tartrate de potasse et d').*

POTASSE (TARTRATE DE) ET DE FER.

Voir *Fer (Tartrate de potasse et de).*

PRÉCIPITÉ BLANC. Voir *Mercure (Protochlorure de.)*

PROTARGOL. Voir *Argent (Albuminate d').*

PURGATINE. Diacétate d'anthrapurpurine.

Propriétés : Poudre jaune cristalline, insoluble dans l'eau, peu soluble dans l'alcool.

Action thérapeutique et usages : Purgatif doux donnant de bons résultats dans la constipation.

Pharmacologie et posologie : *A l'intérieur* : 0 gr. 50 à 2 gr. en *cachets, poudre.*

PYRAMIDON. Dérivé méthylé et amidé de l'antipyrine.

Propriétés : Poudre blanche ou blanc jaunâtre, grenue, cristalline, insoluble dans l'eau.

Action thérapeutique et usages : Agit comme l'antipyrine, mais il est plus actif et son action est plus prolongée. Antithermique et analgésique précieux, surtout dans la fièvre typhoïde, la grippe, les névralgies, la migraine, les douleurs du tabès et du zona.

Particularités : Le pyramidon a l'avantage de ne pas avoir d'action nocive sur le rein, mais il présente l'inconvénient de faire augmenter le sucre urinaire chez les diabétiques.

Pharmacologie et posologie : *A l'intérieur* : 0 gr. 25 à 3 gr. par jour. Doses moyennes, 0 gr. 30 à 0 gr. 75, en *cachets* de 0 gr. 30 ou en *potion*.

Chez les enfants : 0 gr. 15 à 0 gr. 20 par jour.

POTION :

Pyramidon......................................	3 gr.
Eau distillée....................................	120 gr.
Sirop de limons..............................	30 gr.

1 cuillerée à soupe contient 0 gr. 30 de pyramidon.

(MESNARD.)

PYRAMIDON (CAMPHORATES DE)

a) Camphorate neutre;
b) Camphorate acide.

Propriétés : Les deux variétés de camphorate se présentent sous la forme d'une poudre blanche, cristalline, à saveur acide, peu soluble dans l'eau.

Action thérapeutique et usages : Comme le pyramidon, mais les camphorates ont l'avantage de donner moins de sueurs profuses que le pyramidon et ils sont tout indiqués pour les tuberculeux.

Pharmacologie et posologie : *A l'intérieur* : *a*) le camphorate neutre à la dose de 0 gr. 75 à 1 gr.

b) Le camphorate acide à la dose de 0 gr. 50 à 0 gr. 75 en *cachets*.

PYRÈTHRE DU CAUCASE. *Pyrethrum roseum* et *carneum* (Composées).

Fleurs.

Composition chimique : Essence et résine.

Action thérapeutique et usages : Insecticide surtout employé contre la phthiriase.

Pharmacologie et posologie : *A l'extérieur* : en *poudre*.

PYRIDINE.

Propriétés : Liquide incolore, d'odeur forte et désagréable, soluble dans l'eau et l'alcool.

Action thérapeutique et usages : Prescrit en inhalations contre les accès d'asthme.

Pharmacologie et posologie : *A l'extérieur* : en *inhalations*. Verser sur un mouchoir xv à xx gouttes de pyridine et faire respirer au malade.

PYROGALLOL. *Acide pyrogallique*.

Propriétés : Aiguilles ou lamelles incolores, brillantes, à saveur amère, solubles dans l'eau, l'alcool et les huiles.
A l'air, ses solutions se colorent en brun.

Action thérapeutique et usages : Employé, *à l'extérieur*, dans les affections de la peau et, en particulier, dans le psoriasis et, aussi, dans l'eczéma des enfants, le lupus.

Note. — *Ne pas l'appliquer sur des surfaces trop étendues dans la crainte de voir survenir des phénomènes d'intoxication se manifestant par de l'hémoglobinurie et du collapsus.*

Pharmacologie et posologie : *A l'extérieur* : pommade de 5 à 10 0/0.

Solution éthérée à 10 0/0 en applications locales avec un pinceau.

Note. — *Cesser le traitement dès que les urines se colorent en brun ou en noir.*

COLLODION :

Acide pyrogallique	10 gr.
Acide salicylique	2 gr.
Collodion élastique	90 gr.

(BROCQ.)

POMMADE :

Vaseline	100 gr.
Pyrogallol	0 gr. 50 à 1 gr.

Dans l'eczéma des enfants.

Q

QUASSIA. *Quassia amara* (Rutacées).

Bois.

Composition chimique : Quassine.

Action thérapeutique et usages : Stimule l'appétit, augmente la sécrétion salivaire et biliaire, tonique ; il est utile dans la constipation, car il augmente les contractions intestinales.

Pharmacologie et posologie : *A l'extérieur :*

Poudre	1 à 3 gr. en *cachets, pilules.*
Macéré	5 gr. pour 1.000 gr. d'eau en *tisane.*
Extrait aqueux	0 gr. 10 à 0 gr. 50 en *pilules.*
Teinture alcoolique au 1/5°	2 à 5 gr. par *gouttes,* ou en *vin.*
Vin	60 à 100 gr.

Chez les enfants de 3 à 10 ans :

Poudre	0 gr. 10 à 0 gr. 50 par jour.
Extrait	0 gr. 02 à 0 gr. 10 —
Teinture	XXX à L g^{ttes} —

ADMINISTRATION. — *Les préparations de quassia se prennent généralement un quart d'heure avant le repas.*

CACHETS :

Poudre de quassia	0 gr. 15.
Poudre de rhubarbe	0 gr. 30.
Poudre de belladone	0 gr. 01.

Dans la constipation, 1 *cachet avant chacun des deux principaux repas.*

MIXTURE :

Teinture de noix vomique.	
Teinture de quassia	āā 5 gr.
Teinture de colombo.	

Dans l'anorexie, x *gouttes avant chaque repas.*

TISANE :

Quassia	5 gr.
Racine de colombo	5 gr.
Eau froide	1 litre.

En macération.

A prendre 1 *verre avant le repas.*

VIN (CODEX) :

Quassia amara	30 gr.
Vin de Grenache	1000 gr.

En macération.

1 *verre à liqueur avant chaque repas.*

QUASSINE. Principe actif du *Quassia amara*.

Propriétés : La quassine *officinale* est cristalline, blanche, inodore, très amère, très peu soluble dans l'eau, soluble dans l'alcool.

Action thérapeutique et usages : Comme le *Quassia amara*.

Pharmacologie et posologie : *A l'intérieur :* 0 gr. 005 (5 milligr.) à 0 gr. 015 (15 milligr.), par doses fractionnées de 0 gr. 002 (2 milligr.) à 0 gr. 005 (5 milligr.), en *pilules* ou en *cachets* (mélangée à d'autres poudres).

NOTE. — *Chez les enfants, prescrire de préférence les préparations galéniques de quassia.*

CACHETS :

Poudre de rhubarbe.... 0 gr. 20.
Quassine cristallisée.... 0 gr. 005.
  Pour 1 cachet.

Dans l'atonie gastrique, 1 *cachet avant chacun des deux principaux repas.*

CACHETS :

Quassine cristallisée.... 0 gr. 005.
Poudre de colombo...... 0 gr. 10.
Poudre de noix vomique. 0 gr. 05.
  Pour 1 cachet.

Dans l'anorexie, 1 *cachet avant chacun des deux principaux repas.*

QUÉBRACHO. *Aspidosperma Quebracho* (Apocynées).

Écorce.

Composition chimique : Aspidospermine, aspidospermatine, aspidosamine, québrachine, québrachamine.

Action thérapeutique et usages : Antidyspnéique préconisé dans l'asthme, l'emphysème et les dyspnées d'origine fonctionnelle.

Pharmacologie et posologie : *A l'intérieur :*

Poudre .... 0 gr. 30 à 0 gr. 50 en *cachets.*
Extrait aqueux.............. 0 gr. 10 à 0 gr. 20 en *potions.*
Teinture alcoolique au 1/5ᵉ. 1 à 4 gr. en *potions.*

POTION :

Extrait aqueux de Québracho....... 0 gr. 20.
Sirop diacode..................... 20 gr.
Sirop simple...................... 10 gr.
Eau distillée de valériane.......... 120 gr.
  Dans les accès d'asthme, *à prendre dans la journée.*

ASPIDOSPERMINE. Principe actif du *Québracho*.

Propriétés : Cristaux aiguillés, insolubles dans l'eau, solubles dans l'alcool.

Action thérapeutique et usages : Comme le *Québracho*.

Pharmacologie et posologie : *A l'intérieur : chlorhydrate d'aspidospermine* en *injections sous-cutanées*, 0 gr. 05 à 0 gr. 10 par jour en plusieurs injections.

SOLUTION :

Chlorhydrate d'aspidospermine........ 10 gr.
Eau distillée bouillie................ 0 gr. 40.

Dans l'asthme, 1 *à* 2 *injections sous-cutanées par jour*.

QUILLAIA SAPONARIA. Voir *Panama*.

QUINQUINAS. Les quinquinas sont des écorces fournies par plusieurs espèces de *Cinchona* (Rubiacées).

Les sortes commerciales principales et types sont :

a) Les *quinquinas gris* (*Quinquinas Loxa* et *Huanuco*), contenant surtout de la cinchonine (10 à 12 pour 1.000) et peu de quinine (2 pour 1.000);

b) Les *quinquinas jaunes* (*Quinquina Calisaya*), surtout riches en quinine (20 à 25 pour 1.000 de quinine) et renfermant peu de cinchonine (5 à 6 pour 1.000 de cinchonine);

c) Les *quinquinas rouges* (*Quinquina succirubra*), contenant presque autant de quinine (12 gr. pour 1.000) que de cinchonine (8 pour 1.000).

Composition chimique : Cinchonine, cinchonidine, hydrocinchonine, hydrocinchonidine, quinine, quinidine, etc., unis aux acides quinotannique, quinique et quinovique.

Action thérapeutique et usages : Stomachique et surtout tonique, souvent employé dans la période adynamique des affections fébriles, dans les cachexies, les convalescences.

Lorsqu'on veut obtenir un effet fébrifuge, il est préférable d'avoir recours à la quinine ; toutefois on peut faire exception à cette règle pour le traitement des accès palustres, l'administration prolongée de préparations de quinquina donne de bons résultats.

A l'extérieur : La poudre de quinquina est employée en pansements dans les plaies atoniques ou fétides.

Pharmacologie et posologie : *A l'intérieur :*

	Chez l'adulte	Chez les enfants de 1 à 10 ans
Poudre de quinquina, gris, jaune ou rouge...	1 à 10 gr.	0 gr. 25 à 3 gr.
Extrait aqueux de quinquina gris.	1 à 6 gr.	0 gr. 10 à 2 gr.
Extrait hydro-alcoolique de quinquina jaune ou rouge (*Officinal*).	1 à 4 gr.	0 gr. 05 à 1 gr.
Extrait alcoolique de quinquina gris, jaune ou rouge...	1 à 5 gr.	0 gr. 05 à 1 gr. 50.
Sirop de quinquina jaune ou rouge	20 à 100 gr.	5 gr. à 50 gr.
— — gris (au vin)...	20 à 60 gr.	5 gr. à 30 gr.
Tisane de quinquina gris, jaune ou rouge (infusé à 20 p. 1000)...		
Teinture alcoolique au 1/5e des quinquinas gris, jaune ou rouge	2 à 20 gr.	xx g^{ttes} à 4 gr.
Vin de quinquina gris, jaune ou rouge...	50 à 100 gr.	5 à 60 gr.

La poudre se prescrit en *cachets* ou en *paquets;* les extraits, en *pilules, potions* ou *sirops;* les sirops et la teinture, en *potions.*

A l'extérieur : poudre, en pansements, soit seule ou mélangée à d'autres substances.

CACHETS :

Poudre de quinquina jaune.	0 gr. 30.
— de colombo...	0 gr. 20.
— de noix vomique.	0 gr. 05.

Pour 1 cachet.

2 cachets par jour.

PILULES :

Extrait hydro-alcoolique de quinquina...	0 gr. 10.
Poudre de quinquina...	0 gr. 05.
Poudre de cannelle...	0 gr. 05.

Pour 1 pilule.

5 à 6 pilules par jour.

POTION :

Extrait de quinquina...	4 gr.
Sirop d'écorces d'oranges amères...	30 gr.
Eau distillée...	120 gr.

Comme tonique, *par cuillerées à bouche toutes les heures.*

POTION :

Sirop de quinquina...	40 gr.
Cognac vieux...	10 gr.
Eau distillée...	80 gr.

Comme tonique, *dans les affections fébriles de l'enfance.*

MIXTURE :

Teinture de quinquina.	
— de kola...	āā 15 gr.
— de coca...	

1 cuillerée à café dans un peu d'eau ou de vin avant chacun des deux principaux repas.

PILULES FERRUGINEUSES :

Extrait de rhubarbe...	
— de quinquina...	
— de gentiane...	āā 5 gr.
Tartrate ferrico-potassique...	
Extrait de noix vomique.	0 gr. 50.
Glycérine...	q. s.

Pour 100 pilules.

2 à chaque repas. (HUCHARD.)

POTION :

Extrait de quinquina...	4 gr.
Eau-de-vie vieille...	50 gr.
Sirop d'écorces d'oranges amères...	30 gr.
Eau distillée...	70 gr.

Comme tonique, *par cuillerées à bouche dans la journée.*

POTION :

Sirop de quinquina...   30 gr.
Acétate d'ammoniaque 0 gr. 50 à 3 gr.
Infusion de tilleul....   120 gr.

Pour combattre le collapsus chez les enfants, *par cuillerées à café dans les 24 heures.*

SIROP :

Sirop de quinquina.......   200 gr.
Glycérine neutre ....   100 gr.
Teinture de badiane ......   5 gr.

Comme apéritif, 1 *cuillerée à bouche avant chacun des deux principaux repas.* (G. LEMOINE.)

SIROP :

Sirop de quinquina ....   150 gr.
Teinture de noix vomique..   2 gr.
— de badiane.......   3 gr.

Comme apéritif, 1 *cuillerée à café dans un peu d'eau avant les repas.* (G. LEMOINE.)

VIN :

Vin de Lunel.............   400 gr.
Sirop d'écorces d'oranges
    amères ....   30 gr.
Glycérine................   25 gr.
Extrait de quinquina......   20 gr.
Teinture de coca ....   25 gr.
Teinture de cannelle......   10 gr.

(HUCHARD.)

VIN :

Sulfate ferreux pur cristallisé...............   2 gr.
Acide citrique cristallisé.................   2 gr.
Eau distillée ....   10 gr.
Vin de quinquina gris au grenache ....   990 gr.

50 gr. de ce vin contiennent 0 gr. 10 de sulfate ferreux.   (CODEX.)

QUININE (SELS DE).

Action thérapeutique générale des sels de quinine : Les sels de quinine sont antipyrétiques ; ils constituent le médicament le plus actif et le plus sûr des différentes formes du paludisme ; dans les formes intermittentes, M. Laveran a donné des règles très nettes pour l'administration de la quinine : il emploie surtout le *chlorhydrate,* qu'il fait prendre à la dose de 0 gr. 80 à 1 gr., le 1er et le 2e jour de l'accès palustre ; puis, après un repos de 3 ou 4 jours consécutifs, il fait reprendre le traitement quinique pendant 3 jours ; puis, nouvelle interruption, pendant 3 ou 4 jours ; et ainsi de suite, jusqu'au 22e jour. Dans les formes pernicieuses de la malaria, il est préférable de donner la quinine en injections dans les couches profondes du tissu cellulaire sous-cutané.

Les sels de quinine rendent aussi de grands services dans la fièvre typhoïde, la grippe, les infections purulentes, la leucocythémie, le rhumatisme articulaire aigu, le diabète, la coqueluche, le vertige de Ménière, les migraines.

A faibles doses (0 gr. 10 à 0 gr. 20), les sels de quinine agissent comme stimulant du système nerveux, et ils sont utilisés dans tous les états de dépression nerveuse. En raison de leur pouvoir vaso-constricteur, on les emploie pour combattre les hémorrhagies internes. Contrairement à l'opinion généralement admise, les sels de quinine ne sont pas des abortifs, mais ils facilitent le travail de l'accouchement.

Particularités : *Les sels de quinine à doses élevées, ou même à doses thérapeutiques, chez certaines personnes prédisposées, peuvent amener des phénomènes d'intoxication se manifestant par des bourdonnements d'oreilles, des vertiges, et quelquefois même par de la dyspnée, des vomissements et des éruptions cutanées. On note quelquefois aussi de l'hémoglobinurie et de la méthémoglobinurie.*

Propriétés générales des sels de quinine : La quinine est une base diacide, c'est-à-dire qu'elle donne deux sortes de sels : des *sels basiques* et des *sels neutres*. Les sels basiques sont quelquefois improprement appelés sels neutres ; et les sels neutres, sels acides.

La plupart des sels basiques sont peu solubles dans l'eau, les sels neutres sont beaucoup plus solubles. Leurs solutions sont très amères, et les solutions des sels de quinine à acides oxygénés possèdent une fluorescence bleue très nette.

Les sels de quinine contiennent des proportions variables de quinine et possèdent un coefficient de solubilité différent pour chacun d'eux, qu'il est indispensable de connaitre pour formuler les prescriptions destinées surtout à l'usage hypodermique. Nous résumons dans ce tableau ces différentes indications :

SELS	QUANTITÉ DE QUININE POUR CENT	SOLUBILITÉ DE 1 PARTIE DANS L'EAU DISTILLÉE A 15°
Bromhydrate neutre	60,00	7 parties
— basique	76,59	60 —
Chlorhydrate basique	81,71	25 —
— neutre	81,61	1 —
Chlorhydro-sulfate	59,01	1 —
Glycérophosphate basique	72,64	250 —
Lactate basique	78,26	12 —
— neutre	64,28	3 —
Salicylate basique	68,79	900 —
Sulfate neutre	59,12	11 —
— basique	74,31	700 —
Tannate neutre	20,60	Extrêmement peu soluble
Valérianate basique	76,05	100 parties

Pharmacologie : Les sels de quinine se donnent, *à l'intérieur*, en *cachets*, *pilules* ou *perles*, plus rarement en *potions* et *solutions*, à cause de leur amertume considérable.

En *injections hypodermiques* (les solutions doivent être faites avec les sels neutres, plus solubles que les sels basiques).

A l'extérieur : en *pommades* et *lavements*.

Posologie des bromhydrates, chlorhydrates et sulfates de quinine : *Chez l'adulte :* 0 gr. 20 à 2 ou 3 gr. par jour, et plus dans les cas exceptionnels.

En *injections hypodermiques*... 0 gr. 50 à 2 ou 3 gr. dans les 24 heures.

Chez les enfants (ceux-ci sont très sensibles à l'action de la quinine) :

Au-dessous d'un an.....	0 gr. 02 à 0 gr. 06 par jour.
De 1 à 2 ans............	0 gr. 08 à 0 gr. 15 —
Au-dessus de 2 ans......	0 gr. 15 à 0 gr. 40 —

(G. POUCHET.)

QUININE (BROMHYDRATE BASIQUE DE).

Propriétés : Cristaux aiguillés, solubles dans 60 parties d'eau, dans l'alcool et l'éther ; il contient 76,5 de quinine.

Action thérapeutique et usages : Comme les sels de quinine ; il semble surtout agir dans les névralgies et aussi pour combattre l'éréthisme cardiaque.

Posologie :

PILULES :

Bromhydrate de quinine....	4 gr.
Poudre de digitale.......)	
Extrait de convallaria ma-} āā 2 gr.	
ialis ....)	
Pour 40 pilules.	

Dans l'éréthisme cardiaque, 2 à 4 *pilules par jour.*

(HUCHARD.)

SOLUTION :

Bromhydrate basique de quinine..............	1 gr.
Alcool à 90°..........	1 gr. 50.
Eau distillée stérilisée....	7 gr. 50.

En injections hypodermiques, *chaque cent. cube correspond à 0 gr. 10 de bromhydrate de quinine.*

(G. POUCHET.)

SIROP :

Bromhydrate de quinine..	1 gr.
Glycérine neutre.........	50 gr.
Sirop d'écorces d'oranges amères	250 gr.

Dans la chlorose, *pour combattre l'anorexie,* 1 *cuillerée à soupe une demi-heure avant les repas.*

(G. LEMOINE.)

SOLUTION :

Bromhydrate de quinine.	1 gr.
Acide tartrique	0 gr. 50.
Eau distillée bouillie, q. s. pour faire 4 cent. cubes.	

En injections hypodermiques. **Dans les formes pernicieuses du paludisme,** *injecter* 1 à 3 gr. de sel par jour.

(G. LEMOINE.)

QUININE (BROMHYDRATE NEUTRE DE) ou BI-BROMHYDRATE DE QUININE.

Propriétés : Cristaux prismatiques, solubles dans 7 parties d'eau, dans l'alcool ; il contient 60 0/0 de quinine.

Pharmacologie : *A l'intérieur* et, surtout, en *injections hypodermiques.*

SOLUTION :

Bromhydrate neutre de quinine........... 1 gr.
Eau distillée bouillie...................... 9 gr.
Pour injections hypodermiques.

QUININE (CHLORHDYRATE BASIQUE DE).

Propriétés : Cristaux, aiguillés, solubles dans 25 parties d'eau à 15°, dans l'alcool et le chloroforme ; il contient 81,71 0/0 de quinine.

Particularités : *L'antipyrine augmente considérablement la solubilité de ce sel ; c'est ainsi que 1 gramme de chlorhydrate basique de quinine, mélangé à 0 gr. 50 d'antipyrine, peut se dissoudre dans 2 parties d'eau.*

Ce fait est mis à profit pour préparer des solutions pour injections hypodermiques, et l'addition d'antipyrine les rend moins douloureuses.

Posologie pour injections sous-cutanées : *Chez l'adulte :* 0 gr. 50 à 2 gr. par jour.

Chez les enfants :

De 1 à 2 ans..................... 0 gr. 10 à 0 gr. 15.
De 2 à 4 ans..................... 0 gr. 15 à 0 gr. 25.
Au-dessus de 4 ans.............. 0 gr. 25 à 0 gr. 40.

(LAVERAN.)

SOLUTION :

Chlorhydrate basique de quinine.......... 3 gr.
Antipyrine .... 2 gr.
Eau distillée bouillie, q. s. pour obtenir 10 cent.
cubes.
Pour injections hypodermiques.

1 cent. cube renferme 0 gr. 30 de chlorhydrate de quinine.   (CODEX.)

QUININE (CHLORHYDRATE NEUTRE DE), BI-CHLORHYDRATE DE QUININE.

Propriétés : Cristaux aiguillés, incolores, solubles dans 1 par-

tie d'eau à 15°, solubles dans l'alcool ; il contient 84,64 0/0
de quinine.

Posologie : Comme le chlorhydrate basique.

LAVEMENT (*pour enfants*) :

Chlorhydrate neutre.de
  quinine............ 0 gr. 20.
Laudanum de Sydenham 1 g^{tte}.
Infusion de camomille
  tiède............. 100 gr.

*Le faire précéder d'un grand lave-
ment évacuateur.* (A. MARTINET.)

SOLUTION :

Chlorhydrate neutre de quinine. 5 gr.
Eau bouillie, q. s. pour faire 10
  cent. cubes.

Pour injections hypodermiques.

  1 cent. cube renferme 0 gr. 50
de chlorhydrate neutre de quinine.
              (CODEX.)

QUININE (CHLORHYDRO-SULFATE DE).

Propriétés : Cristaux microscopiques, incolores, solubles dans
1 partie d'eau à 15°, solubles dans l'alcool ; il contient 59 0/0
de quinine.

Posologie : Comme le chlorhydrate basique.

SOLUTION :

Chlorhydro-sulfate de quinine........ 5 gr.
Eau distillée bouillie................ 11 gr.
Chlorhydrate de cocaïne............ 0 gr. 10.

Pour injections hypodermiques.

  1 cent. cube renferme 0 gr. 33 de chlorhydro-
sulfate de quinine.   (LAVERAN.)

QUININE (GLYCÉROPHOSPHATE BASIQUE DE).

Propriétés : Cristaux aiguillés, incolores, peu solubles dans
l'eau, solubles dans l'eau acidulée, solubles dans l'alcool ;
il contient 72,6 0/0 de quinine.

Action et usages thérapeutiques : Employé, dans les conv

lescences des maladies fébriles, comme tonique.

Pharmacologie et posologie : *A l'intérieur :* en *cachets, perles*
et *pilules* à la dose de 0 gr. 30 à 1 gr. par jour.

QUININE (SULFATE BASIQUE DE). Sulfate officinal.

Propriétés : Aiguilles déliées et flexibles, satinées, à saveur
très amère, solubles seulement dans 700 parties d'eau
froide, solubles dans l'alcool, surtout à chaud, insolubles
dans l'éther.

  L'antipyrine, les acides tartrique, chlorhydrique et sulfu
rique facilitent sa dissolution dans l'eau.

Pharmacologie : *A l'intérieur :* en *cachets, perles, pilules, potions.*

A l'extérieur : en *lavements, pommades, injections uré-thrales.*

CACHETS :

Sulfate de quinine... | āā 0 gr. 50.
Bicarbonate de soude. |
Poudre d'opium...... 0 gr. 02.
Pour 1 cachet.

Dans le paludisme.
(G. LEMOINE.)

LAVEMENT :

Sulfate de quinine..... 0 gr. 25.
Eau Rabel en q. s. juste pour dissoudre :
Infusion de camomille. 100 gr.
Laudanum de Sydenham 1 g^tte.
Pour un lavement précédé d'un lavement évacuateur.

Dans le paludisme, *chez le nourrisson et le jeune enfant.*
(COMBY.)

PILULES :

Sulfate de quinine... | āā 2 gr.
Extrait de quinquina. |
Extrait de racine d'aconit............ 0 gr. 10.
Pour 20 pilules.

Dans la grippe, 6 *pilules par jour dans la matinée.* (HUCHARD.)

POTION :

Sulfate de quinine....... 1 gr.
Eau................... 100 gr.
Sirop de quinquina.... | āā 20 gr.
— diacode .... |
A prendre en 2 fois à une heure d'intervalle.
(DUJARDIN-BEAUMETZ.)

POTION :

Sulfate de quinine...... 0 gr. 50.
Essence de menthe....... V g^ttes.
Solution saturée de saccharine............ X g^ttes.
Eau distillée.......... 9 gr.
Cette potion est sans amertume.
(LUTZ.)

CACHETS :

Sulfate de quinine ...... 0 gr. 15.
Antipyrine .... 0 gr. 50.
Bicarbonate de soude.... 0 gr. 30.
Pour 1 cachet.

Dans la grippe, 4 *cachets par jour.*

PILULES :

Sulfate de quinine....... 0 gr. 10.
Ergotine .... 0 gr. 05.
Pour 1 pilule.

Dans l'hémoptysie des tuberculeux, 6 à 8 *pilules par jour.*
(EKLUND.)

PILULES :

Caféine.... .... 0 gr. 10.
Sulfate de quinine....... 0 gr. 15.
Miel.................. q. s.
Pour 1 pilule.

Dans la migraine, 3 à 6 *pilules.*

POUDRE :

Sulfate de quinine........ 2 gr.
Acide benzoïque........ 6 gr.
Acide borique.......... 2 gr.

Dans la coqueluche, *en insufflations dans les narines.*

SOLUTION :

Sulfate de quinine...... 1 gr.
Acide tartrique .... 0 gr. 50.
Eau distillée .... 10 gr.

Pour injections hypodermiques.

1 centimètre cube contient 0 gr. 10 de sulfate de quinine.

SUPPOSITOIRE :

Sulfate de quinine.... 0 gr. 25 à 0 gr. 50.
Beurre de cacao...... 3 gr.
Pour 1 suppositoire.

SOLUTION :		SOLUTION :	
Sulfate de quinine........	1 gr.	Sulfate de quinine......	1 gr.
Sous-nitrate de bismuth...	5 gr.	Eau de Rabel..........	0 gr. 50.
Gomme arabique.........	10 gr.	Eau distillée bouillie....	10 gr.
Glycérine..............	30 gr.	**Pour injections hypodermi-**	
Eau distillée bouillie.....	100 gr.	**ques.**	

Dans la blennorrhagie, *en injections uréthrules.* (JULLIEN.)

1 centimètre cube contient 0 gr. 10 de sulfate de quinine.

QUININE (SULFATE NEUTRE DE). Improprement

appelé sulfate acide.

Propriétés : Cristaux incolores, solubles dans 11 parties d'eau froide, dans l'alcool ; il contient 59,12 0/0 de quinine.

Posologie : Comme les autres sels de quinine (bromhydrates, chlorhydrates et sulfate basique).

Pharmacologie : Ce sel étant plus soluble que le sulfate basique est surtout employé pour les *injections hypodermiques* ; du reste, dans les prescriptions précédentes (sulfate basique et acide tartrique, sulfate basique et eau de Rabel), c'est ce composé qui se forme et qui fait partie de ces solutions.

QUININE (TANNATE DE).

Propriétés : Poudre amorphe, jaunâtre, presque insoluble dans l'eau froide, soluble dans l'alcool ; elle contient 20,60 0/0 de quinine.

Action thérapeutique et usages : Préconisé surtout chez les enfants, dans le traitement de la coqueluche.

Pharmacologie et posologie : *A l'intérieur :* à la dose de 0 gr. 10 à 0 gr. 50, chez les enfants, en *paquets*.

PAQUETS		
Tannate de quinine......................		
Bicarbonate de soude....................	}	āā 1 gr.
Sucre blanc...........................		

A diviser en 10 paquets.

Dans la coqueluche, *pour nourrissons de moins de 2 ans, un paquet toutes les heures.* (MARFAN.)

QUININE (VALÉRIANATE BASIQUE DE).

Propriétés : Cristaux incolores, transparents, à odeur faible d'acide valérianique, solubles dans 100 parties d'eau à 15° et dans l'alcool ; il contient 76 0/0 de quinine.

Action thérapeutique et usages : Fébrifuge et antinévralgique.

Pharmacologie et posologie : *A l'intérieur* : 0 gr. 25 à 1 gr. par jour, en *cachets, perles, pilules.*

PILULES :

Valérianate de quinine	0 gr. 15.
Extrait de belladone	0 gr. 01.
— d'opium	0 gr. 01.

Dans les névralgies, 1 *à* 4 *pilules par jour entre les repas.*

R

RABEL (EAU DE). Voir *Sulfurique (Acide).*

RAIFORT. *Cochlearia armoracia* (Crucifères).

Racine *fraîche.*

Composition chimique : Myrosine (ferment soluble) et myronate de potasse qui, réagissant en présence de l'eau, donnent naissance à une essence analogue à celle de la moutarde noire.

Action thérapeutique et usages : Antiscorbutique.

Pharmacologie et posologie : Le raifort, à l'état frais, est employé dans la préparation du sirop de raifort composé (sirop antiscorbutique), du sirop antiscorbutique de Portal, du vin antiscorbutique, de la teinture de raifort composée (teinture antiscorbutique) et de l'alcoolat de cochléaria composé.

	Adultes	Enfants
Sirop antiscorbutique ou sirop de raifort composé	30 à 60 gr.	15 à 40 gr.
Vin antiscorbutique	50 à 100 gr.	25 à 50 gr.
Teinture antiscorbutique (dans un sirop, un vin)	10 à 30 gr.	5 à 15 gr.

RATANHIA. *Krameria triandra* (Polygalées).

Racine.

Composition chimique : *Acide ratanhiatannique,* ratanhine.

Action thérapeutique et usages : Astringent employé, *à l'intérieur*, dans la diarrhée chronique, les hémorrhagies internes. *A l'extérieur*, il est prescrit dans les gerçures du sein, les fissures à l'anus.

Pharmacologie et posologie : *A l'intérieur :*

Infusé......................	à 20 gr. pour 1000 gr. d'eau.
Poudre.....................	1 à 10 gr. par jour, en *cachets*.
Extrait aqueux..............	2 à 4 gr. — en *potion, sirop*.
Teinture alcoolique au 1/5°...	5 à 15 gr. — — —
Sirop	30 à 90 gr. — — —

A l'extérieur :

Pommade...................	(à doses variables).
Suppositoires	à 1 gr. d'extrait aqueux.
Lavement..................	à 1 à 3 gr. d'extrait aqueux.

Chez les enfants de 1 à 10 ans :

Extrait aqueux..............	0 gr. 10 à 1 gr. par jour.
Sirop......................	5 à 30 gr. par jour.

CACHETS :

Poudre de ratanhia......	0 gr. 50.
— d'opium	0 gr. 01.
— de tannin.......	0 gr. 10.

Pour 1 cachet.

Dans la diarrhée, 4 à 5 *cachets par jour*.

PILULES :

Extrait de ratanhia.........	0 gr. 10.
Extrait d'opium...........	0 gr. 01.
Poudre de quinquina....	q. s.

Pour 1 pilule.

5 à 6 *par jour*.

POMMADE :

Beurre de cacao...........	20 gr.
Huile d'amandes douces....	4 gr.
Extrait de ratanhia........	1 gr.

Dans les gerçures du sein.

(*Bull. thérap.*)

POTION :

Teinture de cachou........	5 gr.
Gomme arabique	9 gr.
Sirop de ratanhia	20 gr.
Extrait de bois de campêche.	2 gr.
Eau de menthe............	60 gr.

Dans les diarrhées infantiles, *par cuillerées à café toutes les heures.* (BARTHEZ et SAUNÉ.)

LAVEMENT :

Extrait aqueux de ratanhia	1 gr. 50.
Laudanum de Sydenham .	v gttes.
Eau...................	250 gr.

POMMADE :

Extrait de ratanhia.....	2 gr.
Onguent populeum.....	30 gr.
Extrait d'opium........	0 gr. 50.
Chlorhydrate de cocaïne.	0 gr. 75.

Contre les hémorroïdes.

(COUTARET.)

POTION :

Extrait de ratanhia	4 gr.
Salicylate de bismuth.......	2 gr.
Sirop diacode..............	30 gr.
Eau de tilleul..............	90 gr.

Dans la diarrhée, *par cuillerées à bouche toutes les heures.*

SUPPOSITOIRES :

Extrait de ratanhia........	1 gr.
— de jusquiame.....	0 gr. 15.
Chlorhydrate de cocaïne.	0 gr. 02.
Beurre de cacao........	4 gr.

Pour 1 suppositoire.

Comme calmant et astringent.

(MOSSÉ.)

RÉGLISSE. *Glycyrrhiza glabra* (Légumineuses).

Racine.

Composition chimique : *Glycyrrhizine*, asparagine, acide malique, sucre, amidon.

Action thérapeutique et usages : Diurétique et béchique ; elle sert, en outre, à édulcorer les tisanes.

Pharmacologie et posologie : *A l'intérieur* : macéré à 10 gr. pour 1.000 gr. d'eau froide.

Pâte brune, 50 à 100 gr. (100 gr. de cette pâte contiennent environ 0 gr. 02 d'extrait d'opium).

Pâte noire, *ad libitum*.

Poudre, *ad libitum* (la poudre de réglisse sert souvent d'excipient pour la confection des pilules).

Suc, *ad libitum*.

GLYCYRRHIZINE AMMONIACALE ou GLYZINE.

Propriétés : Écailles cornées, brunes, translucides, solubles dans l'eau bouillante et l'alcool dilué.

Usages thérapeutiques : Employée surtout pour édulcorer les tisanes et masquer la saveur désagréable de certains médicaments.

Pharmacologie et posologie : *Tisane* avec 0 gr. 50 de glyzine pour 1 litre d'eau.

REINE DES PRÉS ou ULMAIRE. *Spiræa Ulmaria* (Rosacées).

Fleurs.

Composition chimique : Salicylate de méthyle, acide salicylique, essence, matière colorante jaune.

Action thérapeutique : Diurétique.

Pharmacologie : *A l'intérieur* : infusé à 10 gr. pour 1.000 gr. d'eau.

RÉSORBINE.

Mélange d'huile d'amandes douces émulsionnée et additionnée d'une petite quantité de gélatine, de savon et de suint.

Usages thérapeutiques : Employée comme véhicule pour les pommades ; elle a l'avantage de pénétrer facilement dans la peau.

Pharmacologie : Elle sert pour incorporer diverses substances actives employées dans les affections de la peau.

RÉSORCINE.

Propriétés : Cristaux incolores, solubles dans l'eau, l'alcool et l'éther; à l'air, ils se colorent graduellement en rouge. Les solutions aqueuses sont colorées en violet par le perchlorure de fer.

Action thérapeutique et usages : Antiseptique surtout employé, *à l'extérieur*, dans le traitement de l'eczéma, du psoriasis, du pityriasis et des ulcères de jambe. Elle donne de bons résultats, en injections uréthrales, dans la blennorrhagie et, en gargarismes, dans les angines syphilitiques.

Elle a été préconisée, *à l'intérieur*, dans l'entérite, le rhumatisme articulaire aigu, mais elle n'est pas sans inconvénient et peut donner lieu à des phénomènes d'intoxication.

Pharmacologie et posologie : *A l'intérieur* : 1 à 2 gr. par jour, par doses fractionnées, en *solution, potion* (peu employée).

A l'extérieur : *pommade, poudre, solution.*

POMMADE :

Résorcine	1 gr.
Amidon	
Talc	āā 5 gr.
Vaseline	15 gr.

Dans l'eczéma.

POMMADE :

Résorcine	0 gr. 30.
Acide borique	3 gr.
Vaseline	30 gr.

Comme prophylaxie dans la broncho-pneumonie, *mettre de temps à autre, dans chaque narine, gros comme un pois de cette pommade.* (MARFAN.)

SOLUTION :

Résorcine	5 gr.
Eau bouillie	100 gr.

Dans les angines syphilitiques, *en gargarismes.*

POMMADE :

Résorcine	1 à 5 gr.
Résorbine ou vaseline	50 gr.

Dans le psoriasis, le pityriasis.

SOLUTION :

Résorcine	2 gr.
Hydrate de chloral	0 gr. 30.
Glycérine	0 gr. 20.
Eau distillée	30 gr.

Dans l'otite grippale ; *verser dans l'oreille, 3 fois par jour, 1 petite cuillerée à café de la solution tiède.* (G. LEMOINE.)

SOLUTION :

Résorcine	1 gr.
Eau bouillie	100 gr.

Dans la blennorrhagie, *en injections uréthrales.*

RHUBARBE. *Rheum officinale* (Polygonées).

Rhizome.

Composition chimique : *Emodine*, acide chrysophanique, acide rhéotannique.

Action thérapeutique et usages : A faibles doses (0 gr. 05 à 0 gr. 25), la rhubarbe est un tonique amer ; à doses plus élevées, c'est un purgatif doux.

Pharmacologie et posologie : *A l'intérieur :*

Chez l'adulte :

Poudre...................... 0 gr. 10 à 0 gr. 40 comme amer tonique.
— .... 0 gr. 50 à 4 gr. comme laxatif ou purgatif.
Extrait aqueux............ 0 gr. 10 à 0 gr. 50 en potions, pilules, sirop.
Macéré..................... à 5 gr. pour 1.000 gr. d'eau en tisane.
Sirop de rhubarbe composé (voir formule)........... 20 à 60 gr.
Teinture alcoolique au 1/5ᵉ 5 à 10 gr. en potions, sirops.
Vin........................ 15 à 60 gr.

Chez les enfants :

Poudre........ 0 gr. 10 à 0 gr. 20 } jusqu'à 6 mois.
Sirop composé. 5 grammes. }
Poudre........ 0 gr. 20 à 0 gr. 40 } jusqu'à 3 ans.
Sirop composé. 10 à 20 gr. }

CACHETS :

Rhubarbe............... 0 gr. 50.
Magnésie .... 0 gr. 25.
Pour 1 cachet.

Comme laxatif, *à prendre avant le repas du soir.*

MIXTURE :

Teinture de rhubarbe....... 10 gr.
— de noix vomique... 5 gr.
— de badiane....... 10 gr.

Dans la chlorose, *pour combattre l'anorexie, XX gouttes dans un peu d'eau une demi-heure avant les repas.* (G. LEMOINE.)

PILULES :

Extrait de rhubarbe.. } āā 0 gr. 10.
— de bourdaine.. }
Poudre de réglisse.... q. s.
Pour 1 pilule.

Comme laxatif, *1 à 2 pilules le soir en se couchant.*

CACHETS :

Rhubarbe.............. 0 gr. 20.
Protoxalate de fer....... 0 gr. 15.
Pour 1 cachet.

Dans la chlorose, *1 cachet avant chacun des deux principaux repas.*

MIXTURE :

Teinture de rhubarbe.... }
— de cascarille.... }
— de cannelle..... } āā 10 gr.
— de colombo..... }
— de gentiane..... }
— de noix vomique. 5 gr.

Dans la constipation *avec atonie des voies digestives, X gouttes dans un peu d'eau avant chaque repas, chez les enfants au-dessus de 3 ans.*

(JULES SIMON.)

PILULES :	SIROP DE RHUBARBE COMPOSÉ (CODEX)

PILULES :		(SIROP DE CHICORÉE COMPOSÉ) :	
Extrait de belladone..	0 gr. 40.		
— de rhubarbe..} āā 0 gr. 80.		Rhubarbe de Chine.......	200 gr.
Aloès pulvérisé......}		Racine de chicorée.......	200 gr.
Poudre de réglisse..... q. s.		Feuilles de chicorée......	300 gr.
Pour 20 pilules.		Fumeterre	100 gr.
Purgatif, 1 à 2 *pilules le soir en se couchant.* (G. LEMOINE.)		Scolopendre............	100 gr.
		Baies d'alkékenge	50 gr.
VIN (CODEX) :		Cannelle de Ceylan......	20 gr.
Rhubarbe de Chine.......	60 gr.	Santal citrin	20 gr.
Vin de Grenache........	1000 gr.	Sucre blanc............	3000 gr.
1 *verre à liqueur à chaque repas.*		Eau...................	q. s.

RHUS RADICANS. (Térébinthacées.)

Ecorce de racine.

Usages thérapeutiques : Employé dans l'incontinence nocturne des urines chez les enfants.

Pharmacologie et posologie : *A l'intérieur :* teinture :

v à xx gouttes chez les enfants (ne pas dépasser la dose de lx gouttes pour un enfant de 6 ans (ROUSSEAU SAINT-PHILIPPE).

RICIN (HUILE DE). Extraite des graines du *Ricinus communis* (Euphorbiacées).

Composition chimique : *Ricinoléine,* palmitine, stéarine, cholestérine.

Action thérapeutique et usages : Excellent purgatif ne congestionnant pas les organes du petit bassin et n'irritant pas l'intestin.

L'huile de ricin purge à doses peu élevées (30 gr. pour un adulte) si on recommande au malade de ne prendre de boisson que deux heures après l'absorption du purgatif.

Pharmacologie et posologie : *A l'intérieur :* en émulsion dans une *potion,* en *capsules.*

Chez les enfants à partir de 18 mois : 2 gr. par année d'âge.

NOTE. — *Pour faciliter son ingestion, on peut la faire prendre, en nature ou dans du lait, du café, ou entre deux couches de jus de citron.*

En *lavement* à la dose de 20 à 30 gr.

18.

ÉMULSION :

Huile de ricin	30 gr.
Sirop d'orgeat	30 gr.
— de gomme	30 gr.
Eau de menthe	10 gr.
— distillée, q. s. pour	150 gr.

(PATEIN.)

ÉMULSION :

Huile de ricin	1 partie.
Eau de menthe poivrée	1 —
Eau	2 gr.
Jaune d'œuf	n° 1

Purgatif pour enfants.

(MARFAN.)

LAVEMENT :

Huile de ricin	30 à 50 gr.
Jaune d'œuf	n° 1.
Décoction de guimauve	250 gr.

MIXTURE .

Huile de ricin	30 gr.
— de croton	1 g^{tte}

Purgatif.

SIROP :

Huile de ricin	5 gr.
Sirop d'orgeat	15 gr.

Purgatif pour les enfants.

RIZ. *Oryza sativa* (Graminées).

Fruit décortiqué et amidon.

Usages thérapeutiques : Aliment ou utilisé pour faire une boisson émolliente dans l'entérite, la diarrhée. L'amidon dit poudre de riz est employé en cataplasmes et pour saupoudrer les parties excoriées.

Pharmacologie et posologie : *A l'intérieur :* décocté à 20 gr. pour 1.000 gr. d'eau.

A l'extérieur : farine en cataplasmes, topique.

ROMARIN. *Rosmarinus officinalis* (Labiées).

Sommités fleuries et essence.

Composition chimique : Essence, tannin, substance amère.

Usages thérapeutiques : Stimulant.

Pharmacologie et posologie : *A l'intérieur :* infusé à 15 gr. pour 1.000 gr. d'eau.

Le romarin entre dans la préparation de l'alcoolat vulnéraire, de l'alcoolat de mélisse et du vin aromatique ; l'essence fait partie du baume opodeldoch.

RONCE SAUVAGE. *Rubus fructicosus* (Rosacées).

Feuilles.

Usages thérapeutiques : Employées, *à l'extérieur*, comme astringentes, en gargarismes dans les angines, la stomatite.

Pharmacologie et posologie : *A l'intérieur :* infusé, 15 à 20 gr.
pour 1.000 gr. d'eau en *gargarismes.*

ROSES ROUGES. *Rosa gallica* (Rosacées).

Pétales des fleurs.

Usages thérapeutiques : Astringent.

Pharmacologie et posologie : *A l'extérieur :* infusé à 10 gr.
pour 1.000 gr. d'eau en *lotions, gargarismes.*
Mellite ou miel rosat 20 à 100 gr. pour la confection des
gargarismes.
Eau distillée *de roses,* employée comme dissolvant dans
les collyres astringents.

RUE. *Ruta graveolens* (Rutacées).

Plante fleurie.

Composition chimique : *Essence* et un glucoside, la *rutine.*

Action thérapeutique et usages : Antihémorrhagique préconisé dans les ménorrhagies des anémiques; emménagogue.

Pharmacologie et posologie : *A l'intérieur :* poudre, 0 gr. 50 à
1 gr. en *cachets, pilules.*
Infusé, à 10 gr. pour 1 litre d'eau, en *tisane.*
Essence : ii à vi gouttes dans une *potion* alcoolique ou en
saccharure.

S

SABINE. *Juniperus Sabina* (Conifères.)

Feuilles.

Composition chimique : *Essence,* sucre, tannin.

Action thérapeutique et usages : Hémostatique employé, à
faibles doses, surtout dans les ménorrhagies; emménagogue, à doses plus élevées.

Pharmacologie et posologie : *A l'intérieur : poudre,* 0 gr. 10 à
0 gr. 20 (comme hémostatique), ou 0 gr. 30 à 1 gr. (comme
emménagogue) en *pilules.*
Infusé : 1 à 5 gr. pour 1 litre d'eau, en *tisane.*
Essence : i à vi gouttes dans une *potion* alcoolique ou en
saccharure.

PILULES :

Poudre de sabine	} āā 0 gr. 05.
— de rue	}
Sirop	q. s.

Pour 1 pilule.

Comme hémostatique, 1 *pilule le matin* et 1 *le soir*.

SACCHARINE DE FAHLBERG, DULCINE, DIABÉTINE, SULFIMIDE BENZOIQUE.

Propriétés : Poudre blanche, cristalline, inodore, d'une saveur 300 fois plus sucrée que celle du sucre ordinaire, très peu soluble dans l'eau froide, plus soluble dans l'eau chaude, soluble dans l'alcool et l'éther.

Usages thérapeutiques : La saccharine a été préconisée pour remplacer le sucre dans l'alimentation des diabétiques *dont le rein est sain.* Elle est surtout employée pour corriger la saveur de certains médicaments et, en particulier, de la quinine.

Pharmacologie et posologie : A la dose de 0 gr. 05 à 0 gr. 10 comme édulcorant.

SAFRAN. *Crocus sativus* (Iridées).

Stigmates des fleurs.

Composition chimique : Essence, crocine, picrocrocine.

Action thérapeutique et usages : Stimulant du système nerveux, emménagogue et sédatif dans le prurit gingival.

Pharmacologie et posologie : *A l'intérieur :*

Poudre	0 gr. 25 à 1 gr. 50 en *cachets, pilules.*
Infusé	0 gr. 20 pour 100 gr. d'eau, en *tisane.*
Extrait alcoolique	0 gr. 10 à 0 gr. 50, en *pilules.*
Teinture alcoolique	4 à 15 gr., en *sirop, potion.*
Sirop de safran (Codex).	20 à 50 gr.

Le safran entre dans la composition du laudanum de Sydenham, de l'élixir de longue vie, de l'élixir de Garus, des gouttes noires anglaises, des pilules de cynoglosse.

COLLUTOIRE :		SIROP DIT DE DELABARRE :	
Teinture de safran.........	5 gr.	Safran....................	3 gr.
Teinture de coca..........	5 gr.	Tamarin..................	30 gr.
Glycérine................	30 gr.	Miel....................	200 gr.
Miel rosat...............	60 gr.	Eau.....................	100 gr.

Dans le **prurit gingival**, *en frictions sur les gencives.*	Pour **favoriser la dentition**, *en frictions légères sur les gencives.*

SALACÉTOL.

Produit résultant de l'action du salicylate de soude sur la monochloracétone.

Propriétés : Cristaux incolores, solubles seulement dans l'eau bouillante, dans l'alcool et l'éther.

Action thérapeutique et usages : *A l'intérieur*, dans l'entérite et la diarrhée cholériforme.

C'est un excellent désinfectant intestinal, *surtout utile dans la médication infantile;* il ne se dédouble que dans l'intestin en acide salicylique et acétone; il est moins toxique que le salol.

Pharmacologie et posologie : *A l'intérieur :* 2 à 3 gr. par jour en *cachets.*

Chez les enfants de 6 mois à 10 ans : 0 gr. 10 à 1 gr. par jour.

SALICYLIQUE (ACIDE).

Propriétés : Poudre cristalline, incolore, inodore, à saveur amère et acide, peu soluble dans l'eau froide, soluble dans l'alcool, l'éther, la glycérine et les huiles. L'addition de borate de soude facilite sa dissolution dans l'eau. Les solutions aqueuses ou alcooliques d'acide salicylique se colorent en violet par le perchlorure de fer.

Action thérapeutique et usages : Antiseptique, antithermique et analgésique.

A l'intérieur : l'acide salicylique est prescrit, comme antipyrétique, dans la tuberculose, la fièvre typhoïde, la grippe.

Comme antiseptique, il est utilisé, *à l'extérieur*, en pansements (ouate, gaze salicylée), en injections uréthrales, en gargarismes. On l'ordonne en pommade comme sédatif de la douleur dans le rhumatisme articulaire aigu, en topique dans la diphtérie, la lèpre, la stomatite ulcéreuse.

Appliqué localement en poudre ou en solutions concentrées, il détruit la couche cornée, et cette propriété est mise à profit pour détruire les verrues et les cors.

NOTE. — *L'acide salicylique est contre-indiqué toutes les fois que le rein n'est pas absolument sain et dans les cas de faiblesse du cœur.*

Pharmacologie et posologie : *A l'intérieur* : 1 à 3 gr. par jour en *cachets* de 0 gr. 50, ou en *potion*.

Chez les enfants de 2 à 10 ans : 0 gr. 15 à 1 gr. par jour.

A l'extérieur : poudre, collodion, gaze, coton, glycéré, pommades, solutions pour lavages, injections uréthrales ou lotions.

CACHETS

Acide salicylique........ 0 gr. 50.
Benzoate de soude........ 0 gr. 30.
Pour 1 cachet.

Dans la grippe pulmonaire prolongée, 1 *cachet matin et soir, à prendre dans du lait.*
(G. LEMOINE.)

COLLODION :

Acide salicylique.......... 1 gr.
Collodion élastique......... 10 gr.

Contre les verrues planes, *en applications.*

GLYCÉRÉ :

Acide salicylique.......... 1 gr.
Ichtyol................... 2 gr.
Glycéré d'amidon.......... 40 gr.

Dans l'eczéma.

MIXTURE :

Acide salicylique.. 0 gr. 50 à 1 gr.
Alcool q. s. pour dissoudre.
Glycérine........ 40 gr.
Infusion d'eucalyptus........ 60 gr.

Dans la diphtérie, *après avoir enlevé les fausses membranes avec un tampon d'ouate, faire des badigeonnages toutes les heures avec du coton imbibé de la mixture.* (J. SIMON.)

POMMADE :

Acide salicylique.......... 2 gr.
Vaseline.............. 100 gr.

Dans l'ichthyose. (LASSAR.)

COLLODION

Acide salicylique........ 1 gr.
Extrait alcoolique de chanvre indien............ 0 gr. 50.
Alcool à 90°............ 1 gr.
Ether à 62°............ 2 gr. 50.
Collodion élastique....... 5 gr.

Contre les cors, *en applications.*

GARGARISME :

Saccharine........... } āā 1 gr.
Bicarbonate de soude. }
Acide salicylique...... 4 gr.
Alcool............... 200 gr.

Contre la fétidité de la bouche, *quelques gouttes de la solution dans un verre d'eau, en gargarismes.* (F. THOR.)

GLYCÉRÉ :

Acide salicylique.......... 2 gr.
Glycérine neutre.......... 20 gr.

Dans la stomatite ulcéreuse, *pour toutes les ulcérations.*
(BARIÉ.)

POMMADE :

Acide salicylique..... }
Lanoline............. } āā 10 gr.
Essence de térébenthine.. }
Axonge............... 80 gr.

Dans les douleurs rhumatismales, *en onctions.*

POMMADE :

Acide salicylique............... 1 gr.
Oxyde de zinc................... 10 gr.
Glycéré d'amidon.......... 40 gr.
Dans l'eczéma chronique.

SOLUTION CONCENTRÉE :

Borate de soude............... 4 gr.
Acide salicylique........... 4 gr.
Glycérine .... 30 gr.
Eau................. 100 gr.
Comme antiseptique externe.

POMMADE :

Acide salicylique............... 1 gr.
Précipité blanc............. 5 gr.
Vaseline................... 40 gr.
Contre les verrues planes juvéniles.   (GAUCHER.)

SOLUTION :

Acide salicylique. 0 gr. 25 à 0 gr. 50.
Eau distillée .... 100 gr.
En injections uréthrales antiseptiques.

SALICYLATE D'ANTIPYRINE ou SALI-PYRINE. Voir *Antipyrine (Salicylate d')*.

SALICYLATE BASIQUE DE BISMUTH.
Voir *Bismuth (Salicylate basique de)*.

SALICYLATE D'ÉSÉRINE. Voir *Esérine (Salicylate d')*.

SALICYLATE DE LITHINE. Voir *Lithine (Salicylate de)*.

SALICYLATE DE MÉTHYLE. Voir *Méthyle (Salicylate de)*.

SALICYLATE DE MERCURE. Voir *Mercure (Salicylate de)*.

SALICYLATE DE NAPHTOL-β. Voir *Bétol*.

SALICYLATE DE PHÉNOL. Voir *Salol*.

SALICYLATE DE SOUDE.

Propriétés : Poudre cristalline, à saveur sucrée, puis amère, soluble dans l'eau, l'alcool et la glycérine. Le perchlorure de fer colore sa solution aqueuse en violet.

Action thérapeutique et usages : Remède spécifique du rhumatisme articulaire aigu et du rhumatisme blennorrhagique;

il agit également dans la goutte chronique, la gravelle urique, la sciatique aiguë et l'orchite blennorrhagique. Son élimination rapide par les reins est mise à profit pour faire de l'antiseptie des voies urinaires.

Ses propriétés cholagogues le font employer dans les affections du foie : coliques hépatiques, ictères infectieux, congestions du foie. On le prescrit quelquefois dans la fièvre typhoïde comme antithermique et pour favoriser l'élimination urinaire des déchets azotés.

Le salicylate de soude est utilisé, *à l'extérieur*, en gargarisme dans les angines, en collutoires dans les stomatites.

Particularités : L'administration de doses élevées ou de doses moyennes longtemps continuées amène quelquefois des phénomènes d'intolérance, bourdonnements, vertiges, anorexie.

Le donner avec circonspection chez les femmes enceintes, et autant que possible éviter de le prescrire chez les malades dont les reins ne sont pas sains.

Pharmacologie et posologie : *A l'intérieur* : 1 à 10 gr. par jour, en *cachets, sirop, potion, solution.*

Chez les enfants :

Au-dessous de 2 ans..........................	1 gr.
De 2 à 5 ans..............................	2 gr.
De 5 à 10 ans	3 à 4 gr.

Fractionner les doses.   (D'ESPINE et PICOT.)

A l'extérieur : en *collutoires, gargarismes, solutions* pour lavages.

NOTE. — Dans le rhumatisme articulaire aigu, donner d'emblée, pour un adulte, 5 à 8 gr. en vingt-quatre heures, en fractionnant la dose *pro die* et recommandant au malade de prendre des tisanes diurétiques.

Le salicylate de soude se prescrit surtout au moment des repas.

CACHETS :	CACHETS :
Benzoate de soude......... 10 gr.	
Salicylate de soude......... 20 gr.	Bicarbonate de soude..... 0 gr. 50.
En 30 cachets.	Salicylate de soude..... 0 gr. 20.
Dans la lithiase biliaire, 3 ca- *chets par jour pris aux repas.*	Pour 1 cachet.
(CHAUFFARD.)	

POTION :

Salicylate de soude.......	8 gr.
Sirop de groseille........	30 gr.
Eau distillée	120 gr.

Dans le **rhumatisme articulaire aigu,** *par cuillerées à bouche dans la journée.*

SIROP :

Salicylate de soude.......	10 gr.
Sirop des cinq racines	150 gr.
Sirop de limon..........	50 gr.

Chaque cuillerée à bouche contient 1 gr. de salicylate de soude.

SOLUTION :

Salicylate de soude..................	20 gr.
Eau bouillie......................	1 litre.

Dans les **angines,** *faire des lavages de la gorge avec cette solution tiédie et en se servant de la douche d'Esmarck.*

SALIPYRINE. Voir *Antipyrine (Salicylate d').*

SALOL ou SALICYLATE DE PHÉNOL.

Propriétés : Poudre cristalline, blanche, d'odeur légèrement aromatique, insoluble dans l'eau, soluble dans l'alcool, l'éther, les huiles. Il ne se dédouble en acide salicylique et phénol qu'au contact des liquides de l'intestin.

Action thérapeutique et usages : Employé, *à l'intérieur,* comme antiseptique dans l'entérite, le choléra ; il a été essayé pour aseptiser les voies urinaires dans les cystites et les pyélites. Antipyrétique dans le traitement du rhumatisme articulaire aigu.

A l'extérieur, il est utilisé, comme antiseptique, en poudre et en pommade, dans les eschares fessières, les brûlures, la vulvite des petites filles, les gerçures des mains. En badigeonnages ou lavages, dans la pharyngite, les affections de la bouche et du nez.

Pharmacologie et posologie : *A l'intérieur :* 1 à 4 gr. en *cachets,* potion avec émulsion ou *pilules.*

Chez les enfants : 0 gr. 05 par mois d'âge et 0 gr. 60 à 12 mois ; au-dessus de 1 an, augmenter de 0 gr. 10 par année d'âge (COMBY).

A l'extérieur : en *poudre, coton* et *gaze* au salol (à 10 0/0), *collodion, crayons, pommade, salol camphré.*

CACHETS :

Salol.................	0 gr. 50.
Tannin	0 gr. 10.
Benzonaphtol..........	0 gr. 20.
Pour 1 cachet.	

Dans la **diarrhée,** 4 à 5 *cachets* par jour.

CRAYONS :

Salol.................	0 gr. 25.
Beurre de cacao........	4 gr.
Lanoline.............	1 gr.
Cire................	1 gr.
Pour 1 crayon.	

COLLODION :

Salol	2 gr.
Ether	4 gr.
Collodion élastique	25 gr.

POMMADE :

Salol	2 gr.
Menthol	1 gr.
Huile d'olive	2 gr.
Lanoline	50 gr.

Contre les crevasses des mains.

(STEFFEN.)

POTION :

Salol	4 gr.
Gomme arabique	4 gr.
— adragante	0 gr. 20.
Teinture tolu	10 gr.
Sirop de tolu	30 gr.
Eau distillée	100 gr.

Chaque cuillerée à bouche contient 0 gr. 50 de salol. (JOUISSE.)

POUDRE :

Salol	0 gr. 10.
Bicarbonate de soude	0 gr. 15.

Dans la diarrhée infantile, 1 à 5 paquets par jour dans un peu de lait.

SOLUTION :

Salol	2 gr.
Acide borique	10 gr.
Alcool	40 gr.
Eau bouillie	500 gr.

En lavages.

Comme antiseptique de la bouche et de la gorge.

POMMADE :

Menthol	
Salol	aa 0 gr. 50.
Chlorhydrate de cocaïne	0 gr. 30.
Lanoline	
Vaseline	aa 15 gr.

Dans la rhinite aiguë.

(MALHERBE.)

POTION :

Salol	0 gr. 15 à 1 gr.

(Suivant l'âge de l'enfant.)

Gomme arabique	2 gr.
Sirop de gomme	30 gr.
Eau	100 gr.

Dans la diarrhée infantile, par cuillerée à café d'heure en heure.

POUDRE :

Menthol	0 gr. 30.
Salol	5 gr.
Acide borique pulv.	15 gr.
Chlorhydrate de cocaïne	0 gr. 25.

Dans le coryza aigu, priser un peu de cette poudre toutes les 3 heures. (LERMOYEZ.)

SOLUTION :

Huile de vaseline	40 gr.
Salol	3 gr.

Dans la pharyngite, en badigeonnages.

SALOPHÈNE. *Salicylate d'acétylparamidophénol.*

Propriétés : Paillettes cristallines, inodores, à peu près insolubles dans l'eau, solubles dans l'alcool et l'éther.

Le salophène ne se dédouble en acide salicylique et phénol, comme le salol, qu'au contact des liquides de l'intestin.

Action thérapeutique et usages : Prescrit dans le rhumatisme articulaire aigu, la chorée, les névralgies et les migraines. Comme le salol, il est employé à titre d'antiseptique intestinal dans les entérites et les dysenteries.

Pharmacologie et posologie : *A l'intérieur :* 2 à 6 gr. par jour, en *cachets* de 0 gr. 50 ou en *potion* avec émulsion.

Chez les enfants : 0 gr. 15 par année d'âge.

SALSEPAREILLE. *Smilax medica* (Liliacées).

Racine.

Composition chimique : Parilline, smilasaponine, sarsaponine, huile essentielle et résine.

Action thérapeutique et usages : Sudorifique, diurétique ; elle est considérée, peut-être à tort, comme dépurative.

Pharmacologie et posologie : *A l'intérieur* : tisane à 50 gr. pour 1 litre d'eau (macération suivie d'une digestion).

Extrait alcoolique....................	1 à 5 gr., en *sirop, potion*.
Sirop (CODEX)	30 à 100 gr.
Sirop de salsepareille composé (Voir formule).................	30 à 125 gr.

SIROP DE SALSEPAREILLE COMPOSÉ (SIROP DE CUISINIER)		SIROP	
Salsepareille	1000 gr.	Sirop de salsepareille)	āā 100 gr.
Fleurs de bourrache.......	60 gr.	— des cinq racines)	
Pétales de roses pâles...!	60 gr.	Iodure de potassium..	5 gr.
Feuilles de séné.........	60 gr.		
Anis vert................	60 gr.	**Comme dépuratif** ; chaque cuil-	
Eau distillée............	q. s.	lerée à soupe contient 0 gr. 50	
Sucre blanc	1000 gr.	d'iodure de potassium ; *4 à 6 cuil-*	
Miel....................	1000 gr.	*lerées à soupe par jour.*	
	(CODEX.)		

SANTAL CITRIN. *Santalum album* (Santalacées).

Bois.

Composition chimique : *Essence.*

Action thérapeutique et usages : L'essence de santal est employée dans le traitement de la blennorrhagie, de la cystite du col et dans le catarrhe de la vessie.

Pharmacologie et posologie : *A l'intérieur* : essence, 1 à 6 gr. par jour, en *capsules* ou *perles* de 0 gr. 25.

SANOFORME. Éther méthyldiiodosalicylique.

Propriétés : Aiguilles blanches, inodores, insipides, insolubles dans l'eau, solubles dans l'alcool et l'éther.

Action thérapeutique et usages : Antiseptique préconisé comme succédané de l'iodoforme dans le pansement des plaies. Il a l'avantage d'être inodore et dépourvu de toxicité.

Pharmacologie et posologie : *A l'extérieur : en poudre, pommade, coton ou gaze.*

SANTONINE. Principe actif du *Semen contra.*

Propriétés : Cristaux nacrés, devenant jaunes à l'air, à saveur amère, peu solubles dans l'eau, solubles dans l'alcool, l'éther, les huiles fixes et volatiles.

Action thérapeutique et usages : Vermifuge exerçant son action sur les *ascarides lombricoïdes* et les *oxyures* ; il faut, en outre, donner un purgatif pour l'expulsion des vers. La santonine est aussi préconisée pour calmer les douleurs fulgurantes du tabès.

Particularités : La santonine produit des troubles de la vision (xanthopsie), les objets sont vus colorés en jaune ou jaune verdâtre ; à doses élevées, elle peut donner lieu à des phénomènes d'intoxication : nausées, vomissements, convulsions, albuminurie.

L'ingestion d'huile diminue l'absorption par l'économie et prévient les chances d'intoxication.

Après l'administration de la santonine, les urines sont colorées en jaune orangé.

Pharmacologie et posologie : *A l'intérieur* : 0 gr. 10 à 0 gr. 20 pour un adulte, en *poudre, biscuits, dragées, pilules* ou *tablettes.*

Les tablettes du Codex contiennent 0 gr. 01 de santonine.

Chez les enfants, seulement à partir de 2 ans : 0 gr. 01 (1 centigr.) par année d'âge, en *tablettes, biscuits,* ou en *poudre* dans du miel, de la confiture ou un peu de lait.

PAQUETS :		SOLUTION :	
Santonine	0 gr. 10.	Santonine	0 gr. 01 à 0 gr. 10.
Calomel à la vapeur	0 gr. 15.	Huile d'olive	60 gr.
Sucre de lait	1 gr.		(KUCHENMEISTER.)
Contre les ascarides, *à prendre en une fois pour un enfant de 10 ans.* (BOUCHUT.)		*Prescription à recommander, l'huile diminuant l'absorption p l'économie et prévenant les chanc d'intoxication.*	

SAPONAIRE. *Saponaria officinalis* (Caryophyllées).

Feuilles et racines.

Composition chimique : Saponine.

Action thérapeutique et usages : Dépurative et sudorifique.

Pharmacologie et posologie : *A l'intérieur* :

Infusé de feuilles.... à 10 gr. pour 1.000 gr. d'eau, en *tisane*.
— de racines..... à 10 gr. — —
Extrait aqueux...... 1 à 4 gr., en *sirop*.
Sirop............... 30 à 60 gr.

SATURNE (EXTRAIT DE). Voir *Plomb (Acétate basique de)*.

SAVON AMYGDALIN. Produit de la saponification de l'huile d'amandes douces par la lessive des savonniers.

Propriétés : Pâte ferme, blanc jaunâtre, d'un grain fin et uni, soluble dans l'eau et l'alcool.

Usages thérapeutiques : Le savon amygdalin est surtout employé comme excipient pour la confection des pilules et, en particulier, des pilules de créosote ; il est utilisé en pilules et en suppositoires comme laxatif.

Pharmacologie et posologie : *A l'intérieur* : 0 gr. 05 à 0 gr. 30 en *pilules*.

SAVONS MÉDICAMENTEUX : On a proposé, pour le *Nouveau Codex*, un savon simple obtenu par la saponification de *l'huile de coco*, dans lequel on peut incorporer divers principes actifs, borate de soude, goudron de Norwège, phénol, etc.

SCAMMONÉE. Gomme-résine fournie par le *Convolvulus Scammonia* (Convolvulacées.)

Composition chimique : *Résine* (scammonine), gomme, amidon.

Action thérapeutique et usages : Purgatif drastique légèrement cholagogue, employé dans la constipation et dans les hydropysies cardiaques.

Pharmacologie et posologie : *A l'intérieur* : poudre, 0 gr. 25 à 1 gr., chez l'adulte, en *cachets*, *pilules*, ou en *poudre* dans du lait.

Chez l'enfant, 0 gr. 20 à 0 gr. 50 dans un peu de lait.

Résine de scammonée .... 0 gr. 30 à 0 gr. 60 chez l'adulte.
Teinture de scammonée.. 2 à 3 gr., en *potion*. —

La scammonée entre dans la préparation de *l'eau-de-vie allemande*.

NOTE. — *La scammonée, en tant que gomme-résine, s'émulsionne facilement dans une potion.*

CACHETS :

Scammonée pulv........ 0 gr. 30.
Jalap pulv .... 0 gr. 25.
Pour 1 cachet.

PILULES :

Poudre de jalap .... 2 gr.
— de scammonée .... 1 gr.
Excipient.................. q. s.
Pour 20 pilules.
Purgatif, *prendre 4 à 8 pilules.*

POTION :

Teinture de scammonée... 5 gr.
Sirop de groseilles .... 30 gr.
Eau .... 100 gr.
Purgatif, *à prendre en 2 fois à 10 minutes d'interbâlle.*

ÉMULSION :

Résine de scammonée. 0 gr. 50.
Sucre blanc........... 10 gr.
Lait pur .... 120 gr.
Eau distillée de laurier-cerise......... 2 gr.

Purgatif, *à prendre en une fois.*

(PLANCHE.)

PILULES :

Scille pulv .... }
Digitale pulv...... } āā 0 gr. 05.
Scammonée pulv.... }
Pour 1 pilule.

Dans l'hydropisie cardiaque, *comme purgatif.* (LANCEREAUX.)

SCILLE. *Scilla maritima* (Liliacées).

Bulbe.

Composition chimique : Scillinine, scillopicrine et scillamarine.

Action thérapeutique et usages : Diurétique, employé dans les hydropisies cardiaques ; elle favorise les sécrétions dans les bronchites, et elle est alors prescrite, comme expectorant, dans l'adénopathie bronchique, la coqueluche.

Particularités : A la suite de l'administration de la scille, on peut observer quelquefois de l'intolérance qui se manifeste par des vomissements et des coliques.

Pharmacologie et posologie : *A l'intérieur (chez l'adulte)*

Poudre...................... 0 gr. 10 à 0 gr. 80 en *cachets, pilules.*
Extrait alcoolique.......... 0 gr. 03 à 0 gr. 20 en *pilules, sirop, potion.*
Oxymel scillitique.......... 10 à 50 gr. en *potion.*
Teinture alcoolique au 1/5°.. 2 à 4 gr. en *potion, sirop.*
Vin scillitique simple ..... 5 à 20 gr.
Vin composé ou *de la Charité*. 50 à 150 gr.

Chez les enfants de 1 an à 10 ans :

Poudre........................ 0 gr. 01 à 0 gr. 20 par jour.
Teinture .... IV à XL g^{ttes}.
Oxymel scillitique...... 3 à 40 gr.

A l'extérieur : teinture, en frictions.

NOTE. — *Pour les adultes, comme pour les enfants avoir soin de fractionner les doses.*

CACHETS :

Poudre de scille............ 0 gr. 10.
Poudre de digitale......... 0 gr. 05.
Sucre de lait............ 0 gr. 30.
Pour 1 cachet.
Diurétique, 2 *à* 3 *cachets par jour.*

MIXTURE :

Teinture de scille......}
— de digitale.....} āā 5 gr.
Alcoolat de genièvre.... 100 gr.
Us. ext.
Dans l'œdème des membres inférieurs, *en applications.*
(POUCHET.)

PILULES :

Poudre de digitale...}
— de scille.....} āā 0 gr. 05.
Résine de scammonée.}
Pour 1 pilule.
Diurétique, 3 *par jour.*
(LANCEREAUX.)

POTION :

Oxymel scillitique..... 40 gr.
Sirop d'asperges...... 40 gr.
Nitrate de potasse.... 0 gr. 50.
Décoction de chiendent. 100 gr.
Comme diurétique dans la pleurésie séro-fibrineuse des enfants, *à prendre dans la journée pour un enfant de 8 à 12 ans.* (GUERSANT.)

SIROP :

Oxymel scillitique..... 2 à 15 gr.
Sirop de tolu......... 20 gr.
Dans la coqueluche, 2 *à* 3 *cuillerées à café par jour.*

CACHETS :

Poudre de scille.......... 0 gr. 10.
Poudre de convallaria majalis............... 0 gr. 15.
Sucre de lait pulv...... 0 gr. 20.
Pour 1 cachet.
Diurétique, 2 *à* 3 *cachets par jour.*

PILULES :

Poudre de digitaline au 100e.............. 0 gr. 25.
Poudre de scille........ 1 gr.
— de scammonée... 1 gr.
Pour 20 pilules.
4 à 5 *par jour.* (POUCHET.)

POTION :

Oxymel scillitique......... 50 gr.
Teinture de digitale...... X gouttes.
Sirop des cinq racines.... 30 gr.
Infusion de stigmates de maïs 120 gr.
Diurétique, *à prendre dans la journée.*

VIN COMPOSÉ DE LA CHARITÉ

(CODEX)

Racine d'asclépiade...... 15 gr.
— d'angélique........ 15 gr.
Squames de scille....... 15 gr.
Quinquina gris........ 60 gr.
Écorce de Winter....... 60 gr.
Feuilles d'absinthe........ 30 gr.
— de mélisse........ 30 gr.
Baies de genièvre........ 15 gr.
Macis............. 15 gr.
Écorce fraîche de citron... 30 gr.
Alcool à 60°............ 200 gr.
Vin blanc............ 4 litres.

SEIGLE ERGOTÉ. Voir *Ergot de seigle.*

SEMEN CONTRA. Capitules peu développés de

l'*Artemisia Cina* (Composées).

Composition chimique : Santonine, huile essentielle.

Action thérapeutique et usages : Vermifuge exerçant surtout son action sur les ascarides lombricoïdes et les oxyures.

Pharmacologie et posologie : *A l'intérieur* : poudre, 1 à 6 gr., à prendre le matin à jeun dans du lait, du miel, ou de la confiture.

Ne le donner aux enfants qu'à partir de 2 ans.

Doses :

Enfants de 2 à 5 ans....................... 1 à 2 gr.
— de 5 à 10 ans......................... 2 à 5 gr.

PAQUETS :

Semen contra pulv.................... 2 gr.
Mousse de Corse..................... 2 gr.
Valériane en poudre .... 1 gr.
Calomel .... 0 gr. 20.
Pour 2 paquets.

Contre les Ascarides lombricoïdes, *dans la seconde enfance, 1 paquet le matin pendant 2 jours de suite.*		(COMBY.)

SÉNÉ. Feuilles et fruits (follicules) de plusieurs espèces de *Cassia* (Légumineuses).

Composition chimique : Émodine, isoémodine, rhamnétine, acide chrysophanique.

Action thérapeutique et usages : Purgatif ou laxatif, suivant la dose.

Particularités : Les follicules de séné doivent être préalablement lavés à l'alcool, pour empêcher de déterminer des coliques.

Pharmacologie et posologie : *A l'intérieur* :

Infusé................. 5 à 15 gr.
Poudre.............. 0,50 à 4 gr. (comme laxatif), en *cachets, pilules.*
Sirop .... 15 à 30 gr.
Lavement (en infusion) 5 à 20 gr.

Chez les enfants :

De 15 mois à 3 ans.. 0 gr. 10 à 0 gr. 25 de feuilles de séné épuisées par l'alcool.
De 3 ans à 5 ans.... 0 gr. 30 à 0 gr. 50 de feuilles de séné épuisées par l'alcool.
De 5 ans à 10 ans... 0 gr. 50 à 2 gr. de feuilles de séné épuisées par l'alcool.

Le séné entre dans la préparation de la médecine noire du Codex, du sirop de Désessartz, du lavement purgatif du Codex, du thé de Saint-Germain ou espèces purgatives, de l'électuaire lénitif ou électuaire de séné composé.

ÉLECTUAIRE :

Follicules de séné...   5 gr.
Cardamome pulv.....   2 gr. 50.
Soufre lavé.......|
Crème de tartre....| āā 10 gr.
Sirop de nerprun, q. s. pour faire un
    électuaire.

Contre la constipation, *prendre*
  1 cuillerée à café matin et soir.
                        (C.-A. EWALD.)

INFUSÉ
(TISANE PURGATIVE DE L'HÔPITAL
        SAINT-LOUIS) :

Séné................|
Pensées sauvages......| āā 8 gr.

  Infuser dans 1 litre d'eau bouillante
et édulcorer avec du miel.

1 grand verre le matin à jeun.
                        (HARDY.)

INFUSÉ
(MÉDECINE NOIRE DU CODEX) :

Feuilles de séné..........   10 gr.
Rhubarbe................   5 gr.
Sulfate de soude..........   15 gr.
Manne en sorte...........   60 gr.
Eau distillée bouillante.... 100 gr.

ESPÈCES PURGATIVES
THÉ DE SAINT-GERMAN (CODEX) :

Feuilles de séné ....   2 gr.
Fleurs de sureau.........   1 gr.
Fruits d'anis vert.......   1 gr.
Fruits de fenouil.........   0 gr. 50.
Bitartrate de potasse...   0 gr. 50.
  Pour 1 tasse d'eau bouillante.

INFUSÉ :

Follicules de séné...........   4 gr.
Eau bouillante ....   50 gr.
Dans la constipation des nour-
  rissons, en *lavement.*   (COMBY.)

INFUSÉ :

Feuilles de séné ....   10 gr.
Eau bouillante...........   120 gr.
  Faire infuser et ajouter :
Sulfate de soude..........   10 gr.
Manne en sorte...........   60 gr.
A prendre en 2 fois.

LAVEMENT PURGATIF (CODEX) :

Feuilles de séné ....   15 gr.
Sulfate de soude..........   15 gr.
Eau bouillante...........   300 gr.

SÉNEÇON. *Senecio vulgaris* (Composées).

Racine.

Composition chimique : *Sénécine, sénécionine.*

Action thérapeutique et usages : Favorise la menstruation ;
prescrit dans l'aménorrhée et contre les douleurs de la dysménorrhée.

Pharmacologie et posologie : *A l'intérieur :* Extrait fluide à la
dose de 0 gr. 25 à 2 gr. par jour, par doses fractionnées et
progressives, *potion, sirop.*

SIMAROUBA. *Simaruba officinalis* (Rutacées).

Écorce.

Composition chimique : Quassine, résine.

Action thérapeutique et usages : Amer tonique et astringent,
utile dans les dysenteries.

Pharmacologie et posologie : *A l'intérieur :*

Infusé...................... 8 à 10 gr. pour 1000 gr. d'eau en *tisane.*
Poudre..................... 0,50 à 2 gr. en *cachets, paquets.*
Teinture alcoolique au 1/5e.. 1 à 4 gr. en *sirop, vin.*

SOLANINE.

Propriétés : Cristaux aiguillés, insolubles dans l'eau, peu solubles dans l'eau et l'alcool.

Action thérapeutique et usages : Sédatif prescrit dans la paralysie générale, les névralgies faciales et intercostales, les névrites, les douleurs fulgurantes du tabès et contre le tremblement de la sclérose en plaques. On l'a également recommandée comme analgésique dans la gastralgie et le cancer de l'estomac.

Pharmacologie et posologie : *A l'intérieur* : 0 gr. 05 à 0 gr. 20, pris en 2 fois, en *cachets, pilules*.

CACHETS :		CACHETS :	
Solanine..............	0 gr. 01.	Solanine...............	0 gr. 05.
Poudre de jusquiame....	0 gr. 02.	Poudre de condurango...	0 gr. 30.
Bicarbonate de soude...	0 gr. 20.	Pour 1 cachet.	
Pour 1 cachet.			

Dans la paralysie générale, 4 *cachets par jour*.

Dans la gastralgie, 3 *cachets par jour*.

SOMATOSE.
Produit de digestion des matières albuminoïdes constitué surtout par des albumoses et des peptones.

Propriétés : Poudre jaunâtre, amorphe, granuleuse, soluble dans l'eau. A peu près inodore et sans saveur.

Usages thérapeutiques : La somatose est surtout une substance alimentaire utile dans la suralimentation. Prescrite chez les anémiques, les chlorotiques, les tuberculeux et les convalescents.

Pharmacologie et posologie : *A l'intérieur* : 10 à 30 gr. par jour pour un adulte et 3 à 5 gr. pour les enfants; à prendre dans du lait ou du bouillon.

SOMNAL. *Éthylchloraluréthane.*

Propriétés : Cristaux déliquescents, incolores, à saveur amère, solubles dans l'eau et l'alcool.

Action thérapeutique et usages : Hypnotique.

Pharmacologie et posologie : *A l'intérieur* : 1 gr. 50 à 2 gr. chez l'adulte, en *potion*.

NOTE. — *Ne peut se prescrire en cachets en raison de ses propriétés hygroscopiques.*

POTION

Somnal............................... 1 gr. 50.
Sirop de fleurs d'oranger............. 30 gr.
Essence de menthe.................... q. s.
Eau distillée .... 60 gr.

SOUDE (ARSÉNIATE DE). Voir *Arséniate de soude.*

SOUDE (BENZOATE DE). Voir *Benzoate de soude.*

SOUDE (BICARBONATE DE). *Sel de Vichy.*

Propriétés : Poudre blanche, cristalline, inodore, à saveur alcaline, soluble dans l'eau et la glycérine, insoluble dans l'alcool. A l'air humide, il perd de l'acide carbonique et se transforme en sesquicarbonate.

Action thérapeutique et usages : Le bicarbonate de soude fait partie de la médication alcaline ; son action thérapeutique, surtout dans les affections de l'estomac, dépend à la fois de la dose ingérée et du moment de son ingestion.

A faibles doses (0 gr. 50 à 1 gr.), prises avant le repas dans un peu d'eau chaude, il augmente la sécrétion gastrique et particulièrement celle de l'acide chlorhydrique et il active les phénomènes de la digestion ; il est alors utile dans la dyspepsie hypochlorhydrique, dans l'anachlorhydrie et la gastrite chronique.

A doses moyennes (2 à 8 gr.), prises 2 ou 3 heures après les repas, il sature les acides de l'estomac ; il diminue la sécrétion gastrique et calme les douleurs chez les hyperchlorhydriques.

Le bicarbonate de soude favorise la sécrétion biliaire et, à ce titre, il est préconisé dans la lithiase biliaire (4 à 6 gr., pris en dehors des repas), l'ictère catarrhal, la cirrhose hypertrophique biliaire.

On le prescrit également dans la goutte, le rhumatisme articulaire aigu, la gravelle urique, le diabète.

La médication alcaline donne aussi des résultats appréciables dans la neurasthénie.

A l'extérieur : les solutions de bicarbonate de soude sont recommandées dans le pansement des plaies qui, sous son influence, se cicatrisent plus rapidement.

Particularités : *Le bicarbonate de soude est contre-indiqué dans* *la tuberculose, la chlorose, les affections rénales, la gravelle phosphatique.*

Pharmacologie et posologie : *A l'intérieur :* 0 gr. 50 à 8 gr. et plus, en *cachets, limonades, paquets, solutions, tablettes* (0 gr. 025 par tablette), ou sous la forme d'*eaux minérales artificielles* ou *naturelles.*

A l'intérieur : en *collutoires, bains* (500 gr. pour un bain), *solutions* pour lavages et pansements (20 à 60 gr. pour 1.000 gr. d'eau bouillie).

CACHETS :

Bicarbonate de soude	
Salicylate de soude..	āā 0 gr. 25.
Pour 1 cachet.	

Dans la lithiase biliaire, 3 *cachets par jour pris aux repas.*

CACHETS :

Bicarbonate de soude.... 0 gr. 50.
Poudre de noix vomique. 0 gr. 05.
Benzonaphtol.......... 0 gr. 25.
Pour 1 cachet.

Dans l'hypochlorhydrie, 2 *cachets par jour.*

LIMONADE :

Bicarbonate de soude....... 4 gr.
Sirop de sucre............ 50 gr.
Essence de citron.......... v. g^{ttes}.
Eau...................... 1 litre.

Dans la cirrhose hypertrophique biliaire, *en boisson.*
(G. LEMOINE.)

PAQUETS :

Bicarbonate de soude...... 0 gr. 50 à 1 gr. 50.
Magnésie calcinée....... 1 gr. à 3 gr.
Pour 1 paquet.

Dans la gastro-entérite alimentaire des enfants, *à prendre dans un peu d'eau sucrée.*
(CADET DE GASSICOURT.)

SIROP :

Bicarbonate de soude... 20 gr.
Sirop de pensées sauvages ....
Sirop de saponaire... } āā 75 gr.
— de séné..........
— de gentiane......

Dans l'eczéma, 3 à 4 *cuillerées à bouche par jour.* (BROCQ.)

CACHETS :

Bicarbonate de soude.... 0 gr. 25.
Craie préparée.......... 0 gr. 25.
Poudre d'opium........ 0 gr. 01.
Pour 1 cachet.

Dans la gastralgie, 2 *cachets par jour.*

CACHETS :

Benzonaphtol............ 12 gr.
Bicarbonate de soude.. } āā 8 gr.
Magnésie calcinée.....
Pour 30 cachets.

Dans la dilatation stomacale avec fermentations anormales. 2 *cachets par jour.*
(G. LEMOINE.)

POUDRE :

Bicarbonate de soude
Borate de soude.... } āā 0 gr. 40.
Chlorate de soude...
Sucre blanc.......... 1 gr.
Us. ext.

Faire dissoudre dans un 1/2 verre d'eau tiède, chauffer à 37° et en injection dans le nez.
(MORELL-MACKENZIE.)

SIROP :

Bicarbonate de soude...... 8 gr.
Sirop de saponaire........ 300 gr.

Dans l'eczéma. (BAZIN.)

SODA-WATER

(Eau acidule bicarbonatée) :

Bicarbonate de soude...... 1 gr.
Eau gazeuse simple....... 650 gr.
(CODEX.)

TISANE :

Bicarbonate de soude...... 6 gr.
Décocté de chiendent...... 1 litre.

Diurétique.

SOUDE (CARBONATE NEUTRE DE).

Propriétés : Gros cristaux incolores, solubles dans l'eau et la glycérine, insolubles dans l'alcool.

Usages thérapeutiques : Employé, *à l'extérieur*, en *lotions*, *lavages* et *bains* dans l'eczéma séborrhéique, le pityriasis et le psoriasis.

BAIN ALCALIN (CODEX) :	BAIN ALCALIN POUR ENFANTS :
Carbonate de soude....... 250 gr. Eau, q. s. pour un bain.	Carbonate de soude cristallisé........ 100 gr. Eau............... 40 à 50 litres.

SOUDE (CHLORATE DE). Voir *Chlorate de soude.*

SODIUM (CHLORURE DE). *Sel marin.*

Propriétés : Cristaux incolores, anhydres, à saveur salée, solubles dans l'eau, la glycérine et l'alcool étendu.

Action thérapeutique et usages : Pris *à l'intérieur*, le chlorure de sodium augmente la sécrétion gastrique, il favorise les phénomènes chimiques de la digestion et augmente les échanges intra-organiques. On l'a prescrit dans le diabète, les néphrites, la scrofule, l'anémie, la dyspepsie, l'épilepsie.

Les solutions aqueuses, isotoniques au plasma sanguin, d'où le nom impropre de *sérums*, sont surtout employées à doses massives, en injections intra-veineuses ou sous-cutanées, pour réagir contre l'hypotension, le collapsus, l'adynamie dans les cas d'auto-intoxications, d'empoisonnements, d'hémorrhagies abondantes, de choc traumatique ou opératoire, de maladies infectieuses.

Les injections sous-cutanées à faibles doses rendent des services réels, chez les enfants, dans le choléra infantile, la gastro-entérite, l'athrepsie et, chez les adultes, dans la neurasthénie.

Le sel marin est aussi employé, en lavements, contre les oxyures vermiculaires et la constipation opiniâtre ; en lotions ou frictions excitantes ; en bains, chez les scrofuleux et les rachitiques. Il sert encore à précipiter la solution argentique qui sert aux badigeonnages des paupières dans l'ophtalmie des nouveau-nés.

Pharmacologie et posologie : *A l'intérieur :* 0 gr. 50 à 5 gr.

En *lavements* à la dose de 5 à 10 gr. pour 150 gr. d'eau (comme vermifuge).

En *injections sous-cutanées* ou intra-veineuses (sérums artificiels).

A *l'extérieur* : en *bains* : 5 kilogr. pour un adulte, 1 kilogr. pour enfants (Voir formule).

BAIN POUR ENFANTS :

Chlorure de sodium...... 1 kil.
Eau................... 40 litres.

A la température de 32 à 35°.

SOLUTION :

Chlorure de sodium........ 10 gr.
Eau bouillie .... 100 gr.

Employée pour précipiter la solution de nitrate d'argent qui sert en badigeonnages dans l'ophtalmie des nouveau-nés.

CACHETS :

Chlorure de sodium pur... 0 gr. 50.
Poudre de noix vomique... 0 gr. 05.

Dans la dyspepsie hypochlorhydrique, 1 *cachet avant chacun des deux principaux repas.*

EAU SÉDATIVE

Ammoniaque liquide...... 60 gr.
Alcool camphré .... 10 gr.
Chlorure de sodium...... 60 gr.
Eau................... 1000 gr.

Us. ext.

SOLUTIONS DITES SÉRUMS ARTIFICIELS

1° *Sérum de Hayem :*

Chlorure de sodium pur... 5 gr.
Sulfate de sodium cristallisé pur...................... 10 gr.
Eau distillée............. 100 gr.

Stériliser à l'autoclave à 120°.

En injections intraveineuses faites avec la solution chauffée à 37°-38°, à la dose de 100 à 150 centimètres cubes et même jusqu'à 2 litres, dans les cas spéciaux.

3° *Sérum de Mathieu :*

Sulfate de soude........ 6 gr.
Phosphate de soude...... 4 gr.
Chlorure de sodium...... 1 gr.
Glycérine.............. 20 cent. cubes.
Eau distillée, q. s. pour faire........ 100 cent. cubes.

En injections sous-cutanées (ces injections sont moins douloureuses que celles du sérum de Chéron).

2° *Sérum de Chéron :*

Acide phénique neigeux... 1 gr.
Chlorure de sodium pur... 2 gr.
Phosphate neutre de soude. 4 gr.
Sulfate de soude........ 8 gr.
Eau distillée .... 100 gr.

Stériliser à l'autoclave à 120°.

En injections sous-cutanées, à des doses variant entre 50 et 120 gr.

4° *Sérum de Truncek :*

Sulfate de potasse........ 0 gr. 44.
Chlorure de sodium.... 4 gr. 92.
Phosphate de soude..... 0 gr. 15.
Carbonate de soude..... 0 gr. 21.
Sulfate de potasse...... 0 gr. 40.
Eau distillée, q. s. pour 100 gr.

Stériliser à la bougie, car, à l'autoclave, il se forme quelquefois des précipités cristallins rendant l'injection douloureuse.

Dans l'artério-sclérose, *en injections sous-cutanées, injecter d'abord, 2 centimètres cubes, puis augmenter de 1 centimètre cube tous les deux jours et s'en tenir à 5 centimètres.*

SOUDE (CINNAMATE DE). Voir *Cinnamate de soude.*

SODIUM (FLUORURE DE). Voir *Fluorure de sodium*.

SOUDE (GLYCÉROPHOSPHATE DE).

Propriétés : Masse blanche, déliquescente, soluble dans l'eau.

Action thérapeutique et usages : Comme le *glycérophosphate de calcium* (Voir *Calcium*).

Pharmacologie et posologie : *A l'intérieur :* 0 gr. 20 à 1 gr. par jour, en *solution*, *vin* ou *sirop*.

En *injections hypodermiques :* 0 gr. 20 à 0 gr. 50 (employer une solution à 10 gr. dans 100 centimètres cubes d'eau bouillie).

SOUDE (HYPOCHLORITE DE) ou LIQUEUR DE LABARRAQUE.

Solution aqueuse d'hypochlorite de soude et d'une petite quantité de carbonate de soude et de chlorure de sodium.

Propriétés : Liquide incolore, à faible odeur de chlore, contenant deux fois son volume de chlore.

Action thérapeutique et usages : Antiseptique et désinfectant. On l'emploie, *à l'extérieur*, dilué à 25 pour 1.000 gr. d'eau pour irriguer la bouche dans la coqueluche, et à 50 pour 1.000 pour laver la cavité buccale et pharyngée dans la scarlatine.

Pharmacologie et posologie : *A l'extérieur :* Gargarismes antiseptiques ; *solutions* à 50 et 25 pour 1.000 gr. d'eau en lavages.

GARGARISME :		SOLUTION :	
Liqueur de Labarraque....	10 gr.	Eau bouillie............	1 litre.
Eau bouillie............	200 gr.	Liqueur de Labarraque.	25 à 50 gr.
Teinture de badiane.......	2 gr.		
Comme antiseptique.		Us. ext.	
(G. LEMOINE.)			

SOUDE (HYPOPHOSPHITE DE).

Propriétés : Poudre blanche, cristalline, déliquescente, à saveur salée, soluble dans l'eau et l'alcool.

Usages thérapeutiques : Comme l'*hypophosphite de chaux* (Voir *Calcium*).

Pharmacologie et posologie : *A l'intérieur :* 0 gr. 50 à 2 gr. par jour, par doses fractionnées de 0 gr. 20 à 0 gr. 50, en *solution, sirop.*

 Chez les enfants de 5 à 10 ans : 0 gr. 10 à 0 gr. 60 par jour.

<table>
<tr><td colspan="2">SIROP (CODEX) :</td><td colspan="2">SOLUTION :</td></tr>
<tr><td>Hypophosphite de soude...</td><td>5 gr.</td><td>Hypophosphite de soude...</td><td>2 gr.</td></tr>
<tr><td>Sirop de fleurs d'oranger..</td><td>50 gr.</td><td>Eau distillée...............</td><td>150 gr.</td></tr>
<tr><td>Sirop de sucre...........</td><td>445 gr.</td><td colspan="2">Chaque cuillerée à bouche contient</td></tr>
<tr><td colspan="2">20 gr. de sirop contiennent
0 gr. 20 d'hypophosphite.</td><td colspan="2">0 gr. 20 d'hypophosphite.</td></tr>
</table>

SOUDE (HYPOSULFITE DE).

Propriétés : Gros cristaux, incolores, inodores, à saveur amère et faiblement sulfureuse, solubles dans l'eau, insolubles dans l'alcool.

Action thérapeutique et usages : A été préconisé, *à l'intérieur,* dans l'infection purulente, les bronchites fétides. *A l'extérieur,* en lotions, comme désinfectant.

Pharmacologie et posologie : *A l'intérieur :* 2 à 6 gr., en *potion, sirop.*

 A l'extérieur : solution à 2 ou 3 0/0.

SOLUTION :

 Hyposulfite de soude................ 15 gr.
 Acide phénique cristallisé............ 250 gr.
 Glycérine neutre .... 10 gr.
 Eau distillée...................... 120 gr.

Dans la convalescence de la scarlatine, *en lotions pour désinfecter la peau et calmer le prurit.*   (JOHNSTON.)

SOUDE (PHOSPHATE DE). *Phosphate disodique.*

Propriétés : Cristaux prismatiques, incolores, inodores, à saveur salée, solubles dans l'eau, insolubles dans l'alcool.

Action thérapeutique et usages : A doses élevées, 20 à 40 gr., il est purgatif. A doses plus faibles, c'est un tonique du système nerveux préconisé surtout dans la neurasthénie; il est aussi recommandé comme un stimulant de la nutrition dans la chlorose, la scrofule, le rachitisme.

Pharmacologie et posologie : *A l'intérieur :* 20 à 40 gr. comme purgatif ; 0 gr. 50 à 5 gr. en *solution, sirop.*

 Chez les enfants de 3 ans à 10 ans : 0 gr. 40 à 1 gr.
 Injections hypodermiques : 0 gr. 02 à 0 gr. 10 par jour.

SOLUTION :

Phosphate de soude....... 2 gr.
Eau distillée de laurier-
cerise................ 100 gr.

Dans la chlorose, *en injections sous-cutanées, 1 à 3 cent. cubes tous les jours.*   (CHOCQ FILS.)

SOLUTION :

Phosphate de soude........ 3 gr.
Chlorure de sodium........ 2 gr.
Eau bouillie.............. 100 gr.

Dans la neurasthénie, *1 injection sous-cutanée de 2 à 5 gr. de solution.*   (G. LEMOINE.)

VIN :

Phosphate de soude .... 40 gr.
    — de potasse.................. 30 gr.
Teinture de noix vomique........... 3 gr.
    — de colombo................ 10 gr.
    — de gentiane................ 10 gr.
Sirop d'écorces d'oranges amères....⎫ āā 500 gr.
Vin de Lunel.....................⎭

Dans la neurasthénie.   (G. LEMOINE.)

SOUDE (SULFATE DE). *Sel de Glauber.*

Propriétés : Cristaux incolores, à saveur amère, solubles dans l'eau, insolubles dans l'alcool.

Action thérapeutique et usages : Purgatif à la dose de 15 à 60 gr. ; il est préconisé à faibles doses, dans l'hyperpepsie, dans les diarrhées catarrhales ou bilieuses; l'entéro-colite.

Pharmacologie et posologie : *A l'intérieur : chez l'adulte*, 20 à 60 gr. comme purgatif (à prendre en deux fois à un quart d'heure d'intervalle le matin, à jeun, dans de l'eau sucrée avec jus de citron ou d'orange ou mieux dans de l'eau de Seltz).

En lavements : 5 à 15 gr. comme laxatif.

Chez les enfants, à la dose de 2 à 10 gr.

EAU PURGATIVE :

Sulfate de soude........... 60 gr.
Eau gazeuse simple....... 650 gr.

INFUSÉ :

Feuilles de séné.......... 10 gr.
Infuser dans eau bouillante. 120 gr.

Ajouter :

Sulfate de soude........... 10 gr.
Manne en sorte............ 60 gr.

Purgatif, *à prendre en une ou deux fois.*

LAVEMENT PURGATIF (CODEX) :

Feuilles de séné .... 15 gr.
Sulfate de soude .... 15 gr.
Eau bouillante............ 500 gr.

ÉMÉTO-CATHARTIQUE :

Sulfate de soude .... 20 gr.
Emétique............... 0 gr. 05.

Dans l'embarras gastrique, *à prendre en une fois dans un verre d'eau.*

MÉDECINE NOIRE (CODEX) :

Feuilles de séné........... 10 gr.
Rhubarbe................. 5 gr.
Sulfate de soude........... 15 gr.
Manne en sorte........... 60 gr.
Eau bouillante............ 100 gr.

SOLUTION :

Sulfate de soude........... 2 gr.
Eau distillée.............. 300 gr.

Contre les hémorrhagies internes, *1 cuillerée à bouche toutes les heures.*   (REVERDIN.)

SOUDE (TARTRATE DE).

Propriétés : Cristaux transparents, presque insipides, solubles dans l'eau, insolubles dans l'alcool.

Action thérapeutique et usages : Purgatif, convient surtout aux enfants de 5 à 10 ans.

Pharmacologie et posologie : *A l'intérieur* : 20 à 30 gr., chez l'adulte, en *solution* ou *limonade*.

    Chez les enfants de 5 à 10 ans : 8 à 20 gr.

POTION :

Tartrate de soude	10 gr.
Sirop de limon	30 gr.
Eau	100 gr.

    Purgatif, *contre la constipation dans la seconde enfance ; à prendre le matin à jeun.* (COMBY.)

SOUDE (TARTRATE DE) ET DE POTASSE.

Voir *Potasse (Tartrate de) et de soude.*

SODIUM (SULFURE DE). Voir *Monosulfure de sodium.*

SOUDE (VANADATE DE). Voir *Vanadate de soude.*

SOUFRE.

Trois variétés : fleur de soufre, soufre sublimé lavé et soufre précipité.

La fleur de soufre commerciale contient toujours de l'acide sulfureux et de l'acide sulfurique ; la thérapeutique utilise seulement le *soufre sublimé lavé* et le *soufre précipité* obtenu par décomposition d'un polysulfure alcalin avec l'acide chlorhydrique.

Propriétés : Le *soufre sublimé lavé* est une poudre jaune, sans odeur et sans saveur, insoluble dans l'eau, très peu soluble dans l'alcool et la glycérine, peu soluble dans l'éther, soluble dans le sulfure de carbone.

Le *soufre précipité* est une poudre très fine, blanc jaunâtre. Son extrême division le rend plus actif que le soufre sublimé.

Action thérapeutique et usages : Pris *à l'intérieur*, à la dose de 10 gr. chez un adulte, le soufre est un laxatif utile dans la constipation chez les hémorroïdaires et chez les saturnins. A la dose de 0 gr. 80 à 1 gr., il agit comme expectorant et diaphorétique dans les affections chroniques des voies respiratoires.

A l'extérieur, c'est un parasiticide journellement employé dans le traitement de la gale ; on l'utilise aussi dans certaines dermatoses, comme la séborrhée du cuir chevelu, l'eczéma séborrhéique, l'ichtyose, le psoriasis. En ophtalmologie, on l'a préconisé en pommade, dans les blépharites squammeuses.

Pharmacologie et posologie : *A l'intérieur :* 10 à 30 gr. comme purgatif en électuaire (mélangé à du miel).

5 à 8 gr. comme laxatif en *électuaire, poudre* ou *cachets.* 0 gr. 50 à 1 gr. comme expectorant en *cachets, poudres* ou *tablettes* (les tablettes contiennent chacune 0 gr. 10 de soufre).

Chez les enfants de 2 à 10 ans : 2 à 4 gr. comme laxatif.

A l'extérieur : glycérés, lotions, pommades.

CACHETS :

Soufre lavé	0 gr. 50.
Poudre de cascara sagrada	0 gr. 20.

Laxatif, 3 à 4 *cachets par jour.*

GLYCÉRÉ :

Fleur de soufre	20 gr.
Glycérine	50 gr.
Acide acétique	10 gr.

Contre les verrues. (KAPOSI.)

MIXTURE :

Soufre précipité	} āā 10 gr.
Glycérine	
Alcool camphré	20 gr.
Eau distillée	160 gr.

Dans la séborrhée du cuir chevelu, *en lotions le soir, sur le cuir chevelu.*

(FORMULAIRE DE L'HOPITAL SAINT-LOUIS.)

PATE :

Soufre précipité	40 gr.
Carbonate de chaux	} āā 20 gr.
Oxyde de zinc	
Fleur de riz	15 gr.
Glycérine	20 gr.
Eau	75 gr.

Contre l'acné. (UNNA.)

ÉLECTUAIRE :

Soufre lavé	30 gr.
Tartrate neutre de soude	10 gr.
Essence de menthe	II gttes.
Miel blanc	30 gr.

Comme laxatif, 8 à 10 *gr. par jour.*

GLYCÉRÉ :

Soufre précipité	30 gr.
Glycérine neutre	50 gr.

GLYCÉRÉ :

Glycérine neutre	200 gr.
Gomme adragante	1 gr.
Fleur de soufre	100 gr.
Carbonate de soude	50 gr.
Parfumer	

Contre la gale, en *frictions.*

(FOURNIER.)

MIXTURE (LOTION DE TLEMINKS) :

Fleur de soufre	250 gr.
Chaux vive	500 gr.
Eau	2500 gr.

Contre la gale (*employée en Belgique*).

PATE :

Savon..................	) āā 10 gr.
Résorbine...............	)
Naphtol-β..............	3 à 5 gr.
Soufre précipité	3 gr.

Dans l'acné.

(HALLOPEAU et LEREDDE.)

POMMADE :

Soufre...............	2 parties.
Carbonate de potasse ...	1 —
Axonge ou vaseline	12 —

Contre la gale (*moins irritante que la pommade d'Helmérich.*)

(HARDY.)

POMMADE :

Vaseline..............	10 gr.
Soufre précipité........	0 gr. 25.

Dans les blépharites squammeuses. (A. TERSON.)

POUDRE :

Magnésie calcinée.......	)
Crème de tartre pulv....	) āā 50 gr.
Soufre................	)

Comme laxatif, *dose* 10 à 15 *gr.*
(G. LEMOINE.)

POMMADE D'HELMÉRICH (CODEX) :

Soufre sublimé lavé.........	10 gr.
Carbonate de potasse pur...	5 gr.
Eau distillée...............	5 gr.
Huile d'amandes douces	5 gr.
Axonge	35 gr.

POMMADE :

Styrax................	)
Fleur de soufre..........	) āā 20 gr.
Craie préparée..........	)
Axonge.................	) āā 40 gr.
Savon noir.............	)

Contre la gale. (WEINBERG.)

POMMADE SOUFRÉE (CODEX) :

Soufre sublimé lavé........	10 gr.
Huile d'amandes douces	10 gr.
Axonge benzoïnée	80 gr.

POMMADE :

Soufre...............	) āā 180 gr.
Huile de cade	)
Savon noir	) āā 500 gr.
Axonge	)
Craie................	120 gr.

Contre la gale (*employée en Angleterre, sans lavage préalable*).

SOZOÏODOL. *Acide paradiiodophénolsulfonique.*

Propriétés : Cristaux incolores, inodores, solubles dans l'eau et l'alcool.

Action thérapeutique et usages : Excellent antiseptique employé comme succédané de l'iodoforme dans les affections de la peau, et en laryngologie et rhinologie. On utilise surtout les sels de potasse, de zinc, de magnésie, de mercure moins caustiques que l'acide paraiodophénolsufonique lui-même.

Pharmacologie et posologie : *A l'extérieur : pommade, poudre, solution* 1 à 5 0/0.

SPARTÉINE. Voir *Genêt.*

SPIGELIE ANTHELMINTHIQUE. *Spigelia anthelminthica* (Loganiacées).

Plante entière fleurie.

Action thérapeutique et usages : Anthelminthique surtout efficace contre les ascarides.

Pharmacologie et posologie : *A l'intérieur* : poudre, 1 à 3 gr. chez les enfants de 3 ans, 1 à 5 gr. chez ceux de 5 ans.

STRONTIUM (BROMURE DE). Voir *Bromure de strontium*.

STRONTIUM (IODURE DE). Voir *Iodure de strontium*.

STOVAÏNE. Chlorhydrate d'amyléine ou chlorhydrate de l'éther benzoïque du diméthylamino-propanol.

Propriétés : Petites lamelles brillantes, très solubles dans l'eau.

Particularités : Les solutions aqueuses de stovaïne peuvent être facilement stérilisées par la chaleur ; elles supportent même une température de 115° en autoclave pendant vingt minutes sans qu'on observe de décomposition.

Action thérapeutique et usages : Nouvel anesthésique local appelé à un grand avenir thérapeutique ; il agit comme la cocaïne, mais il présente sur cette dernière l'avantage d'être moins toxique et de ne pas produire d'anémie cérébrale qui prédispose les malades à la syncope. Son action tonicardiaque permet même d'analgésier les malades dans la position assise.

La stovaïne est employée comme anesthésique local en injections sous-cutanées. Elle est donnée aussi en injections rachidiennes pour réaliser l'anesthésie générale. Dans les affections oculaires, elle procure une anesthésie rapide qui facilite les opérations sur le globe oculaire.

Pharmacologie et posologie : *En instillations*, solution physiologique à 1 gr. pour 25 ; *en injections sous-cutanées ou rachidiennes*, solution aqueuse à 1 gr. pour 100 gr. d'eau stérilisée, jusqu'à la dose maxima de 0 gr. 15.

D'une façon générale la posologie et les indications sont les mêmes que pour la cocaïne.

STRONTIUM (LACTATE DE).

Propriétés : Poudre blanche, amorphe, soluble dans l'eau et l'alcool.

Action thérapeutique et usages : Prescrit dans la néphrite parenchymateuse et épithéliale ; diurétique.

Pharmacologie et posologie : *A l'intérieur* : 2 ou 6 gr. par jour en *sirop, solution.*

<table>
<tr><td colspan="2">SIROP :</td><td colspan="2">SOLUTION :</td></tr>
<tr><td>Sirop de punch........ }
Sirop d'écorces d'oranges }
amères............. }</td><td>āā 100 gr.</td><td>Lactate de strontium....... 10 gr.
Eau distillée .... 150 gr.</td></tr>
<tr><td>Lactate de strontium....</td><td>20 gr.</td><td></td></tr>
<tr><td colspan="2">Comme diurétique, 1 cuillerée à soupe, à chacun des deux principaux repas, dans une tasse d'infusion de tilleul.
(Renaut et Mollard.)</td><td colspan="2">Dans l'albuminurie dyspeptique, prendre par jour 4 à 6 cuillerées à soupe, continuer 5 jours, reprendre après 5 jours de repos.
(A. Robin.)</td></tr>
</table>

STROPHANTUS. *Strophantus hispidus (variété* kombé)
(Apocynées).

Semences.

Composition chimique : *Strophantine*, choline et trigonelline.

Action thérapeutique et usages : Tonique du cœur et diurétique ; son emploi est indiqué dans les cas de lésion cardiaque non compensée et provoquant des phénomènes d'asystolie ; il a été recommandé dans le goître exophtalmique.

Particularités : Le strophantus est contre-indiqué lorsqu'il existe une lésion rénale, car il peut amener des symptômes d'intoxication.

Pharmacologie et posologie : *A l'intérieur : teinture alcoolique au 1/5ᵉ*, v à x gouttes par jour, à prendre dans un peu d'eau ou en *potion.*

Extrait alcoolique : 1 à 4 milligr. en *granules, pilules, potion, solution.*

Note. — Médicament très actif dont il faut surveiller l'emploi.

<table>
<tr><td colspan="2">PILULES :</td><td colspan="2">POTION :</td></tr>
<tr><td>Extrait de strophantus. 1/2 milligr. }
— de chiendent... }
Sirop de gomme...... }</td><td>āā q. s.</td><td>Teinture de strophantus
au 1/5ᵉ............ v à x gᵗᵗᵃˢ
Julep gommeux......... 120 gr.</td></tr>
<tr><td colspan="2">Pour 1 pilule.</td><td></td></tr>
<tr><td colspan="2">Dans la myocardite aiguë, ne pas dépasser 3 pilules.
(G. Lemoine.)</td><td colspan="2">A prendre par cuillerées à bouche dans la journée.</td></tr>
</table>

STROPHANTINE. Glucoside extrait des semences de *Srophantus kombé*.

Propriétés : Poudre cristalline, à saveur très amère, soluble dans l'eau et l'alcool, insoluble dans l'éther.

Action thérapeutique et usages : Voir *Strophantus*.

Pharmacologie et posologie : *A l'intérieur :* 1 à 5 *dixièmes* de milligr. en *granules.*

STRYCHNINE ET SES SELS. Voir *Noix vomique.*

STYPTICINE. Chlorhydrate de cotarnine.

Propriétés : Poudre amorphe, jaune soufre, à saveur amère, soluble dans l'eau.

Action thérapeutique et usages : Hémostatique donnant surtout de bons résultats dans les métrorrhagies ; elle est en même temps sédative.

Pharmacologie et posologie : *A l'intérieur :* 0 gr. 20 à 0 gr. 30 par doses fractionnées de 0 gr. 03 à 0 gr. 05, en *cachets, pilules.*

Injections hypodermiques à la dose de 0 gr. 20 par jour.

CACHETS :		PILULES :	
Stypticine	0 gr. 05.	Stypticine	1 gr. 50.
Sucre blanc	0 gr. 50.	Poudre de réglisse	} āā q. s.
Pour 1 cachet.	(BAKOFFEN.)	Suc de réglisse	}
		Pour 30 pilules.	
SOLUTION :			
Stypticine	1 gr.	Dans les métrorrhagies, 4 à 5	
Eau bouillie	10 gr.	*pilules par jour.*	
Dans les métrorrhagies, *en injections sous-cutanées.*			(BAKOFFEN.)
(GOTTSCHALK.)			

SUBLIMÉ CORROSIF. Voir *Mercure (Bichlorure de).*

SULFONAL. Diéthylsulfonediméthylméthane.

Propriétés : Cristaux incolores, inodores et sans saveur, solubles seulement dans l'eau bouillante, dans l'alcool et le chloroforme.

Action thérapeutique : Hypnotique employé principalement dans les insomnies d'origine nerveuse ; il réussit bien aussi chez les neurasthéniques, les hystériques, les hallucinés.

Pharmacologie et posologie : *A l'intérieur : chez les adultes* : 1 à 3 gr. en *cachets.* (Recommander au malade de prendre en même temps une boisson chaude pour faciliter la dissolution du sulfonal et, par suite, son absorption.)

Chez les enfants : 0 gr. 10 à 0 gr. 50 (A prendre dans de la confiture).

CACHETS :

Sulfonal............................. 1 gr.
Phénacétine........................ 0 gr. 50.
   En 2 cachets.

Dans la migraine, *à prendre les 2 cachets au début de l'accès.*   (Liégeois.)

SULFORICINIQUE (ACIDE).

L'acide sulforicinique *commercial* est le produit de l'action de l'acide sulfurique sur l'huile de ricin et en partie saturé par la soude (*Sulforicinate de soude*).

Propriétés : Liquide épais, sirupeux, jaune foncé, sans odeur, ni saveur, soluble dans l'eau, l'alcool et l'éther. Le sulforicinate de soude dissout facilement le phénol, la créosote, le salol, le camphre.

Usages thérapeutiques : Sous le nom de *solve, polysolve,* on emploie des dissolutions de phénol, de salol dans le sulforicinate de soude comme topiques dans le traitement de la diphtérie et de la laryngite tuberculeuse.

SULFURE DE POTASSIUM (TRI). *Trisulfure*

de potasse. Voir *Potasse (Sulfure de).*

SULFURE DE SODIUM (MONO) ou SULFHYDRATE DE SOUDE.

Propriétés : Cristaux incolores, très déliquescents, solubles dans l'eau, très peu solubles dans l'alcool, altérables à l'air.

Action thérapeutique et usages : Prescrit, *à l'intérieur*, dans la bronchite chronique et, *à l'extérieur*, en bains, dans le rhumatisme et les dermatoses justiciables des bains sulfureux.

Pharmacologie : *A l'intérieur :* 0 gr. 02 à 0 gr. 05 par jour, en sirop.

A l'extérieur : en *bains, lotions.*

BAIN DIT DE BARÉGES :		SIROP :	
Monosulfure de sodium cris-tallisé	60 gr.	Monosulfure de sodium cristallisé	0 gr. 10.
Chlorure de sodium	60 gr.	Eau distillée	1 gr.
Carbonate de soude sec du commerce	30 gr.	Sirop de sucre	99 gr.
Pour un bain.	(CODEX.)	20 gr. de ce sirop contiennent 0 gr. 02 de monosulfure cristallisé.	(CODEX.)

SULFURIQUE (ACIDE).

Propriétés : Liquide sirupeux, incolore, donne, avec l'eau, des hydrates se formant avec dégagement de beaucoup de chaleur.

Usages thérapeutiques : Considéré comme astringent et hémostatique ; on le prescrit, *à l'intérieur*, sous forme de limonade à la dose de 2 gr. par litre.

Pharmacologie et posologie : *A l'intérieur : limonade sulfurique* (acide sulfurique, *dilué au* 10e, 20 gr. ; eau distillée, 875 gr. ; sirop de sucre, 125 gr.).

Eau de Rabel (Voir formule) à la dose de 2 à 4 gr. en *limonade.*

EAU DE RABEL :		LIMONADE :	
Acide sulfurique officinal	100 gr.	Eau de Rabel	4 gr.
Alcool à 90°	300 gr.	Eau bouillie, q. s. pour 1 litre.	
Pétales de coquelicot	4 gr.	Dans l'hémoptysie, *par cuillerées*	
	(CODEX.)	*à soupe ou par petits verres en* 48 *heures.*	(A. ROBIN.)

SOLUTION :

Eau de Rabel	4 gr.
Extrait thébaïque	0 gr. 10.
Eau	100 gr.

Dans l'hémoptysie, *à prendre, en* 12 *heures, par cuillerées à soupe toutes les* 2 *heures.*

(DAREMBERG.)

SUREAU. *Sambucus nigra* (Caprifoliacées).

Écorce interne, fleurs.

Action thérapeutique et usages : Les fleurs de sureau sont employées, *à l'intérieur*, en tisane, comme sudorifiques et émollientes ; *à l'extérieur*, elles servent en bains, fumigations, lotions. On a préconisé les préparations galéniques d'écorce interne de sureau comme diurétiques.

Pharmacologie et posologie : *A l'intérieur : tisane* (avec l'écorce) à 100 gr. pour 1 litre d'eau, comme diurétique.

Vin (avec l'écorce) à 100 gr. pour 1 litre de vin blanc, comme diurétique.

Tisane (avec les fleurs) à 5 grammes pour 1 litre d'eau, comme sudorifique.

A l'extérieur : infusé (avec les fleurs) à 10 gr. pour 1 litre d'eau, en lotions, fumigations.

T

TALC. Silicate de magnésie.

Propriétés : Poudre blanche, très ténue, à toucher gras, insoluble dans les divers dissolvants.

Usages thérapeutiques : Employé, *à l'extérieur*, comme poudre inerte isolante ; on la mélange souvent, en dermatologie, à des substances pulvérulentes actives.

POUDRE :

Talc ....)
Oxyde de zinc .... } āā 30 gr.
Poudre d'amidon ......)

Dans le prurit et le prurigo.
(Du Castel.)

POUDRE :

Talc .... 90 gr.
Acide phénique .... 1 gr.
Camphre .... 1 gr.

Dans le prurit et le prurigo.
(Besnier.)

POUDRE :

Talc ....)
Amidon .... }
Lycopode .... } āā 20 gr.
Sous-nitrate de bismuth......)
Menthol .... 0 gr. 50.
Acide salicylique .... 1 gr.

Dans eczéma des nourrissons, *en poudrage.*
(Comby.)

TAMARIN. *Tamarindus indica* (Légumineuses).

Pulpe de fruit.

Composition chimique : Crème de tartre, acide citrique, acide tartrique, lévulose, pectine, etc.

Action thérapeutique et usages : Laxative.

Pharmacologie et posologie : *A l'intérieur : infusé* à 20 gr. ou 40 gr. pour 1 litre d'eau.

Pulpe, 20 à 40 gr., en *conserve*.

TANAISIE. *Tanacetum vulgare* (Composées).

Sommités fleuries.

Composition chimique : *Essence*, tanacétine (principe amer).

Action thérapeutique et usages : Vermifuge surtout vis-à-vis des oxyures.

Pharmacologie et posologie : *A l'intérieur* : *infusé* : 5 à 8 gr. pour 100 gr. d'eau en tisane.

Poudre, 2 à 4 gr.

Chez les enfants de 5 à 10 ans : poudre, 0 gr. 50 à 1 gr. dans de la confiture.

LAVEMENT :

Tanaisie......................................	2 gr.
Infuser dans :	
Eau bouillante	200 gr.
Glycérine...................................	20 gr.
Contre les oxyures.	(COMBY.)

TANNALBINE. Tannate d'albumine.

Propriétés : Poudre amorphe, jaunâtre, inodore, insipide, insoluble ; elle contient 50 0/0 de tannin.

Elle ne se dissout pas dans l'estomac, elle arrive intacte dans l'intestin où elle est décomposée peu à peu.

Action thérapeutique et usages : Prescrit, *à l'intérieur*, dans les diarrhées aiguës et chroniques, les diarrhées des tuberculeux, les diarrhées infantiles.

Pharmacologie et posologie : *A l'intérieur : chez les adultes*, 2 à 4 gr. par jour, par doses de 1 gr., en *cachets, poudre*. A administrer surtout pendant les repas.

Chez les enfants, 0 gr. 50 à 2 gr. par jour, par doses fractionnées.

TANNIGÈNE. Éther acétique du tannin.

Propriétés : Poudre amorphe, jaunâtre, hygroscopique, insoluble.

Elle se dédouble seulement dans l'intestin.

Action thérapeutique et usages : Prescrit, *à l'intérieur*, dans la diarrhée infantile, les diarrhées chroniques.

Pharmacologie et posologie : *A l'intérieur : chez les adultes*, 0 gr. 50 à 1 gr. 50 ou 2 gr., en *cachets* ou en *poudre*. A administrer pendant les repas.

Chez les enfants : jusqu'à 12 mois, 0 gr. 40 à 0 gr. 60 par jour ; et jusqu'à 4 ou 5 ans, 0 gr. 60 à 1 gr.

TANNIN.

Propriétés : Poudre amorphe, blanc jaunâtre, à saveur fortement astringente, soluble dans l'eau, l'alcool, la glycérine, insoluble dans l'éther.

Au contact de l'air, les solutions de tannin se colorent en se décomposant.

Particularités : Le tannin forme des composés insolubles avec les sels métalliques, l'émétique, l'albumine, la caséine, la plupart des alcaloïdes. Le chlorure de sodium, les acides concentrés, l'acétate de potasse le précipitent de ses dissolutions.

Action thérapeutique et usages : Astringent, hémostatique et antiputride. Prescrit, *à l'intérieur*, dans la diarrhée, la dysenterie, les hémorrhagies gastro-intestinales, les métrorrhagies, les hémoptysies. Il rend quelques services dans le traitement de la tuberculose et, en particulier, comme antisudorifique. On l'a recommandé dans la néphrite chronique.

On l'associe quelquefois à l'iode (composés iodo-tanniques) pour faciliter l'absorption de ce métalloïde. Le tannin est un contre-poison de la plupart des alcaloïdes, à la condition de le donner à doses modérées.

A l'extérieur, recommandé contre les engelures, les gerçures du sein, les fissures à l'anus ; en injections, dans la blennorrhagie ; en pommades ou poudres, dans les eczémas, l'impétigo, l'intertrigo.

Pharmacologie et posologie : *A l'intérieur* : 0 gr. 50 à 3 gr. en *cachets, poudre, pilules, sirop*.

Chez les enfants de 2 à 10 ans, 0 gr. 10 à 1 gr. par jour, en poudre, sirop.

A l'extérieur, en *crayons, glycérés* (1 à 2 pour 5), *pommade* (1 à 3 pour 30), *gargarismes, solutions* pour injections uréthrales ou vaginales (0,50 à 1 0/0), *suppositoires*.

CACHETS :

Tannin..............|
Poudre de quinquina.| āā 0 gr. 25.
  Pour 1 cachet.

Dans la **néphrite chronique**
  avec urines rares, 2 *cachets*
  à chaque repas. (G. LEMOINE.)

CRAYONS :

Tannin pulv ....   10 gr.
Gomme pulvérisée...   0 gr. 50.
Eau distillée.......|
Glycérine neutre...| āā p. égales.
  A diviser en crayons. (CODEX.)

GLYCÉRÉ :

Tannin ....   8 gr.
Chlorhydrate de cocaïne   0 gr. 40.
Extrait de chanvre in-
  dien..............   0 gr. 50.
Glycéré d'amidon.....   100 gr.
           (MOUXIÉ.)

MIXTURE

Ichtyol...................   2 gr.
Tannin ....   2 gr.
Résorcine.................   2 gr.
Eau......................   10 gr.

Contre les **engelures.** (BOECK.)

POUDRE :

Tannin ....   10 gr.
Salicylate de bismuth....   20 gr.
Chlorhydrate de cocaïne.|
  — de morphine.| āā 0 gr. 15.

Dans le **coryza,** *en prises.*
         (G. LEMOINE.)

POUDRE :

Alun.................|
Tannin...............| āā 2 gr.
Acide borique........|
Talc.................| āā 4 gr.

Dans l'**épistaxis,** *en insufflations.*
         (G. LEMOINE.)

SIROP IODOTANNIQUE :

Iode ....   1 gr.
Alcool à 90°..........   12 gr.
Tannin...............   1 gr.
Sirop simple.........   1000 gr.
         (GAY.)

CACHETS :

Tannin...................   20 gr.
Phosphate tribasique de chaux   20 gr.
Créosote.................   10 gr.
  En 40 cachets.

Dans la **tuberculose,** 3 *cachets*
  par jour.   (ARTHAUD.)

GLYCÉRÉ :

Tannin...................   50 gr.
Glycéré d'amidon.........   50 gr.
        (CODEX.)

MIXTURE IODOTANNIQUE :

Teinture d'iode..........   5 gr.
Tannin...................   30 gr.
Glycérine................   200 gr.
Alcool...................   50 gr.
1 *cuillerée à bouche par jour en*
  plusieurs fois dans du vin.

Chez l'**enfant,** 1 *cuillerée ou*
  une 1/2 cuillerée à café dans du
  sirop de ratanhia. (ARTHAUD.)

PILULES :

Tannin ....   0 gr. 10.
Iodoforme.............   0 gr. 15.
Extrait de quinquina ....   q. s.
  Pour 1 pilule.

POMMADE :

Résorbine.............   30 gr.
Tannin ....   1 gr. 50.
Huile de cade.........   0 gr. 50.

Dans l'**eczéma chronique.**
        (VEIEL.)

SIROP :

Tannin................   5 gr.
Glycérine.............   50 gr.
Sirop d'écorces d'oranges
  amères..............   100 gr.

Dans la **tuberculose pulmo-**
  naire, 1 *cuillerée à soupe après*
  les repas.   (G. LEMOINE.)

SOLUTION :

Tannin................   3 à 6 gr.
Gomme arabique.......   50 gr.
Eau bouillie..........   2 litres.

Dans le **choléra,** *en lavages de*
  l'intestin.   (CANTANI.)

SUPPOSITOIRE :

Tannin........................... 0 gr. 25 à 0 gr. 50.
Extrait thébaïque............... 0 gr. 02 à 0 gr. 03.
Chlorhydrate de cocaïne....... 0 gr. 02.
Beurre de cacao................. 4 gr.
    Pour 1 suppositoire.
    Astringent et calmant.   (Mossé.)

TANNOFORME. Méthylèneditannin. Combinaison de formol et de tannin.

Propriétés : Poudre légère, blanc rougeâtre, insoluble dans l'eau, soluble dans l'alcool.

Action thérapeutique et usages : *A l'intérieur* : antiseptique et astringent préconisé, dans la diarrhée infantile.

A l'extérieur : employé seul ou associé à 3 ou 4 parties d'amidon, dans l'ulcère mou, le prurit vaginal chez les diabétiques, l'intertrigo, l'eczéma, l'hyperhydrose, les papillomes. En pommade, dans les brûlures, le phimosis inflammatoire.

Pharmacologie et posologie : *A l'intérieur* : 1 à 3 gr. en *cachets*, *poudre.*

Chez les enfants :

Jusqu'à 1 an............... 0 gr. 20 à 0 gr. 30 par jour.
De 1 an à 5 ans.......... 0 gr. 30 à 0 gr. 80   —
De 5 à 10 ans............ 0 gr. 80 à 2 gr.   —

A l'extérieur : poudre, pommade, glycéré.

POMMADE :		POUDRE :	
Tannoforme............	5 gr.	Tannoforme................)	
Paraffine blanche solide.	5 à 10 gr.	Poudre d'amidon........} āā 30 gr.	
Vaseline liquide.......	85 à 90 gr.	Talc.....................)	
Dans les brûlures, le phimosis inflammatoire. (Ullmann.)		Dans l'hyperhydrose, l'intertrigo, l'eczéma. (Ullmann.)	

POMMADE :

Tannoforme........................... 3 à 6 gr.
Vaseline............................. 10 gr.
Lanoline............................. 20 gr.
    Dans l'intertrigo, l'eczéma.   (Ullmann.)

TARTRIQUE (ACIDE).

Propriétés : Cristaux prismatiques, incolores, inodores, à saveur acide, solubles dans l'eau, l'alcool et la glycérine, insolubles dans l'éther.

Action et usages thérapeutiques : Prescrit, *à l'intérieur*, en boissons rafraîchissantes (limonade tartrique).

A l'extérieur : employé, en glycéré ou en pommade, dans le lichen plan, l'acné, et pour calmer le prurit et les démangeaisons non symptomatiques, non parasitaires.

Pharmacologie et posologie : *A l'intérieur : limonade tartrique* (contenant 40 gr. sirop tartrique pour 900 gr. d'eau, soit 1 gr. d'acide tartrique pour 1.000).

Sirop tartrique : 30 à 160 gr. (100 gr. correspondent à 1 gr. d'acide tartrique).

A l'extérieur : glycéré à 1 pour 20 ; *pommade* à 1 pour 20.

GLYCÉRÉ :		GLYCÉRÉ :	
Glycéré d'amidon..........	20 gr.	Glycérolé d'amidon......	100 gr.
Acide tartrique............	1 gr.	Acide tartrique...........	4 gr.
Dans les affections prurigineuses.	(VIDAL.)	Menthol...............	1 à 2 gr.
		Dans le lichen plan. (BARBE.)	

LIMONADE TARTRIQUE :		SIROP D'ACIDE TARTRIQUE :	
Sirop d'acide tartrique....	100 gr.	Acide tartrique...........	10 gr.
Eau distillée..............	900 gr.	Eau distillée.............	10 gr.
	(CODEX.)	Sirop de sucre..........	980 gr.

TARTRATES. Voir *Antimoine, fer, soude, potasse.*

TARTRE STIBIÉ. Émétique. Voir *Antimoine.*

TÉRÉBENTHINE. Oléorésine de divers conifères.

Trois sortes différentes de térébenthines sont employées en thérapeutique :

1° *Térébenthine de Venise*, retirée du mélèze, *Pinus Larix ;*

2° *Térébenthine de Bordeaux* ou *térébenthine commune*, retirée du *Pinus maritima ;*

3° Térébenthine d'Alsace fournie par l'*Abies pectinata.*

La térébenthine de Venise et la térébenthine d'Alsace sont employées en pharmacologie pour les pilules. La térébenthine de Bordeaux sert surtout à la préparation des emplâtres.

Composition chimique : Les *térébenthines* sont constituées par des résines (acides résinoliques) et de l'*essence de térébenthine.*

L'essence de térébenthine, retirée par distillation des diverses térébenthines, est également employée en thérapeutique.

Propriétés générales des térébenthines : Liquides visqueux, épais, transparents ou troubles, jaune pâle ou jaune brun, généralement solubles dans l'alcool, insolubles dans l'eau. Leur odeur balsamique est plus ou moins agréable suivant la variété de térébenthine. Elles se solidifient par la magnésie.

Propriétés de l'essence de térébenthine : Liquide mobile, incolore, d'odeur spéciale, à peu près insoluble dans l'eau, soluble dans l'alcool, l'éther, les corps gras ; il s'oxyde à l'air en se colorant et en devenant acide.

Action thérapeutique et usages : Les térébenthines et l'essence sont prescrites, *à l'intérieur*, comme modificateurs des sécrétions bronchiques et antiseptiques dans les affections pulmonaires : bronchite aiguë, bronchite fétide, catarrhe chronique des bronches. Leur usage est indiqué dans les cystites, les catarrhes de la vessie, les uréthrites simples ou blennorrhagiques. On les recommande aussi dans les névralgies, les hématuries, les métrorrhagies. On met à profit la propriété des composés térébenthinés de dissoudre les calculs biliaires dans le traitement des coliques hépatiques.

Enfin l'essence de térébenthine ancienne (ozonisée) semble être le meilleur antidote de l'empoisonnement par le phosphore.

A l'extérieur : l'essence de térébenthine est employée en frictions excitantes ou révulsives, en inhalations, fumigations, vaporisations.

Pharmacologie et posologie : *A l'intérieur : essence :* 1 à 4 gr. en *capsules, perles, potion* avec émulsion.

> Térébenthine............ 0 gr. 50 à 2 gr. par jour en *pilules*.
> Sirop de térébenthine... 30 à 100 gr.

Note. — *On emploie également, à l'intérieur, des pilules de térébenthine cuite, c'est-à-dire privée, par l'ébullition avec l'eau, de son essence.*

A l'extérieur : ESSENCE, en *liniments ;* on l'associe à une huile médicale (huile camphrée, baume tranquille, etc.) ; en *bains* (25 gr. par bain) ; en *inhalations, vaporisations* (5 à 50 gr.

par litre d'eau). La térébenthine du mélèze entre dans la préparation du baume de Fioraventi :

<table>
<tr><td>

LINIMENT :

Essence de térébenthine..	5 gr.
Alcool camphré	$\overline{aa}$ 50 gr.
Baume tranquille	

En **frictions**, *dans le rhumatisme.*

MIXTURE :

Essence de térébenthine.	$\overline{aa}$ 25 gr.
Alcool camphré	
Alcoolat de lavande.....	100 gr.

En frictions excitantes.

PILULES :

Térébenthine d'Alsace......	2 gr.
Carbonate de magnésie hydraté	2 gr.
Pour 10 pilules.	(CODEX.)

PILULES :

Térébenthine cuite......	0 gr. 30.
Pour 1 pilule.	
	(CODEX.)

Dans le catarrhe bronchique, 1 à 10 *pilules par jour.*

REMÈDE DE DURANTE :

Essence de térébenthine....	10 gr.
Éther ordinaire...........	20 gr.

Dans la lithiase biliaire, 2 à 4 *gr. par jour dans du lait.*

</td><td>

LINIMENT :

Baume tranquille	100 gr.
Chloroforme.............	5 gr.
Essence de térébenthine ...	10 gr.

En frictions, **dans la sciatique.**

MIXTURE :

Teinture d'eucalyptus	50 gr.
— de benjoin........	30 gr.
Essence de térébenthine....	10 gr.

En inhalations, *une cuillerée à bouche dans 1 litre d'eau bouillante.*

POTION :

Essence de térébenthine.	5 gr.
Gomme arabique.......	2 gr.
— adragante......	0 gr. 20.
Sirop diacode.........	30 gr.
Julep gommeux........	100 gr.

Contre l'empoisonnement par le phosphore, *par cuillerées à bouche.*

SIROP :

Sirop de capillaire......	
— de térébenthine...	$\overline{aa}$ 75 gr.
— de tolu	

Dans le catarrhe chronique des bronches, 3 à 4 *cuillerées à bouche par jour dans une infusion de tilleul.*

</td></tr>
</table>

<u>TERPINE</u>. Hydrate de terpine. Dihydrate de térébenthène

Propriétés : Cristaux incolores, inodores, à peu près sans saveur, peu solubles dans l'eau, solubles dans l'alcool, l'éther et la glycérine.

Action thérapeutique et usages : Favorise l'expectoration en augmentant et fluidifiant les sécrétions bronchiques. Prescrit dans les bronchites, la tuberculose, la coqueluche.

Pharmacologie et posologie : *A l'intérieur :* 0 gr. 50 à 1 gr., en *cachets, pilules, potions alcoolisées, élixir.*

Chez les enfants de 2 à 10 ans : 0 gr. 15 à 0 gr. 50, en *potion.*

CACHETS :

Terpine.............. 0 gr. 20.
Poudre de Dower....... 0 gr. 15.
Pour 1 cachet.

Dans la bronchite à la période de coction, 3 à 4 *cachets par jour.*

ÉLIXIR :

Terpine............. 2 gr. 20.
Alcool.............. 80 gr.
Eau distillée de laurier-cerise .... 5 gr.
Elixir de Garus....... 20 gr.
Sirop de tolu........ 100 gr.
Sirop diacode........ 100 gr.
Eau distillée, q. s. pour faire 330 cent. cubes.

1 cuillerée à soupe renferme 0 gr. 10 de terpine.

2 à 4 cuillerées à soupe par jour.

(*Presse médicale.*)

PILULES :

Terpine.............. 0 gr. 10.
Codéine............. 0 gr. 02.
Poudre de benjoin...... 0 gr. 10.
Miel................ q. s.
Pour 1 pilule.

3 à 5 pilules par jour.

ÉLIXIR :

Terpine............... 20 gr.
Alcool à 90°............ 300 gr.
Glycérine neutre à 30°..... 670 gr.
Teinture de vanille........ 10 gr.

(HYRONIMUS.)

POTION :

Terpine................ 1 gr.
Sirop de tolu........... 20 gr.
Sirop thébaïque......... 20 gr.
Eau de laurier-cerise....... 10 gr.
Vieux cognac........... 40 gr.
Eau distillée........... 60 gr.

Dans la bronchite vulgaire, 5 *à 6 cuillerées à bouche par jour.*

POTION :

Benzoate de soude........ 6 gr.
Terpine................ 1 gr.
Vieux cognac .... 20 gr.
Sirop diacode .... 50 gr.
Eau de tilleul.......... 80 gr.

Contre l'élément catarrhal de la grippe, *à prendre par cuillerées en deux jours.*

(G. LEMOINE.)

PILULES :

Terpine .... 0 gr. 05.
Benzoate de soude....... 0 gr. 10.
Goudron végétal......... q. s.
Pour 1 pilule.

Pilules balsamiques, 10 *par jour.*   (E. DÉSESQUELLE.)

TERPINOL.

TERPINOL. Mélange complexe formé surtout de terpinéol, de terpilène et d'un peu d'eucalyptol.

Propriétés : Liquide mobile, incolore, odorant, insoluble dans l'eau.

Action thérapeutique et usages : Comme la terpine. Il a été employé aussi, à l'extérieur, en applications locales dans le rhumatisme aigu.

Pharmacologie et posologie : *A l'intérieur :* 0 gr. 50 à 1 gr. en *perles* ou *capsules* de 0 gr. 10.

MIXTURE :

Terpinol..................... 10 gr.
Gaïacol .... 4 gr.
Alcool à 85°.................. 10 gr.

Dans rhumatisme aigu, *en applications locales avec enveloppement au taffetas gommé.*

(G. LEMOINE.)

TÉTRONAL. Diéthylsulfonediéthylméthane.

Propriétés : Cristaux incolores à saveur amère et camphrée, peu solubles dans l'eau, solubles dans l'alcool.

Action thérapeutique et usages : Hypnotique prescrit comme le sulfonal.

Pharmacologie et posologie : *A l'intérieur :* 0 gr. 50 à 1 gr. 50 par jour, en fractionnant les doses (cachets de 0 gr. 25 à 0 gr. 50).

Ne le donner *chez les enfants* qu'à partir de 2 ans, à la dose de 0 gr. 20 à 0 gr. 40 par jour.

THAPSIA.

On emploie la résine de l'écorce de racine de *Thapsia garganica* (Ombellifères).

Action thérapeutique et usages : Révulsif produisant une éruption vésiculeuse, employé surtout dans la bronchite vulgaire.

Pharmacologie et posologie : *A l'extérieur : en emplâtre.* Éviter son emploi chez les enfants.

THÉ. *Thea chinensis* (Ternstrœmiacées).

Feuilles.

Composition chimique : Caféine, théophylline, essence, tannin.

Action thérapeutique et usages : Tonique, digestif et stimulant.

Pharmacologie et posologie : *A l'intérieur : infusé à* 10 gr. pour 1 litre d'eau.

THÉOBROMINE. Diméthylxanthine.

Retirée des semences de *cacao*.

Propriétés : Poudre blanche, cristalline, à saveur amère, très peu soluble dans l'eau, soluble dans l'alcool étendu et l'éther.

Action thérapeutique et usages : Puissant diurétique agissant en excitant l'épithélium rénal et sans modification apparente de la tension sanguine.

Préconisée dans les hydropisies cardiaques, la néphrite chronique.

Particularités : Chez certains malades, on observe de l'intolérance se manifestant par une céphalée intense, dite théo-
bromique, par des nausées et des vomissements. Pour
prévenir ces accidents, Huchard conseille d'associer la théobromine au phosphate de soude (Voir formule).

Pharmacologie et posologie : *A l'intérieur :* 1 à 4 gr. par doses
de 0 gr. 50 régulièrement espacées dans la journée. Suivant
Baréty, des doses faibles de 0 gr. 10 à 0 gr. 20 peuvent agir.
En *cachets.*

CACHETS :

Théobromine........................ 0 gr. 50.
Phosphate de soude .... 0 gr. 25.
Pour 1 cachet.   (HUCHARD.)

THÉOCINE. Théobromine synthétique. Diméthylxan-
thine.

Propriétés : Poudre cristalline, blanche, douce au toucher, à
saveur amère, soluble dans l'eau chaude, l'alcool bouillant.

Action thérapeutique et usages : Puissant diurétique ; son
emploi doit être surveillé surtout chez les brightiques.

Pharmacologie et posologie : *A l'intérieur :* chez l'adulte seulement, à la dose de 0 gr. 75 à 1 gr. par jour en 3 fois, à
prendre en dissolution dans un peu de thé chaud.

THIGÉNOL.

Propriétés : Huile brun rougeâtre, à peu près inodore, contenant en solution des sulfures organiques, soluble dans l'eau
et dans les autres dissolvants. Contient 10 0/0 de soufre.

Action thérapeutique et usages : Employé comme l'ichtyol,
analgésique et antiseptique. Utilisé, *à l'extérieur,* comme
décongestif puissant dans les affections utérines et cutanées.

Particularités : Non irritant, pas toxique.

Pharmacologie et posologie : En gynécologie : pansements à
30, 40 et même 50 gr. de thigénol pour 70, 60 et 50 gr. de
glycérine ; en *lotions, pommades, ovules.*

THIOCOL. Orthosulfogaïocolate de potassium.

Propriétés : Poudre blanche, à saveur salée et amère, inodore,
soluble dans l'eau et contenant 60 0/0 de gaïacol.

Action thérapeutique et usages : Préconisé à l'intérieur dans la tuberculose, la bronchite grippale ou chronique, l'emphysème, la pneumonie, la coqueluche.

Particularités : Médicament moins irritant et moins toxique que le gaïacol ; il est bien supporté par les enfants.

Pharmacologie et posologie : *A l'intérieur :* chez l'adulte : 1 à 4 gr. par jour, en *cachets, sirop* (fractionner la dose *pro die*).

Chez les enfants à partir de 5 ans, 0 gr. 30 à 1 gr. par jour.

En injections hypodermiques, en solution à 20 0/0.

SIROP :

```
Thiocol....................................  10 gr.
Sirop d'écorces d'oranges amères.........  200 gr.
Eau de laurier-cerise ...................   10 gr.
```

1 à 3 *cuillerées à bouche par jour.*

THRIDACE. Voir *Laitue.*

THYMOL ou ACIDE THYMIQUE.

Propriétés : Gros cristaux incolores, à odeur de thym, à saveur brûlante, peu solubles dans l'eau et la glycérine, solubles dans l'eau, l'alcool, l'éther et les corps gras.

Action thérapeutique et usages : Antiseptique plus énergique que le phénol, mais d'un emploi restreint, par suite de son peu de solubilité dans l'eau. On l'a préconisé, *à l'intérieur,* dans la dysenterie, la fièvre typhoïde. Vermifuge exerçant surtout son action contre les trichocéphales et l'ankylostome des mineurs.

A l'extérieur, il est employé en solutions alcoolisées pour pulvérisations ou vaporisations dans la coqueluche.

Pharmacologie et posologie : *A l'intérieur :* 1 à 2 gr. 50 en *solution* alcoolisée et glycérinée.

A l'extérieur : en *pulvérisations, vaporisations, gargarismes.*

ÉMULSION :		GARGARISME :	
Thymol..................	2 gr.	Thymol................	5 gr.
Huile d'olive...........	4 gr.	Alcool à 90°..........	100 gr.
Gomme arabique	2 gr.	Eau, q. s. pour faire.....	200 gr.
Eau distillée...........	60 gr.		

Contre les trichocéphales, 3 *cuillerées à bouche, une toutes les heures le matin à jeun.* (HAGER.) / Comme antiseptique, 1 *cuillerée à soupe dans un verre d'eau.* (G. LEMOINE.)

MIXTURE :		MIXTURE :	
Thymol......	} ãã 6 gr.	Thymol........................	15 gr.
Menthol...........		Alcoolat de lavande........	100 gr.
Alcool à 90°.........	120 gr.	Alcool.....................	100 gr.
		Eau.......................	800 gr.

Dans la coqueluche, *en pulvérisations*, 1 *cuillerée à café dans le flacon du pulvérisateur de Lucas-Championnière.* (JOSIAS.)

Dans la coqueluche, *en vaporisations dans la chambre.* (G. LEMOINE.)

THYROÏDINE ou IODOTHYRINE. Principe actif des corps thyroïdes et renfermant 10 0/0 d'iode.

Propriétés : Poudre jaune brunâtre, insoluble dans l'eau, peu soluble dans l'alcool.

Action thérapeutique et usages : Comme la glande thyroïde (Voir *Médicaments opothérapiques et sérothérapiques*).

Pharmacologie et posologie :

On emploie un mélange de thyroïdine et d'une quantité telle de sucre de lait que 1 gramme de ce mélange corresponde à 1 gramme de glande fraîche (Baumann). Les doses prescrites *à l'intérieur* sont les suivantes :

— Dans le goitre parenchymateux.   0 gr. 25 à 1 gr. 50 par jour.
—   le myxœdème..............   0 gr. 25 à 2 gr.
—   l'obésité..................   0 gr. 25 à 4 gr.
—   le psoriasis...............   0 gr. 25 à 5 gr.
    A prendre en cachets.   (BAUMANN.)

NOTE. — *Cesser la médication dès que le malade accuse de la céphalée et des palpitations.*

TILLEUL. *Tilia sylvestris* (Tiliacées).

Fleurs.

Action thérapeutique et usages : Antispasmodique, stomachique et diaphorétique.

Pharmacologie et posologie : *A l'intérieur :* infusé à 10 gr. pour 1 litre d'eau.

Eau distillée, ad libitum.

Bain, 500 gr. de feuilles à infuser dans 10 litres d'eau, et ajouter à l'eau du bain.

BAIN POUR ENFANTS :

Fleurs de tilleul.......................... 50 gr.
Feuilles d'oranger........................ 10 gr.
    A infuser dans :
Eau bouillante............................. 1 litre.
    A ajouter à l'eau du bain qui est de 25 à 30 litres.
Comme calmant, *durée du bain, vingt minutes à la température de 35 à 38°.* (*Presse Médicale.*)

TOLU (BAUME DE). Voir *Baume de tolu.*

TRAUMATICINE. Voir *Gutta-Percha.*

TRAUMATOL. Crésol monoiodé.

Propriétés : Poudre grisâtre, inodore, insoluble dans l'eau, l'alcool et l'éther, soluble dans le chloroforme.

Action thérapeutique et usages : Antiseptique et aussi légèrement anesthésique : ce composé a l'avantage de n'être pas caustique. Employé à l'intérieur, dans la tuberculose pulmonaire et, à l'extérieur, dans le pansement des plaies.

Pharmacologie et posologie : *A l'intérieur :* en *pilules* de 0 gr. 01, en prendre 5 par jour pendant 10 jours, en augmentant tous les 10 jours de 1/2 centigr. jusqu'à 0 gr. 40 qu'il ne faut pas dépasser (KARNINSKY).

TRINITRINE ou NITROGLYCÉRINE.

Propriétés : Liquide huileux, jaunâtre, très toxique, à saveur épicée, très peu soluble dans l'eau, soluble dans l'alcool et l'éther, détonant sous le choc.

En thérapeutique, on emploie exclusivement sa *solution alcoolique au* 1/100°.

Action thérapeutique et usages : Vaso-dilatateur au même titre que le nitrite d'amyle employé dans l'angine de poitrine, surtout dans l'intervalle des accès, dans l'asthme nerveux, dans les névralgies et les migraines des anémiques, dans l'anémie cérébrale.

NOTE. — *Éviter de le donner aux malades congestifs et aux athéromateux. Surveiller son emploi.*

Pharmacologie et posologie : *A l'intérieur : Solution alcoolique au* 100°, ɪ à ɪᴠ gouttes par jour, en solution diluée ou en potion.

En injections hypodermiques (Voir *formules*).

SOLUTION :	SOLUTION :
Eau distillée .... 300 gr.	Eau distillée .... 10 gr.
Solution alcoolique de trinitrine au 1/100° .... ʟx g^tes.	Solution alcoolique de trinitrine au 1/100° .... xʟ g^tes.
2 à 4 *cuillerées par jour, diminuer la dose dans les cas de céphalée.*	En injections hypodermiques.
(HUCHARD.)	**Dans les accès douloureux de l'angine de poitrine,** 1/2 *seringue de Pravaz*; 2 à 4 *fois par jour.* (HUCHARD.)

TRIONAL. Diéthylsulfoneméthyléthylméthane.

Propriétés : Cristaux brillants, à saveur amère, peu solubles dans l'eau froide, plus solubles dans l'eau chaude, solubles dans l'alcool et l'éther.

Action thérapeutique et usages : Hypnotique donnant de bons résultats dans les insomnies nerveuses, chez les morphinomanes, les neurasthéniques, les aliénés.

Note. — Le trional est contre-indiqué chez les tuberculeux, les asystoliques et dans les cas d'insomnie douloureuse.

Pharmacologie et posologie : *A l'intérieur :* 0 gr. 50 à 1 gr. en cachets, *potion* huileuse émulsive, ou en *poudre* dans un liquide chaud.

Les solutions sont préférables à la poudre qui, en raison de son peu de solubilité, s'absorbe lentement et l'effet thérapeutique tarde à se produire.

Chez les enfants à partir de 2 ans, 0 gr. 25 à 0 gr. 50 par jour.

Note. — Ne pas continuer longtemps la médication au trional pour éviter des phénomènes d'intoxication caractérisés par de la constipation, de l'hématoporphyrinurie, de la céphalée et des vertiges.

En lavement : à la dose de 0 gr. 50 à 1 gr.

CAPSULES GÉLATINEUSES :

Trional	0 gr. 05.
Paraldéhyde	0 gr. 10.
Huile d'amandes douces	0 gr. 70.

Pour 1 capsule, 2 à 8 *par jour.*

La paraldéhyde facilite la dissolution du trional, et l'association des deux médicaments constitue un nouvel hypnotique plus actif que le trional. (Ropiteau.)

LAVEMENT :

Trional	0 gr. 50 à 1 gr.
Huile d'amandes douces	10 à 20 gr.
Jaune d'œuf	n° 1.
Eau bouillie	150 gr.

(A. Brissemoret.)

SUPPOSITOIRE :

Suppositoire	0 gr. 50.
Beurre de cacao	3 gr.

Pour 1 suppositoire.

ÉMULSION :

Trional	1 gr.
Huile d'amandes douces	20 gr.
Sucre	8 gr.
Gomme arabique pulv.	
Gomme adragante pulv.	āā 0 gr. 20.
Eau de fleurs d'oranger	10 gr.
Eau de laurier-cerise	2 gr.

(G. Pouchet.)

POTION :

Solution huileuse de trional à 5 0/0	60 gr.
Mucilage de carragahen à 5 0/0	70 gr.
Glycérine	15 gr.
Eau de laurier-cerise	10 gr.

Chaque cuillerée à soupe contient 0 gr. 30 de trional et 1 gr. d'eau de laurier-cerise. (Ropiteau.)

TRIPHÉNINE. Propionylphénétidine.

Propriétés : Poudre cristalline, blanche, incolore, légèrement amère, peu soluble dans l'eau.

Action thérapeutique et usages : Antinévralgique, antipyrétique préconisé dans la grippe, la pneumonie, l'érysipèle.

Pharmacologie et posologie : *A l'intérieur :* en *cachets* de 0 gr. 50 à 1 gr. en une seule fois. Ne pas dépasser la dose de 3 gr. par jour.

TURBITH VÉGÉTAL. *Ipomæa turpethum* (Convolvulacées).

Racine.

Composition chimique : *Turpéthine*, résine.

Action thérapeutique et usages : Purgatif drastique ; il entre dans la préparation de la *teinture de jalap composée* ou *eau-de-vie allemande*.

TURBITH MINÉRAL. Voir *Mercure* (*Sulfate basique de*).

TUSSILAGE. *Tussilago farfara* (Composées).

Fleurs.

Action thérapeutique et usages : Pectorales et calmantes.

Pharmacologie et posologie : *A l'intérieur :* infusé à 10 gr. pour 1.000 gr. d'eau.

Les fleurs de tussilage font partie des *espèces pectorales.*

U

ULMAIRE. Voir *Reine des prés*.

ULMARÈNE. Mélange d'éther salicylique.

Propriétés : Liquide jaune rosé, d'odeur agréable, insoluble dans l'eau, soluble dans l'alcool ; il contient 75 0/0 d'acide salicylique.

Action thérapeutique et usages : Employé, comme le salicylate de méthyle, en badigeonnages suivis d'enveloppements ouatés, dans le rhumatisme articulaire aigu, chronique et blennorrhagique.

Pharmacologie et posologie : *A l'extérieur* : en badigeonnages à la dose de 4 à 12 et même 16 gr. par jour.

URÉTHANE. Carbonate d'éthyle, éthyluréthane.

Propriétés : Cristaux incolores, à saveur faiblement amère, solubles dans l'eau, l'alcool, l'éther et la glycérine.

Action thérapeutique et usages : Hypnotique déterminant un sommeil tranquille et ayant l'avantage d'être très peu toxique, il convient surtout aux enfants. On l'a préconisé dans l'insomnie nerveuse, contre le délire alcoolique et contre la toux des phtisiques.

Pharmacologie et posologie : *A l'intérieur* : 2 à 6 gr. chez l'adulte, en *potion, solution.*
   Chez les enfants : 0 gr. 20 à 2 gr. par jour.

POTION :			SOLUTION :	
Uréthane	1 à 2 gr.		Uréthane	20 gr.
Sirop de fleurs d'oranger.	15 gr.		Eau distillée	100 gr.
Eau de tilleul	40 gr.			
Dans le délire aigu, *à prendre en une fois.* (HUCHARD.)			3 à 4 *cuillerées à café le soir dans une tasse d'infusion de feuilles d'oranger.* (HUCHARD.)	

UROTROPINE. Voir *Hexaméthylènetétramine.*

UVA-URSI. Voir *Busserole.*

V

VALÉRIANE. *Valeriana officinalis* (Valérianées).
Racine.

Composition chimique : *Acide valérianique, essence,* résine.

Action thérapeutique et usages : Antispasmodique prescrit dans le nervosisme, l'hystéricisme, l'hypocondrie ; on l'a recommandée dans le diabète, les polyuries nerveuses.

Pharmacologie et posologie : *A l'intérieur* :

Poudre	1 à 10 gr. en *cachets, pilules.*
Infusé	à 10 gr. pour 1.000 gr. d'eau en tisane.
Eau distillée	10 à 120 gr. comme véhicule dans les potions.
Extrait alcoolique	1 à 3 gr. en pilules.
Teinture alcoolique au 1/5e.	2 à 15 gr. en potion, sirop.
Teinture éthérée	1 à 4 gr. en perles, potion.
Sirop (avec l'extrait)	20 à 50 gr. en potion, sirop.

CACHETS :

Poudre de valériane.....	0 gr. 50.
Poudre d'asa fœtida.....	0 gr. 25.

Pour 1 cachet.

3 cachets par jour.

MIXTURE :

Teinture de valériane.......	8 gr.
— de belladone.......	6 gr.
— de digitale........	4 gr.
Eau distillée de laurier-cerise.	2 gr.

Dans la coqueluche, *II gouttes matin et soir chez un enfant de 2 ans, III, IV ou V gouttes chez un enfant de 3, 4 ou 5 ans.*

(ROGER.)

PILULES :

Extrait de belladone.....	0 gr. 005.
— thébaïque......	0 gr. 01.
— de valériane....	0 gr. 10.
Poudre de quinquina....	q. s.

Pour 1 pilule.

Dans le diabète, *2 pilules par jour pendant 10 jours.*

(G. LEMOINE.)

LAVEMENT :

Bromure de potassium.....	1 à 2 gr.
Infusé de valériane.....	200 gr.
Jaune d'œuf...........	n° 1.

PILULES DE MÉGLIN (CODEX).

Extrait de semences de jusquiame............	0 gr. 50.
Extrait de valériane.....	0 gr. 50.
Oxyde de zinc..........	0 gr. 50.

Pour 10 pilules.

2 à 6 par jour.

POTION :

Teinture éthérée de valériane	4 gr.
Sirop d'éther...........	30 gr.
Eau de tilleul..........	120 gr.

Comme antispasmodique, par *cuillerées à bouche.*

SIROP :

Sirop de belladone........	30 gr.
Sirop de valériane.......	āā 40 gr.
Sirop de fleurs d'oranger	

Dans la coqueluche, 1 à 4 *cuillerées à café en 24 heures.*

VALÉRIANATE D'AMMONIAQUE

Propriétés : Cristaux incolores, très déliquescents, à odeur de valériane, à saveur sucrée, solubles dans l'eau, l'alcool et l'éther.

Action thérapeutique et usages : Prescrit dans la céphalalgie et l'insomnie nerveuse ; dans l'hystérie. Antinévralgique.

Pharmacologie et posologie : *A l'intérieur :* 0 gr. 10 à 0 gr. 50, en *pilules, potion, solution.*

PILULES :

Valérianate d'ammoniaque.	0 gr. 10.
Citrate de caféine........	0 gr. 15.
Extrait de valériane......	q. s.

Pour 1 pilule.

Dans les névralgies, 2 *pilules par jour.*

POTION :

Valérianate d'ammoniaque	1 gr.
Sirop d'éther..........	40 gr.
Bromure de potassium.....	1 gr.
Eau de tilleul..........	110 gr.

Par cuillerée à bouche toutes les 2 heures.

SOLUTION :

Valérianate d'ammoniaque.........	1 gr. 50.
Bromure d'ammonium...........	5 gr.
— de sodium............	5 gr.
Eau......................	300 gr.

Chaque cuillerée à bouche contient 0 gr. 15 de valérianate d'ammoniaque et 0 gr. 50 du mélange des bromures.

VALÉRIANATE D'AMYLE. Voir *Amyle (Valéria-nate d')*.

VALÉRIANATE DE QUININE. Voir *Quinine (Valérianate basique de)*.

VALÉRIANATE DE ZINC. Voir *Zinc (Valéria-nate de)*.

VALÉROBROMINE. α-Bromovalérianate de soude.

Propriétés : On ne trouve dans le commerce qu'une solution concentrée, spécialisée, contenant, par cuillerée à café, 0 gr. 55 de valérobromine.

Usages thérapeutiques : Sédatif du système nerveux.

Posologie : 2 à 4 cuillerées à café. à prendre dans un demi-verre d'eau sucrée.

VANADATE DE SOUDE. Métavanadate de soude.

Propriétés : Poudre blanche, cristalline, soluble dans l'eau.

Action thérapeutique et usages : Le vanadate de soude favorise les phénomènes de la nutrition en agissant comme un oxydant dans les processus chimiques de l'économie. Il augmente l'appétit des tuberculeux, des chlorotiques, des neurasthéniques, d'où résulte une augmentation du poids et des forces.

Pharmacologie et posologie : *A l'intérieur* : 3 à 5 milligrammes par jour pendant 3 jours par semaine en *élixir, granules* ou *solution*.

Particularités : *Le tannin précipitant les vanadates, ne pas le prescrire sous forme de vins.*

SOLUTION :

Vanadate de soude...................... 0 gr. 03.
Eau distillée .... 150 gr.

Dans l'anorexie des tuberculeux, *une demi-heure avant les deux principaux repas, 1 cuillerée à café de la solution (soit 0 gr. 002 milligr. par jour); ne pas continuer ce médicament plus de 4 jours consécutivement.* (A. ROBIN.)

VANILLE. *Vanilla planifolia* (Orchidées).

Fruits (gousse).

Composition chimique : *Vanilline*, matières grasses, sucre, gommes, résines.

Usages thérapeutiques : Autrefois réputée comme stimulante, on l'emploie seulement maintenant pour aromatiser certaines préparations.

Pharmacologie et posologie : *A l'intérieur : Poudre de vanille sucrée* (sucre à la vanille), 2 à 20 gr. (pour aromatiser).

Teinture de vanille au 1/10° : 2 à 5 gr. (pour aromatiser).

On substitue souvent, à la vanille pulvérisée et sucrée, son principe odorant, la *vanilline*, à la dose de 0 gr. 01 à 0 gr. 25 suivant la quantité des substances à aromatiser.

VASELINE ou PÉTROLÉINE.

Propriétés : Masse blanche ou blanc jaunâtre, onctueuse, à peu près inodore, à réaction neutre, insoluble dans l'eau et la glycérine, soluble dans l'éther et le chloroforme. Inoxydable à l'air.

La vaseline est formée par environ 25 0/0 de paraffine et 75 0/0 d'huiles lourdes de pétrole.

Usages thérapeutiques : La vaseline est utilisée comme excipient des pommades ; elle a l'avantage d'être neutre, inaltérable à l'air. Son emploi est avantageux pour les pommades qui doivent renfermer des composés alcalins ou des oxydes métalliques, et pour celles qui sont destinées à être appliquées sur les muqueuses sensibles à l'action de l'axonge altérée.

La vaseline est indiquée toutes les fois que l'on veut obtenir une action superficielle et réaliser un simple pansement, car, en frictions sur l'épiderme, elle ne sèche pas et forme un enduit tenace et imperméable.

VASELINE (HUILE DE). Vaseline liquide.

Propriétés : Liquide incolore, mobile, insoluble dans l'eau, la glycérine et l'alcool. Volatil.

La vaseline liquide est constituée par des huiles lourdes provenant des pétroles du Caucase.

Usages thérapeutiques : Employée à la préparation de solutions pour *injections hypodermiques*.

VÉRATRINE. Alcaloïde retiré de la *cévadille et exis-*
tant également dans l'*Hellébore blanc.*

Propriétés : Poudre blanche, inodore, provoquant des éternuements, insoluble dans l'eau, soluble dans l'alcool.

Action thérapeutique et usages : On a préconisé la vératrine,
à l'intérieur, comme un analgésique et un diurétique ; mais
c'est un médicament dangereux qui n'est guère employé
maintenant. *A l'extérieur*, en pommades dans les névralgies,
la sciatique et les douleurs rhumatismales.

Pharmacologie et posologie : *A l'extérieur : pommade* au 1/10°.

VERATRUM VIRIDE. (Liliacées.)

Rhizome.

Action thérapeutique et usages : Préconisé dans l'artériosclérose
pour abaisser la tension superficielle.

Pharmacologie et posologie : *A l'intérieur : teinture :* vii à
xv gouttes par jour.

VIBURNUM PRUNIFOLIUM. (Caprifoliacées.)

Écorce.

Composition chimique : *Viburnine*, acide valérianique et tannin.

Action thérapeutique et usages : Sédatif utérin et antidysmé-
norrhéique. On le prescrit également dans le traitement de
l'hystérie, au moment de la puberté et à l'époque des règles
(Dauchez).

Pharmacologie et posologie : *A l'intérieur :* teinture alcoolique, xl à l gouttes par jour en 2 fois [5 jours avant, pendant et 5 jours après les règles (Dauchez)].

Extrait fluide, xl à l gouttes par jour en 2 fois.

VIOLETTE. *Viola odorata* (Violariées).

Fleurs.

Usages thérapeutiques : Béchiques et sudorifiques.

Pharmacologie et posologie : *A l'intérieur :* infusé à 10 gr.
pour 1.000 gr. d'eau en *tisane.*

Les fleurs de violette font partie des *Quatre fleurs pecto-*
rales.

W

WINTERGREEN (ESSENCE DE). Voir *Méthyle* (*Salicylate de*).

Z

ZINC (CHLORURE DE).

Propriétés : Masse blanche, cristalline, très déliquescente, soluble dans l'eau, l'alcool et la glycérine.

Action thérapeutique et usages : Caustique, antiseptique et astringent. *A l'extérieur*, on l'a préconisé, sous forme de crayons à la pâte de Canquoin, dans l'endométrite chronique, les métrites fongueuses.

M. Lannelongue a proposé le chlorure de zinc (méthode sclérogène) dans le traitement des tumeurs blanches : on injecte, au voisinage de l'articulation, ii à iii gouttes d'une solution au 1/10°, et on renouvelle cette injection 5 à 6 fois pour obtenir la sclérose du foyer tuberculeux.

Les solutions étendues de chlorure de zinc sont employées comme antiseptiques et astringentes dans la laryngite chronique et, en injections, dans la blennorrhagie. Balzer recommande une pâte (Voir formule) à base de chlorure de zinc pour le traitement du chancre simple.

Pharmacologie et posologie : *A l'extérieur : solutions à 1 pour* 10 gr. d'eau distillée (méthode sclérogène de Lannelongue).

Solutions à 1 pour 100 gr. d'eau pour lavages dans la pleurésie séro-fibrineuse et pulvérisations dans la laryngite chronique.

Solutions à 0 gr. 10 à 0 gr. 50 pour 1 litre d'eau en injections uréthrales.

PATE DE CANQUOIN (CODEX)	
Chlorure de zinc	32 gr.
Oxyde de zinc	8 gr.
Farine de froment séchée à 100°	24 gr.
Eau distillée	4 gr.
Caustique.	

PATE DE BALZER	
Chlorure de zinc	1 gr.
Oxyde de zinc	10 gr.
Eau distillée q. s. pour faire une pâte.	

Dans le chancre simple, *application pendant 24 heures*.

SOLUTION :

Chlorure de zinc........... 1 gr.
Eau distillée.............. 10 gr.

Cette solution est celle prescrite dans la méthode sclérogène de Lannelongue (Voir plus haut).

SOLUTION :

Chlorure de zinc........... 10 gr.
Eau distillée.............. 90 gr.

Dans l'hydrocèle, *extraire 1 à 4 seringues de Pravaz de liquide et par l'aiguille laissée en place injecter, suivant le volume de la tumeur, 1/4 à 1 seringue de la solution.*
(BLANC, de Saint-Étienne.)

SOLUTION :

Chlorure de zinc.......... 1 gr.
Eau distillée............. 20 gr.

Dans les adénopathies scrofuleuses de l'enfance, *instillation de quelques gouttes.*
(LANNELONGUE.)

SOLUTION :

Chlorure de zinc......... 1 gr.
Acide chlorhydrique ...... 10 gr.
Eau distillée .... 100 gr.

Dans la laryngite chronique hypertrophique, *en pulvérisations de 5 minutes de durée, matin et soir.* (MALHERBÉ.)

ZINC (PHOSPHURE DE). Voir *Phosphure de zinc.*

ZINC (OXYDE DE).

Propriétés : Poudre blanche, inodore, sans saveur, insoluble dans l'eau.

Action thérapeutique et usages : *A l'intérieur*, préconisé comme antispasmodique et anticonvulsif.

A l'extérieur, on met très souvent à profit, dans les affections de la peau, les propriétés desséchantes et isolantes de l'oxyde de zinc : eczémas, prurit, prurigo, intertrigo, etc.

Pharmacologie et posologie : *A l'intérieur :* 0 gr. 10 à 1 gr. 50 en *cachets, pilules. A l'extérieur :* en *colles, glycérés, pâtes, pommades, poudres.*

COLLE DURE DE UNNA :

Gélatine.................. 30 gr.
Glycérine................. 30 gr.
Eau....................... 30 gr.
Oxyde de zinc............. 10 gr.

En excipient pour le sublimé, le chloral, le camphre.

COLLE MOLLE DE UNNA :

Gélatine,................. 15 gr.
Glycérine................. 25 gr.
Eau....................... 45 gr.
Oxyde de zinc............. 15 gr.

En excipient pour l'iodoforme, l'acide chrysophanique, le soufre.

COLLE DE TENNESON :

Gélatine.................. 15 gr.
Grénetine................. 10 gr.
Gomme arabique........... 0 gr. 50
Glycérine........./
Eau bouillante....\ āā 30 gr.
Oxyde de zinc........... 10 gr.
Phénosalyl .... 0 gr. 20

Dans l'eczéma chronique, *faire tiédir la colle au bain-marie et badigeonner la peau.*

GLYCÉRÉ :

Oxyde de zinc par voie sèche. 10 gr.
Glycéré d'amidon.......... 20 gr.
(CODEX.)

PAQUETS :

Oxyde de zinc en poudre..	8 gr.
Calomel en poudre.....	
Valériane en poudre....	āā 4 gr.
En 70 prises.	

Dans les convulsions chez les enfants, 2 *paquets par jour dans du lait.* (BLACHE.)

PATE DE BESNIER :

Oxyde de zinc............	20 gr.
Huile d'amandes douces stérilisée................	10 gr.

Dans les dermatoses.

POMMADE :

Oxyde de zinc............	20 gr.
Huile d'amandes douces....	20 gr.
Cérat blanc..............	20 gr.
Baume du Pérou..........	x g^{ttes}.
Orthoforme..............	10 gr.

Dans les fissures anales et les hémorroïdes. (BLONDEL.)

POMMADE :

Oxyde de zinc...	1 gr.
Menthol........	0 gr. 20 à 0 gr. 40.
Vaseline	20 gr.

Dans le prurit, le prurigo.
(DU CASTEL.)

PATE DE LASSAR :

Oxyde de zinc..........	
Amidon...............	āā 10 gr.
Vaseline.............	
Lanoline.............	

Dans l'eczéma.

PILULES DE MÉGLIN (CODEX) :

Extrait de semences de jusquiame...........	0 gr. 50.
Extrait de valériane.....	0 gr. 50.
Oxyde de zinc par voie sèche...............	0 gr. 50.
Pour 10 pilules.	

POMMADE :

Oxyde de zinc............	1 gr.
Vaseline ou lanoline.......	20 gr.

POMMADE :

Résorbine	20 gr.
Oxyde de zinc..........	10 gr.
Acide salicylique.......	0 gr. 50.

Dans l'eczéma.
(HALLOPEAU et LEREDDE.)

POUDRE :

Talc................	
Oxyde de zinc........	āā 30 gr.
Poudre d'amidon......	

Dans le prurit, le prurigo.
(DU CASTEL.)

ZINC (SULFATE DE).

Propriétés : Cristaux incolores, à saveur styptique, solubles dans l'eau et la glycérine, insolubles dans l'alcool.

Action thérapeutique et usages : Le sulfate de zinc est prescrit, *à l'extérieur*, comme astringent en injections uréthrales dans la blennorrhagie et, en collyres, dans la conjonctivite et la dacryocystite.

Pharmacologie et posologie : *A l'extérieur :* solutions, 0 gr. 15 à 0 gr. 20 0/0 pour *collyres ;* solutions, 0 gr. 25 à 0 gr. 50 pour 100 en *injections uréthrales.*

COLLYRE :

Sulfate de zinc.......	0 gr. 15.
Eau bouillie..........	100 gr.

Dans la conjonctivite.
(CODEX.)

SOLUTION DE RICORD :

Sulfate de zinc	2 gr.
Acétate de plomb	2 gr.
Eau distillée de rose......	400 gr.

Comme astringent, *en injections uréthrales.*

ZINC (SULFOPHÉNATE DE). Parasulfophénate de zinc.

Propriétés : Cristaux incolores, inodores, à saveur styptique, solubles dans l'eau et l'alcool, se colorant en rouge à l'air.

Action thérapeutique et usages : Préconisé, *à l'extérieur*, en injections uréthrales dans la blennorrhagie.

Pharmacologie et posologie : *A l'extérieur* : solution à 0 gr. 50 pour 100 gr. d'eau, en *injections uréthrales* astringentes.

ZINC (VALÉRIANATE DE).

Propriétés : Cristaux nacrés, à odeur affaiblie de valériane, à saveur astringente, solubles dans l'eau et l'alcool.

Action thérapeutique et usages : Antispasmodique dont l'action est douteuse.

Pharmacologie et posologie : *A l'intérieur :* 0 gr. 10 à 0 gr. 30 en *cachets* ou *pilules*.

TABLEAU DES INCOMPATIBILITÉS

Nom de la substance	Produits incompatibles avec la substance considérée
ACONITINE.	Voir *Alcaloïdes.*
ALCALOÏDES.	Alcalis, carbonates et bicarbonates alcalins, borate de soude, tannin, sublimé, chlorure d'or, acide picrique, iodures métalliques (*précipitation*), permanganate de potasse (*décomposition*).
ALUN.	Alcalis, carbonates alcalins, sels de mercure, de plomb, émétique, infusés astringents, liquides albumineux (*précipitation*).
AMMONIAQUE.	Acides, sels acides, sels métalliques, sels organiques (*décomposition*).
AMMONIAQUE (acétate d').	Acides et alcalis (*décomposition*).
AMMONIAQUE (chlorhydrate d').	Acides et alcalis (*décomposition*).
ANTIMOINE (oxyde blanc d').	Acides, sels acides, chlorures, crème de tartre (*formation de composés toxiques solubles*).
ANTIMOINE (tartrate de potasse et d').	Acides, sels acides, alcalis, sulfates alcalins (*décomposition*). Tannin, liquides astringents et albumineux (*précipitation*).
ANTIPYRINE.	Calomel, sublimé, solutions iodurées, acide cyanhydrique dilué, salicylate et bicarbonate de soude, sels ferreux, chloral, sels de caféine, liquides contenant du tannin, naphtol-β, teinture d'iode (*formation de mélanges liquides ou colorés, ou précipitation*).

Nom de la substance	Produits incompatibles avec la substance considérée
ARGENT (azotate d').	Alcalis, carbonates alcalins, chlorures, bromures, iodures, cyanures, phosphates, sulfates, sels alcalins des acides organiques, matières organiques (*précipitation* ou *décomposition*).
ARISTOL.	Alcalis, ammoniaque, sels d'argent, de mercure (*décomposition* ou *précipitation*).
ARSÉNIEUX (acide).	Sels solubles de chaux, de fer et de magnésie (*précipitation*).
ARSÉNIATE DE SOUDE.	Sels solubles de chaux, de fer et de magnésie (*précipitation*).
ATROPINE (sulfate d').	Voir *Alcaloïdes*.
BENZOATE DE SOUDE.	Acides, sels acides (*décomposition*).
BISMUTH (sous-nitrate de).	Sulfures solubles, soufre (*décomposition*).
BORATE DE SOUDE.	Sels acides, acides, sels solubles de chaux, de magnésie, de fer, de mercure, alcaloïdes (*précipitation*).
BROMURES ALCALINS.	Acides, sels acides, chlore, iode, hypochlorites, sels de fer, de mercure et d'argent (*décomposition*).
CARBONATES ET BICARBONATES.	Acides, sels acides, sels de chaux, de fer, de mercure, d'argent, alun, les préparations galéniques acides (extraits, tisanes, vins, etc.), les préparations contenant des alcaloïdes (*décomposition*).
CALCIUM (sels solubles de).	Acides borique, carbonique, phosphorique, sulfurique, citrique, tartrique et leurs sels solubles (*précipitation*).
CALOMEL.	Acides, alcalis, bromures, iodures, kermès, préparations galéniques contenant de l'acide cyanhydrique (eau de laurier-cerise, looch blanc, sirop d'orgeat) (*décomposition*).

Nom de la substance	Produits incompatibles avec la substance considérée
CAMPHRE.	Phénols, chloral (*mélanges liquides*).
CHARBON VÉGÉTAL.	Chlorate de potasse (*mélange explosif*), alcaloïdes (*fixation sur le charbon*).
CHLORAL.	Alcalis, carbonates alcalins (*décomposition*), antipyrine (*précipitation*).
CHLORURES SOLUBLES.	Sels de mercure, de plomb, d'argent (*précipitation*).
CHLORATE DE POTASSE ET DE SOUDE.	Charbon pulvérisé, substances pulvérulentes organiques, soufre, kermès, azotate de potasse, hyposulfites, tartrates de potasse, phénols, salols (*décomposition et mélanges explosifs*).
CHLORHYDRIQUE (acide).	Alcalis, carbonates, sels à acides organiques, sels de plomb, de mercure et d'argent, sulfures (*décomposition et précipitation*).
CITRIQUE (acide).	Alcalis, carbonates, lait (*décomposition*).
COCAÏNE (chlorhydrate de).	Voir *Alcaloïdes*.
CYANHYDRIQUE (acide).	Sels mercureux, sels métalliques, oxydes métalliques (*décomposition*).
DEXTRINE.	Liquides alcooliques (*précipitation*).
DIGITALINE.	Charbon, sels de fer, liquides contenant du tannin (*précipitation*).
ÉMÉTIQUE.	Voir *Antimoine* (*Tartrate de potasse et d'*).
ÉSÉRINE ET SES SELS.	Voir *Alcaloïdes*.
EXALGINE.	Salol, menthol, résorcine (*mélanges liquides*).
FER (sels solubles de).	Alcalis, carbonates alcalins, sels de mercure, d'argent, arséniate de soude, phosphates solubles, tannin, liquides riches en tannin (vins, tisanes), liquides gommeux, mucilages (*précipitation*); phénols, antipyrine (*coloration du mélange*).

Nom de la substance	Produits incompatibles avec la substance considérée
FLUORURE DE SODIUM.	Sels de chaux solubles (*précipitation*).
GAÏACOL.	Camphre (*mélange liquide*), perchlorure de fer (*coloration*).
GLYCÉRINE.	Acide chromique, permanganate de potasse (*mélanges explosifs*).
GLYCOGÈNE.	Liquides alcooliques (*précipitation*).
GOMME.	Acétate et sous-acétate de plomb, sels de fer solubles (*précipitation*); liquides alcooliques (*précipitation*); corps facilement oxydables (*oxydation*).
HYPOCHLORITES DE CHAUX, DE SOUDE.	Acides, sels acides, sels métalliques, matières organiques (*décomposition*).
HYPOPHOSPHITES DE CHAUX, DE SOUDE.	Acides, sels métalliques (*décomposition*); chlorate de potasse (*mélange explosif*).
IODE.	Alcalis, carbonates, ammoniaque, sels métalliques, alcaloïdes et leurs sels, substances gommeuses, amidon (*décomposition ou précipitation*); essences (*déflagration*).
IODOFORME.	Alcalis, sels de mercure, d'argent (*décomposition ou précipitation*).
IODURES ALCALINS ET IODURE DE FER.	Acides, sels acides, sels métalliques, chlore, brome, hypochlorites (*décomposition*).
KERMÈS.	Acides, sels acides, sulfates, chlorures, iodures solubles (*décomposition*).
LAUDANUM DE ROUSSEAU ET DE SYDENHAM.	Iodures alcalins, teinture d'iode, sels métalliques solubles (*précipitation*).
MAGNÉSIE ET SES SELS.	Alcalis, carbonates alcalins, phosphates solubles, acide arsénieux, arséniate de soude, borate de soude (*décomposition ou précipitation*).
MORPHINE ET SES SELS.	Alcalis, carbonates alcalins, iodures alcalins, et voir *Alcaloïdes*.

Nom de la substance	Produits incompatibles avec la substance considérée
MANGANATE DE POTASSE (per).	Sels au minimum d'oxydation, alcaloïdes, matières organiques des préparations galéniques (gommes, sucres etc.), alcool (*décomposition*); chlorate de potasse (*détonation*).
MERCURE (sels de).	Alcalis, carbonates alcalins, chlorures, bromures, iodures, acide cyanhydrique dilué (eau de laurier-cerise), sels métalliques, tannin, sels d'alcaloïdes (*décomposition* ou *précipitation*).
NAPHTOLS.	Camphre, antipyrine (*mélanges liquides*).
OPIUM ET PRÉPARATIONS OPIACÉES.	Voir *Alcaloïdes*.
OR (bromure d').	Alcalis, sels alcalins, sels métalliques, matières organiques (*décomposition*).
OXYGÉNÉE (eau).	Alcalins, sels alcalins, composés pulvérulents insolubles, sels ferreux (*décomposition*).
PEPSINE.	Alcalins, sels alcalins, alcool, antiseptiques énergiques (*diminution de l'activité du ferment*).
PERSULFATES ALCALINS.	Chlorures, bromures, iodures, sels ferreux, naphtol-β, aniline (*décomposition*).
PHÉNOL.	Alcalins, sels de fer, antipyrine, liquides albumineux, camphre (*coloration, liquéfaction* ou *précipitation*).
PHOSPHORIQUE (acide) **ET PHOSPHATES ALCALINS.**	Alcools, sels alcalins, sels solubles de chaux, de fer, d'argent, de plomb (*précipitation* ou *décomposition*).
PLOMB (sels solubles de).	Acides chlorhydrique, sulfurique, phosphorique, iodures alcalins, sulfates, chlorures, phosphates, arséniates et biborates solubles (*précipitation*); préparations galéniques contenant du tannin, de la gomme, de l'albumine, des alcaloïdes (*précipitation*).

Nom de la substance	Produits incompatibles avec la substance considérée
QUININE (sels de).	Voir *Alcaloïdes*.
RÉSORCINE.	Camphre (*mélange liquide*); hypochlorites (*coloration*).
SALICYLATE DE SOUDE.	Acides, sels acides, sels de fer, de mercure, d'argent (*précipitation*).
SULFURIQUE (acide)	Alcalis, carbonates, nitrates, chlorures, sulfures, sels de chaux, de strontiane, de plomb, liquides albumineux (*précipitation* ou *décomposition*).
TANNIN.	Sels de fer, de mercure, de plomb, d'argent, d'antimoine (émétique), la gélatine, l'albumine, l'antipyrine, les alcaloïdes (*précipitation*).
TARTRIQUE (acide).	Alcalis, carbonates, sels solubles de potasse, de chaux, de strontiane, de plomb (*décomposition* ou *précipitation*).
TARTRE STIBIÉ.	Voir *Antimoine* (*Tartrate de potasse et d'*).
VALÉRIANE D'AMMONIAQUE.	Alcalis, acides (*décomposition*).
ZINC (sulfate de).	Alcalis, carbonates alcalins, sels solubles de chaux, de plomb, tannin, liquides albumineux (*précipitation*).

OPOTHÉRAPIE

L'opothérapie, comme son nom l'indique (οπος, suc), est une méthode thérapeutique basée sur l'emploi de suc d'organe, d'extrait de viscère. Cette méthode est toute récente. Elle ne date que de 1889. A cette époque, en effet, M. Brown-Séquard fit à la Société de Biologie une importante communication sur l'action de l'extrait glycériné de testicule. Ce produit nouveau, injecté sous la peau, était capable de rendre à la glande génitale ses propriétés disparues ou diminuées.

Ce fait particulier n'est qu'un corollaire d'une loi physiologique générale. En effet, on sait que des organes, tels que le foie, le pancréas, etc.. qui ont une sécrétion externe bien déterminée, comme la bile, sécrètent, en outre, un produit moins bien connu, absorbé par le sang, produit que l'on nomme, par opposition, sécrétion interne. Celle-ci a une action manifeste sur l'organisme, action peut-être supérieure à celle de la sécrétion externe.

D'autre part, depuis longtemps on avait remarqué que, si des organes sans fonctions connues, tels que le thymus, la thyroïde, les capsules surrénales venaient à disparaître ou à être détruits, le sujet était atteint de phénomènes bizarres, toujours les mêmes pour chacun des organes. C'est ainsi que la perte de la glande thyroïde est suivie de crétinisme et que celle des capsules surrénales est accompagnée de phénomènes asthéniques très prononcés et de troubles pigmentaires des muqueuses et de la peau.

Se basant sur les résultats énoncés par Brown-Séquard dans sa communication, les thérapeutes ont essayé de modifier les troubles pathologiques dépendant du mauvais fonctionnement de ces organes en faisant absorber aux malades des extraits de ces mêmes organes.

Ces extraits, suivant leur préparation, sont absorbés par la voie gastro-intestinale (tablettes, capsules, pilules, préparations aqueuses, etc.) ou introduits par voie hypodermique (solutions, etc.).

Leurs indications particulières dépendent de la maladie et de l'organe atteint.

Les extraits les plus employés actuellement, ceux dont l'action est admise, sont : le suc testiculaire ou orchitique, le suc ovarien, le suc thyroïdien, le suc surrénal.

Suc testiculaire. — Cette préparation est le plus souvent injectée par la voie hypodermique. Elle a la propriété de réveiller les instincts génésiques, d'exciter les fonctions génitales et, secondairement, les autres fonctions animales.

Cette action est passagère. Elle n'est pas non plus infaillible. Aussi cette médication est beaucoup moins prisée qu'autrefois.

Suc ovarien. — Cette préparation se prend sous différentes formes. Elle est livrée dans le commerce en tablettes, en poudre, en capsules et en injections hypodermiques.

Elle a pour objet de remédier aux divers troubles que l'on observe chez les femmes ayant subi l'opération de la castration ovarienne et chez les personnes portant des ovaires dégénérés ou arrivées au moment de la ménopause.

Ces troubles consistent en : troubles vaso-moteurs, caractérisés par de grandes variations de la tension artérielle; sensations de faiblesse; tendance aux syncopes et aux lypothymies, apparitions répétées de bouffées de chaleur, de transpirations locales ou générales.

Enfin il existe aussi des phénomènes nerveux assez mal déterminés.

D'autre part, depuis quelques années, on tend à expliquer la pathogénie de deux maladies par des troubles des organes génitaux. Ce sont l'ostéomalacie et la chlorose.

Or on a remarqué que ces divers phénomènes morbides disparaissaient ou s'amélioraient quand on faisait prendre au sujet des extraits d'ovaires.

Les doses doivent être progressives. Le traitement doit être institué avec beaucoup de prudence. Il doit être intermittent. La posologie varie avec les préparations livrées dans le commerce. Une notice explicative accompagne toujours chaque produit.

Suc thyroïdien. — C'est la véritable médication opothérapique. La glande thyroïde est une glande à sécrétion interne exclusive. Le produit ainsi sécrété — assez mal connu d'ailleurs — semble avoir une action prépondérante sur le développement de l'organisme tout entier. En effet, les jeunes sujets chez qui cette glande n'existe pas ou s'atrophie de très bonne heure voient leur développement physique et intellectuel se modifier complètement.

Le tissu sous-cutané se charge de mucine, ce qui le fait paraître gélatineux ; l'intelligence s'obscurcit, et le malade revêt tous les symptômes du myxœdème ou de l'infantilisme.

D'autre part, quand chirurgicalement on enlève toute la glande thyroïde, il se produit, peu de temps après, les mêmes phénomènes morbides constituant le myxœdème acquis.

Sous l'action de ce suc thyroïdien, on voit tous ces symptômes se modifier. L'infiltration mucoïde du tissu cellulaire disparaît peu à peu, et l'intelligence paraît se réveiller. De cette façon, on a pu réveiller l'intelligence chez des individus destinés à être des idiots.

Les préparations les plus employées comprennent soit la glande fraîche du mouton, soit plutôt des pastilles et des tablettes toutes préparées.

La dose doit être de 0 gr. 20 de glande. Elle peut aller jusqu'à 0 gr. 60. Cette médication peut être dangereuse, car elle donne quelquefois lieu à des troubles morbides accentués, caractéristiques d'une intoxication. On voit, en effet, apparaître des palpitations et de la tachycardie. Il faut donc suivre la médication de près.

Enfin, on ne sait trop pourquoi, on a remarqué que, dans certains cas, la médication thyroïdienne avait une action bienfaisante dans l'obésité et dans la consolidation des fractures.

Suc surrénal. — Cette médication est assez peu employée.

En physiologie, on prouve que l'ablation des capsules surrénales est capable de produire une intoxication très prononcée de l'animal en expérience, intoxication se manifestant par des symptômes de fatigue très accusés et par des troubles dans la pigmentation.

C'est à peu près le tableau clinique de la maladie d'Addisson. Aussi, c'est dans cette maladie que l'on a essayé cette médication, et les résultats ont été assez satisfaisants.

La glande surrénale, en effet, possède une sécrétion interne qui paraît annihiler l'action des toxines produites par les phénomènes vitaux. Mais cette action, à l'heure présente, est encore discutée chez l'homme. Car les faits cliniques dans la maladie d'Addisson ne concordent pas toujours avec les lésions trouvées à l'autopsie. C'est ce qui explique la variabilité des résultats dans le traitement de cette maladie.

Enfin à cette méthode se rattache une toute nouvelle thérapeutique : l'hémostase provisoire par l'adrénaline, composé tiré de l'extrait de capsules surrénales. On a, en effet, remarqué que ce corps jouissait de la propriété de produire presque instantanément de la vaso-constriction. Mais celle-ci n'est que temporaire ; elle est malheureusement toujours suivie d'une vaso-dilatation. Aussi son application n'est-elle guère recherchée, sinon dans les affections oculaires où elle peut rendre quelques services.

SÉROTHÉRAPIE

Sérothérapie dans la diphtérie. — Indépendamment du traitement local, basé sur la désinfection et la cautérisation des muqueuses touchées par le bacille de Loeffler, et du traitement général, antiseptique et reconstituant, le médecin, pendant l'évolution de la diphtérie, doit traiter ses malades par la sérothérapie.

Le sérum antidiphtérique, ou sérum de Roux, est fourni par l'Institut Pasteur, enfermé par doses de 10 gr. dans de petits flacons bien bouchés. Il provient d'animaux traités par des injections de toxines diphtériques mélangées à l'iode.

L'injection ne diffère en rien de l'injection hypodermique ou sous-cutanée ordinaire. Elle doit être faite dans les conditions normales d'asepsie avec une seringue de Roux armée d'une aiguille en platine pour qu'elle puisse être flambée.

La dose à injecter varie avec le sujet malade, avec la gravité de la diphtérie, la localisation et la virulence du bacille. En règle générale, jusqu'à l'âge de 18 mois, on doit faire dans les cas moyens une injection de 10 gr. d'emblée, quitte à l'augmenter, si la maladie l'exige. Au-dessus de cet âge, on donne en général 20 centimètres cubes d'emblée. A la suite de cette injection, il se produit toujours une élévation de température dont il faut être prévenu.

Dans le cas où la diphtérie évolue rapidement, sous la forme d'angine très grave et surtout sous la forme de bronchite membraneuse, il faut injecter d'emblée 30 ou 40 centimètres cubes de sérum. Si, 12 à 18 heures après, on ne note aucune amélioration, il faut refaire une nouvelle injection de 10 centimètres cubes, et ainsi de suite toutes les 10 ou 12 heures, jusqu'à ce que l'amélioration se manifeste.

La présence d'albumine dans les urines, loin d'être une contre-indication, est, au contraire, une indication formelle. On a préconisé, il y a quelque temps, l'injection intra-veineuse de sérum antidiphtérique dans les diphtéries hypertoxiques ; mais cette méthode n'est guère appliquée.

Dans le traitement préventif, la dose injectée est en général la moitié de celle du traitement curatif.

Sérothérapie antivenimeuse. — Le sérum employé dans le traitement des plaies infectées par le venin des serpents a été étudié et expérimenté par Phisalix et Bertrand et par Calmette (de Lille). Comme les autres sérums, il provient d'animaux immunisés par des injections de venin mélangé à de l'hypochlorite de chaux. Ce sérum a une action préventive efficace, mais peu durable. Il a, par contre, une action curative assez marquée contre les venins de toutes les espèces de serpents.

Indépendamment du traitement local, qui consiste à ligaturer le membre mordu et à laver la plaie avec une solution d'hypochlorite de chaux à 1/60, on doit injecter dans le tissu sous-cutané, au flanc de préférence, une dose de sérum antivenimeux.

Cette injection se fait avec la seringue de Roux bien aseptisée. On doit toujours prendre avant l'injection les précautions antiseptiques usuelles.

La dose à injecter varie suivant les cas. Elle sera d'autant plus forte que la morsure a été plus profonde et a été faite par un animal plus venimeux. Le plus souvent on injecte 20 centimètres cubes de sérum.

Le sérum antivenimeux est préparé et fourni par l'Institut Pasteur, de Lille.

Sérothérapie antitétanique. — Le sérum antitétanique est plutôt préventif que curateur. Car son action, quand le tétanos est déclaré, n'est pas acceptée par tous les auteurs et laisse souvent à désirer.

Quand un blessé a eu une plaie anfractueuse, souillée par des matières capables d'inoculer le tétanos, il faut immédiatement faire une injection hypodermique de sérum antitétanique. La dose employée est généralement de 10 centimètres cubes qu'on renouvelle pendant 1 ou 2 jours. Le lieu de l'injection importe peu.

Quand le tétanos se déclare, on peut tenter de l'enrayer par des injections sous-cutanées de sérum. Mais il serait préférable, suivant certains auteurs, de faire l'injection intracrânienne après une trépanation.

CONSULTATIONS MÉDICALES

MALADIES INFECTIEUSES

FIÈVRE TYPHOÏDE

Maladie infectieuse due au bacille d'Eberth.

Évolution à signes classiques. — Elle dure de 4 à 5 septénaires, son incubation est à peine marquée. Insomnie, embarras gastrique, fièvre intense avec exacerbations vespérales, pouls dicrote, accablement général, céphalalgie élevée, diarrhée, gonflement de la rate, taches rosées apparaissant après le 6ᵉ jour. En général il y a de la bronchite. On peut noter : tachycardie, dicrotisme, insomnie, adynamie. La fin du troisième septénaire marque souvent le début de la défervescence. À ce moment peuvent survenir des complications et, en particulier : hémorrhagies, pneumonie, pleurésie, néphrite, myocardite, eschares. La convalescence n'est réelle que lorsque la température et le pouls sont complètement normaux.

Séro-diagnostic. — Faire une piqûre à la pulpe du doigt, lavé à l'alcool et à l'éther; recueillir dans un tube de verre étroit et flambé 6 à 8 gouttes de sang; fermer le tube à la lampe et l'envoyer au laboratoire le plus voisin. Ne prendre le sang qu'au 7ᵉ jour de la maladie.

Les **complications** peuvent toucher tous les organes; la plus fréquente est l'hémorrhagie intestinale précoce ou tardive; la perforation intestinale, et la péritonite consécutive sont des plus soudaines et des plus graves.

Les **formes** sont légères ou graves, suivant l'élévation de la température et l'état des organes. On distingue les formes nerveuses, adynamiques, ataxo-adynamiques.

Traitement :

Hygiène générale des maladies infectieuses fébriles.
— Aération, chambre vaste, lit dépourvu de rideaux,
propreté scrupuleuse, désinfection.

Désinfection des selles. — 1 kilogramme de chaux pour
4 à 5 litres d'eau, verser ce liquide dans le vase après
chaque selle.

Pièces de linge maintenues 1/2 heure dans l'eau bouillante avant d'être soumises au blanchissage.

Se laver les mains avec un liquide antiseptique chaque
fois qu'on a touché le malade. Après la maladie, laver
les murs et les planchers avec une solution au sublimé
au 1/1000, repeindre et tapisser. De préférence vapo-
risation au formol.

Traitement au début, avant le diagnostic ferme. —
Laxatifs légers répétés, alimentation liquide. L'antithermique de choix sera le lavement froid répété au moins
2 fois dans la journée. Boissons abondantes.

**Indications thérapeutiques, une fois le diagnostic
établi.** — 1° *Diminuer l'action de l'agent pathogène* ou de
ses toxines par l'antisepsie et la désinfection de l'intestin. Naphtol, salicylate de bismuth, iodoforme.

Cette médication antiseptique ne doit s'employer que
dans les cas où les selles sont abondantes et fétides ; il
faut lui préférer les eaux purgatives légères à petites
doses, la magnésie et le calomel ;

2° *Abaisser la température.* — *Bains froids* de 18° à 20°,
d'une durée de 10 minutes environ ; il faut les cesser
quand apparaît le frisson prolongé. Le malade est replacé
dans son lit dans une couverture de laine ; l'alimenter un
quart d'heure après. Bains toutes les 3 heures jour et nuit.
Prise de température avant et après le bain. N'omettre
un bain que lorsque la température rectale n'atteint pas
39°. — *Contre-indications :* Myocardite, hémorrhagies
intestinales tardives, perforation intestinale, péritonite.

Lavements froids. — Dans les formes légères ou quand les bains ne sont pas acceptés, toutes les 3 heures, à 20° ;

3° *Alimentation.* — Potages gras ou maigres au bouillon dégraissé ou au lait avec de la crème de riz, du tapioca ou de la semoule. Donner en plus par jour 1 litre et demi de lait, 3/4 de litre de bouillon. Vin de malaga et de banyuls, 100 gr., ou bordeaux, 100 gr. Café, kola ;

4° *Favoriser la diurèse.* — Caféine, 0 gr. 25 à 0 gr. 75 par jour. Boissons abondantes, boire au moins 4 litres par 24 heures. Si le malade boit peu, faire une ou deux injections de sérum artificiel, 500 gr. par jour en une ou deux fois.

Convalescence. — Ne donner d'alimentation solide que lorsque la température est revenue au chiffre normal matin et soir, depuis au moins huit jours.

Complications. — *Congestion pulmonaire* ou pneumonie. Ne pas cesser les bains. Employer les sangsues et les ventouses. Toniques du cœur. Pas de vésicatoires.

Hémorrhagie intestinale. — Repos, suspendre les bains. Glace sur le ventre. Boissons glacées. Si elle est abondante, injection de 500 gr. de solution saline dans la région fessière.

SOLUTION SALINE :

Phosphate de soude	4 gr.
Chlorure de sodium	3 gr.
Eau stérilisée	1.000 gr.

Lavements chauds avec 1 litre d'eau bouillie, de 48° à 50°, donnés à pression faible, contenant 4 gr. de chlorure de calcium ; on peut faire prendre 2 gr. de ce sel par la bouche dans une potion.

LAVEMENTS :

Chlorure de calcium	4 gr.
Eau bouillie	500 gr.

POTION :

Chlorure de calcium	2 gr.
Julep gommeux	100 gr.

22.

Adynamie. — *Faiblesse du cœur.* — Suralimentation liquide. Stimulants cardiaques. Ether en injections 10 à 15 fois par 24 heures. Caféine. Spartéine.

Myocardite. — Spartéine, digitale ou digitaline à moins qu'il n'y ait de l'albumine en quantité notable.

Néphrite. — Ne pas cesser les bains, mais les tiédir, frictions, ventouses sur la région rénale ; lait ; caféine à dose diurétique.

Complications nerveuses. — Bains froids. Ether.

Convalescences traînantes. — Toniques. Insister sur le lait, les pâtes alimentaires, le jus de viande, le peptone Cornélis.

VARIOLE

Maladie infectieuse, contagieuse et épidémique, se propageant surtout par la dissémination de la croûte varioleuse ; l'agent infectieux en est inconnu.

Évolution classique en quatre stades.

Invasion. — Rachialgie. Céphalée. Température élevée, 39° à 40°.

Eruption. — L'exanthème a trois phases : macule, papule, vésicule.

Suppuration. — Vers le 8° jour, les vésicules sont transformées en pustules et, de nouveau, se fait une poussée fébrile.

Dessiccation. — Détente des symptômes généraux, disparition de la fièvre.

Variétés. — Discrète. Confluente. Hémorrhagique.

Les **complications**, nombreuses et graves, sont dues à des infections pyogènes surajoutées.

Traitement :

Indications thérapeutiques. — Ce sont celles des maladies infectieuses.

Période d'invasion. — *Hygiène du malade* (Voir *Fièvre typhoïde*).

Médication antiseptique générale. — Donner tous les jours du salol, 1 gr., ou du benzonaphtol, 2 gr., et chaque jour aussi un lavement ou une petite purgation.

Médication antithermique. — Bains tièdes, 30 à 34°, deux à trois par jour jusqu'à la fin de la maladie. Le bain froid, amenant une congestion intense de la peau et, par là, une éruption abondante, n'est indiqué que lorsque les symptômes nerveux sont intenses.

Périodes d'éruption et de suppuration. — Faire de l'antisepsie générale et donner des bains tièdes. On peut aussi employer la médication éthéro-opiacée, qui consiste à faire chaque jour, matin et soir, deux injections sous-cutanées d'éther et à donner dans le courant de la journée de l'extrait thébaïque, 0 gr. 20 pour les hommes, 0 gr. 15 pour les femmes. On peut y ajouter 20 gouttes de perchlorure de fer par jour. Cette méthode dans toute sa rigueur, doit être réservée pour les cas graves. L'éther peut être pris à doses assez fortes sans danger, 6 à 10 cuillerées à café en 24 heures; on peut néanmoins l'employer en général d'une façon modérée.

Le séjour du malade dans une chambre tendue de rouge, avec des vitres revêtues de papier rouge, constitue un excellent moyen d'empêcher les vésicules de suppurer.

Traitement externe. — *Antisepsie de la peau.* — Chaque jour faire sur la figure trois ou quatre pulvérisations au sublimé.

SOLUTION :

Sublimé......................................	0 gr. 50.
Eau distillée................................	1.000

Pulvériser jusqu'au moment où le sublimé fait blanchir les pustules ; un quart d'heure après, recouvrir la face d'un glycérolé de sublimé au vingtième, ou mieux d'une pommade avec 20 gr. de vaseline pour 1 gr. 50 de salol. Deux bains tièdes chaque jour. Lavage des yeux avec une solution boriquée à 25 pour 1.000; gargarismes antiseptiques contre l'éruption pharyngienne.

Complications. — *Nerveuses.* — Bains froids.

Cardiaques. — Caféine, 0 gr. à 1 gr. 50 par 24 heures ; digitale contre-indiquée.

Variole hémorrhagique, presque toujours mortelle. Contre les tendances hémorrhagiques tardives, donner l'ergotine (1 à 3 gr.) et la caféine. L'action du perchlorure de fer est nulle, sinon très incertaine.

ROUGEOLE

Maladie épidémique généralement peu grave, mais exigeant des soins attentifs, conférant ordinairement l'immunité après une première attaque. Survient en général chez les enfants.

Période d'incubation. — 8 à 15 jours, quelques malaises.

Période de début ou d'invasion. — Fièvre, 39 à 40°, catarrhe oculo-naso-laryngé et bronchique, larmoiement, jetage, toux. Epistaxis, adénite sous-maxillaire, légère angine à pointillé rouge.

Période d'éruption. — Début par la face, ensuite tronc et membres. Se complète en 24 à 48 heures ; le catarrhe bronchique augmente, parfois diarrhée.

Période de desquamation. — Débute par la face, aspect furfuracé, coïncide avec l'amendement des autres symptômes.

Complications. — Infections secondaires, diphtérie, tuberculose, pneumonie lobulaire, otite, complications oculaires variables (kérato-conjonctivite).

Formes. — Nerveuse, avec délire, coma, convulsions. Dyspnéique, où les complications broncho-pulmonaires prédominent. Hémorrhagique, très grave.

Traitement :

Prophylaxie. — Insister pour obtenir l'isolement, surtout s'il existe des enfants en bas âge dans la même famille. La garde-malade devra s'isoler avec l'enfant. Les selles, crachats, linges, ustensiles, seront désinfectés par une solution de sulfate de cuivre à 45 pour 1.000.

Règles hygiéniques. — Chambre vaste, bien aérée, 16° à 18°, bien éclairée ; saturer l'air de vapeurs antiseptique, 1 cuillerée à soupe pour une marmite d'eau de :

Acide phénique...................... 50 gr.
Acide thymique..................... 10 gr.
Eucalyptol.......................... 10 gr.
Alcool à 30°........................ 100 gr.

Ne pas trop couvrir le rougeoleux.

Régime alimentaire. — Lait, bouillon, œufs battus dans le lait, boissons diurétiques abondantes.

Thérapeutique. — *Désinfecter le nez* avec quelques gouttes de :

Menthol.......................... 0 gr. 25.
Huile de vaseline................ 25 gr.

Préparation qui doit toujours être fraîche.
Mettre dans les narines une pommade avec :

Vaseline.......................... 20 gr.
Acide borique..................... 2 gr.
Menthol .... 0 gr. 10.

Désinfecter les yeux. — Eau boriquée à 25 pour 1.000.

Désinfecter la gorge. — Liqueur de Labarraque à 50 pour 1.000 ou eau oxygénée diluée.

Désinfecter la bouche. — Mêmes liquides additionnés d'eau de Botot.

Désinfecter les oreilles. — Verser matin et soir quelques gouttes d'eau oxygénée ou d'une solution de chloral à 1 gr. pour 50 gr. d'eau.

Désinfecter les voies respiratoires. — Vaporisations phéniquées.

Désinfecter l'intestin, par de petites prises de benzo-naphtol.

Benzo-naphtol.................... 2 gr. 50.
Glycérine........................ 10 gr.
Julep gommeux................... 150 gr.
1 à 5 cuillerées à soupe par jour. 2 à 10 ans.

Chaque jour un grand bain. Lavage de la vulve 2 fois par jour à la liqueur de Labarraque, diluée à 50 pour 1.000.

Antisepsie générale. — Chaque jour, un lavement ou un suppositoire, petites purgations.

Formes. — *Forme dyspnéique.* — Poudre de Dower, 0 gr. 04 par année d'âge ; enveloppements humides tièdes ; mêmes soins que dans la bronchite. Bains tièdes (30 à 37°).

Forme nerveuse, ataxique. — Bains chauds à 37° et potion au musc et au chloral.

Teinture éthérée de musc.	0 gr. 10 par année d'âge.	
Hydrate de chloral.......	0 gr. 10	—
Sirop de framboises......	20 gr.	
Eau de fleurs d'oranger...	100 gr.	

Forme adynamique. — Bains sinapisés, sérum, acétate d'ammoniaque.

Acétate d'ammoniaque.....	0 gr. 50 par année d'âge.	
Liqueur éthérée d'Hofmann.	v gouttes	—
Sirop de sucre............	20 gr.	
Eau de fleurs d'oranger....	100 gr.	

Forme hémorrhagique. — Injections de 5 centimètres cubes de sérum gélatiné *bien stérilisé*, potion avec 0 gr. 10 par année d'âge de chlorure de calcium.

Convalescence. — L'enfant gardera le lit encore pendant 5 jours après la chute de la température, la chambre 8 jours ensuite, puis séjour au grand air.

Tonifier avec quinquina, arséniate de soude.

SCARLATINE

Maladie contagieuse, épidémique, confère l'immunité après une première attaque.

Signes cliniques. — *Période d'incubation :* 2 à 4 jours.

Invasion. — Fièvre, 39,5 à 41° dès le premier ou le second jour, céphalalgie, angine.

Eruption. — D'abord sur les fesses, puis tronc, avant-bras, ventre, face, se fait en 3 à 5 jours, grandes plaques rouges à fond parsemé d'un pointillé plus foncé. Langue framboisée. Angine rouge, puis pultacée, ganglions cervicaux.

Desquamation. — Se fait de la poitrine aux extrémités, par écailles au visage, par grandes squames sur le tronc, par plaques épidermiques aux membres, par lambeaux aux doigts. Durée, 10 à 20 jours.

Complications. — Néphrite, bubons scarlatineux ; angine couenneuse, diphtérique ; arthrites, pleurésie, péricardite, endocardite, otite.

Formes. — Légère, fruste, maligne, hémorrhagique.

Traitement :

Hygiène. — Chambre à la température de 16 à 18°, aérée souvent, le malade étant maintenu au lit.

Le malade doit garder la chambre 6 semaines (à cause de la congestion rénale possible) et rester au lit durant toute la période fébrile.

Chaque jour, bain de 34 à 36° de 10 minutes. Lavements répétés pour éviter les résorptions intestinales.

Alimentation. — Lait et œufs, lait uniquement s'il existe de l'albumine. Boissons abondantes et fraîches, limonades.

Précautions antiseptiques. — Antisepsie rigoureuse des cavités naturelles (bouche, pharynx, nez, vulve), comme dans la rougeole.

Badigeonnages avec : glycérine boriquée à 1 pour 10 ; glycérine phéniquée à 3 pour 50, ou solution créosotée.

Créosote	1 gr.
Alcool............................	90 gr.
Glycérine.........................	20 gr.

(Sevestre.)

Grands lavages de la bouche et du pharynx avec liqueur Labarraque à 50 pour 1.000, ou eau oxygénée à 20 0/0. Pulvérisations des fosses nasales avec une solution à l'acide salicylique.

Acide salicylique................	3 gr.
Borate de soude.................	5 gr.
Eau distillée....................	500 gr.

Dans les scarlatines normales, il vaut mieux s'abstenir de médicaments.

Scarlatine grave. — Température élevée, forme ataxoadynamique; donner des bains froids, comme dans la fièvre typhoïde. Veiller au pharynx (diphtérie).

L'albuminurie tardive est souvent due à l'alimentation hâtive. En règle absolue, faire usage du régime lacté durant 12 à 20 jours. Si le cœur faiblit, spartéine, injections de caféine.

Convalescence. — Garder la chambre 4 à 8 semaines, régime lacté mixte, pendant la desquamation, un grand bain tiède tous les jours.

Tout ce qui a servi au malade doit être passé à l'étuve.

La scarlatine est contagieuse tant que la desquamation dure.

DIPHTÉRIE

Maladie contagieuse due au bacille de Klebs et Loeffler, produisant des toxines très actives qui diffusent dans l'organisme en pénétrant par la circulation. Elle se localise surtout au niveau du pharynx et du larynx.

Angine diphtérique. — *Evolution.* — Latente, fièvre légère, douleur fugace à la déglutition.

Période d'état. — Fièvre légère, gorge rouge, amygdales gonflées ; puis fausses membranes ; de blanches elles deviennent rapidement grisâtres, adhérentes. Adénite sous-maxillaire, dysphagie, gêne respiratoire, douleur locale.

Généralisation. — Urines rares, respiration de Cheyne-Stokes, aspect gangréneux de la gorge, mort par intoxication.

Complications. — Propagation laryngée, paralysies, myocardite.

Laryngite diphtérique. — Toux légère, puis quinteuse. Voix enrouée, puis aphonie. Dyspnée, tirage sus-sternal et épigastrique. Accès de suffocation, adénite sous-maxillaire. Expectoration avec lambeaux de membranes, fièvre peu élevée, urines souvent albumineuses.

Complications. — Paralysie du voile du palais. Bronchopneumonie.

Traitement :

Hygiène. — Isolement complet du malade. Désinfection des linges, des selles, des objets touchés par le malade. Vêtements spéciaux pour garde-malade (blouse). Le malade sera lavé deux fois par jour; muqueuse des yeux, nez, organes génitaux lavés avec eau boriquée (25 pour 1.000). Chambre largement aérée. Ameublement et chambre désinfectés après maladie.

SOLUTIONS POUR LE LINGE :

Sublimé........................   1 gr.
Eau............................   1.000 gr.
Eosine.........................   q. s.

—

Sulfate de cuivre..............   50 gr.
Eau............................   1.000 gr.

Technique des injections. — Le diagnostic clinique posé, injecter 20 centimètres cubes de sérum de Roux avec la seringue spéciale.

Démonter et faire bouillir seringue et aiguille. Injecter dans la peau du flanc ou au niveau des fausses côtes. Laver préalablement la peau avec une solution de sublimé. Injecter lentement (2 minutes), appliquer sur la piqûre un petit tampon d'ouate hydrophile.

Le soir du même jour on pourra, chez l'adulte, injecter encore 10 ou 20 centimètres cubes.

Les jours suivants, se baser sur pouls et température pour injecter 10 à 20 centimètres cubes par jour pendant 2, 3 et 5 jours au plus.

Lavages de bouche et de gorge 3 fois par jour avec une solution boriquée à 25 pour 1.000 ou liqueur Labarraque, 50 gr. pour 1.000.

Attouchement 4 fois par jour des fausses membranes avec une solution salicylée ou avec un mélange à parties égales de camphre et menthol; désinfection du nasopharynx à l'huile mentholée au 1/50.

    Acide salicylique....................   1/2 ou 1 gr.
    Glycérine.......................   10 gr.

Alimentation. — Surabondante, lait, potages épais, peptone Cornélis, jus de viande, boissons alcooliques, malaga, bordeaux, champagne, cognac et eau, boissons abondantes. Pas de quinquina ni d'extrait mou qui fatiguent l'estomac.

Complications. — *Myocardite* : caféine, 0 gr. 25 à 0 gr. 50 à l'intérieur ; 0 gr. 15 à 0 gr. 30 en injections.

Paralysie bulbaire. — Strychnine, injection ou voie buccale, les injections se font matin et soir, 2 milligr. de strychnine par injection. Ether en injections.

Paralysies diphtériques. — Faradisation ou courants continus. Chaque jour, bain salé, massage de l'enfant.

Convalescence. — Hygiène du nez et des muqueuses. Même alimentation.

OREILLONS

Maladie spécifique, contagieuse, infectieuse, généralisée à tout l'organisme, mais affectant une localisation à diverses glandes : glandes parotides, testicules, grandes lèvres, mamelles ; elle est due à un diplocoque.

Incubation. — 20 jours ; début par une fièvre élevée, céphalalgie, courbature.

Période d'état. — Tuméfaction de la région parotidienne, état général ordinairement sans gravité.

Cette maladie est généralement bénigne chez l'enfant. Plus grave chez l'adulte par la possibilité de complications vers les méninges et surtout vers les testicules.

Traitement :

Indications thérapeutiques. — Isolement des malades. Antisepsie interne par : salol, benzonaphtol, calomel. Boissons abondantes.

1º Isoler le malade, car les oreillons sont fort contagieux. Le tenir dans une chambre bien aérée ; changer souvent son linge ;

2° TENIR LA BOUCHE ET LE NEZ TRÈS PROPRES. — Lavages fréquents avec de l'eau de Botot. Gargarismes avec de la liqueur de Labarraque à 50 pour 1.000. Pulvériser de l'huile mentholée dans les narines.

> Menthol .... 0 gr. 30.
> Huile de vaseline............... 50 gr.

Verser matin et soir dans les oreilles quelques gouttes d'une solution avec :

> Hydrate de chloral.................. 0 gr. 50.
> Chlorhydrate de morphine........... 0 gr. 05.
> Eau distillée...................... 30 gr.

3° FAIRE DE L'ANTISEPSIE INTERNE. — Pour cela, donner chaque jour 2 des cachets suivants :

> Salol .... 0 gr. 30.
> Benzonaphtol....................... 0 gr. 50.

Dès le début de la maladie, donner une purgation soit saline, soit au calomel, et recommencer, s'il le faut, 2 ou 3 jours après.

Faire prendre des boissons abondantes;

4° TRAITEMENT DE LA LÉSION LOCALE. — Frictions à l'onguent mercuriel belladoné. Chez l'enfant, le remplacer par le baume opodeldoch ou la vaseline salolée. Pour le cas où le gonflement est très prononcé, faire une application de glace.

Complications. — S'il existe du *méningisme* et une *température élevée*, donner des bains tièdes à 38°.

Orchite. — Dès le début, repos au lit, ouate soutenant les bourses, suspensoir.

L'orchite déclarée, bains de siège, 2 par jour, de 15 minutes, puis faire une onction douce avec l'onguent salolé; pour calmer la douleur, placer de la glace sur les testicules. Contre l'atrophie consécutive, faire des frictions stimulantes. Employer les courants continus.

GRIPPE, INFLUENZA

Maladie infectieuse, due au diplobacille de Pfeiffer, épidé-mique et contagieuse.

Symptômes. — a) *Forme commune.* — Température rapide-ment élevée, lassitude, douleur musculaire, catarrhes nasal et bronchique.

b) *Forme nerveuse.* — Dépression extrême, vertiges, céphalée, convalescence longue.

c) *Forme thoracique.* — Bronchite commune. Bronchite capillaire. Congestion hémoptoïque grippale. Pneumonie grippale. Pleurésie grippale, sèche, séro-fibrineuse, puru-lente; grippe pulmonaire prolongée.

d) *Forme cardiaque.* — Essoufflement. Arythmie. Tendances syncopales.

e) *Forme gastro-intestinale* ou forme typhoïde.

f) *Forme sensorielle.* — Atteint surtout l'oreille. Otite.

g) *Forme hémorrhagique.* — Très grave. Epistaxis, hémop-tysies, hématuries, métrorrhagies, ecchymoses spontanées sous-cutanées.

Traitement:

a) **Forme nerveuse commune.** — Hygiène sévère, iso-lement, le malade doit garder la chambre; antisepsie buccale et nasale ayant pour but d'éviter les infections secondaires; dans ce but, il faut :

1° Toucher la gorge 3 fois par jour avec de l'eau oxygénée au 10°;

2° Mettre dans les narines, matin et soir, une pom-made :

Vaseline	20 gr.
Salophène...........................	2 gr.
Oxyde de zinc.......................	2 gr.

3° Faire des lavages de la bouche avec :

Eau phéniquée à 25 pour 1.000.
1 cuillerée à soupe dans un verre d'eau tiède.

4° Faire, s'il y a du catarrhe, des pulvérisations du nez et de la gorge.

SOLUTION :

Phénosalyl	0 gr. 50.
Chlorure de sodium	3 gr.
Eau distillée bouillie	500 gr.

5° Purgatif salin huileux abondant.

Antipyrine par cachets de 0 gr. 50, 4 par jour à 4 heures d'intervalle, ou en potion :

POTION :

Antipyrine	5 gr.
Cognac ou rhum	30 gr.
Teinture de cannelle	10 gr.
Sirop de groseille	50 gr.
Eau	60 gr.

1 cuillerée à soupe contient 0 gr. 50 d'antipyrine.

Si la fièvre domine, associer la quinine à l'antipyrine.

S'il survient du catarrhe bronchique, faire de la révulsion sur le thorax avec des ventouses, des frictions alcooliques, ou des sinapismes. Prescrire de l'alcool pour combattre l'adynamie; donner une purgation légère quand la grippe touche à sa fin.

b) **Forme broncho-pulmonaire.** — La fièvre augmente; la dyspnée est forte; souffle bronchique avec çà et là des râles sous-crépitants, crachats sanglants.

Faire une révulsion énergique par des ventouses; de la dérivation par des bains de pieds chauds. Donner de la quinine à petite dose et de l'ergot de seigle.

CACHETS :

Sulfate de quinine	0 gr. 25.
Ergot de seigle pulvérisé	0 gr. 15.
Bicarbonate de soude	0 gr. 20.

2 *par jour*.

Si la congestion est très marquée, faire une saignée, mais peu abondante, de 300 à 500 gr., et tonifier le malade par des injections de caféine et d'éther. Pas de vésicatoires, mais des bains répétés à 34° environ.

c) **Pneumonie grippale.** — Si la maladie est au poumon, le danger est au cœur (Huchard). Révulsion énergique par des ventouses ou des sangsues. Donner de la digitale soit en infusion, 0 gr. 50 de poudre de feuilles pendant 2 jours, puis à doses décroissantes, 0 gr. 10 par jour, soit sous forme de digitaline cristallisée en solution au 1.000°, xxx à L gouttes en un seul jour.

POTION :

Solution de digitaline au millième . . xxx g^{ttes}.
Sirop simple...................... 50 gr.
Eau de menthe..................... 50 gr.
Par cuillerées à soupe en un jour.

Régime lacté exclusif.

Puis donner les jours suivants de la caféine et même du sulfate de strychnine à la dose de 1 centigr. par jour si la caféine et l'éther sont insuffisants.

Kola et coca journellement contre la prostration. Si la température est élevée, bains tièdes à 36°. L'élément congestif restant très accusé, placer des sangsues sur le thorax et, malgré leur application, multiplier les bains.

c) **Forme cardiaque.** — Mêmes indications que dans la pneumonie grippale, mais, en outre, soutenir le cœur très énergiquement. Prescrire la caféine à haute dose, de 1 gr. à 2 gr. 50, et en injections ; ne pas hésiter à donner de la morphine à petite dose, de 0 gr. 01 à 0 gr. 02, qui agit comme tonique du bulbe et calme les angoisses.

Injecter de l'éther si c'est nécessaire.

d) **Forme gastro-intestinale.** — Ne se distingue de la fièvre typhoïde que par sa durée moindre (10 à 15 jours) et la forme de la courbe thermique ; l'abattement est le même ; les signes d'infection sont aussi marqués. Il faut avant tout évacuer l'intestin des toxines qui s'y forment et donner des *laxatifs* presque journaliers ; on peut y ajouter de l'antisepsie intestinale, naphtol, salol, salicylate de bismuth.

CACHETS :

Salicylate de bismuth........\
Benzonaphtol................./ āā 0 gr. 50.

2 *à* 3 *par jour*.

Et des lavements froids toutes les 3 heures, quand la température est élevée ; caféine, lait, alcool.

S'il y a de la *diarrhée* abondante, donner un peu de bismuth ou mieux de l'acide lactique.

S'il y a du *météorisme* et de la constipation, ce qui constitue une forme grave, faire des injections de strychnine.

SOLUTION :

Strychnine.....................   0 gr. 05.
Eau distillée bouillie............ 10 c. c.
1 cent. cube contient 1 demi-centigr. de strychnine.

Donner de grands lavements froids ou faire de l'entéroclyse froide. Courants continus. Ne pas donner de poudres absorbantes, prescrire du calomel à doses fractionnées.

Il existe une grippe à forme gastro-intestinale *prolongée*, qui peut durer plusieurs semaines et qui rechute facilement ; le traitement doit consister surtout en un régime sans toxines : lait, bouillon de poule, pâtes alimentaires ; en laxatifs et en lavements.

e) **Otite grippale.** — On peut la prévenir par l'asepsie des voies respiratoires. S'il y a inflammation de l'arrière-gorge, faire des badigeonnages à l'eau oxygénée. Ne pas faire de lavages du nez, mais faire des pulvérisations.

L'otite étant déclarée, prendre les mêmes précautions, mais, en outre, faire de l'antisepsie du conduit auditif externe.

Pour cela, laver le conduit auditif avec de l'eau boriquée tiède, puis verser dans son intérieur de la glycérine phéniquée :

> Glycérine............................ 50 gr.
> Acide phénique....................... 1 gr.

Ou une solution de chloral :

> Hydrate de chloral.................. 1 gr.
> Eau distillée bouillie............... 50 gr.

Si la douleur est très vive, verser dans le conduit auditif plusieurs fois par jour quelques gouttes du mélange :

> Têtes de pavot n° 5.

Faire bouillir dans 1 litre d'eau et réduire à 50 gr., puis ajouter :

> Chlorhydrate de morphine......... 0 gr. 20.
> Résorcine......................... 0 gr. 50.
> (NOQUET.)

Si la suppuration a lieu, faire la paracentèse du tympan : cathétérisme de la trompe plus tard pour rétablir l'ouïe.

Convalescence. — Repos prolongé à la chambre, toniques, douches tièdes ou froides selon la saison, frictions sèches.

f) **Grippe pulmonaire prolongée.** — Elle affecte souvent la forme pseudo-tuberculeuse et se traduit par la persistance de signes de congestion, soit au sommet, soit à la base. Dans certains cas, elle simule la spléno-pneumonie. Elle peut durer plusieurs mois, dont plusieurs semaines avec de la fièvre.

Donner de préférence de l'acide salicylique.

CACHETS :

> Acide salicylique.................. 0 gr. 50.
> 2 *par jour, dans du lait.*

Ou encore en suppositoires :

> Acide salicylique .... 1 gr.
> Beurre de cacao.................... 5 gr.

Faire de la révulsion par des pointes de feu superficielles souvent répétées.

Tonifier fortement le malade par une nourriture appropriée à son état général.

ÉRYSIPÈLE DE LA FACE

Maladie infectieuse due à la pénétration du streptocoque dans le tissu cellulaire sous-cutané. Elle atteint la face et la peau du crâne ; elle est consécutive à une plaie extérieure ou survenue dans les fosses nasales.

Elle commence par un état général fébrile ; puis, apparaît à la face, autour des narines, un érythème saillant avec bourrelet à la limite ; de l'œdème et parfois des phlyctènes se montrent, puis des adénites, fièvre, adynamie, délire.

Complications. — Néphrite, endocardite, péricardite, otite, ophtalmies.

Traitement :

Prophylaxie. — Isoler le malade ; la maladie finie, désinfecter l'appartement. Tenir le malade au lit.

Le meilleur moyen d'empêcher la maladie de se produire, c'est d'entretenir un bon état aseptique de toutes les plaies qui peuvent apparaître sur la face, et de faire l'asepsie des fosses nasales.

Antisepsie locale. — Laver les paupières, les narines, la face avec une solution antiseptique ; dans les narines, placer profondément une pommade antiseptique :

Menthol...................... .... 0 gr. 10.
Oxyde de zinc................. 2 gr.
Vaseline.......................... 15 gr.

Faire aussi dans les narines des pulvérisations avec une solution antiseptique :

Phénosalyl...................... 0 gr. 25.
Chlorure de sodium............ 2 gr.
Eau bouillie .... 150 gr.

Pulvérisations sur la plaque érysipélateuse avec une

solution de sublimé à 1/2.000, répétées plusieurs fois dans la journée.

Traitement interne. — Tonifier l'organisme.

Si la fièvre est forte, donner de la quinine à doses fractionnées, 0 gr. 20, trois fois par jour.

Laxatifs fréquents.

Alimentation. — Lait, œufs, potages aux pâtes alimentaires, boissons abondantes.

Complications. — Voir articles spéciaux.

TÉTANOS

Maladie infectieuse due au bacille de Nicolaïer.

Évolution. — En quelques jours, forme aiguë, presque fatalement mortelle.

En quelques semaines, forme chronique, curable en général.

Symptômes. — Malaise général, contractures, trismus, opistothonos; douleur permanente, paroxystique; fièvre plus ou moins élevée, fréquence du pouls proportionnelle à la température.

Traitement

Traitement préventif. — Quand un malade présente une plaie suspecte, se servir du sérum antitétanique, injecter 20 centimètres cubes en une seule fois.

Traitement symptomatique. — Diminuer l'excitabilité du système nerveux intoxiqué.

Morphine, 2 à 3 centigr. par jour. Par la bouche ou en lavements donner du bromure de potassium ou du chloral.

La dose de bromure peut aller jusqu'à 6 gr. dans les 24 heures; celle du chloral, 12 à 15 gr.

Lavage du sang.

Alimentation. — Par la sonde œsophagienne, ou en lavements alimentaires.

Éviter tout bruit. Chambre obscure.

PALUDISME

Maladie spéciale déterminée probablement par la pénétration, dans l'économie, de l'hématozoaire de Laveran (souvent transporté par les moustiques).

Signes cliniques. — Elle se développe surtout au voisinage des marais et des anciens cours d'eau. Elle est surtout fréquente au printemps et à l'automne. Elle se contracte principalement le matin et le soir, aux heures où les moustiques voyagent le plus. Elle est caractérisée par des accès de fièvre revenant à intervalles réguliers. Frisson. Température élevée. Sueur.

Types. — *Quotidien* : revient tous les jours. *Tierce* : tous les deux jours. *Quarte* : tous les trois jours.

La rate est toujours hypertrophiée, le foie l'est souvent aussi.

Fièvre pernicieuse. — Elle se distingue par l'intensité plus grande des symptômes. Algidité, collapsus, délire, hyperthermie, diarrhée.

Traitement.

Le médicament pour ainsi dire spécifique est la *quinine;* on la donne à dose massive, 0 gr. 80 à 1 gr. 50 environ; donner de préférence le chlorhydrate et l'employer en dissolution ou en lavements. Il faut la donner 6 heures avant le début de l'accès.

On peut procéder ainsi : les 4 premiers jours, 0 gr. 80 à 1 gr. 20 de chlorhydrate de quinine ; du 5e au 10e jour, 0 gr. 50 à 0 gr. 80 ; du 11e au 20e jour, 0 gr. 30 à 0 gr. 50. Les 30 jours suivants, donner de la liqueur de Fowler, de x à xv gouttes par jour. Puis, pendant la même durée, reprendre le traitement à la quinine à doses plus faibles, puis faire de nouveau une série de 30 jours de liqueur de Fowler. Rarement il faut reprendre la quinine une troisième fois.

La quinine peut être associée au bicarbonate de soude pour être mieux supportée par l'estomac. Laxatifs répétés à doses modérées.

Lorsque la quinine n'agit pas, employer la cinchonidine, à la même dose que la quinine.

Dans les **formes pernicieuses**, il faut procéder, pour gagner du temps, par des injections sous-cutanées de chlorhydrate de quinine. On peut aller de 1 à 3 gr.

Fièvre algide. — Injections d'éther, de morphine, frictions sèches et à l'alcool; sangsues aux apophyses mastoïdes. Tout cela après que la quinine a été injectée.

Dans la **cachexie paludéenne**, la quinine n'agit plus, il faut donner l'arsenic sous forme de solution d'acide arsénieux de Boudin. Aller peu à peu à 20 gr. de cette solution par jour, jusqu'aux symptômes d'intolérance, et diminuer alors de moitié; durée du traitement, 15 jours.

SOLUTION DE BOUDIN :

Acide arsénieux...................... 1 gr.
Eau distillée...................... 1.000 gr.

Alimenter le malade, donner des toniques, coca, kola. Donner chaque jour une douche, faire des frictions.

Les **formes récidivantes** sont souvent guéries par le bleu de méthylène, 0 gr. 50 par jour, moitié le matin et moitié le soir, ou moitié avant l'accès et moitié après l'accès lorsqu'il existe.

CACHETS :

Bleu de méthylène purifié........ 0 gr. 25.
Poudre de noix muscade.......... 0 gr. 20.
2 *par jour.*

Hydrothérapie. — Dans bien des formes où la quinine n'agit pas, l'hydrothérapie froide réussit à merveille. Il faut donner 2 douches par jour à 12° environ, en jet brisé, en évitant de doucher le foie et la rate; doucher au moment du début de l'accès, ou même s'il a commencé. Souvent, en moins de 20 jours, on obtient une amélioration très notable, et la guérison vient ensuite.

Hygiène. — Quitter le pays. Séjour au bord de la mer. Éviter le surmenage.

Prophylaxie. — Dans les pays paludéens, chaque matin prendre 0 gr. 20 à 0 gr. 30 de quinine; ne pas s'exposer aux changements de température; ne pas sortir ni avant ni après le lever du soleil, éviter avec le plus grand soin les piqûres des moustiques.

RHUMATISME ARTICULAIRE

Symptômes. — Sous ce nom, on distingue des maladies de cause infectieuse ou toxique, différant entre elles par la nature de leurs agents pathogènes et par quelques symptômes spéciaux, se développant souvent sur un fond arthritique.

a) *Rhumatisme aigu.* — Souvent début par les membres inférieurs, douleur intense, gonflement, rougeur, hyperesthésie.

Teinte anémiée du visage, sueurs abondantes, odeur aigrelette; fièvre, 39° à 40° le soir; urines rares, épistaxis.

Complications. — Endocardite, péricardite, forme cérébrale, pleurésie, néphrite.

b) *Rhumatisme subaigu.* — Atténuation de la forme précédente, mais durée souvent plus longue, complications rares.

c) *Rhumatisme articulaire chronique.* — Etat dystrophique général qui peut survenir d'emblée, ou consécutivement à plusieurs attaques de rhumatisme aigu. Les articulations sont douloureuses, il existe des craquements intra-articulaires et de l'atrophie musculaire; son évolution est entrecoupée de poussées subaiguës, et elle aboutit aux déformations articulaires. — *Forme noueuse,* déformations très accusées, tissus articulaires et périarticulaires touchés. — *Forme fibreuse,* lésions du tissu fibreux, attitudes vicieuses.

Traitement :

A. Rhumatisme aigu. — Donner du salicylate de soude d'emblée à dose élevée, 4 à 8 gr. en 24 heures, et continuer jusqu'à l'abaissement de la température et la diminution des douleurs.

Si l'on diminue la dose, il faut surveiller journellement la température, et l'augmenter de nouveau si la fièvre remonte.

CACHETS :

Salicylate de soude........................ 0 gr. 80.
Bicarbonate de soude.................. 0 gr. 20.
*2 à 6 par jour, dans du lait ou une infusion
diurétique.*

POTION :

Salicylate de soude................ 10 gr.
Sirop de limons.................... 50 gr.
Eau de menthe..................... 100 gr.
Une cuillerée à soupe contient 1 gr. de sali-
cylate.

Contre-indications à l'emploi du salicylate. — Symptômes
d'intoxication ; existence d'un rhumatisme subaigu de
nature bâtarde ; présence de l'albumine par néphrite
aiguë ou chronique.

Si le salicylate ne réussit pas, on peut essayer le salophène, 2 à 6 gr. par jour, où l'aspirine, 0 gr. 25 à 0 gr. 50
par jour.

CACHETS :

Salophène........................... 0 gr. 80.
Lactose.............................. 0 gr. 20.
De 2 à 6 par jour.

Médication locale. — Enveloppements ouatés et applications de salicylate de méthyle, de mésotane, d'acide
salicylique ou de gaïacol.

MÉLANGE :

Salicylate de méthyle ou mésotane.. 5 gr.
Acide salicylique................... 4 gr.
Vaseline............................ 40 gr.
*En onctions sur la peau matin et soir (le méso-
tane a peu d'odeur), recouvrir de taffetas,
chiffon, puis de ouate.*

Régime alimentaire. — Régime lacté exclusif, puis œufs,
bouillon, boissons abondantes. Faire des lavages d'intestin journaliers.

Complications cardiaques. — Sitôt les signes révélateurs,
faire de la révulsion sur la région précordiale par des

pointes de feu (jamais de vésicatoires), tonifier l'organe par 0 gr. 25 de poudre de feuilles de digitale.

Rhumatisme cérébral. — Hyperthermie, céphalée douloureuse, excitation cérébrale. Donner d'urgence des bains froids ; chloral, 2 à 5 gr. en lavements, avec bromure, 3 à 6 gr. S'il y a du coma : caféine, 1 gr., et éther, 10 à 15 gr. en injections successives.

B. **Rhumatisme subaigu.** — Essayer le salicylate de soude à petite dose, 2 gr. environ pendant 10 à 15 jours consécutifs, suspendre et recommencer ensuite. Lui préférer cependant, quand il n'y a pas de fièvre, la lithine. Salicylate de lithine, 1 gr. par jour, ou carbonate, 1 à 2 gr. ; adjoindre les eaux minérales lithinées, Royat Saint-Mart, une demi-bouteille par jour, ou Vittel, Contrexéville.

Si la douleur est vive, donner de l'antipyrine, 2 à 3 gr. par jour, concurremment avec la lithine.

Lorsqu'il n'y a plus de douleur, remplacer la lithine par l'iodure de potassium uni à l'arsenic. En continuer l'usage assez longtemps.

Pendant 15 jours, prendre le matin et le soir une cuillerée à soupe de :

Iodure de potassium...............	15 gr.
Liqueur de Fowler.................	c g^{ttos}.
Eau distillée.....................	300 gr.

Si la solution d'iodure n'est pas tolérée, employer les pilules kératinisées d'iodure de Philippe qui se dissolvent seulement dans l'intestin.

Pendant les 15 jours suivants, prendre à 10 heures un cachet de :

Salicylate de lithine...............	0 gr. 60.

avec un demi-verre d'eau de Vichy Grande-Grille tiède.

Localement. — Teinture d'iode. Pointes de feu. Immobilisation..

Alimentation. — Lait, œufs, légumes verts, viandes blanches.

MALADIES DE LA NUTRITION

RHUMATISME ARTICULAIRE CHRONIQUE

Alimentation. — Lait, œufs, fromages frais, viandes bien cuites, peu de farineux, mais beaucoup de légumes verts et de fruits cuits. Pas de mets faisandés. Peu de vin ordinaire. Ni bourgogne, ni champagne, ni café, ni tabac.

Hygiène. — Bains tièdes sulfureux, 3 par semaine, de 40 minutes à 1 heure, puis friction sèche. Douches tièdes.

Tous les matins, frictions sèches, vie en plein air. Saison à Lamalou-le-Bas, mai-septembre.

Médication. —Donner l'iode et les iodures de préférence. On peut alterner, mois par mois, les deux solutions suivantes, 1 cuillerée à chaque repas, 20 jours de traitement, 10 jours de repos (Grasset) :

SOLUTIONS :

Eau	300 gr.
Iodure de sodium..............	10 gr.
Bromure de sodium...........	20 gr.
Chlorure de sodium...........	40 gr.

Eau.......................	300 gr.
Chlorure d'or et de sodium.....	0 gr. 10.

Ou 20 jours par mois la solution d'iodure de sodium, et les 10 jours suivants de la liqueur de Fowler, v à x gouttes par repas.

S'il y a de l'iodisme, purgations fréquentes.

Laver les reins et donner pendant 10 jours par mois,

chaque matin, 1 bouteille d'eau de Vittel, ou de Contrexéville, ou d'Évian.

Dans la poly-arthrite déformante, chez les sujets gras, on peut essayer la thyroïdine, 2 dragées par jour pendant 15 jours, puis suspendre pendant 8 ou 15 jours.

Donner en même temps de la kola ou de la caféine à petites doses.

Ou essayer la pipérazine et la donner pendant 10 à 15 jours, 3 fois par jour à la dose de 1 à 2 gr.

Eaux thermales. — Aix-les-Bains, Lamalou, Dax, Saint-Amand.

Électrothérapie. — Donne d'excellents résultats et doit être employée surtout sous forme de courants continus ou de courants de haute fréquence.

GOUTTE

Maladie chronique générale de la nutrition, due probablement à l'uricémie.

Symptômes. — *Forme aiguë.* — Caractérisée par des accès aigus localisés au début sur un des gros orteils et au métatarse. Crises nocturnes durant jusqu'au chant du coq, gonflement du gros orteil, rougeur, peau luisante, veines distendues, fièvre.

Forme chronique. — Succède à une série de plusieurs crises, déformations poly-articulaires, tophus en plusieurs endroits. Asthénie. Les migraines, lithiases, artérite, cardiopathie, diabète, néphrite, peuvent en être les complications.

Traitement :

Localement. — Être sobre de médications externes. Pas de sangsues ni de vésicatoires, amenant parfois des déplacements fluxionnaires ; faire un simple enveloppement d'ouate.

a) **Accès léger.** — Alcalins et boissons abondantes. Carbonate de lithine, 2 gr. par jour dans eau de Contrexéville ou tisanes diurétiques.

b) **Accès aigu.** — Si le cœur et les reins sont sains et s'il n'y a pas d'hypertension artérielle, donner d'abord des boissons abondantes et de la lithine ; mais le 3ᵉ jour, s'il y a une forte fièvre, donner du salicylate de soude, à la dose de 1 à 3 gr. si les reins sont sains, par la bouche ou en lavements.

Si on redoute son effet, prescrire du sulfate de quinine, 1 gr. en deux doses.

Calmer la douleur par un peu de chloral et de bromure, mais ne *jamais donner de morphine.*

Vers le 10ᵉ jour, essayer le colchique sous des formes diverses.

POTION :

Teinture de semences de colchique.   2 gr.
Sirop de fleurs d'oranger...........   50 gr.
Eau de tilleul..................... 100 gr.
5 *cuillerées à soupe en 24 heures.*

Ou la liqueur de Laville, 1 à 3 cuillerées à café par 24 heures, une heure avant le repas ; s'il y a de la diarrhée, il faut attendre.

Le salicylate de soude est une médication qui peut être dangereuse ; au début, dans le cas d'imperméabilité rénale, il faut toujours en surveiller l'effet.

Alimentation liquide, lait, œufs.

Si le rein est malade, se contenter de diurétiques : lithine, 1 gr. à 2 gr. 50 par jour ; eau de Vichy, Grande-Grille ou Hauterive, 2 à 4 verres par jour. Purgations fréquentes. Activer les fonctions de la peau. Sulfate de quinine, 0 gr. 40 à 0 gr. 80 par jour.

c) **Forme chronique.** — Donner, pendant 20 jours, 0 gr. 50 à 1 gr. de benzoate de lithine ou 3 gr. de bicarbonate de soude, et les 10 autres jours, 0 gr. 25 à 0 gr. 50 d'iodure de potassium.

Faire des lavages de l'intestin et donner des laxatifs. Bains alcalins tièdes à 34°. Frictions sèches.

Hygiène. — Potages maigres, viandes blanches, pas de viandes noires, légumes verts en abondance, sauf oseille, tomates, peu de féculents, peu de pain, fruits, pas de fromages avancés, vin jeune coupé. Ni champagne, ni liqueurs, ni cidre, ni bière, ni thé, ni café.

Traitement thermal. — Royat, Évian, pour anémiques et névropathes.

Vichy, Vals, pour les obèses.

Néris, Bourbonne, Contrexéville, pour les rhumatisants brightiques.

Préférer Vittel, Évian.

d) **Goutte atonique.** — Supprimer les antigoutteux, donner une alimentation fortifiante, viandes rôties, œufs, légumes, café ; donner une préparation ferrugineuse. Donner aussi de l'arsenic ou du cacodylate de soude, mais 3 jours par semaine seulement, pour épargner le rein. Massages, frictions.

DIABÈTE

Symptômes. — Maladie générale caractérisée par de la glycosurie persistante. Augmentation de la sécrétion urinaire, polydipsie, polyphagie, amaigrissement plus ou moins rapide, asthénie.

Complications multiples. — Dyspepsie, albuminurie, bronchites, phtisie, furoncles, anthrax, gangrène, crampes, névralgies rebelles, coma diabétique.

Traitement :

Indications thérapeutiques. — *Hygiène corporelle.* — Bains tièdes, 2 par semaine, de 20 minutes, suivis d'une friction douce à la flanelle.

Douches tièdes, jamais de douches froides.

Vêtements chauds, climat chaud. Gymnastique suédoise ou, à défaut, faire des exercices musculaires modérés.

Hygiène alimentaire. — Sucre défendu, remplacé par

la glycérine ou la saccharine. Fruits défendus, excepté pêches, abricots, pommes, groseilles, framboises, melons, et encore en petite quantité.

Légumes sucrés défendus.

Farineux défendus, sauf les pommes de terre en petite quantité, 150 gr. environ par jour.

Tous les légumes verts sont permis. Les graisses, le beurre, l'huile, les œufs, les fromages sont permis. Pain en très petite quantité, la croûte de préférence. Viandes et poissons permis.

Pâtisseries défendues.

Boissons. Boire à sa soif. Vin, 500 gr. à 1 litre.

Thé, café sans sucre, lait.

Alcool, néant.

Diabète chez les arthritiques. — Employer les alcalins ; bicarbonate de soude, 2 à 6 gr. par jour. Carbonate ou benzoate de lithine, 0 gr. 50 à 2 gr. Eaux de Vichy, Royat, Vals.

Donner par exemple, à un arthritique grand mangeur et ayant le foie gros :

A jeun, un verre d'eau de Vichy-Célestins, à 10 heures, et, à 5 heures, un cachet de :

> Benzoate de lithine.............. 0 gr. 80.
> Magnésie........................ 0 gr. 20.
> *Dans un demi-verre d'eau de Vichy.*

En se couchant une cuillerée à soupe de :

> Iodure de potassium............. 25 gr.
> Eau distillée................... 300 gr.

Si le sucre ne baisse pas vite et si les reins sont bons, donner de l'antipyrine, et ajouter :

Au début des trois repas un cachet de :

> Antipyrine..................... 0 gr. 75.
> Bicarbonate de soude........... 0 gr. 25.
> *Pendant 8 jours.*

Diabète chez les névropathes. —Hydrothérapie tiède, exercices physiques modérés. Bromure de potassium, 1 à 3 grammes par jour; antipyrine, 1 gr. 50 à 2 grammes; l'associer au bicarbonate, mais ne pas prolonger son emploi plus de 5 jours; si le sucre diminue, donner le sulfate de quinine, 0 gr. 40 associé au bicarbonate de soude pendant 6 jours; — si le sucre a augmenté ou reste stationnaire, entreprendre la troisième étape du traitement et donner de l'opium, 5 centigr., de la liqueur de Fowler, VIII à x gouttes durant 20 jours; on peut remplacer l'opium par la belladone ou la valériane.

Diabétiques débilités. — Ne pas donner d'alcalins, mais prescrire des toniques. Donner du protoxalate de fer suivi d'une solution d'acide chlorhydrique, par exemple.

Prendre au début des trois repas un cachet de :

Protoxalate de fer.................... 0 gr. 20.
Glycéro-phosphate de chaux ...... 0 gr. 30.
Phosphate de potasse.............. 0 gr. 15.
Magnésie........................... 0 gr. 25.

Et à la fin de ces trois repas une cuillerée à soupe de :

POTION :

Acide chlorhydrique .... 4 gr.
Ext. fluide de kola.................... 10 gr.
Teinture de noix vomique............. 1 gr.
Eau de menthe........................ 300 gr.

Prescrire de l'huile de foie de morue l'hiver, de la glycérine l'été.

Donner du cacodylate et du phosphate de soude.

SOLUTION :

Cacodylate de soude................. 0 gr. 50.
Glycéro-phosphate de soude...... 10 gr.
Eau distillée....................... 150 gr.

1 cuillerée à soupe au milieu du dîner pendant 1 semaine sur 2, en alternant avec les cachets de :

Sulfate de quinine...................... 0 gr. 15
Antipyrine............................. 0 gr. 40.
Bicarbonate de soude................. 0 gr. 20.
        2 par jour, 1 au déjeuner, 1 au souper.

Employer les eaux lithinées ou arsénicales : Bourboule, Royat.

Diabétiques albuminuriques. — S'il y a urémie, régime lacté absolu, 2 à 3 litres. Toniques cardiaques, caféine.

Levure de bière. Lévurine préconisée il y a quelques années, médicament excellent chez les diabétiques gras, 2 à 4 cuillerées à café par jour.

Névralgies. — Antipyrine, bromure de potassium.

Coma diabétique. — S'il y a des menaces de coma, diminuer les viandes, augmenter les légumes verts, lait, supprimer les médicaments nervins. Évacuer l'intestin, relever le système nerveux par la strychnine. Alcalins à haute dose. S'il y a coma, injections salines, sérum artificiel, lavements de bicarbonate de soude.

CHLOROSE

Pathogénie encore obscure, elle est peut-être le résultat d'une infection ou d'une névrose d'évolution.

Signes cliniques. — Teinte cireuse de la peau, muqueuses décolorées, œdème palpébral et surtout malléolaire, étouffements, palpitations, souffles extra-cardiaques et cervicaux, troubles menstruels, troubles nerveux, hystérie, anorexie, constipation, vomissements.

Complications. — Ulcère de l'estomac, phlébite, hémorrhagies, tuberculose.

Traitement :

Hygiène prophylactique. — Vie au grand air, ni soucis ni travaux intellectuels, travaux manuels légers, exercices physiques modérés, se coucher tôt, 9 à 10 heures de sommeil. Alimentation variée, lait, œufs, viandes, légumes verts, purées, riz, pâtes alimentaires, ne pas

insister pour que le malade mange beaucoup de viande,
mais insister en faveur des farineux et des légumes verts
qui contiennent du fer, les épinards surtout. Vin rouge
ou blanc, coupé d'eau d'Orezza ou de Bussang, un peu de
café, thé léger. Pas de vin pur, ni quinquina, ni alcool.

Indications thérapeutiques. — RÉGULARISER LES FONC-
TIONS DES VOIES DIGESTIVES ; la médication apéritive est
d'utilité douteuse, cependant on peut prescrire :

MÉLANGE :

Phosphate de soude...................... 10 gr.
Bromhydrate de quinine............... 1 gr. 50.
Sirop de quinquina...................... 300 gr.
1 cuillerée à soupe dans une tasse d'infusion
de houblon, une demi-heure avant les repas.

Le séjour au grand air est préférable ; activer la digestion, en cas de lenteur, par de la pepsine ; prendre un
quart d'heure avant les repas un cachet de :

Pepsine extractive..................... 0 gr. 20.
Acide tartrique........................ 0 gr. 25.

Ou encore donner la papaïne et l'acide chlorhydrique ; ne
pas donner de purgatifs, mais des laxatifs légers, eau
de Châtel-Guyon ; faire prendre des lavements froids
journaliers.

FAIRE FONCTIONNER LA PEAU. — Frictions ; douche
froide ou chaude en jet brisé, froide de 20 secondes,
chaude d'une minute chez les nerveux, suivie de friction.

TRAITEMENT SPÉCIFIQUE. — Le meilleur médicament est
le fer sous forme de protoxalate de fer.

CACHETS :

Protoxalate de fer..................... 0 gr. 20.
Magnésie............................... 0 gr. 25.

Cette médication demande à être suivie avec persévérance pendant deux mois au moins pour donner des résultats.

Joindre au fer, en cas de constipation, de la magnésie.
Donner après les repas une solution d'acide chlorhydrique.

SOLUTION :

Acide chlorhydrique........................ 3 gr.
Alcoolature de citron....................... x g^{ttes}
Sirop simple............................... 100 gr.
Eau distillée de tilleul .... 200 gr.

Boire à chaque repas une des eaux ferrugineuses précitées.

Le tartrate ferrico-potassique ou le lactate de fer sont encore employés.

En cas de gastralgie associer la belladone au fer.

CACHETS :

Protoxalate de fer......................... 0 gr. 10.
Bicarbonate de soude....................... 0 gr. 25.
Poudre de belladone........................ 0 gr. 01.

Complications. — *Fièvre* fréquente, donner de 0 gr. 25 à 0 gr. 50 de sulfate de quinine le matin, et augmenter la dose de protoxalate.

Phlébite, faire de l'immobilisation du membre atteint.

Tuberculose, diminuer le fer ou le surveiller, et le remplacer par l'arsenic, x gouttes de liqueur de Fowler par jour ou de cacodylate de soude.

Asthénie grave. — Sérum artificiel, 50 à 100 gr. tous les 2 jours, ou lavements journaliers de 100 gr. de sérum.

Le séjour à la mer est recommandé pour les chlorotiques lymphatiques. Les jeunes filles arthritiques et nerveuses seront mieux à la montagne. Forges, Bussang, Orezza, pour les chloroses molles; Uriage, pour les arthritiques; Salins, Salies-de-Béarn, pour les enfants. Pour les chloro-anémiques arthritiques, Royat est cependant à préférer.

LYMPHADÉNIE

Symptômes. — Maladie de nature inconnue, probablement infectieuse, anatomiquement caractérisée par une hypergenèse des éléments lymphatiques dans le sang et dans les organes lymphoïdes, ou en dehors d'eux (foie, reins, méninges).

Formes. — 1° Le sang seul est altéré ; 2° les altérations du sang et des organes lymphogènes marchent de pair ; 3° le sang est normal ; les organes lymphogènes sont seuls altérés.

Marche généralement envahissante, anémie, faiblesse extrême, hémorrhagies, cachexie, marasme.

Complications. — Diarrhées profuses, hémorrhagies graves. *Durée* de quelques mois à 2 ans.

Traitement :

Hygiène du malade. — Maintenir un excellent état des fonctions digestives, purgatifs légers, stimuler l'appétit, vie au grand air. Peu de fatigue.

Modifier l'état du sang. — Inhalations d'oxygène journalières. — Frictions excitantes sur les membres.

Selon les forces du malade, douche très courte, froide ou tiède.

Médications. — Si l'on découvre une tare organique quelconque, y remédier.

Donner de la quinine s'il y a eu de l'impaludisme, — ou du fer s'il y a eu anémie.

Prescrire l'iodure de potassium à petite dose, si l'on a pu noter des manifestations scrofuleuses. Employer les sels minéraux associés, dans les formes anémiques et spléniques.

CACHETS :

Protoxalate de fer	0 gr. 20.
Glycérophosphate de fer	0 gr. 15.
— de potasse	0 gr. 25.
— de chaux	0 gr. 25.
Hémoglobine	0 gr. 10.

2 *par jour, au début des repas.*

Donner des petits lavements à garder ayant la composition suivante :

Phosphate de soude .... 2 gr.
Chlorure de sodium.................. 4 gr.
Eau bouillie...................... 100 gr.
1 *par jour.*

Dans les cas graves, injecter sous la peau, chaque jour, 5 grammes de sérum de Trunecek.

Médications empiriques. — *Médication tonique.* — Huile de foie de morue, quinine, quinquina ; perchlorure de fer dans les formes hémorrhagiques, à l'intérieur, xv à xxx gouttes par jour. La médication iodurée doit être rejetée, excepté l'iodure de fer qui agit bien chez les malades strumeux.

Médication arsénicale. — Liqueur de Fowler : débuter par v gouttes, aller jusqu'à xl et l gouttes en augmentant de ii gouttes chaque jour et en surveillant les effets. On peut, dans les tumeurs ganglionnaires, injecter une solution de liqueur de Fowler et d'eau distillée en parties égales. La diarrhée occasionnée par l'arsenic sera combattue par le laudanum, que l'on peut du reste associer à la liqueur de Fowler.

Le traitement par des eaux minérales a donné des résultats à recommander : Bourboule, Kreuznach, Salins.

INTOXICATIONS AIGUËS

Trois indications. — 1° Favoriser l'évacuation du poison absorbé;

2° Administrer si possible l'antidote ;

3° Prescrire une indication symptomatique variable suivant la nature et les propriétés du poison.

1° *Évacuer le poison.* — Provoquer le vomissement par des procédés mécaniques, titillation de la luette. —

Puis lavage d'estomac, faire passer de l'eau tiède jusqu'au moment où elle ressort claire.

Si les vomissements mécaniques et les lavages ne peuvent avoir lieu, alors prescrire un vomitif. Le vomitif de choix est l'apomorphine, dont on injecte une seringue.

> Eau distillée......................... 10 gr.
> Chlorhydr. d'apomorphine............ 0 gr. 10.

Ou le tartre stibié, 0 gr. 10; ou l'ipéca, 1 gr. 50; ou le sulfate de zinc, 0 gr. 75.

S'il y a lieu de craindre que le poison n'ait déjà pénétré dans l'intestin, on donne des purgatifs ou des lavements purgatifs.

LAVEMENTS :

> Eau .... 500 gr.
> Sulfate de soude................... 15 gr.
> Séné............................... 15 gr.
>
> Caféine............................ 2 gr. 50.
> Benzoate de soude.................. 2 gr. 30.
> Eau distillée pour................. 10 c. c.

Le tube digestif est débarrassé ; le poison peut être cependant déjà absorbé par la circulation ; de là, emploi des diurétiques et diaphorétiques ; *a fortiori on doit y avoir recours si l'intoxication s'est faite par la voie hypodermique.*

Donner du lait. — Si le cas est grave, lavage du sang. Saignée de 3 à 400 gr. ; injection de 200 à 400 gr. de sérum artificiel, préparé d'une façon extemporanée.

> Eau distillée ou bouillie........... 1.000 gr.
> Chlorure de sodium.................. 7 gr.

2° *Administrer l'antidote.* — Il faut distinguer deux groupes principaux d'intoxications : par les sels métalliques, par les alcaloïdes.

Sels métalliques : Avoir recours aux substances qui peuvent les précipiter et de là les rendre inabsorbables. Les agents les plus employés sont : le lait, l'albumine, la magnésie, l'eau de chaux.

EAU ALBUMINEUSE :

Blancs d'œuf........................ n° 3.
Eau................................ 1 litre.

Le lait est contre-indiqué quand le poison peut se dissoudre dans les corps gras. Phosphore, cantharide.

Alcaloïdes : Presque tous ont un antidote particulier; dans tous les cas, on peut donner le tannin ou l'acide gallique, 0 gr. 50.

Julep gommeux...................... 100 gr.
Tannin............................. 3 gr.

3° *Établir une médication symptomatique.* — *a)* Contre l'adynamie et le coma : excitants, éther, caféine, huile camphrée, thé, café, alcool.

b) Contre l'excitation cérébrale avec ou sans crises convulsives : calmants; hydrate de chloral, inhalations de chloroforme, bromure de potassium (6 à 8 gr.), morphine, belladone. User de l'opium avec prudence, il ferme l'intestin.

Huile d'olive pure............... 10 gr.
Camphre.......................... 1 gr.

c) Contre l'asphyxie par troubles respiratoires ou cardiaques : respiration artificielle, tractions rythmées de la langue, électrisation du phrénique.

Si obstacle laryngé ou œdème de la glotte : tubage, trachéotomie d'urgence.

Signes d'anémie cérébrale : décubitus dorsal, nitrite d'amyle, trinitrine en injections.

Solution alcoolique de trinitrine à 1/100. XL g^ttes.
Eau distillée......................... 10 gr.
  Injecter 1 cent. cube.

Mercure. — *Stomatite mercurielle :* Soins de la bouche par des lavages avec des solutions de chlorate de potasse, thymol, eau phéniquée. *Troubles intestinaux* : purgatifs huileux, opium; extrait thébaïque, 5 à 10 centigr.; s'il y a persistance, huile de ricin à petite dose, quelques jours.

Si la dose de poison absorbé est considérable, lavage d'estomac, eau albumineuse, lait.

Cuivre. — Lavage d'estomac avec eau sucrée ou ingestion d'eau sirupeuse. S'il y a douleurs, collapsus, voir *Indications générales*.

Arsenic. — Lavage d'estomac avec une solution à 1 0/0 de magnésie calcinée, grands lavements, *purgatifs contre-indiqués*. Donner du sesquioxyde de fer hydraté, 1 à 2 cuillerées à café dans un demi-verre d'eau sucrée tous les quarts d'heure, ou magnésie calcinée délayée dans l'eau à intervalles rapprochés; lait, eau albumineuse.

Phosphore. — Lavage d'estomac jusqu'à disparition d'odeur de phosphore, *pas de lait, pas de corps gras*. — Grands lavements. Essence de térébenthine en capsules, de 7 à 8 gr. en 24 heures.

Oxyde de carbone. — Chambre bien aérée. Respiration artificielle, tractions rythmées de la langue, ballons d'oxygène, frictions, flagellation, révulsion. Excitants sous toutes les formes.

Cocaïne. — Prescrire le décubitus dorsal, caféine, nitrite d'amyle, trinitrine. Contre l'*excitation*, narcotiques. *Collapsus*, médication excitante. Prévenir le refroidissement.

Champignons. — Lavage d'estomac. Grands lavements si le poison a été absorbé, sulfate neutre d'atropine, injections massives de sérum artificiel (400 à 500 gr.). Excitants.

    Eau distillée...................... 20 gr.
    Sulfate neutre d'atropine....... 0 gr. 010
    En injecter 1 ou 2 cent. cubes.

Saturnisme. — *Colique de plomb :* huile de ricin, 30 à 50 gr. par jour, pendant 3 à 4 jours, ou huile d'olive, 100 à 200 gr. Si le malade ne peut l'avaler, grands lavements de 1 litre d'huile avec sonde rectale ; contre les spasmes de l'intestin, belladone en pilules, 2 par jour.

> Extrait de belladone............... 0 gr. 05.
> Extrait de chiendent............... q. s.

Le sérum artificiel, 500 gr. en injection massive, réussit souvent.

Encéphalopathie saturnine : saignée, 3 à 400 gr., et sérum. Calmants : morphine, bromure de potassium ; huile camphrée, caféine dans les formes comateuses. Régime lacté, purgatifs drastiques.

Alcoolisme. — *Aigu :* lavage de l'estomac ; grands lavements. S'il y a coma ou hypothermie, frictions, bouillottes d'eau chaude, nitrite d'amyle, injections d'éther, trinitrine, huile camphrée. S'il y a excitation, morphine, lavements bromurés ou chloralés. Cas bénins. Provoquer le vomissement, puis donner de l'ammoniaque, x à xx gouttes, dans un peu d'eau.

COMPLICATIONS. — *Congestion encéphalique :* bains de pieds, sangsues derrière les oreilles, saignée dans les cas graves.

Délirium tremens : isolement, alimentation liquide, boissons abondantes ; alcool à petites doses ; médication hypnotique par l'extrait thébaïque, 10 à 15 centigr.; ou la morphine, 1 à 2 centigr. ; ou le chloral, 4 à 6 gr. S'il y a température élevée, balnéation froide ; si l'état du cœur ne permet pas la balnéation, draps mouillés, lavements froids, bains tièdes prolongés.

VOIES RESPIRATOIRES

CORYZA

C'est l'inflammation de la muqueuse pituitaire, affection vraisemblablement microbienne, très contagieuse.

Symptômes. — Éternuements, courbatures, malaise, sécheresse de l'arrière-gorge, catarrhe oculo-nasal; grave chez le nouveau-né par suite de la gêne apportée à la respiration lors de la succion. Durée, 6 à 8 jours.

Forme chronique. Se voit souvent chez les lymphatiques et les scrofuleux.

Traitement :

Essayer le traitement abortif.

Irrigation dans les fosses nasales (siphon de Weber ou douche d'Esmarck) avec solutions chaudes de chlorate de potasse ou d'acide borique, 1 cuillerée à soupe pour 1 litre d'eau bouillie. Garder la chambre. A défaut d'irrigation, pulvérisations d'huile mentholée. Badigeonnage des fosses nasales avec de la glycérine ou de la vaseline liquide à la cocaïne, 1 pour 20.

Traitement par le benzoate de soude, faire prendre à l'intérieur 6 gr. pour les enfants, 6 à 10 pour les adultes.

Dérivation par des bains de pieds chauds et sinapisés, des sinapismes sur les bras et les cuisses, des boissons chaudes diaphorétiques.

Traitement du catarrhe. — Sulfate d'atropine, 1/2 milligr. matin et soir, en granules, mais préférer les solutions titrées. Chez les enfants ne pas dépasser 1/4 à 1/2 milligr.; surveiller attentivement et, si l'on craint l'atropine, employer le dermatol; faire priser une poudre comprenant dermatol et acide borique en parties égales, ou d'autres poudres inertes et antiseptiques. Prévenir l'inflammation des bords des narines et de la lèvre

supérieure par des badigeonnages avec de la vaseline
mentholée ou cocaïnée.

Coryza chronique. — Dangereux par ses complications
possibles (otites). Douches nasales antiseptiques. S'il
y a ozène, lavages et pulvérisations répétées d'huile
de vaseline.

ÉPISTAXIS

C'est un suintement hémorrhagique à la surface de la
pituitaire, déterminant un écoulement de sang par les narines
accompagné souvent de symptômes congestifs (lourdeur de
tête, etc.). Les épistaxis répétées ou abondantes peuvent
déterminer de l'anémie. Elles sont souvent symptomatiques
d'une affection générale.

Thérapeutique. — Rechercher la maladie causale et la
traiter. Angiome, polype naso-pharyngien, syphilis, traumatisme, goutte, suppression des règles, fièvre typhoïde,
paludisme, rougeole, affections organiques diverses, etc.

Traitement local. — Asseoir le malade dans un endroit
frais, la tête haute ; faire lever le bras correspondant à
la narine par où se fait l'écoulement ; comprimer les
temporales ou la carotide primitive du côté où a lieu
l'écoulement. S'il y a lieu, appliquer des compresses
froides sur le dos ou le scrotum ; donner des bains de
pieds très chauds.

Verser dans la narine un peu d'une solution d'antipyrine :

> Antipyrine...................... ..... 1 gr.
> Eau bouillie...................... 20 gr.

dont l'effet hémostatique est assez puissant, ou bien
utiliser, s'il y a lieu, les propriétés coagulantes de la
gélatine en versant une cuillerée à café de solution
gélatinée dans la narine.

> Gélatine...................... 2 gr.
> Eau...................... 100 gr.

Dans les cas plus graves, faire un simple tamponnement antérieur des fosses nasales avec de la ouate aseptique ou imprégnée de perchlorure de fer ou d'antipyrine, ou, selon le cas, un tamponnement antérieur complet avec de la ouate imbibée d'antipyrine.

Précaution : Faire porter la compression sur la cloison, porter les tampons aussi haut que possible. Enlever le tamponnement après 24 heures et faire une irrigation antiseptique. Si l'épistaxis reparaît, rechercher le point hémorrhagique principal, le cautériser au nitrate d'argent ou au thermo-cautère.

Réserver le tamponnement postérieur pour les cas où tous les moyens précédents ont échoué.

LARYNGITE STRIDULEUSE

Signes cliniques. — Se montre surtout chez les enfants de 2 à 5 ans. Accès de suffocations nocturnes : brusquement la respiration devient haletante, extinction de voix, anxiété extrême, pouls rapide. Durée : une demi-heure à deux heures, puis respiration facile, voix normale, toux humide. Cause habituelle : laryngite catarrhale banale.

Traitement :

Indications thérapeutiques. — *Avant l'accès.* — Traiter le catarrhe laryngé, garder la chambre, y entretenir une atmosphère humide; s'il y a lieu, donner un léger vomitif.

Poudre d'ipéca............	0 gr. 30 à 1 gr.
Sirop d'ipéca.............	30 gr.

L'accès survenant brusquement. — Décongestionner le larynx par l'application d'une éponge trempée dans de l'eau très chaude, compresses permanentes chaudes ou sinapismes à la région laryngée et sternale.

Cas graves. — Faire vomir de préférence par titillation de la luette.

Donner un grand bain sinapisé.

S'il y a tendance au collapsus, injection d'éther, lavement de café noir alcoolisé, ou injection de 0 gr. 10 à 0 gr. 20 de caféine selon l'âge. Pour calmer le spasme, lavement médicamenteux ; s'il y a urgence, mais avec grande précaution, injection d'antipyrine. En cas d'insuccès, chloroformisation du malade.

Procédé de Kürt, de Vienne : titillation de la muqueuse nasale par une plume d'oie trempée dans une solution de sulfate de quinine pour provoquer l'action réflexe sur le récurrent par le trijumeau, faire la manœuvre chaque soir plusieurs jours de suite avant l'heure de l'accès.

Après l'accès, garder la chambre, atmosphère humide et chaude ; matin et soir un grand bain sédatif pour diminuer l'excitabilité des centres réflexes.

COQUELUCHE

Symptômes. — Maladie infectieuse (bacille d'Afanassiew probable), endémique, épidémique, contagieuse.

Fréquente chez l'enfant, catarrhe des voies respiratoires supérieures ; au début, quintes de toux sèche spasmodique coqueluchoïde, fièvre ; puis, plus tard, la toux devient grasse, le sifflement inspiratoire disparaît. Rare chez l'adulte, elle est alors tenace et prépare la tuberculisation ; chez le vieillard, elle est tenace.

Traitement :

Au début, combattre le catarrhe et donner un large vomitif avec de l'ipéca, débarrasser l'intestin par des laxatifs répétés.

Période d'état. — Cesser l'ipéca, établir dans la chambre une atmosphère humide ; pour cela, faire bouillir dans 1 litre d'eau un paquet de :

Feuilles d'eucalyptus	15 gr.
Thym	5 gr.
Laurier	2 gr.

Antisepsie buccale : faire des lavages de la bouche avec une solution boriquée.

Antisepsie du nez : faire des insufflations de poudre antiseptique.

> Sous-nitrate de bismuth............... 2 gr.
> Acide borique pulvérisé.............. 2 gr.
> Talc de Venise..................... 1 gr.

Pour calmer les spasmes, donner du bromure, 0 gr. 25 à 1 gr. 50 en lavements. Si les reins fonctionnent bien, essayer l'antipyrine, 0 gr. 25 à 0 gr. 50 en 24 heures jusqu'à 3 ans, au dessus jusqu'à 1 gr. 50, en lavements de préférence. Donner du bromoforme à la dose de : au-dessous de 6 mois, ii à iii gouttes ; jusqu'à 1 an, ii à iv gouttes ; à partir de 2 ans, augmenter de iv à viii gouttes par année sans dépasser xx gouttes, jusqu'à 8 ans.

Bains chauds.

Fumigations avec des poudres ou faire fumer des cigarettes antiasthmatiques.

Vomissements. — Donner des boissons chaudes pour les empêcher. Tannin, 0 gr. 15 après le repas ; faire manger l'enfant dès qu'il a vomi.

Convalescence. — Alimentation substantielle, changement d'air, huile de foie de morue, arsenic.

BRONCHITE VULGAIRE, RHUME

Symptômes. — Inflammation catarrhale des grosses et des moyennes bronches due au refroidissement, à l'action des poussières, mais toujours de nature microbienne.

Début. — Frissons, courbature, malaise, fièvre légère, douleur rétro-sternale, dyspnée légère ; toux sèche.

Période de crudité. — Toux sèche. Inspiration humée, expiration prolongée, râles sibilants et ronflants.

Période de coction. — Fièvre moins forte, expectoration épaisse et abondante. Râles humides.

Traitement :

Indications thérapeutiques. — Dès les premiers symptômes, donner une purgation avec un verre d'eau d'Hunyadi-Janos pour éviter les résorptions intestinales, faire une révulsion légère sur le thorax, garder la chambre.

Période de crudité. — *Faciliter la décongestion :* pour cela donner de la quinine, 0 gr. 25 à 0 gr. 40 avec ergot de seigle pulvérisé, 0 gr. 10 à 0 gr. 20, pendant 4 à 5 jours, jusqu'à la chute de la température.

CACHETS :

Sulfate de quinine...............	0 gr. 40.
Ergot de seigle pulvérisé...........	0 gr. 20.

Si le sujet est résistant, dégorger les bronches par un vomitif.

Ipéca en poudre.................	1 gr. 50.
Sirop d'ipéca...................	20 gr.

*Par cuillerées à café de 10 en 10 minutes
et alternant avec de l'eau chaude.*

Révulsion. — Dérivation. — Boissons abondantes.

Pour calmer la toux, ni balsamiques, ni résineux, mais diminuer la toux en calmant l'excitabilité réflexe par des narcotiques et, en particulier, les opiacés. Ne pas donner de belladone. Se servir des pastilles aconito-boratées de Bruneau.

POTION :

Sirop diacode......................	60 gr.
Sirop de chloral...................	30 gr.
Eau de laurier-cerise..............	10 gr.
Eau de tilleul.....................	100 gr.

*4 à 8 cuillerées à soupe en 24 heures dans une
infusion chaude.*

Chez les enfants et les vieillards remplacer les opiacés par le lactucarium :

0 gr. 20 à 0 gr. 30 par jour d'extrait de lactucarium en pilules.

Chez les enfants, sirop de lactucarium qui contient 0 gr. 10 de produit actif par cuillerée à bouche ; de 1 à 2 cuillerées selon l'âge, 2 à 3 chez l'adulte.

Contre l'asthénie, potion de Todd et grogs légers.

Période de coction. — Employer à ce moment les balsamiques, goudron, tolu, poudre de Dower, pilules de Guéneau de Mussy. Si la sécrétion devient plus abondante, *diminuer la sécrétion* par la belladone qui est indiquée à ce moment : extrait, 0 gr. 02 à 0 gr. 05 en pilules. — Donner aussi de la terpine :

CACHETS :

Terpine.......................... 0 gr. 20.
Benzoate de soude............... 0 gr. 50.

2 *à* 3 *par jour.*

Favoriser l'expectoration : polygala, scille, kermès, oxyde blanc d'antimoine ; favoriser l'expectoration en la fluidifiant ; il faut faire cracher abondamment les débilités et les malades qui crachent difficilement. S'il y a débilité musculaire bronchique, stimuler par la caféine et la strychnine.

Oxyde blanc d'antimoine...... 2 gr.
Sulfate de strychnine.......... 0 gr. 005.
Sp. fleurs d'oranger........... 50 gr.
Eau distillée.................. 100 gr.

2 *à* 4 *cuillerées à soupe par jour.*

Modifier la sécrétion. — Employer les balsamiques avec prudence, sirop de tolu, carbonate et benzoate d'ammoniaque. Dans les cas prolongés, employer la terpine et le terpinol, l'eucalyptol, la térébenthine, ou l'iodure de potassium, 0 gr. 25 à 1 gr. par jour.

Donner aussi, quand le catarrhe devient chronique, des sulfureux, par exemple l'Eau Bonne, à la dose de 2 à 3 cuillerées à soupe par jour, coupées d'une égale quantité de lait, et entre les repas à 11 heures et à 5 heures.

BRONCHITES CHRONIQUES

Symptômes. — Variétés multiples ; elles succèdent à des bronchites aiguës à répétition ou sont d'origine diathésique ; absence de phénomènes généraux. On observe seulement des symptômes physiques communs, quintes de toux longues et pénibles, sécrétion abondante, râles secs et humides.

Traitement :

Indications thérapeutiques. — *Rechercher la diathèse.* — Si l'on a affaire à un arthritique, essayer le benzoate de soude ou de lithine, à la dose de 2 à 4 gr. par jour. — Chez les diabétiques et les tuberculeux, faire le traitement spécial.

Faire de l'antisepsie des bronches par des balsamiques : copahu, 2 à 4 gr. par jour, mais contre-indiqué souvent par son action sur les reins ; térébenthine, mêmes doses. — Donner la terpine et le terpinol, en alternant avec l'eucalyptol, pendant plusieurs mois, s'il le faut, 15 jours par mois.

Essayer aussi la gomme ammoniaque à la dose de 1 à 2 gr. par jour.

PILULES :

Gomme ammoniaque	0 gr. 15.
Benzoate de soude	0 gr. 05.
Extrait de quinquina	2 gr. 05.

4 à 10 par jour.

Ou encore se servir du thiocol :

POTION :

Thiocol	āā 2 gr.
Benzoate de soude	
Teinture d'aconit	xx g^ttes.
Sirop diacode	50 gr.
Eau de laurier-cerise	10 gr.
Julep gommeux	q. s. pour 150 cent. cubes.

1 cuillerée à soupe toutes les 3 heures.

Ne calmer la toux que si elle devenait par trop fréquente, sèche et quinteuse.

Tonifier les muscles des bronches. Ergot de seigle ou strychnine.

CACHETS :

Ergot de seigle pulvérisé......... 0 gr. 15.
Poudre de voix vomique........... 0 gr. 02..
Bicarbonate de soude............. 0 gr. 30.

2 *par jour.*

Régulariser la circulation. Caféine, kola.

Hygiène. — Vie au grand air, mais éviter avec soin les refroidissements. Hydrothérapie tiède, soins de la peau.

Eaux minérales. — Catarrheux arthritiques : Mont-Dore, Royat, Plombières, la Bourboule. Eaux sulfureuses.

Catarrheux lymphatiques avec atonie bronchique : Eaux-Bonnes, Cauterets, Saint-Honoré, Uriage, Allevard, etc.

ASTHME

C'est une névrose caractérisée par un spasme des muscles inspirateurs, du diaphragme et des muscles bronchiques et qui se rattache à la diathèse neuro-arthritique.

Elle est caractérisée par des accès d'oppression nocturnes se traduisant par une inspiration courte et par une expiration difficile ; une sécrétion bronchique abondante et de la toux quinteuse marquent la fin de l'accès.

Traitement :

A. Traitement général. — 1° Instituer l'*hygiène des arthritiques.*

2° Entre les accès, donner pendant 20 jours par mois 1 gr. à 1 gr. 1/2 d'iodure de potassium et v gouttes de liqueur de Fowler. Pendant les 10 autres jours, on fera prendre de l'eau de Vichy-Hauterive ou de Royat. C'est là un traitement à suivre pendant plusieurs mois.

> Iodure de potassium.................. 10 gr.
> Liqueur de Fowler.................... . L g^{ttes}.
> Eau distillée........................ 150 gr.

Chez les nerveux, il est bon d'associer le bromure à l'iodure, ne pas donner l'iodure s'il y a tuberculose.

> Bromure de potassium............. 15 gr.
> Phosphate de soude............... 5 gr.
> Iodure de potassium.............. 10 gr.
> Liqueur de Fowler................ L g^{ttes}.
> Eau distillée.................... 150 gr.

1 *cuillerée à soupe par jour.*

Ou employer les pilules kératinisées d'iodure de potassium du Dr Philippe.

Saison : au Mont-Dore, cure d'altitude.

B. **Traitement de l'accès.** — Badigeonnage profond des fosses nasales avec une solution de cocaïne au 20e. Fumigations, poudre de feuilles de datura stramonium, belladone, papier nitré. Lors des paroxysmes de suffocation, piqûre de morphine, 1/2 centigr.

Si les accès viennent en série, favoriser la liquéfaction des exsudats. Iodure de potassium ou de sodium, 2 gr. par jour ; sels d'ammoniaque.

Asthme cardiaque : traitement général des cardiopathies ; pyridine, x à xv gouttes en inhalations.

EMPHYSÈME PULMONAIRE

Il est dû à un état de dilatation permanent des alvéoles du poumon, dilatation due à un manque de résistance de leurs parois ; des congestions pulmonaires fréquentes, de la bronchite, de l'asystolie, sont ses conséquences lointaines.

Ses symptômes sont la dyspnée, une toux pénible, une expectoration visqueuse et aérée. Le thorax est globuleux ; sa sonorité est exagérée ; les vibrations thoraciques sont diminuées, l'inspiration est humée, l'expiration prolongée ; affaiblissement du murmure vésiculaire. Râles secs ou humides.

Traitement :

Instituer la prophylaxie et l'hygiène des arthritiques. Éviter toutes les causes de rhume, faire l'antisepsie des fosses nasales et de la bouche.

1º Tout rhume survenant chez un emphysémateux amène avec lui de l'oppression : il faut faire de suite de la *décongestion* et de la *dérivation*. Sinapismes aux cuisses, aux mollets et sur la poitrine. Ventouses sèches quand les sinapismes ne sont pas assez actifs. Bains de pieds chauds et courts, deux fois par jour.

> Liqueur d'Hoffmann............ } āā 10 gr.
> Liqueur ammoniacale anisée.... }
> *XV gouttes dans de l'eau sucrée plusieurs fois*
> *par jour.*

2º En second lieu, on doit *calmer le spasme de l'accès.* Pour cela on ne donnera ni belladone ni balsamiques, mais on emploiera l'éther, le datura stramonium, les cigarettes, les poudres spéciales.

> Teinture de Datura................. xx g^{ttes}.
> Teinture de Drosera............... x g^{ttes}.
> Acétate d'ammoniaque.............. 2 gr.
> Sirop de capillaire................ 50 gr.
> Eau de tilleul..................... 100 gr.
> *2 à 4 cuillerées à soupe par jour.*

3º S'il y a du *catarrhe*, pas de créosote qui augmente l'oppression, mais eucalyptol à la dose de 6 capsules par jour. Térébenthine, même dose. Salol, 1 à 2 gr. Ceci pendant 10 à 25 jours.

4º Si l'accès s'accompagne de *fièvre*, causée elle-même par la bronchite congestive surajoutée à l'emphysème, donner un peu d'antipyrine ou de quinine.

S'il y a des complications cardiaques, pas de digitale, mais caféine ; en faire un usage prolongé plusieurs mois, 0 gr. 50 par jour, ou kola, 0 gr. 30 à 0 gr. 50. Si la caféine n'est pas supportée, sulfate de spartéine 20 jours par mois, plusieurs mois. 0 gr. 02 à 0 gr. 05 par jour.

Chez les enfants. — Iodure de fer, 2 à 3 cuillerées à soupe de sirop, 2 ou 3 semaines par mois. Iodure d'arsenic. Liqueur de Fowler : à 8 ans, viii à x gouttes par jour, 15 jours par mois. Eaux de la Bourboule.

Stations thermales. — S'il y a des tendances goutteuses, eaux de Royat, Contrexéville. S'il y a menace de phtisie, eaux arsénicales, Bourboule, Saint-Honoré.

ŒDÈME AIGU DU POUMON

Il se rencontre surtout chez les artério-scléreux, les aortiques et les brightiques, et aussi chez les intoxiqués par l'iode, la muscarine et le venin des serpents. C'est parfois un accident de la thoracentèse.

Symptômes. — Parfois l'œdème aigu a une évolution foudroyante, et la mort survient en quelques instants ; le plus souvent on observe une dyspnée intense, de l'angoisse, de la toux continue quinteuse, et une expectoration abondante et rosée. Râles crépitants, fins, serrés, obscurité respiratoire, augmentation de la matité ; pouls petit et rapide, cœur mou ; pâleur et sueurs froides.

Traitement de l'accès :

1° La première indication est de *stimuler les centres respiratoires*, et pour la remplir il faut prescrire de suite le médicament dont l'action est la plus rapide, l'éther. On en fera coup sur coup plusieurs injections sous-cutanées. On peut aussi donner largement de l'éther, en inhalations, et en faire boire dans de l'eau ;

2° *Soulager le cœur droit.* — Faire, quand on le peut, une saignée de 300 à 500 gr. ; sinon, placer des ventouses scarifiées ou des sangsues. Le procédé le plus rapide est le meilleur ; il faut donc choisir la saignée chez les malades qui ne sont pas affaiblis et les ventouses scarifiées chez les autres. Faire des injections de caféine pour soutenir le cœur ;

3° *Lutter contre l'état parétique de l'innervation* des bronches et du diaphragme par du sulfate de strychnine en injections de 2 à 5 milligr. Ni morphine ni atropine.

Œdème aigu du poumon d'origine brightique. — Faire de préférence sur les reins une saignée locale. Donner une purgation drastique.

Œdème au cours de la bronchite. — Son évolution est en général plus lente ; on fera de la révulsion par des sangsues ou des ventouses, et on donnera de l'ipéca à doses nauséeuses. Bains de pieds très chauds, caféine en injections.

Œdème au cours de la grossesse. — Révulsion sur le thorax ; remplir les mêmes indications que pour l'œdème aigu de cause vasculaire. Au besoin, si les crises se répètent, il faut provoquer l'avortement ou faire l'accouchement prématuré. Cet œdème est souvent le résultat de l'albuminurie.

Œdème au cours de la ponction de la plèvre. — Il est dû à la décompression brusque du poumon. Pour l'éviter, il faut évacuer le liquide très lentement et arrêter son écoulement dès que le malade manifeste de la douleur thoracique ou de la gêne respiratoire. Injecter de la caféine et de l'éther.

BRONCHO-PNEUMONIE DE L'ENFANCE

Elle est, le plus souvent, due à une infection secondaire (rougeole, variole, diphtérie, coqueluche).

Symptômes. — Exagération des vibrations thoraciques, matité, souffle plus ou moins étendu, râles sous-crépitants fins, mêlés à des râles sibilants. Bruit de tempête. Les lésions sont en foyers disséminés, et dans un lobe seulement au début. Dyspnée intense, toux brève, douloureuse. Pouls rapide, petit, inégal ; température élevée, 39 à 40° ; urines rares.

Traitement :

Indications thérapeutiques.— *Prophylaxie*. — Lors de l'infection primitive, empêcher la production de l'infection secondaire en faisant de l'antisepsie de la bouche et des voies respiratoires. Il faut employer des gargarismes, des pulvérisations dans le nez et la gorge, et aseptiser le nez (Voir l'article *Grippe*).

Hygiène générale du malade et de l'appartement comme dans toutes les maladies infectieuses. Il est bon de tenir l'enfant au lit et de faire évaporer dans sa chambre de l'eau chargée d'eucalyptol et de thymol. On enveloppera ses jambes de ouate et de taffetas chiffon.

Alimentation : lait, bouillon, potages aux pâtes; boissons abondantes, un peu d'alcool sous la forme qui lui plaira.

Quand la broncho-pneumonie est déclarée. — Faire de suite de la révulsion par de grands cataplasmes chauds, mais ne jamais mettre de vésicatoires à cette période de la maladie. Au lieu de cataplasmes, on peut faire de l'enveloppement du thorax avec de l'ouate mouillée entourée de taffetas chiffon.

La méthode que j'ai préconisée le premier, en même temps que mon maître le professeur Renaut, est celle des grands bains tièdes. — Donner 4 bains simples et un bain sinapisé à 36° de 10 minutes environ par jour, aussi longtemps que la température reste élevée, dans les cas simples dont la gravité est médiocre. Mais donner un bain tiède toutes les 3 heures, jour et nuit, dans les cas graves. Il faut en donner dès que la maladie est déclarée, même si la température n'atteint pas 39°. Lorsque les bains ne peuvent être donnés, les remplacer par des enveloppements mouillés tièdes.

Dans les *formes prolongées*, il faut continuer les bains, et faire une injection de sérum artificiel une à deux fois par jour à la dose de 30 à 80 gr.

Quand la température reste inférieure à 38°, mais qu'il existe encore des foyers disséminés d'hépatisation, il est bon de prescrire de petits vésicatoires de 4 à 5 centimètres durant 2 à 3 heures.

Tout au début, comme décongestif, on peut donner un vomitif, par exemple du sirop d'ipéca, chez les enfants résistants.

Régulariser la circulation, quand le cœur faiblit, par de la digitale (teinture, v gouttes, ou une infusion de poudre de feuilles à la dose de 0 gr. 10) ou, de préférence, un peu de caféine en potion.

Tonifier le malade par du cognac, 20 gr. Malaga, punch, acétate d'ammoniaque.

C'est une maladie qu'il est bon de traiter par les bains et non par des médicaments. Grâce à la balnéation, faite dès le début et systématiquement toutes les 3 heures, la mortalité devient presque nulle.

Tout au plus doit-on prescrire une préparation stimulante, telle que :

> Teinture de cannelle................... 10 gr.
> Vin de Banyuls........................ 100 gr.
> Sirop de quinquina................... 80 gr.
> Phosphate de soude................... 2 gr.
>
> *Par cuillerées à soupe.*

Ou parfois de la caféine :

> Caféine........................... 0 gr. 50.
> Benzoate de soude............... 4 gr.
> Sirop de groseilles........../
> Eau ....\ $\overline{\text{aa}}$ 50 gr.
>
> 1 cuillerée à dessert contient 0 gr. 05 de caféine.

PNEUMONIE

Maladie infectieuse due au pneumocoque de Talamon-Frænkel.

Début. — Courbature. Céphalalgie. Épistaxis. Élévation légère de température.

Période d'état. — Grand frisson unique, point de côté, toux sèche et pénible, crachats rouillés. Dyspnée ; température élevée, 39°,5, 40° ; urines rares. Matité thoracique sur la zone malade. Vibrations exagérées. Souffle tubaire. Râles crépitants.

Résolution de l'exsudat. — Crachats plus abondants, sous-crépitants, fins, puis gros, abaissement de la température. Disparition de la dyspnée.

Veiller aux complications : pleurésie, endocardite, péricardite, méningite, néphrite ; localisations diverses du pneumocoque.

Hygiène du malade et de l'appartement : donner un crachoir, désinfecter les mouchoirs et le linge. Aérer largement. Pulvérisations de vapeurs d'eau chargée de thymol et d'eucalyptol.

Laver la bouche et les dents du malade deux fois par jour, changer son linge de corps souvent.

Traitement :

Indications thérapeutiques. — 1° DÉCONGESTIONNER les poumons énergiquement soit par des cataplasmes chauds, soit par des ventouses. Chez les gens vigoureux, mettre des sangsues ou des ventouses scarifiées : saignée générale quand il y a des menaces d'asphyxie. Ne pas mettre de vésicatoires au début ; donner des laxatifs.

2° SOUTENIR LE CŒUR. — Poudre de digitale en infusion, 0 gr. 50 à 0 gr. 60 pendant 2 jours ; diminuer ensuite cette dose graduellement de 0 gr. 20 par jour ; — ou bien solution au 1.000° de digitaline, xxx à L gouttes, et pendant 1 jour seulement. S'il existe une lésion organique du rein, lui préférer la caféine, 0 gr. 50 à 1 gr. 50, de préférence en injection. S'il y a insomnie et agitation, donner plutôt la théobromine, 2 gr. par jour, ou mieux la spartéine en potion, 0 gr. 05 à 0 gr. 10 par jour.

> Sulfate de spartéine.................. 0 gr. 50.
> Extrait fluide de kola.......... 5 gr.
> Cognac............—........ 20 gr.
> Sirop de capillaires............. 30 gr.
> Eau de tilleul................. 100 gr.
>
> 2 *cuillerées à soupe par jour.*

S'il y a des irrégularités du cœur, mettre un sac de glace sur la région précordiale...

3° DIMINUER L'HYPERTHERMIE. — N'employer l'antipyrine, la quinine, la phénacétine que comme calmants et à petite dose, 0 gr. 50 à 1 gr., et non comme antithermique ; il faut leur préférer les bains tièdes à 34°, de 10 minutes et au nombre de quatre à huit par 24 heures. On peut faire aussi des enveloppements froids de 15° à 18° dans des draps humides, d'après la méthode classique. Durée de l'enveloppement, 30 minutes; donner un grog chaud pendant ce temps.

4° AUGMENTER LA DIURÈSE. — Donner des boissons abondantes. S'il y a anurie, faire des injections de sérum artificiel répétées, mais non massives, matin et soir, de 250 centimètres cubes environ. Tisanes diurétiques. Se servir de préférence des diurétiques cardiaques, digitale, caféine, et faire précéder leur emploi de la décongestion des reins par des ventouses sèches ou scarifiées et le régime lacté.

5° ALIMENTATION. — Tonifier le malade par de l'alcool sous diverses formes, à la dose environ de 60 gr. par 24 heures, ou par du vin, de 250 à 400 gr., kola, coca.

Il faut l'alimenter abondamment par des liquides. Potages si possible, lait en abondance, œufs, peptone de Cornélis.

Période de résolution. — S'il n'y a pas d'albumine, de petits vésicatoires de 5 centimètres de côté au cas où la résolution est lente; ou mettre des pointes de feu. Accélérer la diurèse.

Chez les alcooliques. — Donner davantage d'alcool;

insister sur l'opium, s'il y a de l'excitation ; soutenir les forces du malade.

> Extrait d'opium.................. 0 gr. 10.
> Cognac ....⎫
> Vin de Malaga..............⎬ āā 50 gr.
> Sirop diacode ....⎪
> Eau de tilleul ....⎭
>
> *Par cuillerées à soupe en un jour.*

Chez le vieillard. — Seules les ventouses sèches doivent être employées comme révulsion. Pas de kermès, qui, liquéfiant les exsudats dans des bronches aux muscles affaiblis sans qu'ils soient évacués, peut donner de l'oppression.

Donner de la nourriture abondante, de l'alcool, de la kola ou de la coca ; insister sur la caféine.

Ne pas donner de digitale, car elle s'élimine souvent mal.

S'il y a de l'insomnie, donner du sulfonal, ou du trional, ou du sirop de codéine ; pas de chloral qui paralyse les nerfs du cœur.

Boissons abondantes chaudes.

Chez les enfants. — *Cas graves.* — Donner des bains chauds de 34° à 37° toutes les 3 heures, jour et nuit, et de 10 minutes de durée, si la température est élevée, toutes les 4 heures dans les autres cas. Pas de médicaments, sauf des toniques du cœur, si ce dernier faiblit. Bains sinapisés dans les cas très graves. Alimenter par du lait et des potages. Boissons abondantes.

Cas légers. — Cataplasmes ou enveloppements humides autour du thorax, souvent renouvelés.

PHTISIE PULMONAIRE

Hygiène des phtisiques. — *Hygiène de l'appartement.* — Aération parfaite, exposition vers le midi ; ne pas rester le jour dans la chambre où l'on couche, pour en permettre l'aération. Pas de rideaux de lit, de très légers aux fenêtres, le plus de lumière possible.

Cure d'air. — *Dans la chambre*, rester sur une chaise longue, le corps dans une couverture, bouillotte aux pieds, fenêtres toujours ouvertes, température maintenue permanente l'hiver par un foyer.

Au dehors, rester de 10 heures du matin à 5 heures du soir dans une guérite de bains de mer, le dos au vent. Si la température dépasse 37°,2, repos au lit ou chaise longue; pas d'exercice. Sanatoria : ils sont surtout utiles pour les malades fébricitants ou indisciplinés; tout malade de situation moyenne sur lequel le médecin a de l'ascendant peut se soigner chez lui.

Hygiène de la peau. — Lotions alcoolisées, lotions d'eau tiède suivies de friction sèche.

Hygiène alimentaire. — Suralimentation, trois repas copieux, goûters à 10 heures du matin et à 4 heures du soir; boire de temps en temps du lait ou du bouillon. Peptones, poudres de viande. Peptone de Cornélis. Huile de foie de morue ou, à défaut, poissons à l'huile. S'il n'y a pas de fièvre, cognac, 2 petits verres; bordeaux, 1 bouteille par jour. Viande crue, soit en macération, soit râpée, 50 à 150 gr. par jour.

Stations thermales. — Ne pas y envoyer ceux qui ont de la fièvre, des hémoptysies ou de la consomption. Eaux-Bonnes, Saint-Honoré, Allevard. Pour phtisie sèche, Mont-Dore : ne pas y envoyer les congestifs, non plus qu'à la Bourboule.

Stations d'hiver. — La mer est défendue aux congestifs; s'ils refusent et veulent le séjour sur les côtes du Midi, choisir Grasse ou le Canet. Il vaut mieux Pau et Arcachon. Les autres peuvent aller sur tout le littoral de la Méditerranée.

Stations d'été. — Pyrénées, Alpes.

Prophylaxie. — Les enfants nés de tuberculeux

seront élevés loin de leurs parents, à la campagne.

Une mère phtisique ne peut allaiter.

Rapports sexuels et cohabitation dans la même chambre interdits.

Le célibat doit être recommandé en particulier aux jeunes filles, à cause des dangers de la grossesse.

Soins pour l'entourage. — Ne jamais cracher à terre. Crachoirs contenant de la liqueur de Van Swieten ou du lusoforme; leur contenu sera jeté dans les fosses d'aisances, puis ils seront lavés à l'eau bouillante.

Les recouvrir pour que les mouches ne puissent y entrer. Ne jamais cracher dans un mouchoir, se servir de crachoirs de poche.

Le tuberculeux aura ses objets de toilette et ses verres, tasses, couverts.

Il se lavera à l'eau boriquée saturée.

Ne balayer les appartements que si l'on établit un courant d'air; de temps en temps laver le plancher avec une solution antiseptique.

N'habiter une maison occupée par un tuberculeux qu'après avoir renouvelé les peintures et les papiers et lavé murs et planchers.

PHTISIE AIGUË

A. **Type granulique.** — Elle est rarement primitive. Elle se montre surtout chez les surmenés.

Secondaire, fréquente après rougeole, coqueluche, grippe, alcoolisme, surmenage.

1° *Forme typhoïde.* — Amaigrissement, signes thoraciques peu marqués, dyspnée, expectoration muco-purulente légère, cyanose. Pouls rapide non dicrote. Température élevée à type inverse. Délire.

2° *Forme suffocante.* — Dyspnée. Râles disséminés.

3° *Forme catarrhale.* — Toux, dyspnée, symptômes de bronchite capillaire ou de broncho-pneumonie. Température rémittente.

4° *Forme pleurale.* — Sèche ou liquide.

B. Le type pneumonique est fréquent à la base des poumons, c'est une infiltration tuberculeuse massive; débute comme la pneumonie.

Signes. — Matité, vibrations, murmure vésiculaire diminué, râles sous-crépitants fins, rarement souffle. Fièvre constante. Pouls rapide.

Traitement :

Une médication spécifique en est malheureusement inconnue.

Comme antiseptiques internes, les *astringents* semblent agir mieux que les autres médicaments. On donnera de préférence du tannin, 1 à 2 gr. par jour, en cachets, aux repas.

Antithermie. — Choisir parmi les produits suivants : lactophénine, 0 gr. 50 à 1 gr. ; aspirine, 0 gr. 25, 0 gr. 50 à 1 gr. — Pyramidon aux mêmes doses. Pas de quinine, car son action est presque nulle. Il vaut mieux leur préférer les méthodes externes.

Le drap mouillé et les bains tièdes.

Les applications de gaïacol sur la peau constituent un moyen dangereux à haute dose, mais excellent à des doses faibles.

Tenter la décongestion et la dérivation.

Alimentation liquide abondante.

PHTISIE CHRONIQUE

Avant toute chose, faire le traitement général par le repos, la suralimentation et l'hygiène de la peau. Donner le moins possible de médicaments. Cependant certains d'entre eux sont devenus très usuels. Ce sont surtout la créosote et l'arsenic.

Créosote. — Ne la donner qu'en dehors des poussées fébriles et congestives durant la 1re et la 2e période. A la 3e, en donner même lors de la fièvre, mais quand elle est due à la suppuration. Doses minimes, 0 gr. 40, à 0 gr. 60 pendant ou après le repas. En lavement, si l'estomac ne peut la supporter.

LAVEMENT :

Créosote de hêtre.............. xv à xxx g^ttes.
Jaune d'œuf..................... n° 1.
Lait........................... 60 gr.

Ou en piqûres (région du dos entre les épaules et la colonne vertébrale).

Un bon succédané est le créosotal ; on en donne 2 cuillerées à café par jour, lors des repas.

Un autre est le gaïacol ; on le donne en injections de 0 gr. 10 à 0 gr. 25 par jour.

Arsenic. — On l'emploie surtout pour diminuer les échanges organiques et ralentir la nutrition. On obtient ainsi une augmentation de poids du malade et on améliore son état général. On ne doit s'en servir qu'en dehors des poussées congestives. On peut le donner sous la forme de granules de dioscoride, 2 par jour, ou de liqueur de Fowler, v à x gouttes par jour et aux repas.

Le *cacodylate de soude* à la dose de 0 gr. 03 à 0 gr. 10 par jour pendant 10 jours, puis repos de 5 jours, et reprise. On le donne soit par la voie buccale, soit par la voie rectale, mais on doit préférer les injections sous-cutanées.

Le cacodylate de soude agit comme la liqueur de Fowler ; mais son action paraît plus puissante.

SOLUTION :

Cacodylate de soude................. 1 gr.
Eau distillée....................... 300 gr.

1 cuillerée à soupe contient 0 gr. 05 centigr. de cacodylate.

Pour que l'haleine n'ait pas l'odeur d'ail on peut donner le cacodylate de soude et l'arrhénal sous forme de capsules kératinisées du Dr Philippe qui ne se dissolvent que dans l'intestin.

Lutter contre la désassimilation des produits miné-

raux en donnant des phosphates et des glycérophosphates, 2 gr. par jour.

Complications. — Poussées congestives. — Cesser
tout médicament et surtout la créosote, ne prescrire
aucun antithermique. Mais il faut *donner de la quinine*,
0 gr. 20 à 0 gr. 30, à dose tonique et nullement comme
fébrifuge; y ajouter 0 gr. 10 à 0 gr. 25 de poudre d'ergot
de seigle.

CACHETS :

Sulfate de quinine................ 0 gr. 30.
Ergot de seigle pulv.............. 0 gr. 15.
1 *chaque matin.*

Faire de la dérivation par un purgatif, par exemple
1 verre d'eau d'Hunyadi-Janos tous les 4 jours, et
par deux bains de pieds journaliers, un à midi et un à
6 heures.

Faire de la révulsion : sinapismes répétés et ventouses dans les cas plus sérieux; n'appliquer de pointes
de feu qu'avec prudence, surtout chez les nerveux et
les malades affaiblis, par crainte de la légère élévation
de température qui peut en être la conséquence. De
petits vésicatoires de 2 à 4 centimètres de côté seront
prescrits plus tard, quand la congestion sera diminuée
en surface.

Teinture d'iode. — Compresses chaudes autour du
thorax. Il faut surtout persévérer dans ces méthodes
jusqu'à disparition complète de la congestion.

S'il existe une poussée de pneumonie et si le malade
est résistant, on donnera du tartre stibié à la dose
de 0 gr. 02 à 0 gr. 05 en potion jusqu'à menace de vomissement.

POTION :

Tartre stibié...................... 0 gr. 03.
Sirop diacode..................... 50 gr.
Julep gommeux.................... 50 gr.
1 *cuillerée à café d'heure en heure.*

SUEURS NOCTURNES. — Séjour prolongé au grand air, faire une friction alcoolisée chaque soir sur tout le corps. Atropine en granules et en donner de 1/2 à 1 milligr. et demi, ou de l'agaric blanc, 0 gr. 20 à 0 gr. 30 ; l'ergot de seigle à la dose de 0 gr. 25 à 1 gr., le soir, peut aussi enrayer les sueurs.

TOUX. — Prescrire de fréquentes pulvérisations antiseptiques dans la gorge.

SOLUTIONS POUR PULVÉRISATIONS :

1° Liqueur de Van Swieten.........	50 gr.
Chl. de cocaïne.................	0 gr. 10.
Eau distillée...................	250 gr.

2° Borate de soude...............	10 gr.
Hydrate de chloral.............	5 gr.
Glycérine neutre...............	50 gr.
Eau distillée...................	250 gr.

et des compresses et applications chaudes sur la gorge.

Si la toux est due à une poussée congestive, faire le traitement indiqué plus haut.

Calmer la toux spasmodique par les pastilles à l'aconit et à la cocaïne de Bruneau.

Si elle est due à du catarrhe bronchique, voir *Bronchite*.

Contre l'élément spasmodique, donner des antispasmodiques, bromure, belladone, chloral. Être prudent dans l'usage de l'opium.

TROUBLES DIGESTIFS. — Exciter les fonctions stomacales par des amers : v gouttes de teinture de noix vomique dans une tasse d'infusion de quassia amara. Pilules de quassine. Rétablir l'équilibre de la sécrétion gastrique ; donner une solution d'acide chlorhydrique avant le repas, et de la pepsine après les repas. S'il y a auto-intoxication, donner du calomel à petite dose, 0 gr. 02 matin et soir.

Faire de l'antisepsie interne avec du benzonaphtol

ou du bétol. S'il y a de la gastralgie, opium, eau chloroformée.

DIARRHÉE. — Commencer par de l'antisepsie intestinale, puis donner de l'opium ou de l'acide lactique, à la dose de 2 à 3 gr. dans une potion, lorsque les selles ne sont plus fétides.

POTION :

Acide lactique..................... 3 gr.
Julep gommeux..................... 100 gr.
Par cuillerées à soupe en une journée.

CACHETS :

Poudre d'opium brut.............. 0 gr. 01.
Phosphate de chaux............... 0 gr. 50.
Sous-nitrate de bismuth.......... 0 gr. 50.

2 *à 6 par jour.*

Donner encore du bleu de méthylène à la dose de 0 gr. 25 à 0 gr. 50 par jour et pendant 4 à 5 jours.

De même pour bismuth, ratanhia.

Cesser l'alimentation habituelle pour donner du lait, des œufs, des viandes blanches, riz, panades.

Les lavements créosotés réussissent parfois là où les autres médications avaient échoué.

HÉMOPTYSIE

C'est le rejet par la bouche d'un sang rouge vif et spumeux ayant pour origine une hémorrhagie de l'appareil respiratoire.

Elle est habituellement due à des congestions chez les tuberculeux.

Elle est plus rarement le résultat de fluxions compensatrices, ou d'une congestion passive due à une maladie du cœur.

Traitement :

Hygiène. — Repos complet au lit, demi-assis, tête haute; défense de causer; le malade sera peu couvert sur le thorax, membres inférieurs tenus au chaud.

Chambre sans feu, largement aérée.

Boissons glacées et liquides, en petite quantité. Alimentation liquide.

Faire de la *révulsion* et de la *dérivation* : sinapismes aux extrémités et sur le thorax, lavement purgatif, purgation.

Ne jamais employer de perchlorure de fer : son action est nulle.

Faire de suite des *injections d'ergotine* (Yvon), 1 gr. par centimètre cube, 1 à 3 gr. ; ou d'ergotinine (Tanret), avec une solution contenant 1 milligr. par centimètre cube : en donner 1/4 à 1/2 milligr. à la fois.

Si le malade peut avaler, on lui fera prendre de l'ergot de seigle, 1 à 3 gr. en cachet.

L'*adrénaline* réussit souvent mieux que l'ergotinine ; on l'emploiera de la même façon et à la même dose qu'elle.

Le *chlorure de calcium* donné en potion est d'un maniement commode et réussit à merveille quand l'hémoptysie n'est pas trop abondante ni trop souvent répétée ; je le donne aussi pour continuer l'effet commencé par l'ergotine.

POTION :

Chlorure de calcium.................. 3 gr.
Julep gommeux...................... 100 gr.
A prendre en 24 heures.

Immobiliser le thorax, en calmant la toux. Pour cela donner de l'opium ; morphine, 0 gr. 01 à 0 gr. 03 en piqûres ; pilules d'extrait thébaïque, 0 gr. 10 à 0 gr. 15, ou en potion.

Contre les hémoptysies fébriles, essayer la médication de Trousseau avec l'*ipéca*, 40 gr. de sirop et 2 de poudre par cuillerées à café, de manière à avoir l'état nauséeux, mais non le vomissement.

Chez les sujets fébricitants et quand les hémoptysies se répètent, donner la *médication stibiée*, 3 à 4 centigr.

par jour de tartre stibié en potion. Ces deux méthodes sont surtout à employer de préférence dans les hémoptysies persistantes et peu abondantes, avec fièvre continue.

Si l'on hésite à les employer et s'il y a de la température, donner du sulfate de quinine, 1 gr. à 1 gr. 50, en même temps que l'ergotine.

Chez la femme tuberculeuse, lors des règles, s'il y a tendance aux hémoptysies, prescrire le repos absolu, faire de la révulsion, et donner une potion bromurée et digitalique les 5 jours précédant l'époque menstruelle.

POTION :

Bromure de potassium...............	10 gr.
Teinture de digitale...............	L g^{ttes}.
Sp. écorces d'oranges amères......	150 gr.

1 cuillerée à soupe matin et soir.

HÉMOPTYSIES PAR SCLÉROSES ARTÉRIELLES. —Même traitement; s'occuper, en outre, de l'état général, régime de l'arthritique.

HÉMOPTYSIES DE CAUSES DIVERSES. — Voir aux chapitres traitant chaque affection dont elles relèvent.

PLEURÉSIE

Maladie caractérisée par la localisation sur la plèvre de diverses infections aiguës, tuberculose, grippe, pneumococcie, rhumatisme aigu.

Signes cliniques. — Début par des frissons, de la fièvre, un point de côté et de la toux sèche.

Pleurésie sèche. — Submatité au niveau du point malade, frottements et diminution des bruits respiratoires.

Pleurésie avec épanchement. — Matité dure à la base, courbe de Damoiseau. Abolition des vibrations, absence du murmure vésiculaire. Souffle aigrelet, œgophonie, pectoriloquiaphone. Bruit skodique à la percussion en avant sous la clavicule.

La ponction exploratrice donne un liquide séro-fibrineux.

Pleurésie purulente. — Frissons répétés, fièvre persistante à grandes oscillations, cachexie. OEdème local. Existence des signes d'auscultation de la pleurésie séreuse. Ponction exploratrice donne du pus.

Traitement :

Pleurésie séro-fibrineuse. — Ni saignées locales, ni vésicatoires; la révulsion, à part dans les pleurésies sèches ou les cas d'épanchements minimes, est de peu d'utilité.

Faire uriner le malade : le lait est le diurétique de choix; il a peu d'action, pas plus que les autres diurétiques, durant la période inflammatoire, mais il est cependant un aliment précieux et son rôle devient indispensable dès que la période d'augment cesse ; en donner de 2 à 3 litres par jour.

La théobromine est le diurétique de choix : prescrire 2 à 4 gr. par jour.

La caféine est indiquée, si le cœur est mou, comme diurétique cardiaque : la prescrire à la dose de 0 gr. 50 à 1 gr. 50 par 24 heures.

Le salicylate de soude et le salol peuvent être donnés dès le début, 3 à 6 gr. par 24 heures, surtout dans les pleurésies de nature rhumatismale.

Point de côté. — Petit vésicatoire 4/5 au point douloureux. Ventouses sèches, ou une ventouse scarifiée au lieu d'élection de la douleur. En premier lieu, faire une piqûre à la morphine.

Si la *dyspnée* est de cause réflexe, lors d'un léger épanchement, on la combat par du bromure de potassium, et surtout par de la morphine.

S'il y a des intermittences du pouls, donner de la caféine : 0,25 toutes les 6 heures.

Si la dysphée est liée à un grand épanchement, il faut faire la thoracentèse.

THORACENTÈSE. — *Indications.* — Elle est seulement palliative, s'il y a encore une forte fièvre; mais il faut la faire si le liquide, par son abondance, menace la vie. Elle est curative quand la fièvre a diminué ou a disparu et que l'épanchement n'augmente plus, car alors les agents infectieux ont perdu leur virulence, et le liquide ne se reproduit plus ou se reproduit peu.

Après elle, on prescrit une médication diurétique et révulsive : pointes de feu ou petit vésicatoire camphré, et, pour maintenir la tension vasculaire, donner soit de la caféine, 0 gr. 30 à 0 gr. 50 par jour, soit de la théobromine, 2 à 4 gr.

Technique de la thoracentèse. — D'abord, faire une ponction exploratrice (seringue de Pravaz). Ensuite se servir de l'aspirateur Potain, bien stérilisé au préalable.

Ponctionner, après avoir lavé soigneusement la peau, dans le 7e ou 8e espace intercostal, sur le bord supérieur de la côte.

Aspirer, lentement et avec des interruptions, tout le liquide, si le malade est résistant. S'arrêter, s'il se montre une toux quinteuse, de la dyspnée, des intermittences du pouls ou des menaces de syncope.

Pleurésie sèche. — Faire toujours de la *révulsion* : petits vésicatoires ou mouches de Milan, souvent répétés, ou pointes de feu superficielles.

En même temps tenter une médication suivant les indications fournies par la nature de la pleurésie : salicylate de soude, si elle est rhumatismale ; quinine, dans l'impaludisme ; acide salicylique, dans la grippe (1 gr. par jour), etc.

Quand l'état aigu est depuis longtemps disparu, on recommandera la gymnastique, la marche, l'escrime, pour combattre les adhérences.

Pleurésie purulente. — *Empyème à pneumocoques.* — Ponctionner d'abord une fois et même deux fois, car on peut obtenir ainsi la guérison ; mais, s'il y a récidive de l'épanchement, faire la pleurotomie.

Si l'état général est sérieux, faire celle-ci d'emblée sans perdre son temps à ponctionner.

Empyème à streptocoques. — Faire la pleurotomie d'emblée et d'urgence.

Pleurésies tuberculeuses. — Il ne faut y toucher que lorsque l'épanchement menace la vie du malade par son abondance ; dans ce cas, il faut ponctionner de temps en temps et ne faire la pleurotomie que lorsque le pus se reproduit trop vite.

Vomique. — Protéger les voies respiratoires contre l'infection. Faire des vaporisations dans l'appartement avec de l'eau chargée d'eucalyptol et de benjoin.

Soins aseptiques du nez et de la bouche, huile mentholée, pulvérisations antiseptiques, gargarismes.

Donner à l'intérieur de l'acide salicylique, 0 gr. 50 par jour, ou du salol, 2 gr., et aussi des capsules de gaïacol, de térébenthine et d'eucalyptol.

Suralimentation. Cure d'air.

MALADIES DU CŒUR

PÉRICARDITE

Symptômes fonctionnels. — Si elle est sèche : dyspnée, douleur précordiale, rapidité du pouls, frottements péricardiques. Voussure précordiale, diminution du choc de la pointe. Augmentation de la zone de matité précordiale, s'il existe un épanchement.

Auscultation. — Frottement péricardique. Il disparaît quand l'épanchement se forme et réapparaît quand il se résorbe.

La péricardite aiguë est liée à l'évolution d'une maladie générale infectieuse ; il faut donc toujours traiter la maladie générale en même temps que la lésion locale.

Traitement

Localement, traitement révulsif.

Vésicatoires camphrés, pointes de feu superficielles et

répétées souvent, mais il faut de préférence placer une vessie de glace sur la région précordiale.

Dérivation sur l'intestin par des purgatifs drastiques.

Traitement cardiaque. — Soutenir l'énergie du muscle cardiaque. Injections de caféine, 0 gr. 50 à 1 gr. 1/2. Donner de la digitale, s'il y a de la tendance à l'asystolie.

Pour le traitement général, l'antisepsie de milieu intérieur est surtout obtenue par le calomel à petites doses.

Paracentèse. — La faire avec l'aiguille fine de Potain, dans le 4ᵉ ou le 5ᵉ espace intercostal, à 6 centimètres du bord gauche du sternum.

ENDOCARDITES AIGUES

Généralités. — Elles sont dues à l'action des maladies infectieuses se localisant sur la tunique interne du cœur et, de préférence, sur la valvule mitrale. Les symptômes généraux se perdant au milieu de ceux de la maladie initiale, seul l'examen du cœur et l'auscultation peuvent les révéler.

Traitement :

Indications thérapeutiques. — 1° ANTISEPSIE INTERNE préventive, qui est celle de la maladie générale causale.

2° ANTISEPSIE GÉNÉRALE durant l'endocardite. Si, malgré l'antisepsie préventive, l'endocardite a pu se développer, il faut maintenir les prescriptions antiseptiques antérieures.

Empêcher avec soin les fermentations intestinales, donner du lait écrémé, du bouillon de poule. Faire, si possible, un lavage journalier de l'intestin.

Dans l'*endocardite rhumatismale*, si l'état des reins le permet, donner du salicylate de soude à haute dose, 6 gr. pendant 2 à 3 jours, baisser ensuite à 4 et 3 gr., puis cesser. On peut ensuite revenir à la dose initiale ou en donner 4 gr. par jour pendant 5 à 6 jours encore.

Dans les *endocardites dues à des fièvres éruptives*, le salol à la dose de 2 gr. par jour est souvent préférable.

Endocardites puerpérales : sulfate de quinine, salol, acide salicylique.

3° RÉVULSION, DÉRIVATION. — Ventouses scarifiées, sangsues, glace, vésicatoires ; bains de pieds ; frictions alcooliques sur les membres.

4° MÉDICATION CARDIAQUE. — Diminuer l'affolement du cœur par la digitale, infusion 0 gr. 60 à 1 gr.

  Feuilles de digitale............... 0 gr. 60.
  Eau................................. 50 gr.

   Infuser, puis ajouter :

   Sirop d'écorces d'oranges amères. 50 gr.

Pas de caféine, elle est trop excitante. Donner du bromure de potassium contre l'agitation psychique et musculaire, quand le cœur est soutenu.

  Bromure de potassium................. 10 gr.
  Sirop d'écorces d'oranges amères ... 150 gr.
  1 cuillerée à soupe par jour.

Hygiène du malade. — Repos au lit complet, isolement, alimentation liquide abondante.

Convalescence. — Iodure de potassium, 0 gr. 25 à 0 gr. 50 par jour, durant plusieurs mois.

Durant quelques semaines, 15 gouttes de teinture de noix vomique par jour pour soutenir le myocarde.

INSUFFISANCE ET RÉTRÉCISSEMENT AORTIQUE

L'insuffisance est soit : 1° d'origine artérielle chez les individus âgés. Frémissement cataire, souffle au deuxième temps le long du bord droit du sternum, à timbre sourd ou rude.

Soit : 2° d'origine cardiaque : individus jeunes, début lent, pâleur, vertiges, céphalalgies, ou début brusque, douleur vive à la région précordiale s'irradiant vers les épaules, cœur hypertrophié, augmentation de la zone de matité, voussure précordiale.

Pouls régulier bondissant, défaillant, souffle diastolique dans le 2ᵉ espace intercostal droit, propagation en bas.

Rétrécissement. — Oppression, toux quinteuse sèche, vertiges, syncopes, douleur rétro-sternale. Souffle systolique dans le 2ᵉ espace intercostal droit, rude, râpeux, propagation en haut.

Les deux affections peuvent être associées.

Traitement :

Traitement causal. — Iodure de potassium à faible dose 0 gr. 25, matin et soir, durant 2 ou 3 ans environ.

> Iodure de potassium................ 8 gr.
> Sulfate de spartéine............... 1 gr.
> Sirop de quinquina................. 300 gr.
> 1 *cuillerée à soupe par jour.*

Ajouter de la spartéine si le cœur faiblit. Donner l'iode, si l'iodure n'est pas supporté. Vin Nourry iodotannique, ni alcool, ni café, ni tabac, etc.

Symptomatique. — *Névralgies.* — Éther, 1 cuillerée à café dans de l'eau ou en perles, donner l'association de l'éther et de la morphine.

> Sirop d'éther...................... 50 gr.
> Sirop de morphine.................. 30 gr.
> Eau de tilleul..................... 100 gr.
> 2 *cuillerées à soupe par jour.*

Révulsifs : ventouses, sinapismes, petits vésicatoires de 3 à 5 centimètres carrés.

Éréthisme nerveux. — Suppression des causes de chagrins et d'émotions, séjour à la campagne, cessation de tout travail pénible ou absorbant.

Insomnie. — Ni chloral, ni chloroforme, ni digitale, ni ergot de seigle ou sulfonal, mais bromure de potassium 0 gr. 50 à 1 gr. par jour, joint aux phosphates

26*

et aux alcalins, si l'état du malade le permet, c'est-à-dire s'il n'y a pas d'anémie cérébrale ; frictions sèches ou lotions tièdes.

Anémie cérébrale. — Opium. Morphine en injections à faible dose, 1/2 centigr. par centimètre cube ; donner le matin une tasse de café noir sucrée avec une cuillerée à dessert de :

> Sirop de codéine............... 200 gr.
> Sulfate de spartéine........... 0 gr. 50.

Laudanum, v à xv gouttes. Extrait thébaïque, 2 à 10 centigr. par pilules de 1 centigr. Mais toujours veiller aux reins et à l'état des artères qui, friables, peuvent céder à une dose forte.

Essayer parfois la *trinitrine* en solution alcoolique au centième, ii à iii gouttes. En user avec prudence et lorsqu'il n'existe pas de lésions graves des vaisseaux.

SOLUTION :

> Solution de trinitrine à 1/100..... xxx g^ttes.
> Eau distillée..................... 300 gr.
> *1 à 2 cuillerées à soupe par jour.*

ANGINE DE POITRINE

Elle est fréquente chez les arthritiques surmenés intellectuellement ; elle serait due soit à l'aortite, soit à l'ischémie du myocarde ou à une coronarite.

Elle se caractérise par des accès d'angoisse thoracique et des douleurs rétro-sternales dans la région précordiale et vers l'épaule gauche, survenant sans cause appréciable ou à la suite d'un effort léger : marche contre le vent, effort, fatigue, émotion. Les accès sont courts et peuvent se terminer par la mort.

Ne pas confondre avec l'angine hystérique, dont les accès sont fréquents et longs.

Traitement :

Traitement préventif. — Combattre l'hypertension artérielle. — Donner des iodures alcalins pendant une durée de 2 à 4 ans. Chaque jour 1 à 3 gr. d'iodure de potassium ou de sodium dans du lait en deux fois. S'il y a intolérance, employer l'iode, x à xv gouttes aux deux repas ou encore l'iodure de fer. On peut encore associer l'iodure à l'arsenic.

Hygiène sévère. — Marche modérée, jamais d'effort brusque, pas de surabondance alimentaire, pas de vins fins, pas d'alcool, café, tabac. S'il y a des crises, repos au lit; s'il y a des troubles dyspeptiques, instituer le régime lacté.

Révulsion par de petits vésicatoires placés à la région précordiale et souvent répétés.

Traitement des accès. — Nitrite d'amyle en inhalations, iv à vi gouttes sur un mouchoir. Si l'accès persiste, faire une injection de morphine ou une injection de trinitrine.

S'il y a syncope, faire des injections d'éther, de caféine et des frictions excitantes. Faire des tractions rythmées sur la langue. Allonger le malade à plat sur le dos. Employer le marteau de Mayor sur le cœur.

INSUFFISANCE ET RÉTRÉCISSEMENT MITRAL

Ils sont consécutifs à une endocardite aiguë.

Insuffisance. — Le visage est souvent cyanosé, bouffi. Il peut exister de la voussure précordiale et du frémissement cataire systolique. Le pouls devient petit, puis irrégulier plus tard, souffle systolique à la pointe, rude, en jet de vapeur avec propagation vers l'aisselle.

Rétrécissement mitral pur. — Il est rare et se voit surtout chez l'enfant; il se caractérise par des épistaxis, des hémoptysies, de la dyspnée et de la faiblesse du choc de la pointe; frémissement cataire présystolique. Souffle présystolique, roulement diastolique, dédoublement du second temps.

Le rétrécissement et l'insuffisance sont associés fréquemment.

26.

Traitement :

Hygiène. — Hygiène morale : éviter émotions et chagrins.

Hygiène de la peau : frictions sèches, bains tièdes; ni bains froids ni bains de mer. Douches tièdes.

Hygiène de la marche : pas de course ni d'efforts.

Hygiène alimentaire : nourriture substantielle sous un faible volume et de digestion facile. Ni alcool, ni tabac. Pas de repas copieux, surtout le soir ; prendre du lait en abondance.

Lésions mitrales compensées. — MÉDICATION :

L'iodure de potassium est à donner durant plusieurs mois, 0 gr. 50 par jour. Les alcalins peuvent être donnés sous forme d'eau minérale : Vals, Vichy-Célestins.

Si le muscle cardiaque paraît faiblir, le tonifier au début par de la strychnine.

Si le cœur est surmené, soumis à des influences morales et présente des palpitations de cause nerveuse, donner un peu de bromure, 1 gr. 50 par jour.

Si des intermittences surviennent et sont le prélude de l'arythmie, donner de la kola. Ce n'est qu'ensuite qu'il faut administrer les médicaments cardiaques.

Ne pas négliger l'hygiène alimentaire, car l'état de l'estomac amène souvent des palpitations et aggrave la faiblesse du cœur.

Plus tard, quand le cœur se fatigue par moments et devient mou et intermittent, donner de temps en temps soit de la spartéine, soit de la caféine.

Chaque matin une pilule :

Sulfate de spartéine.................. 0 gr. 05.
Extrait de chiendent.................. 0 gr. 10.

Insister de plus en plus sur le repos.

MYOCARDITES

Les *myocardites aiguës* ont une origine infectieuse ou toxique.

Les *myocardites chroniques* reconnaissent les mêmes causes, mais la lésion du myocarde est plus lente à se produire ou vient consécutivement à une myocardite aiguë.

La myocardite peut survenir chez les sujets surmenés, à la suite de grossesses répétées, de courses rapides, de surmenage, etc., et chez les diathésiques, surtout chez les artério-scléreux.

Symptômes généraux. — On note un affaiblissement des bruits du cœur, surtout du premier bruit, et de l'irrégularité des mouvements du cœur. Rythme fœtal. Tachycardie. Cyanose. Œdème des extrémités. Crises douloureuses d'angine de poitrine. Asystolie.

Traitement :

Myocardite aiguë. — Lutter contre l'inflammation et la douleur : Faire de la révulsion par de petits vésicatoires placés au niveau du cœur. Le vésicatoire ammoniacal est recommandé. Faire des pointes de feu superficielles. L'emploi de la glace sur la région précordiale rend les plus grands services et constitue le moyen le plus efficace.

Lutter contre l'éréthisme cardiaque :

Quand le cœur est encore fort, donner un peu de bromure de potassium, 0 gr. 50 à 1 gr. Si le bromure est insuffisant, donner de la vératrine en teinture, ii à iv gouttes par jour. L'excitation passée, soutenir le cœur de préférence par le strophantus, en pilules, ou par la strophantine en potion. **La caféine**, à la dose de 0 gr. 50 par jour, peut rendre service quand le muscle faiblit; il faut même l'employer en injections répétées.

La digitale ne doit être donnée que dans le cas d'exacerbation de la myocardite ou lors des crises d'étouffement et de dyspnée, il ne faut la donner qu'à petites doses et pendant 4 jours, 0 gr. 25 de poudre de feuilles en infusion ou en macération : ...

POTION :

Poudre de feuilles de digitale............... 1 gr.
Infusion dans : eau....................... 100 gr.
Ajoutez : sirop écorces d'oranges amères. 50 gr.
A prendre en 4 jours.

Mieux vaut utiliser la solution de digitaline au 1.000° et prescrire :

Solution de digitaline à 1/1.000.. x à l g^{ttes}.
Sirop écorces d'oranges amères..   150 gr.
A prendre en 1 jour par cuillerées à soupe.
  Ne jamais forcer la dose de l gouttes, qui est un maximum.

S'il y a collapsus, piqûres d'éther ou d'huile camphrée, injections sous-cutanées de spartéine ou de sulfate de strychnine. Puis relever la tension artérielle, la crise étant passée, par de la spartéine, 0 gr. 10 par jour, ou par des injections d'ergotinine, 1/4 à 1/2 milligr. Activer la diurèse, frictions et révulsion sur la peau.

Myocardite chronique. — Règles de l'hygiène comme dans le traitement des lésions chroniques de l'orifice mitral.

Affaiblissement de la contraction du cœur. — Caféine, 0 gr. 25 à 0 gr. 50; théobromine, 2 à 3 gr.; éviter la digitale.

Combattre les tendances congestives par la révulsion.

ASYSTOLIE

C'est le résultat d'une insuffisance plus ou moins complète de la contraction cardiaque amenant de la stase veineuse, le plus souvent dans la petite circulation, dans le poumon; puis la grande circulation se prend à son tour, et l'on voit survenir les œdèmes des membres, l'ascite, l'anurie, etc.

Signes cliniques locaux. — Contractions cardiaques faibles, irrégulières, désordonnées, tumultueuses, affaiblissement du premier bruit, pouls filiforme, misérable.

Traitement :

Indications thérapeutiques. — 1° SOUTENIR LE CŒUR. — Quand le cœur est encore bon, donner de la digitale pendant 3 jours. Infusion de poudre de feuilles à doses décroissantes, 0 gr. 50, 0 gr. 30, 0 gr. 20.

> Poudre de feuilles de digitale.....   1 gr.
>   Faire infuser dans :
> Eau............................... 100 gr.
>   Puis ajouter :
> Sirop d'écorces d'oranges amères... 50 gr.
> *Donner 5 cuillerées à soupe le premier jour,*
>   *3 le second jour, 2 le troisième.*

Faire toujours précéder le traitement digitalique par quelques jours de régime lacté et donner une purgation de préférence saline, telle que l'eau d'Hunyadi-Janos, après l'administration de la digitale.

Faire prendre ensuite de la strychnine pendant 15 jours, 1 à 3 milligr. de strychnine par jour ou xv gouttes de teinture de noix vomique ; puis revenir à la digitale.

Contre-indications de la digitale. — Cœur peu perceptible à l'auscultation, pouls misérable, anurie.

On donne alors de préférence la caféine, de 0 gr. 50 à 1 gr. 50, ou la théobromine, 2 à 4 gr. On peut ensuite, le cœur se relevant, tenter la digitale avec prudence.

2° SOUTENIR LA CIRCULATION PÉRIPHÉRIQUE, par de l'ergot de seigle et de la noix vomique.

> CACHETS :
> Ergot de seigle pulvérisé........... 0 gr. 15.
> Poudre de noix vomique............. 0 gr. 02.
>   *2 à 3 par jour.*

S'il y a des épistaxis ou des hémoptysies : ergot de

sèigle, ergotine, 0 gr. 25 à 0 gr. 50; ergotinine, 1/4 à 1 milligr.

La saignée est indiquée dans les cas désespérés, lorsqu'il existe une dyspnée intense liée à une forte stase sanguine.

3° LUTTER CONTRE LES CONGESTIONS LOCALES. — Laxatifs doux, maintenir la fonction urinaire. Décongestifs locaux.

Une méthode des plus actives pour faire disparaître les œdèmes des membres, c'est le massage. Il faut le répéter tous les jours ; en faisant disparaître par ce moyen l'obstacle créé par la stase, on permet aux médications cardiaques d'agir plus facilement.

A la période agonique, injections de caféine et d'éther.

TACHYCARDIE

Définition. — La tachycardie est un trouble du rythme cardiaque caractérisé par l'accélération notable des battements du cœur.

Elle peut être symptomatique des affections cardiaques et se voit, en particulier, dans la myocardite.

Assez commune dans la péricardite, elle se note plus rarement dans l'endocardite et, dans ce cas, dépend, lorsqu'elle existe, en partie de la myocardite concomitante.

Les affections valvulaires et, en particulier, les insuffisances mitrales et aortiques présentent parfois ce symptôme.

Enfin, on peut la classer comme un symptôme important de l'angine de poitrine ; mais, dans ce cas, elle doit être plutôt rangée dans la classe des tachycardies d'origine nerveuse.

Dans les diverses cardiopathies, la tachycardie est en général permanente, mais présente de temps à autre des allures paroxystiques ; les battements cardiaques, ordinairement faibles, rarement arythmiques, atteignent une fréquence moyenne de 120 à 160.

Cette tachycardie s'accompagne généralement de dyspnée et d'angoisse, le rythme reste plus ou moins troublé dans l'intervalle des paroxysmes, suivant la nature de la lésion causale.

La tachycardie peut encore être symptomatique de troubles nerveux chez les artério-scléreux, les dyspeptiques et les neurasthéniques.

Tachycardie essentielle paroxystique. — Entité morbide établie par Bouveret, caractérisée par une fréquence excessive des battements du cœur pouvant atteindre une moyenne de 190 à 200 par minute ; battements rapides, mais réguliers, du moins pendant la crise, la durée du grand silence est notablement diminuée, les battements du cœur sont précipités, mais frappés nettement. Les pulsations sont faibles, à peine perceptibles, transformées en une sorte d'ondulation fuyant sous le doigt, et contrastant avec l'énergie des contractions myocardiques.

Au cours d'accès longs, violents, très rapprochés, on voit apparaître des symptômes de dilatation et d'asthénie cardiaque. La dyspnée est en général peu marquée, mais la toux est fréquente et peut être accompagnée d'une expectoration muqueuse, puis sanguinolente, voire même de véritables hémoptysies.

Il existe un œdème plus ou moins marqué des membres inférieurs.

Les paroxysmes peuvent être longs ou courts, de quelques minutes à plusieurs heures, plusieurs jours, ou même quelques semaines. Le début est brusque de même que la fin de l'accès. La mort est fréquente, conséquence habituelle de l'état asystolique ou d'une syncope.

Comme pathogénie, diverses théories ont été invoquées. Bouveret invoque la parésie du pneumogastrique ; Tunker, l'excitation du grand sympathique ; Débove, Boulay et Huchard en font une névrose bulbaire ou *bulbo-spinale.*

<h2 style="text-align:center">Traitement :</h2>

Tachycardie symptomatique d'une cardiopathie. — Placer une vessie de glace sur le cœur ou faire de la révulsion à la région précordiale. Si les reins sont sains, donner de la digitale. Faire le traitement de la lésion causale.

Artério-sclérose. — Combattre l'hypertension, iodures alcalins, toniques du myocarde (spartéine).

Dyspeptiques. — Traitement causal.

Neurasthénie. — Électrothérapie. Douches tièdes, révulsion au niveau du cœur.

Essentielle paroxystique. — Repos absolu, calme moral, décubitus latéral droit, la tête basse, sac de glace ou révulsion énergique à la région précordiale. Faradisation du pneumo-gastrique. Comme médicaments, ceux qui ont donné les résultats les plus appréciables sont la morphine, la belladone ; la digitale, dont l'action fut parfois très infidèle, doit être réservée pour combattre les accidents d'asthénie cardiaque au cours des accès longs. L'antipyrine préconisée par Huchard et Lyon, ont donné des résultats appréciables.

Dans l'intervalle des accès, calme moral et physique, interdire les excitants : thé, café, alcool.

SYNCOPE

Définition. — Perte de connaissance assez subite accompagnant l'arrêt plus ou moins brusque des battements cardiaques et des mouvements respiratoires.

Signes prémonitoires. — Sensations de malaise et de vide cérébral avec troubles visuels et auditifs, sensations désignées sous le nom de *lipothymies*.

On peut observer, dans ce cas, de la pâleur de la face, des sueurs froides, des nausées et efforts de vomissements ; puis le vertige s'accentue, le regard se voile, et le malade tombe à terre, en état de mort apparente.

Syncope confirmée. — Perte de connaissance complète, suspension des mouvements respiratoires et des battements du cœur ; le pouls radial et les bruits du cœur cessent d'être perceptibles.

Au bout de quelques secondes, de 1 ou 2 minutes, tout au plus, les battements du cœur commencent à réapparaître avec retour de la circulation et des phénomènes respiratoires ; après un temps variable de sensation de fatigue et de stupeur, le malade revient à l'état normal.

La syncope peut entraîner la mort dès le premier accès, ou après des attaques multiples, surtout si le muscle cardiaque présente des altérations.

Syncope non confirmée. — Grâce aux secours immédiats apportés au malade, ou par suite de l'intensité insuffisante de la cause, tout se borne à une lipothymie ou à une défaillance plus ou moins accentuée. On peut, dans ce cas, observer tous les signes prémonitoires, l'obnubilation apparente des idées accompagnée parfois d'une exagération de l'activité cérébrale caractérisée par des rêves et des hallucinations, d'ordinaire accompagnés de sensations agréables et d'un réel bien-être.

Étiologie. — 1° Anémies de causes diverses et, parmi celles-ci, hémorrhagies abondantes, soit internes, soit externes, chlorose, cachexie :

2° Altérations du cœur et des vaisseaux et, en particulier, les lésions du myocarde et de l'aorte;

3° Impressions nerveuses violentes;

4° Lésions des centres nerveux : telles la maladie de Stokes-Adams, caractérisée par le pouls lent permanent d'origine bulbaire, la paralysie labio-glosso-laryngée ;

5° Intoxications : digitale, cocaïne, aconit, tabac, vératrine, chloroforme, etc.

Pathogénie. — « La syncope est due à la cessation momentanée des fonctions cérébrales, par suite de l'interruption de l'arrivée du sang artériel dans le cerveau. » (Cl. Bernard.)

L'anémie bulbaire devient l'origine d'une perturbation fonctionnelle des centres pneumogastriques équivalent à l'exaltation de leur puissance d'arrêt.

Traitement :

Traitement général. — Placer le sujet dans le décubitus horizontal, de manière à favoriser l'afflux du sang vers l'encéphale.

Frictions cutanées, aspersions d'eau froide, lotions vinaigrées, chatouillement de la pituitaire avec une barbe de plume, marteau de Mayor.

Desserrer tous les liens pouvant entraver la circulation, recourir à la respiration artificielle, à l'insufflation, à l'électrisation des phréniques avec les courants continus, pôle positif au niveau du nerf au cou, pôle négatif à l'épigastre; tractions rythmées de la langue; ces diverses manœuvres, la respiration artificielle et, en particulier, les tractions rythmées, doivent être pratiquées avec persévérance et parfois plusieurs heures de suite.

1° *Syncope due à des anémies de causes diverses.* —

Recourir aux moyens généraux et pratiquer l'injection de sérum artificiel (eau salée à 7 pour 1.000) à 38° ou 40°, à la dose de 300 à 800 gr. à la fois, selon le cas.

2° *Syncope par altération du cœur et des vaisseaux.* — Ne jamais employer l'injection de sérum artificiel qui pourrait augmenter la pression intra-vasculaire, et annihiler la contractilité et les efforts du muscle cardiaque, recourir dans ce cas aux piqûres de caféine, éther, huile camphrée.

SOLUTION :

Caféine.............................. 2 gr.
Benzoate de soude.................. 3 gr.
Eau distillée...................... 20 gr.

En injecter de 2 à 6 centimètres cubes.

3° *Syncope par impressions nerveuses.* — Soins généraux.

4° *Par lésions des centres nerveux.* — Injections sous-cutanées d'éther ou de trinitrine.

Solution alcoolique de trinitrine... x g^{ttes}.
Eau distillée...................... 10 gr.

1 centimètre cube deux à trois fois par jour.

5° *Par intoxications.* — Soins généraux relatifs à l'intoxication en cause, puis donner les soins généraux de la syncope.

D'une manière générale, ne jamais laisser le malade qui revient à lui, après une syncope prolongée, reprendre trop vite la station verticale ni faire des mouvements un peu notables.

PHLÉBITE

Maladie d'origine infectieuse ou toxique. Elle débute par de la fièvre. Une douleur vive et un œdème lisse, blanchâtre, se montrent sur le membre atteint. La veine atteinte présente un cordon dur et douloureux.

Le danger réside dans l'embolie.

Traitement :

Avant tout, immobiliser le membre malade.

Antisepsie préventive. — Chez les malades sous le coup d'une infection, donner des antiseptiques solubles. Quinine, salol et surtout de l'acide salicylique.

SUPPOSITOIRES :

Acide salicylique...................... 1 gr.
Beurre de cacao...................... 5 gr.
1 *chaque soir*.

CACHETS :

Acide salicylique................... 0 gr. 25.
Benzoate de lithine................. 0 gr. 50.
En prendre 3 à 4 par jour dans du lait.

Antisepsie intestinale. — Salol, benzonaphtol.

Indications symptomatiques. — 1° *Soutenir l'énergie cardiaque.* Caféine, 0 gr. 30 à 0 gr. 50 dans les deux ou trois premiers jours de la maladie.

2° *Empêcher les embolies. Repos au lit.* Immobilisation complète. Enveloppement ouaté du membre ; ne permettre les mouvements que lorsque tout danger d'embolie a disparu.

Favoriser ensuite le retour de la circulation, lorsque, la phlébite étant disparue, il reste de l'œdème, par du massage et de l'électrisation.

La station thermale de Bagnols (Orne) est recommandée pour les suites de phlébite.

MALADIES DES VOIES DIGESTIVES

ANGINES

Maladies infectieuses dues à la localisation, sur l'isthme du gosier et les amygdales, d'une infection aiguë : grippe, pneumococcie, staphylococcie, streptococcie, diphtérie. Elles sont occasionnées aussi par les diathèses, arthritisme, herpétisme, diabète.

Signes cliniques. — Frissons, hyperthermie, fréquence du pouls, céphalalgie, courbature, anorexie, aspect rouge de la gorge, amygdales volumineuses et rouges.

Dans beaucoup, il existe un enduit pultacé ou membraneux ; salivation, voix nasonnée, douleurs d'oreille, otite. Lors d'une hésitation de diagnostic, prélever l'exsudat et faire l'examen microscopique.

Traitement :

Le traitement à faire est le même pour la plupart des angines ; il consiste en :

Hygiène préventive. — Lavages de la bouche avec des gargarismes et des pulvérisations antiseptiques. Pulvérisation des fosses nasales.

Se gargariser trois fois par jour avec un verre d'eau tiède dans lequel on aura fait fondre une cuillerée à café de chlorate de potasse.

Pulvériser dans les narines et dans la gorge avec une solution de :

Phénosalyl	0 gr. 50.
Chlorure de sodium............	3 gr.
Eau distillée....................	500 gr,

Introduire dans les narines une pommade avec :

Acide borique.....................	1 gr.
Oxyde de zinc.....................	2 gr.
Vaseline..........................	20 gr.

Le menthol si souvent employé est bien irritant.

Ne pas faire de lavages des fosses nasales, car ils sont capables de refouler des agents pathogènes dans la trompe d'Eustache et de provoquer une otite.

Traitement local. — Gargarismes. Ne pas arracher les exsudats. Grands lavages de la bouche avec la douche d'Esmarch ; pour cela faire incliner la tête et arroser largement la bouche et la gorge avec une solution antiseptique ou de l'eau oxygénée au 10°. Toucher les exsudats avec un collutoire antiseptique.

Dans le cas de fausses membranes diphtériques, employer la liqueur de Labarraque et rejeter l'acide phénique.

> Liqueur de Labarraque .... 50 gr.
> Eau bouillie..................... 1.000 gr.

On se sert aussi de l'acide salicylique dans le même but :

> Acide salicylique................... 1 gr.
> Alcool pour dissoudre .... 3 gr.
> Glycérine........................... 50 gr.

Ne pas chercher à enlever mécaniquement les fausses membranes et ne pas créer de plaies ni de voies d'absorption.

Pour la dysphagie, badigeonnages à la glycérine cocaïnée à 1 gr. pour 30 gr. Contre les engorgements des ganglions, application de glace.

Tonifier l'organisme par des boissons alcoolisées. Faire uriner par l'emploi de boissons chaudes abondantes. Sulfate de quinine à petite dose, 0 gr. 25 à 0 gr. 30.

Angines arthritiques. — Traitement et hygiène de la diathèse, antisepsie buccale et nasale. Topiques destinés à créer une inflammation médicamenteuse substitutive.

Iode. Glycérine 2/3 pour 1/3 d'iode, ou solution iodurée. Badigeonnages. Préférer les eaux sulfureuses (Challes, Uriage, Eaux-Bonnes) en pulvérisations. Séjour dans ces stations thermales ; si l'on échoue, faire l'igniponcture ou le raclage.

Complications. — Tuméfaction des ganglions du cou, antisepsie, séjour à la mer, arsenic s'il y a suppuration, traitement chirurgical. Albuminurie (Voir *Traitement*).

MUGUET

Maladie parasitaire due à l'*Oïdium albicans*, contagieuse, inoculable.

Elle survient chez les débilités et les cachectiques.

Traitement :

Hygiène préventive. — Tenir propre la cavité buccale par des lavages avec une eau alcaline : Vals, Vichy.

Chez les enfants, on fait des tamponnements avec de l'ouate imbibée d'eau alcaline ; chez les adultes on prescrit les gargarismes. Trois fois par jour, faire un lavage des dents. Passer les objets à l'eau bouillante.

Traitement curatif. — C'est le traitement par les alcalins. Lavages ou attouchements avec eaux ou collutoires alcalins, avoir soin de faire laver la bouche avec une eau alcaline une demi-heure après l'application du collutoire alcalin.

COLLUTOIRES :

Borate de soude	5 gr.
Glycérine	25 gr.

Borate de soude	2 gr.
Chlorate de soude	4 gr.
Glycérine	50 gr.

Éviter le miel et les produits sucrés dans la confection de ces collutoires.

Cas rebelles. — Toucher les parties malades avec la liqueur Van Swieten. Ne jamais permettre l'emploi de substances acides ni sucrées.

GASTRALGIE

Elle est caractérisée par des douleurs d'estomac violentes, d'origine réflexe, dues à une névralgie des nerfs de cet organe. Evoluant par accès, la gastralgie peut être spontanée ou précédée de régurgitations amères ou acides ; la douleur peut

être légère et limitée à la région épigastrique, ou violente avec
état syncopal, s'irradiant vers le thorax, les lombes et les testicules. Accès courts, qui peuvent se répéter dans la même
journée, ou accès prolongés durant plusieurs heures.

Traitement :

Médication de l'accès. — *Accès violent.* — Injection de
morphine, 1/2 centigr. Potions cocaïnées. Applications chaudes.

POTION :

Chlorhydrate de cocaïne............	0 gr. 10.
Elixir de garus...................	30 gr.
Julep gommeux...................	120 gr.

1 à 3 cuillerées à soupe en un jour.

Accès subaigu. — Opium. Gouttes noires anglaises,
II ou III gouttes dans de l'eau. Vin d'opium, vinaigre
d'opium, élixir parégorique. Extrait thébaïque.

Ether. — Eau chloroformée. — Menthol.

Médication causale. — *Gastralgie due à la chlorose.* —
Traitement de l'affection causale, médication acide par
l'acide chlorhydrique.

Prendre avant les repas une cuillerée à soupe de :

Acide chlorhydrique.............	4 gr.
Alcoolature de citron...........	xxx g^{ttes}.
Sirop de sucre..................	100 gr.
Eau distillée...................	200 gr.

Et, à la fin des repas, un cachet de :

Papaïne	0 gr. 50.

Gastralgie d'origine hépatique. — Traitement de la
cause. Donner une purgation, mais éviter les purgatifs
salins.

Tous les matins à jeun, prendre un verre à madère
d'huile d'olives.

A dix heures et à 5 heures, un verre d'eau de Vichy
Célestins, chauffée à 42°.

Boissons chaudes en mangeant. Applications chaudes sur la région du foie.

Gastralgie utérine. — *Entéroptose.* — Ceinture de Glénard. Traitement bromuré.

Gastralgie due au tabès. — Donner des alcalins à haute dose au moment des accès, soit des cachets de lithine (0 gr. 50 chaque), soit du bicarbonate de soude par cuillerées à café.

Essayer des analgésiques et surtout du bleu de méthylène.

PILULES :

Bleu de méthylène............... 0 gr. 05.
Poudre de noix muscade......... 0 gr. 02.
Extrait de chiendent............ 2 gr. 5.
 3 *à* 6 *par jour.*

Essayer le nitrate d'argent comme modification de la muqueuse.

PILULES :

Nitrate d'argent.................. 0 gr. 01.
Savon médicinal.................. 0 gr. 10.
 1 *à* 2 *par jour.*

EMBARRAS GASTRIQUE FÉBRILE

Anorexie, bouche mauvaise, langue sale, épaisse, céphalée, renvois, nausées, vomissements, douleurs épigastriques, fièvre et courbature générale. Etat relevant de diverses infections (typhoïde, grippale, tuberculeuse, paludéenne), des intoxications (alcool, poisons alimentaires) et de la mauvaise hygiène.

Provoquer le vomissement mécaniquement ou donner 1 gr. 50 d'ipéca en trois paquets. Lait coupé, eau de Vichy, Vals. Purgation (eau purgative d'Hunyadi-Janos), régime liquide tant que dure la fièvre.

S'il existe des symptômes d'intoxication, lavage de l'estomac. Durant 4 à 5 jours, 3 fois par jour, un cachet de naphtol et benzonaphtol.

Naphtol..........................) āā 0 gr. 10.
Benzonaphtol....................)
Bicarbonate de soude.......... 0 gr. 25.
Poudre de noix vomique....... 0 gr. 01.

Ne donner une alimentation solide qu'après cessation de la fièvre.

HYPERCHLORHYDRIE

C'est l'exagération de la sécrétion du suc gastrique, amenant à sa suite des douleurs stomacales survenant quand l'estomac est vide : sensation de faim, soif vive, vomissements glaireux, douleurs nocturnes.

Les douleurs stomacales se montrent surtout loin des repas, par exemple vers 11 heures du matin, 4 heures du soir et, la nuit, vers 1 heure du matin. Elles sont souvent calmées par l'ingestion des aliments.

Elles s'accompagnent d'une sensation vague de malaise général.

Quand la maladie s'aggrave et que la sécrétion acide devient continue et très abondante (maladie de Reichmann), les douleurs apparaissent à tout moment et les vomissements alimentaires ou glaireux sont de règle.

Traitement :

Indications thérapeutiques. — *Diminuer la sécrétion du suc gastrique.* — Par *l'hygiène générale* éviter les ennuis, les émotions, le surmenage.

Prescrire le séjour à la campagne, les grands bains, l'hydrothérapie froide.

Hygiène alimentaire. — Multiplier les repas. Réduire la quantité des boissons. Permettre les viandes, rouges et blanches, mais pas de charcuterie. Donner des œufs, du lait, des pâtes alimentaires, des légumes verts, mais non acides et bien cuits. Vin blanc coupé, mais de préférence des boissons chaudes.

Neutraliser l'hyperacidité. — Prescrire les alcalins entre les repas. Donner du bicarbonate de soude, 2 gr. à la fois, d'abord à 10 heures du matin, puis à 3 heures du soir, puis avant le coucher, dans un verre d'eau de Vichy (Grande-Grille) tiédie.

Il vaut encore mieux prescrire un mélange de craie, magnésie et bismuth.

CACHETS :

Magnésie .... 0 gr. 30.
Craie préparée................... 0 gr. 25.
Sous-nitrate de bismuth.......... 0 gr. 25.

3 à 5 par 24 heures.

La belladone et l'atropine sont utiles en diminuant la quantité de la sécrétion gastrique. On fera bien d'ajouter 1 centigr. de poudre de belladone dans chacun de ces cachets.

Si la douleur s'accompagne de renvois et de fermentations acides, la stovaïne peut être associée aux poudres absorbantes :

Magnésie hydratée............... 0 gr. 60.
Craie préparée...................) 0 gr. 40.
Bicarbonate de soude............)
Stovaïne......................... 0 gr. 02.

Pour 1 paquet.

Lorsqu'il existe de la sécrétion continue, proscrire le bicarbonate et le remplacer par des poudres inertes associées à la belladone (poudre de feuilles, 0,02 à 0,08 par jour).

S'il existe de la dilatation, faire des lavages alcalins.

La constipation sera traitée par des laxatifs répétés et, en particulier, par la magnésie ou l'eau d'Hunyadi-Janos.

Si les crises sont subintrantes avec spasme pylorique, il faut faire une saturation de l'acidité gastrique par l'association de poudres inertes et d'opium et en donner, s'il le faut, toutes les demi-heures à raison de 4 ou 6 doses dans les 24 heures.

CACHETS :

Magnésie .... 0 gr. 25.
Craie préparée..................... 0 gr. 25.
Poudre de belladone............. 0 gr. 005.
Poudre d'opium brut............. 0 gr. 01.

Donner de la picrotoxine et de l'ergotine dans les cas d'intolérance, avec association d'opium.

Picrotoxine...................... 0 gr. 05.
Alcool pour dissoudre........... q. s.
Chlorhydrate de morphine........ 0 gr. 05.
Sulfate neutre d'atropine........ 0 gr. 01.
Ergotine Bonjean................ 1 gr.
Eau distillée de laurier-cerise.... 12 gr.

(ALBERT ROBIN.)

V gouttes dans un peu d'eau, 5 minutes avant les repas. Ne pas donner plus de XX gouttes dans les 24 heures.

Les crises pourront encore être calmées par l'extrait de belladone, 0 gr. 01 à 0 gr. 02 en pilules, 15 minutes avant les repas, ou le sulfate neutre d'atropine, un demi à 2 milligr. Si l'on échoue, essayer la morphine associée au bicarbonate de soude avant les repas.

CACHETS :

Chlorhydrate de morphine........ 0 gr. 005.
Bicarbonate de soude............ 0 gr. 50.

L'hydrate de chloral peut aussi rendre des services. Faire une saison à Vichy, Vals, Pougues.

Ne jamais oublier de traiter la cause, diathèse ou état général.

Régime alimentaire. — Dans les périodes de crises, lait. Puis des œufs, de la viande hachée, des poissons maigres, ne jamais associer viande et lait dans le même repas.

HYPOCHLORHYDRIE

Dyspepsie chimique due à l'insuffisance de l'acide chlorhydrique dans la sécrétion gastrique ; elle coïncide souvent
avec une parésie ou avec une dilatation d'estomac.

Signes cliniques. — Pesanteur à l'hypogastre après le repas
et persistant durant la digestion, éructations, selles fétides,
diarrhée, bouffées de chaleur, céphalée.

Traitement :

Donner de l'acide chlorhydrique après les repas principaux, exciter la sécrétion par de la noix vomique
ou d'autres amers, avant les repas.

Une demi-heure avant les deux repas, prendre une
tasse d'infusion de houblon très chaude sucrée avec
une cuillerée à soupe de :

<pre>
Sirop de quinquina.................   300 gr.
Bromhydrate de quinine...........   1 gr.
Phosphate de soude...............   15 gr.
</pre>

Lorsqu'il existe de l'hypopepsie, la solution chlorhydrique se donnera avant le repas, ajouter de la pepsine
après le repas ; on peut lui préférer la papaïne.

Au début des trois repas, 1 cuillerée à café, dans un
peu d'eau sucrée, d'une solution de :

<pre>
Acide chlorhydrique.............   4 gr.
Teinture de noix vomique........   1 gr.
Alcoolature de citron...........   xx g^{ttes}.
Eau............................. 150 gr.
</pre>

A la fin de ces mêmes repas, un cachet de :

<pre>
Papaïne .... 0 gr. 50.
</pre>

Si les renvois et la pesanteur s'accentuent, 1 heure
après les repas, prendre successivement les deux cachets
suivants dans un peu d'eau.

<pre>
CACHETS Nº I :
Bicarbonate de soude............... 1 gr.
</pre>

CACHETS N° 2 :

Acide tartrique...................... 1 gr.

S'il existe des fermentations et de la douleur, 4 à 5 heures après les repas, donner des poudres inertes associées à la noix vomique. Boire des eaux alcalines gazeuses loin des repas. Si les douleurs deviennent très accentuées, éther, cocaïne, stovaïne, eau chloroformée. Les acides sulfurique et nitrique sont parfois employés dans les cas d'hypoacidité marquée.

Acide sulfurique.................. 2 gr. 40.
Acide nitrique.................... 0 gr. 80.
Alcool à 80°...................... 18 gr.

Laisser en contact 48 heures, puis ajouter :

Sirop de limons.................. 100 gr.
Eau .... 150 gr.
1 cuillerée à soupe après le repas dans un peu d'eau. (COUTARET.)

Hygiène générale. — Exercices physiques, stations au grand air, massage de l'estomac, régularité dans les repas.

Régime. — Même régime alimentaire que dans la dilatation d'estomac.

Peu de viandes, et seulement des viandes bien cuites, des purées, des pâtes alimentaires, du jambon, des poissons bouillis. Peu ou pas de végétaux, pas de fruits crus. Lait et œufs.

Comme boissons, vin blanc et eau d'Alet ou de Pougues. Boissons très chaudes à la fin des repas et entre les repas.

DILATATION D'ESTOMAC

Un estomac dilaté est celui qui ne se rétracte pas quand il est vide.

Symptômes. — Sonorité stomacale descendant au-dessous des limites normales, bruit de clapotage. Ballonnement du ventre après le repas, éructations, vomissements abondants, pyrosis, constipation. Migraines. Le cathétérisme pratiqué à jeun permet de retirer les aliments pris la veille.

Traitement :

Hygiène alimentaire. — Deux repas par jour ou trois repas très espacés. Rien dans l'intervalle.

Régime sec; on permettra : vin blanc coupé, lait coupé d'eau de Vittel, Alet, Soultzmatt, en petite quantité.

Potages épais, œufs à la coque, pain rassis ou grillé (éviter épices, vinaigre, crudités, graisses). Viandes grillées, hachées, poissons bouillis, macaroni, crèmes au lait. Fraises, pêches, raisins. Eviter : poissons gras, gibier, mollusques, charcuterie, fromages vieux, viandes peu cuites.

Règles générales. — Tonifier le système nerveux par du phosphate de soude. Stimuler les contractions stomacales par la noix vomique, la strychnine, le massage de l'estomac, les douches et les frictions.

Une demi-heure avant le déjeuner, donner une cuillerée à soupe d'une solution de :

> Sulfate de strychnine........... 0 gr. 05.
> Eau distillée.................... 300 gr.

Faire prendre à 11 heures et à 4 heures un cachet excitant de l'estomac et de l'intestin, dans un peu d'eau de Vichy Grande-Grille très chaude :

> Poudre d'ipéca.................... 0 gr. 02.
> Poudre de cascara................. 0 gr. 01.
> Soufre lavé....................... 0 gr. 10.
> Bicarbonate de soude.............. 0 gr. 50.
> Benzonaphtol...................... 0 gr. 20.

Après les repas, appliquer sur l'estomac un large morceau d'ouate hydrophile trempée dans de l'eau très chaude et la recouvrir de taffetas chiffon, la laisser en place une demi-heure.

Comme le régime sec peut nuire aux arthritiques qui

ont besoin de bien laver leur foie et leur rein, il est bon de leur faire boire entre les repas deux ou trois grandes tasses d'infusion très chaude de thé, de tilleul ou de camomille.

Électrisation. — *Lavage de l'estomac* tous les deux jours, cesser quand le liquide ressort clair.

Antisepsie stomacale et intestinale. — Benzonaphtol, salicylate de bismuth, laxatifs fréquents ; la poudre de réglisse composée est ici très recommandée.

Hygiène générale. — Éviter le surmenage, les émotions ; prescrire le séjour à la campagne ou en montagne, les exercices physiques, la gymnastique, la bicyclette, l'escrime ; presque toujours la dilatation de l'estomac relève d'une mauvaise hygiène alimentaire due elle-même à des causes morales. Recommander de manger lentement et de bien mâcher.

ULCÈRE ROND DE L'ESTOMAC

C'est une maladie de la jeunesse et de l'âge adulte, survenant surtout chez les femmes. L'ulcère est unique ou multiple. Il est dû à l'épuisement, aux intoxications aiguës, à la chlorose et aux infections diverses.

Symptômes. — Douleur épigastrique en broche, spontanée et à la pression, survenant surtout après l'ingestion des aliments. Hyperacidité du suc gastrique, vomissements, hématémèses, melœna, anémie, troubles nerveux.

Traitement

Indications thérapeutiques. — *Immobiliser l'estomac* par le régime alimentaire ; donner le régime lacté absolu, 2 litres à 2 litres 1/2 par jour, une tasse toutes les 2 heures. S'il n'y a pas de douleur ni de vomissements, on peut ajouter du peptone Cornélis et de la poudre de viande ; lorsque les symptômes disparaissent, revenir lentement à l'alimentation normale, en commençant par les œufs et la viande crue, boire surtout du lait pur ou coupé. Ni vin ni alcool.

Modifier la sécrétion gastrique par les alcalins et faire sur l'ulcère un véritable pansement au moyen de poudres inertes. On peut donner du bicarbonate de soude, 10 à 15 gr. par jour, et y joindre de la craie ou de la magnésie, selon qu'il existe de la diarrhée ou de la constipation.

Par exemple, entre chaque prise de lait, donner un paquet du mélange suivant :

> Craie préparée.................... 0 gr. 30.
> Magnésie.......................... 0 gr. 25.
> Bicarbonate de soude.............. 0 gr. 25.

Et, après chaque tasse de lait, une pincée de *pepsine*, pour rendre plus rapide la digestion.

Calmer la douleur. — Si le régime lacté n'y parvient pas, il faut lui adjoindre les opiacés, la cocaïne, la belladone.

Prendre trois ou quatre fois par jour, avant de boire du lait, une cuillerée à café de :

> Chlorhydrate de morphine....... 0 gr. 10.
> Teinture de belladone........... XXX g^{ttes}.
> Eau de laurier-cerise........... 20 gr.
> Eau de fleurs d'oranger .... 80 gr.

Et faire sur la région de l'estomac des applications de ouate humide très chaude.

Dans les affections douloureuses de l'estomac, Huchard remplace avec avantage la cocaïne par la stovaïne et prescrit :

> Stovaïne....................... 0 gr. 50.
> Sirop simple................... 100 gr.
> 1 *petite cuillerée à café après le déjeuner et le dîner.*

Calmer les vomissements, faire des applications de glace, donner le lait à doses faibles et fractionnées;

donner de la glace à l'intérieur, de l'eau chloroformée, des opiacés, de la belladone.

Arrêter les hémorrhagies, immobiliser l'estomac par les opiacés ; se servir d'ergotine, d'antipyrine, de gélatine.

Le malade doit rester au lit, immobile, avec de la glace sur le creux de l'estomac, et ne doit prendre que de l'eau ou du lait glacé. Il doit prendre, toutes les heures, 1 cuillerée à soupe de la solution suivante :

Antipyrine......................	1 gr. 50.
Gélatine........................	2 gr.
Julep gommeux..................	100 gr.

De temps en temps il prendra 1 cuillerée à soupe de :

Ergotine	2 gr.
Sirop diacode...................	50 gr.
Eau de tilleul	80 gr.

Ou bien on lui fera une injection sous-cutanée avec un quart ou un demi-milligramme d'ergotinine de Tanret.

La **dilatation d'estomac** peut survenir par l'abondance de l'alimentation liquide (lait) ; on l'évitera en espaçant les prises de lait de 2 à 3 heures et en ne dépassant pas 2 litres 1/2 par jour. Donner plus tard des amers : colombo, quassine ; donner chaque jour 0,30 à 0,50 de benzonaphtol contre les fermentations.

Révulsion cutanée. — Petits vésicatoires ou pointes de feu légères sur le creux épigastrique, répétés les uns ou les autres assez souvent.

Lavements fréquents.

CANCER DE L'ESTOMAC

C'est une maladie de l'âge mûr et de la vieillesse. Son début est insidieux et se confond avec les signes de la dyspepsie. Il est caractérisé ensuite par une douleur épigastrique, de la dyspepsie avec hypopepsie ou anachlorhydrie, par des vomisse-ments, des hématémèses, une tumeur épigastrique. Plus tard, apparaissent de la dilatation stomacale, de l'adénite sus-cla-viculaire ou axillaire, de la cachexie, des phlébites; teinte jaune paille de plus en plus accusée, diminution de l'urée dans les urines.

Traitement :

Stimuler la digestion. — L'acide chlorhydrique et la pepsine sont les deux médicaments de choix.

En effet du fait du cancer ces deux produits diminuent de plus en plus dans le suc gastrique, et il devient né-cessaire de les y introduire artificiellement. On donnera donc avant chaque prise de lait 1 cuillerée à café de :

Acide chlorhydrique.................	4 gr.
Alcoolat de citron	xx g^{ttes}.
Sirop de sucre......................	40 gr.
Eau.................................	60 gr.

Et à la fin des repas une pincée de *pepsine* ou un cachet de *papaïne*.

Alimenter le malade suivant la période de la maladie par une alimentation tonique sous un faible volume et de digestion facile, peptone de Cornélis, poudre de viande, gelée de viande, viande crue, pâtes alimentaires.

Dans bien des cas, quand le cancer ne siège ni au cardia ni au pylore, tous les aliments sont supportés; dans les cas contraires, il faut ne donner que des liquides et des pâtes.

Exciter l'appétit par des amers, et surtout par la strychnine, qui agira en outre sur les tuniques muscu-laires.

Prendre avant les repas xx gouttes de :

Teinture de noix vomique............	2 gr.
— de badiane	5 gr.
— de Colombo.................	5 gr.

Dans une petite tasse d'une infusion de petite
centaurée très chaude.

Traitement des symptômes. — Voir *Dyspepsie, Ulcère rond.*

Contre la douleur, employer de préférence le condurango. Ce médicament donne souvent de meilleurs résultats que les opiacés et les analgésiques.

On donnera donc de 5 à 8 pilules par jour de :

> Condurango........................ 0 gr. 05.
> Extrait de chiendent .... 0 gr. 10.

Ou bien le même nombre de cuillerées à café de :

> Teinture de condurango.

Ou la cocaïne, ou mieux encore la stovaïne.

Les *hématémèses* seront traitées de la même façon que celles qui surviennent dans le cours de l'ulcère rond. Débarrasser l'intestin, par des lavements ou des lavages, du sang qui pourrait y séjourner et s'y putréfier.

Traitement chirurgical. — Entérostomie, gastrostomie, gastro-entérostomie.

CONSTIPATION

C'est un syndrome caractérisé par la rareté et la dureté des selles spontanées, occasionnant de profondes modifications dans l'état général : anorexie, dyspepsie, catarrhe des voies biliaires, maux de tête, asthénie générale, poussées fébriles d'auto-intoxication.

Elle peut être due à des causes diverses : 1° obstacle mécanique ; 2° cause alimentaire, emploi de régimes exclusifs et de substances trop assimilables ; 3° défaut de sécrétion du suc gastrique ; 4° défaut de contractilité des tuniques musculaires de l'intestin ; 5° spasme du sphincter anal.

Traitement :

Traitement hygiénique. — Exiger la régularité des selles en demandant que le sujet se présente chaque jour et à heure fixe au cabinet. — Donner une alimentation riche en résidus, pain complet, légumes verts, fruits et, de préférence, les raisins. Boissons assez abondantes, l'eau en particulier, mais éviter les eaux glacées et calcaires. — Prescrire l'exercice, la marche, le massage, les frictions sur l'abdomen.

Le massage même non méthodique consistant en frictions douces, puis profondes, faites dans le sens du cours des matières, est un des meilleurs moyens à employer; mais il faut de la persévérance.

L'hydrothérapie. — S'en servir lorsque la constipation est liée à un état nerveux. Douche tiède à 38° sur le ventre et les flancs, d'une durée de 10 à 20 secondes. Enveloppement dans le drap mouillé. Grands bains suivis de massage.

L'électricité, l'effluvation, mais surtout les courants continus, sont d'un secours puissant, principalement dans l'entéro-colite.

Lavements. — Les donner dans la position couchée, le bassin étant maintenu un peu relevé. Il faut leur préférer la douche rectale donnée avec 1 litre d'eau à 20°, ou, dans d'autres cas, bien chaude, à 45°. Dans le cas de constipation tenace, employer les lavements médicamenteux.

Les *suppositoires* réussissent bien chez les enfants et même chez les grandes personnes; on peut employer les simples suppositoires à la glycérine ou au beurre de cacao; ils agissent mécaniquement.

Traitement médicamenteux. — Dans la constipation banale, ne jamais donner de drastiques. Seuls les purgatifs salins et végétaux non drastiques seront employés à petite dose souvent répétée.

Parmi les purgatifs à prescrire, choisir selon le cas et la tolérance du malade.

Eaux minérales : Hunyadi-Janos, Châtel-Guyon, Vichy-Purgatif, Ydes, Brides, Aulus, Montmirail, Pullna, Villacabras, Carabana, Rubinat.

Doses purgatives. — Châtel-Guyon, ayant un goût peu prononcé, peut se prendre aux repas avec le vin ; Brides, à jeun, et 1 heure avant les repas, par verres de 100 à 150 gr. ; Montmirail, de la même façon. Hunyadi-Janos et Pullna se donnent à la dose d'un grand verre, le matin à jeun. Les eaux espagnoles (dont plusieurs appartiennent à des sociétés françaises), plus concentrées, se donnent le matin à la dose d'un verre à bordeaux.

Purgatifs salins : magnésie calcinée, sulfate de soude, citrate de magnésie, tartrate de potasse et de soude ou sel de Seignette.

Ces purgatifs sont bien supportés et n'amènent guère de coliques, mais ils sont suivis d'une nouvelle constipation.

La magnésie anglaise et le citrate de magnésie se donnent à la dose purgative de 1 à 2 cuillerées à café dans de l'eau. On peut s'en servir à doses moindres, comme laxatifs quotidiens.

Purgatifs sucrés : miel de mercuriale, casse, tamar, pruneaux ; ils sont surtout utiles chez les enfants.

Purgatifs cholagogues : rhubarbe, podophyllin, scammonée, séné, aloès, calomel.

Huiles : huile de ricin.

S'il existait de la paresse intestinale due à l'inertie des fibres musculaires, il faudrait prescrire l'effluvation électrique, ou, tous les jours, xv à xx gouttes de teinture de noix vomique ou une préparation de strychnine.

Chez les sédentaires, employer surtout les moyens hygiéniques.

Chez les arthritiques, hygiène alimentaire, purgatifs salins ; strychnine, s'il y a atonie.

Dans le cas de spasme de l'intestin : belladone, 0,01 à 0,05 par jour. Lavages chauds (40-45°) de l'intestin, massage léger.

C'est ce spasme qui existe dans l'entérite muco-membraneuse ; on le combattra ainsi :

Une ou deux fois par jour, faire un grand lavage de l'intestin avec 1 litre d'eau à 45°; prendre à 10 heures et à 4 heures une pilule de :

Poudre d'ipéca.....................	0 gr. 03.
— de belladone...............	0 gr. 01.
Savon médicinal...................	0 gr. 05.

Dans une tasse de tilleul très chaude.

Au besoin, chaque matin, une petite cuillerée d'huile de ricin.

Chez les enfants de souche neuro-arthritique, on prescrira des grands bains, des frictions, du massage. Bromure de potassium, 0 gr. 50 à 1 gr. selon l'âge, ou de la noix vomique, ii à iii gouttes par jour. Calomel ou eau de Châtel-Guyon de temps en temps. En général, être avare de médicaments et employer plutôt les suppositoires, les petits lavements et les laxatifs légers : chez les tout petits enfants, on donnera du sirop de chicorée ou du sirop de fleurs de pêchers, et de la magnésie calcinée ; à 6 mois du calomel, 0 gr. 02, et, si la constipation est forte, de l'huile de ricin, 1/2 cuillerée à café. De 3 à 5 ans, tamar indien, séné (2 gr. de follicules dans de la compote de pruneaux); de l'huile de ricin, de la magnésie en limonade et des eaux minérales, Brides, Châtel-Guyon. Le séjour à Châtel-Guyon peut leur rendre de grands services.

DIARRHÉE

C'est un syndrome caractérisé par des selles fréquentes liquides ou semi-liquides, accompagnées habituellement de coliques. Elle entraîne de l'amaigrissement, puis de l'anémie. Elle relève d'un grand nombre d'affections et, en particulier, de l'entérite aiguë ou chronique, de l'embarras gastrique, de la dyspepsie et des intoxications et infections diverses.

Traitement :

Régime. — Peu de végétaux, mais permettre la viande,

le riz, le lait, les œufs et les pâtes alimentaires. Interdire les boissons abondantes et les potages.

S'il y a diarrhée profuse, permettre seulement l'eau albumineuse et l'eau de riz.

Si la diarrhée est plus accentuée ou a une tendance chronique, instituer le régime lacté absolu.

EAU ALBUMINEUSE :

Battre 4 blancs d'œufs dans 1 litre d'eau, ajouter un peu de sucre et de l'eau de fleurs d'oranger.

Hygiène. — Enveloppement du ventre dans de l'ouate ou de la flanelle, repos le plus complet, même au lit.

Traitement pharmaceutique. — Proscrire les poudres inertes et leur préférer les poudres antiseptiques : salicylate de bismuth, 2 à 6 gr.; naphtol et benzonaphtol, 2 à 4 gr.; salol; bétol.

CACHETS :

Salicylate de bismuth.............. 0 gr. 30.
Benzonaphtol..................... 0 gr. 50.
Poudre d'opium brut.............. 0 gr. 01.
2 à 6 par jour.

Les poudres astringentes et le tannin sont indiqués dans des cas spéciaux, en particulier chez les tuberculeux.

Tannin à l'alcool.................. 0 gr. 30.
Craie préparée.................... 0 gr. 25.
A prendre avec du lait, 2 à 4 par jour.

L'opium réussit surtout dans les diarrhées de cause nerveuse. Poudre d'opium brut, 0 gr. 05 à 0 gr. 12. Diascordium, 3 à 6 gr. Laudanum, x à xxv gouttes.

Extrait d'opium, 0 gr. 05 à 0 gr. 10. Elixir parégorique, 2 à 10 gr.

Il est des diarrhées qu'il ne faut pas supprimer : c'est lorsque l'intestin supplée aux émonctoires ordinaires dans l'urémie; il faut les diminuer sans les arrêter brusquement dans la fièvre typhoïde et la tuberculose.

Diarrhée par indigestion. — Donner un purgatif salin abondant. Diète lactée, antisepsie intestinale.

Diarrhée matinale. — Fréquente chez les hyperchlorhydriques. Il en est de même pour celle qui suit les repas.

On la traitera plutôt par l'emploi des poudres inertes, et en particulier par le phosphate de chaux associé ou non à l'opium.

> Phosphate de chaux.............. 0 gr. 80.
> Poudre d'opium brut............. 0 gr. 01.
> *2 à 4 paquets par jour à jeun et avant les repas.*

Diarrhée nerveuse. — Régime alimentaire. Donner des phosphates, comme dans le cas de diarrhée matinale. Franklinisation électrique.

Diarrhée arthritique. — Traitement antiarthritique. Veiller au froid humide. Donner un purgatif eau d'Hunyadi-Janos de temps en temps.

Diarrhées infectieuses. — Arrêter la pullulation microbienne; donner du calomel, 0 gr. 20 à 0 gr. 50; puis faire l'antisepsie intestinale par le salicylate de bismuth et le benzonaphtol.

Diarrhées infantiles. — Si la diarrhée survient chez un enfant au biberon, donner du lait stérilisé ou chercher une nourrice. Le lait stérilisé sera coupé d'eau de Vals ou de Vichy, de moitié ou des 2/3, selon les cas.

Si la diarrhée est profuse ou verte, instituer la *diète hydrique* avec de l'eau bouillie ou de l'eau d'Évian, ou de l'eau albumineuse par cuillerées à café tous les quarts d'heure. Adjoindre un grog (20 à 40 gr.) de rhum ou de cognac, selon l'âge, dans les 24 heures.

Une pratique excellente consiste à débuter par un lavage d'estomac et à le recommencer jusqu'à ce que l'eau soit claire et non fétide; puis on donne une faible dose de calomel, 1 à 2 centigr.; puis instituer le régime hydrique (eau-alcool) et faire matin et soir un grand lavage de l'intestin.

Gastro-entérite alimentaire ou infectieuse. — Si la diarrhée est jaunâtre et contient des grumeaux de lait non digérés, donner de l'huile de ricin, dosée selon l'âge, ou un mélange de bicarbonate de soude et magnésie anglaise; répéter le purgatif 2 à 3 jours de suite.

    Magnésie.......................... 15 gr.
    Bicarbonate de soude.............. 20 gr.
    Benzonaphtol...................... 5 gr.

Une pincée avant les repas.

Si la diarrhée devient fétide, avec un état général mauvais, faire des lavages de l'intestin, donner du calomel. S'il n'y a pas d'amélioration, donner de l'acide lactique. L'acide chlorhydrique, utile dans certains cas de dyspepsie, n'est pas aussi puissant que le précédent.

    Acide lactique.................... 2 gr.
    Julep gommeux..................... 80 gr.
    Par cuillerées à dessert.

Ajouter les antiseptiques intestinaux, benzonaphtol (0 gr. 50 à 2 gr. selon l'âge); n'employer l'opium qu'en dernière ressource et avec la plus grande prudence.

Contre la dépression faire prendre de l'alcool. S'il y a imminence de collapsus, faire une injection d'éther, 4 à 6 demi-seringues en 24 heures. Bains sinapisés. Frictions stimulantes.

Dans toute diarrhée sérieuse, donner toujours des douches rectales avec 200 gr. de liquide si l'enfant pèse moins de 8 kilogr., et 400 à 800 s'il pèse plus.

Dans certains cas, essayer des lavements avec une décoction de racine d'ipéca, 5 gr. pour 150 gr. d'eau; faire bouillir et réduire à 50 gr. Refaire avec les mêmes racines une seconde décoction, la mélanger avec la première et en faire des lavements de 50 gr., qu'on donnera à 8 heures d'intervalle.

ENTÉRITE MUCO-MEMBRANEUSE

C'est une inflammation chronique du gros intestin, avec altération de la muqueuse, s'observant surtout chez les neuro-arthritiques. Elle est caractérisée par des alternatives de diarrhée et de constipation, et des selles dures entourées de matières glaireuses ou recouvertes de fausses membranes; douleur à la pression le long du côlon, crises douloureuses abdominales. Parfois sablose intestinale, presque toujours des vomissements et de la fièvre pendant les crises.

Traitement :

Indications thérapeutiques. — *Traitement de la neurasthénie.* — Douches tièdes à 35°, le matin. Électricité statique, c'est-à-dire bain électrique. Grand air. Gymnastique en chambre. Traitement interne : médication phosphatée (Voir *Neurasthénie*).

Le *régime alimentaire* comportera : peu de viandes rouges et seulement saignantes, des viandes blanches molles ; des pâtes alimentaires, légumes verts très cuits, farineux en purée. Fruits cuits. Boissons assez abondantes, vin coupé, cidre chez les hypopeptiques, bière.

Eviter de faire un usage trop suivi du lait chez ces malades.

Pour faciliter la digestion intestinale donner de la pancréatine, de préférence en pilules à enveloppe kératinisée de Philippe.

Combattre la constipation. — Massage de l'abdomen en insistant sur le trajet du gros intestin. Electricité par des courants continus sur le ventre.

Grands lavements, ou, mieux, entéroclyse avec la sonde rectale, de 1/2 à 2 litres d'eau bouillie, de 38° à 45°, dans laquelle on aura fait dissoudre une petite quantité de borax. Le sujet doit être étendu sur le dos, un peu incliné sur le côté droit pour que le liquide puisse pénétrer jusqu'au cœcum.

On pourra aussi employer les lavements ordinaires, soit à 22°, soit à 38° ou 45°.

Se servir aussi de petits lavements d'eau de 150 à 200 gr. pris le soir et gardés toute la nuit.

Purgatifs. — Ne les employer qu'à dose laxative. Il faut préférer l'huile de ricin à petite dose. On peut aussi donner la poudre de réglisse composée, l'évonymine, le podophylin, la cascarine à petites doses.

Comme désinfectant intestinal, donner le calomel à la dose de 1 à 2 centigr. chez les enfants et de 2 à 5 centigr. chez les adultes, durant plusieurs jours avec interruptions de temps en temps.

Eaux minérales : Brides, Châtel-Guyon. Ces eaux seront prises : celles de Brides, chaudes, à la dose de 2 verres de 80 gr. chacun, l'un à jeun, l'autre à 11 heures pour les enfants. A la dose de 3 verres de 150 à 200 gr. pour les adultes.

Celles de Châtel-Guyon, aux mêmes doses, mais froides.

Contre l'élément spasmodique, la belladone est le meilleur agent. La donner à de faibles doses, de 0 gr. 02 à 0 gr. 05 d'extrait par jour.

Phénomènes d'intoxication. — S'ils sont graves, suspendre toute alimentation. Combattre les vomissements, faire de grands lavages d'intestin.

Les poussées dysentériformes seront amendées par le calomel, 2 à 5 centigr. par paquet, 2 paquets par jour chez l'adulte ; chez l'enfant, 1 centigr. par paquet. Diète hydrique. Grands bains tièdes.

S'il y a de la douleur abdominale, mêmes prescriptions ; donner, en outre, du sirop de belladone.

Même traitement pour les enfants, mais à moindre dose.

VERS INTESTINAUX

Oxyures vermiculaires. — Prurit anal, constatation directe des oxyures ; chez les petites filles parfois ils envahissent le vagin.

Traitement :

Exclusivement local : lavements antiseptiques, avec du calomel ou de la naphtaline, ou au dermatol ; faire précéder le lavement de l'administration d'un purgatif. L'effet est bon, mais moins rapide, avec des lavements à la glycérine ou à l'huile de foie de morue.

Ascarides lombricoïdes. — Dus aux œufs directement ingérés (eau, salades). Peu ou pas de signes cliniques, constatation directe après expulsion, recherche des œufs dans les selles.

Traitement :

Petits enfants : *calomel :* selon l'âge, la dose varie de 0 gr. 05 à 0 gr. 30.

Semen contra : 2 à 4 gr. de poudre pour enfants, 4 à 8 pour adultes.

Santonine : enfants, 0 gr. 02 à 0 gr. 10 ; adultes, 0 gr. 10 à 0 gr. 25 ; ne pas la donner à jeun ni plusieurs jours de suite ; la faire suivre ou l'associer à un purgatif, au calomel de préférence.

PAQUETS :

Santonine....................... 0 gr. 05.
Calomel......................... 0 gr. 10.
1 *chaque matin pendant deux ou trois jours de suite.*

Tœnias. — Cysticerque du bœuf ou du veau (*T. Inerme*), du porc (*T. Solium*), de certains poissons (*bothriocéphale*). Il amène des phénomènes nerveux variés ou des troubles intestinaux. Constatation directe des cucurbitins expulsés.

Traitement :

Extrait éthéré de fougère mâle associé au calomel :

Extrait éthéré de fougère mâle.... 0 gr. 50.
Calomel............................ 0 gr. 05.
Pour 1 capsule.

1° Ne prendre la veille que du lait;

2° Le matin, 12 à 16 capsules à jeun de 5 en 5 minutes ;

3° Trois heures après, s'il n'y a pas expulsion, 60 à 100 gr. de sirop d'éther;

4° Puis 50 à 60 gr. d'huile de ricin.

Pelletiérine : la veille prendre un grand lavement, ne boire que du laitage ; prendre, le lendemain, 0 gr. 30 de sulfate de pelletiérine dans une solution avec 0 gr. 50 de tannin ; puis boire, 10 minutes après, un verre d'eau, et, 3/4 d'heure après, prendre 50 gr. d'huile de ricin.

OCCLUSION INTESTINALE

Elle est caractérisée par une obstruction mécanique s'opposant au cours des matières fécales. Ses causes peuvent être : une compression par une tumeur du voisinage, un rétrécissement cicatriciel de l'intestin, un cancer intestinal, un étranglement interne, une invagination, un volvulus, une obstruction par des matières fécales ou par un corps étranger.

Signes cliniques. — Absence de selles, ventre douloureux et ballonné ; vomissements alimentaires, puis fécaloïdes ; adynamie, collapsus.

Traitement :

Indications thérapeutiques. — Faire disparaître l'obstacle. Si le bouchon peut être atteint par le toucher rectal, l'enlever, puis faire de grands lavages, à l'huile, à la glycérine, à l'eau de Seltz.

Les lavements à l'eau de Seltz se donnent au moyen d'une sonde rectale, introduite très haut, comme pour le lavage de l'intestin. On introduit le bec d'un siphon dans la sonde, et on lâche ainsi dans l'intestin deux à trois siphons.

28.

L'autre méthode consiste à donner, par exemple, deux lavages d'intestin par jour, avec 1 litre et demi d'huile chaque jour; c'est le meilleur moyen à employer.

Occlusion intestinale aiguë. — Instituer une diète absolue. Pas de purgatifs. Glace à l'intérieur et sur le ventre. Au besoin, faire une injection de morphine. On donne des paquets ainsi composés :

> Benzonaphtol...................... 0 gr. 50.
> Chlorhydrate de morphine........ 0 gr. 01.
> *1 à 3 heures d'intervalle.*

S'il y a du météorisme, des renvois gazeux et du clapotage, faire le lavage de l'estomac.

Les lavements liquides et gazeux sont à tenter, mais rarement leur résultat est efficace; mieux vaut employer le lavement électrique : se servir d'une pile à courants continus, placer le pôle négatif (dans une sonde en caoutchouc) dans le rectum et le pôle positif (par une large électrode très mouillée) sur le ventre; développer 10 à 25 milliampères et faire des séances de 15 à 20 minutes, avec un peu de repos de temps en temps.

Ses contre-indications sont la faiblesse du cœur et du pouls, la tendance au collapsus et les lésions de l'intestin. Si, au bout de 24 à 36 heures, il n'y a pas d'effet, faire la laparotomie.

Occlusion intestinale lente. — Elle se voit chez les gens habituellement constipés. Faire contre elle le traitement de la constipation (purgatifs huileux, lavements huileux ou lavements à l'eau de Seltz). S'il y a des résorptions de toxines, et dans ce cas on constate de l'abattement, de la dyspnée, un pouls petit et irrégulier, il faut exécuter le lavage d'estomac qui amène un soulagement immédiat.

Typhlite. — Quand il existe de l'accumulation de matières dans le cœcum, ce qu'on reconnaît à la douleur ressentie par le malade dans la fosse iliaque droite, à la présence d'un volumineux boudin cœcal et parfois à des vomissements, on cherchera à évacuer le bouchon stercoral et à faire disparaître l'inflammation commençante. On instituera ainsi le traitement :

Repos absolu au lit, sur le dos ;

Glace sur le flanc droit. Jamais de vésicatoires ni de sangsues ;

Un purgatif avec de l'huile de ricin ;

Un lavement huileux ;

Alimentation à peu près nulle, un peu de bouillon et de lait.

Boissons aqueuses abondantes, de préférence glacées.

C'est aussi le traitement de l'appendicite au début quand elle ne s'accompagne pas de fièvre.

DYSENTERIE

C'est une maladie infectieuse aiguë, épidémique et contagieuse, produite par un microorganisme connu, qui paraît être véhiculé par l'eau.

Le début est ordinairement caractérisé par une forte douleur dans le flanc gauche, puis par de la diarrhée glaireuse (frai de grenouille). Les selles sont fréquentes, douloureuses, glaireuses et sanguinolentes ; ténesme ; fièvre, adynamie. La durée peut être de quelques jours, mais il existe souvent de la tendance à la chronicité.

Traitement :

Indications thérapeutiques. — *Prophylaxie.* — Ne boire que de l'eau bouillie ou filtrée ; ne pas manger de légumes crus ayant pu être arrosés par de l'eau contaminée ; éviter toute cause de diarrhée ; désinfecter les selles par des antiseptiques intestinaux.

Sitôt les premiers symptômes, faire coucher le malade. Le ventre et les membres inférieurs seront tenus au chaud.

Antisepsie intestinale et générale. — Elle sera pratiquée par les méthodes suivantes :

Méthode brésilienne. — Faire bouillir 8 gr. d'ipéca concassé dans 200 gr. d'eau, filtrer et administrer par cuillerées à bouche.

Le 2e jour, reprendre les 8 gr. d'ipéca, faire avec eux une nouvelle infusion.

Le 3e jour, sur le même ipéca verser de l'eau bouillante ; ne pas décanter et prendre le tout.

Procédé Delioux de Savignac. — Il consiste à prendre l'ipéca de la façon suivante :

Poudre d'ipéca	4 gr.
Faire bouillir cinq minutes dans eau.	300 gr.
Filtrer et ajouter sirop d'opium...	30 gr.
Hydrolat de cannelle	30 gr.

A prendre par cuillerées à soupe dans les 24 heures.

On emploie souvent aussi les pilules de Segond.

Poudre d'ipéca	0 gr. 05.
Calomel	0 gr. 02.
Extrait d'opium	0 gr. 01.
Miel blanc	q. s.

6 dans 24 heures.

Elles sont utiles seulement dans les formes légères. Chez les enfants, comme chez les adultes, on note d'excellents effets des lavements à l'ipéca.

Poudre d'ipéca	1 gr. 50.
Faire infuser dans eau	150 gr.

2 lavements semblables par jour.

Tous les autres antiseptiques ne sont que des adjuvants.

Le calomel, indiqué dans la dysenterie grave avec fièvre et selles sanguinolentes dépourvues de biles, ne l'est pas quand les selles sont séreuses ou bilieuses. — On le donne à doses faibles et fractionnées (0 gr. 15 à

0 gr. 30 en 24 heures en 3 ou 6 doses de 0 gr. 05 chacune).

Lavements. — Les lavements purgatifs sont douloureux et inutiles.

Les grandes irrigations rectales sont utiles lors de grande fétidité ou de la gangrène de la muqueuse (solution d'acide borique 2 0/0, ou permanganate de potasse 2 0/0).

Contre le *ténesme rectal :* il faut faire des injections rectales de cocaïne avec 0 gr. 02 à 0 gr. 05 de cocaïne pour 10 à 20 gr. d'eau.

Contre les *hémorrhagies :* lavements de nitrate d'argent, 0 gr. 25 à 0 gr. 50 pour 250 gr. d'eau pour les adultes, 0 gr. 05 et 0 gr. 10 pour 120 gr. pour les enfants. Delioux incorpore le nitrate à un lavement albumineux. — On peut encore employer des lavements iodés :

    Teinture d'iode...................... xx g^ttes.
    Eau .... 250 gr.

Ou à l'acide gallique :

    Acide gallique....................... 1 gr.
    Eau.................................. 200 gr.

Les lavements au perchlorure de fer sont dangereux et inutiles.

Alimentation. — Eau bouillie, lait pur ou coupé d'eau de Vals ou de Vichy-Hôpital. En cas de faiblesse, donner du peptone Cornélis, du jus de viande, de la viande crue. Ni vin ni alcools.

Dans la dysenterie chronique, faire de l'antisepsie intestinale, donner des lavements au nitrate d'argent, soutenir les forces du malade.

HÉMORRHOÏDES

Elles résultent d'une manifestation arthritique et sont caractérisées par la dilatation des veines hémorrhoïdaires inférieures. Ce sont des sortes de varices sujettes à des poussées congestives accompagnées de gonflement, de douleur et d'hémorrhagies.

Traitement :

Hygiène prophylactique. — Régulariser les selles, lutter contre la constipation.

Instituer une alimentation spéciale, d'où seront exclus les excitants, poivre, piment, crustacés, moules, viandes faisandées, charcuterie, alcool, vin vieux. Donner la préférence aux viandes blanches, aux légumes verts et aux fruits. Éviter les repas copieux. Boire un verre d'eau de Vittel ou d'Evian, chaque matin à jeun.

Si le régime ne suffit pas, donner des laxatifs : poudre de réglisse composée, huile de ricin, podophyllin. Être réservé quant aux purgatifs salins. Faire une cure de raisin. Ne donner de lavements que si les laxatifs ne suffisent pas et, dans ce cas, employer toujours une canule molle en caoutchouc souple ; l'eau bouillie est préférable aux lavements au séné et à la glycérine.

Décongestion locale. — Repos au lit ; prendre, chaque jour, deux grands bains chauds. On peut leur adjoindre une médication interne amenant la rétraction des veines dilatées. On donnera une des médications suivantes :

Hamamelis virginica, teinture (v à x gouttes, trois fois par jour). Hamaméline.

Capsicum annuum, en pilules ou en cachets à la dose de 0,75 à 2 gr.

Hydrastis canadensis, xxx à xl gouttes.

L'ergot de seigle est à employer avec prudence et pendant peu de temps.

> Extrait fluide d'hydrastis canadensis. 10 gr.
> Ergotine Bonjean........................... 5 gr.
> *XXV gouttes matin et soir dans un peu d'eau sucrée.*

Ou bien :

Extrait de capsicum............... 0 gr. 15.
Extrait d'hamamelis.............. 0 gr. 05.
Extrait de belladone .... 0 gr. 01.

3 pilules semblables chaque jour.

Douleur. — Applications froides ou chaudes. Les applications très chaudes sont préférables, et si les hémorrhoïdes sont sorties et ont de la peine à rentrer, on calmera les douleurs qu'elles occasionnent en maintenant en permanence sur elles un bloc de ouate hydrophile trempée dans de l'eau très chaude et revêtue de taffetas chiffon.

Introduction dans l'anus de bourdonnés d'ouate hydrophile imbibés de solution cocaïnée à 1/50. Employer des suppositoires calmants à la belladone, à l'extrait thébaïque et à la cocaïne.

SUPPOSITOIRES :

Chlorhydrate de cocaïne.............. 0 gr. 02.
Beurre de cacao..................... 5 gr.

—

Chlorhydrate de morphine........... 0 gr. 01.
Extrait de belladone .... 0 gr. 02.
Beurre de cacao.................. 5 gr.

Complications. — *Hémorrhagies.* — Si elles ont une tendance à se répéter, donner de l'*Hamamelis virginica* et en ordonner l'usage prolongé pendant 3 mois. En prescrire 3 cuillerées à café par jour le premier mois, 2 le second et 1 le troisième.

Tous les soirs, donner un lavement froid et faire des injections intra-rectales astringentes avec du tannin à 50 0/0 ou de l'alun à 30 0/0 ou du nitrate d'argent à 0 gr. 50 à 1 gr. et même à 3 0/0 dans les cas graves. On emploiera souvent avec succès l'antipyrine à 1/20. La chrysarobine a donné d'excellents résultats en pommade et en suppositoires.

SUPPOSITOIRE :

Chrysarobine .... 0 gr. 15.
Extrait de belladone............... 0 gr. 02.
Beurre de cacao .... 5 gr.

POMMADE :

Chrysarobine .... 5 gr.
Vaseline............................. 30 gr.
Lanoline............................. 30 gr.

S'il y a des hémorrhagies abondantes, faire le tamponnement rectal à la gaze iodoformée.

Etranglement des bourrelets hémorrhoïdaux. — Réduction par le taxis, soit sous le chloroforme, soit après la cocaïnisation locale précédée d'une irrigation chaude ou froide. Pour diminuer le volume des bourrelets, placer des sangsues à la région fessière.

S'il y a gangrène ou seulement menace de gangrène, antisepsie rigoureuse de la région et expectative.

S'il y a suintement et excoriations, faire des lavages antiseptiques, des injections astringentes et des onctions avec de la chrysarobine en pommade.

Fissure anale. — Traitement chirurgical, mais de préférence le traitement électrique de Doumer.

MALADIES DU FOIE

ICTÈRE CATARRHAL

C'est un syndrome caractérisé par une coloration jaune de la peau et des muqueuses due à la bile, et qui est causé par l'infection des voies biliaires avec une obstruction des voies d'excrétion. Il est dû soit au passage à l'état virulent des microbes normaux de l'intestin, soit à la pénétration dans l'organisme d'un agent infectieux développé dans des matières en putréfaction, colibacillose.

Signes cliniques. — Jaunisse. Urines foncées bilieuses, selles décolorées ou très teintées. Ralentissement du pouls, démangeaisons, dyspepsie, vomissements, hémorrhagies.

Traitement :

Indications thérapeutiques. — *Antisepsie générale.* —
Salol, 1 gr. par jour.

Donner chaque jour deux cachets avec :

Salol...........................	0 gr. 50.
Naphtol-β.......................	0 gr. 30.
Bicarbonate de soude............	0 gr. 25.

Donner des boissons aqueuses abondantes et diminuer l'apport des toxines alimentaires en ne donnant
que du lait, du bouillon de veau et des pâtes alimentaires.

Antisepsie intestinale. — Purgatif huileux ou calomel à
petite dose ; chez l'enfant, préférer l'ipéca à doses fractionnées.

Tous les matins, prendre un paquet de :

Calomel.........................	0 gr. 15.
Lactose.........................	0 gr. 50.

*Et une demi-heure après, si le malade n'a pas
trop de répugnance, 2 cuillerées à soupe
d'huile d'olive.*

Donner ensuite, pendant le même laps de temps,
3 cachets par jour de salicylate de soude, dont l'action
cholagogue est bien connue.

Salicylate de soude.............	0 gr. 50.
Bicarbonate de soude............	0 gr. 30.

Et revenir ensuite au calomel ou à une prise journalière d'un verre à bordeaux d'huile d'olives chaque
matin.

Boissons alcalines. Eaux de Vichy (Célestins-Hôpital),
laxatifs légers journaliers.

Régime maigre. Lait, purées de légumes, fruits cuits,
plus tard viande bien cuite.

Rétablir le cours de la bile. Cholagogues. Calomel,
0 gr. 20 chaque matin pendant 5 jours.

Dans les cas bénins : aloès, podophyllin, soufre, rhubarbe, à petites doses. Benzoate et salicylate de soude; en outre, faire boire des eaux alcalines.

Moyens mécaniques. — Lavements froids ou, mieux, lavages de l'intestin avec 1 litre 1/2 d'eau à 45°. Faire deux lavages par jour.

Enfin activer la diurèse par des boissons abondantes.

Ictère polycholique. — Purgatifs salins. Faire de la révulsion sur le foie par des applications très chaudes ou par un vésicatoire.

Contre le prurit, grands bains de son tous les 2 jours. Frictions avec une solution de chloral ou une décoction de feuilles de coca. Lotions vinaigrées.

> Eau............................. 1.000 gr.

Ou bien :

> Feuilles de coca.................... 25 gr.
>   Faire infuser dans :
> Eau.............................. 900 gr.
>   Ajouter :
> Liqueur de Van Swieten............ 100 gr.
> Chloral........................... 20 gr.

Ictère infectieux grave. — D'abord et avant tout, soutenir le cœur, qui défaille vite, puis essayer de lutter contre l'insuffisance hépatique et de diminuer l'auto-intoxication.

Donc : faire des injections de caféine à dose même élevée, de 0 gr. 50 à 1 gr. 50 par jour.

Puis, donner deux à trois grands lavages d'intestin avec de l'eau froide, chaque matin.

Faire des injections répétées de sérum artificiel.

Donner du calomel à doses fractionnées.

Boissons très abondantes.

CIRRHOSES DU FOIE

Leur variété est nombreuse au point de vue clinique, mais leur traitement a bien des points communs. Celui de deux d'entre elles sera exposé ici.

CIRRHOSE VEINEUSE

Elle peut être atrophique ou hypertrophique.

Anatomiquement elle répond à la sclérose interstitielle du foie.

Cliniquement, elle se caractérise surtout par de l'ascite, des troubles gastriques, des troubles circulatoires et de la nutrition générale.

Traitement :

Régime alimentaire. — Lait, 2 à 3 litres par jour. Légumes verts, viandes bien cuites.

Le but à atteindre est de donner une nourriture incapable de fournir beaucoup de toxines. Donc, pas d'aliments faisandés, pas de gibier, peu de poisson et seulement très frais. Pas d'épices, pas de boissons fermentées. Pas de fromages avancés. Insister sur le régime lacto-végétarien.

Traitement. — Iodure de potassium à dose faible, 0 gr. 50 à 2 gr. par jour. En faire un usage prolongé.

L'iodure réussit à condition d'être donné dès les premiers symptômes de la maladie et pendant au moins 1 an à 2 ans, pendant 15 à 20 jours par mois.

Dans les intervalles, on remplacera l'iodure par des alcalins, tels que la lithine ou le bicarbonate de soude.

Prendre avant chacun des trois repas un cachet de :

Benzoate de lithine effervescent... 0 gr. 60.
Carbonate de lithine................. 0 gr. 20.
Dans un demi-verre d'eau de Vichy.

Ou un paquet de :

> Bicarbonate de soude .... 4 gr.
> Magnésie.......................... 0 gr. 50.
> *Trois fois par jour et entre les repas.*

Lors des poussées congestives du foie, donner du calomel à la dose de 0 gr. 05 pendant 10 à 15 jours par mois, ou, mieux, 0 gr. 30 en quatre paquets, le premier jour, et diminuer de 0 gr. 05 chaque jour pendant 6 jours; puis repos de 15 jours.

Révulsion sur le foie : ventouses, sinapismes, frictions excitantes, vésicatoires volants. Faire des lavages de l'intestin.

S'il y a des œdèmes et de l'ascite, instituer le régime lacté exclusif en surveillant la constipation ; dans ce cas, il faut donner des laxatifs légers. S'il existe de la diarrhée, on fera des coupages du lait avec des eaux alcalines. Il faut, en outre, donner de la caféine, ou de la scille, ou du vin de la Charité, et des infusions diurétiques.

L'extrait de sureau, ou sambuccium Bruneau que j'ai préconisé il y a quelques années comme diurétique, agit activement à la dose de 4 à 6 cuillerées à café par jour.

Dans ces cas, le traitement de mon choix consiste à employer la théobromine comme diurétique et à l'associer aux alcalins à haute dose. Par ce moyen, j'ai obtenu des résultats remarquables.

Pendant 4 jours consécutifs, donner toutes les 4 heures un cachet de :

> Théobromine.. .... 0 gr. 60
> Bicarbonate de soude............. 0 gr. 30

dans de l'eau ou dans du lait.

Puis pendant 6 jours, remplacer ces cachets par 4 cuillerées à café de bicarbonate de soude prises dans de l'eau de Vichy.

Puis recommencer l'administration de la théobromine, mais à plus faible dose, si les œdèmes ont disparu.

Si l'ascite ne bénéficie pas du traitement, il faut ponctionner et évacuer avec prudence le plus de liquide possible.

Quand l'ascite et les œdèmes sont abondants, il faut toujours ponctionner avant de faire une médication diurétique ; sinon, la médication ne peut agir et fatigue inutilement le cœur et les reins. Cette règle ne souffre pas d'exception.

CIRRHOSES BILIAIRES

Hypertrophie du foie, fièvre, ictère, prostration, urines foncées, splénomégalie.

Traitement :

Régime lacté. — Alcalins, calomel, iodure de potassium à petites doses, salol, benzonaphtol.

Ici le médicament de choix est le calomel, soit à petite dose chaque matin, soit, ce qui est mieux, à la dose de 0 gr. 30 à 0 gr. 50 pendant 5 à 8 jours consécutifs pour agir vigoureusement sur le foie.

On donne ensuite du salicylate de soude, à la dose de 0 gr. 50 à 2 gr. par jour, puis on revient au calomel.

Lavages d'intestin à l'eau chaude ou à l'huile.

Pilules de fiel de bœuf, s'il y a acholie.

Insuffisance hépatique. — Elle donne les symptômes de l'urémie.

Traitement :

On emploiera contre elle d'abord le régime lacté absolu, puis les cholagogues. On fera l'antisepsie de l'intestin, grands lavages de l'intestin.

Soutenir le cœur par la caféine ou la spartéine.

Faire des injections de sérum artificiel.

Exercer une action sur l'intestin par des purgatifs drastiques, par exemple :

Poudre de Jalap...............	0 gr. 40.
Scamonnée.....................	0 gr. 50.

COLIQUE HÉPATIQUE, LITHIASE BILIAIRE

C'est un syndrome caractérisé par la production et le dépôt de calculs biliaires dans les voies biliaires et dans la vésicule. L'étiologie est basée presque exclusivement sur l'arthritisme, on peut y ajouter les infections intestinales.

Signes cliniques. — Douleur violente paroxystique dans l'hypochondre droit s'irradiant vers l'omoplate ou l'épaule droite. Ictère, vomissements. Dyspepsie. Endolorissement de la région hépatique et vésiculaire. Fièvre. Calculs dans les selles.

Traitement :

Médications internes. — Lorsque, chose rare, il n'y a pas de vomissements, on donnera des potions éthérées ou chloroformées.

Extrait fluide de condurango......	L g^(ttes).
Liqueur ammoniacale anisée......	5 gr.
Liqueur d'Hoffmann...............	10 gr.
Eau de tilleul....................	150 gr.

Par cuillerées à dessert dans un peu d'eau sucrée.

Ou encore :

Eau chloroformée..................	80 gr.
Eau de laurier-cerise.............	20 gr.
Hydrate de chloral................	2 gr.
Eau de menthe.....................	100 gr.

Par cuillerées à soupe dans de l'eau sucrée.

Boissons fréquentes, mais par petite quantité. Alimentation liquide.

Mais, dans la majorité des cas, c'est à la médication externe qu'il faut recourir.

Médications externes. — Cataplasmes chauds toutes les heures, larges et peu épais. Grands bains chauds de 35 à 36° de 3/4 d'heure à 1 heure et demie de durée. En donner 2 à 3 par jour.

Si l'on ne veut pas donner la morphine en injection, il faut prescrire des suppositoires à l'opium et belladone, ou des lavements laudanisés.

SUPPOSITOIRES :

Extrait de belladone.............. 0 gr. 02.
Chlorhydrate de morphine........ 0 gr. 02.
Beurre de cacao.................. 5 gr.

LAVEMENT A CONSERVER :

Laudanum........................ xv g^{ttes}.
Teinture de belladone............ v g^{ttes}.
Jaune d'œuf..................... n° 1.
Eau............................. 100 gr.

Les injections de morphine sont préférables, mais il faut la donner à doses faibles, 5 milligr. seulement à la fois, et l'associer à l'atropine.

La morphine doit être employée dans les *crises aiguës* où la douleur est vive et les vomissements répétés.

Quand la *crise* est *subaiguë*, et qu'il n'y a pas ou qu'il n'y a plus de vomissements, on se trouvera très bien de donner de l'huile d'olive, 200 gr. à 300 gr., par cuillerées à bouche.

Cette absorption d'huile doit être répétée chaque matin pendant plusieurs jours de suite, et alors il n'est pas rare de voir le malade expulser des calculs, presque sans douleur.

La crise passée, il faut traiter la lithiase. — Décongestionner le foie, stimuler l'activité de la circulation par l'exercice musculaire. Stimuler la circulation générale par une action directe sur la peau, frictions, massage, hydrothérapie.

Régime alimentaire (Voir ce chapitre).

Purgatifs fréquents, salins de préférence. Eau purgative d'Hunyadi-Janos par exemple.

Pour chasser les calculs des voies biliaires. — Tous les 15 jours, donner 1/2 verre d'huile d'olive et, en outre, de temps en temps, du salicylate de soude 2 à 3 gr. pendant 3 jours consécutifs.

Quand la lithiase est très accusée et se traduit par de petites crises souvent répétées et même par du subictère, je me trouve bien de donner, tous les matins, à jeun, un verre à bordeaux ou à madère d'huile d'olive, et ceci pendant plusieurs semaines et même pendant plusieurs mois. Je ne connais pas de méthode plus sûre.

On y joindra des lavements ou des lavages de l'intestin, et le régime alimentaire sera observé avec beaucoup de rigueur.

Chaque mois, pendant 8 à 10 jours, on fera boire une demi-bouteille d'eau de Vichy entre les repas (Célestins).

ASCITE ET ŒDÈMES

Ce sont des symptômes liés d'une façon générale soit à une gêne mécanique apportée à la circulation, soit à une dyscrasie, c'est-à-dire à un état particulier du sang qui, cessant d'être normal, permet à ses parties liquides de filtrer hors des vaisseaux.

Ascite : liquide séreux dans la cavité péritonéale ;

Œdème : infiltration du tissu cellulaire sous-cutané par le même liquide.

Traitement :

Indications thérapeutiques. — La première est de faire uriner beaucoup le malade, puis de soutenir son cœur et d'activer sa circulation. La seconde est d'augmenter le fonctionnement des autres émonctoires, peau, intestin, etc.

D'autres indications reposent sur l'emploi de la ponction pour l'ascite, et des mouchetures pour les œdèmes.

Hygiène. — Habiter de préférence un climat sec et chaud, favorisant la sécrétion sudorale. Exciter les fonctions de la peau. Hydrothérapie tiède. Éviter les fatigues physiques, manger modérément. Dormir la tête et le tronc fortement relevés.

Diurétiques. — Selon les cas, on emploiera les diurétiques cardiaques ou les diurétiques rénaux. Souvent même on devra alterner entre eux, car presque toujours le cœur faiblit quand l'ascite dure un certain temps.

En général, la théobromine réussit bien ici comme diurétique. En donner 2 à 4 gr. par jour, pendant 2 à 6 jours de suite.

Puis, de loin en loin, donner de la caféine, de 0 gr. 40 à 1 gr. par jour, ou même de la digitaline (xxx gouttes de la solution au 1.000ᵉ) pendant un jour; revenir plus tard à la théobromine.

Dans les intervalles on donnera des alcalins, carbonate, benzoate de lithine, de 1 gr. 50 à 2 gr. par jour. Ils rendent souvent d'excellents services, de même que les nitrates de potasse et de soude aux mêmes doses.

On prendra ces médicaments dans une tisane diurétique, telle que celle qui est obtenue avec la seconde écorce de sureau (100 gr. pour 1 litre). On peut prescrire aussi l'extrait fluide de sureau Sambuccium Bruneau, 10 à 20 gr. par jour. Ce sureau est un excellent diurétique qui fait uriner sans fatiguer le rein. On boira en abondance des eaux minérales diurétiques, telles que celles de Vittel, Evian, Contrexéville et Saint-Parize.

Médication purgative. — Donner des drastiques de préférence, jalap, scammonée, gomme-gutte, à doses faibles et prolongées, ou le calomel.

Si l'ascite augmente ou ne bénéficie pas du traitement prescrit, on ponctionnera. Si l'œdème des membres inférieurs est considérable, on fera des mouchetures par piqûres ou par des incisions légères. Le mieux est d'employer les aiguilles de Southey. On aura soin de faire l'antisepsie ou l'asepsie rigoureuse de la peau des jambes; on se servira de préférence d'eau boriquée, ou de compresses d'eau bouillie, qui seront maintenues de temps en temps sur les points où siègent les mouchetures, et qui seront remplacées, le reste du temps, par des compresses d'ouate hydrophile.

MALADIES DES REINS

NÉPHRITE AIGUË

C'est une affection probablement d'origine infectieuse, mais dont le froid est le facteur principal.

Elle débute par les symptômes généraux de l'embarras gastrique fébrile, ou l'état typhoïde : rachialgie, vomissements, urines rares, fortement chargées en albumine, et de teinte rouge brun ; température assez élevée.

Traitement :

Indications thérapeutiques. — *Décongestionner les reins.*
— Appliquer des sangsues au niveau des reins ou faire, tous les 2 jours, une application de ventouses sèches, jusqu'à disparition des accidents.

Donner des purgations fréquentes et préférer les purgatifs salins ou les huiles ; donner de grands lavements en cas d'intolérance gastrique.

Faire prendre des alcalins à haute dose : 6 à 8 gr. de bicarbonate de soude, ou 1 à 2 gr. de benzoate de lithine, chaque jour.

Faire boire chaque jour 1 litre d'eau, infusion de queues de cerises par exemple, dans lequel on aura fait dissoudre un paquet de :

Bicarbonate de soude................. 10 gr.
Benzoate de soude.................... 5 gr.
Benzoate de lithine.................. 2 gr.

Ou donner des cachets de :

Bicarbonate de soude.........}
Carbonate de lithine.........} āā 0 gr. 50.
4 à 6 par jour.

On peut encore utiliser les propriétés décongestives du tannin et prescrire :

Tannin à l'alcool.................. 0 gr. 40.
2 cachets semblables chaque jour, pris avec du lait.

Dans le cas où le rein est très congestionné et où les urines sont rares, donner deux lavages d'intestin par jour avec de l'eau bouillie à 15° ; puis, faire, au besoin, des injections de sérum artificiel par petites quantités à la fois, 100 à 200 gr. au plus.

Mettre le malade aux grands bains à 36° plusieurs fois par jour, toutes les 6 heures environ.

Diminuer le travail des reins. — Instituer le régime lacté absolu, puis un régime mixte : légumes verts, viandes blanches. Tisanes diurétiques. Boissons abondantes.

Le repos au lit ou sur une chaise longue, le plus rigoureux, sera ordonné pendant tout le temps où l'albuminurie persistera. Tenir les pieds très chauds, les entourer de ouate ou se servir de bouillottes.

MAL DE BRIGHT CHRONIQUE

Maladie chronique caractérisée par la néphrite chronique associée généralement à l'artério-sclérose.

Étiologie. — Congestion rénale aiguë. Alcoolisme, intoxications, infections, arthritisme.

Signes cliniques. — Polyurie, pollakiurie, vertiges, crampes, sensation de doigt mort, albuminurie, hypoazoturie, hypertension artérielle, gros cœur, cryesthésie, œdèmes locaux ou généralisés, anasarque. Urémie.

Traitement :

Indications thérapeutiques. — *Favoriser la diurèse. Faire de la révulsion locale.* — Quand la maladie traverse une période subaiguë, il faut placer des sangsues au niveau des reins ou faire des applications de ventouses sèches. Cette pratique est inutile quand la maladie est chronique. Dans ce cas, il faut surtout favoriser la production des urines et donner des diurétiques; préférer entre tous la caféine, de 0 gr. 25 à 0 gr. 50, ou la théobromine, 3 à 5 gr.; leur emploi est de 2 à 5 jours consécutifs.

Aux malades qui ont un pouls petit et irrégulier, je donne, par exemple, chaque matin à 8 heures, puis à midi, un cachet de :

Caféine .... 0 gr. 20.
Bicarbonate de soude............. 0 gr. 50.

Si, au contraire, le pouls est régulier, mais petit, je préfère la spartéine, chaque matin une cuillerée à soupe de :

Sulfate de spartéine.............. 1 gr.
Sirop d'écorces d'oranges amères... 150 gr.
Pendant 10 jours de suite environ.

Si le pouls est régulier et le cœur touché par la sclérose, mais encore suffisant, je donne de préférence la théobromine, dont l'action est plus accusée sur les reins.

Prendre chaque jour, pendant 4 jours, 3 ou 4 cachets de :

Théobromine....................... 1 gr.

En suspendre l'emploi si des maux de tête surviennent.

La digitale sera donnée de préférence dans le cas de rein blanc, mais seulement quand le malade est maintenu au régime lacté absolu depuis quelques jours. On la donnera pendant 2 jours seulement.

Poudre de feuilles de digitale .. 0 gr. 60.
Infusion dans eau............... 50 gr.
Ajoutez :
Sirop de quinquina............. 100 gr.
5 cuillerées à soupe par jour.

Son but est de relever vigoureusement le cœur quand il commence à faiblir devant les œdèmes.

Le calomel, 0 gr. 20 à 0 gr. 25, le matin, pendant 4 à 5 jours, sera employé, lui aussi, au début des œdèmes ou dans les périodes d'insuffisance rénale. On peut aussi le donner à faibles doses et d'une façon assez continue.

> Calomel........................... 0 gr. 02.
> Extrait de chiendent............. 0 gr. 10.
> 1 *chaque matin pendant* 15 à 20 *jours.*

Dans la néphrite vasculaire, donner des alcalins, carbonate de lithine, 2 gr. par jour, ou écorce de sureau ou extrait fluide de sureau, Sambuccium Bruneau.

Comme *médication de l'albuminurie :* régime alimentaire approprié.

Essayer de décongestionner les reins en donnant du tannin, 1 gr. par jour pendant plusieurs semaines consécutives. On emploiera avec prudence l'iodure de potassium et seulement dans les néphrites vasculaires peu accusées. Il est à rejeter lorsqu'il y a beaucoup d'albumine.

Le lactate de strontium dans l'albuminurie parenchymateuse, à la dose de 2 à 8 gr., par jour rend souvent de grands services, mais moins que les alcalins à haute dose.

Antisepsie des voies digestives par des purgatifs répétés et des antiseptiques intestinaux. Pour purger, donner surtout des huiles et des cholagogues ; comme antiseptiques, donner le naphtol et le benzonaphtol.

Hygiène. — Rechercher les climats chauds et secs où la peau fonctionne bien : faire de l'exercice modéré ; mieux vaut le repos dehors et au soleil. Eviter toute fatigue physique et sexuelle.

Porter une ceinture de flanelle : éviter les causes de refroidissement.

Bains chauds fréquents. Lotions sur tout le corps avec

de l'eau à 38°, frictions douces avec un gant de laine ou une flanelle.

Régime alimentaire spécial.

URÉMIE

C'est l'aboutissant de l'insuffisance rénale.

Elle est caractérisée par des types divers.

Urémie convulsive. — Céphalalgie. Épistaxis. Troubles sensoriels. Convulsions épileptiformes.

Urémie comateuse. — Peut succéder à la précédente ou être primitive, somnolence, coma, torpeur, anurie.

Urémie délirante. — Grande excitation, incohérence.

Urémie dyspnéique. — Dyspnée extrême, aboutissant à la respiration de Cheynes-Stokes.

Urémie cardiaque. — Crises angineuses. Arythmie.

Urémie gastro-intestinale. — Vomissements, diarrhée.

Traitement :

Dans les *formes lentes* et au début, on peut faire une injection de pilocarpine, 1 à 2 centigr. chez les sujets résistants, et avoir recours aux bains de vapeur. Chez les sujets peu vigoureux, on évitera ces deux modes de traitement quand on craint l'affaiblissement consécutif.

L'*éther* est un médicament de choix. En donner 2 centigr. en injections intra-musculaires, toutes les heures, jour et nuit. En donner, en outre, par la voie buccale, une cuillerée à café d'heure en heure. Si les piqûres sont refusées, l'éther sera pris par la voie buccale à raison de 2 cuillerées à café par demi-heure, pendant plusieurs jours jusqu'à la production de la diurèse. C'est la médication de choix dans l'urémie dyspnéique.

Faire de la *dérivation*. Ne pas arrêter ni les vomissements ni la diarrhée. Faire une saignée locale au niveau des reins par 6 sangsues sur chaque rein. Pratiquer la saignée générale, soit massive, de 500 gr., soit répétée tous les 2 ou 3 jours et de 200 gr.

Faire le lavage du sang, après une saignée de 4 à 500 gr., par une injection de 1 litre de sérum.

Variétés cliniques. — Chaque forme a son traitement de choix.

Dans l'*urémie dyspnéique*, faire de suite une saignée ou des applications de sangsues sur le thorax et sur la région lombaire. Ne pas craindre de faire perdre pas mal de sang au malade.

Donner de l'éther à haute dose.

Faire usage en même temps des divers stimulants diffusibles.

Prendre toutes les deux heures une cuillerée à soupe de :

Acétate d'ammoniaque...............	3 gr.
Liqueur ammoniacale anisée.........	2 gr.
Eau de menthe.....................	60 gr.
Sirop simple......................	90 gr.

en alternant avec de l'éther versé dans un peu d'eau sucrée.

Faire des inhalations d'oxygène.

L'*urémie de forme nerveuse* sera traitée de même au début : saignée large, ou sangsues derrière les oreilles et sur les reins.

Faire respirer du chloroforme dans l'*anémie convulsive* jusqu'à l'arrêt des convulsions.

Donner un lavement avec :

Chloral...........................	3 gr.
Bromure de potassium..............	2 gr.
Jaune d'œuf.......................	n° 1.
Eau..............................	120 gr.

Contre l'anémie *comateuse*, faire une saignée, puis une large injection de sérum artificiel.

L'*urémie cardiaque* sera enrayée encore par les sangsues sur les reins, puis par des applications de glace ou de compresses froides sur la région précordiale.

Faire des injections d'éther ou d'huile camphrée.

Injecter avant tout de la caféine et ne pas redouter les hautes doses.

Éviter la digitale, parce qu'elle s'élimine mal et qu'elle agit lentement.

Contre l'*urémie gastro-intestinale*, ne donner pendant deux jours que de l'eau comme boisson, supprimer les aliments, même le lait.

Au bout de ce temps, si les vomissements sont supprimés, donner du lait écrémé ou du képhyr.

Donner un lavement purgatif.

Faire le lavage de l'estomac.

Faire deux lavages de l'intestin par jour avec de l'eau à 43°.

Donner une potion avec :

Acide chlorhydrique	4 gr.
Alcoolature de citron..............	xxx g^{ttes}.
Eau de tilleul.....................	250 gr.

1 cuillerée à soupe toutes les deux heures.

GRAVELLE, COLIQUES NÉPHRÉTIQUES

La gravelle est un état dû à une oxydation incomplète des produits de désassimilation et à une perturbation dans la destruction des matières azotées ; l'urée ne se forme plus, mais est remplacée par l'acide urique en excès et peu soluble.

Signes cliniques. — Douleur vive à la région rénale, s'irradiant dans les lombes et les bourses. Urines rares, chargées, boueuses, pollakiurie, sable et calculs uriques. Hématurie. Vomissements.

Traitement :

Hygiène alimentaire. — Ni gibier, ni alcool, ni tabac. Viandes en quantité modérée, de préférence viandes blanches. Œufs en petit nombre. Régime végétarien, s'abstenir de légumes acides : tomate, oseille. Être modéré de choux, choux-fleurs, champignons. Fruits en abondance. Peu de pain.

Vin blanc coupé d'eau de Contrexéville, Vittel, Évian, Saint-Parize. Lait coupé.

Laxatifs fréquents, régulariser les selles. Exercices du corps, marche, chasse, escrime, gymnastique. Soins de la peau.

Dissolution et expulsion des graviers. — Médication alcaline (ne pas l'employer dans la gravelle oxalique). Lithine, 2 gr. par jour, 10 jours par mois; les 20 autres jours, médication diurétique. Eaux de Royat, Vichy (Célestins), Contrexéville, Vittel, Évian, Pougues. Deux fois par an (printemps, automne), cure thermale à domicile, 1 litre à 1 litre 1/2 d'eau chaque matin avant le déjeuner.

Gravelle oxalique. — Due à une alimentation trop riche en végétaux. Cesser l'alimentation habituelle pour la remplacer par le régime mixte ou carné.

Coliques néphrétiques. — Si les douleurs sont vives, faire une injection de morphine.

Applications chaudes sur la région douloureuse.

Dès que les vomissements cessent, donner des boissons aqueuses, par petites quantités à la fois, mais souvent.

Donner de grands bains tièdes prolongés.

Administrer un lavement purgatif et donner plus tard un purgatif huileux ou salin, d'Hunyadi-Janos par exemple.

MALADIES NERVEUSES

ÉPILEPSIE

L'épilepsie n'est pas une entité morbide; il n'existe que des états épileptiques symptomatiques de lésions ou d'un fonctionnement anormal de l'appareil nerveux central.

Signes cliniques. — Crises à début brusque, avec chute, perte de connaissance, amnésie, morsures de la langue, écume sanguinolente aux lèvres, relâchement du sphincter vésical. Puis état apoplectiforme, sommeil profond.

Traitement :

Traitement préventif de l'attaque. — Chaque épileptique est particulièrement impressionné par tel ou tel excitant soit moral, soit physique. C'est celui-là qu'il faudra écarter avec soin ; en général, éviter le surmenage, quel qu'il soit, les émotions, les excès de boissons.

Un épileptique doit suivre une hygiène sévère; ne pas boire de vin, sauf en petite quantité et coupé d'eau. Jamais d'alcool ni de café. Pas de repas copieux, ne pas manger trop de viande. Éviter la pléthore et les auto-intoxications.

L'alimentation dépourvue de *sel*, la *déchloruration*, exerce dans certains cas une heureuse influence et peut suffire à diminuer beaucoup la fréquence des crises.

Pas d'excès de coït. Chez les jeunes gens, surveiller la masturbation.

Pas d'excès de marche, ne pas se livrer à des sports fatiguants. Pas de voyages, pas de courses en plein soleil.

Aller à la selle chaque jour. Prendre des laxatifs fréquents.

Pendant l'accès. — L'attaque survenant, placer le malade à terre, faciliter les mouvements respiratoires en évitant toute constriction de la poitrine, veiller à ce qu'il ne se donne pas de chocs violents, ne pas empêcher le sommeil qui suit l'accès.

Quand l'accès dure longtemps, placer une compresse imbibée d'éther sous le nez du malade, lotionner la figure avec de l'eau froide. Essayer de desserrer les mâchoires et de faire des tractions rythmées de la langue.

Accès subintrants. — Les accès dans certains cas peuvent se répéter coup sur coup, et leur fréquence peut devenir inquiétante. Le malade ne pouvant souvent

pas boire facilement, on donnera du chloral en lavements, 2 à 6 gr. par 24 heures.

> Hydrate de chloral.................... 2 gr.
> Bromure de potassium................. 2 gr.
> Jaune d'œuf........................... n° 1
> Eau.................................. 150 gr.

Le chloroforme peut être employé, mais son action
est plus incertaine; il en est de même de l'éther et du
bromure d'éthyle. On maintiendra le malade dans une
chambre peu éclairée, on lui défendra de parler et de
se remuer.

Épilepsie traumatique. — Traitement chirurgical.

Épilepsie syphilitique. — Elle amène le plus souvent
une limitation des spasmes à un membre ou à une moitié du corps (épilepsie jacksonnienne). Elle peut ne pas
s'accompagner de perte de connaissance. Il faut instituer
le traitement mixte pendant longtemps, même après la
disparition des crises.

On fait faire pendant 15 jours une injection journalière
dans la fesse ou entre les épaules de la solution suivante :

> Benzoate de mercure............... 0 gr. 30.
> Benzoate de cocaïne............... 0 gr. 15.
> Chlorure de sodium................ 0 gr. 60.
> Eau distillée bouillie............ 15 gr.

Puis 15 jours de repos et l'on recommence une nouvelle
série. Après celle-ci, on peut donner de l'iodure de potassium pendant 3 semaines, à la dose de 4 gr. par jour.

S'il existe une gomme cérébrale, on insistera davantage sur l'iodure.

Donner en même temps du bromure et des phosphates;
par exemple, chaque jour 2 cuillerées à soupe de la
solution suivante, matin et soir, dans du lait :

> Bromure de potassium........ 40 gr.
> Phosphate de soude.......... 15 gr.
> Hyosciamine cristallisée...... 5 milligr.
> Eau distillée............... 300 gr.

Au bout d'un certain temps, on fera le traitement mixte tous les 3 mois pendant 1 mois, 15 jours de mercure et 15 jours d'iodure, et l'on donnera la solution de bromure pendant les 2 autres mois.

Épilepsie d'origine menstruelle. — Activer les règles, prescrire des bains de pieds chaque jour. Exciter les selles. Tenir le malade au repos complet au lit.

Donner, en outre du bromure, un cachet à chacun des trois repas, avec :

> Antifébrine...................... 0 gr. 30.
> Poudre de digitale............... 0 gr. 05.
> Bicarbonate de soude............. 0 gr. 50.

A défaut d'antifébrine, prescrire :

> Antipyrine...................... 0 gr. 50.
> Poudre de digitale............... 0 gr. 05.
> Benzoate de lithine.............. 0 gr. 25.

Quand on sait la date exacte des règles, on commence ce traitement 2 à 3 jours à l'avance.

Dès la fin des règles, donner pendant 5 jours, le matin, un cachet de :

> Valérianate de quinine........... 0 gr. 30.
> Ergot de seigle pulvérisé........ 0 gr. 15.
> Bicarbonate de soude............. 0 gr. 25.

Si, au contraire, chaque période menstruelle s'accompagne de pertes abondantes, donner à 10 heures et à 5 heures, chaque fois, xxx gouttes de :

> Extrait fluide d'hydrastis canadensis.. 10 gr.
> Ergotine Bonjean.................... 5 gr.
> Laudanum de Sydenham............... 2 gr.

Épilepsie de cause gastrique. — Elle se voit surtout chez les gros mangeurs. Il faut réduire leur régime et ne permettre comme boissons que de l'eau et, de préférence, des infusions chaudes. Veiller aux selles et empêcher les fermentations intestinales et gastriques. On prescrira :

Tous les matins, 2 cuillerées à soupe d'eau de Rubinat.

Au début des trois repas, 1 cuillerée à café d'une solution :

                Acide chlorhydrique.................. 4 gr.
                Pepsine............................. 6 gr.
                Cognac pour dissoudre............... 20 gr.
                Sirop simple........................ 30 gr.
                Eau distillée....................... 110 gr.

À 11 heures et à 6 heures, un cachet avec :

                Bicarbonate de soude................ 0 gr. 25.
                Borate de soude..................... 0 gr. 50.
                Benzonaphtol .... 0 gr. 25.

Au besoin, un grand lavement ou un lavage d'intestin très chaud chaque jour.

Chez les enfants, songer aux vers et donner un vermifuge.

Épilepsie de cause cardiaque. — Chercher la cause et la traiter. Donner la médication qui convient, selon que la lésion du cœur amène de l'anémie ou de la congestion des centres nerveux.

Technique de la médication bromurée. — La dose de bromure varie selon les malades ; en règle générale, elle doit être assez élevée pour que le réflexe pharyngien soit et reste aboli :

En donner 3 gr. par jour en moyenne ; mais on peut aller jusqu'à 6 et 12 gr., lors de la période d'hyperexcitabilité. C'est tous les jours et pendant des années qu'il faut le prendre, en augmentant de temps en temps la dose ordinaire en prévision de fatigues ou d'un surmenage quelconque.

Le bromure de potassium est le plus actif des bromures ; mais l'association des trois bromures est assez puissante, on peut leur ajouter l'hyosciamine à raison de 1/2 milligr. par jour.

S'il y a du bromisme, donner du bromure d'or, à la

dose de 2 à 4 milligr. par jour. Donner ce bromure à doses massives, 2 à 4 gr. en une seule fois, le prescrire en solution aqueuse.

Borate de soude. — C'est un adjuvant du bromure chez les épileptiques d'origine diathésique. 2 à 3 gr. par jour peuvent suppléer au bromure dans certains cas. J'en donne 1 gr. par jour pour augmenter l'action du bromure.

L'*insomnie* peut être amendée par la position des malades, les coucher à plat. Chloral à petite dose. Trional.

Le *refroidissement des extrémités*, fréquent chez beaucoup de malades, sera combattu par des frictions sèches et par des toniques cardiaques, la spartéine de préférence.

Céphalalgie. —Différencier la cause, elle peut être due à l'épilepsie ou au bromure. On peut l'amender par la strychnine et l'acide muriatique, dans le premier cas. Dans le second, il faut suspendre la médication bromurée.

NEURASTHÉNIE

Neurasthénie. — C'est une maladie de l'ensemble du système nerveux, sans lésions appréciables. Elle est due au surmenage, quel qu'il soit, aux émotions, à l'hérédité névropathique, à l'arthritisme personnel ou héréditaire; elle est aussi un accident de la convalescence des maladies aiguës.

Symptômes. — Lassitude, surtout au réveil, céphalée en casque, douleurs erratiques, phobies diverses, dyspepsie atonique, entéroptose, constipation, entérite chronique, amnésie, faiblesse générale, impuissance au travail, troubles vaso-moteurs.

Traitement :

Hygiène. — Douches, bains, frictions. Se reposer complètement sans se préoccuper ni travailler; suivre un régime alimentaire privé d'excitants ou de mets de digestion difficile. Vie au grand air avec un entourage qui réconforte et encourage le malade.

Médication tonique du système nerveux. — Insister sur l'absorption des phosphates par la voie stomacale ou sous-cutanée ; on peut leur adjoindre les amers sous forme de gouttes avant les repas.

Les phosphates seront cependant mieux assimilés sous forme de glycéro-phosphates et surtout sous forme d'*Ovo-lécithine*. Les injections de liquides testiculaires seront surtout indiquées dans la neurasthénie physique.

Pour combattre la dépression matinale, on fera bien, chaque matin, de donner un cachet de :

> Valérianate de quinine............... 0 gr. 20
> Sulfate de quinine................... 0 gr. 10.
> Bicarbonate de soude................. 0 gr. 30.

Si le malade a une tendance encore plus accusée à la dépression matinale, on fera prendre dès le réveil une tasse de café noir sucrée avec une cuillerée à dessert de :

> Sirop de codéine.

Une demi-heure avant les deux repas principaux, faire prendre une tasse d'infusion de houblon sucrée avec une cuillerée à soupe de :

> Sirop de quinquina.................. 300 gr.
> Teinture de noix vomique............ 2 gr.
> — de colombo............... 5 gr.
> — de badiane............... 5 gr.

Tous les 2 jours, injection d'une ampoule de lécithine. Contre l'insomnie, donner, le soir, un cachet de :

> Sulfonal.......................... 1 gr.

Ou encore de :

> Trional........................... 0 gr. 50.

Ou encore une cuillerée à soupe de :

> Eau de laurier-cerise.............. 20 gr.
> Sirop de lactucarium.............. 80 gr.
> Hydrate de chloral................ 4 gr.
> Eau de laitue..................... 100 gr.

Le mieux est encore de ne pas donner de médicaments hypnotiques et de chercher à procurer le sommeil en donnant un grand bain de tilleul chaque soir.

Éviter les bromures, l'opium, la morphine.

Hydrothérapie tiède, précédée de la marche et suivie d'un repos d'au moins une demi-heure. Donner des douches ou des lotions à 38° tous les jours. Le *séjour à la campagne*, en montagne (ne pas dépasser 1.000 mètres), donne de bons résultats ; le *séjour à la mer* est à déconseiller. Le *traitement électrique* donne de bons résultats ; on peut prescrire les bains électriques, l'effluviation, la friction électrique.

La neurasthénie par entéroptose relève du même traitement et, en particulier, de la franklinisation. Mais il faut songer à combattre la cause et conseiller le port d'une ceinture abdominale.

HYSTÉRIE

Névrose complexe et polymorphe du système nerveux tout entier. Se développant sur un terrain prédisposé par l'hérédité, le nervosisme, l'alcoolisme, et sur lequel les causes provocatrices, émotions, chagrins, intoxications, traumatismes ont exercé leur action.

Symptômes. — Crises convulsives, paralysies, contractures, anesthésies, parésies, zones hystérogènes, clou. Idées fixes, simulation, dissimulation, phobies.

Traitement :

Indications thérapeutiques. — Traiter la névrose :

1° Par l'*isolement*, s'il existe des tendances à certains troubles mentaux ou de la dépression ;

2° Par le changement de milieu ou le séjour dans un établissement hydrothérapique, si les symptômes sont moins accusés.

Hydrothérapie. — Bains tièdes, douche écossaise,

douche froide précédée d'un exercice un peu violent,
tub, drap mouillé.

On choisira parmi ces divers modes de traitement
celui qui paraîtra le mieux adapté au malade : l'eau
froide, si le sujet est vigoureux et excité ; l'eau tiède,
s'il est déprimé et faible. Faire deux applications hydro-
thérapiques par jour, une le matin et une le soir avant
les repas.

Les douches froides doivent être courtes, de 15 à
30 secondes de durée, en jet brisé, avec une pression
médiocre. Les douches chaudes, à 38°, dureront de 1 à
2 minutes.

Quand on n'a pas de douches à sa disposition, on
emploiera les lotions avec une grosse éponge, le drap
mouillé, les affusions, etc.

Suggestion. Hypnotisme. — A réserver pour les malades
gravement atteints, chez lesquels tout autre traitement
aurait échoué. La *suggestion à l'état de veille* pourra être
d'un usage plus courant que la suggestion hypnotique
complète. Il faudra toujours beaucoup de prudence
dans l'emploi de ces méthodes, car on risque de déterminer l'apparition de crises convulsives chez des sujets
qui n'en ont même jamais eu. On emploiera de préférence la suggestion quand l'hystérie se traduit par des
troubles physiques, tels que des paralysies ou des contractures.

Électricité. — On peut s'en servir comme de moyen
suggestif, en lui attribuant des vertus merveilleuses.
C'est la seule façon dont elle puisse agir. Ni le bain
statique ni l'effluvation n'ont ici l'action heureuse qu'ils
exercent sur les neurasthéniques.

Médicaments. — On peut utiliser le bromure de potassium à haute dose, mais seulement dans les périodes
d'excitation ; le bromure de camphre, la valériane, etc.
N'employer l'opium et la morphine que dans les cas

sérieux et leur préférer le sulfonal ou le trional comme hypnotiques.

Les médicaments que nous venons de citer n'exercent qu'une action temporaire, dans les périodes de crises. Il faut les employer avec circonspection. Mieux vaut essayer l'action suggestive de certains médicaments ou de certaines médications.

On prescrira des pilules quelconques en leur attribuant des vertus merveilleuses ; telles sont les pilules suivantes :

PILULES FULMINANTES :

Mica panis......................	q. s.
Extrait de valériane...............	0 gr. 05.

Ou celles-ci plus suggestives :

Bleu de méthylène..............	0 gr. 05.
Poudre de noix muscade.........	0 gr. 03.
Extrait de chiendent	q. s.

L'urine est censée ne devoir se colorer que si la guérison doit survenir.

J'emploie souvent aussi celles-ci :

Asa fœtida......................	0 gr. 01.
Camphre.......................	0 gr. 05.
Extrait de valériane.............	0 gr. 05.

A la dose de 3 par jour pendant 15 à 30 jours consécutifs :

Ou encore des cachets de :

Valérianate de quinine..........	0 gr. 30.
Bromure de camphre...........	0 gr. 20.
Bicarbonate de soude...........	0 gr. 30.
Poudre de valériane............	0 gr. 10.

Tous ces médicaments exercent surtout une action calmante, qui sera augmentée par la suggestion et par la confiance inspirée par le médecin.

Attaques convulsives. — Le sujet sera couché à plat sur un lit ou à terre sur un matelas. On veillera à ce qu'il ne se contusionne pas dans ses mouvements. Enlever les vêtements qui peuvent le gêner. Asperger son visage avec de l'eau froide. Chercher une zone hystérique dont la compression peut suffire pour arrêter la crise.

Si la crise se prolonge, faire respirer de l'éther ou du chloroforme.

MIGRAINE

Syndrome douloureux de nature diathésique, se rencontrant chez les sujets atteints de neuro-arthritisme, caractérisé par une douleur plus ou moins étendue, à une moitié de la tête, par de l'anorexie, des vomissements, de la constipation. La santé paraît complète dans l'intervalle des accès douloureux.

Traitement :

Indications générales. — Les migraineux sont des sujets qui éliminent mal ; il faut donc, pour les guérir, activer les fonctions de leurs émonctoires, rein, intestin, peau.

Régime alimentaire. — C'est celui des arthritiques et des goutteux. Voir le chapitre spécial.

Hydrothérapie. — Pour faire bien fonctionner la peau, on prescrira des lotions tièdes, à 36° ou 38°, chaque matin, et des grands bains deux fois par semaine. L'eau froide ne réussit pas aux migraineux.

On leur recommandera de faire aussi sur les quatre membres des frictions sèches.

Régulariser les fonctions de l'intestin. — Employer les laxatifs répétés et les stimulants des muscles intestinaux, tels que le colombo, la quassine, la strychnine.

Par exemple, chez le migraineux constipé et dyspeptique, on prescrira :

Chaque matin, 2 cuillerées à soupe d'eau de Rubinat.

Avant ses repas, une tasse d'infusion de quassia amara très chaude sucrée avec une cuillerée à soupe de : . .

> Teinture de colombo................   5 gr.
> —   de noix vomique............   2 gr.
> Bromhydrate de quinine............   1 gr.
> Sirop d'écorces d'oranges amères....   300 gr.

Après les repas une tasse de tisane de camomille. Les boissons chaudes et abondantes sont recommandées ici pour activer la diurèse.

Il n'existe pas, à proprement parler, de traitement de l'accès de migraine. On peut activer la diurèse par l'absorption d'une assez grande quantité d'eau au début de l'accès (1 litre). Il faut garder le repos, éviter le grand jour et le bruit.

De nombreux médicaments sont indiqués. On donne soit de la caféine, 0 gr. 10 tous les quarts d'heure jusqu'à cessation de l'accès ou jusqu'à concurrence de 0 gr. 50. On fait aussi l'association de la quinine et du salicylate de soude.

> Valérianate de quinine............   0 gr. 25.
> Salicylate de soude................   0 gr. 50.
>
> 2 *cachets au cours de l'accès.*

Dans certains cas, le pyramidon réussit mieux.

> CACHETS :
>
> Pyramidon........................   8 gr. 25.
> Valérianate de quinine............   0 gr. 20.
> Bicarbonate de soude..............   0 gr. 30.
>
> 1 *à* 2 *cachets au cours de l'accès.*

L'antipyrine et le bromure de potassium sont employés avec plus ou moins de succès, surtout chez les névropathes.

CHORÉE

Névrose spéciale au jeune âge, d'origine souvent infectieuse, et évoluant sur un terrain arthritique. Comme causes, on peut citer l'hérédité névropathique et arthritique, les maladies infectieuses, le rhumatisme articulaire aigu.

La grossesse agit souvent comme cause seconde.

Signes cliniques. — Mouvements involontaires au repos ou à l'occasion des mouvements dans un ou plusieurs membres, la face, les yeux, la tête ; le caractère devient instable et bizarre ; il existe une impossibilité de garder le repos ou de fixer l'attention.

Traitement :

Hygiène appropriée, repos de l'esprit et du corps, alimentation abondante, mais dépourvue de tout excitant. Éviter le froid et le séjour à la mer. Faire de la gymnastique rythmée et la rééducation des mouvements. Ne pas parler à l'enfant de sa maladie, éviter d'attirer son attention sur elle, ne pas l'envoyer en classe. Repos intellectuel, séjour au grand air et à la campagne.

Hydrothérapie, tiède, puis froide, par progression, excepté lorsqu'il y a des complications cardiaques ; chez les rhumatisants, on recommandera les bains sulfureux.

Traitement de l'état général. — *Chorée arthritique.* — Donner de l'arsenic à doses faibles et comme adjuvant du traitement hygiénique. Liqueur de Fowler, selon l'âge, de II à XII gouttes par jour, ou arrhénal ou cacodylate de soude.

Prescrire à un enfant de douze ans, par exemple, de prendre au déjeuner et au souper, chaque fois, une cuillerée à soupe des solutions suivantes :

Liqueur de Fowler..................... LXXX g^{ttes}.
Phosphate de soude..................... 10 gr.
Eau distillée......................... 300 gr.

Ou encore :

Cacodylate de soude................ 0 gr. 50.
Phosphate de soude............. 10 gr.
Eau distillée.................... 300 gr.

Je ne prescris pas l'arrhénal, qui est souvent mal toléré.

On prescrira les *alcalins*. Lorsque l'arsenic est mal supporté, on donnera du benzoate ou du carbonate de lithine à la dose de 0 gr. 50 à 0 gr. 80 par jour, de l'eau de Royat ou de Vals. Souvent j'alterne chez ces malades l'emploi de l'arsenic et celui des alcalins et je donne chacun d'eux pendant 5 jours consécutifs seulement.

Chez les *choréiques nerveux et arthritiques*, on emploiera les alcalins et l'arsenic et surtout l'hydrothérapie chaude ou froide.

On essayera souvent avec succès le bromure de potassium et le salophène.

Prendre, le matin et à midi, un cachet de :

Salophène	0 gr. 80.
Bicarbonate de soude..............	0 gr. 20.

Et, en se couchant, une cuillerée à soupe de :

Bromure de potassium.............	15 gr.
Liqueur de Fowler	LX g^{ttes}.
Phosphate de soude...............	10 gr.
Eau de tilleul....................	300 gr.

Dans une tasse d'infusion de valériane.

Lorsqu'il existe de la *tuberculose* chez les ascendants, donner des grands bains salés, de l'iodure de potassium et de la liqueur de Fowler, insister sur le séjour à la mer

Lorsqu'il y a de l'*anémie* ou de la *faiblesse* consécutive à des maladies aiguës. Séjour à la campagne, protoxalate de fer, 0 gr. 20 avant chaque repas.

Médication antispasmodique. — L'antipyrine, à la dose de 2 à 3 gr. par jour pour un enfant de 8 ans et à doses fractionnées, de préférence en sirop ou en lavements, est un des meilleurs médicaments de la chorée.

On continuera son usage pendant 10 à 15 jours de suite pour lui faire succéder l'emploi de l'arsenic ou du bromure et le reprendre ensuite.

Le *chloral*, 1 gr. 50 à 2 gr., est à employer seulement chez les enfants nerveux et agités la nuit.

SCIATIQUE

Syndrome douloureux local ayant pour siège le nerf sciatique. Douleur aiguë, presque constante, accusée surtout aux points d'émergence ; l'extension du nerf est très douloureuse.

Étiologie. — La sciatique est provoquée par les infections, les intoxications, le paludisme, la syphilis, la blennorrhagie, le plomb, l'alcool.

Elle est aussi la conséquence des diathèses, surtout de l'arthritisme et du diabète.

Elle est encore due à des compressions de voisinage, à des exostoses, à des tumeurs du petit bassin, etc.

Souvent elle reconnaît comme cause l'action du froid ou de l'humidité.

Traitement

Médication causale, appropriée à chaque élément étiologique.

On doit traiter la maladie causale, et par conséquent la rechercher avec soin. Le diagnostic de la cause de la sciatique sera donc toujours fait aussi minutieusement que possible.

Médication symptomatique. — *Traiter l'accès et calmer la douleur.* Les médicaments les plus employés sont l'antipyrine, 1 à 4 gr. en 24 heures ; l'antifébrine, 1 gr. en 4 cachets ; l'aspirine, 0 gr. 25 à 0 gr. 50 ; le bleu de méthylène en injection, 1 à 2 centimètres cubes d'une solution à 2 0/0, ou en pilules, 0 gr. 05, par pilule, 2 à 6 par jour.

Il faut être prudent dans l'emploi de la morphine, car le malade peut en prendre l'habitude.

Dans les cas légers essayer les pommades à la belladone, le chloroforme, les emplâtres à la ciguë. Vésicatoire 5/5 le long du trajet, pointes de feu, chlorure de méthylène en pulvérisation.

Électricité. — Employer seulement les courants continus.

Hydrothérapie. — Douches chaudes, bains sulfureux prolongés et journaliers.

Conseiller un séjour à Dax, Néris, Aix-les-Bains ou Saint-Amand.

Contre un accès benin de sciatique *a frigore* chez un rhumatisant, on prescrira :

Le régime alimentaire du goutteux ;

Des boissons diurétiques abondantes ;

Le repos au lit ou sur une chaise longue ; les applications chaudes le long du nerf sciatique, ouate chaude, sac de sable chaud.

La nuit, on enveloppera le membre atteint de ouate hydrophile largement saupoudrée de *fleur de soufre* et entourée de taffetas chiffon. On a ainsi une sorte de bain de soufre local.

Prescrire les cachets suivants :

    1° Pyramidon.............................. 0 gr. 20.
       Antipyrine............................ 0 gr. 50.
       Valérianate de quinine............... 0 gr. 15.
       2 *à* 3 *par jour.*

    2° Aspirine............................... 0 gr. 20.
       Bicarbonate de soude................. 0 gr. 50.
       2 *par jour.*

    3° Salicylate de soude................. 0 gr. 50.
       Benzonaphtol........................ 0 gr. 30.
       4 *par jour.*

Donner des laxatifs fréquents ou prescrire des lavements ou mieux encore le lavage quotidien d'intestin avec la solution suivante :

    Eau bouillie....................... 1000 gr. 80.
    Salicylate de soude................. 0 gr. 50.

Contre un accès très douloureux. — Faire, en outre, des pulvérisations d'éther ou, mieux, de chlorure de méthyle sur le trajet du nerf.

Maintenir le reste du temps une application de salicylate de méthyle ou, mieux, de mésotane, qui a moins d'odeur :

> Mésotane............................. 5 gr.
> Vaseline............................. 20 gr.
> Lanoline............................. 20 gr.

Huchard vient d'employer avec succès, contre les sciatiques rebelles, les injections épidurales de *stovaïne*. Il injecte 2 centigr. à la fois. 2 à 5 injections suffisent en général.

Contre les *sciatiques rebelles* et prolongées faire de la révulsion par des pointes de feu et de longues bandes de vésicatoire.

Donner des bains sulfureux tous les deux jours.

Faire de l'électrisation par des courants continus.

Donner chaque jour une cuillerée à soupe d'une potion avec :

> Iodure de potassium............... 20 gr.
> Liqueur de Fowler................. IV g^ttes.
> Eau distillée..................... 300 gr.

MÉNINGITES

La méningite est l'inflammation des enveloppes de la moelle (méningite rachidienne) ou de l'encéphale (méningite cérébrale), ou de la moelle et de l'encéphale (méningite cérébro-spinale). Elle apparaît de préférence chez l'enfant de 2 à 7 ans. Elle relève le plus généralement d'une cause infectieuse : tuberculose, syphilis, pneumocoque, méningocoque de Weichselbaum (forme cérébro-spinale).

Dans quelques cas, elle résulte d'une propagation directe d'une infection partie du nez, de l'oreille ou de l'orbite, ou d'une fracture ouverte.

MÉNINGITE TUBERCULEUSE

Elle présente souvent une allure subaiguë avec prodromes, troubles digestifs, amaigrissement, névralgies, céphalalgie, puis apparaissent les symptômes de la *méningite aiguë*, strabisme, paralysies oculaires. Vomissements, céphalalgie, constipation, raie méningitique, ralentissement du pouls, signe de Kernig, opisthotonos, prosthotonos, ventre en bateau, agitation, délire, prostration, coma, température peu élevée, variations du pouls en discordance avec la température.

Traitement :

Prophylaxie. — Éviter pour les enfants au sein d'avoir une nourrice tuberculeuse. Éviter, pour ceux qui sont alimentés par du lait de vache, de boire du lait non bouilli ou stérilisé. Séparer les parents tuberculeux de leurs enfants, pour éviter la contagion. Envoyer ces enfants à la campagne.

Traitement. — Contre la méningite tuberculeuse, toute thérapeutique est à peu près illusoire. Cependant on peut obtenir des rémissions.

Insister sur l'alimentation abondante, s'il n'y a pas de vomissements.

Donner deux bains de tilleul par jour.

Faire de la révulsion sur le crâne, rasé au préalable, par de petits vésicatoires volants.

Ou, sur le crâne, appliquer une pommade avec :

Iodoforme................	1 gr.
Vaseline................	20 gr.

Donner des suppositoires chaque jour, avec :

Créosote................	0 gr. 50
Beurre de cacao................	3 gr.

1 ou 2 par 24 heures.

Ou faire tous les jours une injection avec 1 centimètre cube de :

Gaïacol................	5 gr.
Huile d'olive stérilisée................	100 gr.

MÉNINGITES AIGUËS

Elles surviennent au cours des maladies infectieuses et sont dues à l'infection générale ou à la propagation microbienne par les fosses nasales ou les oreilles.

Traitement :

Prophylaxie. — Antisepsie des cavités nasales, auriculaires, oculaires.

Lavages des oreilles au cas d'otite avec de l'eau boriquée, pansement à la vaseline phéniquée. Trépanation de l'apophyse mastoïde. S'il y a rhinite, faire des lavages du nez ou des insufflations avec une poudre d'aristol.

Faire l'antisepsie de toute plaie de la face ou du cuir chevelu.

Indications thérapeutiques. — *Purement symptomatiques.* — Tenir l'enfant dans une pièce où il y aura obscurité et silence. Faire une médication calmante, donner de l'antipyrine ou du chloral.

    Bromure de potassium...................... 2 gr.
    Hydrate de chloral........................ 2 gr.
    Sirop de groseilles........................ 50 gr.
    Eau de tilleul............................. 100 gr.
Par cuillerées à soupe en 24 heures.

Ou des suppositoires pour les petits enfants.

    Bromure de potassium............ 0 gr. 50.
    Beurre de cacao................... 3 gr.

S'il y a des convulsions, bromures, antispasmodiques, valérianate de quinine, musc et même du laudanum (excepté pour enfants).

Contre la fièvre, sulfate de quinine en suppositoires, ou valérianate de quinine en cachets, bains tièdes ou froids.

Contre l'élément congestif, placer une vessie de glace sur la tête, une sangsue aux mastoïdes.

Faire la sinapisation des membres inférieurs.

Donner du calomel à l'intérieur, tous les matins un paquet de :

    Calomel .... 0 gr. 05.
    Lactose................................ 0 gr. 20.
Pour un enfant de 5 ans.

Si l'on soupçonne la syphilis, faire des frictions mercurielles ou donner du benzoate de mercure en injections, 1/2 à 1 centigr. par jour. L'iodure sera donné plus tard ou de suite si l'on redoute une gomme.

S'il y a du paludisme, injections sous-cutanées de quinine.

ATAXIE LOCOMOTRICE

Myélite systématisée à la zone radiculaire des cordons postérieurs et atteignant les racines sensitives des nerfs périphériques.

Étiologie. — Hérédité névropathique, syphilis, surmenage génital.

Signes cliniques. — Douleurs fulgurantes, diplopie, anesthésie plantaire, abolition des réflexes rotuliens, perte d'équilibre par l'occlusion des yeux, trouble des sphincters, incoordination motrice, crises douloureuses viscérales, impuissance génitale, arthropathies ; paralysie, cachexie.

Traitement :

Mercure en frictions, en injections, de préférence benzoate de mercure : le donner à doses élevées, 3 à 6 centigr. par jour, pendant 15 à 25 jours, à moins qu'il ne survienne de l'intoxication mercurielle. Puis faire une nouvelle série, 20 jours après, durant 6 mois environ. Donner l'iodure à dose élevée, 2 gr. à 8 gr. par jour ; lui associer l'arsenic, ii à x gouttes de liqueur de Fowler, et des antiseptiques intestinaux.

Pour éviter l'iodisme, on associera un peu de bromure à l'iodure et on donnera des soins minutieux à la peau, bains tous les deux jours.

Suspension. — Elle peut atténuer l'incoordination ; elle doit être maniée avec prudence, à cause de ses dangers.

Suc testiculaire. — Employé à la dose de 1/2 à 1 centimètre cube par jour jusqu'à 5 centimètres cubes, il donne une amélioration relative, mais non persistante.

Les injections sous-cutanées de phosphate et l'emploi de l'ovo-lécithine peuvent remplacer le suc testiculaire avec avantage.

Révulsion sur le rachis. — Pointes de feu fréquentes. Lorsqu'il existe des douleurs périphériques, petits vésicatoires sur les points douloureux.

Électrisation. — Courants continus.

Crises gastriques. — Pilules de nitrate d'argent de 1 centigr.

Bleu de méthylène, 0 gr. 20 à 0 gr. 40 par jour, s'il y a hyperchlorhydrie (Voir *Traitement*).

Troubles urinaires. — Lutter contre la fermentation urinaire par le salol et le benzoate de soude.

Révulsion dorso-lombaire, électrisation de la moelle, cathétérisme fréquent et aseptique.

Rééducation des mouvements. — Elle est un des meilleurs moyens pour rendre aux ataxiques une partie de la coordination des mouvements, surtout de ceux de la marche.

ICTUS APOPLECTIQUE
ET ATTAQUES APOPLECTIFORMES

L'apoplexie se caractérise par la perte de connaissance avec persistance de la circulation et de la respiration et par l'abolition des mouvements volontaires.

Début brusque (ictus), stertor, souvent hémiplégie et déviation de la face.

Étiologie. — Congestion ou hémorrhagie cérébrale, ramollissement cérébral, états relevant de l'arthritisme, alcoolisme, syphilis, sénilité, cardiopathies, artério-sclérose, mal de Bright.

Traitement :

Prophylaxie. — Lutter contre l'apathie et la somnolence ; soins et hygiène de la peau, hydrothérapie prudente et bains courts avec serviette trempée d'eau froide sur la tête. Régime sévère des arthritiques. Régularité des selles.

Iodure de potassium, en ayant soin d'en faire précéder l'administration d'un traitement bromuré de 3 à 4 semaines agissant comme vaso-constricteur et dirigé contre l'éréthisme nerveux. Puis donner l'iodure associé au bromure durant plusieurs mois. —

Traitement de l'attaque. — Faire coucher le malade, la tête haute, révulsion aux membres inférieurs. Saignée générale ou sangsues aux mastoïdes. Lavement purgatif, application de glace sur la tête du côté où siège la congestion. Si le malade peut avaler, donner 2 à 3 gr. de bromure de potassium par 24 heures ; s'il y a irrégularité du pouls et de la respiration, caféine en piqûres, 0 gr. 50 à 2 gr. ; éther en piqûres, 10 à 15 centimètres cubes.

Attaques apoplectiformes. — Elles se voient surtout dans la paralysie générale, la sclérose en plaques, les tumeurs cérébrales, la syphilis.

Mêmes prescriptions que pour l'ictus ; en outre, administrer l'ergot de seigle.

Ergotine en injections, 2 à 3 gr. par 24 heures ; ergotinine, un demi-milligr.

Syphilis cérébrale. — Traitement mercuriel et ioduré prolongé et à haute dose.

Ramollissement cérébral. — Traitement ioduré ; ajouter de la caféine, 0 gr. 20 à 0 gr. 50 en 24 heures, si le pouls est faible.

S'il y a hémiplégie. — Iodure de potassium, 6 semaines après l'attaque ; bains tièdes simples ou sulfureux tous les 2 jours suivis d'une friction. Bain de 32° à 34°, versez de l'eau froide sur la tête du malade durant le bain.

S'il y a des contractures légères, révulsion sur la nuque par pointes de feu tous les 10 à 15 jours.

A l'intérieur, strychnine dans le cas de paralysie flasque, 1 à 2 milligr. par jour. Dans les autres cas,

phosphure de zinc, à 2 centigr. Phosphates. Glycéro-
phosphates.

PARALYSIE INFANTILE

Polyomélite aiguë. — Localisation, sur les cornes antérieures
de la substance grise, d'une infection ou d'une intoxication
aiguë.

Étiologie. — Infection de nature inconnue, hérédité névropathique.

Symptômes. — Fièvre, douleurs, paralysie généralisée, localisation ultérieure à certains groupes musculaires qui s'atro-
phient. Extenseurs des orteils, péroniers latéraux, jambier
antérieur, déformations des pieds : pied bot, varus équin.

Traitement :

Phase aiguë du début. — *Lutter contre l'infection.*
Sulfate de quinine, 5 centigr. par année d'âge, soit dans
du miel, confiture, sirop, soit en lavements ou en suppositoires ; ou encore employer l'acide salicylique :

    Acide salicylique................... 0 gr. 10.
    Salol .... 0 gr. 20.
    Pour 1 suppositoire.

Hyperthermie. — Antipyrine en potion ou en lavements ou en suppositoires, 0 gr. 10 à 0 gr. 20 par année
d'âge ; s'il y a insuffisance rénale, s'abstenir de médicaments ; donner des bains tièdes de 30 à 32°, 3 à 6 par
24 heures.

Décongestionner la moëlle. — Sinapisation le long de
la colonne vertébrale, ni vésicatoires ni pointes de feu.
Pulvérisations d'éther le long du rachis.

Ergot de seigle. Extrait fluide, v gouttes 3 fois par
jour à 6 mois. Au-dessus de cet âge, 2 gr. par jour.

Purgations fréquentes : magnésie, 2 à 6 gr. ; citrate de
magnésie, 5 à 10 gr. dans du lait ou de l'eau sucrée;
bains de pieds très chauds, 3 par jour; enveloppements

ouatés des jambes, les saupoudrer de farine de moutarde.

Période chronique. — Attendre un mois après la cessation des phénomènes aigus pour commencer le traitement et le cesser sitôt qu'il existe des menaces de recrudescence.

Activer la régénérescence des éléments nerveux.

Strychnine. Teinture de noix vomique, iii gouttes par jour et par année d'âge.

Sulfate de strychnine, 1 milligr. par année d'âge, 1/2 milligr. de 6 mois à 1 an. Sirop de sulfate de strychnine : 1 cuillerée à café contient 1/4 de milligr. de sulfate de strychnine.

Injections sous-cutanées de strychnine.

Si l'on ne peut faire absorber ces préparations, ordonner, en outre, du glycérophosphate de soude, 0 gr. 25 par 24 heures.

Lutter contre l'atrophie musculaire. — Électrisation dès la disparition de la fièvre, faradisation 3 fois par semaine, interruption pendant un mois tous les 3 à 4 mois.

Frictions sèches sur les membres.

Gymnastique des membres.

Hydrothérapie, bains tièdes, bains salés, douches de courte durée, lotions froides.

S'il survient des déformations, avoir recours à un traitement orthopédique et chirurgical.

FORMULAIRE ET CONSULTATIONS
POUR LES MALADIES DE LA PEAU[1]

ACNÉS

L'étude de l'acné comprend, d'après Leloir et Vidal, celle de toutes les lésions qui, en dehors des néoplasies, peuvent atteindre les glandes sébacées. A cette classe d'affections cutanées, appartiennent :

I. L'ACNÉ NON INFLAMMA- TOIRE.
- 1° *Comédon*,
- 2° *Acné cornée*,
- 3° *Milium*,
- 4° *Tumeurs sébacées*.

II. L'ACNÉ INFLAMMATOIRE.
- 1° *Acné simple*, *Acné indurée*, } *Acné polymorphe*.
- 2° *Acné chéloïdienne*,
- 3° *Acné rodens*.

III. L'ACNÉ ROSÉE.

IV. L'ACNÉ MOLLUSCUM CONTAGIOSUM OU ACNÉ VARIOLIFORME.

V. L'ACNÉ HYPERTROPHIQUE.

I. ACNÉ NON INFLAMMATOIRE

L'acné non inflammatoire, type de l'acné, est une véritable altération folliculaire, principalement de nature sébacée. Cette altération intrinsèque du follicule pilo-sébacé amène des

------

1. La plupart des renseignements contenus dans ce *Formulaire des Maladies de la Peau* sont une sorte de résumé du magistral enseignement du regretté professeur Leloir de Lille.

troubles dans la sécrétion de celui-ci, et, par suite, une rétention plus ou moins complète de ses produits altérés.

L'acné non inflammatoire, en particulier l'acné comédon, peut aboutir à l'acné inflammatoire.

1° ACNÉ PONCTUÉE OU COMÉDON

Cette variété est constituée par des points noirâtres comparés par Alibert à des grains de poudre, parfois isolés, souvent très rapprochés les uns des autres, siégeant le plus ordinairement sur le nez, le front, le menton, le dos et la région antérieure de la poitrine. Examinés à la loupe, ces points noirâtres sont entourés comme d'une collerette blanchâtre, faisant un relief qui donne au doigt la sensation de petites élevures. Exprimés, les comédons laissent sourdre une matière grisâtre tirant sur le brun ou le noir, qui offre à l'œil l'apparence d'un petit ver blanc à tête noire.

Dans certains cas, on trouve de gros comédons à orifices largement dilatés, mesurant jusqu'à 2 et 3 millimètres de diamètre. Parfois on voit deux, trois et même quatre orifices conduisant à un gros amas comédonien.

Traitement :

En thèse générale, toutes les différentes variétés d'acné doivent avoir pour traitement primordial le traitement suivant, et le malade est astreint aux règles prescrites pour le pityriasis capitis (Voir *Pityriasis capitis*)..

Le malade fera sa toilette tous les matins avec un savon au panama, en ayant soin de se laver avec une demi-cuvette d'eau tiède dans laquelle il mettra une cuillerée à dessert de

Bicarbonate de soude............	)
Borate de soude................	) āā 30 gr.

Il appliquera ensuite avec un tampon d'ouate hydrophile un peu de la solution suivante :

Alcool à 60°....................	100 gr.
Alcoolat de mélisse composé.......	50 gr.
Résorcine......................	10 gr.
Chloral........................	2 gr.

Si le malade a la peau un peu irritable, le soir, après

l'extraction des comédons soit avec les ongles, soit avec une épingle flambée, il se graissera avec :

Glycérolé d'amidon................ 20 gr.
Glycérine........................ 5 gr.
Résorcine....................... 0 gr. 50.
Acide tartrique.................. 0 gr. 75.

2° ACNÉ CORNÉE

L'acné cornée de Hardy est tellement rare qu'il faut se contenter d'en signaler la symptomatologie en quelques mots.

Elle est caractérisée par des pointes dures, surélevées, de 3 à 4 millimètres au-dessus de la peau. Ces aspérités, exceptionnellement isolées, sont presque toujours agminées en plaques circonscrites mesurant rarement plus de 2 ou 3 centimètres et donnant au toucher la sensation d'une râpe.

Ces aspérités ont pour siège d'élection la peau de la face, la région cervicale postérieure, le dos et la région fessière, régions éminemment propices au développement de la kératose pilaire.

Traitement

L'acné cornée sera combattue par l'enlèvement des pointes ou aspérités avec la fine gouge de Vidal ou une curette *ad hoc*. Cet enlèvement sera suivi d'une cautérisation à la teinture d'iode et de pansements imbriqués à l'emplâtre de Vigo.

3° MILIUM OU GRUTUM

Le milium ou grutum est caractérisé par de petites granulations blanchâtres, arrondies, de la grosseur d'un grain de millet. Elles sont isolées, rarement conglomérées et forment un tout petit relief à la peau. D'autres fois, situées plus profondément dans la profondeur de celle-ci, elles forment de petits points noueux, assez durs pour donner à la palpation la sensation de calcul enchâssé dans la peau.

Leur siège est de préférence aux paupières (paupière inférieure surtout), au front, aux tempes. — On peut en rencontrer sur le scrotum, où elles peuvent parfois prendre le volume d'un grain de chènevis ou d'une lentille.

Traitement :

Le milium sera traité par l'expression totale des petites glandes ou le curetage des pertuis. Cette opération sera suivie d'un attouchement très léger au moyen d'une pointe d'allumette trempée dans de la teinture d'iode fraîche. On recouvrira les parties cautérisées de petits morceaux d'emplâtre à l'oxyde de zinc ou à la résorcine.

4° TUMEURS SÉBACÉES

La rétention du sebum peut former des kystes sébacés qui peuvent atteindre le volume d'une noisette et même d'une noix, au cuir chevelu ; certains auteurs ont pu en constater de la grosseur d'un œuf de poule. Ces kystes sont mobiles avec le derme dont ils dépendent. Sur la partie la plus saillante de la tumeur, on voit souvent l'ouverture du follicule indiquée par un point noirâtre ou blanchâtre. Par pression, même lorsque l'orifice n'est pas distinct, on peut faire sortir de la matière mélicérique contenue dans le kyste. Il suffit, dans d'autres cas où le pertuis n'est pas visible, de donner un coup de scarificateur, pour donner issue à la matière sébacée, signe pathognomonique de la tumeur.

Traitement :

Le traitement à la suite de l'exploration par le scarificateur est limité à l'évacuation de la cavité à la gouge de Vidal. Il vaut mieux, si la tumeur égale le volume d'une amande, exciser la peau violacée qui la recouvre, et la traiter comme une plaie simple par des emplâtres appropriés, oxyde de zinc, etc.

II. ACNÉ INFLAMMATOIRE

L'acné inflammatoire commence par une élevure papuleuse, rougeâtre, plus ou moins conique, qui ordinairement arrive à la pustulation.

Ces élevures, indolores la plupart du temps, peuvent donner lieu à des picotements et à une cuisson désagréable, lorsqu'elles deviennent un peu volumineuses.

Il en existe plusieurs variétés :

1° L'acné simple;

2° L'acné polymorphe qui se présente souvent sous la forme d'acné simple, d'acné indurée et d'acné phlegmoneuse;

3° L'acné chéloïdienne;

4° L'acné rodens ou nécrotique.

1° ACNÉ SIMPLE

Dans l'acné simple ou vulgaire, les papules et papulo-pustules sont petites, régulières, presque toutes du volume d'une tête d'épingle, à auréole rouge, déterminant à peine une sensation de fourmillement ou de picotement. Elles sont souvent isolées les unes des autres, discrètes; elles peuvent néanmoins se rassembler au nombre de 3 ou 4.

Leur évolution est rapide. Dès le second jour on peut faire sortir une gouttelette de pus, et, si la lésion est un peu grosse, des fragments de matière concrète grasse, blanchâtre, qui sont des produits sébacés plus ou moins altérés. Abandonnée à elle-même, cette acné laisse à sa suite une cicatricule rougeâtre, qui, à la longue, blanchit et en indique le siège. Elle se développe surtout vers la puberté dans les deux sexes, aussi l'a-t-on appelée *acné juvenilis*. Certains auteurs ont voulu distinguer une acné menstruelle; on n'a jamais pu l'observer dans la pratique journalière.

Le front, les tempes, le nez, surtout les ailes, les joues, la région thoracique antérieure et postérieure en sont le plus souvent atteintes.

2° ACNÉ POLYMORPHE

L'acné polymorphe, que l'on croyait être le propre du tempérament dit lymphatique, est plutôt le propre des ralentis de la nutrition.

Les papulo-pustules deviennent protubérantes, à base profonde, dure et violacée; elles constituent l'*acné indurée*. D'un rouge violacé, cette acné atteignant parfois le volume d'un pois, s'accompagne au moment de la suppuration de picotements et laisse à sa suite une cicatrice violacée, blanchâtre à la longue, mais indélébile.

Les tissus périphériques envahis par l'inflammation donnent lieu à de véritables abcès intra et sous-dermiques, pouvant atteindre le volume d'une amande. L'*acné phlegmoneuse* est ainsi constituée.

Les deux lésions précédentes peuvent être accompagnées — et c'est le cas le plus ordinaire — de comédons et d'acné simple.

31.

Leurs sièges de prédilection sont le visage, la région antérieure et postérieure du thorax.

Traitement:

Le traitement sera le même pour tous ces acnéiques. Ils bénéficieront, au point de vue de leurs lésions, de la pommade suivante:

    Vaseline... 40 gr.
    Lanoline.. 30 gr.
    Résorcine... 5 gr.
    Soufre.. 1 gr.

3° ACNÉ CHÉLOÏDIENNE

L'acné peut être le point de départ, chez des sujets prédisposés, de tumeurs chéloïdiennes, surtout au niveau des régions où les frottements sont fréquents (racine des cheveux, région sus-hyoïdienne).

Elle donne lieu à des tumeurs hémisphériques ou ovales plus ou moins saillantes. Au début, l'acné chéloïdienne est vasculaire, rougeâtre et parsemée de petits vaisseaux, visibles surtout à la périphérie et au niveau du follicule pilo-sébacé.

Ces chéloïdes sont souvent traversées, surtout à leur centre, de poils mal plantés, divergents en tous sens et plus gros que les poils normaux.

Presque toujours et surtout au niveau de la nuque, l'acné chéloïdienne, disposée en bande suivant le frottement des vêtements, est bordée de lésions d'acné pustuleuse.

Les tumeurs un peu volumineuses deviennent assez fréquemment le siège de douleurs névralgiques parfois violentes, dues probablement à l'enclavement de nerfs dans le tissu nodulaire.

Traitement :

L'acné chéloïdienne doit surtout être soumise au traitement par les scarifications; mais après mûr examen du malade; il faut employer ensuite le traitement précité de l'acné vulgaire.

4° ACNÉ RODENS OU NÉCROTIQUE

Cette variété d'acné débute au niveau du follicule pileux par une petite croûtelle jaunâtre dépassant à peine le niveau de la peau. Cette croûte, de la grandeur d'une lentille, devient brune, adhérente, et laisse suinter sur son pourtour un peu de pus. La croûte soulevée recouvre une ulcération à fond rougeâtre, inégale, taillée à pic.

La cicatrice qui en résulte simule, à s'y méprendre, celle d'une pustule de variole, après avoir passé par le rouge et le violacé.

L'acné nécrotique peut être circonscrite ou diffuse. Circonscrite, elle siège de préférence au nez, aux tempes, au front ; diffuse, elle s'attaque au cuir chevelu dont elle envahit de préférence les régions antérieures, au front, aux joues, à la région sternale.

Traitement

L'acné rodens au début doit être cautérisée énergiquement avec du chlorure de zinc déliquescent et pansée avec l'emplâtre rouge de Vidal.

III. ACNÉ ROSÉE

1º Acné érythémateuse et érythémato-pustuleuse

L'acné rosée, ou couperose, est, en réalité, une acné développée sur une peau primitivement congestionnée. — Elle siège presque exclusivement à la face, au front, au menton, mais surtout au nez et aux joues. — Elle débute chez la femme à l'époque de la ménopause ou de la puberté. Chez l'homme on la voit, mais rarement avant la 35º année.

Apparaissant d'abord sur les pommettes sous forme de rougeurs limitées, fugaces, elle devient plus visible, surtout après les repas et à l'exposition à l'air froid ; les malades qui en souffrent ont des sensations de bouffées de chaleur et sont sujets aux maux de tête, à la constipation et au froid de pieds.

Les rougeurs envahissent le nez, deviennent permanentes et s'accompagnent d'une certaine séborrhée grasse de la face et du nez. — Surviennent ensuite les pustules d'acné, volumineuses et atteignant la grosseur d'une tête d'épingle chez les lymphatiques ; elles prennent chez certaines personnes l'aspect d'un semis d'acné miliaire.

Tel est le premier degré, autrement dit la couperose érythémateuse ou érythémato-pustuleuse.

2º Acné rosée variqueuse

L'acné rosée variqueuse, ou couperose variqueuse, provient de la durée plus ou moins longue de la congestion du derme.

Les capillaires, devenus plus volumineux se dessinent sous la peau en arborisations et en réseaux télangiectasiques, qui se montrent à la loupe sous forme de veinules formant parfois des varicosités très rapprochées.

Traitement :

Outre les scarifications et les lavages prescrits pour le premier degré de l'acné, il faudra ici appliquer, la nuit, la pommade suivante :

          Vaseline .... 40 gr.
          Lanoline .... 20 gr.
          Soufre .... 0 gr. 25 centigr.
          Oxyde de zinc............. 15 gr.
          Ergotine .... 0 gr. 30 centigr.

3° ACNÉ HYPERTROPHIQUE, variété glandulaire.

Par suite de la progression du travail congestif dans la profondeur du derme, la peau du nez épaissie, devenue luisante, laisse voir les orifices des glandes sébacées considérablement dilatés, si l'on essuie la couche grasse qui les recouvre. On en voit sourdre des gouttelettes huileuses de sébum, si la compression, au contraire, intervient ; le nez est criblé de gros vermisseaux de matière sébacée sous forme d'écumoire ou d'orange à très gros grains. Le nez est grossi d'une façon à peu près égale, sauf sur les ailes, qui sont souvent mamelonnées.

Traitement :

Dans cette variété, la peau du nez doit recevoir des scarifications profondes ; il est quelquefois nécessaire que le malade se soumette aux galvano-cautérisations et, à certains moments, à la décortication.

IV. ACNÉ MOLLUSCUM CONTAGIOSUM
OU ACNÉ VARIOLIFORME

L'acné varioliforme est caractérisée par de petites élevures globuleuses, résistantes au toucher, présentant parfois une semi-transparence opaline. Leur volume, variant entre celui d'un grain de mil et celui d'un pois, peut atteindre la grosseur d'une noisette. La plupart sont sessiles, d'autres sont un peu pédiculées. Leur caractère pathognomonique, c'est de présenter un orifice plus ou moins ouvert qui leur donne un aspect ombiliqué. Cette ouverture est remplie par un bouchon assez dur, qui laisse exprimer une sorte de matière blanchâtre, d'odeur caractéristique.

Le début de ces tumeurs se fait par une petite élevure papuleuse, croissant lentement, percée à son centre d'un pertuis, visible dès le début à la loupe. Certaines grossissent, s'aplatissent et la largeur du pertuis central s'élargit proportionnellement.

Les lésions d'acné varioliforme peuvent parfois s'enflammer ; l'orifice central s'élargit et laisse écouler un liquide épais, séro-purulent avec des grumeaux de matière concrète. Une croûte se forme et recouvre une ulcération assez longue à se cicatriser.

Ces tumeurs d'acné, ordinairement solitaires. peuvent se grouper et former des agglomérations de 3, 4, 10 et plus.

Plus fréquentes chez les jeunes enfants que chez les adultes, on les voit surtout à la face, sur les paupières, le nez, le cou, la poitrine. On peut les rencontrer sur le scrotum, sur le fourreau de la verge, les seins et le pourtour de la vulve.

L'acné varioliforme est contagieuse et inoculable.

Traitement :

Le traitement de l'acné varioliforme, bien simple il est vrai, demande un peu de patience.

Il suffit d'énucléer chaque pustulette d'acné varioliforme et d'en exprimer le contenu au moyen du curetage avec la gouje de Vidal.

Après avoir soigneusement vidé la cavité de ces petites tumeurs, il faut les toucher avec de la teinture d'iode et les recouvrir soit d'emplâtre de Vigo, soit d'emplâtre rouge de Vidal.

V. ACNÉ HYPERTROPHIQUE,
VARIÉTÉ ÉLÉPHANTIASIQUE (*rhinophyma*)

Dans bien des cas, la peau devient parsemée de saillies irrégulières, sous forme de tumeurs semi-globulaires. Leur surface est d'un rouge violet, sillonnée de grosses veines variqueuses, criblée de larges pertuis de glandes sébacées.

De consistance molle, dure en certains points, elle laisse sourdre par la pression soit des comédons, soit des petits kystes sébacés, soit une matière sébacée semi-liquide parfois mêlée de pus.

Traitement :

Ici l'intervention chirurgicale est de règle : ou le raclage, ou la décortication, et pansements consécutifs antiseptiques.

Qu'il soit permis de dire que les deux variétés peuvent se rencontrer chez le même sujet et qu'avant d'essayer le traitement radical de l'acné hypertrophique, variété éléphantiasique, il est nécessaire d'appliquer celui de l'acné hypertrophique, variété glandulaire.

ANTHRAX

L'anthrax n'est, en somme, qu'un furoncle atteignant des dimensions allant de celles d'un œuf de poule à celles d'une tasse à café et plus. — Aussi les anciens auteurs l'appelaient-ils, en raison de nombreux pertuis d'élimination, le furoncle guêpier.

Le traitement de l'anthrax doit toujours être précédé de l'examen des urines du malade en prévision de la glycosurie.

Comme pour le furoncle, le malade devra prendre un bain tiède d'une demi-heure, dans lequel on mettra un litre d'une solution d'acide phénique à 30 pour 1000.

Le traitement local de l'anthrax sera le suivant :

Il sera fait avant chaque pansement une pulvérisation tiède avec une solution phéniquée à 30 pour 1000.

La pulvérisation faite, aussitôt que les pertuis de l'anthrax se montreront ou si le malade ressent de trop violentes douleurs au niveau de la région atteinte, on pratiquera des ponctions avec la pointe fine du thermocautère.

Chaque pansement, après l'application du cautère, sera précédé d'un lavage sérieux avec

    Iodoforme...................................... 0 gr. 50,
    Éther .... 30 gr.

Le pansement consécutif sera pratiqué de la manière suivante :

Un morceau de toile bouillie et aseptique, épaisse, dépassant de 3 centimètres l'étendue du mal, sera recouverte de l'emplâtre suivant :

    Hydrargyre vif .... 20 gr.
    Térébenthine .... 20 gr.
    Emplâtre simple........................... 50 gr.
    Résine de pin............................... 10 gr.
    Acide phénique............................. 5 gr.
    Extrait de belladone...................... 10 gr.
    Extrait d'opium............................. 5 gr.

Recouvrir d'ouate hydrophile trempée dans une solution phéniquée, puis de taffetas gommé et d'une bande de tarlatane.

Quand l'anthrax est arrivé à sa période d'élimination, il passe à la plaie simple.

On saupoudrera le fond de la plaie avec de la poudre de salol, et l'on instituera des pansements imbriqués avec l'emplâtre de Vigo ou de Vidal.

BRULURES

Les brûlures sont la conséquence visible et sensible de l'action de la chaleur (eau bouillante, etc.) ou des acides. Le plus ordinairement les brûlures résultent soit de l'eau bouillante, soit d'une matière enflammée (goudron, pétrole), soit encore de matières explosibles, ou d'une substance chimique, comme les acides, la chaux vive, etc.

Au point de vue des manifestations cutanées, les brûlures peuvent se diviser en :

I. BRULURES DU 1ᵉʳ DEGRÉ OU ÉRYTHÉMATEUSES

Elles sont caractérisées par une coloration plus ou moins rouge de la peau atteinte et par une tuméfaction légère de celle-ci. Une légère desquamation survient, et tout rentre dans l'ordre.

II. BRULURES DU 2ᵉ DEGRÉ

La plupart du temps la surface de peau brûlée est recouverte de bulles de volume variable, remplies d'un liquide séreux. Leur pourtour est d'un rouge carminé, brillant, et elles sont ordinairement le siège de douleurs très vives qui s'étendent quelquefois à une certaine distance de la région atteinte. Les petites bulles se dessèchent et laissent à leur place un épiderme qui se concrète en croûtes brunâtres, sous lesquelles se fait la cicatrisation. Les bulles plus volumineuses sont ordinairement arrachées quand le malade se fait voir au médecin; on ne constate plus alors qu'une surface sanguinolente, parfois blanchâtre, lardacée. Le travail de cicatrisation se fait, et la surface devient de nouveau rouge pour devenir peu à peu blanche cicatricielle, même quelquefois chéloïdienne chez les individus prédisposés.

III. BRULURES DU 3ᵉ DEGRÉ (Brûlures escharotiques)

Il est rare de rencontrer des phlyctènes dans ce degré de brûlure. Les parties molles atteintes pendent le plus souvent en morceaux déchirés. Dans certains cas il se forme des croûtes blanches qui font ressembler la peau à de l'albâtre. Lors des brûlures plus graves, la peau et les parties molles sont transformées en croûtes d'un brun noirâtre, sèches et dures, entourées de lésions de brûlures du 1ᵉʳ et du 2ᵉ degré. Cet état de brûlures constitue pour ainsi dire un véritable arrêt de mort pour le malade qui, s'il n'est pas enlevé au bout de 4 à 6 heures par shok, est sujet, au moment de la délimitation des eschares, à la pneumonie, au mal de Bright et à la pyémie.

Traitement :

Le traitement des brûlures du 1ᵉʳ degré consiste en un pansement fait avec une solution d'acide borique où l'on trempe des morceaux de gaze également boriquée, recouverts d'ouate boriquée, de taffetas gommé et d'une bande de tarlatane aseptique. Dans les cas urgents, et surtout à la campagne, il faut se servir du liniment oléo-calcaire.

Pour les brûlures peu étendues l'acide picrique remplace l'acide borique avec avantage.

Les brûlures du 2e et 3e degré devront être pansées suivant la même méthode avec de la gaze graissée avec :

Glycérolé d'amidon..............	40 gr.
Lanoline.........................	20 gr.
Oxyde de zinc...................	15 gr.
Amidon..........................	20 gr.
Biborate de soude...............	5 gr.
Acide salicylique................	0 gr. 50.

DYSIDROSE

La dysidrose est une affection cliniquement caractérisée par des vésicules volumineuses, se montrant surtout au printemps et à l'été ; certaines personnes peuvent les voir revenir d'une manière régulière.

L'éruption dysidrosique, le plus souvent localisée aux mains (face palmaire, espaces interdigitaux et faces latérales des doigts), est presque toujours précédée de sensations de cuisson, parfois intolérables. Surviennent bientôt de petites vésicules transparentes, perlées, atteignant les dimensions d'une grosse tête d'épingle et même d'une lentille. Isolées d'abord, devenant de suite groupées et confluentes, au lieu de se rompre, ces vésicules forment de véritables saillies mamelonnées causant au malade de vives démangeaisons et des sensations de brûlure très vives. Le contenu de ces vésicules, ou plutôt de ces pseudo-bulles, prend une teinte jaunâtre; la plupart du temps, le liquide se résorbe, le derme s'exfolie à la façon d'une scarlatine, et le malade a la peau absolument neuve. Il est à noter que l'éruption dysidrosique peut affecter les deux pieds (face plantaire) et produire, surtout chez les sujets affectés de bromidrose, des pustules d'ecthyma et des dermites eczématiformes. La durée ordinaire d'une poussée de dysidrose est de 10 à 20 jours. Elle est sujette à récidive.

Traitement :

Le malade prendra, matin et soir, manuluves et pédiluves avec :

Eau blanche..........................	10 gr.
Eau bouillie..........................	30 gr.

Il fera un pansement occlusif avec des gants enduits de :

Vaseline.....................	40 gr.
Lanoline	40 gr.
Oxyde de zinc..............	15 gr.
Acide borique.............	3 gr.
Acide salicylique..........	1 gr.
Goudron................	0 gr. 50 centigr.

ECTHYMA

L'ecthyma est une dermatose auto-inoculable et inoculable, caractérisée par des pustules larges, arrondies, à base dure, donnant lieu dans certains cas à la formation de croûtes brunâtres et déterminant à leur suite de véritables cicatrices.

Il peut survenir chez les sujets atteints de la gale. Toutes les causes de débilitation de l'organisme y prédisposent : la misère physiologique, l'alcoolisme, le diabète, etc. On peut le voir dans la convalescence de la fièvre typhoïde.

Les espèces d'ecthyma à étudier ici peuvent être ramenées à deux variétés principales.

I. L'ECTHYMA A ULCÉRATION SUPERFICIELLE ;

II. L'ECTHYMA A ULCÉRATION PROFONDE.

I. ECTHYMA A ULCÉRATION SUPERFICIELLE

L'ecthyma suit le plus souvent une marche aiguë. Sa durée, de quelques jours seulement, peut, s'il est mal soigné et, surtout, s'il éclôt sur des malades débilités et alcooliques, prendre une allure chronique par des auto-inoculations successives.

La pustule d'ecthyma inoculée expérimentalement a le même processus et met le même temps à accomplir les phases de formation et de guérison.

La pustule d'ecthyma peut avoir une durée longue, s'étendre et acquérir les dimensions d'une pièce de 2 francs et de 5 francs en argent, voire même mesurer 10 centimètres de diamètre. Sur ces pustules à marche extensive survient bientôt, vers le dixième jour, une croûte d'un jaune brunâtre entourée d'une zone d'épiderme soulevé par la sérosité purulente et formant une collerette blanc jaunâtre.

Le développement de la pustule d'ecthyma s'accompagne ordinairement de picotements et de sensations de brûlure assez intenses.

L'ecthyma est apyrétique ; il peut, dans des cas rares et quand il est généralisé, s'accompagner de tous les phénomènes qui suivent la réaction fébrile.

Le plus souvent l'ecthyma superficiel n'est pas sujet à complications. Chez les individus peu soigneux, on doit cependant redouter des lymphangites, des adénites, quelquefois même des phlébites et des phlegmons sous-cutanés. Il est vrai que, dans ces cas, le praticien se trouve en présence d'alcooliques, de diabétiques et surtout d'impaludiques.

II. ECTHYMA A ULCÉRATION PROFONDE

L'ecthyma à ulcération profonde comprend l'*ecthyma infantile* et l'*ecthyma cachectique*.

L'ECTHYMA INFANTILE débute par de petites taches rouges plus ou moins volumineuses et saillantes qui ne tardent pas à devenir vésico-pustuleuses ; ces vésico-pustules prennent une coloration livide, grisâtre et parfois brunâtre. L'épiderme rompu découvre une ulcération à tendance serpigineuse qui, gagnant en profondeur, peut non seulement détruire l'épaisseur du derme, mais même le tissu cellulaire sous-cutané. Ces ulcérations ont un fond souvent grisâtre, à bords arrondis ou ovalaires, d'un rouge assez vif ordinairement, mais quelquefois violacé et livide.

Ces lésions qui, le plus souvent, laissent après elles des cicatrices plus ou moins déprimées et indélébiles, siègent aux régions postérieures et internes des cuisses, aux fesses, au dos, aux régions inguinales, au sacrum, aux régions en somme les plus exposées aux irritations causées et entretenues par la malpropreté et les déjections, surtout chez les enfants du premier âge.

Ce genre d'ecthyma peut siéger également sur le tronc et la région thoracique antérieure, mais exceptionnellement sur la face et la tête, où la lésion envahit plus particulièrement la région occipitale par suite du frottement sur les oreillers.

La complication d'ulcération labiale est fréquente.

Le pronostic de l'ecthyma infantile est très sérieux. Le plus souvent des complications viscérales mortelles surviennent, surtout chez des enfants débilités, athrepsiques. La guérison est parfois possible.

L'ECTHYMA CACHECTIQUE se rencontre surtout chez les vieillards et se présente sous forme d'ulcérations profondes et étendues. D'un pronostic grave chez les personnes âgées, l'ecthyma amène une issue fatale chez les diabétiques et chez les malades où il se généralise.

Traitement :

1° L'ecthyma superficiel sera traité par la méthode suivante :

Application de cataplasmes de fécule, faits avec une solution d'acide borique à 30 pour 1.000, recouverts d'une plaque de taffetas chiffon.

Aussitôt les croûtes tombées, pansement surtout chez les enfants avec l'emplâtre de Vigo ou l'emplâtre rouge de Vidal.

Pansement renouvelé tous les jours après lavage à l'éther.

2° L'ecthyma à ulcération profonde doit être soumis au traitement suivant :

Après avoir préalablement antiseptisé les plaies avec des pansements prescrits pour les pustules d'ecthyma superficiel, il faut remplir les ulcérations du mélange suivant :

Sous-carbonate de fer..............................	10 gr.
Poudre de quinquina.............................	5 gr.
Salol..	1 gr.

Un pansement en bandelettes imbriquées sera appliqué ensuite et ne sera renouvelé que toutes les 48 heures, après lavage antiseptique à l'eau phéniquée et à l'éther.

ECZÉMA

L'eczéma est une maladie de la peau et des muqueuses débutant, comme symptômes principaux, simultanément ou progressivement par de la rougeur, des vésicules avec sécrétion séreuse ou séro-purulente, pouvant former des croûtes, et une exfoliation épidermique foliacée ou furfuracée, se renouvelant plusieurs fois.

I. ECZÉMA AIGU

L'eczéma aigu se divise en :
A. Eczéma aigu simple ;
B. Eczéma aigu généralisé.

A. **Eczéma aigu simple.** — L'eczéma aigu est parfois précédé ou accompagné de troubles digestifs et de fièvre de courte durée. Une rougeur plus ou moins intense, suivie aussitôt de tuméfaction, apparaît au point qui va devenir le siège de l'éruption. Presque simultanément se montrent les vésicules. Minuscules, rarement isolées, très souvent conglomérées, elles donnent à la peau un aspect grenu ; remplies d'un liquide transparent et citrin, elles crèvent sous la moindre pression. Leur existence est très éphémère.

En se séchant, le liquide des vésicules se concrète en petites croûtes sèches et jaunâtres. Ces croûtes tombées laissent alors apparaître une surface humide d'un rouge vif, saignant au moindre attouchement. L'épiderme ne tarde pas à se reformer sous forme d'une cuticule mince, luisante, vernissée. Ce nouvel épiderme se soulève, se fendille et se détache en squames et lamelles.

L'eczéma aigu s'accompagne de démangeaisons, de picotements, de sensations de cuisson dès le début. Ces phénomènes durent jusqu'à la guérison et peuvent même se montrer après celle-ci. Ils sont très accentués chez les nerveux et les rhumatisants, presque nuls ou pouvant manquer complètement chez les lymphatiques.

B. **Eczéma rubrum généralisé.** — L'eczéma rubrum débute par des démangeaisons très vives au niveau des régions atteintes, par du malaise et par une fièvre assez intense, quelquefois par du délire, chez les alcooliques.

Des plaques rouges se montrent simultanément sur plusieurs régions, la face, le tronc, les plis articulaires et sont accompagnées d'une tuméfaction assez considérable.

Leur coloration varie du rouge vif au rouge sombre et même livide.

Les vésicules apparaissent dès le début de l'éruption ; agglomérées sur les surfaces atteintes, elles se réunissent quelquefois pour former des soulèvements épidermiques qui pourraient faire croire à de la phlycténisation.

La plupart des vésicules s'affaissent par résorption de leur contenu ; d'autres se rompent et, après issue de leur sérosité, sont remplacées par des croûtes minces, jaunâtres. Ces croûtes tombent bientôt et sont suivies d'une abondante desquamation.

L'eczéma rubrum ne se limite qu'exceptionnellement à une seule région ; il peut s'étendre à toute la surface cutanée, tout en respectant des îlots de peau saine.

La durée de l'eczéma rubrum est de 2 à 3 septénaires. Pendant la marche aiguë de l'éruption, il peut se produire plusieurs poussées de vésicules, habituellement annoncées par un redoublement de démangeaisons et un peu d'état fébrile.

L'eczéma rubrum est une affection de l'âge adulte, même dans les cas les plus généralisés.

Traitement :

Le traitement de l'eczéma rubrum consistera surtout en bains quotidiens de 10 minutes de durée, à la température de 32° à 35°.

On veillera à empêcher le malade de se refroidir et on poudrera tout le corps avec :

Salicylate de bismuth..................	5 gr.
Sous-nitrate de bismuth..............	30 gr.
Poudre de riz........................	50 gr.

II. ECZÉMA CHRONIQUE

Après avoir duré quelques jours, l'état aigu diminue par suite de la disparition de l'inflammation et de l'humidité. Il se forme alors un épiderme lisse, vernissé, à peine viable et soulevé en quelques points par de la sérosité louche, quelquefois purulente, formant nappe sous l'épiderme.

Il y a, en somme, à la suite du processus de régression, formation successive de squames et de lamelles épidermiques se renouvelant incessamment *(eczéma squameux psoriasiforme)*.

D'autres fois, l'eczéma est sec. Dans ces formes sèches, la peau, d'un rouge vif, non suintante, est fendillée *(eczéma craquelé)*. Elle peut être recouverte de lamelles épidermiques très étendues *(eczéma lamelleux)*. Tantôt encore la peau est à peine épaissie; sa surface est blanche, parsemée d'une désquamation furfuracée très fine *(eczéma pityriasique)*. L'eczéma peut être inoculé par les agents de la suppuration et prendre la forme d'*eczéma impétigineux*. Au niveau de la barbe, il peut se compliquer de folliculites et se désigner sous le nom d'*eczéma sycosiforme*. L'eczéma peut atteindre les ongles; inoculé par les agents de la suppuration, il peut prendre la forme décrite par Vidal sous le nom d'*eczéma périonyxique* et *eczéma tourniolique* (Leloir). Aux pieds, l'eczéma revêt la forme *lichénoïde*.

Il est une forme d'eczéma chronique désignée par Malcolm Morris sous le nom d'*eczéma folliculorum*. Cette affection est caractérisée par des groupes d'éléments éruptifs, siège surtout aux membres inférieurs et se développe au niveau des follicules pileux. Le prurit en est très vif. Peu à peu les éléments péri-folliculaires se multiplient et deviennent confluents. Les plaques s'étendent par un bord rouge saillant, le centre prenant une teinte jaunâtre et desquamant assez souvent.

L'eczéma chronique est souvent accompagné de vives démangeaisons, de prurit, etc., au moment des poussées éruptives, surtout au niveau de certaines régions (vulve, scrotum, périnée, anus, cuisses) et surtout chez les personnes atteintes d'eczéma sec. Moindres sont les sensations prurigineuses dans les eczémas suintants, développés chez les lymphatiques.

L'eczéma atteint plus souvent les hommes que les femmes; l'adulte y est plus prédisposé que l'enfant. La ménopause est une des conditions physiologiques qui prédisposent à l'eczéma.

Les surmenés, les anémiques, les chlorotiques et les lymphatiques sont plus passibles de payer leur dette à la diathèse eczémateuse.

Le traitement de l'eczéma chronique sera indiqué après avoir décrit la forme que celui-ci peut prendre au niveau de chaque région.

1° Eczéma du cuir chevelu, de la face et de la tête en général — L'eczéma du cuir chevelu, de la face et de l'extrémité céphalique en général revêt la forme *impétigineuse*.

Elle est caractérisée, au début, par une inflammation très

vive avec tuméfaction et rougeur intenses. Les vésicules qui constituent l'éruption, nombreuses, agglomérées, se remplissent promptement d'un liquide séro-purulent, donnant lieu à un suintement assez abondant. Surviennent alors, à la suite du dessèchement des squames, des croûtes jaunâtres, minces, larges, comme feuilletées, parfois très épaisses.

L'*eczéma impétiginisé* peut être la cause de vives douleurs, surtout quand il est compliqué de croûtes presque ostracées, sous lesquelles se montrent des surfaces suintantes qu'exaspèrent les démangeaisons.

Traitement :

Chez l'homme qui ordinairement a les cheveux courts, on les fait couper et le traitement devient très facile.

Après l'opération du coiffeur et un lavage léger avec un savon au panama, le malade appliquera ou se fera appliquer un pansement fait avec des morceaux de tarlatane sans apprêt ou de lint, trempés dans une solution boriquée à 10 pour 1.000. De l'ouate trempée dans la même solution recouvrira la tarlatane, et un morceau de taffetas chiffon complètera le pansement, avec moyen de contention.

Chez la femme, où il faut respecter la chevelure, il suffira, pour donner issue au suintement et aux croûtes, de dégager autant que possible les parties malades, et d'appliquer les mêmes pansements que pour l'homme.

Les croûtes tombées, la surface eczémateuse bien à nu, le pansement occlusif avec tarlatane, ouate et bande de tarlatane avec apprêt sera renouvelé toutes les 24 heures avec la pommade suivante :

Glycérolé d'amidon......................	40 gr.
Lanoline................................	30 gr.
Oxyde de zinc.........................	10 gr.
Amidon................................	20 gr.
Résorcine.............................	1 gr.
Huile de cade........................	1 gr.
S. s. a.	

2° **Eczéma de la moustache et de la barbe.** — L'eczéma envahissant la moustache et la barbe ne détermine qu'une rougeur assez vive des régions affectées par cette dermatose.

Mais, le plus souvent, à la suite d'une inflammation très vive, il se produit une tuméfaction assez intense du derme avec envahissement des follicules pilo-sébacés. Cette inflammation périfolliculaire, arrivant à suppuration, produit une petite pustule jaunâtre traversée en son centre par un poil qui perd son adhérence à la papille et se détache à la moindre traction en entraînant un peu de pus autour de sa gaine épidermique avec épaississement et induration de la peau.

La région non seulement de la barbe proprement dite, mais les régions présternales et claviculaires peuvent être également le siège de ces folliculites.

L'eczéma de la moustache survient souvent, et cela à noter, chez des personnes sujettes au coryza chronique, ou chez des malades atteints de lésions des fosses nasales.

Traitement :

Il faut d'abord conseiller au patient de surveiller ses narines ; il devra seringuer, le matin, les fosses nasales avec une solution d'acide borique à 3 0/0. Il mettra tous les soirs à l'entrée des narines un tampon d'ouate hydrophile en forme de cône graissé avec :

```
Vaseline ....................  30 gr.
Acide borique ...........   1 gr.
Menthol..................  0 gr. 25 centigr.
```

Quant au traitement local, le malade ne le commence en général qu'au moment où l'eczéma arrive à la période « folliculites ».

Les scarifications ponctuées avec le scarificateur du regretté collaborateur de Leloir, le Dr Vidal, seront renouvelées deux fois par semaine.

Chaque matin, avant son pansement, le malade se fera ou se fera faire une pulvérisation tiède de 20 minutes de durée avec une solution d'acide salicylique à 10 pour 1.000.

On appliquera ensuite un pansement à la gaze boriquée enduite de :

Vaseline....................	50 gr.
Lanoline...................	30 gr.
Amidon...................	20 gr.
Sous-nitrate de bismuth..	15 gr.
Acide salicylique.........	1 gr.
Oxyde jaune de Hg.......	1 gr. 25 centigr.

La gaze sera recouverte d'ouate hydrophile, puis d'une bande de tarlatane avec apprêt.

3° Eczéma du sein (du mamelon et de l'aréole). — L'eczéma du sein chez l'homme, comme chez la femme, est caractérisé au début par une vésiculation éphémère et de la rougeur avec œdème, donnant lieu à un suintement qui se concrète ensuite en croûtes ; il revêt la plupart du temps la forme impétigineuse.

Le prurit est vif et pénible. Le suintement qui adhère au linge produit par l'avulsion, parfois maladroite, de très vives douleurs et du saignement. Chez la femme surtout, l'éruption eczémateuse se développe très vite, s'étale et envahit en quelques semaines toute la mamelle et les alentours.

L'eczéma des mamelons et de l'aréole, commun dans la grossesse, surtout pendant l'allaitement, prend la forme ronde, à bords surélevés. Régulièrement limitée à l'aréole et au mamelon, cette éruption s'accompagne de tuméfaction et de déformation globuleuse. Très souvent, à la période d'état, le mamelon est effacé.

L'eczéma des mamelons, une fois installé, persiste avec opiniâtreté même en dehors de la grossesse et de l'allaitement.

L'eczéma du mamelon s'observe souvent chez les jeunes filles pubères. Il subit l'action des menstrues chez certaines jeunes personnes à seins irritables; on voit les mamelles à chaque époque être le siège d'îlots bosselés durs, douloureux, avec saillies des veines cutanées.

Dans la période ménopausique, l'eczéma du mamelon peut être persistant et réfractaire au traitement.

La gale est un des facteurs les plus puissants d'eczéma aréolaire et d'extension péri-mammaire.

Traitement :

Les soins de propreté chez l'homme, comme chez la femme, sont la première base du traitement de l'eczéma du mamelon.

Ces lavages se feront surtout avec une solution de tannin à 1 0/0, et des pulvérisations tièdes de 10 minutes de durée avec la même solution.

S'il se forme des croûtes, on ordonnera des cataplasmes de fécule, faits avec une solution d'acide borique à 3 0/0.

Les croûtes tombées, pansement occlusif toutes les 24 heures avec :

> Glycérolé d'amidon .... 30 gr.
> Lanoline................. 20 gr.
> Biborate de soude........ 3 gr.
> Baume du Commandeur.. 5 gr.
> Goudron................ 0 gr. 50 centigr.

4° **Eczéma de la région ombilicale.** — L'eczéma de la région ombilicale, vu sa localisation, et suivant les conformations individuelles, trouve un terrain très favorable à son développement. L'eczéma occupe le cul-de-sac, le canal, fait ensuite efflorescence et envahit la peau en prenant une forme plus ou moins circiné. Il revêt les formes les plus diverses, depuis la rougeur et le suintement jusqu'à l'état infiltré, squameux et croûteux de la peau.

Traitement :

L'eczéma de la région ombilicale demande surtout des soins de propreté spéciaux.

Le malade devra, chaque matin, savonner l'orifice ombilical avec un bon savon de toilette ou un savon au panama ; entre temps, et surtout si l'eczéma est arrivé à la période circinée, porter une ceinture ombilicale sous laquelle sera appliqué un pansement approprié fait avec :

> Vaseline........................ 30 gr.
> Oxyde de zinc.................. 10 gr.
> Résorcine .... 1 gr.
> Huile de cade .... 2 gr.

5° **Eczéma des membres supérieurs.** — *Eczéma des bras et des avant-bras.* — L'eczéma a le plus souvent pour localisation à cette région les plis antibrachiaux et les deux faces du poignet.

Aux plis antibrachiaux, à l'articulation radio-carpienne, après la rougeur intense et la vésiculation avec œdème cutané, arrive la lichénification des téguments. L'épaississement de la peau varie suivant les sujets et suivant le prurit plus ou moins violent qu'éprouvent les malades. A la suite de ce prurit et de l'épaississement cutané, les plis sont exagérés et la peau prend l'aspect d'un véritable quadrillage.

Traitement :

L'eczéma des plis articulaires sera ainsi traité :

On touchera deux fois par semaine les parties lichénifiées avec :

Goudron de Norvège. .... 5 gr.
Alcool à 90°.......................... 20 gr.

Le malade fera ensuite un pansement toutes les 48 heures avec :

Glycérolé d'amidon................... 40 gr.
Oxyde de zinc........................ 20 gr.
Acide salicylique .... 2 gr.
Huile de cade........................ 2 gr.

6° Eczéma des mains. — a) *Eczéma du dos des mains.* — L'eczéma du dos des mains revêt ordinairement la forme vésiculeuse, à lésions élémentaires éphémères donnant lieu à des fissures. Ces fissures sont profondes, douloureuses et saignent facilement.

Dans d'autres cas, surtout au niveau des doigts, il revêt la forme cannelée de Brocq ; dans d'autres cas, c'est la forme circinée qui se rencontre à la face postérieure et latérale des doigts.

En général l'eczéma du dos des mains est peu suintant, arrive très vite, par suite du grattage, à la lichénification, qui est très rebelle au traitement. Le prurit est incessant.

Traitement :

Le traitement de l'eczéma du dos des mains est particulièrement difficile à cause surtout des malades qui se soignent mal.

Le malade devra surtout se badigeonner les mains avec :

>   Goudron de Norvège. . . . .   1 gr.
>   Alcool à 96°. . . . .   20 gr.

Il fera ensuite un pansement avec :

>   Vaseline. . . . .   50 gr.
>   Oxyde de zinc.   20 gr.
>   Acide salicylique. . . . .   1 gr.
>   Huile de cade. . . . .   2 gr.

b) *Eczéma palmaire.* — L'eczéma palmaire est surtout caractérisé par de l'hyperkératose, qu'exagèrent encore les irritations professionnelles ou accidentelles (teinturiers, plongeurs, électriciens, varouleurs de lin sec et mouillé, chimistes).

Le prurit d'abord, l'irritation ensuite, sont très accusés chez certains sujets qui éprouvent au niveau des mains des sensations de chaleur parfois intolérables.

Les fissures consécutives peuvent arriver à produire chez le malade une gêne et une impotence fonctionnelle, amenant à certains moments de la contracture en flexion.

A un degré ultime, l'eczéma peut arriver à l'état hyperkératosique et constituer une véritable hyperkératose (nom donné par Besnier dans l'*Atlas international des Maladies de la peau*) se rapprochant de l'hyperkératose congénitale symétrique des pieds et des mains.

Traitement :

Le malade devra s'abstenir de tout contact soit avec de l'eau ordinaire, soit avec l'eau des bacs (fileurs et varouleurs de lin).

Il prendra chaque matin un bain avec :

>   Eau blanche.   1 partie.
>   Eau bouillie. . . . .   2 parties.

Dans la période de desquamation, il portera des gants de toile sur un pansement approprié enduit de :

>   Vaseline. . . . .   20 gr.
>   Lanoline . . . .   20 gr.
>   Oxyde de zinc.   15 gr.
>   Amidon . . . .   20 gr.
>   Acide salicylique. . . . .   1 gr.

Si l'eczéma est arrivé à la période hyperkératosique, il faudra que le malade se résolve à faire au niveau des plaques hyperkératosiques un pansement imbriqué, toutes les 24 heures, avec l'emplâtre rouge au minium et au cinabre de Vidal, pansement renouvelé et précédé de lavages préalables à l'éther sulfurique à 62°.

Il appliquera ensuite la pommade ci-dessus.

7° **Eczéma des ongles.** — Les ongles, dans l'eczéma, peuvent être intéressés de deux façons :

a) *Dans la période aiguë.* — Quand l'eczéma atteint un ongle, la peau ambiante devient rouge, gonflée et douloureuse. Outre la cuisson et le prurit, le malade éprouve une sensation même pénible de constriction.

D'ordinaire la tuméfaction du derme péri-unguéal s'accompagne d'un suintement purulent (eczéma tourniolique Leloir), qui fait soulever et détacher un ongle terne, d'un blanc opaque, quelquefois noirâtre et brunâtre vers sa racine.

b) *Dans la période chronique.* — Arrivé à cet état de l'eczéma, l'ongle devient sec, rugueux, ratatiné, terne, jaunâtre, déformé; il a perdu son éclat et il est parfois soulevé par des productions épidermiques presque cornées. Il présente ordinairement à sa surface des stries longitudinales et des cannelures (ongle en moelle de jonc).

Traitement :

1° Dans la période aiguë, pour combattre la tourniole, le doigt sera entouré d'un pansement fait soit avec le cataplasme de Langlebert, soit avec des cataplasmes de fécule faits avec une solution d'acide borique à 3 0/0. L'inflammation disparue, le pansement sera fait avec :

Vaseline	20 gr.
Oxyde de zinc	10 gr.
Acide salicylique	2 gr.
Goudron	0 gr. 25 centigr.

2° Dans la période chronique, on emploiera surtout es bains d'eau blanche pure le matin et le pansement toutes les 24 heures avec de l'emplâtre à l'oxyde de zinc salicylé.

8° **Eczéma des régions génitales.** — a) *Eczéma de la verge et du scrotum.* — Au début, l'eczéma du scrotum est caractérisé par de la rougeur et un suintement assez abondant avec œdème très accentué des parties ambiantes. Les démangeaisons très vives donnent lieu à un grattage presque insupportable, d'où excoriations. Peu à peu la peau s'épaissit, les plis s'exagèrent, et les démangeaisons deviennent de plus en plus violentes.

La verge peut être atteinte surtout à sa face inférieure. Le prépuce et le gland sont ordinairement le siège de l'eczématisation chronique rebelle surtout chez les diabétiques.

Traitement :

Le malade devra s'astreindre, surtout pendant la période aiguë, à porter un large suspensoir ou plutôt un caleçon de bain ; il se lavera ou plutôt il se lotionnera avec un tampon d'ouate hydrophile trempé dans une infusion de fleurs de camomille tiède et filtrée.

Il se poudrera ensuite avec :

Salicylate de bismuth	5 gr.
Oxyde de zinc	10 gr.
Poudre de riz	30 gr.

Bains de siège tous les matins, avec un demi-litre d'une solution phéniquée à 10 pour 1.000.

La période aiguë passée, aussitôt que la desquamation commence, le malade appliquera un pansement approprié avec :

Glycérolé d'amidon	50 gr.
Oxyde de zinc	10 gr.
Acide tartrique	2 gr.
Biborate de soude	3 gr.

L'examen des urines est toujours nécessaire.

b) *Eczéma vulvaire.* — Chez la femme, l'eczéma de la vulve est accompagné de démangeaisons intolérables. Par suite du grattage, les grandes et les petites lèvres sont d'un rouge vif ; elles deviennent humides, tuméfiées, prennent la forme d'un quartier d'orange et revêtent un aspect absolument rigide. Le vagin peut être envahi à son tour : les parois en sont infiltrées, rouges et secrètent un liquide séro-purulent.

Traitement :

Il faut avant tout examiner les urines, car souvent la malade atteinte d'eczéma vulvaire est une diabétique, et instituer le traitement général.

La malade se lavera avec une infusion de feuilles de coca tiède et filtrée.

Si elle doit sortir, elle se poudrera avec :

Salicylate de bismuth..............	5 gr.
Talc................................	50 gr.

Rentrée chez elle, elle portera un pansement avec :

Vaseline...........................	30 gr.
Lanoline..........................	20 gr.
Oxyde de zinc.....................	15 gr.
Salicylate de bismuth..............	10 gr.
Biborate de soude.................	3 gr.
Goudron...........................	1 gr.

c) *Eczéma anal et périnéal.* — L'eczéma du périnée est ordinairement consécutif à l'eczéma génital ou anal.

L'eczéma anal revêt à tous les degrés un aspect, variant de la simple rougeur et du léger épaississement des plis radiés, jusqu'à l'inflammation intense accompagnée de rougeur vive, tuméfaction, rhagades, suintement, croûtes et aspect papillomateux. Le prurit et la cuisson sont dans cette affection portés à leur summum.

L'eczéma est fréquemment limité par des bords nettement circinés.

Traitement :

Le traitement de l'eczéma anal et péri-anal consistera surtout en des lavages fréquents avec une solution de tannin à 10 pour 1.000, après la défécation surtout.

Le malade introduira dans l'anus et gardera pendant 10 minutes un tampon d'ouate enduit de la pommade suivante :

Glycérolé d'amidon........	30 gr.
Lanoline..................	20 gr.
Extrait de ratanhia......	1 gr.
Chlorhydrate de cocaïne..	0 gr. 02 centigr.
Oxyde de zinc...........	20 gr.

Le pansement périnéal et péri-anal sera fait également de la même façon.

9° Eczéma des membres inférieurs. — a) *Creux poplité.* — Le creux poplité, de même que le pli antibrachial, est le lieu d'élection de l'eczéma des membres inférieurs. Très prurigineux, très rebelle, l'eczéma des creux poplités peut durer une ou plusieurs années, avec périodes de paroxysmes et d'accalmies.

L'eczéma du creux poplité est le siège de vives douleurs produites par les cassures, l'excoriation, le suintement et la dessiccation des croûtes. Le malade craint tellement de bouger la jambe qu'il la maintient en flexion forcée. De là à l'intertrigo il n'y a qu'un pas. Cette flexion forcée peut quelquefois simuler une rétraction par contracture.

Traitement :

L'eczéma lichénoïde localisé aux creux poplités sera traité par des applications bi-hebdomadaires d'une solution de nitrate d'argent à 1 pour 10.

Les pansements quotidiens seront faits avec la pommade suivante :

Vaseline.............................	40 gr.
Lanoline.............................	20 gr.
Oxyde de zinc.......................	10 gr.
Acide salicylique....................	1 gr.
Goudron.............................	1 gr.

b) *Eczéma des jambes.* — L'eczéma des jambes est intimement lié soit à des varices profondes, soit à des varices superficielles des extrémités.

Dans les formes les plus bénignes, ce qui attire surtout l'attention du malade, c'est le prurit, accompagné nécessairement de *petites plaques squameuses isolées.* Au moindre traumatisme local, à la moindre médication intempestive, maladroite, succède une *dermite en foyer localisé.* Sans garder le repos absolu recommandé en pareil cas, le malade écoute d'ordinaire les conseils peu éclairés de son entourage. Alors, faute de soins, ou par découragement du malade, s'établit une vaste *eczématisation avec dermite profonde ulcéreuse* au centre, qui n'est, en somme, que la première phase de l'ulcère variqueux. Cette dermite primitive est bientôt suivie d'eczématisation à distance, qui ne fait qu'exaspérer la lésion primitive.

L'eczéma des jambes peut revêtir les variétés *suintantes*, rarement *lichénoïdes*; les formes rouges, *croûteuses* chez les variqueux.

Chez les *cardiaques*, la forme la plus fréquente est l'*eczéma craquelé*, *fendillé* de Brocq, qui subit des paroxysmes ou des améliorations, suivant les oscillations de l'état asystolique et de la médication.

Chez les vieillards, la variété décrite par Duhring sous le nom d'*eczéma de misère* est une variété localisée à la partie inférieure de la jambe avec dermite profonde, lésions variqueuses, ulcérations, fissures, croûtes, etc., pouvant se compliquer de lymphangite.

Chez les enfants et les adultes, l'eczéma revêt la forme impétiginisée, résultat du grattage et des agents de la suppuration.

Traitement :

L'eczéma des jambes revêt surtout la forme rouge. Il sera nécessaire au début de faire un pansement, deux à trois fois par jour, avec de la gaze boriquée recouverte de taffetas gommé et de bandes.

La période inflammatoire passée, le malade toujours au repos presque absolu sera pansé avec la pommade suivante :

Vaseline	30 gr.
Lanoline	30 gr.
Oxyde de zinc	15 gr.
Amidon	20 gr.
Acide salicylique	1 gr.
Biborate de soude	5 gr.

La plupart des malades atteints de cette variété d'eczéma étant, pour la plupart, des variqueux, doivent toujours porter soit un bas en toile, soit un bas en peau de chien lacé.

c) *Eczéma des pieds.* — *A.* FACE DORSALE. — L'eczéma des pieds, face dorsale et plantaire, est très fréquent. Il débute le plus souvent chez les sujets hyperhydrosiques qui prennent peu ou point de soins de propreté et portent souvent des chaussures trop étroites.

L'eczéma interdigital (forme tourniolique de Leloir), début de l'eczéma de la face dorsale du pied, déborde en haut sur les faces dorsales des doigts, en bas sur la face plantaire où il ira constituer une autre variété étudiée ci-dessous. Dans toute leur étendue, les surfaces en contact sont suintantes et dégagent une odeur *sui generis* ; macérées et parsemées de fissures, elles sont saignantes et très douloureuses.

A noter l'existence de lésions des ongles qui prennent quelquefois l'aspect gryphotique.

Les placards, consécutifs à l'eczéma interdigital et siégeant au niveau de l'avant-pied, revêtent surtout l'aspect lichénoïde avec épaississement de la peau et exagération des plis.

Ces eczémas sont souvent rebelles au traitement.

B. FACE PLANTAIRE. — La région plantaire, partiellement ou en totalité, est surtout le siège d'hyperkératoses. L'eczéma corné, calleux, kératodermique, suivant l'expression, de Besnier, est souvent symétrique.

Le diagnostic est souvent très laborieux avec les syphilides kératodermiques.

Le traitement de ces eczémas régionaux se rapproche tellement de celui des eczémas des mains, que le traitement fait à propos de l'eczéma des mains (face dorsale et palmaire) s'y applique absolument.

III. ECZÉMA SÉBORRHÉIQUE

L'eczéma séborrhéique, décrit par Unna, en 1887, débute, d'après cet auteur, par une desquamation furfuracée, une sorte d'érythème pityriasique ; tantôt il se développe comme un eczéma suintant ; tantôt il devient squameux.

Unna admet trois processus de cette variété de dermatose, considérée par lui comme parasitaire.

1° *Dans une première forme*, l'eczéma séborrhéique est localisé au cuir chevelu, où, sous l'influence de la desquamation furfuracée qui s'y produit, les cheveux tombent de plus en plus et constituent l'*alopécie pityrodes* de *Pincus*.

2° *Dans une deuxième forme*, on trouve des croûtes graisseuses engainant les cheveux et reposant sur une peau un peu infiltrée surtout au vertex et à l'occiput. Ordinairement cette forme de l'affection séborrhéique gagne le front et la région préauriculaire. Le bord de ces lésions est nettement arrêté, d'un jaune rosé assez pâle, avec croûtes jaunâtres graisseuses formant au cuir chevelu une bordure de 1 à 2 centimètres (*corona seborrhoïca* de Unna).

3° *Dans une troisième forme*, le suintement apparaît suivi de prurit, de tension et de rougeur des téguments. Au-dessous des squames, la couche cornée, brillante, humide, devient exulcérée, par suite de l'abondance du suintement.

Telles sont les formes décrites au point de vue symptomatique par Unna.

a) *Eczéma séborrhéique aigu généralisé*. — L'eczéma séborrhéique peut exceptionnellement se généraliser, devenir universel et, par les symptômes graves qu'il détermine, amener une issue fatale. Le malade endure les souffrances les plus vives et succombe d'épuisement.

L'éruption, dans ces cas, débute par des plaques discrètes du cuir chevelu, envahit successivement la région sternale, puis gagne symétriquement le tronc et les membres pour se généraliser à toute l'étendue de la peau. Celle-ci se couvre de squames qui deviennent de plus en plus larges, s'exfoliant sur une surface d'un rouge suintant, saignant facilement et pouvant être le siège d'un suintement séro-purulent abondant à odeur fétide.

Traitement :

Cette forme d'eczéma séborrhéique est rare dans les régions du Nord.

Elle n'est curable que par les « wasserbed », ou bains continus.

b) *Eczéma séborrhéique du cuir chevelu*. — L'eczéma séborrhéique peut revêtir la forme pityriasique. Le traitement sera celui du pityriasis capitis. (Voir article *Pityriasis capitis*.)

Il peut également revêtir la forme croûteuse avec croûtes épaisses, grasses, siégeant, comme il a été dit à la symptomatologie, depuis l'occiput jusqu'au vertex.

Traitement :

Dans ce second cas, pour faire tomber les croûtes, il faudra recouvrir la tête du malade de cataplasmes de fécule faits avec une solution résorcinée à 1/30, enduits à leur face interne de vaseline résorcinée à 1/30.

Les croûtes tombées, on fera un pansement toutes les vingt-quatre heures avec des morceaux de gaze boriquée enduits de :

> Glycérolé d'amidon.................... 50 gr.
> Soufre............................... 2 gr.
> Huile de cade........................ 5 gr.
> Résorcine............................ 1 gr.
> Acide salicylique.................... 2 gr.

c) Eczéma séborrhéique du bord libre des paupières. — Le bord libre des paupières est rouge, épaissi, recouvert de croûtelles jaunâtres avec œdème de voisinage. Parfois la suppuration du follicule amène l'atrophie et la chute des cils. Si le cil ne tombe pas, il est dévié de sa direction normale et irrite la conjonctive. Dans une dernière période, les tissus subissent des rétractions qui peuvent amener de l'entropion ou de l'ectropion. Les démangeaisons au niveau des bords ciliaires sont des plus vives.

Traitement :

Le malade se lavera, le matin, avec une solution boriquée faible, par demi-tasse de laquelle il ajoutera une cuillerée à café d'une solution aqueuse de résorcine à 1 pour 30.

Le malade se graissera le bord des paupières avec :

> Vaseline.................. 10 gr.
> Résorcine................. 0 gr. 10 centigr.
> Oxyde jaune Hg............ 0 gr. 03 centigr.

d) Eczéma de la région périorbiculaire des lèvres et des plis naso-géniens. — L'eczéma séborrhéique chez les femmes peut envahir les ailes du nez et le sillon naso-labial sous forme de taches d'un jaune grisâtre, furfuracées, se colorant surtout pendant la période menstruelle.

L'eczéma séborrhéique de ces régions est, suivant Unna, une des causes les plus fréquentes de la couperose.

L'eczéma de la région orbiculaire des lèvres peut tantôt être sec et squameux, avec gerçures ; mais le plus souvent il est fendillé, craquelé et les fissures rayonnent en éventail autour de l'orifice buccal.

Traitement :

Cette variété d'eczéma séborrhéique sera traité de la manière suivante :

Le malade se lotionnera avec une solution boriquée

additionnée, par tasse, d'une cuillerée à soupe d'eau de Cologne résorcinée à 5 0/0.

La nuit, on graissera avec :

        Vaseline................................. 30 gr.
        Lanoline.............................. 20 gr.
        Résorcine.............................   3 gr.
        Calomel...............................   2 gr.

e) Eczéma séborrhéique des aisselles. — Commune chez la femme, la forme séborrhéique de l'eczéma revêt toutes les variétés eczématiques. On peut y rencontrer des vésicules, bientôt suivies de squames, croûtelles, croûtes, fissures, lichénification avec exagération et quadrillage des plis cutanés.

Cette forme d'eczéma séborrhéique est l'origine fréquente d'hydrosadénites phlegmoneuses.

Traitement :

L'eczéma séborrhéique des aisselles revêt surtout les formes croûteuses.

Après s'être débarrassé des croûtes par des pansements humides boriqués, ou plutôt résorcinés à 3 0/0, le malade sera pansé avec la pommade suivante :

        Vaseline............................. 40 gr.
        Lanoline............................. 40 gr.
        Sous-nitrate de bismuth............. 15 gr.
        Salicylate de bismuth...............   5 gr.
        Huile de cade.......................   3 gr.
        Résorcine...........................   1 gr.

f) Eczéma séborrhéique de la poitrine et du dos. — L'eczéma séborrhéique de la poitrine et du dos revêt surtout la forme circinée, à centre jaunâtre, à croûtes très fines, à dessins très régulièrement dessinés.

Ces eczémas séborrhéiques s'entretiennent très facilement par la flanelle (eczéma flanellaire).

Traitement :

Le malade portera des gilets de flanelle doublés de baptiste.

Le soir et le matin, il fera des lotions boriquées

chaudes avec un savon au goudron ; puis, après s'être séché, il se poudrera avec :

Résorcine .... 5 gr.
Talc .... 10 gr.
Sous-nitrate de bismuth .... 20 gr.

Si les lésions résistaient, il se servirait de la pommade suivante :

Vaseline .... 40 gr.
Lanoline .... 20 gr.
Résorcine .... 3 gr.
Acide salicylique .... 1 gr.
Goudron .... 1 gr.
Soufre .... 0 gr. 50 centigr.

g) *Eczéma séborrhéique des membres supérieurs et inférieurs.* — L'eczéma séborrhéique des membres supérieurs et inférieurs revêt la forme croûteuse précédée de tension, de rougeur des téguments et de prurit. Les croûtes apparaissent ensuite, jaunâtres, impétiginiformes, s'épaississent et peuvent acquérir l'épaisseur de 1 à 2 centimètres.

Traitement :

On calmera d'abord l'irritation et on se débarrassera des croûtes au moyen de pansements humides faits, suivant la tolérance de la peau du malade, avec une solution d'acide borique ou de résorcine à 3 0/0.

On badigeonnera, deux fois par semaine, les placards avec :

Goudron .... 1 gr.
Alcool à 90° .... 20 gr.

Il sera, toutes les 24 heures, procédé à un pansement fait avec :

Glycérolé d'amidon .... 40 gr.
Lanoline .... 30 gr.
Biborate de soude .... 3 gr.
Oxyde de zinc .... 20 gr.
Amidon .... 10 gr.
Goudron .... 2 gr.

Le malade prendra, deux fois par semaine, un bain d'une durée de 20 minutes avec une livre d'amidon.

ENGELURE

Le nom vulgaire d'engelure est appliqué à l'hyperhémie persistante d'une région limitée du derme, survenant sous l'influence d'un froid plus ou moins prolongé.

Les engelures se caractérisent par des rougeurs circonscrites, violacées. La peau, à leur niveau, est luisante, tendue, quelquefois indurée. Le volume des doigts est presque toujours doublé.

La sensibilité au niveau des régions atteintes est émoussée et comme engourdie, quand l'atmosphère ambiante est froide ; la température s'élève-t-elle, la peau devient chaude, brûlante, occasionnant des picotements, des démangeaisons, des cuissons avec véritables souffrances, très vives et très pénibles.

L'engelure peut se compliquer de la formation de vésicules d'abord, de phlyctènes ensuite, qui font naître, au niveau du derme atteint, des ulcères violacés, à fond sanieux, grisâtre, atonique et à bords déchiquetés. Ces ulcères sont douloureux, s'étendent souvent, se cicatrisent lentement et difficilement.

Les engelures affectent de préférence les mains, les pieds, et plus particulièrement les faces dorsales et latérales des doigts et des orteils. On peut les rencontrer au nez, aux oreilles, mais plus rarement aux joues.

A signaler la relation des engelures avec le lupus érythémateux.

Traitement :

1° Faire porter des gants de laine bien épais ;

2° Ne pas laisser le sujet atteint d'engelures se chauffer les mains et les pieds ;

3° Mains et pieds lavés à l'eau blanche tous les jours ;

4° Poudrer pendant le jour avec :

Salicylate de bismuth............... 5 gr.
Poudre de riz....................... 45 gr.

5° La nuit pansement avec gants graissés avec :

Glycérolé d'amidon .... 40 gr.
Lanoline............................ 10 gr.
Acide borique....................... 1 gr.
Baume du Pérou...................... 10 gr.
Tannin.............................. 1 gr.

Les engelures ulcérées seront traitées au moyen de bandelettes imbriquées d'emplâtre à l'oxyde de zinc.

ÉRYTHÈME NOUEUX

Le début de l'érythème noueux est marqué le plus souvent par quelques symptômes fébriles précédant les manifestations du côté de la peau et ne dépassant pas 4 à 5 jours.

La plupart des malades à ce moment se plaignent de douleurs articulaires, de myalgies, d'hémicrânies, de douleurs névralgiques, symptômes qui, à eux seuls, permettent de ranger l'érythème noueux idiopathique parmi les maladies infectieuses.

L'érythème noueux est caractérisé par des nodosités d'abord roses ou rouges, devenant ensuite violacées, et passant par tous les degrés de coloration de l'ecchymose. Aussi lui a-t-on donné le nom de *dermatitis contusiformis*.

Ces nodosités sont arrondies, ovalaires, assez volumineuses, variant de la grosseur d'une noisette à celle d'une noix, mesurant, pour la plupart, de 3 à 5 centimètres de diamètre. Dures, résistantes, un peu dépressibles, elles laissent à leur périphérie, par la pression du doigt, une petite cupule qui persiste quelques instants. Le regretté maître, H. Leloir, avait, en 1884, insisté sur ce signe au point de vue du diagnostic différentiel d'avec les gommes scrofulo-tuberculeuses et syphilitiques au début.

Elles sont multiples et apparaissent en plusieurs poussées, quelquefois même à plusieurs jours d'intervalle. D'une sensibilité très vive à la pression, elles sont le siège de douleurs spontanées, contusives et d'une sensation de brûlure ; ces douleurs ne se font ordinairement sentir que vingt-quatre ou trente-six heures après l'apparition des lésions.

L'érythème noueux est presque toujours symétrique ; il a pour siège de prédilection les jambes et les cuisses, plus particulièrement la région tibiale antérieure, les malléoles et les genoux. Rare aux bras, il est exceptionnel à la face et au tronc.

Arrivés à leur période de déclin, les nodules, de durs qu'ils étaient, s'affaissent et se terminent par résolution en laissant toutefois à leur place une pigmentation. Jamais ils ne se terminent par suppuration. En somme, l'évolution de l'érythème noueux peut durer de 3 à 5 semaines.

L'érythème noueux se rencontre surtout chez les adolescents, plus particulièrement chez des ralentis de la nutrition (jeunes filles délicates, chlorotiques, mal réglées ; elles y sont plus sujettes lorsqu'elles exercent des professions qui les exposent à l'humidité et exigent la station debout (blanchisseuse, repasseuse, fileuse de lin au mouillé).

Traitement :

Les malades atteintes de cette affection doivent surtout se reposer.

D'autre part, bains locaux à l'eau blanche et compresses humides à l'eau blanche, recouvertes d'ouate hydrophile et de taffetas gommé pour la journée.

Le soir, si les douleurs sont trop violentes, appliquer en pansement la pommade suivante :

Vaseline	40 gr.
Extrait de belladone	0 gr. 50.
Extrait d'opium	0 gr. 25.

FAVUS

La dermatose désignée sous le nom de favus ou de teigne faveuse est due à l'*Achorion Schönleinei*.

Le début du favus, d'après des expériences faites sur l'homme, est précédé au point d'inoculation d'une légère démangeaison. A ce niveau, il existe une rougeur érythémateuse, tantôt nettement limitée et circonscrite à un petit cercle, tantôt pouvant s'étendre et prendre un aspect circiné. Ces plaques érythémateuses s'élargissent lentement et se recouvrent d'une desquamation pityriasique. Apparaissent ensuite de petits points de couleur jaune soufre, minuscules, caractéristiques de la végétation de l'Achorion ; le godet favique est alors constitué à sa période d'état.

Le favus à sa période d'état peut envahir :

1° LE CUIR CHEVELU et les RÉGIONS PILEUSES ;

2° LES RÉGIONS GLABRES ;

3° LES ONGLES.

Nous ne nous occuperons ici que du favus des régions pileuses et glabres, le favus des ongles étant pour ainsi dire une rareté pathologique.

1° FAVUS DU CUIR CHEVELU ET DES RÉGIONS PILEUSES

Après les symptômes initiaux de démangeaison, de rougeur et de desquamation pityriasique, on voit apparaître une concrétion creusée d'un enfoncement conique traversé par un poil, à surface déprimée, cupuliforme, qui constitue le godet favique.

Ce godet est d'une couleur jaune soufre, quelquefois d'une teinte jaune un peu plus foncée. Il peut prendre une teinte grise, surtout dans les favus anciens, où il revêt, suivant les cas, la couleur de vieux plâtres ou d'amas teintés en brun.

Les poils commencent à être modifiés dans leur vitalité dès le début. Ils deviennent ternes, grisâtres, lanugineux, et semblent atrophiés. Ils cèdent à la moindre traction et se laissent arracher avec leur gaine épidermique, qui est d'aspect vitreux et plus volumineuse que d'ordinaire. Les poils des régions atteintes tombent d'eux-mêmes, sous forme de clairières et non de tonsure, comme dans la trichophytie. La chute des poils détermine des plaques cicatricielles, indélébiles, qui permettent de faire rétrospectivement, à tout âge de la vie, le diagnostic du favus.

Suivant les périodes de son évolution, son âge et les complications inflammatoires dermiques qu'il produit, le favus peut revêtir trois formes, dont Bazin faisait trois variétés distinctes : 1° le *favus urcéolaire* ou à godets distincts, forme primitive, quand les poils sont indépendants ; 2° le *favus sculiforme*, forme surtout localisée aux régions pileuses agglomérées, comme le cuir chevelu ; 3° le *favus squameux*, où l'on ne reconnaît plus le godet favique, où la masse faveuse forme des amas irréguliers, rupiformes, d'un jaune gris, blanchâtre, et dont l'épaisseur peut atteindre jusqu'à 1 centimètre et plus au-dessus du niveau de la peau.

Quand le favus occupe des surfaces assez étendues, la production parasitaire exhale une odeur *sui generis* caractéristique ressemblant à celle de l'urine du chat ou de la souris.

Sur les régions pileuses autres que le cuir chevelu, le favus est plus rare. Il peut envahir la barbe et déterminer, s'il est méconnu, des péri-adénites pilaires isolées ou groupées. Il peut également survenir, chez des sujets lymphatiques atteints de favus, du cuir chevelu, des adénopathies cervicales et mastoïdiennes susceptibles d'être inoculées par les agents de la suppuration et surtout par le bacille de Koch.

Le favus, chez l'homme adulte, peut atteindre la région pubienne et scrotale ; il est d'ailleurs exceptionnel.

Traitement :

Le malade doit être isolé et exclu des écoles. Il portera constamment un béret ou une calotte de soie au-dessus du pansement.

On fera tomber les croûtes avec des cataplasmes de fécule de pommes de terre faits avec une solution d'acide borique à 3 0/0. Ces cataplasmes seront recouverts, sur la partie à appliquer, de

Vaseline	30 gr.
Turbith minéral	1 gr.
Résorcine	1 gr.

Après la chute des croûtes, on fera une épilation d'un centimètre de pourtour autour de chaque plaque favique, et, si le cuir chevelu est envahi dans son entier, on l'épilera complètement.

Tous les matins, on savonnera le cuir chevelu, soit avec du savon noir, soit avec du savon au goudron.

Le malade sera ensuite lotionné avec la solution suivante :

Biiodure Hg	0 gr. 15 centigr.
Bichlorure Hg	0 gr. 50 centigr.
Alcool à 90°	40 gr.
Glycérine	210 gr.

Il lui sera fait ensuite un pansement avec de la pommade suivante :

Vaseline	30 gr.
Acide borique	3 gr.
Turbith minéral	1 gr.

Cette pommade sera étendue sur de la tarlatane sans

apprêt, recouverte elle-même d'ouate, puis de taffetas gommé ou chiffon. L'enfant portera, pour sortir, un béret que l'on désinfectera avec la liqueur de Van Swieten tous les deux jours.

Le cuir chevelu sera épilé toutes les trois semaines.

2° FAVUS DES RÉGIONS GLABRES

Le favus des régions glabres peut être primitif ou se développer consécutivement à un favus du cuir chevelu.

Tous les points de la face, le front, les paupières, le nez, les joues, etc., peuvent être atteints ; sur le tronc : le favus occupe les épaules, le dos, les fesses ; sur les membres : toutes les régions, mais de préférence les coudes, les genoux et le côté externe des membres.

Le début se fait par des cercles érythémateux, qui sont le siège d'une desquamation furfuracée suivie de petits godets minuscules, d'abord isolés, discrets, devenant de plus en plus nombreux. Si le favus de ces régions est abandonné à lui-même et s'il fructifie sur un terrain débilité, il peut arriver à former de vieilles concrétions faviques ressemblant à de vieux plâtres.

Le godet du favus des parties glabres est facile à détacher ; il tombe parfois dans les vêtements accidentellement. Il peut arriver quelquefois que l'irritation et les dermites provoquées donnent des cicatrices lisses, entourées d'une zone colorée en brun, qui peuvent ressembler à des cicatrices d'origine syphilitique.

Traitement :

Bains 2 fois par semaine, dans lesquels on versera 1 litre d'une solution d'acide phénique à 10 0/0.

Tous les matins pansement, jusqu'à complète chute des godets, avec de l'emplâtre de Vigo *cum Hg*.

Les godets disparus, l'irritation terminée, les malades seront pansés avec la pommade suivante :

Glycérolé d'amidon......................	20 gr.
Lanoline	20 gr.
Acide salicylique	3 gr.
Turbith minéral........................	1 gr.

Pansement occlusif, sur tarlatane, recouvert d'ouate

et d'une bande de tarlatane avec apprêt trempée dans l'eau boriquée.

Quant aux complications qui peuvent survenir à la suite des applications, consistant en folliculites et en une dermite eczématiforme impétiginisée, le traitement sera le suivant :

Si les lésions sont enflammées ou croûteuses on appliquera, jusqu'à disparition complète de l'inflammation, des pansements humides faits avec des doubles de tarlatane sans apprêt, bouillis dans une solution d'acide borique à 3 0/0.

L'inflammation disparue, faire des pansements occlusifs selon la méthode indiquée du traitement du favus des régions glabres, avec :

Vaseline	40 gr.
Lanoline	40 gr.
Talc	45 gr.
Oxyde de zinc	20 gr.
Biborate de soude	2 gr.
Résorcine	1 gr.

Recommencer ensuite le traitement.

FURONCLE

Le furoncle est le plus souvent consécutif à l'inflammation d'un follicule pilo-sébacé et des tissus circonvoisins.

Il débute sous forme d'une nodosité dermique, d'un rouge vif, à sommet acuminé, dure et parfois très douloureuse. En trois à six jours cette induration devient une véritable petite tumeur dont la grosseur peut atteindre le volume d'une cerise et plus. La pointe de la tumeur blanchit et donne issue à une petite quantité de pus. — A travers ce pertuis et dans le fond de la tumeur apparaît une masse d'un jaune grisâtre constituée par du tissu escharifié constituant le bourbillon.

Traitement :

Le furoncle à la période de début ne doit pas être négligé ; car, malgré la teinture d'iode *in loco*, et la levure de bière à l'intérieur, le malade n'est pas à l'abri de toute inoculation.

En pressant sur les furoncles pour en faire sortir le soi-disant *germe*, on s'expose à diffuser le pus et on provoque des auto-inoculations.

Pour le furoncle, on doit appliquer l'emplâtre de *Vigo cum Hg* ou, si le malade a la peau trop irritable, un emplâtre à l'oxyde de zinc.

Le malade prendra, en outre, par semaine 3 bains avec 1 litre d'une solution d'acide phénique à 30 pour 1.000.

GALE

La gale, affection éminemment contagieuse et très fréquente dans la région du Nord, est une affection parasitaire du tégument externe causée par l'*Acarus scabiei*.

La contamination de la gale se fait par tous les moyens pouvant transporter l'acare d'un galeux sur un sujet sain. Cette contamination peut être :

1° INDIRECTE. — Elle est transmise par les objets de literie, draps, couvertures, etc. Les draps surtout qui, au lieu d'être lavés, sont souvent passés au « cylindre », même dans les hôtels de très belle apparence. — Les logements pauvres, ceux surtout des gens sans domicile, « voyageurs », facilitent beaucoup la transmission de cette affection.

Les gants fourrés sont également une source de fréquentes contaminations.

2° DIRECTE. — La contamination directe ressort de la cohabitation avec le galeux. Aussi doit-on insister sur les contaminations dans les familles. Il faut noter comme rareté la contamination par la danse prolongée ; rare également est aussi la contamination de la nourrice par le nourrisson qu'elle porte sur le bras.

La symptomatologie de la gale peut se caractériser par deux ordres de phénomènes :

1° PAR DES PHÉNOMÈNES OBJECTIFS ;

2° PAR DES PHÉNOMÈNES SUBJECTIFS.

1° **Phénomènes objectifs.** — L'éruption acarienne proprement dite est caractérisée par le *sillon* (fût-il seul), galerie souterraine creusée par l'acare femelle dans l'épaisseur de l'épiderme ; il est cause du prurit et du prurigo nocturne. Ce sillon, ordinairement grisâtre et noir chez les gens qui ne peuvent soigner leur peau, manque parfois ; son absence fait parfois méconnaître la gale, surtout chez les femmes du monde qui ont une peau bien soignée. Le trajet du sillon, de 2 à 5 millimètres et plus, affecte la forme d'une ligne brisée, d'une virgule, d'un C, d'un Z, d'un S, et peut revêtir les aspects les plus divers. Les sièges de prédilection du sillon sont les mains et, en particulier, les doigts au niveau des faces latérales et des espaces interdigitaux ; les poignets, région antérieure ; la verge chez l'homme, les seins chez la femme ; les pieds, en particulier au niveau des malléoles et des talons. Beaucoup plus rare est la localisation aux fesses, au coude, au scrotum et au nombril (Hebra).

A signaler l'intégrité du dos, de la face et de la vulve.

La papule de prurigo est consécutive au prurit, signe de début de la gale. Elle siège au niveau des endroits irrités par l'acare, elle envahit les territoires cutanés en affectant les foyers classiques de la gale.

Ces papules de prurigo sont des papules congestives, présentant à leur sommet une croûtelle brunâtre. Se développent-elles sur une peau lâche et s'œdématiant facilement, elles peuvent devenir volumineuses et ne faire en aucune façon penser à la gale.

Les phénomènes objectifs peuvent manquer :

A. Chez les personnes qui se soignent la peau : chez les gens du monde ;

B. Dans certaines professions (garçons de bains, laveurs de vaisselle, cuisinières, bouchers, ouvrières de filature, teinturiers, maçons, cimentiers, modeleurs, etc.). Les marins sont presque toujours épargnés ;

C. Certaines personnes ne voient guère évoluer leur gale grâce au produit que sécrète leur peau ;

D. A la période aiguë des grandes pyrexies. La gale revient au moment de la convalescence ;

E. Dans les gales animales, provenant de l'acare du cheval, de la vache, du porc, du sanglier, du chat, du chien. Ici l'acare siège, suivant son habitude, dans les parties velues. Aussi ne trouve-t-on aucun sillon ; à part les traces de grattage et l'interrogatoire des malades, faisant connaître leur continuel contact avec les animaux, il serait impossible de diagnostiquer l'affection scabieuse.

2° Phénomènes subjectifs. — Le phénomène subjectif majeur qui attire le premier l'attention du malade et du médecin est le prurit. Ce prurit est surtout accentué la nuit, quand le malade vient à se réchauffer dans son lit. Il se montre dès le début de la gale. Il constitue un phénomène précoce, caractéristique, pathognomonique de l'éruption scabieuse.

Il est à noter également que le prurit au niveau des régions citées n'est pas de règle.

Il faut en ce sens distinguer plusieurs cas :

A. Le malade ne ressent qu'un léger prurit ;

B. Le malade affirme n'éprouver aucune démangeaison, et cependant il se gratte. Son prurit est inconscient, et l'on retrouve sur la peau tous les signes de la gale (papules de prurigo, raies de grattages, etc.) ;

C. D'autres fois on a affaire à des malades qui n'accusent ni prurit conscient ni prurit inconscient. Ceci peut quelquefois s'observer chez des gens jouissant de la meilleure santé générale et d'une sensibilité cutanée parfaite.

Telle est, en résumé, la symptomatologie de la gale au début.

Sous l'influence du grattage et de l'excitation très vive du système nerveux, on observe des papules d'urticaire qui peuvent amener des dermites eczématiformes variables dans leur forme et leur étendue. Tantôt c'est un eczéma rouge, squameux, croûteux ou croûtelleux ; tantôt c'est un eczéma très suintant, œdémateux, couvert de croûtes épaisses siégeant ordinairement aux foyers de localisation acarienne, mais pouvant parfois envahir presque toute la surface de la peau. Ces dermites eczématiformes, y compris les vésicules perlées de la gale qui rappellent certaines variétés d'eczéma sudoral ou de dysidroses, guérissent très vite. Chez des prédisposés, chez des nerveux à peau irritable, la gale peut être le point de départ d'un eczéma tenace, avec production de placards plus ou moins lichénoïdes, très prurigineux.

Chez les gens pauvres, chez les enfants et les personnes à peau délicate, la gale peut amener dans les mêmes conditions la production de pyodermites ayant les mêmes sièges que ceux de la gale. Les plus fréquentes sont : 1° l'*ecthyma*, qui siége ordinairement aux mains, aux pieds, aux coudes, aux aisselles. Transportées par les ongles et les vêtements du malade, les pustules d'ecthyma envahissent la face, le cou, les doigts et donnent lieu à cet endroit à des tournioles; 2° l'*impétigo*, qui s'observe fréquemment chez les enfants et peut envahir la face ; 3° les *folliculites suppurées*, qui à la verge sont prises pour des chancrelles; 4° les *hydrosadénites phleg-moneuses* du creux des aisselles, qui peuvent acquérir des dimensions assez considérables par leur agglomération et être le point de départ, avec les furoncles, de lymphangites et d'adénites suppurées.

Le pronostic de la gale est ordinairement bénin. L'affection ne revêt un caractère sérieux que lorsqu'elle s'accompagne des complications énumérées ci-dessus.

Traitement :

Le traitement de la gale doit être fait de la manière suivante :

1° *Chez les adultes*. — Le malade prendra d abord un bain, d'une demi-heure de durée, dans lequel on le savonnera avec du savon noir, en frictionnant surtout les espaces interdigitaux et les sièges de prédilection de l'acare. On lui fera reprendre ensuite un second bain tiède avec 500 grammes d'amidon dans lequel il se débarrassera de l'excès de savon.

On la graissera ensuite avec la pommade d'Helmerich modifiée par Hardy :

Axonge	120 gr.
Fleur de soufre	20 gr.
Carbonate de potasse	10 gr.

La pommade restera sur le corps du malade pendant 12 heures. Le lendemain et pendant 2 jours, on ordonnera un bain tiède de 20 minutes de durée, et on saupoudrera le corps à la sortie du bain avec :

Talc	
Sous-nitrate de bismuth.	āā parties égales.

2º *Chez les enfants et les personnes à peau délicate et fine.* — Les personnes adultes à peau délicate prendront pendant 2 jours, le soir surtout, un bain tiède, avec savonnage au savon doux ou au savon de toilette. Ce savonnage sera suivi d'un badigeonnage au baume du Pérou sur tout le corps. Le lendemain matin, bain d'amidon, et l'on renouvellera le badigeonnage le soir.

Chez les enfants, il faudra s'assurer si la gale siégeant surtout aux mains n'est pas infectée par les agents de la suppuration et traiter ces pyodermites par des pansements humides faits avec de l'eau bouillie, de l'eau boriquée ou de l'eau d'Alibour modifiée.

Quand l'inflammation aura disparu, après avoir fait baigner le petit malade chaque soir, on graissera l'enfant avec :

> Axonge benzoïnée fraîche.......... 120 gr.
> Baume du Pérou................... 20 gr.

A continuer pendant trois nuits.

3º *Chez les personnes affectées de gale animale.* — La gale animale est la plus facile à guérir et amène le moins de complications.

Un à deux bains sulfureux suffiront, accompagnés de frictions, surtout au niveau des régions velues, avec la pommade d'Helmerich-Hardy.

HERPÈS

L'herpès est une dermatose aiguë, vésiculeuse, évoluant en corymbes sur une région circonscrite, d'une façon rapide et bénigne.

L'herpès, quelle que soit la région qu'il affecte, est, en général, précédé d'élancements, de prurit, de sensations de tension ou de brûlure. Ces phénomènes sont bientôt suivis d'une légère rougeur avec œdème de la peau où vont se développer les lésions herpétiques proprement dites. Au bout de quelques heures, la papulation fait place à de petites saillies vésiculeuses, renfermant un liquide clair et transparent. Ce liquide se trouble très vite, devient purulent, se résorbe et laisse à sa suite, quelquefois après sa rupture, des surfaces suintantes, des croûtelles et même des croûtes. Il est à noter que, dans tous les cas, il existe au niveau des plaques d'herpès des lésions aberrantes. L'herpès, dans sa période de suppuration peut également s'accompagner d'inflammation et même d'adénopathie énorme, pouvant aller jusqu'au phlegmon.

Il est à noter, pour terminer la symptomatologie générale de l'herpès, que le malade ressent, au moment de la poussée, un léger malaise, un peu de frissons, enfin ce que Morton appelait et ce qu'on appelle encore fièvre herpétique.

I. HERPÈS DU POURTOUR DES LÈVRES

Sur les lèvres et leur pourtour, partie cutanée, les vésicules peuvent être très abondantes et former un véritable cercle autour de l'orifice buccal. Ces vésicules sont bientôt suivies de croûtes jaunâtres, impétiginiformes, qui ne font qu'augmenter la sensation de constriction des lèvres.

Traitement :

Si la lésion des lèvres n'est qu'au début, on devra se borner à des attouchements avec de l'eau de Botot non colorée, ou avec la solution suivante :

      Eau de Cologne............ 100 gr.
      Résorcine ....   3 gr.
      Cocaïne................ 0 gr. 50 centigr.

Les croûtes sont-elles formées, il sera nécessaire de les faire tomber avec de très légers cataplasmes de fécule faits avec une solution d'acide borique à 30 pour 1.000 ; on graissera ensuite avec :

```
Glycérolé d'amidon...................  40 gr.
Oxyde de zinc.......................   10 gr.
Acide borique.......................    5 gr.
Calomel.............................    1 gr.
```

II. HERPÈS GÉNITAL DE L'HOMME

L'éruption d'herpès des organes génitaux masculins se présente sous forme de vésicules isolées ou groupées pouvant, dans certains cas, recouvrir comme d'une gaine la totalité du prépuce ou du fourreau, partie cutanée.

L'apparition des vésicules peut se faire simultanément ou d'emblée et passer par tous les stades de dessiccation : croûtelles, croûtes et enduits pseudo-membraneux. Les éruptions abondantes sont suivies presque toujours d'œdème de la peau du prépuce (phimosis) et peuvent devenir le point de départ d'adénopathies douloureuses pouvant même suppurer.

L'herpès génital de l'homme peut également se localiser à la muqueuse du prépuce et du gland.

Ici l'érosion succédant à la rupture des vésicules est superficielle ; son contour est à la fois polycyclique et microcyclique, souvent bordé d'un cercle rouge vif. Le fond de l'érosion est lisse, parfois rouge, parsemé d'une membrane d'aspect diphtéroïde. Cette érosion repose sur un tissu mou, souple, œdémateux ; elle est le siège d'un suintement abondant, se reproduisant à chaque nouvelle pression (signe de l'expression du suc, de Leloir).

La durée de l'herpès génital est ordinairement de 8 à 15 jours.

Traitement :

1° *Herpès génital du prépuce et du fourreau.* — On fera, pour cette sorte d'éruption, des pansements humides avec de l'ouate hydrophile trempée dans la solution suivante :

```
Eau boriquée à 3 0/0,...............  200 gr.
Eau de Cologne.....................    20 gr.
Chloral............................     3 gr.
Salol.. ...........................     1 gr.
```

Avoir soin de recouvrir l'ouate imprégnée de taffetas gommé et d'un pansement approprié.

L'inflammation disparue ainsi que l'œdème, le malade fera un pansement quotidien avec :

Vaseline.................... 40 gr.
Acide borique............ 5 gr.
Acide salicylique......... 0 gr. 50 centigr.

2° *Herpès génital de la muqueuse préputiale et du gland.* — L'organe complètement découvert sera lotionné ou plutôt baigné dans :

Eau blanche............ 100 gr.
Eau bouillie............ 200 gr.
Thymol .... 0 gr. 50 centigr.

Après s'être bien séché, le malade se poudrera avec :

Salicylate de bismuth.............. 5 gr.
Talc.............................. 10 gr.
Poudre de riz..................... 40 gr.

avec interposition d'un tampon d'ouate hydrophile au-dessus de la poudre.

Dans le cas d'herpès chronique récidivant, une solution de chlorure de zinc à 10 0/0 en attouchements légers le débarrassera de cette affection qui souvent exerce sur lui au point de vue moral une action désastreuse.

III. HERPÈS GÉNITAL DE LA FEMME

L'herpès vulvaire peut être discret ou confluent. Quelques vésicules rares, isolées, sont ordinairement disséminées sur la région vulvaire ou péri-vulvaire. Dans d'autres cas, la partie supérieure et interne des cuisses et même le périnée sont couverts d'une nappe de vésicules. Les limites de l'éruption présentent d'ordinaire des bords festonnés polycycliques. Les grandes lèvres atteignent un degré de tuméfaction notable; les petites lèvres, elles-mêmes œdématiées, doublées de volume, empêchent la malade de se tenir debout et la condamnent, le jour, à l'immobilité la plus absolue.

Les vésicules rompues, les surfaces atteintes sont recouvertes d'un enduit grisâtre, humide, d'aspect diphtéroïde, qui n'intéresse en aucune façon la peau ou la muqueuse, et laissent après leur chute des érosions superficielles saignant au moindre frottement. Il est à noter que l'herpès, chez la femme, surtout dans sa forme bénigne, fait partie constituante du processus cataménial.

Traitement :

La malade, si sa situation le permet, sera mise à un repos absolu.

Elle prendra tous les jours un bain de siège tiède (36°) avec 250 grammes de gélatine, 500 grammes d'amidon et 1 litre de vinaigre.

Pendant la période aiguë et pendant le repos absolu, elle conservera sur les régions malades des compresses de tarlatane, trempées dans la solution suivante tiède, et recouvertes de taffetas chiffon :

> Infusion de feuilles de coca............ 200 gr.
> Décoction de têtes de pavot........ 100 gr.
> Solution d'acide borique à 3 0/0.... 500 gr.

La période aiguë passée, la malade, tout en se lotionnant plusieurs fois par jour, se poudrera avec la poudre prescrite pour l'herpès génital masculin.

Enfin, à la période de dessiccation, la malade se fera un pansement avec :

> Vaseline................ 40 gr.
> Lanoline................ 20 gr.
> Calomel................ 3 gr.
> Chlorhydrate de cocaïne.. 0 gr. 20 centigr.

Il sera bon également de faire prendre, s'il existe de l'éréthisme nerveux chez la malade, 3 à 4 dragées de panvalérine, ou un cachet de 0 gr. 50 de valérianate de quinine.

IV. HERPÈS BUCCAL

L'herpès buccal, causé la plupart du temps par des irritations locales (tabac, chlorate de potasse, etc.), siège surtout au niveau des bords latéraux de la langue. L'érosion herpétique à centre grisâtre, opaline, est bordée d'une collerette blanchâtre ; d'ordinaire, elle présente des bords polycycliques. Cette affection, douloureuse, est souvent précédée d'élancements et empêche les malades d'absorber soit le vin, soit les boissons acides.

Traitement :

Le traitement de l'herpès buccal et lingual consistera surtout en gargarismes et en lavages avec une solution :

Eau boriquée à 3 0/0................ 200 gr.
Décoction de racines de guimauve.. 200 gr.

Le malade fera des attouchements sur ses lésions avec :

Miel rosat........................ 30 gr.
Acide borique.................... 4 gr.
Biborate de soude................ 2 gr.

Si la guérison est lente, toucher les lésions avec une solution d'acide chlorhydrique à 1 pour 10.

ICHTHYOSE

L'ichthyose est une affection épidermique, ne se montrant au plus tôt que dans le cours de la deuxième année de la vie.

Le plus souvent l'ichthyose est généralisée à tout le tégument, mais occupe surtout les surfaces d'extension des membres : les coudes, les genoux ; elle est fort peu accusée, même absente aux plis de flexion, aux parties génitales, à la paume des mains, à la plante des pieds, au cuir chevelu où elle peut exister sous la forme desquamative. Les régions cutanées riches en glandes sont les moins atteintes ; mais, d'autre part, les sécrétions glandulaires sont le plus souvent abolies chez ces malades.

Au point de vue objectif, l'ichthyose est caractérisée : 1° par une sécheresse de la peau qui est rugueuse, dure au toucher ; 2° par la production incessante de lamelles épidermiques, le plus souvent blanches, nacrées, parfois très épaisses ; ces lamelles sont quelquefois brunâtres surtout quand les malades se grattent. Les ongles des pieds et des mains sont secs et cassants. Il existe parfois un peu de prurit.

Les malades le plus souvent maigres, peu vigoureux, à développement général imparfait, éprouvent parfois des sensations pénibles de sécheresse de la peau ; la sensibilité de leur tégument peut être émoussée.

Tels sont les symptômes de l'ichthyose simple. Elle peut prendre les formes suivantes :

ICHTHYOSE SERPENTINE

Cette forme se caractérise par des squames cornées, véritable carapace d'un brun sale, à aspect verruqueux au niveau des coudes et des genoux. La peau du visage est sèche.

ICHTHYOSE HYSTRIX

Cette variété représente le degré le plus accentué de l'ich-thyose. Elle est constituée par des placards polyédriques parsemés de véritables tiges, pointes-épines comme celles du porc-épic. Ces placards présentent des colorations bizarres.

Au point de vue général, signalons les accidents rénaux consécutifs à la desquamation épidermique incessante, à la véritable mue de l'épiderme.

Traitement :

Le traitement de l'ichthyose simple consistera en :

1º Bains d'amidon tous les 2 jours avec une livre d'amidon et un demi-litre de glycérine neutre ;

2º Onctions pendant la journée avec de la glycérine pure.

Un pansement, la nuit surtout, avec :

Glycérolé d'amidon.................. 30 gr.
Glycérine......................... 30 gr.
Biborate de soude .... 5 gr.
Acide tartrique.................... 3 gr.

Le traitement de l'ichthyose serpentine et de l'ichthyose hystrix demandera l'application sur chacune des parties du corps séparément et par intervalles d'un emplâtre salicylé de Rogé-Cavailhès.

IMPÉTIGO

L'*impetigo contagiosa larvalis* est une affection caractérisée par une apparition de pustules auxquelles succèdent bientôt des croûtes mélicériques caractéristiques.

Précédée parfois de légers phénomènes généraux, l'éruption débute sous forme de petites taches érythémateuses variant de la grandeur d'une tête d'épingle à celle d'un pois. Il s'en écoule alors un liquide séro-purulent, ambré, qui se concrète en croûtes épaisses, jaunâtres, parfois un peu verdâtres, le plus souvent d'un beau jaune doré, sucre d'orge, mélicériques. Les surfaces malades continuent à suinter sous ces croûtes, et celles-ci se reproduisent incessamment. Il existe autour d'elles assez souvent une aréole inflammatoire ; les téguments peuvent se tuméfier, les ganglions s'engorger et devenir douloureux. Le derme est rouge, suintant, mais ne s'ulcère jamais. Le prurit dans cette affection est modéré ; c'est plutôt une sensation de douleur et de cuisson.

L'impétigo peut se développer en n'importe quelle partie du corps, mais la face est son siège de prédilection. Constituée parfois par quelques petites pustules, l'éruption peut former par l'abondance des lésions primordiales, de vastes placards croûteux et suintants qui en imposent pour de l'eczéma impétiginisé.

L'impétigo évolue rapidement. En quinze jours en moyenne, il a disparu en ne laissant pas de cicatrice, vu la superficialité des lésions. Sa durée peut être plus longue quand il se complique de tourniole, d'echtyma, de lésions de la muqueuse buccale, voire même d'abcès revêtant tous les caractères des abcès chauds.

L'impétigo est éminemment auto-inoculable à son porteur. Cette auto-inoculabilité est la conséquence du transport par le grattage d'un microbe pyogène qui paraît être, de l'avis des différents auteurs, un staphylocoque, probablement l'aureus.

L'impétigo s'observe surtout chez les jeunes enfants, chez les adolescents lymphatiques, blonds, à peau fine. Chez les adultes, il peut survenir à la suite d'excès, de fatigues, d'indigestions. Rarement on le voit apparaître à la suite de la présence sur les téguments de parasites animaux.

Traitement :

L'impétigo, soit à la période de suintement, soit à la période croûteuse, doit être traité de la manière suivante :

Pour faire tomber les croûtes, pansement avec des morceaux de gaze trempés dans la solution suivante :

Eau camphrée saturée et filtrée	400 gr.
Eau bouillie	200 gr.
Sulfate de cuivre	7 gr.
Sulfate de zinc	2 gr.

Les croûtes tombées, pansement avec de la gaze graissée avec :

             Vaseline............................. 40 gr.
             Lanoline........................... 20 gr.
             Biborate de soude .... 3 gr.
             Sulfate de cuivre................. 0 gr. 70.

La gaze sera recouverte de ouate hydrophile, puis d'une bande (renouveler toutes les 48 heures).

On peut également employer l'onction suivante :

             Vaseline.......................... 40 gr.
             Lanoline .... 30 gr.
             Sous-nitrate de bismuth.......... 5 gr.
             Amidon .... 20 gr.
             Borate de soude.................. 3 gr.
             Sulfate de cuivre................ 0 gr. 70.

NŒVI

Les nœvi sont caractérisés par une altération congénitale de la couleur de la peau, permanente et limitée à une région du corps.

Les nœvi se divisent en deux grandes classes :

1º Les *nœvi pigmentaires*, qui ne présentent aucun intérêt dans notre région, et dont les diverses variétés ne donnent que des déceptions dans la thérapeutique dermatologique. Ils sont formés par des taches de pigment avec ou sans épaississement de la peau. Ils peuvent se couvrir de poils, prendre la forme hypertrophique, simuler le lupus scléreux. Ces nœvi sont plutôt du ressort de la clinique chirurgicale.

Bien plus importante au point de vue dermatologique est la seconde classe.

2º *Nœvi vasculaires*. — Parmi les nœvi vasculaires, nous ne nous occuperons, au point de vue symptomatique et thérapeutique, que

a) DES NŒVI VASCULAIRES PLANS ;

b) DES NŒVI VASCULAIRES TUBÉREUX OU PAPILLOMATEUX.

a) Les *nœvi vasculaires plans* sont constitués par des taches ou plaques à forme, dimension et coloration des plus variables. Ils se présentent le plus souvent sous forme de petits points imperceptibles, ou de placards plus ou moins étendus, à teinte d'abord rose léger, d'un bleu violacé. Cette coloration s'accentue surtout chez les enfants pendant les cris, et elle disparaît à la moindre pression du doigt. La peau, dans ces affections, est lisse, souple, mince, mobile. Les bords de ces difformités sous-cutanées sont nets; parfois aussi ils sont diffus. N'a-t-on pas affaire, dans certains cas, à des dermatoses d'origine nerveuse; car certains de ces nœvi sont grands, multiples et suivent ou plutôt avoisinent le trajet d'un ou de plusieurs nerfs.

Les nœvi vasculaires sont rares au cuir chevelu. Fréquents surtout à la face, à la nuque, parfois aux organes génitaux, ils peuvent siéger, chez l'enfant, au niveau de la muqueuse labiale inférieure près de la commissure.

b) Les *nœvi vasculaires tubéreux* forment une saillie notable au-dessus de la surface de la peau. Leur couleur est livide. Leur siège de prédilection chez l'enfant est surtout l'oreille.

Traitement :

Les nœvi vasculaires plans cèdent très bien au traitement par les scarifications suivant la méthode de Vidal. Les scarifications doivent être répétées environ tous les 15 jours, soit avec le scarificateur de Vidal, soit avec le scarificateur à lames multiples de Wickham.

Après chaque séance, on pourra appliquer la pommade suivante :

> Vaseline.............................. 30 gr.
> Lanoline.............................. 20 gr.
> Résorcine............................. 1 gr.
> Ergotine............................. 0 gr. 10 centigr.

Les nœvi tubéreux sont surtout justiciables du traitement par l'électrolyse; on emploie pour cela deux aiguilles avec courant peu énergique pendant 3 minutes. On change de place quand la tumeur devient bleue, puis pâle et blanche, au niveau du point d'émergence des aiguilles.

Les nœvi pigmentaires peuvent aussi être traités par des applications très peu énergiques et très bien surveillées avec de l'eau oxygénée. Ils doivent être pansés ensuite avec l'emplâtre à l'oxyde de zinc.

PELADE

La pelade est une forme d'alopécie caractérisée par une chute totale ou presque totale des poils de la région atteinte et par la forme arrondie des taches alopéciques et leur limitation nette, du moins au début.

Le malade ne voit pas toujours le premier la plaque de pelade, elle lui est signalée soit par une personne de son entourage, soit par le coiffeur. S'il peut se le rappeler, il déclare que la chute de ses cheveux a été précédée de prurit, de fourmillements, de sensations douloureuses à la pression du peigne et de la brosse. Encore ces phénomènes sont-ils peu appréciables même chez les gens qui s'observent ou sont observés minutieusement.

La **plaque de pelade** présente un aspect tout à fait typique : la peau est glabre, lisse, sans cheveux, sans squames ni croûtes. Au pourtour, les cheveux paraissent normaux ; mais, à la pince et sous le moindre effort des doigts, ils se détachent presque sans résistance. L'aire alopécique peut varier de la grandeur d'une lentille à celle d'une pièce de 1 franc, 2 francs, 5 francs et même plus. La forme de la tache est, dans son ensemble, ronde ou ovalaire ; les cheveux soulevés font voir que la plaque peladique affecte des contours polycycliques et peut ainsi simuler la trichophytie de la peau.

La *peau* de l'aire peladique est souvent le siège d'une sorte d'œdème ou d'empâtement hypertrophique, surtout dans les pelades étendues. Mais ordinairement, au cuir chevelu, on constate, surtout à la pression, une sorte de méplat ou cupule. Les téguments alopéciques ont perdu leur élasticité, se laissent mobiliser et plisser plus facilement qu'à l'état normal. Dans certains cas, on peut voir apparaître des dilatations vasculaires, parfois même des varicosités saillantes.

La **tache de pelade** présente en général une blancheur absolument nette comparée à celle de la peau ambiante. Elle a été comparée à la couleur du lait et au mat de l'ivoire Cette décoloration reste jusqu'à la guérison et à la repousse des poils.

Sur le fond des plaques peladiques, on voit poindre les orifices un peu saillants, parfois dilatés des follicules pileux. Quelquefois il y a exagération de l'excrétion sébacée sous forme de petits cylindres de sébum et de fines gouttelettes de sueur.

Les **poils peladiques** présentent un aspect particulier dans :

1° *Les cheveux longs.* — Dans ceux-ci, la racine attire particulièrement l'attention. La gaine vitreuse fait complètement défaut ou existe à l'état de débris insignifiants. Le bulbe creux coiffant normalement la papille fait place à un bouton plein comme dans les poils ou cheveux dont la vie physiologique a pris fin. Ce bouton peut disparaître totalement, prendre une forme en aiguille, en crosse, en racine de colza. La partie radiculaire dépigmentée a sa tige amincie et légèrement décolorée à sa partie inférieure, et ordinairement normale à sa partie supérieure.

2° *Les poils cassés.* — Ils consistent en des fragments de 5 à 6 millimètres de longueur, à racine terminée par un bulbe plein et décoloré, à extrémité supérieure taillée en biseau, fourchue, ou bien effrangée en pinceau, tronçon ressemblant par son ensemble à une massue ou à un point d'exclamation. La tige présente, surtout au niveau du collet, des renflements qui lui donnent un aspect moniliforme.

Les poils peladiques se trouvent au pourtour immédiat de la plaque peladique, à environ 1/2 centimètre de largeur.

La pelade peut atteindre toutes les parties velues, mais les régions les plus ordinairement touchées sont le cuir chevelu et la barbe.

Les aisselles et le pubis sont rarement envahis.

Au cuir chevelu, les sièges les plus fréquents sont les régions symétriques suivantes : sus-auriculaire, rétro-mastoïdienne, sus-mastoïdienne, nuchale, suscipitale, lambdoïde, médio-frontale, occipitale.

A la face, les régions angulo-maxillaire, sus-hyoïdienne, médio-mentonnière, labiales et sourcilières.

Traitement :

Le traitement de la pelade comporte des soins spéciaux suivant son siège :

1° *Au cuir chevelu.* — Le malade tiendra les cheveux

courts; au besoin, il portera perruque, si la pelade est trop étendue.

Il se savonnera 3 fois par semaine le cuir chevelu avec un savon au panama, savonnage suivi de lotions tièdes.

Après chaque savonnage ordinaire, tous les soirs, il fera une lotion avec :

Alcool à 90°.	100 gr.
Alcoolat de mélisse composé.	100 gr.
Teinture de cantharides	5 gr.
Huile de ricin	7 gr.
Résorcine	5 gr.
Sublimé	0 gr. 25 centigr.

Si le cuir chevelu présente un peu d'atonie, on pourra 2 *fois par semaine* user des préparations suivantes :

Chloroforme	
Acide acétique	āā parties égales.

Cette lotion sera appliquée chez les sujets à peau non irritable de la manière suivante :

Un tampon d'ouate hydrophile imbibé de cette lotion sera promené vivement sur la surface peladique; après quoi on fera une friction énergique avec un tampon d'ouate hydrophile sèche.

Si le sujet a une peau délicate, en usant des mêmes précautions, on se servira de la solution suivante :

Éther sulfurique à 62°	40 gr.
Essence de cannelle	2 gr.

2° *A la barbe.* — On rasera la barbe 3 fois par semaine. Après chaque rasage, savonnage avec un savon au panama.

Tous les soirs, le malade touchera les plaques pela-diques avec :

Eau de Cologne	100 gr.
Résorcine	5 gr.
Alcoolat de Fioraventi	5 gr.
Huile de ricin	1 gr.

PHTIRIASE

Nous nous occuperons des *poux de tête*, surtout fréquents dans les écoles malgré les visites semi-mensuelles des médecins de l'état civil. Les *pediculi capitis* fourmillent dans les cheveux; ils déterminent chez la jeune fille ou chez le jeune garçon d'abord des démangeaisons, puis ces démangeaisons gagnent la nuque et le cou, siège d'élection de la phtiriase du cuir chevelu, d'où grattage et, par conséquent, inoculation streptococcique (impétigo) et parfois favique, etc.

Traitement :

Le traitement, pour le cuir chevelu, est bien simple:

1° Couper les cheveux;

2° Laver ensuite le cuir chevelu avec du savon noir ou du savon au goudron;

3° Lotionner ensuite avec :

> Créoline pure...................... 10 gr.
> Eau tiède........................ 50 gr.

La créoline permet non seulement de détruire à coup sûr les pédiculi, mais aussi de faire cicatriser les lésions impétigineuses consécutives au grattage.

Le même traitement peut s'appliquer aux pédiculi pubis; mais on fera le savonnage après un bain dans lequel on aura mis 6 grammes de sublimé dans une quantité suffisante d'alcool pour les dissoudre.

Quant aux *pediculi vestimentorum*, la désinfection des effets et des literies à l'étuve Geneste et Herscher est nécessaire. Les démangeaisons consécutives seront bientôt calmées par des lotions, répétées deux fois tous les jours, dans lesquelles on mettra 1 litre d'une solution phéniquée à 10 pour 1.000.

Le malade se poudrera avec de la poudre de talc en sortant du bain, ainsi qu'après avoir fait des lotions, deux fois par jour avec la même solution.

PITYRIASIS CAPITIS (PELLICULES)

Cette alopécie est consécutive à la séborrhée du cuir chevelu et surtout à la séborrhée sèche. Vers vingt-cinq à quarante ans les individus, porteurs de cheveux abondants et parfois assez gras, éprouvent des démangeaisons et présentent une tendance à la sécheresse des cheveux et de la peau. Les sujets transpirant de la tête sont les plus facilement atteints.

A la suite de ces démangeaisons et de la sécheresse, survient une fine desquamation qui se détache spontanément et tombe sur les vêtements. Ces squames peuvent également tomber sous l'influence du grattage ou de l'action du peigne et de la brosse.

Partie du vertex, elle atteint les régions antérieures de la tête graduellement et symétriquement, puis les régions temporales. Par suite des démangeaisons, les pellicules deviennent plus abondantes; les cheveux, secs, cassants, tombent de plus en plus, tandis qu'aux régions pariétales et à l'occiput ils restent abondants et sains en apparence. Progressivement la chute des cheveux continue, et l'aspect dégarni du cuir chevelu se montre avec quelques pauvres petits cheveux ou duvets plus ou moins courts qui laissent une peau luisante et amincie avec alopécie par lésion des follicules pileux.

Il est vraiment malheureux que, dès l'apparition des pellicules, on ne songe pas au traitement, car, au bout de 8 ou 10 années au plus, la calvitie devient définitive.

Traitement :

Le traitement des pellicules, s'il est très bien suivi, ou plutôt si le malade veut s'astreindre à le suivre, revêt une grande simplicité.

Il faut s'astreindre au traitement suivant deux fois par semaine.

1° Se faire savonner ou savonner soi-même le cuir chevelu avec un savon au panama.

Se rincer ensuite avec :

Coaltar saponiné.....	2 cuillerées à soupe.
Eau tiède.............	1/2 cuvette.

Puis sécher le cuir chevelu avec des serviettes chaudes.

Passer ensuite dans le cuir chevelu une éponge douce imbibée de :

> Eau de Cologne .... 100 gr.
> Résorcine .... 3 gr.
> Chloral...................................... 2 gr.

PITYRIASIS ROSÉ DE GIBERT

Selon Hebra et Kaposi, cette affection doit être une trichophytie. Les examens histo-bactériologiques n'ont pu déceler dans les squames épidermiques aucune spore.

Ne pourrait-on pas la ranger, comme Leloir l'a fait, dans les maladies parasitaires? Tout y fait penser.

Cette maladie affecte souvent les sujets jeunes, surtout à l'âge de la puberté; elle évolue cycliquement et a une prédominance à éclater au printemps. Qu'il soit permis d'ajouter que dans le Nord l'affection se rencontre rarement.

L'affection débute ordinairement par de petites plaques grandes comme une pièce de 50 centimes, rosées, à centre pâle, à contours finement plissés et de coloration d'abord rouge, puis prenant la teinte chamois. L'épiderme brillant qui recouvre ce plissé ne se détache ni par le grattage ni par la curette. Il se fait seulement sous l'action du doigt une très dure desquamation.

La maladie partant du cou gagne successivement en descendant les bras, l'abdomen, les membres inférieurs. En un mois, elle guérit certainement avec le traitement suivant :

Traitement :

La première indication est de tenir le malade au lit.

Bains légers de 10 minutes de durée avec une livre d'amidon et un quart de litre d'une solution phéniquée à 10 pour 1.000.

Poudrer ensuite le malade avec :

> Salicylate de bismuth...................... 5 gr.
> Poudre de riz.............................. 45 gr.

PITYRIASIS VERSICOLOR

Le pityriasis versicolor est causé par le *Microsporon furfur*. Ce champignon inoculable aux animaux, d'après Köbner, n'est pas cultivable d'après les essais de Spietschka. Il respecte les ongles et les poils.

Les placards de pityriasis versicolor sont caractérisés objectivement par des taches de coloration jaune chamois, café au lait, faisant parfois une légère saillie au-dessus de la peau. Elles revêtent parfois la couleur grise.

Leur siège d'élection est le thorax; mais le tronc peut être envahi dans sa totalité et présenter sur toute son étendue non seulement quelques taches interrompues, mais une sorte d'enduit généralisé, comme Leloir l'a observé chez un soldat d'infanterie de marine que l'on croyait atteint de mélanodermie : le diagnostic fut fait, grâce au signe du coup d'ongle qui détache un copeau gras et mollasse.

Il est à noter que le pityriasis versicolor, affection parasitaire, se développe surtout chez les arthritiques et les paludéens.

Traitement :

Le malade prend un bain de 20 minutes de durée, dans lequel il se savonne avec du savon noir.

Revenu du bain, il se graisse avec la pommade suivante :

Vaseline......................................	30 gr.
Biborate de soude......................	3 gr.
Oxyde jaune Hg...........................	1 gr.

PRURIGO DE HEBRA

Le prurigo de Hebra, quoi qu'en disent les auteurs, est une dermatose congénitale qui, semblable à l'ichthyose, peut non seulement s'améliorer, mais même disparaître, si le sujet vient à temps consulter le médecin et si le diagnostic est fait.

Le prurigo de Hebra (lichen polymorphe chronique) constitue une véritable entité pathologique, dont la nature ne nous est pas encore connue au point de vue anatomo-pathologique.

D'après les cas que Leloir a pu examiner dans la clientèle hospitalière et particulière, l'éruption se présente au début sous forme de papules polygonales simulant une vésicule, vésicule qui ne s'affaisse pas à la piqûre. On ne peut mieux la comparer qu'à l'élevure transparente qu'aurait faite une tête d'épingle refoulant la peau de dedans en dehors. Ces sortes de lésions élémentaires siègent sur tout le corps, excepté à la face où leur rareté est extrême et où leur présence constitue, suivant Leloir, le prurigo de Hébra renversé.

Ces lésions élémentaires sont excessivement prurigineuses; le prurit est parfois tellement intense que les malades se mettent littéralement en sang.

Par suite du grattage, la peau, sans cesse excoriée, irritée, est le siège de pustules d'echthyma et de furoncles; en somme, toutes les lésions suppuratives d'origine streptococcique s'y rencontrent.

La peau des membres inférieurs, surtout affectée dans cette dermatose, s'épaissit, devient dure, affecte l'état lichénoïde des vieux eczémas. Il se forme en cette région des plaques lichénoïdes qui peuvent, vu le manque de soins, se réunir et faire ressembler la peau des membres inférieurs à de vieux troncs d'arbre vermoulus et fendillés.

Par suite de ces poussées successives de grattage, d'echthyma et de lichénification, les ganglions lymphatiques des régions inguinales, surtout les ganglions sus-épitrochléens et axillaires s'hypertrophient et deviennent souvent visibles à l'œil nu.

L'éruption disparaît de temps en temps. Le malade, au moment de l'hiver, voit revenir une poussée aiguë, se gratte et perpétue ainsi son affection, surtout s'il néglige les prescriptions que lui a faites son médecin.

Traitement :

Le traitement du prurigo de Hebra doit être avant tout un traitement de propreté.

Aussi faut-il que le malade soucieux de sa santé prenne des bains fréquents et se soigne également par les emplâtres spéciaux prescrits ci-dessous. Il faut considérer le traitement sous deux aspects :

1° Les malades aisés pourront :

Prendre tous les quatre jours un bain d'une demi-heure de durée avec 1/4 de litre de glycérine et 500 gr.

de gélatine, puis se recouvrir d'emplâtre à l'huile de foie de morue.

Dans les localités où le pharmacien sur place peut user d'un sparadrapier, il exécutera l'emplâtre suivant :

Huile de foie de morue ......   1 litre.
Cire jaune....................   1 kilogr.
Colophane.....................   350 gr.
Emplâtre diachylon ....   2.000 gr.
   F. s. a. pour 30 mètres.

2° Quant aux malades qui disposent de peu de ressources ou ont recours au bureau de bienfaisance, leur traitement consistera en badigeonnages semi-quotidiens avec du goudron de Norvège pur et des bains avec de la glycérine et 1/4 de litre de solution phéniquée à 10 p. 1000.

Le malade doit être, en outre, soumis au traitement interne par l'huile de foie de morue.

PRURITS

Le prurit de la peau, trouble fonctionnel des nerfs cutanés, survient en quelque sorte spontanément. Il se manifeste ordinairement par des démangeaisons, des cuissons, des picotements, survenant par accès presque toujours, mais pouvant être continus.

La sensation douloureuse du grattage débute en un point quelconque du corps. Le malade, en se servant de ses mains, de brosses, de linge rude, etc., s'excorie lui-même la peau. La peau excoriée, le prurit cesse : la douleur de l'excoriation fait place à la démangeaison et donne au malade une sensation de soulagement et de bien-être. Les nuits sont surtout pénibles, alors que le malade n'est plus surveillé et peut s'adonner sans gêne au grattage.

A la suite de ces grattages répétés, les lésions cutanées provoquées par les ongles ou par d'autres moyens sont très accusées. A part les raies sanguinolentes, les téguments sont secs et rugueux ; à la longue ils s'épaississent, s'indurent et deviennent lichénoïdes.

Le prurit conduit facilement à l'épuisement nerveux, car il provoque l'insomnie, voire même, chez certains malades, des idées de suicide.

I. PRURITS GÉNÉRALISÉS

1° PRURIT HIEMALIS. — Le prurit hiemalis, décrit par Duhring, ne survient ordinairement que dans la saison froide. Les sensations de prurit, de brûlure, parfois intolérables, s'exaspèrent, surtout quand le malade se déshabille et se met au lit. Son siège affecte surtout la face postérieure des jambes, qui sont presque absolument dépourvues de poils, grâce au grattage qui peut, s'il se prolonge, déterminer des excoriations et permettre l'entrée facile aux agents de la suppuration.

Traitement :

Le malade, surtout l'hiver, portera des caleçons de toile ou de baptiste.

La nuit, il onctionnéra les jambes avec :

Glycérolé d'amidon	40 gr.
Glycérine	10 gr.
Acide tartrique	2 gr.
Acide salicylique	1 gr.

Il sera bon, deux fois par semaine, de lui prescrire un bain frais de courte durée avec 1 litre d'une solution phéniquée à 10 pour 1000 et 500 gr. d'amidon.

2° PRURIT SÉNILE. — Le prurit sénile est une des formes les plus terribles des lésions nerveuses cutanées chez les vieillards. Il se développe d'ordinaire vers l'âge de soixante-cinq ans. La peau, dans ces cas, ne présente aucune lésion, aucune éruption visible. Par suite du grattage incessant, elle peut se pigmenter légèrement. Il est à noter que les doigts du malade, usés, polis comme l'ivoire, prennent la forme de baguettes de tambour.

Traitement :

Dans les cas bénins, on pourra employer des lotions bi-quotidiennes tièdes, soit avec une solution d'acide phénique à 10 pour 1000, soit avec une solution d'hydrate de chloral à 5 0/0.

On poudrera ensuite avec :

Talc...................................⎰
Sous-nitrate de bismuth..........⎱ āā 40 gr.
Oxyde de zinc........................... 10 gr.

Si le prurit est plus intense, on emploiera sur des territoires localisés les colles à l'oxyde de zinc, qu'on appliquera à l'aide d'un pinceau. Après dessiccation on recouvrira la peau de tarlatane, d'ouate et d'une bande.

II. PRURITS LOCALISÉS

1° Prurit anal. — Le prurit anal est presque continuel ; le plus souvent il survient par paroxysmes et provoque des sensations de cuisson, de brûlure, de picotement qui, momentanément, se calment par un grattage effréné.

L'anus peut avoir son aspect normal ; mais le plus souvent il est rouge et irrité, soit par le grattage, soit par le bol fécal durci, résultat de la constipation, qui d'ordinaire est la règle chez les malades ainsi atteints.

Au bout d'un temps plus ou moins long, l'eczéma lichénoïde peut compliquer ce prurit si désagréable.

Traitement :

Éviter la constipation. N'aller à la garde-robe qu'à la suite de laxatifs et qu'après avoir préalablement enduit l'anus de vaseline boriquée.

Se laver à l'eau boriquée tiède après l'évacuation. Se lotionner 2 fois par jour avec :

Infusion de feuilles de coca.............. 100 gr.
Solution d'acide borique à 3 0/0..... 100 gr.

Pansement fixe avec :

Vaseline................................. 40 gr.
Lanoline................................. 20 gr.
Talc..................................... 5 gr.
Biborate de soude........................ 3 gr.
Chlorhydrate de morphine................. 0 gr. 02.
Chlorhydrate de cocaïne.................. 0 gr. 01.

Dans les cas très rebelles, on peut essayer l'électrolyse qui guérit le prurit anal complètement.

2° PRURIT VULVAIRE. — Les symptômes décrits à propos du prurit anal peuvent à coup sûr s'appliquer au prurit vulvaire. Il y a ici à mettre en cause les troubles utérins (ménopause, affections de l'utérus et de ses annexes, écoulements plus ou moins irritants vaginaux consécutifs).

Le système nerveux joue ici un rôle surtout prépondérant, car il est excité par des démangeaisons insupportables. L'examen des urines, comme dans le cas d'eczéma vulvaire, s'impose, à cause de la glycosurie possible.

Traitement :

La malade devra faire une injection vaginale avec un litre d'eau bouillie et tiédie, dans lequel elle mettra une cuillerée à soupe de :

Alcool à 90°...........................	200 gr.
Tannin.................................	50 gr.
Teinture de ratanhia..................	25 gr.

Elle se lotionnera aussitôt après avec une solution d'hydrate de chloral à 1 0/0 et se poudrera ensuite avec :

Salicylate de bismuth..............	5 gr.
Oxyde de zinc.....................	10 gr.
Borate de soude...................	3 gr.

Le soir, elle fera un pansement pour la nuit avec de la tarlatane sans apprêt et stérilisée, enduite de la pommade suivante :

Glycérolé d'amidon................	20 gr.
Sous-nitrate de bismuth...........	1 gr.
Calomel...........................	1 gr.
Baume du Pérou....................	3 gr.

3° PRURIT SCROTAL. — Le prurit scrotal est la variété de prurit localisé la plus pénible et la plus rebelle.

Les démangeaisons sont continuelles, subissant des exaspérations plus ou moins fréquentes sous forme d'accès, obligeant le malade à se gratter même en public. Malgré ces grattages, les téguments ne présentent que peu de rougeur et d'épaississement, même au niveau du raphé médian, siège de leur maximum d'intensité.

Traitement :

Le malade devra porter un suspensoir bien fait et ouaté sur lequel il mettra la poudre conseillée pour le prurit vulvaire.

La nuit, si les démangeaisons sont trop fortes, il pourra se graisser avec :

> Glycérolé d'amidon...................... 40 gr.
> Lanoline................................ 20 gr.
> Bromure de potassium................... 2 gr.
> Goudron .... 1 gr.

Il sera bon, dans les cas de prurit vulvaire et scrotal, de faire prendre aux malades 3 à 4 capsules de panvalérine le soir avant de se coucher.

PSORIASIS

Le psoriasis est une affection de la peau, caractérisée par des squames d'un blanc nacré, tache de bougie, recouvrant une surface rouge, luisante, saignant facilement par le grattage après leur enlèvement.

Le psoriasis est très souvent l'apanage des personnes vigoureuses et à santé florissante. Les hommes y sont plus sujets que les femmes. On trouve souvent comme cause occasionnelle du début, une vive émotion morale, un traumatisme, en un mot une secousse nerveuse. Les névralgies sont fréquentes et, de ce fait, on peut en déduire que certainement le système nerveux doit jouer un certain rôle dans la pathogénie de cette affection. A noter les attaques de rhumatisme chez les psoriasiques.

Le psoriasis a pour siège de prédilection la surface d'extension des membres supérieurs et inférieurs (coude, genou, région sacrée et fesses). Le cuir chevelu est souvent envahi et l'éruption dépasse d'un demi-centimètre la bordure des cheveux. Les oreilles, le prépuce et le gland peuvent être quelquefois le siège de cette affection.

La lésion élémentaire du psoriasis apparaît au début sous la forme d'un petit point rouge recouvert d'une squame blanc nacrée, dont la blancheur s'exagère par le grattage et ressemble à de là bougie. Si l'on gratte encore, on trouve au-dessous de ces squames un derme rouge, luisant, lisse, non limitant (pellicule translucide). Un grattage un peu plus profond laisse apparaître un suintement sanguin (piqueté hémorrhagique).

Dans la forme vulgaire du psoriasis, la petite papule psoriasique s'agrandit, prend les dimensions d'une pièce de 50 centimes, de 1, 2 et même 5 francs (*psoriasis nummulaire*). Elle peut s'élargir et former même d'énormes plaques (*psoriasis orbiculaire*). Se joignant avec d'autres placards voisins, les lésions peuvent constituer des rubans allongés et sinueux (*psoriasis gyrata* et *figurata*), de larges placards soudés les uns aux autres et envahissant de grandes surfaces (*Psoriasis scutata*). Chez les vieux psoriasiques non soignés, non seulement les lésions peuvent envahir de grandes surfaces, mais se recouvrir d'amas épidermiques, parfois véritablement rocheux et constituer le *psoriasis rupioïde*.

Quant aux psoriasis siégeant aux plis de l'aine, aux jarrets, à l'aisselle, au pli interfessier, il faut les ranger avec Unna dans son eczéma séborrhéique. Ces sortes de psoriasis ne sont-elles pas des termes de passage entre le psoriasis et l'affection séborrhéique? Telle est la symptomatologie générale du psoriasis du corps. Il faut l'étudier maintenant au point de vue des régions que peut occuper cette éruption cutanée :

1° Le **psoriasis du cuir chevelu** est en quelque sorte limité. Il y est ordinairement superficiel, ne présente que quelques fines squames ou se recouvre d'amas stratifiés formant bosselures. La limitation est celle des cheveux qui, en tombant, sont secs et traversent perpendiculairement les lamelles psoriasiques.

2° **Le psoriasis des ongles.** — Ce siège est assez fréquent. Si la matrice unguéale n'est pas envahie, l'ongle porte des ponctuations, de petites cupules disséminées çà et là. Plus tard, par suite de l'envahissement de l'éruption, l'ongle s'amincit peu à peu, se sillonne de stries et de rainures transversales, et se détache de son lit par des productions cornées qui peuvent le faire complètement tomber.

Traitement :

On emploiera la thérapeutique suivante dans le psoriasis :

1° *Du cuir chevelu.* — La marche à suivre varie, si l'on a affaire à un homme ou à de jeunes sujets, et à une femme.

Chez l'homme et chez l'enfant, les cheveux seront coupés ras aux ciseaux et maintenus tels pendant la durée du traitement.

On savonnera le cuir chevelu tous les deux jours avec un savon au goudron ; on badigeonnera ensuite le cuir chevelu avec :

Goudron......................... 1 partie.
Alcool à 90°,..................... 5 parties.

Quand les agglomérations micacées du psoriasis seront tombées, le cuir chevelu sera graissé avec la pommade suivante :

Huile de cade....................... 15 gr.
Glycérolé d'amidon................. 120 gr.
Acide salicylique.................... 1 gr.

Chez la femme, où il est plus nécessaire de conserver la chevelure, des lavages à l'eau coaltarée, associés avec un savonnage au savon au panama, seront faits avant d'appliquer la pommade suivante :

Glycérolé d'amidon................. 40 gr.
Glycérine......................... 10 gr.
Biborate de soude................. 2 gr.
Huile de cade..................... 5 gr.

2° *Des membres.* — Ici encore nous devons envisager le traitement :

A. De l'habitant des villes, où le médecin peut le surveiller et voir l'effet des médicaments.

Ce malade prendra en conséquence un bain sulfureux, dans lequel il se savonnera avec du savon noir, et où il séjournera assez longtemps pour se débarrasser des productions squameuses dont il est couvert, et ce deux fois par semaine.

Aussitôt son bain, le malade fera ou celui qui l'accompagne lui fera un badigeonnage avec :

Acide chrysophanique .... 15 gr.
Chloroforme....................... 100 gr.

Ce badigeonnage sera suivi d'une application de la mixture suivante :

    Gutta-percha........................... 20 gr.
    Chloroforme........................... 100 gr.

Il faut avertir le malade qu'il doit cesser le traitement ci-dessus, quand il se développe des cercles rouges bistrés autour des placards psoriasiques, et lui dire de se montrer au médecin traitant.

B. L'habitant des campagnes ou des petites villes loin des grands centres ne peut bénéficier, ou retirera de mauvais résultats de la médication précédente.

En effet le malade ne peut prendre des bains. Il n'a à sa disposition que de grandes cuves à lessive, où il peut tout au plus se savonner, en vue de son traitement, pendant une demi-heure, deux fois par semaine.

Trois fois par semaine, il badigeonnera les endroits atteints avec :

    Goudron pur .... 15 gr.
    Alcool à 90° .... 25 gr.

Dans l'intervalle il se graissera avec :

    Glycérolé d'amidon................... 40 gr.
    Lanoline .... 30 gr.
    Résorcine .... 5 gr.
    Acide chrysophanique................ 2 gr.
    Acide pyrogallique................... 1 gr.

Quant aux *psoriasis à croûtes rupioïdes*, ils se décapent très bien et même guérissent très vite, soit avec l'emplâtre rouge de Vidal, soit avec l'emplâtre de Vigo, après décapage par des pansements humides.

3° Le *psoriasis des ongles* est justiciable des emplâtres rouges de Vidal et de Vigo après lavage antérieur à l'éther.

TRICHOPHYTIE

La tricophytie est une affection contagieuse, inoculable, qu'on observe dans l'enfance au cuir chevelu et sur la peau ; chez l'adulte, elle siège à la barbe sous forme de sycosis, et sur la peau en différentes régions.

Cette affection est fréquente dans les grands centres et, quoi qu'on en dise, elle est à l'état absolument épidémique chez les enfants des villages. Le cuir chevelu est le siège de prédilection du parasite chez les enfants. La contagion se fait par le grattage des poussières déterminées par le parasite au niveau des follicules (*Pityriasis alba*). Chez les adultes, le rasoir, la tondeuse remplissent le même rôle. La maladie peut se communiquer par les grands animaux (espèce bovine), et affecte la disposition des périfolliculites conglomérées en placards (Leloir), dont le pus donne des cultures de trichophyton.

Au cuir chevelu. — Tout à fait au début, la trichophytie se manifeste par une sensation de prurit et de picotement qui est rare chez les enfants qui, eux surtout, ne se plaignent pas. Peu après se forment des plaques arrondies, parfois circinées, parsemées de vésicules ou de vésico-pustules disparaissant assez rapidement. Le cuir chevelu, surtout au niveau des plaques, se recouvre d'une desquamation furfuracée abondante, d'aspect spécial, blanchâtre, formant autour des poils une collerette blanchâtre (*Pityriasis alba parasitaire*).

Le parasite, gagnant alors le follicule pileux et l'envahissant, fait tache d'huile dans le cuir chevelu et forme plusieurs îlots, où la peau, recouverte de squames grisâtres, présente un aspect chagriné.

Si l'on examine alors les cheveux, on trouve qu'ils sont clairsemés, secs, décolorés, ternes, friables et cassants. A la loupe et au compte-fils, la plupart de ces cheveux ne dépassent l'épaisseur de la plaque trichophytique que de 1 millimètre ; aussi cet aspect prend-il celui d'une tonsure ou d'une barbe rasée depuis plusieurs jours.

Les plaques trichophytiques peuvent se rencontrer sur tous les points du cuir chevelu. La nuque, le sommet de la tête, les tempes sont les régions le plus souvent atteintes.

Sur la peau des parties glabres. — La trichophytie des parties glabres peut occuper tous les points du territoire cutané. Son siège, de préférence, affecte le cou, la nuque, les poignets. Elle s'y caractérise par des lésions ovalaires ou circinées presque intactes ou squameuses au centre, à bordure formée de vésiculettes ou papulo-vésicules formant un liséré rouge peu élevé et présentant une desquamation assez prononcée.

Aux ongles. — La trichophytie des ongles est assez rare : elle est contagieuse cependant, aussi faut-il la connaître.

La trichophytose unguéale se traduit par l'apparition, sur les parties latérales de l'ongle, de petits points blanc jaunâtres, disposés en stries longitudinales. L'ongle, épaissi, gonflé, s'effrite facilement par la dissociation de ses éléments.

A la barbe et au dos des mains. — Cette variété décrite, en 1884, par Leloir et Duclaux comme péri-folliculite conglomérée en placards, est nettement, comme l'a montré Sabouraud, une variété de la trichophytie.

Elle est caractérisée à sa période d'état par une plaque saillante, arrondie, à bords nets, surélevés, formant macaron, à surface lisse légèrement mamelonnée, criblée en forme d'écumoire d'une grande quantité de petits orifices de la grosseur d'une tête d'épingle. L'expression de la lésion fait sourdre de ces orifices des gouttelettes de pus.

Ces péri-folliculites peuvent revêtir des formes phlegmoneuses et anthracoïdes.

Leur début se manifeste ordinairement sous forme de rougeurs diffuses et de papules prurigineuses, suivies bientôt de vésico-pustulation.

Traitement :

1° *Trichophytie du cuir chevelu.* — Faire couper les cheveux à la tondeuse enduite préalablement de glycérine pour empêcher le trichophyton de se disséminer. Cette coupe sera précédée d'une épilation de 2 centimètres de largeur au pourtour de toutes les plaques.

Ceci fait, le cuir chevelu sera savonné tous les trois jours avec un savon au sublimé.

On lotionnera ou plutôt on enduira le cuir chevelu, après avoir râclé préalablement, une fois pour toutes, les espaces trichophytiques à la gouje de Vidal, avec la lotion suivante :

Biiodure de mercure	0 gr. 15.
Bichlorure de mercure	1 gr.
Alcool à 90°	50 gr.
Glycérine	250 gr.
Us. ext.	

Aussitôt la lotion terminée, couvrir la ou les plaques avec l'emplâtre suivant :

    Bichlorure de mercure......... 1 gr.
    Biiodure de mercure............ 0 gr. 15.
    Emplâtre simple............... 200 gr.
        Étendu sur des morceaux de toile.

Avant chaque pansement, tous les trois jours, toucher légèrement avec un pinceau trempé dans de la teinture d'iode fraîche, après nettoyage des restes de l'emplâtre à l'éther sulfurique à 62°.

2° *Trichophytie des parties glabres.* — La trichophytie des parties glabres guérit très facilement avec un léger savonnage, même avec le savon de toilette. La teinture d'iode n'est pas nécessaire. Il suffit d'appliquer, pour ne pas provoquer d'irritation, la pommade suivante :

    Vaseline....................... 30 gr.
    Biborate de soude .... 3 gr.
    Oxyde jaune de Hg............. 1 gr.

3° *Trichophytie des ongles.* — La trichophytie des ongles sera traitée par de légers râclages à la gouje de Vidal, suivis d'attouchements légers à la teinture d'iode. Le pansement consistera en apposition, tous les deux jours, de bandelettes imbriquées, soit d'emplâtre de Vigo, soit d'emplâtre rouge de Vidal; le lavage préalable des lésions à l'éther avant le pansement est de règle.

4° *Trichophytie de la barbe.* — Après l'épilation, le pansement sera précédé d'une pulvérisation chaude, avec une solution d'acide salicylique à 10 pour 1.000 et, tous les 2 jours, d'un attouchement très léger à la teinture d'iode.

On recouvrira d'un pansement ouaté fait avec la pommade suivante :

    Axonge benzoïnée fraîche .... 70 gr.
    Oxyde de zinc..................... 30 gr.
    Acide salicylique................. 1 gr.
    Oxyde jaune de mercure............ 0 gr. 70.

Dans certains cas où les folliculites trichophytiques sont par trop volumineuses, la scarification ponctuée sera efficace.

5° *Trichophytie du dos des mains.* — Nous ne pouvons dire qu'un mot du traitement de cette variété trichophytique. N'étant, en somme, qu'un furoncle guêpier, elle est justiciable du traitement indiqué pour l'anthrax après avoir préalablement touché deux fois par semaine avec de la teinture d'iode.

URTICAIRE

L'urticaire est une éruption caractérisée par la production plus ou moins rapide d'élevures roses ou rouges, parfois décolorées au centre (*pomphi*); elles ressemblent à des piqûres d'ortie et sont le siège de sensations de brûlure, de cuisson, de chaleur, de tension, de picotement et de prurit.

L'urticaire peut être :

1° **Aiguë.** — Cette variété d'urticaire débute brusquement à la suite d'une indigestion. Elle peut s'accompagner de phénomènes généraux et de fièvre. Le malade éprouve ensuite une sensation de prurit et de cuisson, qui fait naître sous ses doigts des papules dures, saillantes, de formes diverses, arrondies et irrégulières, le plus souvent aplaties à leur sommet, affectant parfois des dispositions plus ou moins gigantesques.

L'urticaire aiguë peut se développer sur toutes les régions du corps : au cuir chevelu, aux paupières, au prépuce, et y déterminer des gonflements effrayants, mais exempts de gravité pour le malade.

L'urticaire aiguë peut aussi envahir la cavité buccale, le pharynx, l'épiglotte, les bronches, l'estomac. C'est, dans ces derniers cas (bronches, épiglotte, pharynx et estomac), que l'on envoie chercher le médecin ; quand il arrive, tout est fini, ce qui démontre bien la fugacité de l'urticaire aiguë.

L'urticaire aiguë peut être provoquée par des agents externes (piqûres de parasites), par des substances ingérées, ou par des médicaments.

2° **Chronique.** — C'est la variété d'urticaire désignée sous le nom de « dermographisme ».

Les personnes qui en sont atteintes ont la peau d'une impressionnabilité extrême au contact : il suffit de la frotter avec un instrument mousse pour provoquer, à l'instant même ou quelques minutes après, des dessins d'un blanc rosé, surélevés de 2 à 3 millimètres et plus, de diamètre variable, devenant blancs à un instant donné et entourés d'un cercle érythémateux. Malgré l'opinion de certains auteurs, l'urticaire chronique est le siège de fréquentes et importunes démangeaisons, qui résultent certainement de l'écart de régime, ou de l'état urologique des malades.

Traitement :

Urticaire aiguë et chronique. — 1° Traitement interne : Le malade, ordinairement sous le coup d'une indigestion ou d'une absorption de substances toxiques, devra prendre d'abord un purgatif ou un éméto-cathartique. Donnez ensuite une alimentation simple (viandes blanches, fruits cuits, légumes verts cuits et eaux minérales) (Vichy).

Le valérianate d'ammoniaque, mais particulièrement la panvalérine, rend de grands services surtout chez les malades nerveux et impressionnables, à la dose de 0 gr. 50 à 1 gr. par jour pris dans l'après-midi (4 heures).

2° Traitement externe : Le traitement externe consistera surtout :

A. En bains à 30°, de 20 minutes de durée, avec 500 gr. d'amidon, 125 gr. de glycérine et, suivant les moyens pécuniaires du malade, soit un demi-litre de vinaigre de vin, soit 100 gr. d'eau de Cologne ;

B. Matin et soir, le malade se lotionnera le corps avec une solution de phéno-salyl à 4 gr. pour 1.000, et se poudrera avec :

Salicylate de bismuth	5 gr.
Poudre de riz	30 gr.
Talc de Venise	10 gr.

C. Si les démangeaisons continuent. Alors on graissera les parties les plus prurigineuses avec :

Glycérolé d'amidon	30 gr.
Glycérine	20 gr.
Acide tartrique	1 gr.

VÉGÉTATIONS

Les végétations sont des excroissances plus ou moins longues, pédiculées, d'un rouge vif, humides, et parfois très suintantes. Elles se développent le plus souvent par groupes sur les surfaces cutanées et muqueuses.

Elles siègent ordinairement aux organes génitaux et aux régions péri-génitales chez l'homme et la femme.

Presque toujours en relation avec une affection vénérienne ou syphilitique, elles peuvent s'observer en dehors des affections précédentes, comme par exemple chez les femmes enceintes. Il faut mettre en ligne de compte la malpropreté ou le peu de soins donnés à ces régions par les malades.

Traitement:

Chez la femme enceinte, le traitement des végétations désespère souvent le praticien. L'accouchement terminé, elles disparaissent comme par enchantement. Aussi doit-on se borner à des soins de propreté (lavages à la liqueur de Labarraque en solution à 20 pour 1.000); on graissera, le soir, la vulve avec de la pommade au calomel.

Chez l'homme, chez la femme hors de l'état de grossesse, le traitement le plus rationnel est le râclage à la curette de Wolkmann.

Cette opération, surtout chez les malades pusillanimes et dans la clientèle, sera précédée d'une anesthésie locale au moyen d'un tampon d'ouate hydrophile boriquée, trempée dans une solution de chlorhydrate de cocaïne à 1 pour 5 pendant un quart d'heure.

Les végétations râclées, l'hémostase sera faite avec des tampons imbibés d'éther sulfurique. Les plaies d'abrasion seront ensuite saupoudrées de poudre de calomel, puis plongées, pour ainsi dire, dans un pansement humide fait avec des compresses de tarlatane sans apprêt, trempées dans l'eau salée saturée et recouvertes de taffetas gommé.

Le dernier pansement exécuté, le malade, le soir, enduira le tout de pommade au calomel à 1 ou 2 pour 5 d'axonge.

VERRUES

Nous ne nous occuperons ici que des *verrues planes juvéniles* s'observant en grande abondance à la face et au dos des mains, caractérisées par de toutes petites saillies aplaties, de la grosseur d'une tête d'épingle, disséminées sans ordre ordinairement, parfois groupées en séries linéaires suivant les traces de grattage.

Traitement:

On voit, en certains cas, les verrues disparaître sans qu'aucune médication ait été instituée.

Faut-il laisser ces végétations des mains sans traitement? Non.

Car, d'après ce que Leloir a pu observer, nombre de végétations du dos des mains ont disparu, grâce au savonnage des mains avec un savon au goudron poncié, et à leur pansement la nuit avec des bandelettes imbriquées d'emplâtre salicylé.

VULVITE AIGUË DES PETITES FILLES

Nous ne nous arrêterons pas aux cas où la petite fille a couché avec une de ses sœurs plus âgées atteinte de vaginite blennorrhagique, car alors l'enfant est naturellement infectée. Selon nous, dans bien des cas, il faut surtout surveiller la masturbation, l'intertrigo et les oxyures.

L'enfant, au point de vue symptomatique, dans tous les cas, tache son linge ; la vulve est d'abord rouge, par suite des manœuvres de masturbation ; puis, consécutivement à ces excitations surviennent des sensations de cuisson et des démangeaisons qui s'exaspèrent. Par suite du grattage, le suintement qui était d'abord séreux, devient franchement purulent.

Cette vulvite ne dure que quinze ou vingt jours quand le traitement est bien ordonné et surtout bien suivi.

Traitement:

Empêcher l'enfant de se gratter, et pour cela prescrire:

Trois fois pas jour, une lotion avec une infusion de feuilles de coca tiède et filtrée.

Poudrer, aussitôt la lotion faite, les parties encore humides avec :

Salicylate de bismuth	5 gr.
Sous-nitrate de bismuth	2 gr.
Talc	40 gr.

Le soir, après la dernière lotion faite, on graissera l'enfant avec :

Vaseline	40 gr.
Lanoline	50 gr.
Biborate de soude	5 gr.
Calomel	0 gr. 50.

ZONA

Le zona, rangé par Leloir dans le groupe des dermatoneuroses indicatrices est caractérisé par une éruption de vésicules où plutôt de bulles, disposées en corymbes sur des surfaces érythémateuses, suivant parfois le trajet et la distribution des nerfs sensibles de la région envahie.

Le zona débute insidieusement. Le malade ressent une légère sensation de picotement et de cuisson, parfois de violentes douleurs névralgiques avec phénomènes généraux. Suivent de près des plaques érythémateuses, rosées ou d'un rouge vif, ordinairement un peu surélevées au-dessus de la peau. De forme généralement ovalaire, elles peuvent être elliptiques et même affecter des dispositions très dissemblables entre elles. Séparées les unes des autres par des intervalles de peau saine, elles deviennent, surtout au tronc, confluentes et constituent un véritable ruban de plusieurs centimètres de large. Vers le centre de la plaque, la peau devient un peu plus papuleuse et forme des sortes d'élevures sur lesquelles se développent de toutes petites vésicules perlées, brillantes, dont la grosseur varie, à la période d'état, de celle d'une petite épingle à celle d'une lentille. Elles peuvent devenir confluentes et former de véritables phlyctènes.

Le liquide que ces lésions renferment est ordinairement

citrin, transparent. Il devient opalescent, quelquefois même franchement purulent. Parfois aussi les vésicules renferment dans leur sérosité des stries sanguinolentes et constituent le *zona hémorrhagique*.

La plupart du temps, le zona disparaît par dessiccation des vésicules, sur lesquelles apparaissent des croûtes jaunâtres, brunâtres, violacées, qui peuvent laisser des cicatrices indélébiles (à signaler les vergetures au niveau du zona intercostal).

Enfin, chez les vieillards, les alcooliques, les tuberculeux à la dernière période, le derme se gangrène au niveau des plaques zostériformes et laisse à leur place des plaies dont la cicatrisation est plus ou moins lente à se faire.

Les territoires le plus souvent affectés par le zona sont ceux desservis :

1° Par les ramifications superficielles de la première branche du trijumeau ;

2° Par les branches ascendantes du plexus cervical superficiel ;

3° Par les branches descendantes du même plexus ;

4° Par les branches du plexus brachial ;

5° Par les nerfs des troisième, quatrième, cinquième, sixième et septième paires dorsales ;

6° Par les branches abdomino-génitales supérieures et inférieures ;

7° Par les branches inguino-cutanées externes, génito-crurales, obturatrices du plexus lombaire ;

8° Par les branches du plexus sacré, surtout les nerfs honteux.

Le zona est ordinairement unilatéral. La bilatéralité des lésions peut quelquefois mettre sur la trace de lésions peut-être graves du système nerveux.

Traitement :

Le traitement du zona doit être subordonné à la période où en est le malade.

1° A la période érythémateuse et érythémato-vésiculeuse, le zona peut se guérir en quelque temps par l'application de compresses ou de gaze trempées dans de l'eau de Botot pure ou dans :

Eau de Cologne	100 gr.
Résorcine	5 gr.
Menthol	0 gr. 50.

Le malade doit-il voyager, on poudrera la surface vésiculeuse de :

Salicylate de bismuth.............. 5 gr.
Poudre de riz .... 45 gr.

Recouvrir d'ouate et d'une bande de flanelle.

2° Si le zona est arrivé à sa période de vésico-pustulation avec suppuration, il ne faut pas hésiter à appliquer des pansements avec des morceaux de gaze graissée avec :

Vaseline...................... 100 gr.
Talc.......................... 20 gr.
Oxyde de zinc................. 10 gr.
Salicylate de bismuth......... 10 gr.
Acide borique .... 5 gr.
Salol......................... 1 gr.

Recouvrir d'ouate. Pansement renouvelé toutes les 24 heures.

Comme traitement général, prescrire de la valériane sous forme de panvalérine ; donner aussi, selon les cas, du bromure de potassium, 1 à 2 gr. par jour.

RÉGIMES ALIMENTAIRES

On appelle régime alimentaire l'ensemble des aliments nécessaires et suffisants pour réparer les pertes subies par l'organisme du fait de l'activité des tissus.

Ce régime doit varier avec l'état de santé ou de maladie de l'individu ; à l'état sain, l'individu consomme une certaine quantité d'aliments qui forme le régime normal ou physiologique ; à l'état de maladie, il consomme une ration différente, diminuée le plus souvent dans sa quantité, quelquefois augmentée comme dans la suralimentation, toujours modifiée dans sa constitution.

Il y a donc lieu de distinguer un régime de maladie à côté du régime de santé ; en outre, on doit, en se basant sur la nature des aliments qui constituent le régime, distinguer le régime lacté, le régime carné, le régime végétarien et le régime mixte.

RÉGIME NORMAL.

A l'état de santé, l'individu suit un régime mixte dans la composition duquel entrent, suivant des proportions variables, les différentes sortes de viande, les végétaux, les œufs et le lait.

La quantité de ces aliments, consommés en un jour, constitue la ration.

Celle-ci est plus ou moins abondante, suivant l'âge, l'appétit de l'individu, le travail physique, le séjour au grand air ou dans une atmosphère confinée.

Une ration est suffisante quand elle permet de réparer les pertes subies par l'organisme, ce qui se traduit par une stabilité du poids de l'individu et par la possibilité pour celui-ci de se livrer à son travail habituel.

Quand la ration est insuffisante, le poids du corps diminue, les forces subissent également une diminution, l'individu éprouve une sensation de faiblesse à laquelle fait suite l'inanition si la ration reste insuffisante.

Au contraire, si la ration est trop copieuse, l'estomac et l'intestin ne parviennent à digérer et à assimiler qu'une partie de cette ration ; le reste forme une surcharge qui peut devenir le point de départ de phénomènes d'auto-intoxication, si l'on n'augmente pas la puissance digestive de l'individu au moyen des ferments digestifs : pepsine, papaïne, pancréatine, etc., comme nous le verrons plus loin en étudiant la suralimentation.

RÉGIME CARNÉ.

C'est un régime dans lequel la viande entre dans une proportion très importante ; la viande, en effet, n'est jamais utilisée à l'exclusion de tout autre aliment ; on y joint toujours du pain et souvent des légumes.

Les viandes sont les aliments les plus riches en albuminoïdes ; les plus employées sont les viandes de boucherie : le bœuf, le mouton, le veau, le cheval et le porc. Les viandes sont utilisées fraîches (par exemple, les viandes de boucherie), conservées ou salées. Indépendamment de ces viandes, l'homme fait encore usage, pour sa nourriture, de poissons et d'oiseaux.

D'après Hoffmann, la viande la plus riche en matières albuminoïdes est la viande d'oiseaux, puis vient celle des mammifères, puis celle des poissons.

La viande des oiseaux renferme pour 1.000 parties :

Eau .... 717 à 773
Parties solides .... 237 à 282

Celle des mammifères :

Eau .... 745 à 783
Parties solides .... 217 à 255

Celle des poissons :

Eau 800
Parties solides 200

Sur la quantité des parties solides, les matières organiques entrent pour une très grande proportion, pour plus de 90 0/0

La richesse en eau des viandes les plus employées est la suivante :

Bœuf	734 pour 1.000
Veau	738 —
Mouton	727 —

La substance albuminoïde la plus répandue dans la viande est connue sous le nom de myosine. A côté d'elle, on trouve encore de l'albuminate de potasse en assez grande quantité (environ 30 0/0), de la créatine, de la xanthine, de l'acide inosique, de la taurine, de l'inosite : on trouve également ment du glycogène, surtout dans le foie des animaux de boucherie ; des acides lactique et phosphorique, puis des substances minérales diverses : potasse, soude, chaux, magnésie, silice, chlorure de sodium et oxyde de fer.

RÉGIME VÉGÉTARIEN.

C'est un régime composé exclusivement de végétaux. On peut, en effet, arriver à se nourrir de végétaux à l'exclusion de tout autre aliment, mais le plus souvent on y ajoute du lait et des œufs.

Les légumes les plus employés sont : les pommes de terre, les haricots, les pois, les salades, les carottes, les choux, les navets, les poireaux, les oignons, les fèves, les lentilles, les asperges, l'oseille, les épinards, les tomates, le céleri, les artichauts.

Les uns : pommes de terre, haricots, fèves, lentilles, pois, appartiennent à la classe des féculents dont la composition générale est la suivante, d'après Pauchet :

Eau	137
Albuminoïdes	234
Hydrates de carbone	569
Matières extractives	18
Matières grasses	20
Sels minéraux	22
	1000

Les féculents sont surtout riches en hydrates de carbone qui entrent dans leur composition pour plus de la moitié; ils renferment environ un quart de matières albuminoïdes.

Quant aux sels minéraux, ce sont, par ordre d'importance, les sels de potasse et de chaux, puis les sels de soude, les composés phosphorés, les sels de magnésie, le chlorure de sodium, les silicates, puis les composés ferrugineux.

Certains végétaux, tels que les lentilles et les fèves, renferment plus d'acide phosphorique diversement combiné que de sels de potasse, tandis que la pomme de terre et le navet contiennent, au contraire, surtout de la potasse.

Les légumes verts et herbacés sont surtout composés de cellulose, ils renferment aussi une notable quantité de sels et quelques substances albuminoïdes. Le céleri, le chou, le cresson contiennent des principes azotés et aromatiques ; la laitue, les épinards, la chicorée renferment un peu d'amidon et des sels (oxalate et malate de chaux, oxalate et malate de potasse). Une troisième catégorie de légumes verts se caractérise par une grande quantité de sels acides (oxalates, malates et citrates); ce sont : la tomate, l'asperge et l'oseille.

RÉGIME LACTÉ.

C'est un régime composé exclusivement de lait. Le lait, en effet, renferme à la fois de l'eau, des sels, des substances grasses, des albuminoïdes, représentés surtout par de la caséine, et des hydrocarbures représentés par le sucre de lait.

Pendant les premiers mois de la vie, le lait est suffisant pour l'entretien et l'accroissement de l'organisme ; au-delà d'un certain âge, le lait constitue un aliment précieux dans un grand nombre de circonstances, indispensable dans certains états pathologiques. On emploie le lait de femme, le lait d'ânesse, le lait de chèvre, mais surtout le lait de vache.

L'emploi du lait ne peut être prolongé pendant longtemps, car le malade se lasse vite du mauvais goût que le lait provoque dans la bouche. On y remédie en recommandant de couper le lait d'une certaine quantité d'eau alcaline (Vichy-Célestins, Vals, etc.) ou, mieux, d'avaler une gorgée d'eau alcaline pure après chaque tasse de lait. On peut encore ajouter au lait un peu d'eau de chaux (une cuillerée à soupe par tasse de 250 grammes), ou un peu d'eau de menthe, de café, de kirsch, d'essence d'anis. Chez les malades difficiles, on est autorisé à remplacer le lait ordinaire par le lait fermenté (képhyr ou koumis).

Lait de femme. — La densité est de 1030, sa réaction légèrement alcaline. Le lait renferme environ pour 1.000 parties :

Eau	890
Sels	2
Lactose	50
Beurre	43
Caséine	15

Lait d'ânesse. — C'est celui dont la composition se rapproche le plus de celle du lait de femme ; d'après Péry, la densité est 1032, et sa richesse en eau de 914 pour 1.000 ; le lait d'ânesse a donc une valeur moins nutritive que le lait de femme, les autres éléments se trouvant en quantités à peu près égales dans les deux sortes de lait.

Lait de chèvre. — Ce lait se caractérise par sa grande richesse en caséine dont le taux monte jusqu'à 44 pour 1.000.

Lait de vache. — C'est le plus employé. Sa densité est de 1033 et, d'après Moleschott, sa composition est la suivante :

```
Eau............................................... 855
Graisse........................................... 45
Matières azotées.................................. 55
Matières hydro-carbonées.......................... 40
Sels minéraux.....................................  5
```

Parmi les matières minérales, certaines se trouvent en assez grande quantité : ce sont l'acide phosphorique, la potasse, la chaux, le chlorure de potassium ; d'autres existent en quantité moyenne : le chlorure de sodium, la soude, la magnésie, l'acide carbonique ; enfin, on rencontre de faibles quantités d'oxyde de fer, d'acide sulfurique et de silice. La composition du lait n'est pas toujours identique, elle varie avec la race et l'alimentation de la vache, avec le nombre de traites, etc.

Il est préférable de se servir d'un mélange de lait provenant de plusieurs vaches plutôt que d'avoir toujours recours au lait d'un seul animal, car, indépendamment de l'effet nuisible tenant aux variations dans la composition du lait, on évite plus facilement la contagion de la tuberculose, Gerhardt ayant démontré que le lait d'une vache tuberculeuse devient inoffensif quand on le mélange à une grande quantité de lait.

Technique du régime. — Le lait peut être utilisé frais, bouilli ou stérilisé. Quand il a été bouilli, sa composition est peu modifiée, il a perdu un peu de substances albuminoïdes et de phosphates par suite de la formation d'une pellicule à sa surface ; mais il a été surtout privé de ses gaz. La stérilisation, au contraire, modifie le lait au point de vue de sa valeur nutritive, par suite de la transformation de la caséine.

On a encore préconisé le lait filtré, le lait centrifugé, mais ces différentes variétés de lait ne sont guère utilisées en pratique.

Le régime lacté offre certains inconvénients : le plus fréquemment observé est la *constipation*, qui résulte d'une diminution de la quantité des matières fécales. Quelquefois cette constipation est précédée ou entrecoupée par des périodes de diarrhée.

Un autre inconvénient, également fréquent, est le *mauvais goût* de la bouche, qui, chez certains malades, devient si accusé qu'il constitue une véritable intolérance buccale. En ce cas, on devra ajouter au lait un peu de substances d'un goût agréable, telles que l'eau de fleurs d'oranger, l'essence d'anis, la vanille, le kirsch. Si ce moyen ne suffit pas, on recommandera au malade de se gargariser, ou simplement de se laver la bouche, avec un peu d'eau additionnée d'alcoolat de menthe, d'essence de thym ou d'eau dentifrice quelconque.

Dans certains cas, l'usage du lait provoque une *intolérance gastrique;* celle-ci est plutôt due au fonctionnement défectueux de l'estomac qu'à la nature du régime, et, pour la faire disparaître, il suffit le plus souvent de faire suivre au malade, en même temps que le régime lacté, un traitement médicamenteux approprié. C'est ainsi que dans l'hypochlorhydrie on pourra remplacer le lait ordinaire par le koumis ou par le kéfir.

La quantité de lait suffisante pour la ration quotidienne oscille entre 3 et 5 litres; ce dernier chiffre est difficile à atteindre; généralement on ne dépasse pas 4 litres.

Dans 4 litres de lait, l'homme trouve une quantité suffisante d'eau, de substances albuminoïdes, de matières grasses, de sels, mais il n'absorbe pas assez de substances hydrocarbonées.

Le lait peut être pris chaud ou froid, bouilli ou cru, sucré ou salé, selon le goût du malade. On l'additionne souvent de différentes substances, ainsi que nous l'avons déjà dit. Le malade soumis au régime lacté devra faire un nombre de repas variable avec la quantité à absorber et avec le degré de tolérance de son estomac.

Deux procédés sont en usage : celui des *doses espacées* et celui des *doses rapprochées.* Dans le premier, on fait avaler une dose variant entre 250 et 500 gr. toutes les 3 heures en commençant très tôt le matin et en poursuivant les prises de lait jusque dans la nuit. Dans l'autre procédé, on fait prendre au malade 100 à 200 gr. de lait à la fois toutes les heures, en lui recommandant de boire très lentement, en ayant soin de commencer de bonne heure dans la matinée et de ne cesser que le soir ou dans la nuit.

Résultats. — Le régime lacté produit des effets diurétiques remarquables ; sous son influence, la tension artérielle augmente, la quantité des urines s'élève, de même que le degré d'acidité.

C'est le régime antitoxique par excellence. Il diminue la toxicité urinaire, la toxicité de l'intestin et la toxicité sanguine.

Indications. — Il est donc indiqué dans les circonstances si nombreuses où l'on se propose de provoquer la désintoxication de l'organisme. Le régime lacté trouve encore son indication dans toutes les affections gastro-intestinales où l'on veut éviter l'action irritante des aliments sur la muqueuse.

Accidents. — A côté de ces inconvénients tenant à la nature du régime, on a pu observer dans des circonstances assez rares des accidents provoqués par une administration défectueuse du lait. Chez les dilatés stomacaux, le régime lacté, même administré par le procédé des petites doses, a quelquefois occasionné des phénomènes assez sérieux d'intolérance gastrique. Chez les hyperchlorhydriques, le lait peut se coaguler en masse et provoquer par voie réflexe des troubles dans la circulation cardio-pulmonaire. Ces troubles sont particulièrement graves s'ils se produisent chez des sujets présentant en même temps une affection cardiaque.

Enfin, par suite de l'augmentation de la tension vasculaire qu'il provoque, le régime lacté peut occasionner chez les artério-scléreux et surtout chez les cardiaques artériels des troubles dus à l'exagération de la tension artérielle, déjà augmentée chez les malades de cette catégorie.

RÉGIMES ALIMENTAIRES DANS LES MALADIES

Toute maladie provoque des modifications dans la nutrition générale de l'organisme, ainsi que dans les fonctions digestives et assimilatrices : il est donc indiqué de faire prendre au malade une ration alimentaire en rapport avec ces modifications.

L'importance du régime alimentaire au cours des affections est capitale ; dans certains cas, le traitement médicamenteux s'efface derrière les prescriptions alimentaires ; il en est ainsi dans les maladies de la nutrition et, en particulier, dans le diabète. Cette importance du régime alimentaire est tout aussi grande dans le traitement des affections gastro-intestinales.

MALADIES INFECTIEUSES.

Dans toute maladie infectieuse d'ordre médical, chirurgical ou obstétrical, les voies digestives sont dans un état d'insuffisance caractérisé par une diminution des fonctions sécrétoires et contractiles ; tout aliment, pour peu qu'il ne soit pas d'une digestion très facile, risquera donc de provoquer des résorptions toxiques au niveau de la muqueuse gastro-intestinale.

On est ainsi amené à instituer le régime lacté dans la plupart des maladies infectieuses. Dans certains cas, on donnera en même temps que le lait des vins généreux, du champagne, du thé, du café, de l'alcool, quand il existe une tendance à la prostration et à condition toutefois que les reins soient sains.

Quand les symptômes infectieux s'amendent, on permet l'usage des œufs, puis des viandes blanches : poulet, veau ; puis les purées féculentes légères, préparées avec du lait, des œufs et un peu de beurre.

Faut-il donner du bouillon ? Les familles posent toujours cette question, et beaucoup de médecins tolèrent l'usage du bouillon sans avoir jamais eu l'occasion de le regretter. Pourtant, Gaucher considère le bouillon comme une solution de matières extractives, véritables poisons pour l'organisme.

OBÉSITÉ.

Tous les régimes peuvent se résumer en quelques règles :

1° Absorber le moins possible de boissons et surtout de boissons fermentées telles que la bière ;

2° Interdire l'usage des aliments capables de fournir de la graisse : corps gras, sucres, hydro-carbones ;

3° Permettre de manger les autres aliments en petite quantité.

Les principaux régimes préconisés contre l'obésité sont les suivants :

Régime d'Ebstein. — Déjeuner avec 250 gr. d'infusion de thé noir sans lait, ni sucre, et 50 gr. de pain blanc grillé et beurré.

Dîner composé d'un potage gras, de 120 gr. de bœuf et de légumes verts en petite quantité. Défendre les farineux et le sucre. Comme boisson, deux verres de vin blanc et, après le repas, une tasse de thé.

Souper avec une tasse de thé, un œuf ou 100 gr. de viande rôtie ou de jambon et 30 gr. de pain beurré.

Régime d'Œrtel. — Déjeuner : 150 gr. de thé ou de café avec 75 gr. de pain.

Dîner : 100 gr. de soupe, 200 gr. de viande, légumes verts à volonté, 25 gr. de pain ; comme dessert : 100 à 200 gr. de fruits, frais de préférence ; pas de boissons ou en petite quantité, un quart de litre de vin léger au plus.

Goûter : une tasse de thé ou de café, sans pain ou avec un peu de pain.

Souper : un ou deux œufs à la coque, 150 gr. de viande, 25 gr. de pain, quelquefois un peu de fromage ou des fruits, un quart de litre de vin.

Régime de Schweininger. — A 7 heures du matin, une côtelette ou un filet de sole avec un peu de pain sans beurre.

A 8 heures : une tasse de thé sucré.

A 10 heures et demie : un demi petit pain fourré de viande ou de saucisse.

Dîner à midi : pas de potage ni de pommes de terre, deux verres de vin blanc, légumes verts, viande, œufs, fromage, oranges.

A 4 heures du soir : thé sucré.

A 7 heures : petit pain avec fromage.

A 9 heures : viande froide, œufs, salade, deux verres de vin.

Régime de Dujardin-Beaumetz. — Déjeuner : 25 gr. de pain, 50 gr. de viande, 200 gr. de thé léger sans sucre.

Dîner : 50 gr. de pain, 100 gr. de viande ou deux œufs, 100 gr. de légumes verts, 15 gr. de fromage, fruits à volonté.

Souper : même menu qu'au dîner.

Ce régime se caractérise par une grande réduction des boissons et par la suppression des aliments aqueux.

Régime de Bouchard. — Constitué uniquement par des œufs et du lait : 1.250 gr. de lait et cinq œufs répartis en cinq repas également espacés.

Régime de Germain Sée. — Viande, 300 gr. par jour ; graisse, 75 gr. ; légumes herbacés, à volonté ; un peu de féculents. Boissons chaudes (thé, café), abondantes ; pas de boissons alcooliques ni de bière.

Régime de Bantny-Harvey. — Déjeuner : viande maigre, 150 gr. ; thé sans lait ni sucre, pain rôti, 30 gr.

Dîner : 150 à 180 gr. de poisson, excepté saumon, hareng, anguille ; un légume non farineux ; 30 gr. de pain rôti ; deux à trois verres de vin rouge.

Goûter : 60 gr. de fruits cuits avec une tasse de thé sans lait ni sucre.

Souper : 90 à 120 gr. de viande ou de poisson comme au dîner, un à deux verres de vin.

DIABÈTE.

Aliments défendus. — Interdire d'une façon générale tous les aliments sucrés et féculents. D'abord le sucre sous toutes ses formes : sucre en nature, mets sucrés, crèmes sucrées, chocolat, confitures, fruits confits, pâtisseries. Sont également défendus les fruits sucrés : raisins principalement, oranges, poires, cerises, fraises. De même, les légumes qui renferment du sucre : carottes, navets, oignons, betteraves, raves.

Comme féculents, il faut interdire le seigle, le maïs, les pois, les lentilles, les haricots, les fèves, les fécules alimentaires, tapioca, salep, racahout, arrow-root, les pâtes diverses (vermicelle, semoule, macaroni).

Aliments permis. — Les viandes sous toutes les formes constituent le fond de l'alimentation du diabétique. Il en est de même du gibier, des poissons et mollusques.

Défendre le foie.

Le pain ordinaire, quoique renfermant une grande quantité de fécule, peut être permis en petite quantité, 50 grammes environ à chaque repas, la croûte de préférence.

Il vaut mieux se servir de pain ordinaire que de pain de gluten, car ce dernier a souvent mauvais goût et se digère mal.

Les graisses doivent entrer pour une bonne part dans l'alimentation des diabétiques ; elles peuvent être prises sous des formes diverses : beurre, graisse de porc, huile associée aux viandes et aux légumes. Les fruits huileux : noix, olives, noisettes, amandes, sont permis. Les légumes verts peuvent être donnés : choux, choux-fleurs, choux de Bruxelles, épinards, artichauts, salsifis, céleri, asperges, haricots verts, laitue, chicorée, cresson, endive, romaine, pissenlits, escarolle, racines de topinambours, crosnes du Japon, champignons, truffes.

La pomme de terre, bien que renfermant environ 17 0/0 d'amidon, peut être donnée en petite quantité ; dans certains cas, on la prescrit pour remplacer le pain ; souvent on l'ordonne en purée grasse ou rôtie au four et mangée avec du beurre. Les œufs sont permis aux diabétiques.

Boissons. — Défendre les vins sucrés (malaga, malvoisie, muscat, lacryma-Christi, falerne, zucco), de même que les bières à cause de leur dextrine. Eviter les sirops et les liqueurs sucrées (cassis, menthe, chartreuse, kummel, etc.). Le lait est généralement défendu, de même que les boissons acides (limonade, cidre, champagne).

Permettre l'eau ordinaire et les eaux minérales, de préférence alcalines. Le thé et le café sont autorisés, à condition d'être pris sans sucre, qu'on remplace par la saccharine ; il en est de même des vins ordinaires, peu alcoolisés. Permettre l'alcool en très petite quantité.

A propos de la quantité de boisson, se rappeler que le diabétique doit boire à sa soif, mais par petites quantités, afin d'éviter les troubles de l'estomac.

Régimes spéciaux. — Ces indications que nous venons de donner sont applicables dans la majorité des cas et, grâce à elles, le médecin peut formuler un régime satisfaisant, en même temps, à la nature de la maladie et aux prédispositions individuelles.

Certains auteurs ont formulé des régimes ; voici les principaux :

Régime de Cantani. — Suppression absolue de tous les aliments sucrés et féculents, de tous les légumes. Ne permettre que les viandes et les graisses, auxquelles on ajoute l'acide lactique à la dose de 1 à 2 grammes.

Régime de Douglas. — Il comprend la diète lactée exclusive, avec 4, 5 et même 6 litres de lait par jour.

Diabète et albuminurie. — En ce cas le lait est permis ; il doit être employé à dose élevée, sans crainte de voir augmenter le taux du sucre dans l'urine.

Diabète et goutte. — Diminuer les viandes rouges et le gibier; faire usage de viandes blanches et surtout de végétaux.

GOUTTE.

Règle générale, manger souvent et peu à la fois, ne jamais faire d'excès de table ni de boisson.

Permettre les viandes blanches, en quantité variable selon les sujets, et un peu de viandes rouges.

Pas de viandes noires, conservées, salées ou faisandées, pas de gibier.

Poissons, huîtres, moules, crustacés en petite quantité.

Eviter les graisses.

Pas de fromages avancés.

Pas de pain, le remplacer autant que possible par la pomme de terre.

Comme légumes, permettre les légumes verts en abondance, sauf l'oseille, les épinards et les tomates.

Défendre les champignons, les truffes, les condiments.

Donner peu de féculents.

Permettre tous les fruits.

Comme boisson, ne permettre que de l'eau alcaline (Pougues, Evian, Vittel, Vichy-Célestins, etc.), coupé de vin blanc ou rouge léger, peu alcoolisé, soit de Bordeaux, soit de Moselle.

Défendre les liqueurs, le champagne, les vins alcoolisés et liquoreux, le café, le thé.

Défendre la bière et le cidre.

Permettre le lait et le chocolat très léger.

ALBUMINURIE.

Ce régime varie avec la nature de l'albuminurie; on ne peut, en effet, faire prendre au malade atteint d'albuminurie tuberculeuse les mêmes aliments qu'à celui atteint d'albuminurie par néphrite chronique.

Toutefois, en face de toute albuminurie, on peut et on doit, avant d'être complètement renseigné sur la cause exacte de ce trouble, prescrire la diète lactée absolue à raison de 2 à 4 litres de lait pour 24 heures.

Les œufs sont permis par certains auteurs, qui les considèrent comme susceptibles de rendre à l'organisme une partie de l'albumine éliminée tous les jours par les reins d'une façon générale, les albuminuriques peuvent prendre des œufs complets en petite quantité, un à deux par jour.

Les végétaux sont tous permis aux albuminuriques, sauf ceux dont la composition offre une contre-indication par rapport à la variété d'albuminurie qu'on se propose de combattre : il est, en effet, illogique de permettre les légumes et les fruits acides aux goutteux atteints de néphrite chronique.

Les viandes blanches : veau et porc frais, sont tolérées ; il en est de même de certaines volailles : poule, pigeon, et de poissons frais à chair maigre : sole, rouget, merlan. Les crustacés, quels qu'ils soient, sont formellement défendus.

La viande ne sera permise qu'une seule fois par jour, au repas de midi, jamais le soir.

Comme boisson, la meilleure est le lait ; mais il est souvent difficile de faire accepter le lait à l'exclusion de tout autre liquide ; on y adjoint l'eau de source pure, l'eau filtrée, les eaux alcalines (Vichy, Pougues, Vittel, Vals, Contrexéville, etc.).

On peut, dans certains cas d'albuminurie légère, permettre les vins blancs, légers et jeunes, peu alcoolisés.

Défendre toutes les boissons alcooliques.

Le pain est permis ainsi que le beurre et les corps gras.

Albuminurie grave. — Dans l'albuminurie tenace et élevée des néphrites chroniques, instituer la diète lactée absolue pendant plusieurs mois ; exclure le pain pendant les premiers mois pour ne le permettre que si le taux de l'albumine diminue.

Mêmes règles si l'albuminurie dépend d'une néphrite aiguë, ou si elle s'accompagne d'accidents urémiques ou asystoliques.

Albuminurie moyenne. — Combiner le régime lacté avec le régime végétarien ; choisir les végétaux en tenant compte de la nature de l'albuminurie. Dans les périodes de rémission, permettre pendant quelque temps les viandes blanches, en surveillant attentivement les urines.

Albuminurie bénigne. — Combiner le lait, les végétaux et les viandes blanches selon le taux et la nature de l'albuminurie. Interrompre les viandes pour les végétaux à la moindre menace d'augmentation du trouble morbide.

PHOSPHATURIE.

Ce trouble morbide est provoqué par la dénutrition des organes riches en phosphore, comme le système nerveux. Le régime doit le combattre en apportant à l'organisme une grande quantité de phosphates. Donner les viandes rouges : bœuf, mouton, plus riches en phosphore que les viandes blanches ; donner les cervelles, les ris de veau, les foies gras et certains gibiers comme l'alouette, la mauviette ; les laitances de poisson, le caviar, les moules, les huîtres.

Recommander surtout les œufs à cause de leur grande richesse en phosphore.

Comme légumes : haricots, lentilles, fèves, navets, pois, raves, céleri, artichauts.

Fruits divers.

Pas de sucre.

Lait, café, vin coupé d'eau.

Pas d'alcool.

GRAVELLE.

Il y a trois sortes de gravelle : la gravelle urique, la gravelle oxalique, la gravelle alcaline, et à chacune d'elles correspond un régime spécial.

Gravelle urique. — Peu ou pas de viande et beaucoup de végétaux.

Les viandes permises sont les viandes blanches et maigres ; les viandes rouges sont tolérées à condition d'être prises avec modération. Eviter les viandes noires, le gibier et surtout le gibier faisandé, les poissons gras, les mollusques.

Permettre les légumes verts en abondance, les fruits.

Eviter les truffes, les champignons.

Eviter les sauces grasses, relevées, épicées.

Eviter les substances grasses d'une façon générale.

Les boissons permises sont : les eaux minérales de Wiesbaden, Carlsbad, Aix-les-Bains, Brides-les-Bains, Santenay, Bagnères-de-Bigorre, Bussang.

Tolérer en petite quantité la bière légère, le cidre, le vin de Bordeaux largement coupé d'eau.

Eviter le café, les liqueurs, l'alcool. Permettre le thé fort léger.

Le pain est permis à volonté.

Gravelle oxalique. — Eviter tous les aliments qui renferment des oxalates : oseille, épinards, pommes, poires, groseilles, cerises, fraises, haricots blancs, figues. Défendre le poivre, le cacao, le chocolat.

Permettre toutes les viandes à moins de complications vésico-rénales, insister principalement sur les viandes blanches.

Le pain devra être fait avec une farine bien débarrassée du son.

Comme boisson, donner la bière légère et les eaux de Royat, Plombières, Pougues, Evian. Défendre le vin, le cidre, l'alcool, les liqueurs et les vieilles bières acides.

Gravelle alcaline. — Elle est souvent consécutive aux deux premières, elle exige alors un régime en rapport avec sa cause.

En outre, comme régime spécial à cette gravelle, il faut éliminer tous les aliments riches en alcalins, végétaux et eaux minérales.

On permettra le lait et les eaux peu minéralisées : Vittel, Évian, Contrexéville.

ANÉMIE.

Donner les viandes sous toutes les formes :

Viandes saignantes, rôties ou grillées. Jus de viande. Viande crue. On recommande la moelle osseuse fraîche.

Thé de bœuf et consommé.

Légumes verts et particulièrement le cresson et les épinards.

Fruits à volonté et de toutes espèces.

Vins alcoolisés et fortement minéralisés.

CHLOROSE.

Le régime doit être fort varié et abondant; on fera grand usage du lait et des œufs.

Comme viande, on choisira de préférence les viandes tendres.

Insister sur les légumes verts et les farineux, purées. Fruits.

Les épinards sont particulièrement recommandés.

Riz, pâtes alimentaires.

Pain de seigle.

Comme boissons : vin blanc ou rouge, en petite quantité au moment des repas, coupé d'eau minérale (Orezza, Bussang, Renlaigue). Café en petite quantité ou thé léger. Peu ou pas de liqueurs.

Eviter le vin entre les repas, même le vin de quinquina.

Prendre de préférence des boissons chaudes aux repas et des infusions amères comme apéritifs.

HÉMOPHILIE.

Viandes fraîches et saignantes.

Bouillon d'os, de pieds de bœuf, à cause de la gélatine qui augmente la plasticité du sang.

Pain frais de blé, seigle ou gruau. Éviter le maïs.

Légumes verts, cresson de préférence. Salades au vinaigre.

Boissons généreuses, mais peu abondantes.

Fruits acides : groseilles, citrons, oranges, cerises, myrtilles.

Éviter les conserves et salaisons.

RACHITISME.

Le régime alimentaire du rachitisme doit s'appuyer sur deux ordres de faits :

1° La diminution des phosphates dans le tissu osseux ;

2° L'existence d'auto-intoxications gastro-intestinales qui, le plus souvent, amènent la dénutrition en phosphates.

Chez les tout jeunes enfants, ces indications sont remplies par l'allaitement au sein. En cas d'impossibilité, donner le lait d'une façon méthodique et, de préférence, du lait cru ou bouilli.

Chez les enfants sevrés, ajouter au lait les farines de maïs et d'avoine qui renferment des phosphates et des graisses, les jaunes d'œufs, la lécithine, les glycéro-phosphates, les purées de haricots et de lentilles.

TUBERCULOSE.

Le régime alimentaire de la tuberculose se résume en un seul mot : suralimenter le malade, c'est-à-dire lui faire prendre la plus grande quantité possible d'aliments azotés et d'aliments gras. La suralimentation a pour but de tonifier l'organisme, de le rendre, par conséquent, moins favorable au développement du bacille tuberculeux en augmentant ses capacités de défense.

Viandes. — Le choix des viandes ainsi que la quantité à administrer dépendent du pouvoir de digestion de l'individu ; mais on peut poser comme règle générale que toutes les viandes conviennent dans la suralimentation.

S'il s'agit d'un malade, peu touché par la tuberculose, possédant encore un bon appétit, on commencera d'emblée par une forte dose de viandes grasses de préférence aux viandes maigres. Quand, au contraire, le tuberculeux présente une fièvre élevée et une grande diminution de l'appétit, on fera d'abord prendre une petite quantité de viande maigre, de préférence, car celle-ci est plus facile à digérer que la viande grasse, et progressivement on augmentera la ration.

On pourra utiliser les viandes de bœuf, de mouton, rôties ou grillées; la viande crue, réduite en pulpe et absorbée sous forme de petites boulettes, ou étendue entre deux tartines beurrées ou encore délayée dans une tasse de bouillon gras.

Les poissons sont aussi indiqués et, en particulier, les poissons gras : l'anguille, le hareng, le maquereau.

Les crustacés sont permis.

Les volailles sont également bonnes et, en particulier, le foie sous forme de pâté de foie gras.

Si la répugnance du malade vis-à-vis de la viande est trop forte, on aura recours aux jus de viande du commerce ou à la macération que chacun peut préparer de la façon suivante : on coupe en très fins morceaux une certaine quantité (50 à 250 grammes) de viande de bœuf dégraissée (aloyau); puis on la fait passer au moulin à viande ou bien on la hache afin de la réduire en pulpe ; on l'arrose ensuite de 100 grammes environ d'eau bouillie légèrement salée et on laisse reposer le tout dans un endroit frais pendant 12 heures ; on jette ensuite le mélange sur une passette recouverte d'un linge et on le triture avec un pilon de façon à en extraire le jus que l'on fait prendre au malade. Cette préparation a une valeur nutritive incontestable. Je m'en sers couramment, et elle m'a rendu de très grands services. Quelques malades lui reprochent son goût un peu fade ; en ce cas, je fais ajouter à l'eau bouillie salée quelques feuilles de laurier, un peu de thym, de girofle ou d'autres aromates.

Substances grasses. — Elles sont aussi utiles que les viandes ; la meilleure est incontestablement l'huile de foie de morue que le malade doit prendre à dose élevée, de 25 à 100 grammes par jour, le soir, en se couchant, de façon à la digérer pendant la nuit.

Le beurre doit être employé copieusement dans les sauces ou sur le pain.

Autres aliments. — Le pain doit être donné en petite quantité pour laisser la place aux corps azotés et aux corps gras; on emploiera le pain ordinaire légèrement chargé de son, de préférence au pain de luxe qui est peu nutritif.

Les œufs sont permis : œufs mollets, à la coque ou sur le plat, ou crus, délayés dans le lait.

Le lait non écrémé sera pris en abondance dans l'intervalle des repas : on peut employer le lait de vache, d'ânesse ou de chèvre; ou même le kéfir et le koumis.

Les légumes seront pris en très petite quantité et seulement dans le but de faire aimer la viande chez certains malades. Comme fruits, on choisira de préférence les olives, les noix et noisettes, à cause de leur richesse en graisse, et cela en petite quantité.

Boissons. — Le choix n'est pas limité; toutes les boissons conviennent au tuberculeux qu'on suralimente.

Bières légères ou fortes, vins de bonne qualité, liqueurs alcooliques en petite quantité; l'alcool ne devient contre-indiqué d'une façon formelle qu'en cas de poussée congestive.

Eaux minérales diverses; préférer pourtant celles qui renferment des sels de chaux ou les eaux légèrement ferrugineuses, à moins qu'on ait affaire à une tuberculose à forme congestive.

Repas du tuberculeux. — Le tuberculeux doit faire quatre repas par jour : un déjeuner, un dîner, un goûter et un souper et prendre dans leurs intervalles plusieurs tasses de lait pur ou additionné d'un jaune d'œuf ou de poudre de viande.

Au sanatorium de Falkenstein, le régime du tuberculeux est ainsi composé :

Sept heures du matin; pain avec beurre et miel; lait, 250 à 350 grammes avalés lentement ;

Dix heures du matin : pain, beurre, viande froide, fruits ;

Une heure : dîner composé de mets variés, succulents;

Quatre heures : pain, beurre, lait;

Sept heures : souper, viandes, légumes, fruits ;

Neuf heures : lait avec 10 à 20 grammes de cognac.

Effets de la suralimentation. — Le régime de la suralimentation détermine l'augmentation du poids du corps, augmentation qui varie généralement de 500 grammes à 2 kilogrammes pendant les premiers mois, mais qui diminue après et modifie l'organisme en provoquant des manifestations arthritiques, telles que névralgies diverses, migraines, poussées d'eczéma, hémorroïdes. Ces manifestations sont dues à la production exagérée d'acide urique. Quand elles deviennent trop violentes, il est nécessaire de diminuer la quantité de viande ingérée et même de la remplacer, dans certains cas, par le lait.

On peut encore observer au cours de la suralimentation des phénomènes d'intolérance provoqués par une accumulation de toxines d'origine alimentaire : ce sont des maux de tête, de la dyspnée, des nausées, des vertiges. On peut encore voir se produire de la diarrhée, des vomissements, ou des poussées congestives vers le foie. En pareil cas, on est obligé de diminuer la ration de corps gras et azotés, de la supprimer quelquefois et d'instituer le régime lacté. Si les accidents persistent, on donne un léger purgatif.

MALADIES DU CŒUR.

Dans les affections du cœur, il importe de considérer non pas le diagnostic anatomique de la lésion, mais le degré de puissance fonctionnelle de l'organe. Si l'on a affaire à une affection cardiaque parfaitement compensée, le régime alimentaire ne doit subir aucune modification, l'individu mange comme s'il était tout à fait bien portant, à condition toutefois de ne pas faire abus des mets encombrants (légumes verts) et de ne pas ingérer à la fois de grandes quantités de boissons.

Quand la lésion cardiaque n'est plus compensée et que des troubles gastriques apparaissent, il faut constituer un régime alimentaire en rapport avec la variété du trouble gastrique, symptomatique de la lésion cardiaque.

A la période d'insuffisance cardiaque, il faut défendre les viandes ou ne permettre que de faibles quantités de viande blanche à des intervalles assez espacés. Si la dyspnée devient assez accusée, il est nécessaire d'instituer le régime lacté absolu ; Huchard a en effet démontré l'existence chez les cardiaques d'une dyspnée ptomaïnique due à des phénomènes d'intoxication gastro-intestinale.

ARTÉRIO-SCLÉROSE.

Pour instituer le régime alimentaire des artério-scléreux, il faut tenir compte de deux phénomènes primordiaux présentés par cette catégorie de malades : l'hypertension artérielle, l'insuffisance relative du foie et des reins.

Pour lutter contre l'hypertension artérielle ou, tout au

moins, pour en éviter les conséquences fâcheuses, il faut diminuer la quantité des boissons. D'autre part, pour permettre au foie et aux reins de ne pas succomber à la tâche, il faut réduire au minimum les causes d'auto-intoxication d'origine gastro-intestinale. Ces deux indications seront remplies par le régime lacté combiné avec le régime végétarien.

Dans cette combinaison, on fera entrer l'un ou l'autre des éléments en plus ou moins grande quantité, selon le goût des malades pour le lait ou pour les végétaux.

Quand les accidents arthritiques ne sont pas très accusés, on y ajoute les œufs, puis les viandes blanches.

Comme boissons, les vins blancs et rouges légers, coupés d'eau minérale (Vichy-Célestins, Vittel, Pougues, Saint-Léger, etc.). Éviter les liqueurs, l'alcool, les vins vieux, le champagne.

Défendre également les potages gras, les viandes faisandées et marinées, le gibier, les conserves de viande, les poissons, sauf la sole et le rouget ; les fromages odorants fermentés.

MIGRAINE.

La migraine, accident lié à une cause arthritique ou provoqué par un état dyspeptique, est quelquefois heureusement influencée par le régime des arthritiques ou par celui des dyspeptiques. Mais il n'en est pas toujours ainsi ; on doit alors avoir recours au régime spécial de la migraine préconisé par Kellogg. Ce régime est surtout caractérisé par l'abstention des viandes et des substances amylacées qui provoquent, quand elles ne sont pas bien digérées, des accidents de migraine. Il se compose de pain grillé ou de biscottes sèches, d'œufs, de légumes verts, de lait, de noix. Éviter les viandes de toute espèce, les substances amylacées, le thé, le café, le vin, l'alcool, le citron et les condiments.

MALADIES DE LA PEAU.

Dans les affections cutanées, le régime alimentaire doit remplir l'indication suivante : diminuer les chances d'auto-intoxication au niveau de la muqueuse gastro-intestinale.

On connaît les relations intimes de l'intestin et de la surface cutanée ou, plus exactement, la manifestation vers la peau de tous les troubles gastro-intestinaux amenant un léger degré d'auto-intoxication.

On devra donc dans toute dermatose, défendre tous les aliments capables de provoquer la moindre résorption toxique au niveau de l'intestin. Ce sont : les viandes faisandées et marinées, le gibier, les conserves de poisson et de volaille, le canard, l'oie, les jus et poudres de viande, les poissons de mer à cause de la grande difficulté de se les procurer frais, les mollusques et crustacés, les graisses, les fromages odorants, les sauces épicées, les condiments, les graisses.

Certains légumes sont également prohibés : oignons, choux, tomates, oseille, cresson, échalotes, aubergines, truffes, champignons, ail.

Défendre le vin pur, l'alcool, le café et le thé forts, les bières vieilles acidulées, le vinaigre. Les aliments permis sont : les viandes fraîches, le poulet, le pigeon et certains légumes féculents arrangés en purée maigre.

Faire grand usage de lait et d'œufs.

Employer le pain grillé ou rassis au lieu du pain frais. Comme boissons : vins blancs ou vins rouges légers coupés d'eau ; café et thé légers.

MALADIES DE L'ESTOMAC EN GÉNÉRAL.

Les maladies de l'estomac sont très nombreuses, et chacune d'elles, sans réclamer un régime alimentaire spécial, exige tout au moins un choix d'aliments basé sur le symptôme primordial de l'affection. C'est ainsi que le régime alimentaire de l'hypochlorhydrique sera différent de celui de l'hyperchlorhydrique.

D'une façon générale, en face de tout dyspeptique, il faut éviter les viandes faisandées, conservées ou salées, la charcuterie, le gibier, l'oie ; les fruits crus et acides, les légumes verts ; les sauces vinaigrées ou fortement épicées, le vinaigre, les cornichons, le poivre, la moutarde, les pickles ; les sucreries et pâtisseries.

Ces différents mets sont défendus d'une façon formelle ; d'autres sont tolérés : tels sont le jambon maigre, les sauces grasses faites à l'huile, au beurre ou avec le gras de viande, le beurre, les fromages frais, la mie de pain légèrement grillée. Les aliments permis sont : les œufs cuits mollets (brouillés ou à la coque), la viande crue finement pulvérisée, la viande rôtie dégraissée et débarrassée des portions aponévrotiques, les poissons maigres (sole, merlan, brochet, turbot), les ris de veau et de bœuf, les cervelles de veau, de mouton, de bœuf ; la volaille jeune (poule, poulet, pigeon de préférence). Les purées de pommes de terre, de lentilles et de pois; les gâteaux secs non sucrés, les pâtes alimentaires (tapioca, semoule, vermicelle).

Comme boissons, recommander l'usage des eaux minérales, Vichy, Vals, Evian, Vittel, Contrexéville, etc.

Comme condiments, permettre le sel, le thym, le laurier, l'oignon; défendre le poivre, le piment, la moutarde, la muscade, la cannelle, l'ail, l'échalote, la truffe, les cornichons, les câpres, les pickles et autres condiments vinaigrés; recommander les sauces blanches, les sauces mousselines et à la crème, faites avec du lait, des œufs et de la farine; défendre les sauces fortement épicées et vinaigrées, telles que la vinaigrette, la mayonnaise, la béarnaise, la sauce joinville, la sauce crevette, la sauce tomate, le roux, la sauce verte.

Les potages sont permis, à condition de ne renfermer que des légumes parfaitement cuits et passés ou des pâtes alimentaires bien cuites. Ils ne renfermeront aucun des condiments défendus. On recommandera principalement les bouillons de bœuf, de veau, de volaille additionnés de tapioca, de sagou, de manioc, d'arrow-root, de semoule, de maïs, de farine et fécule de gruau, d'avoine, de Revalescière, au choix du malade. On recommandera également les soupes au lait, simples ou additionnées de pâtes alimentaires, la panade au pain bien cuit, la julienne passée.

Défendre la bouillabaisse, les potages bisques, les potages épicés, les soupes au fromage, aux croûtons, aux oignons, aux poireaux, à l'oseille.

Tous les hors-d'œuvre sont défendus, sauf le maigre de jambon peu fumé.

Les légumes permis sont les suivants : pomme de terre, topinambour, crosne, artichaut, carotte en petite quantité, asperge, choux-fleur, pois verts, fèves, épinards, riz, potiron, haricots.

Les légumes défendus sont l'oseille, le céleri, le chou, le navet, la tomate, l'aubergine.

Les fruits permis sont la pêche, l'abricot, les mirabelles, les prunes dites reine-Claude à condition d'être bien mûres, pelés ou cuits sous forme de compote. On peut encore permettre les compotes de fraises, de framboises, de cerises douces, de mûres, de poires, de pommes, de rhubarbe, de bananes.

La compote devra être faite sans sucre ou avec très peu de sucre.

On ne permettra, comme pâtisserie, que les gâteaux ecs, sans sucre, tels que le pain d'épice sec, les gâteaux genre Albert, les biscuits secs, les cœurs d'Arras.

DILATATION DE L'ESTOMAC.

Deux règles dominent le régime alimentaire de la dilatation stomacale :

1° Réduire au minimum le volume des aliments ;

2° Eviter les fermentations anormales.

Pour obéir à la première, il faut éviter l'absorpti liquide en grande quantité, les boissons gazeuses sus tibles de donner lieu à des dégagements d'acide car nique, les légumes verts crus, en particulier les salades, les soupes et potages maigres, en un mot tous les aliments encombrants.

On évitera, dans la mesure du possible, les fermentations anormales en proscrivant les viandes noires et saignantes, les charcuteries, les viandes conservées ou salées, les poissons gras, les mollusques, les crustacés, les graisses et les fromages avancés.

Les aliments permis sont : les viandes blanches, les viandes rouges très cuites, avec peu de sauce, accommodées à la mode ou en daube ; les œufs, les féculents en purée, les légumes verts bien cuits en petite quantité, le pain rassis bien cuit ou grillé, les compotes de fruits sans sucre. Comme boisson, les eaux alcalines faiblement minéralisées et peu gazeuses (Evian, Vittel, Contrexéville), les infusions chaudes de thé léger ou de tilleul en petite quantité (300 à 350 centilitres par repas).

Les repas chez les dilatés de l'estomac peuvent être pris de deux façons :

1° Repas espacés : à onze heures du matin et à six heures du soir, avec un peu de thé léger et un gâteau sec dans l'intervalle, si le malade accuse une tentation de faim très accusée ;

2° Repas rapprochés, faits tous les trois heures, selon la méthode de Rosenheim, les deux principaux repas étant faits à midi et à six heures.

Prendre des boissons chaudes entre les repas, car il est nuisible de trop diminuer la quantité des liquides et, par suite, la diurèse chez les arthritiques.

HYPERCHLORHYDRIE.

Dans l'hyperchlorhydrie, deux régimes peuvent être institués:

1° Le régime lacté combiné avec l'emploi des œufs et de la poudre de viande ;

2° Le régime mixte préconisé par Mathieu, ainsi composé : viandes grillées ou rôties, poissons maigres, bouillis ou frits, purées de pommes de terre, légumes verts cuits, les œufs à la coque ou brouillés, les pommes et poires en marmelade, les gâteaux secs et biscottes, le pain grillé en petite quantité. Comme boissons : les infusions chaudes ou les eaux indifférentes.

Le régime lacté n'est indiqué que chez les malades qui n'ont presque plus d'appétit et qui éprouvent des douleurs stomacales.

Ne jamais prendre de lait comme boisson en mangeant de la viande, car il ralentit beaucoup la digestion.

HYPOCHLORHYDRIE.

Comme dans l'hyperchlorhydrie, le médecin a le choix entre deux régimes : le régime lacté absolu et le régime mixte.

Les indications du régime lacté sont l'inappétence absolue et les douleurs stomacales persistant après l'ingestion des aliments. Dans les autres circonstances, on doit avoir recours au régime mixte.

Viandes diverses (bœuf, mouton, veau, agneau, porc frais); bien cuites ou mieux hachées et absorbées sous forme de purées.

Œufs à la coque, pochés ou délayés dans les potages. Poissons maigres (sole, barbue, merlan, turbot).

Pain rassis ou grillé.

Légumes féculents de préférence, arrangés en purées; légumes verts en petite quantité, sauf les choux, les tomates, l'oseille et les concombres.

Potages maigres, bien salés.

Faire un large usage du sel qui facilite la sécrétion de l'acide chlorhydrique.

On peut employer les condiments, mais d'une façon très discrète.

L'huile d'olive, le beurre et la crème sont tolérés.

Permettre la compote de fruits doux, les crèmes, les fromages frais, non fermentés, les confitures non acides. Le raisin cru est permis à condition d'en enlever les pépins et l'enveloppe.

Comme boissons, vins blancs légers non acides; eaux minérales stimulantes (Pougues, Condillac), vins rouges de Bordeaux ou de Bourgogne dans certains cas, à condition d'être bien dépouillés; thé, café légèrement alcoolisé ou infusions chaudes de tilleuls, de fleurs d'oranger ou de camomille.

Les repas seront espacés et se feront à 8 heures du matin, à midi (repas le plus copieux) et à 7 heures du soir.

DIARRHÉE.

Le régime alimentaire varie avec la nature de l'affection causale; en face de toute diarrhée infectieuse, instituer la diète hydrique ou le régime lacté.

Quand la diarrhée dépend d'un état purement local, lié à une entérite, ou d'une exagération des phénomènes osmotiques provoquée par des troubles nerveux, il faut avoir recours aux aliments suivants :

Viandes fraîches grillées ou en pulpe; œufs crus ou cuits mollets.

Farine de riz, d'orge.

Coings en compote.

Pain bien cuit.

Peu de boissons, eau stérilisée ou eau minérale, vins riches en tannin (bordeaux).

CONSTIPATION.

Le régime doit être composé d'aliments laissant après la digestion des résidus abondants et capables d'exciter les fonctions motrices et sécrétoires de la paroi de l'intestin.

Viandes diverses, graisses de préférence.

Poissons gras.

Beurre en abondance.

Pain bis, pain de seigle.

Pain complet.

Pommes de terre, lentilles, navets, carottes, pois accompagnés de sauces grasses ou préparés en purée grasse.

Salades cuites, épinards.

Pommes, poires en compote.

Confitures de prunes, rhubarbe.

Pâtes alimentaires.

Boissons gazeuses ou acides : vin coupé d'eau minérale gazeuse, d'eau de Seltz; cidre, poiré, champagne, bières gazeuses.

ENTÉROCOLITE MUCO - MEMBRA - NEUSE.

Le régime alimentaire de l'entérocolite muco-membraneuse doit être composé de telle façon qu'il réponde à deux indications :

1° Diminuer le travail de l'estomac et de l'intestin, dont le fonctionnement est toujours plus ou moins troublé ;

2° Laisser un résidu suffisamment abondant pour empêcher la constipation, qui joue un rôle si important au cours de cette affection.

Toutes les viandes de boucherie et de basse-cour sont permises, à condition qu'elles soient fraîches et tendres, débarrassées des parties grasses et tendineuses.

Les viandes seront rôties ou grillées, sans jamais être desséchées, mais cuites au goût du malade.

Eviter les charcuteries et conserves, sauf le maigre de jambon.

Les corps gras autres que le beurre frais sont défendus.

Recommander les poissons maigres (sole, limande, truite, brochet, merlan, alose) cuits au court-bouillon.

Eviter les crustacés et les coquillages, sauf les huîtres.

Comme légumes, faire usage de légumes féculents en purée. Eviter les légumes verts qui, en général, sont mal digérés.

Faire un usage modéré de lait et de laitages ; ne recourir au régime lacté absolu que dans les crises paroxystiques.

Recommander les œufs brouillés, pochés, à la coque, durs et râpés, ou sous forme de crème.

Permettre dans une faible mesure les fromages cuits et secs, tels que le hollande et le gruyère, à condition qu'ils ne soient pas trop secs.

Rejeter tous les condiments, sauf le thym, le laurier, le sel et le poivre.

Permettre les fruits bien mûrs, les compotes de fruits doux ; éviter les fruits riches en tannin à cause de leur action sur la constipation (coings, mûres, fraises).

Comme boisson : eaux pures de source ou légèrement minéralisées. Eviter le vin à cause du tannin. La bière est permise en très petite quantité.

Recommander le thé, le café, les infusions chaudes. Eviter l'alcool sous toutes ses formes.

Eviter le bouillon pur, ne le donner qu'additionné de pâtes alimentaires.

HYGIÈNE DES PROSTATIQUES.

Hygiène alimentaire. — Le régime alimentaire des prostatiques a de nombreux rapports avec celui des arthritiques et des artério-scléreux.

Grande régularité dans la périodicité des repas.

Grande régularité dans la quantité de nourriture absorbée.

Pas de dîners en ville. Ne rien prendre dans l'intervalle des repas.

Bien mâcher les aliments ; masticateur pour les gens âgés édentés.

Éviter la nourriture trop azotée, car elle amène la formation de concrétions uratiques.

Éviter les aliments contenant des ferments et toxines, les excitants, certains condiments.

Donc proscrire les aliments trop azotés et renfermant trop de toxines : foie gras, gibier, surtout faisandé ; fromages forts ou trop avancés.

Éviter les poissons gras, surtout les crustacés; on peut donner les poissons plus maigres : sole, hareng, encore doivent-ils être très frais.

On défendra toute charcuterie, sauf porc frais et jambon, de même les conserves et poissons desséchés.

On ne permettra pas les excitants, les épices de toutes sortes, les herbes aromatiques...

On prescrira : les viandes rouges, la volaille, le gibier frais, les œufs.

Viandes préparées simplement sans sauce, surtout sans garniture.

On prendra surtout des viandes maigres; les graisses seront limitées, le beurre permis.

La *quantité* sera peu considérable; le malade doit prendre surtout des végétaux.

Végétaux. — Ils seront en forte proportion dans la ration alimentaire d'un prostatique.

Légumes secs ou frais, surtout les frais : haricots verts, épinards ; faire des réserves pour les choux ; rejeter tomates, oseille ; *défendre les asperges.*

Conseiller les *farineux*, sans excès, car leur puissance nutritive est considérable, et un prostatique ne doit pas se suralimenter.

Fruits : réserve à faire seulement pour les fruits rouges et surtout les *fraises*, à recommander les conserves ou compotes.

Peu de pain; pas de gâteaux, pas de pâtisserie, car les éléments de ces préparations ont un coefficient nutritif très élevé, et beaucoup de sujets se suralimentent sans s'en douter.

Pâtes alimentaires : excellentes, faciles à digérer.

Crudités : permises dans une certaine mesure, si l'estomac est bon ; chaque malade est à étudier à ce sujet ; les salades assaisonnées sans poivre, avec du jus de citron, de préférence au vinaigre ; mastication longue et complète.

Boissons. — Vin : dose raisonnable, ne pas le supprimer à un habitué, car c'est un stimulant nécessaire à beaucoup de sujets ; le prescrire quand l'organisme a besoin d'un surcroît d'excitation.

Qualité : *vin rouge*, de préférence au vin blanc.

Éviter les vins à bouquet très prononcé (bourgogne, rhin, champagne, jurançon, vouvray, madère, muscats).

Préférer les vins de Bordeaux, Loire, Beaujolais, Midi et Algérie.

Bière : très mauvaise chez les infectés.

Autorisée quand les voies urinaires sont aseptiques, si elle est légère, et prise en petite quantité.

Cidre, léger, non mousseux, est la meilleure des boissons ; il calme facilement la soif très vive dont se plaignent les prostatiques polyuriques.

Alcools : Défendus, surtout ceux où il existe des essences nuisibles (apéritifs).

Eaux minérales. — Eaux alcalines fortes : Vichy, Carlsbad, Pougues, Vals, *bonnes pour les complications stomacales* du prostatisme ; *mauvaises pour l'appareil urinaire*, où il faut entretenir une acidité urinaire (calculs phosphatés).

Eaux légères : Contrexéville, Vittel, Martigny, Evian, Cap-verne. Ne pas en prendre trop : bonnes dans les cas d'infection légère au début ; font un bon lavage par les voies naturelles.

Dans les crises aiguës et les périodes fébriles, donner du lait.

Dans les infections rénales, ascendantes et chirurgicales, le régime lacté est bon.

Dans les infections chroniques, soutenir les forces : nourriture substantielle et stimulante. Alcool à petite dose. Boissons abondantes, lait.

EAUX MINÉRALES

I. — STATIONS FRANÇAISES PRINCIPALES

A

AIX. (Savoie.)

Synonyme : *Aix-les-Bains*, Connue des Romains. Ville de 4.000 habitants, située dans une large vallée et entourée de hautes montagnes, à quelques heures de Paris, par la ligne de Paris-Modane-Turin, à moins d'une heure du lac du Bourget.

Altitude, 262 mètres. Climat très doux et très sain.

L'eau est fournie par deux sources : 1° la source de Soufre (temp. 43°,5 à 45°); 2° la source d'Alun (44°,6 à 47°). Débit considérable (plus de 3.000 hectolitres par jour). Nature des eaux : Sulfurées calciques chaudes. Eaux claires, limpides, de densité égale à 1.025, à odeur un peu sulfureuse, à saveur douce.

Modes d'emploi. — Surtout pour usage externe (douches, massages générales ou locales; étuvation par les étuves Bouillon ou par les étuves Berthollet; bains).

Quelquefois l'eau est prise comme boisson.

L'établissement thermal, convenablement aménagé (piscines, étuves, salles de douches, etc...), est bien administré. Le personnel est admirablement formé (masseurs, sécheurs, etc...).

L'établissement est ouvert du 15 mai au 1ᵉʳ novembre.

Action thérapeutique. — Les eaux ont une action modificatrice profonde et incontestable sur la nutrition. Cette action se manifeste par une augmentation de l'élimination des matériaux solides et des résidus minéraux et organiques de l'urine, par une élévation progressive du coefficient de déminéralisation, par une suractivité des oxydations azotées et sulfurées, par une augmentation considérable de l'élimination de l'acide urique, enfin par une diminution notable du sucre et des phosphates dans les urines. En outre, ces eaux ont une action indéniable sur le système nerveux, caractérisée par une diminution de la tension artérielle et par une tendance aux congestions des tissus.

Pour toutes ces raisons, ces eaux sont *indiquées* dans le traitement : 1° des rhumatismes chroniques, quelles qu'en soient les manifestations (articulaires, musculaires, nerveuses) ; 2° de la goutte articulaire chronique ; 3° des diathèses à manifestations torpides (arthritisme, diabète, lymphatisme) ; 4° des névralgies rebelles (en particulier la sciatique) ; 5° des névrites ; 6° des séquelles des rhumatismes infectieux, des arthrites chirurgicales ou des œdèmes chroniques des membres.

Les mêmes raisons physiologiques *interdisent* l'emploi de ces eaux dans toutes les affections à manifestations aiguës et congestives (rhumatisme et goutte aiguë, tuberculose, hémorrhagies cérébrales récentes).

ALET.

Bourg du département de l'Aude. 1.500 habitants. Situation géographique excellente, dans un vallon fertile et protégé contre les vents. Altitude, 210 mètres.

Les eaux, bicarbonatées calciques, sont émises par cinq sources, dont trois sont surtout exploitées. Leur température est variable de 17°,8 à 39°. Le débit est environ de 12 à 13.000 hectolitres par jour.

Une source ferrugineuse n'est pas utilisée.

L'eau claire et limpide, à peine gazeuse, renferme peu d'éléments minéraux (0 gr. 5750 par litre, surtout des bicarbonates alcalins).

Ces eaux sont presque exclusivement prises en boissons. Elles doivent être employées dans les maladies d'estomac à manifestations hypersthéniques, telles que l'hyperchlorhydrie, l'hypersécrétion, les crises aiguës douloureuses gastriques, les ulcérations stomacales.

Enfin s'en trouvent également bien tous ceux qui souffrent chroniquement de l'intestin, du foie ou de troubles digestifs consécutifs à une neurasthénie ou à une maladie infectieuse primitive.

L'eau d'Alet est une excellente boisson de table et une remarquable boisson diurétique dans le traitement des maladies aiguës.

L'établissement est ouvert toute l'année.

ALLEVARD.

Chef-lieu de canton de l'Isère, situé dans une des plus belles vallées du pays. Climat montagnard. Altitude, 465 mètres.

Les eaux, sulfurées calciques, sont froides. Leur température est de 17°. Elles sont émises par une source unique dont le débit est de 1.300 hectolitres par jour. L'eau claire renferme en dissolution de l'acide sulfhydrique et de l'acide carbonique. Le premier, à la dose de 24 cent. cubes,7 par litre, lui donne une odeur d'œufs pourris ; le deuxième lui donne une saveur acide. En outre, ces eaux renferment du chlorure et du sulfate de sodium, du carbonate de chaux, etc.

On utilise ces eaux en même temps pour l'usage externe et pour l'usage interne.

L'usage externe comprend en première ligne les inhalations froides ou tièdes. Cette méthode est spéciale à cet établissement. Le malade respire les vapeurs d'eau sulfureuse dans des salles préparées pour cet usage ; on y joint aussi les pulvérisations, les douches générales avec leurs diverses variétés, les douches locales (principalement pour le nez et la gorge) et les bains.

L'établissement s'ouvre du 1er mai au 1er octobre.

L'usage interne répond aux boissons : le malade prend par jour moins d'un verre.

Ces eaux, par la présence du soufre, ont une action excitante très marquée, jointe à une activité congestive. En faible quantité, l'eau d'Allevard est plus stimulante que congestive.

Ces eaux sont recommandées aux malades atteints de manifestations respiratoires de l'arthritisme, telles que l'asthme dans ses diverses modalités, les bronchites chroniques, l'emphysème ; elles sont ordonnées à ceux qui souffrent de pharyngites ou de laryngites chroniques et aux tuberculeux non pyrétiques avec état général satisfaisant.

L'usage externe des eaux est indiqué pour toutes les affections cutanées atones qui nécessitent une activité congestive, telles que l'eczéma séborrhéique, l'acné, etc.

Ces eaux sont, pour la même raison, absolument contre-indiquées dans les affections aiguës ou dans les périodes aiguës de maladies chroniques respiratoires, dans les tuberculoses fébriles, les cardiopathies à la période asystolique et les lithiases biliaires ou rénales.

AMÉLIE-LES-BAINS.

Station connue des Anciens, située à 276 mètres d'altitude dans les Pyrénées-Orientales, placée dans une vallée protégée, à climat assez doux permettant le traitement pendant l'hiver.

Les eaux sont sulfurées calciques ; elles sont fournies par 22 sources différentes, dans 3 établissements, dont l'un appartient à l'Armée. Le débit total est de 20.000 hectolitres par jour !

L'eau est limpide, mais s'altère très facilement. Elle a une odeur et une saveur spéciales. La température à la source est en général élevée et varie suivant l'origine de 47° à 63°,5.

On utilise cette eau comme boisson et comme hydrothérapie (douches, bains, étuves, inhalations, etc.).

L'eau d'Amélie tire ses propriétés thérapeutiques de la présence du soufre. Pour cette raison elle est applicable aux affections pulmonaires chroniques, aux manifestations chroniques du rhumatisme, aux dermatoses torpides, aux plaies atoniques, aux suites des blessures, aux complications des arthrites, aux scrofulo-tuberculoses (peau, muqueuses, squelette, etc.).

Elles doivent être contre-indiquées aux tuberculeux pulmonaires hémoptoïques.

AMPHION.

Commune située dans un très beau site de la Haute-Savoie, sur le lac Léman, à 3 kilomètres d'Evian. Climat doux. Altitude, 400 mètres.

Les eaux sont fournies par 4 sources, dont l'une est une source ferrugineuse froide à température basse (8°), et les 3 autres sont des sources alcalines. Le débit est assez considérable.

L'établissement ouvre du 15 juin au 15 septembre.

L'eau ferrugineuse est ordonnée aux anémiques scrofuleux. Les eaux alcalines ont les mêmes propriétés que celles d'Evian.

ARGELÈS. Voir GAZOST.

AULUS.

Station de 900 habitants, dans l'Ariège, située à 762 mètres d'altitude.

L'établissement est ouvert du 1er juin au 1er octobre.

Les eaux sont fournies par 5 sources : l'une est arsénicale, une autre est lithinée, et une troisième est ferrugineuse. La température est variable suivant la source. Elle oscille entre 12° et 19°. Ce sont des eaux froides, sulfatées calciques. Elles renferment par litre environ 0 gr. 12 d'acide carbonique, 2 gr. 33 de sulfates alcalins, dont 1 gr. 816 de sulfate de chaux, etc.

Ces eaux sont inodores et insipides, laissant toutefois un arrière-goût styptique. Elles s'emploient presque exclusivement en boissons, très rarement en hydrothérapie.

Elles sont utilisées dans toutes les maladies caractérisées par une nutrition ralentie : ce sont, en première ligne, l'arthritisme, l'obésité, la gravelle, le rhumatisme chronique, la goutte, etc.

En second lieu, elles peuvent s'appliquer aux artério-scléreux au début, aux lithiasiques, aux cardiaques au début, aux dyspeptiques sujets aux troubles circulatoires, aux eczémateux et aux syphilitiques.

Elles jouissent nettement de propriétés laxatives et diurétiques.

AX.

Chef-lieu de canton de l'Ariège, 1.500 habitants, non loin de Toulouse ; à 118 mètres d'altitude, dans un climat favorisé, abrité contre les vents froids. Les établissements sont ouverts du 15 juin au 30 septembre.

Il y a 4 établissements pour plus de 60 sources. Celles-ci ont un débit journalier très élevé. Suivant leur origine, les eaux ont une température qui oscille entre 25°,7 et 77°,6. Les sources varient également suivant leur richesse en sulfures.

Les eaux d'Ax sont des eaux sulfurées sodiques. Le soufre s'y rencontre sous forme de sulfures et de polysulfures. Elles renferment de 0 gr. 02 à 0 gr. 24 de sulfure de sodium par litre.

On les emploie comme boissons et comme hydrothérapie (douches, pulvérisations, massages, etc.).

Ces eaux agissent par la présence du soufre. Mais leur action particulière est commandée par leur richesse en soufre.

Les eaux faibles sont sédatives, diurétiques et résolutives.

Les eaux fortes, au contraire, sont excitantes pour tous les appareils et surtout pour la peau.

On doit les prescrire pour tous les cas de rhumatisme chronique (musculaire, articulaire, nerveux, etc.), de scrofule, de manifestations arthritiques, d'affections circulatoires compensées, de maladies de peau sécrétantes, de maladies chroniques de tout l'appareil respiratoire.

Elles sont contre-indiquées pour toutes les maladies aiguës et, en particulier, pour la tuberculose avancée et les cirrhoses hépatiques.

B

BAGNÈRES-DE-BIGORRE.

Sous-préfecture des Hautes-Pyrénées, située dans une région splendide, à 560 mètres d'altitude; le climat est doux et tempéré. La saison s'ouvre le 1er juin et finit le 15 octobre. Mais on peut y faire une cure d'hiver.

Cette station, très riche en sources, était peut-être connue des Romains. L'eau est débitée en grande abondance par plusieurs sources captées dans divers établissements.

La température à la naissance oscille suivant les sources de 18°,7 (bains de Pinac) à 51°,2 (Thias).

Les eaux de Bagnères sont des eaux sulfurées sodiques et sulfatées calciques. D'autre part, la présence d'eaux froides ferrugineuses fait de la station de Bagnères-de-Bigorre l'une des principales de cette région. On trouve environ par litre 2 gr. 2 de sulfates et 0 gr. 05 de sulfure dans l'eau de Labassère. Les eaux limpides tiennent en suspension une certaine matière organique qui se dépose.

L'action de ces eaux diffère suivant la source. Elles peuvent être stimulantes, excitantes, sédatives. Les eaux chaudes sont excitantes, les froides sont sédatives. Toutes, elles s'emploient soit en usage externe (bains, douches, etc.), soit en usage interne (boissons). Par le nombre et la variété des sources, les cures à Bagnères-de-Bigorre peuvent être associées et combinées.

Les indications générales sont : les manifestations de l'herpétisme, de l'arthritisme, de la neurasthénie et des névropathies ; par exemple, des troubles cutanés, articulaires, utérins, gastro-intestinaux, rénaux ou vésicaux, etc.

Les indications particulières pour l'emploi respectif des sources sont données par l'état général du malade et la nature de la manifestation morbide.

Les sources ferrugineuses sont réservées aux chloro-anémies.

Ces eaux ne seront pas ordonnées aux malades fébriles, atteints de rhumatisme ou de cardiopathie non compensée.

BAGNOLES.

Synonymie : *Bagnoles-de-l'Orne*. Station thermale située dans l'arrondissement de Domfront (Orne), à 163 mètres d'altitude, dans un climat très doux. La saison s'ouvre du 1ᵉʳ juin au 30 septembre.

Les eaux sont fournies par quelques sources. Mais une est employée principalement : c'est la Grande-Source, qui fournit 25.000 litres à l'heure. L'eau sort à une température de 25°. Mais, à d'autres sources, la température n'est que de 12°.

L'eau est claire, sans caractères physiques bien nets. Sa composition chimique est peu connue ; mais ces eaux sont en général faiblement minéralisées (chlorure, sulfate de sodium).

Ces eaux s'emploient le plus souvent en usages externes (bains, lotions, etc.), quelquefois en boissons.

Elles réveillent l'activité du système vaso-moteur et, par lui, elles ont une influence indéniable sur la régularisation des circulations générales et locales.

Pour cette raison, on doit les prescrire avant tout aux malades atteints d'affections des vaisseaux, et des veines en particulier (phlébites, hémorroïdes, varices, œdèmes, etc.). S'en trouveront bien les femmes atteintes des maladies de l'appareil génital, à manifestations vasculaires (métrite hémorrhagique, etc.), ainsi que les névropathes dont la circulation est mal régularisée (neurasthénie, en première ligne).

Il n'y a guère de contre-indications formelles dépendant de ces eaux.

BAGNOLS.

Synonymie : *Bagnols-les-Bains*. Située à 860 mètres d'altitude, dans le département de la Lozère ; cette station présente un climat inégal. La saison dure du 1er juin au 15 septembre.

Il y a 6 sources donnant par jour 2.320 hectolitres. L'eau est chaude (la température varie, suivant la source, de 35° à 42°). Elle est limpide, sent le soufre ; elle renferme par litre 0 gr. 28 de bicarbonates alcalins et 1 cent. cube, 7 d'acide sulfhydrique.

Les eaux de Bagnols s'emploient surtout en usages externes (douches, étuvation, etc.), rarement en boissons. Ces eaux, par le soufre, excitent la circulation et engendrent des congestions locales bienfaitrices. Mais leur emploi est à surveiller. Elles sont indiquées dans tous les cas où la circulation et, par suite, les phénomènes de nutrition générale ont besoin d'être stimulés sans danger, tels que les cardiopathies de l'enfance, celles de l'adulte lorsqu'elles sont à peu près compensées, les affections respiratoires chez les arthritiques, les manifestations vasculaires de l'artério-sclérose au début, celles de la scrofule ou du rhumatisme chronique torpide, etc.

Pour les mêmes raisons, on devra les proscrire quand il y a cardiopathie non compensée, ou à la période aiguë de leur évolution, ou encore lorsque les affections vasculaires sont trop près de leur période de début.

BALARUC.

Station du département de l'Hérault, à une faible altitude, 23 mètres, presque au niveau de la mer Méditerranée, dont elle est entourée presque complètement et à laquelle elle emprunte son climat.

Les eaux sont fournies par 3 sources, dont la principale, la source Ancienne, déjà connue des Romains, est la seule employée et fournit par jour 7.200 hectolitres. A cette source, l'eau est chaude, 48° ; aux deux autres, elle est tiède, 22°.

Les eaux sont limpides, gazeuses, salées. Elles contiennent près de 8 gr. de chlorures, dont 7 gr. de chlorure de sodium par litre. Cette composition les rapproche du sérum sanguin, qui est à peu près équivalent en chlorures. On emploie ces eaux comme boissons et en usage externe. La saison a lieu pendant tout l'été, de préférence pendant les mois les moins chauds.

Elles agissent à la fois par la présence du chlorure de sodium et par le climat. Le premier excite la circulation à la périphérie, dans les douches par exemple ou au niveau du tube intestinal, quand l'eau est prise en boissons. L'effet total est une dérivation.

Le climat, de son côté, a une action stimulante sur l'organisme tout entier.

Ces eaux sont prescrites surtout aux paralytiques non congestifs ou à ceux qui sont paralysés déjà depuis un certain temps. On y traite toutes les paralysies, quelle que soit leur nature, pourvu qu'il n'y ait pas de phénomènes congestifs. En second lieu, on pourra envoyer à Balaruc tous les scrofuleux ou les malades atones.

Il faut éviter d'y traiter les malades atteints d'affection cardio-vasculaire mal compensée et ceux qui sont prédisposés aux congestions.

BARÈGES.

Petite ville des Hautes-Pyrénées (1.280 mètres); l'une des stations à altitude la plus élevée, jouissant du climat montagnard.

Les eaux, connues depuis le XVIIe siècle, sont fournies par 12 sources, dont la température et le débit varient. La température moyenne est de 40°, le débit total est de 170 mètres cubes par jour. Les eaux sont claires, à saveur sucrée et à odeur sulfureuse assez marquée.

Elles renferment des sels alcalins et 0 gr. 03 environ de sulfure de sodium. De plus, elles tiennent en suspension une substance organique active, mais dont les propriétés particulières sont peu connues (Barégine). Elles sont surtout utilisées dans les usages externes et très rarement en boissons. La saison a lieu du 1er juin au 15 septembre.

Grâce à la présence du sulfure de sodium, ces eaux ont une puissance d'excitation remarquable, caractérisée par une augmentation de toutes les fonctions organiques (sécrétions, assimilation, désassimilation, etc.). On constate en plus, au niveau de la peau, une congestion utile.

On emploie ces eaux dans toutes les manifestations torpides des différentes diathèses, telles que scrofule, rhumatisme, herpétisme, etc. Elles agissent indéniablement dans tous les cas où il y a blessure atone (ostéomyélite chronique, ulcère de jambe, etc.) et dans certaines dermatoses, dont la principale est le psoriasis.

Par contre, elles doivent être interdites dans toutes les affections aiguës, dans la goutte et dans les maladies qui ne demandent aucun coup de fouet (cancer, cardiopathie, etc.).

BONDONNEAU.

Station du département de la Drôme, à peu de distance de Montélimar, à 140 mètres d'altitude.

L'eau est fournie par une source qui donne 3.400 hectolitres par jour. L'eau est limpide, gazeuse, froide. La température est à 10°. Elle tient en solution de l'acide carbonique libre et de l'acide sulfhydrique en faible quantité. Les principes actifs sont : le bicarbonate de soude, 0 gr. 006, et le bicarbonate de chaux, 0 gr. 4 par litre. Ce sont donc des eaux bicarbonatées mixtes.

Elles s'emploient suivant les deux usages, externe et interne. Elles trouvent leur utilisation dans les dyspepsies et dans les pneumopathies chez les anémiques.

BOURBON-LANCY.

Station de Saône-et-Loire, 4.200 habitants, à 240 mètres d'altitude ; climat assez doux et régulier. Cette station est historique.

L'eau est fournie par 7 sources, dont 5 sont plus connues. Le débit total est environ de 4.000 hectolitres par jour.

Les eaux sont limpides, inodores et chaudes. La température moyenne est de 50°. Elles renferment du chlorure de sodium (environ 2 grammes par litre), du bicarbonate de soude et de chaux (0 gr. 30) et des sulfates (0 gr. 20 par litre). De plus, elles contiennent un peu d'iode et d'arsenic.

Elles sont surtout utilisées en bains, en douches et en inhalations. On en prend quelquefois en boissons.

Elles agissent surtout par leur température. Elles exercent une action vaso-motrice bienfaisante se manifestant par une amélioration de la nutrition générale, par une régularisation de la circulation et par une élimination plus marquée des produits toxiques. Consécutivement, il se produit une sédation nerveuse générale très marquée.

Pour ces raisons, elles sont indiquées dans le traitement

des maladies à mauvaise élimination, telles que la goutte, l'artério-sclérose non confirmée, le rhumatisme, les maladies du système cardio-vasculaire à peu près compensées, les maladies nerveuses ou névroses à éréthisme cardiaque.

Jamais elles ne doivent être prescrites dans les cas très marqués d'insuffisance cardiaque.

BOURBON-L'ARCHAMBAULT (Station thermale de l'État).

Petite ville du département de l'Allier, à 245 mètres d'altitude, dans un climat doux et tempéré, *tonique* et *sédatif*.

Une seule source thermale, d'un débit de 1.200.000 litres par jour, est utilisée pour la cure. L'eau a 52°; elle est *chlorurée sodique* (2 gr. 25 de NaCl par litre), *bicarbonatée mixte* et *bromo-iodurée*.

La cure, surtout externe, utilise des moyens variés : bains en piscines individuelles ; grandes douches données dans la piscine elle-même ; douches locales ; douches-massages ; grandes étuves, dites étuves en caisse ; étuves locales ; appareils à inhalations, à pulvérisations, etc., grandes piscines de natation.

Comme complément du traitement externe, on utilise l'eau thermale en boisson, comme *diaphorétique* et *diurétique*.

Une source froide ferrugineuse, la source *Jonas*, est utilisée par les anémiques ; une source acidulée, la *source Saint-Pardon*, par les dyspeptiques.

L'action physiologique de la cure bien dirigée est tonique sans être excitante, et sédative sans être déprimante.

L'indication dominante de la station est l'*arthritisme*, particulièrement sous sa forme de *rhumatisme chronique* et *subaigu* : sciatique, lumbago, rhumatismes nerveux, musculaires, articulaires ; rhumatisme déformant ; rhumatismes viscéraux (cardiaque, intestinal).

La *goutte chronique atonique* est nettement améliorée par les cures externe et interne combinées.

Les *paralysies de toute nature* (hémiplégies et paraplégies organiques et hystériques, paralysies infantiles), les affections médullaires chroniques, le tabès, ont été de tout temps traitées avec succès à Bourbon-l'Archambault.

Signalons enfin l'action connue des eaux chlorurées sodiques sur les *affections chirurgicales articulaires et osseuses* (ankyloses, hydarthroses, ostéites, etc.), qui a justifié la création à Bourbon d'un hôpital militaire destiné à ce genre d'affections.

La saison thermale dure du 15 mai au 1er octobre.

En résumé, *la cure de Bourbon-l'Archambault a une action générale tonique et excitante de toutes les fonctions de la nutrition et une action locale résolutive des manifestations plastiques de la diathèse arthritique.*   (Professeur LANDOUZY.)

BOURBONNE-LES-BAINS.

Station de la Haute-Marne, à une faible altitude, 304 mètres, déjà connue des Anciens.

Les eaux sont fournies par 7 puits artésiens, s'ouvrant sur une même nappe liquide. Les propriétés de ces eaux sont les mêmes dans toutes les sources. L'eau est limpide, inodore, mais salée. La température est élevée (de 55° à 65°). Le débit est de 5.000 hectolitres par jour.

L'eau contient une forte proportion de chlorure de sodium, 5 gr. 30, 1 gr. d'autres chlorures, et 1 gr. 5 de sulfates. L'eau est donc chlorurée sodique forte. Elle est utilisée en boissons, en douches, en bains et en hydrothérapie. La saison va du 15 juin au 15 octobre.

Les eaux de Bourbonne, à l'intérieur ou à l'extérieur, produisent une suractivité des fonctions de l'organisme, se manifestant par une régularisation de la circulation, par des phénomènes d'osmose plus nombreux et mieux coordonnés et par des réactions nerveuses bienfaisantes.

Ces eaux doivent être ordonnées dans tous les cas où il faut stimuler le cœur et les échanges nutritifs. Mais il faut se méfier de leurs effets et craindre un excès d'action.

On les conseillera donc dans tous les cas de scrofulo-tuberculose à manifestations torpides (engorgement ganglionnaire, maladie chronique des os et des articulations, gommes cutanées, etc.), dans les cas d'arthritisme sans réactions circulatoires trop vives (goutte chronique, rhumatisme polyarticulaire déformant, etc.), dans les cas de paralysies organiques non atrophiées et non contracturées, dans les anémies, dans le lymphatisme, etc.

On les proscrira dans les états aigus et chez les malades pléthoriques.

BOURBOULE (LA).

Station assez nouvelle, mais très connue (12.000 baigneurs en 1903), du Puy-de-Dôme, dans la vallée de la Dordogne, à

840 mètres d'altitude, avec climat montagnard (9 heures de Paris, 24 trains par jour).

Les eaux sont fournies par 7 puits, dont 5 principaux. Le débit journalier est de 11.000 hectolitres. Les eaux sont limpides, à odeur légèrement alliacée, à saveur métallique, mais très agréables au goût. Elles sont très riches en arsenic, qui s'y trouve sous forme d'arséniate de soude (0.gr. 028 par litre). On y reconnait aussi du chlorure de sodium et du bicarbonate de soude. La température à la naissance est de 60° chez les unes, de 19° chez d'autres. Trois établissements; deux casinos.

Ces eaux sont utilisées en boissons, mais surtout en inhalations et en bains. Elles ont une action thérapeutique indéniable, due tant à la nature des principes actifs qu'à la température de l'eau et au climat de la station.

Elles ont une action générale sur l'organisme, caractérisée par une amélioration rapide et soutenue de toutes les fonctions, par un état général florissant et une assimilation régulière et complète. Localement, ces eaux engendrent une circulation plus active, excitent la diapédèse et favorisent la résorption des exsudats.

Pour ces raisons, ces eaux sont ordonnées de préférence à tous les scrofuleux et aux tuberculeux, quelles que soient les manifestations de leur diathèse. Elles sont très utiles aux arthritiques qui présentent des lésions respiratoires ou cutanées. C'est le traitement de choix pour les asthmatiques, pour les eczémateux, pour les malades atteints d'adénopathies trachéobronchiques ou de laryngites chroniques.

Enfin, grâce à l'arsenic, ces eaux sont très utiles aux anémiques, aux convalescents et aux cachectiques.

Les affections congestives, les tuberculoses hémorrhagiques et les cardiopathies insuffisantes sont les seules contre-indications.

BRIDES-LES-BAINS.

Station très agréable de la Savoie, à 640 mètres d'altitude, dans un climat montagnard.

Les eaux sont données par une source dont le débit est de 4.000 hectolitres par jour. Les eaux sont limpides et insipides. Elles naissent à une température de 35°. Ce sont des eaux sulfatées et chlorurées. On trouve à l'analyse 1 gr. 5 de sulfate de soude, 0.gr. 10 de sulfate de potasse, 1 gr. 8 de sulfate de chaux,

0 gr. 5 de sulfate de magnésie, 1 gr. 9 de chlorures et 0 gr. 5 de carbonates alcalins par litre.

Ces eaux s'emploient surtout en boissons, quelquefois en hydrothérapie. La saison dure du 1er juin au 1er octobre. Les eaux de Brides agissent presque spécifiquement sur les fonctions du tube gastro-intestinal en les régularisant. Toutes les maladies de l'appareil digestif et de ses annexes sont tributaires de cette station.

Les principales sont : la lithiase intestinale et, en première ligne, l'entéro-colite muco-membraneuse, la lithiase biliaire, les atonies gastriques, etc. Consécutivement, sont heureusement traités l'obésité, le diabète et la neurasthénie.

BUSSANG.

Village du département des Vosges, à 650 mètres d'altitude.

Les eaux sont fournies par trois sources, dont l'une est principalement employée. Le débit journalier est de 4.000 hectolitres. L'eau est bicarbonatée sodique et calcique. On trouve par litre 0 gr. 7 de bicarbonate de soude, 0 gr. 4 de bicarbonate de chaux, 0 gr. 003 de carbonate de manganèse, 0 gr. 001 d'arséniate de fer. La température à la source est de 13°.

Ces principes recommandent ces eaux aux dyspeptiques et aux chlorotiques.

L'eau de Bussang est avant tout une eau de table.

C

CADÉAC.

Station des Hautes-Pyrénées, à 725 mètres d'altitude, dans un climat très doux.

L'eau est fournie par 2 sources. Elle naît à une température de 13°,5. Elle est claire, limpide, à saveur douceâtre, à odeur hépatique très prononcée. Elle est une des eaux les plus riches en acide sulfhydrique. On y trouve par litre 0 gr. 08 de sulfure de sodium et 0 gr. 118 de chlorure de sodium. Ces principes se conservent indéfiniment dans cette proportion. L'eau s'emploie en boissons et en hydrothérapie. La saison dure du 1er juillet au 1er octobre.

On doit la prescrire dans tous les cas où il faut activer les combustions de l'organisme et surtout dans les manifestations de la diathèse rhumatismale et celles de la scrofule.

Il faut se méfier de ses effets congestifs dans le cas de pléthore ou de tuberculose hémorrhagique.

CAMBO.

Station des Basses-Pyrénées, à la fois thermale et climatérique.

L'altitude est faible, le climat est doux au printemps et à l'automne. Cette particularité explique pourquoi il y a deux saisons : l'une, en avril et en mai ; l'autre, en septembre et en octobre.

L'eau est fournie par deux sources tout à fait distinctes. L'une a une température de 23° et donne une eau contenant par litre 0 gr. 002 d'acide sulfhydrique libre, 0 gr. 002 d'hyposulfite de chaux, et 2 gr. 2 de sulfate de chaux ou de magnésie. L'autre a une température de 15°, un débit moins important, et l'eau renferme 0 gr. 007 de carbonate de fer. Cette dernière s'emploie uniquement en boissons ; l'autre source, au contraire, est utilisée des deux façons.

Celle-ci est indiquée dans tous les cas morbides où l'état général est languissant et où les manifestations locales sont torpides. C'est le traitement indiqué dans l'arthritisme, dans l'eczéma, dans les maladies respiratoires chroniques, dans le rhumatisme chronique, dans la tuberculose pulmonaire à évolution lente sans réactions vives.

Elle est contre-indiquée dans les cas congestifs.

La source ferrugineuse est indiquée aux anémiques et aux chlorotiques.

CAPVERN.

Station thermale des Hautes-Pyrénées, à 450 mètres d'altitude, dans un climat moyen, non loin de Lourdes.

L'eau est fournie par 2 sources à peu près identiques. Le débit total est très important, plus de 38.000 hectolitres par jour. L'eau a une température moyenne de 22°. Elle ne présente aucun caractère physique appréciable. Elle renferme 1 gr. 2 de sulfate de chaux, 0 gr. 3 d'autres sulfates alcalins, 0 gr. 10 de bicarbonate et 0 gr. 07 de carbonates alcalins par litre. Elle est utilisée en boissons et en bains à la source de la Hount-Caoute, en bains seulement à l'autre source (Le Bourridié). La saison s'ouvre du 15 mai au 1er novembre.

Ces eaux ont une action à la fois excitante et sédative sur

l'état général, une action régulatrice et tonique sur tous les systèmes d'assimilation et de sécrétions. Grâce aux alcalins, le chimisme stomacal est heureusement influencé, la sécrétion biliaire est augmentée, la diurèse est favorisée et les évacuations alvines se multiplient.

Ces raisons font ordonner ces eaux dans tous les cas où il y a troubles dans le fonctionnement de ces divers appareils : ce sont les dyspepsies, d'origine gastro-intestinale ou d'origine nerveuse, les affections hépatiques et rénales, de préférence la lithiase, les maladies des voies génito-urinaires, les congestions abdomino-pelviennes, etc.

Il n'y a guère d'autres contre-indications qu'un mauvais état général.

CAUTERETS.

Station des Hautes-Pyrénées, connue des Anciens, fort appréciée actuellement, située à 930 mètres d'altitude dans une région riche en excursions; le climat est assez montagnard.

L'eau est abondamment fournie par 12 sources assez semblables les unes aux autres, mais différant un peu par leur richesse en principes sulfureux. Ces sources forment géographiquement 3 groupes, mais cliniquement on les classe en deux familles : d'une part, les sources fortes; d'autre part, les sources faibles.

L'eau naît à une température en général élevée. La température moyenne est de 40°. Mais, suivant la source, elle oscille entre 53°,8 et 23°. Le débit journalier est supérieur à 15.000 hectolitres.

L'eau est, en général, limpide, un peu onctueuse par la présence d'une substance organique pas bien déterminée appelée *barégine*. Elle n'a guère de saveur, mais l'odeur est légèrement hépatique. L'eau de Cauterets est riche en composés sulfurés.

On trouve par litre environ 0 gr. 03 de sulfure de sodium, 0 gr. 02 d'hyposulfite, 0 gr. 02 de sulfates alcalins et 0 gr. 03 d'autres composés alcalins. Ce sont donc des eaux sulfurées sodiques chaudes.

A Cauterets, l'eau est employée en boissons et en hydrothérapie. La saison va du 1er juin au 1er octobre.

Par son soufre, l'eau de Cauterets exerce sur l'organisme tout entier une action excitante et en même temps congeslive. Mais cette action est variable avec les sources. Le traitement à Cauterets réclame des connaissances spéciales. L'organisme soigné réagit en se tonifiant et en se calmant. Il assimile mieux et désassimile plus complètement. Aussi, pendant la cure, il n'est pas rare de voir toutes les fonctions se régulariser et s'activer, la quantité de déchets augmenter et les manifestations morbides même s'accuser. C'est dans ce cas que la présence du médecin spécialiste est nécessaire.

L'eau de Cauterets est indiquée à tous les arthritiques et à tous les scrofuleux dont les manifestations sont peu réactionnelles. C'est le traitement de choix des affections respiratoires chroniques à marche lente, quel qu'en soit le siège (pharyngite, trachéite, bronchite, pleurésie sèche, etc...); des manifestations nerveuses ou musculaires du rhumatisme chronique (névralgies diverses, myalgies, contractures ou parésies, etc...), des dyspepsies par atonie gastro-intestinale, des maladies de peau sans inflammation, des maladies génito-urinaires catarrhales, de la tuberculose pulmonaire chez les lymphatiques, quel que soit le degré de la lésion.

Mais elle est contre-indiquée formellement dans les cas d'hémoptysies ou de tendance à l'hémoptysie, quand dans la tuberculose il y a une fièvre élevée et continue, enfin dans toutes les maladies inflammatoires et aiguës des appareils respiratoire, digestif et circulatoire.

CHALLES.

Commune de la Savoie, à 260 mètres d'altitude.

L'eau est fournie par 2 sources dont le débit est médiocre (48 hectolitres par jour). La température est froide (10° environ).

L'eau est limpide, désagréable à boire, à cause de sa saveur sulfureuse. Elle contient par litre 0 gr. 035 de monosulfure de sodium, 0 gr. 50 de bicarbonates alcalins et 0 gr. 01 d'iodure de sodium. C'est une eau sulfurée sodique iodurée.

Cette eau provoque une réaction énergique de l'organisme. Elle doit être ordonnée dans tous les états diathésiques languissants et, en première ligne, dans la scrofulo-tuberculose, dans le lymphatisme. Elle est aussi indiquée dans le traitement des pharyngites chroniques et de la syphilis rebelle.

Cette eau doit être donnée avec modération, car elle peut réveiller les hémorrhagies. Elle s'emploie en boissons et en usage externe. C'est surtout une eau de table.

La saison dure du 1er mai au 1er novembre.

CHATEL-GUYON.

Station du Puy-de-Dôme, à 360 mètres d'altitude, dans un climat doux, assez sec.

Les eaux sont fournies par 27 sources, semblables les unes aux autres. Le débit journalier est assez abondant, 4.000 hecto-litres par jour. L'eau est limpide, quoiqu'un peu blanchâtre; elle est inodore et un peu salée. Sa température à la naissance varie de 20° à 38°.

L'eau est riche en chlorures et en bicarbonates alcalins.

On trouve par litre : 1 gr. 80 de chlorure de sodium, 1 gr. 56 de chlorure de magnésium, 2 gr. 17 de carbonate de chaux, 0 gr. 3 de carbonate de magnésium et 3 gr. environ de bicarbo-nates. Enfin l'eau renferme une certaine quantité d'acide carbonique en solution.

L'eau est surtout prise en boissons. Mais elle sert aussi en hydrothérapie (bains à eau courante et douches). La saison dure du 1er mai au 31 octobre.

Les alcalins exercent sur le fonctionnement de l'appareil digestif une action stimulante et bienfaitrice indéniable. La circulation abdominale est régularisée, la muqueuse intesti-nale et gastrique sécrète davantage, les annexes du tube digestif reçoivent un coup de fouet, les oxydations sont favorisées et les déchets sont rejetés en plus grande quantité. L'épuration et l'oxydation, tels sont les effets dominants de ces eaux. Enfin ces eaux, et c'est leur caractéristique essen-tielle, ont une influence directe sur la contractilité des fibres de l'intestin. Pour cette raison, on a installé à Châtel-Guyon des douches intestinales dont l'action est absolument remar-quable.

Ces eaux doivent être conseillées à tous les malades qui souffrent de l'estomac, de l'intestin, ou qui ont une nutrition ralentie. S'en trouveront donc bien tous les dyspeptiques, les constipés, les entérités de toutes sortes, les hépatiques, les albuminuriques, les obèses, les diabétiques, les arthritiques, les neurasthéniques, les goutteux et les congestifs.

Seules les affections aiguës et les néphrites aiguës ne doivent pas être soignées à Châtel-Guyon.

CHAUDESAIGUES.

Petite station du Cantal, à 650 mètres d'altitude, dans un climat montagnard.

Les eaux sont très chaudes, les plus chaudes de France. La température est de 82°. Elles sont claires, insipides, et inodores, faiblement minéralisées, contenant quelques centigrammes de bicarbonates par litre.

Ces eaux s'emploient comme boissons et en bains. Elles sont plus utilisées pour leur température que pour leur minéralisation. Elles sont indiquées surtout dans le traitement des rhumatismes et des douleurs nerveuses. Elles peuvent aussi servir pour calmer les surexcités nerveux.

CONDILLAC.

Station de la Drôme à 100 mètres d'altitude.

Les eaux sont fournies par une seule source, dont le débit n'est pas très marqué (36 hectolitres par jour). Leur température est peu élevée, 13°. Elles sont limpides et gazeuses, sans autres caractères physiques. Elles contiennent par litre 1 gr. 5 de bicarbonates alcalins et 548 centimètres cubes d'acide carbonique. Elles sont surtout prises en boissons de table.

Elles sont utiles aux dyspeptiques et aux convalescents dont l'estomac est atone.

CONTREXÉVILLE.

Station très connue du département des Vosges, à 342 mètres d'altitude, dans un climat assez rude.

Les eaux sont fournies par 7 sources, dont 4 sont utilisées plus particulièrement. Le débit est d'environ 400 mètres cubes par jour. La source la plus abondante et la plus universellement connue est la source du *Pavillon*. L'eau à la naissance est froide (12° environ). Elle est limpide, inodore et insipide, mais très fraîche à boire. C'est une eau assez faiblement minéralisée. Elle contient par litre 1 gr. 565 de sulfate de chaux, 0 gr. 3 de sulfate de magnésium et 0 gr. 5 de bicarbonates alcalins pour la plupart. Enfin on y trouve des traces de lithine, de fluorures, d'arsenic et de fer. Ces eaux sont donc sulfatées, bicarbonatées, froides et ferrugineuses. Elles sont surtout utilisées en boissons, mais on les emploie aussi en hydrothérapie (douches, bains, etc...). On doit boire ces eaux méthodiquement. La dose doit être réglée et proportionnelle, et l'eau doit être prise à jeun pour que la cure soit bonne. La saison va du 1er juin au 15 septembre.

Dans ces conditions, l'eau, tant par sa température que par

sa condition originelle, exerce une action indéniable sur tout l'organisme et particulièrement sur le tube digestif et sur l'appareil urinaire.

L'eau absorbée au niveau de l'intestin passe dans la circulation, augmente passagèrement la tension et paraît avoir la propriété de purifier les tissus de tous les déchets qu'ils possèdent. D'autre part, on constate cliniquement que le tube digestif réagit par des contractions même douloureuses et par des évacuations très liquides. Le foie sécrète beaucoup plus de bile, le rein fournit une plus grande quantité d'urines et les productions lithiasiques se mobilisent.

On doit donc prescrire l'eau de Contrexéville dans tous les cas où l'organisme n'arrive pas seul à se débarrasser de ses déchets, c'est-à-dire dans l'arthritisme et dans toutes les gravelles, quelles que soient leurs manifestations (goutte, colique hépatique, colique néphrétique, etc...), quelle que soit leur nature (acide urique, phosphates, oxalates, etc...) ; enfin, l'eau de Contrexéville agit heureusement dans quelques cas spéciaux bien déterminés : diabète léger chez des prédisposés goutteux, inflammation légère, mais chronique, des voies urinaires, suites de l'opération de la lithotritie vésicale.

L'eau de Contrexéville est formellement contre-indiquée à tous ceux qui ont une tension artérielle exagérée, qui sont sujets aux congestions, à ceux qui viennent de faire une poussée aiguë de néphrite ou de leur diathèse (gravelle urinaire, hépatique, goutte, etc.), enfin aux diabètes trop prononcés et trop anciens.

CRANSAC.

Petite station de l'Aveyron à 300 mètres d'altitude.

Les eaux sont fournies par 3 sources ; elles naissent à une température de 11°. Elles renferment par litre 4 gr. 100 de matériaux minéraux, dont 2 gr. 84 de sulfates alcalins et alcalino-terreux.

Ces eaux sont employées en boissons, en bains et en étuvations.

La saison dure du 15 juin au 1er octobre.

Ces eaux ont une action laxative. Elles trouvent leur indication dans le traitement des troubles gastro-intestinaux et dans les cas où une dérivation intestinale est nécessaire.

CUSSET.

Station de l'Allier à 300 mètres d'altitude.

Les eaux sont fournies par des sources froides. La température à la naissance est de 16°,8. Ce sont des eaux riches en bicarbonates alcalins. Par litre on trouve 9 gr. de bicarbonates alcalins, dont 5 gr. de bicarbonate de soude. Ces eaux s'emploient surtout en bains. La saison va du 1er avril au 1er octobre.

D

DAX.

Station à la fois thermale et climatérique du département des Landes, presque au niveau de la mer, dans un climat chaud et régulier et située sur une vaste nappe d'eau.

Les eaux sont abondamment fournies par plusieurs sources dont la principale est la fontaine chaude dite aussi de la Néhâ. Le débit journalier est de 100.000 hectolitres. Elles sont à une température élevée (60° environ).

Les eaux sont limpides, sans caractères physiques. Elles contiennent par litre 0 gr. 4 de sulfate de chaux, 0 gr. 15 de sulfate de magnésium, 0 gr. 3 de chlorure de sodium et 0 gr. 10 environ de bicarbonates alcalins. Ce sont donc des eaux sulfatées calciques.

Vu l'excellence du climat, la saison dure toute l'année. Ces eaux sont prises en boisson et en bains. Elles ont une action excitante qui est suivie d'une réaction sédative durable. Pour ces raisons, elles sont utilisées dans les cas d'éréthisme nerveux, quelle qu'en soit l'origine.

Mais la principale application de ces eaux, la vraie cure de Dax, consiste dans le traitement par les Boues médicinales.

Ces boues résultent du mélange des eaux thermales décrites ci-dessus avec le limon provenant des crues de l'Adour. Ce limon contient : 1° des principes minéraux importants dont les principaux sont le sulfure de fer, l'oxyde de fer et les sulfates alcalins ; 2° et une substance organique, la *daxine*.

Ces boues sont noires, onctueuses, à odeur sulfureuse légère. On les utilise dans des bains spéciaux où le patient plonge le tout ou une partie du corps. On peut aussi les employer sous forme de cataplasmes. Ces boues agissent mécaniquement et chimiquement. Grâce à leur densité, à leur température et à leur composition, elles déterminent une légère inflammation autour de la partie malade et, consécutivement, une circulation plus abondante et plus étendue. Les tissus fibreux ont une tendance à se résorber, ainsi que les autres exsudats.

On emploiera les boues toutes les fois qu'il y a empâtement ou infiltration chronique du tissu fibreux, quel que soit son siège. Elles sont indiquées dans les *arthrites chroniques*, sans réaction franche, dans les *péri-arthrites*, dans les *rhumatismes* et la *goutte chronique*.

Leur action congestive les fera rejeter chez les malades sujets aux congestions et chez les cardiaques en asystolie même légère.

DIVONNE-LES-BAINS.

Station thermale surtout climatérique de l'Ain à 519 mètres d'altitude, sur le Jura, dans un climat vif et tonique.

Les eaux fournies par les sources sont à une température froide constante, 6°. Diurétiques en boissons, elles sont excitantes en applications externes, à cause de leur température. On les donne de préférence sous forme de douches très courtes.

Pour cette raison, elles doivent être ordonnées dans tous les cas de maladies nerveuses à asthénie (neurasthénie, autres névropathies, etc.). Enfin la cure d'air s'adjoint utilement à l'hydrothérapie dans le traitement des maladies à ralentissement de la nutrition (obésité, arthritisme, etc.).

La saison dure toute l'année.

E

EAUX-BONNES.

Station des Basses-Pyrénées, à 750 mètres d'altitude, dans un climat assez agréable.

Les eaux sont fournies par 8 sources, dont le débit total est égal à 700 hectolitres par jour. De ces 8 sources, il en est surtout 2 qui sont connues : la source *Vieille* et la source d'*Orteig*. L'eau est en général chaude, elle est d'environ 32° au Griffon. Elle est limpide, à saveur douceâtre, à odeur sulfurée forte.

Elle renferme par litre 0 gr. 001 de sulfure de sodium, 0 gr. 008 d'hyposulfite de soude, 0 gr. 3 de chlorure de sodium, 0 gr. 17 de sulfate de chaux et des traces de métaux. Cette eau est donc chaude, sulfurée sodique. Elle s'employait autrefois exclusivement en applications externes. Actuellement elle est surtout utilisée en boissons.

Les Eaux-Bonnes exercent une action excitante, indéniable, grâce à la présence du soufre. La circulation est activée, les échanges nutritifs augmentent. De plus, ces eaux ont une action locale élective bien marquée, mais non encore déterminée sur les muqueuses bronchiques.

Pour ces raisons, on indiquera ces eaux, en applications externes : dans les cas de plaies atones dont l'ulcère variqueux est le type ; en boissons : en première ligne, dans les catarrhes bronchiques, les bronchites chroniques, l'emphysème, l'asthme, etc., et dans les cas d'atonie générale.

Dans le traitement de la tuberculose pulmonaire, il faut avant tout étudier le malade et tâter le terrain, car ces eaux ont quelquefois une action traîtresse.

Les contre-indications sont fournies par les modes de réaction de l'organisme. Les manifestations congestives et surtout la fièvre de congestion sont les contre-indications formelles. Il en est de même d'une intoxication permanente et profonde.

La saison dure du 1ᵉʳ juin au 1ᵉʳ octobre. La cure n'est généralement que de 21 jours.

EAUX-CHAUDES.

Station des Basses-Pyrénées, à 675 mètres d'altitude, dans la même région que la précédente, mais offrant encore un climat plus agréable.

Les eaux sont fournies par 7 sources, dont le débit journalier est de 1.800 hectolitres. Ces sources diffèrent entre elles par la température de leur eau. Celle-ci oscille de 10° à 36°. L'eau est limpide, à odeur et à saveur sulfureuse moyenne.

L'eau renferme en moyenne par litre 0 gr. 008 de sulfure de sodium, 0 gr. 007 d'hyposulfite de soude, 0 gr. 07 de sulfate de chaux et de soude et 0 gr. 08 de chlorure de sodium. En plus, on trouve de la *barégine* et aussi du gaz azote.

Ces eaux sulfurées sodiques sont utilisées en boissons et en hydrothérapie. La saison dure du 1ᵉʳ mai au 31 octobre. La température est très agréable dans cette vallée en mai et en octobre.

Les Eaux-Chaudes ont une action excitante générale : on les ordonnera dans les affections de la gorge et des bronches, les rhumatismes; on prescrira particulièrement la source Esquirette dans les affections utérines chroniques non congestives.

Les mêmes contre-indications que pour les eaux précédentes s'imposent en plus des congestions actives et répétées des organes génitaux de la femme.

L'eau de la source Minvielle désulfurée s'exporte facilement comme eau de table des arthritiques et des herpétiques ; les eaux sulfureuses de Baudot et du Clot, pour le traitement des affections de la gorge et des bronches.

ENCAUSSE.

Station thermale de la Haute-Garonne, à 362 mètres d'altitude, dans un climat doux.

Les eaux sont fournies par 3 sources dont le débit journalier est de 750 hectolitres. Ces eaux sont limpides, un peu amères, sans odeur, à une température de 20° environ. Elles renferment par litre 1 gr. 80 de sulfate de chaux, 0 gr. 60 d'autres sulfates et 0 gr. 10 de bicarbonates alcalins. Ces eaux sulfatées calciques sont surtout utilisées en boissons.

Elles agissent par leur composition sulfatée en produisant de la diurèse et un peu de diarrhée. Spoliant une partie de l'eau de l'organisme, elles sont indiquées dans les cas de congestion des viscères abdominaux et, en particulier, lorsque le foie est malade.

De plus, elles jouissent de la réputation d'être excellentes dans les fièvres rémittentes. La saison dure du 1er mai au 1er octobre.

ENGHIEN-LES-BAINS.

Station de Seine-et-Oise à quelques kilomètres de Paris, à une faible altitude, dans un climat doux.

Les eaux sont fournies par 13 sources, dont 9 principales. Le débit total est supérieur à 2.000 hectolitres par jour. Les eaux sont limpides, à odeur sulfureuse assez forte. Leur température est assez basse, 13° à peine. Elles renferment par litre 0 gr. 04 environ d'acide sulfhydrique pour 0 gr. 02 de sulfure de calcium et 0 gr. 3 environ de sulfates alcalins. Ces eaux sulfureuses sont employées en boissons et en bains, en inhalations et en pulvérisations. La saison dure du 1er mai au 1er octobre.

Le principe actif est le soufre qui se trouve sous deux combinaisons. Ce corps agit sur l'organisme en l'excitant et en excitant chaque appareil en particulier. Les digestions sont activées, la diurèse s'établit, les viscères se congestionnent et les sécrétions augmentent.

Pour ces raisons, on utilise ces eaux dans toutes les affections atones, et spécialement l'eau d'Enghien a une action bienfaisante dans les cas de catarrhe pulmonaire, asthme, bronchite chronique, emphysème, tuberculose, etc... On l'emploie aussi pour toutes les dermatoses où une congestion du tégument s'impose.

Les contre-indications sont tirées de l'état aigu et fébrile des maladies et de la tendance de l'individu aux congestions (pléthoriques, hémoptysiques, etc.).

EUZET-LES-BAINS.

Station du Gard, à 130 mètres d'altitude, dans un climat égal et tempéré.

Les eaux sont fournies par 5 sources, dont 2 ou 3 sont surtout employées. Le débit journalier est moyen (800 hectolitres environ). La température moyenne est de 12°. L'eau est limpide, avec les caractères des eaux sulfureuses. Elle renferme par litre 0 gr. 004 d'hydrogène sulfuré et 1 gr. 7 de sulfate de calcium. Cette eau est prise en boissons, en inhalations, sous forme de bains, etc. La saison dure du 1er juin au 1er octobre.

Les eaux d'Euzet, qui sont sulfureuses, sont, comme les précédentes, indiquées dans les maladies chroniques de tout l'appareil respiratoire, dans les dermatoses sèches, etc.

Ce sont les mêmes contre-indications que pour les précédentes.

ÉVAUX.

Station de la Creuse, à 474 mètres d'altitude, dans un climat très doux.

Les eaux sont fournies par 25 sources environ, assez semblables les unes aux autres. Une seule se distingue par sa faible température, 11°. La température des autres, à la naissance des griffons, varie de 29° à 57. L'eau est limpide, presque insipide et inodore. Elle dégage néanmoins des bulles gazeuses à odeur un peu sulfureuse. L'eau renferme par litre 0 gr. 9 de sulfate de sodium, 0 gr. 2 de chlorure de sodium, 0 gr. 25 de bicarbonates alcalins.

Ces eaux agissent autant par leur minéralisation que par leur thermalité. Elles sont surtout utilisées en bains, en douches, rarement en boissons. La saison dure du 15 juin au 15 septembre.

L'eau d'Évaux agit en régularisant la circulation périphérique et en excitant le système nerveux. A l'intérieur, elle a un effet légèrement laxatif.

Cette eau est indiquée dans tous les cas de rhumatisme chronique, quelles qu'en soient les manifestations (articulaires, musculaires, nerveuses, cutanées, etc.), et d'affections pulmonaires chroniques, de neurasthénie, etc.

Il y a peu de contre-indications spéciales. Les cardiopathies rhumatismales n'en sont pas.

<u>ÉVIAN.</u>

Station de la Haute-Savoie à 378 mètres d'altitude, dans un climat très doux et dans une situation très agréable sur le bord du lac de Genève.

Les eaux sont fournies par plusieurs sources dont l'une est principalement connue : la source *Cachat*. Le débit journalier est assez abondant (environ 3.000 hectolitres). La température de l'eau à sa naissance est à peu près toujours la même ; elle est peu élevée, 12° environ. L'eau est claire, inodore, insipide fraîche et agréable à boire. Elle ne donne pas de pesanteur à l'estomac. Elle renferme par litre peu de matériaux minéraux et pas de corps organiques. On trouve surtout des bicarbonates : 0 gr. 2 de bicarbonate de chaux, 0 gr. 15 de bicarbonate de magnésium, 0 gr. 009 de bicarbonate de sodium et des traces d'autres sels alcalins.

La saison dure du 15 juin au 15 septembre.

Ces eaux sont presque exclusivement employées en boissons. La cure doit être surveillée et conduite méthodiquement. Le malade doit prendre l'eau à jeun et dans d'assez fortes proportions, jusqu'à 2 et 3 litres. L'eau agit par sa masse et peut-être par sa composition chimique. Prise à jeun, elle s'absorbe complètement, passe en entier dans le torrent circulatoire, baigne et lave tous les organes, se charge des matériaux nuisibles, en dissout une grande quantité et agit, grâce à sa faible minéralisation, par osmose.

Cette action multiple se manifeste surtout par une diurèse abondante, une dépuration de tout l'organisme, un meilleur fonctionnement des organes chargés de l'excrétion.

C'est pour cette raison que l'eau d'Evian est, avant tout, l'eau des urinaires et des hépatiques.

Toutes les affections des voies urinaires, quelles que soient la nature et la symptomatologie des lésions (sauf la cystite tuberculeuse), telles que la gravelle, avec ses accidents et ses complications, les néphrites, les cystites, les uréthrites, etc., sont très favorablement influencées par ces eaux. Il en est de même des hépatites, de la lithiase biliaire, des cirrhoses hépatiques, etc.

Les gastrites, surtout les hyperpeptiques, et les entérites sont également améliorées par l'eau d'Evian, qui agit comme sédatif.

Enfin toutes les maladies générales qui ont pour cause des intoxications généralisées réclament dans leur thérapeutique l'emploi de l'eau d'Evian, quelle que soit leur localisation. Ce sont : l'arthritisme, l'artério-sclérose, la goutte, le diabète, la neurasthénie, les intoxications exogènes et endogènes, etc...

L'eau d'Evian, augmentant la tension, doit être formellement contre-indiquée, lorsqu'il y a œdèmes, gêne circulatoire très marquée au cours de ces différentes maladies, cystite tuberculeuse et paralysie de la vessie.

F

FORGES-LES-EAUX.

Station de la Seine-Inférieure, à 120 mètres d'altitude, dans un climat pluvieux et légèrement salin. Cette station est célèbre par la cure de Richelieu, de Louis XIII et de son épouse. D'ailleurs le titre des sources rappelle cette visite.

L'eau est fournie par trois sources. Elle est limpide, inodore, mais à saveur un peu âcre et métallique. Elle renferme, par litre, 0 gr. 10 de crénate de protoxyde de fer et 0 gr. 15 environ de sels alcalins. De plus, il y a en solution un peu d'acide carbonique. L'eau est froide. La température à la naissance n'est que de 10°.

L'eau est surtout prise en boissons. Son principe actif est le composé ferrugineux qu'elle renferme. Celui-ci exerce une action énergique sur le globule sanguin en général et sur l'hémoglobine en particulier. Par la cure, la richesse du sang et la richesse globulaire vont en augmentant. Il se produit rapidement des phénomènes congestifs.

L'eau de Forges doit être employée toutes les fois qu'il y a faiblesse ou pauvreté des éléments sanguins. Elle a la propriété de ne pas engendrer de constipation, contrairement aux composés ferrugineux.

Les indications sont fournies par toutes les anémies, la chlorose, les convalescences de maladies graves et déglobulisantes, la tuberculose au début, le scrofulo-lymphatisme. De plus, elles sont sédatives et utiles dans les cas où il y a à la fois nervosisme et troubles circulatoires (puberté, ménopause, troubles utérins).

Les contre-indications formelles sont fournies par la pléthore sanguine et par la tendance aux congestions (tuberculeux hémoptysiques, etc.).

G

GAZOST (Argelès).

Station des Hautes-Pyrénées, non loin de Lourdes, à 900 mètres d'altitude, dans un climat doux.

L'eau est fournie par plusieurs sources, à Gazost. Mais une seule est captée et est conduite à Argelès. Le débit est de 4.000 hectolitres par jour. L'eau est claire, à odeur sulfureuse, à saveur douceâtre. Elle renferme par litre 0 gr. 017 de sulfure de sodium et 0 gr. 006 d'hyposulfite de soude. La température, à la naissance, est peu élevée, 14°. La saison a surtout lieu pendant l'hiver.

L'eau de Gazost se prend principalement en boissons, rarement en douches ou en bains.

On l'utilise dans les cas d'affections chroniques des voies respiratoires, dans le traitement des blessures et des arthrites atones, dans les manifestations scrofulo-tuberculeuses torpides, dans l'arthritisme.

Les contre-indications sont fournies par un état aigu ou par une tendance congestive trop marquée.

H

HAMMAM-R'HIRA.

Station thermale et climatérique de la province d'Alger. Cette ville est connue par la douceur et la régularité de son climat. Sa situation géographique et son altitude (520 mètres) la font préférer par les malades.

Les eaux sont fournies par diverses sources. Leur température est très élevée, 65°. Elles sont surtout utilisées en usages externes (bains, douches, massages, etc...). Elles renferment par litre environ 2 gr. 5 de matériaux minéraux, dont les principaux sont des sulfates alcalins et alcalino-terreux et des composés de fer et de manganèse.

Par leur température, leur composition et le climat de la station, ces eaux tonifient l'organisme, excitent les fonctions, assurent une meilleure élimination des déchets.

Pour ces raisons, l'eau est indiquée aux arthritiques, aux neurasthéniques, aux goutteux, aux nerveux, aux malades atteints d'affections osseuses, articulaires ou nerveuses chroniques, enfin aux anémiques. Les contre-indications sont d'ordre général.

L

LABASSÈRE.

Station des Hautes-Pyrénées, dans le voisinage de Bagnères-de-Bigorre. L'eau naît à une température de 13ª et contient par litre 0 gr. 046 de sulfure de sodium, 0 gr. 003 d'hyposulfite de soude, 0 gr. 25 de chlorure de sodium et 0 gr. 03 de carbonates alcalins.

Le débit journalier est de 280 hectolitres.

Ces eaux ont à peu près les mêmes caractères et les mêmes propriétés thérapeutiques que celles de Bagnères-de-Bigorre.

LA BAUCHE.

Station de la Savoie, à 480 mètres d'altitude.

L'eau est fournie par une source dont le débit est de 43 hectolitres par 24 heures. La température, à la naissance, est de 11°. L'eau est limpide, inodore, à goût âcre. Elle renferme par litre 0 gr. 26 de bicarbonate de chaux, 0 gr. 05 de bicarbonate ferreux et 0 gr. 003 de bicarbonate de manganèse. Cette eau ferrugineuse augmente la richesse du sang. Elle est donc indiquée dans le traitement des anémies et de la chlorose. Son usage est principalement interne. La saison dure du 1er juin au 1er octobre.

LA CAILLE.

Station de la Haute-Savoie, à 600 mètres d'altitude, non loin d'Annecy.

L'eau est fournie par une seule source dont la température est de 30°; le débit journalier, de 48 hectolitres. L'eau est limpide, à odeur sulfureuse. Elle renferme par litre 0 gr. 009 d'hydrogène sulfuré libre, 0 gr. 004 d'hyposulfite de soude, 0 gr. 3 de bicarbonates alcalins. Elle est prise en boissons et utilisée en bains, en douches et en douches de vapeur.

Ces eaux sont employées dans le traitement du rhumatisme chronique, du lymphatisme, de la scrofulose et de l'herpétisme.

LAMALOU.

Station de l'Hérault à 190 mètres d'altitude, dans le climat méditerranéen.

L'eau est fournie par 12 sources différentes, classées suivant leur nature et leur siège en trois groupes principaux. Le débit journalier est assez important, plus de 9.000 hectolitres par 24 heures. La température oscille entre 28° et 40°. L'eau est claire, mais se trouble un peu à l'air. Elle est inodore et presque insipide.

Elle renferme en assez grande quantité de l'acide carbonique qui se dégage spontanément. De plus, l'analyse chimique fait reconnaître par litre 0 gr. 65 de bicarbonate de soude, 0 gr. 015 de bicarbonate ferreux, 0 gr. 009 d'arséniate de soude et des quantités infinitésimales de carbonates métalliques. L'eau est employée en boissons, le plus souvent en bains, en douches de toutes sortes. La saison dure du 1er mai au 15 novembre.

L'eau agit en produisant une stimulation de l'organisme en général, de l'appareil génital en particulier. Mais cette stimulation est rapidement suivie de phénomènes sédatifs.

L'eau est indiquée dans tous les cas où il y a excitation du système nerveux, quelles que soient les manifestationos (duleurs, paralysies, contractures, etc...), et quelles qu'en soient les causes (rhumatismes, maladies organiques du système nerveux, tabès par exemple, névroses, etc...). Enfin les anémiques peuvent en tirer un certain bénéfice.

L'eau de l'Usclade en boisson est souveraine pour l'estomac.

LA MOTTE-LES-BAINS.

Station de l'Isère, dans un climat assez doux et pas trop humide, à 705 mètres d'altitude.

L'eau est fournie par 2 sources, dont le débit journalier est de 4.000 hectolitres. L'eau naît à des températures très élevées, près de 60°. Elle est limpide, inodore, mais salée. Elle renferme par litre 3 gr. de chlorure de sodium, 0 gr. 35 de chlorure de magnésium, 1 gr. 5 de sulfate de chaux, etc. Cette eau est rarement utilisée en boissons, mais le plus souvent en usages externes (bains, douches, massages, etc.). La saison dure du 1er juin au 1er octobre.

Ces eaux, par la présence du chlorure de sodium, ont une action tonifiante indéniable sur l'organisme. Leur haute température amène une sédation des phénomènes nerveux et la résolution des exsudats.

Ces eaux sont employées dans le traitement du rhumatisme chronique, des manifestations surtout externes de la scrofulo-tuberculose, dans celui des suites de blessures du squelette et enfin dans celui des affections utérines et péri-utérines, notamment dans les fibromes.

Les contre-indications sont surtout tirées de l'état général de l'individu et de l'incurabilité des lésions (cancer, etc.).

LA MOUILLIÈRE-LES-BAINS.

Station du Doubs, dans un faubourg de Besançon, à 260 mètres d'altitude.

L'eau-mère est fournie par un forage. Elle provient de l'eau de pluie passant sur une couche de sel gemme. C'est ce qui explique l'extrême richesse de ces eaux en chlorure de sodium. On note, en effet, par litre, 283 gr. de ce sel, quelques autres chlorures, du brome et de l'iode. La température de l'eau est faible, 11° environ ; celle-ci est limpide, mais extrêmement désagréable à boire. Elle est d'ailleurs utilisée exclusivement en applications externes (bains, douches, etc.). La cure dure toute l'année.

Ces eaux-mères sont employées quand il faut stimuler l'organisme et le tonifier. Elles sont surtout utiles quand le sujet est jeune.

On doit les prescrire dans le traitement des manifestations scrofulo-tuberculeuses quand elles sont externes, dans celui du rachitisme et dans celui des affections utérines et péri-utérines passibles de l'emploi des eaux chlorurées, c'est-à-dire dans les fibromes et dans les métrites hémorrhagiques.

Les états aigus sont les seules contre-indications.

LA PRESTE.

Station des Pyrénées-Orientales à 1.100 mètres d'altitude. L'eau est fournie par plusieurs sources dont l'une est principalement connue et débite par jour 17.000 hectolitres. L'eau naît à 44°; elle est limpide, onctueuse au toucher. Elle a une odeur légèrement sulfureuse. Elle renferme par litre 0 gr. 01 de sulfure de sodium, 0 gr. 0008 d'hyposulfite et 0 gr. 07 environ de bicarbonates. Elle est prise surtout en boissons, mais elle est aussi utilisée en bains. La saison dure toute l'année.

On se sert de ces eaux dans le traitement des affections urinaires lorsque leur nature n'est ni infectieuse, ni aiguë, dans les dermatoses sèches et dans les affections respiratoires chroniques.

Les contre-indications sont d'ordre général et relèvent de l'état général du malade.

LE BOULOU.

Station des Pyrénées-Orientales, à une faible altitude (90 mètres), dans un excellent climat très doux et régulier.

L'eau est fournie par 4 sources, mais l'une d'elles est surtout connue par son ancienneté. Le débit journalier n'est pas très grand : il est d'environ 80 hectolitres par 24 heures. L'eau est claire, froide (19° environ), très agréable à boire, un peu aigrelette, sans odeur. Elle renferme par litre une assez grande quantité de matériaux minéraux. L'analyse donne, en effet, 3 à 6 gr. de bicarbonates alcalins. Le sodium est le métal le plus important. De plus, ces eaux contiennent une quantité non négligeable d'acide carbonique libre, 2 gr. 5 environ. Ces eaux bicarbonatées fortes sont prises en boissons et utilisées en usages externes. La cure doit être conduite suivant des principes importants. La quantité d'eau doit être dosée, et son action diffère un peu suivant le moment de la journée où le malade prend l'eau. La saison dure du 1er mai au 15 octobre.

Par sa richesse en alcalinité, ces eaux se rapprochent beaucoup des eaux de Vals et de Vichy. Le bicarbonate de soude agit sur tout l'organisme, mais principalement sur les appareils digestif et urinaire. Il régularise leurs fonctions et favorise les sécrétions.

Ces eaux trouvent leur emploi dans le traitement des dyspepsies à manifestations douloureuses (ulcère, hyperchlorhydrie, etc...) des affections urinaires et rénales, des affections hépatiques et principalement de la lithiase, dans les manifestations des diathèses arthritiques, goutteuses, diabétiques, etc.

Les contre-indications sont fournies par une affection aiguë.

LUCHON.

Station très importante de la Haute-Garonne, à 625 mètres d'altitude, dans un climat assez doux. Cette station est très anciennement connue.

L'eau est fournie par un grand nombre de sources. Bien que toutes donnent une eau renfermant un composé sulfureux, elles se différencient les unes des autres par leur richesse en soufre, par leur température et par leur débit. Le débit total est de 50.000 hectolitres par 24 heures.

L'eau en général est limpide ; mais il est certaines sources où elle blanchit au contact de l'air, grâce au dépôt du soufre qui s'y trouve à l'état naissant. Cette modification est très intéressante et nécessaire pour certains traitements.

L'odeur est nettement celle des œufs pourris ; la saveur est douceâtre, rappelant le goût de la substance hépatique. La température à la naissance oscille entre 22° et 60°.

L'eau renferme par litre une quantité variable de sulfure de sodium (de 0 gr. 007 à 0 gr. 08), d'hyposulfite de soude (de 0 gr. 001 à 0 gr. 004) et des bicarbonates ainsi que d'autres sels alcalins.

Grâce à leur plus ou moins grande richesse en composés sulfurés, ces sources ont été divisées en sources faibles, moyennes, fortes et très fortes. Suivant leur température, elles se classent en thermales et en hyperthermales.

Ces eaux sont prises assez souvent en boissons ; mais la quantité et la fréquence doivent obéir à des règles précises. Le plus souvent elles sont utilisées sous forme de bains, de douches, d'étuvations, de pulvérisations et d'inhalations.

Suivant la catégorie de la source, l'action physiologique de l'eau employée varie dans ses effets. Ceux-ci sont les mêmes pour toutes les sources, mais à des degrés différents. C'est ce qui explique la difficulté du traitement, sa variabilité et l'observation journalière qu'il comporte.

Le soufre agit en excitant la circulation et la nutrition générale et en régularisant tous les appareils.

Les eaux de Luchon sont indiquées dans le traitement d'affections cutanées, où il faut irriter un peu le tégument, mais il faut se méfier des résultats et les suivre jour par jour.

Elles sont efficaces contre toutes les affections chroniques de l'appareil respiratoire, quels que soient le siège et la nature (rhinites, pharyngites, amygdalites, bronchites chroniques, emphysème, asthme, dilatation des bronches, tuberculose, etc.).

On les utilise encore dans le traitement de la blennorrhée, de la syphilis, dans les manifestations rhumatismales chroniques, scrofulo-tuberculeuses, dans les suites de traumatisme.

Ces eaux sont formellement contre-indiquées lorsque le malade présente un système excrétoire en mauvais état, quel que soit le siège de la lésion (foie, rein, cœur), ou lorsqu'il est dans une période aiguë de son affection (tuberculose, par exemple), lorsqu'il a des tendances marquées aux congestions.

LUXEUIL.

Station de la Haute-Saône, à 307 mètres d'altitude, dans un climat tempéré.

L'eau est fournie par 18 sources, divisées en deux groupes principaux, suivant la nature des corps dissous. Le débit par 24 heures est supérieur à 5.000 hectolitres. L'eau des sources salines est limpide, inodore, un peu salée. Sa température est assez élevée. Elle oscille autour de 50°. L'eau des sources ferrugineuses est, au contraire, opaque, a une saveur âcre et une odeur un peu spéciale. Sa température ne dépasse guère 25°.

L'eau saline renferme par litre à peu près 0 gr. 7 de chlorure de sodium et des traces de manganèse et de fer.

L'eau ferrugineuse, au contraire, contient environ 0 gr. 012 de fer et 0 gr. 007 de manganèse.

L'eau est presque exclusivement utilisée en bains, en douches et en irrigations. Toutefois, on la prend également en boissons. La saison dure du 15 mai au 15 septembre.

L'eau de Luxeuil agit sur l'organisme en le tonifiant et en le calmant. Mais cette action sédative est le plus souvent précédée d'une stimulation un peu fatigante. En outre, la décongestion qu'elle provoque est surtout manifeste pour les organes génitaux.

C'est surtout pour leur traitement que ces eaux ont une action bien efficace. On doit les prescrire dans les métrites, qu'elles soient primitives ou secondaires à une autre maladie, dans les fibromes douloureux et dans les accidents de la ménopause.

Enfin ces eaux sont indiquées aux neurasthéniques, aux arthritiques, aux nerveux, aux rhumatisants, aux chlorotiques, à tous les anémiques et à quelques maladies cutanées.

Toutes les maladies aiguës ou dans une période aiguë sont des contre-indications.

M

MARLIOZ.

Station de la Savoie, à 290 mètres d'altitude, non loin d'Aix-les-Bains.

L'eau est fournie par 3 sources, dont le débit est assez peu abondant.

Elle est limpide, à odeur sulfureuse marquée, onctueuse au toucher, un peu douceâtre au goût. Elle renferme par litre 0 gr. 03 de sulfhydrate de soude et 0 gr. 2 environ de sels alcalins. La température est basse, 11° environ. L'eau est prise en boissons et utilisée également en bains et en inhalations. La saison dure du 15 mai au 1er novembre.

L'eau agit surtout en modifiant la muqueuse de l'appareil respiratoire. Elle trouve son emploi dans le traitement de toutes les affections chroniques de cet organe (laryngite, pharyngite, bronchite, etc.).

Les contre-indications sont tirées de la tendance aux congestions.

MARTIGNY-LÈS-LAMARCHE.

Station des Vosges, à 360 mètres d'altitude, dans un climat variable.

L'eau est fournie par 3 sources, dont 2 sont utilisées principalement. Le débit quotidien est de 1.100 hectolitres par jour. L'eau est froide, naissant à 11°; elle renferme par litre 0 gr. 27 de bicarbonates alcalins, 0 gr. 02 de silicates, 1 gr. 6 de sulfates et de la lithine. L'eau se prend le plus souvent en boissons. Elle peut être utilisée également en bains. La saison dure du 1er juin au 15 septembre.

La cure par la boisson se fait surtout à jeun. Elle doit être surveillée par le médecin.

L'eau, comme celle de Contrexéville, agit en lavant l'organisme et en entraînant tous ses déchets. Les fonctions d'excrétion sont régularisées.

L'eau de Martigny doit être employée dans le traitement des maladies à déchets organiques, telles que la goutte et l'arthritisme. Les indications primordiales sont fournies par la lithiase rénale et la lithiase hépatique. Enfin, toutes les maladies aiguës, arrivées à leur dernière période, sont des contre-indications formelles.

MONT-DORE.

Station très connue du Puy-de-Dôme, à 1.050 mètres d'altitude, dans un climat montagnard et inégal.

L'eau est fournie par 12 sources environ. L'eau est limpide, onctueuse au toucher, inodore, légèrement salée au goût. Elle renferme par litre environ 0 gr. 9 de bicarbonates alcalins et ferreux, 0 gr. 004 d'arséniate disodique anhydre, 0 gr. 17 de silice, des traces de brome, d'iode, de lithine. Elle contient, en outre, une certaine quantité d'acide carbonique libre en dissolution.

La température de l'eau est assez élevée. Elle est, en moyenne, de 38° à 47°. Ces eaux sont prises en boissons et utilisées surtout en usages externes, inhalations, bains, douches, pulvérisations, etc... La saison est très courte à cause de la variabilité très grande du climat. Elle dure du 1er juillet au 15 septembre.

L'eau du Mont-Dore agit en produisant sur l'organisme des phénomènes de sédation et de décongestion très marquée. Elle semble avoir une action desséchante très nette sur les muqueuses, car elle en tarit les sécrétions.

L'eau du Mont-Dore est utile dans le traitement des affections chroniques pulmonaires, telles que la bronchite chronique, le catarrhe bronchique, l'emphysème, etc.; dans celui des affections naso-oto-pharyngiennes congestives et spasmodiques, dans les manifestations arthritiques et rhumatismales et surtout dans l'asthme dons elle paraît guérir rapidement les accès...

Enfin, la tuberculose, dans ses premières périodes, semble être heureusement influencée par cette cure.

Mais une fièvre continue, congestive ou septique, un état général trop mauvais, des hémorrhagies à répétition et une affection aiguë quelconque, sont des contre-indications formelles.

MONTMIRAIL.

Station de Vaucluse, à 180 mètres d'altitude, dans un climat assez variable.

Les eaux sont fournies par 3 sources différentes par leur nature. L'une est sulfatée ; l'eau est un peu verdâtre, inodore, mais à saveur salée prononcée ; la température est de 14° ; elle renferme par litre 9 gr. 5 de sulfate de magnésie, 5 gr. de sulfate de soude et 1 gr. de sulfate de chaux.

La deuxième est sulfureuse ; l'eau présente les caractères de toutes les eaux sulfureuses ; elle renferme par litre 0 gr. 04 de sulfure de calcium et 1 gr. 2 de sulfates.

La troisième est ferrugineuse ; elle a un goût âcre ; elle contient par litre 0 gr. 02 de bicarbonate ferreux.

Les indications thérapeutiques diffèrent pour ces 3 sources. La première par ses sulfates a une action dérivatrice sur la muqueuse intestinale. Elle y produit une sécrétion aqueuse plus ou moins prononcée. Cette eau est donc purgative ou laxative, suivant la quantité ingérée. Elle est ordonnée dans tous les cas où se fait sentir le besoin d'un purgatif salin, c'est-à-dire dans les constipations, dans les affections gastro-intestinales, dans les maladies du foie et du rein provenant des intoxications antérieures, dans les congestions cérébrales, etc.

La deuxième source trouve son emploi dans les maladies des voies aériennes, et dans les affections cutanées où s'impose le traitement sulfuré. Les contre-indications des eaux sulfureuses sont celles de cette source.

Enfin, l'eau de la troisième source doit être ordonnée aux anémiques.

Ces eaux peuvent être utilisées en bains.

MONTROND.

Station de la Loire, à 386 mètres d'altitude.

L'eau est fournie par un puits artésien dont le débit journalier est de 2.520 hectolitres. Elle est claire, inodore, un peu aigrelette. Elle est gazeuse et renferme par litre 4 gr. 6 de bicarbonates alcalins et 0 gr. 004 de peroxyde de fer.

Ces eaux se prennent surtout en boissons. Elles régularisent les digestions et, par suite, la nutrition générale. Elles sont utilisées dans toutes les dyspepsies et dans toutes les maladies des annexes du tube digestif.

Enfin, à cause du fer qu'elles renferment, ces eaux sont utiles aux anémiques.

La saison dure du 1er mai au 1er octobre.

N

NÉRIS.

Station de l'Allier, à 385 mètres d'altitude, dans un climat variable.

L'eau est fournie par plusieurs sources dont le débit journalier est très abondant, puisqu'il dépasse plus de 10.000 hectolitres.

L'eau est limpide et n'a aucun caractère physique appréciable. La température à la naissance est très élevée. Elle atteint et dépasse même 50°.

L'eau de Néris est faiblement minéralisée. Elle renferme surtout des bicarbonates alcalins en faible proportion (0 gr. 50), 0 gr. 4 de sulfates et une matière organique.

Ces eaux agissent plus par leur température et par leur matière organique que par leurs matériaux minéraux. Elles produisent des phénomènes sédatifs très marqués, souvent précédés de phénomènes d'excitation.

Ces eaux trouvent leur emploi dans le traitement des manifestations nerveuses, lorsqu'il y a excitation, quelles qu'en soient la nature (centrale, périphérique, ou symptomatique d'autres maladies, rhumatisme, névrose, appareil génital, etc.) et la symptomatologie (contractures, douleurs, phénomènes psychiques, etc.).

Les contre-indications sont données par une lésion nerveuse centrale aiguë ou en voie d'évolution.

Ces eaux sont surtout utilisées en usages externes (bains, douches, etc.). La saison dure du 1er mai au 1er octobre.

O

OREZZA.

Station de la Corse, à 603 mètres d'altitude, dans un climat doux et tempéré.

L'eau est fournie par deux sources, dont le débit journalier est d'environ 1.500 hectolitres. La température est basse ; elle n'est que de 11°. L'eau est limpide, inodore, à saveur un peu âcre. Elle renferme par litre 2 gr. 5 d'acide carbonique, 0 gr. 7 de bicarbonates alcalins, 0 gr. 16 de carbonate ferreux.

Cette eau est employée exclusivement en boissons. Elle agit en enrichissant le sang en fer et, partant, en hémoglobine. Toutes les fonctions de l'organisme s'en trouvent améliorées. La saison est courte ; elle ne dure que deux mois, juillet et août. Mais l'eau est surtout exportée.

Ces eaux sont utilisées par les chlorotiques, les anémiques, les dyspeptiques anémiés, etc.

Les congestifs et les malades sujets aux hémorrhagies doivent s'en abstenir.

P

PIERREFONDS.

Station de l'Oise, à 84 mètres d'altitude, dans un climat modéré, doux et variable, non loin de la forêt de Compiègne. Les eaux sont fournies par deux sources différentes.

L'une donne une eau assez abondante, 210 hectolitres par jour, froide, d'une température de 12°, limpide, à odeur sulfureuse un peu forte, à saveur hépatique légère, contenant par litre 0 gr. 002 d'hydrogène sulfuré, 0 gr. 01 de sulfure de calcium et 0 gr. 3 de bicarbonates alcalins.

L'autre fournit une eau moins abondante, plus froide, 9° à la naissance, limpide, sans odeur, à saveur un peu âcre, contenant par litre 0 gr. 14 de bicarbonate de fer.

La première eau s'emploie en boissons, mais surtout en bains, en douches et en inhalations. Elle produit une stimulation de l'organisme en général, de l'appareil respiratoire en particulier, en activant la circulation. Ses indications sont fournies par toutes les maladies chroniques de l'appareil respiratoire (pharyngites, amygdalites, bronchites, etc.) et par certaines dermatoses atones.

Les contre-indications sont : les tuberculoses pulmonaire, fébrile et hémorrhagique.

La deuxième eau est surtout ordonnée aux anémiques qui la prennent en boissons.

La saison dure du 1er juin au 30 septembre.

PLOMBIÈRES.

Station des Vosges, à 431 mètres d'altitude, dans un climat assez variable.

Les eaux sont fournies par 40 sources donnant par jour un débit de 7.000 hectolitres. L'eau naît à des températures très variables, allant de 10° à 70°. Elle est limpide, onctueuse, inodore et insipide. Elle renferme par litre 0 gr. 06 environ de bicarbonates alcalins, 0 gr. 14 de sulfates, 0 gr. 12 de silicates alcalins et 0 gr. 0003 d'arséniate de soude.

Ces eaux sont utilisées en boissons, mais surtout en hydrothérapie sous toutes les formes, bains généraux et locaux, douches, massages, etc.

Elles agissent autant par leur haute température que par l'arsenic qu'elles contiennent. Leur action se manifeste par des phénomènes de sédation allant jusqu'à la fatigue et au malaise, et par une régularisation très marquée des fonctions gastro-intestinales. L'empirisme montre que cette régularisation spéciale a surtout lieu quand il n'y a pas de diarrhée.

La saison dure du 15 mai au 15 octobre.

Les indications de l'eau de Plombières sont celles des eaux hyperthermisantes en général. De plus, il y en a de spéciales à cette station. Celles-ci sont fournies par toutes les maladies de l'estomac et de l'intestin, lorsque le phénomène prédominant est la douleur.

La maladie traitée par excellence à Plombières est l'entérocolite muco-membraneuse, dans toutes ses phases (gravelle intestinale, membranes, etc.).

Les autres maladies du tube digestif proprement dit sont heureusement influencées (gastrites hyperpeptiques, entérites, typhlites, appendicites, etc.).

Les indications générales sont données par l'arthritisme dans toutes ses manifestations, par le rhumatisme chronique et autres affections douloureuses (affections gynécologiques, maladies nerveuses, neurasthénie douloureuse, etc.), par les maladies chroniques du poumon et, en première ligne, par l'asthme.

Les contre-indications sont d'ordre général (maladies aiguës ou dans une période aiguë de leur évolution) et d'ordre spécial (atonie marquée, dépression des sujets).

POUGUES.

Station de la Nièvre, à 190 mètres d'altitude, dans un climat doux et régulier. Pougues-Bellevue, 300 mètres d'altitude, cure d'air et de terrain (méthode d'OErtel).

L'eau est donnée par plusieurs sources, mais la principale et la plus connue de celles-ci est la source *Saint-Léger*, dont le débit journalier est de 150 hectolitres. L'eau naît à une température basse, 12° environ ; elle est limpide ; mais au contact de l'air elle s'obscurcit un peu et devient couleur rouille. Elle est inodore, fraîche et aigrelette au goût. Elle dégage beaucoup de gaz. Elle renferme par litre une assez notable quantité d'acide carbonique, 4 gr. environ, 0 gr. 66 de bicarbonate de chaux, 0 gr. 7 d'autres bicarbonates alcalins et une certaine quantité de fer. L'eau est surtout employée comme eau de table, mais elle est aussi utilisée en bains, en douches et en lavages. La saison dure du 1er juin au 1er octobre.

L'eau de Pougues, par son acide carbonique et ses sels, agit en régularisant les fonctions digestives de l'estomac, en accélérant l'épuration des organes et en tarissant les intoxications consécutives. En même temps la circulation et l'état général sont stimulés.

L'eau de Pougues paraît avoir une influence active sur tous les organes de l'appareil digestif. Elle est donc indiquée dans les dyspepsies atoniques (flatulence, hypochlorhydrie, dilatation d'estomac, etc.), dans les entérites chroniques, dans les intoxications gastro-intestinales, dans les engorgements hépatiques et rénaux consécutifs, dans les intoxications chroniques et diathésiques (goutte, arthritisme, diabète, etc...).

Les maladies aiguës de l'appareil respiratoire et les congestions prononcées en sont les contre-indications.

R

RENLAIGUE.

Station du Puy-de-Dôme, à 710 mètres d'altitude, dans un climat variable.

L'eau est fournie par 2 sources. Elle est limpide, inodore, à saveur un peu âcre. Elle est froide, 14° environ. Elle renferme par litre 2 gr. 50 d'acide carbonique libre, 0 gr. 08 de bicarbonate de fer et 0 gr. 6 d'autres bicarbonates alcalins.

Cette eau, par son acide carbonique et par sa teneur en fer, agit en régularisant les fonctions digestives et circulatoires et enrichit le sang en hémoglobine.

Cette eau est surtout utilisée en boissons, rarement en hydrothérapie.

Elle est indiquée, d'une part, dans les dyspepsies chez les débilités et chez les anémiques et, d'autre part, dans toutes les anémies, quelle qu'en soit l'origine (primitive ou secondaire).

Les congestions actives en sont les contre-indications.

ROYAT.

Station du Puy-de-Dôme, à 450 mètres d'altitude, dans un climat doux et constant.

L'eau est fournie par 4 sources importantes, dont le débit considérable dépasse 10.000 hectolitres. L'eau est claire, inodore, insipide, à saveur cependant un peu aigrelette. Elle est chaude, naissant en général à une température moyenne de 30°. Elle renferme des sels minéraux dont les principaux sont : chlorure de sodium, 1 gr. 7 par litre ; bicarbonate de chaux et de soude, 1 gr. environ ; lithine, 0 gr. 50 ; arséniate de fer, 0 gr. 002 et acide carbonique libre, de 1 gr. 5 à 2 gr.

Cette eau bicarbonatée, chlorurée, gazeuse, chaude, est utilisée en boissons, en bains locaux et généraux de toutes sortes, en irrigations, en douches, etc... La saison dure du 15 mai au 15 octobre.

Elle doit son action thérapeutique à la présence de l'acide carbonique et des sels précédemment cités. Elle produit une stimulation de l'appareil circulatoire et des autres appareils, tout en amenant une sédation du système nerveux.

L'eau de Royat est indiquée dans tous les cas où il

faut amener une diurèse prononcée et une chasse des matériaux de déchet, en relevant l'organisme.

C'est le cas de l'arthritisme, de la goutte, du rhumatisme chronique dans leurs diverses manifestations (cutanées, viscérales, articulaires, etc...), principalement chez les affaiblis et les nerveux. Enfin, l'eau de Royat est également utile aux anémiques et aux neurasthéniques. Les personnes atteintes de maladies aiguës, les tuberculeux et les pléthoriques ne doivent pas employer ces eaux.

S

SAIL-LES-BAINS.

Synonymie : *Sail-lès-Château-Morand*. Station située dans la Loire à 250 mètres d'altitude, dans un climat doux.

Les eaux sont fournies par 6 sources, différentes par leur nature, leur température et leur débit. Le débit total est de 11.000 hectolitres par jour.

Quatre sources fournissent une eau limpide, inodore, insipide, naissant à une température variant de 27° à 34° et renfermant par litre 0 gr. 05 de bicarbonates de soude et de potasse, 0 gr. 1 de bicarbonates de chaux et de magnésie et 0 gr. 2 environ d'autres sels alcalins.

Une source donne une eau à odeur sulfureuse contenant par litre 0 gr. 6 d'acide sulfurique. Sa température est de 23°.

Enfin, la dernière source fournit une eau à saveur un peu âcre renfermant par litre 0 gr. 008 de carbonate de fer. Cette eau est froide, 10°.

Les premières eaux sont ordonnées aux dyspeptiques nerveux. Les deuxièmes trouvent leur emploi dans certaines dermatoses et dans le rhumatisme. Enfin les dernières sont surtout utiles aux anémiques.

Toutes ces eaux sont utilisées des deux façons. La saison dure du 15 mai au 30 septembre.

SAIL-SOUS-COUZAN.

Petite station de la Loire, à 430 mètres d'altitude dans un climat doux.

Les eaux sont fournies par deux sources principales, dont le débit total est de 450 hectolitres par jour. L'eau est claire, inodore, gazeuse, presque insipide. Elle naît à une température basse, 13° au maximum. Elle renferme par litre 0 gr. 5 d'acide carbonique libre, 2 gr. de bicarbonate de soude, 1 gr. environ d'autres sels. Ces eaux sont utilisées en boissons et en bains. La saison dure du 15 mai au 15 septembre.

Ces eaux sont ordonnées aux dyspeptiques, aux gastralgiques, aux graveleux, aux anémiques et aux convalescents.

Les sujets congestifs ne doivent pas les prendre.

SAINT-ALBAN.

Station de la Loire à 400 mètres d'altitude, dans un climat doux, mais variable.

Les eaux sont fournies par 4 sources, dont le débit total par 24 heures est de 1.700 hectolitres. L'eau est limpide, inodore, à saveur agréable, aigrelette, dégageant beaucoup de gaz. Sa température est, à la naissance, de 17°. Elle renferme par litre 3 gr. 50 d'acide carbonique, 2 gr. 10 environ de bicarbonates alcalins et ferreux. Cette eau est surtout utilisée en boissons, mais on l'emploie également en bains, en douches et en inhalations. La saison dure du 1er juin au 1er octobre.

Ces eaux doivent leur action à la présence de l'acide carbonique en grande quantité. Elles stimulent les digestions, et par le gaz qu'elles dégagent elles ont un rôle de topiques.

Elles sont surtout utilisées dans les gastralgies, chez les anémiques principalement, dans les cystites, dans les dermatoses vassales d'un état gastro-intestinal mauvais. Enfin, en usages externes, ces eaux sont employées dans le traitement des affections oculaires et respiratoires.

SAINT-AMAND-LES-EAUX.

Station du Nord, à une très faible altitude (14 mètres), dans un climat doux et pluvieux. A Saint-Amand se trouvent deux spécialités thermales, les eaux proprement dites et les boues.

Les *eaux* sont fournies par 4 sources différentes, mais il n'y a guère qu'une source qui soit utilisée directement. Le débit journalier est assez important. L'eau est limpide, inodore et insipide, et naît à une température de 19° à 20°. Elle renferme par litre peu d'éléments minéraux, 1 gr. 2 environ de sulfates, dont le principal est le sulfate de chaux, 0 gr. 2 environ de chlorures et 0 gr. 15 de carbonates.

Les gastrites atoniques et hypopeptiques ne doivent pas être traitées par ces eaux.

Les *boues* de Saint-Amand constituent la véritable spécialité de cette station. Cette boue est noirâtre, à odeur forte, dense, plastique et chaude. Sa température est, suivant le siège, de 45° à 55°.

Ces boues servent à former des bains spéciaux où le malade s'enfonce au milieu du mélange et s'y trouve suspendu. Ces bains sont généraux ou locaux. Enfin les boues peuvent être employées comme des sortes d'emplâtres. La saison dure du 15 mai au 1er octobre.

Par leur température, par leur constitution et par leurs caractères chimiques et physiques (densité, etc.), ces boues exercent sur l'organisme une action locale et générale indéniable. La température du sujet s'élève, sa respiration s'accélère et diminue d'amplitude, sa tension artérielle croît, pendant que la circulation est activée. Enfin ces boues, très denses, exercent sur les parties plongées dans le bain un massage sûr, continu et régulier, quoique à peine appréciable. Toutes ces actions combinées, jointes à celles plus spéciales des eaux, se caractérisent par une augmentation très marquée des combustions, une activité nouvelle du système nerveux et une élimination plus grande et plus complète des déchets et des matériaux inutiles.

Pour toutes ces raisons, ce traitement externe est indiqué dans tous les cas où il y a arrêt de nutrition et affaiblissement du système nerveux : ce sont le rhumatisme et la goutte chroniques, les œdèmes chroniques, les séquelles de traumatismes (entorses, artérites, cals, arthrites, phlébites, etc.).

Toutes les maladies aiguës ou à hypertension sont des contre-indications formelles.

SAINT-CHRISTAU.

Station des Basses-Pyrénées, à 400 mètres d'altitude, dans un climat doux et salubre.

Les eaux sont fournies par 4 sources, dont le débit journalier dépasse 18.000 hectolitres. Elles sont limpides, à odeur un peu sulfureuse, à saveur cuivreuse et âcre. Leur température est faible. Elle ne dépasse pas 15°.

L'eau renferme un peu d'hydrogène sulfuré dans une source, et dans les autres 0 gr. 15 environ de carbonates alcalins,

0 gr. 0003 de carbonate de cuivre et quelques autres sels, dont le fer en faible quantité.

Cette eau agit surtout par le cuivre qu'elle renferme. Elle est utilisée presque exclusivement en bains ou en lotions. Elle produit sur le revêtement cutané et muqueux une cautérisation très légère. La saison dure du 15 mai au 30 septembre.

Cette eau est surtout utilisée pour toutes les affections cutanées chroniques, à marche torpide, et pour les lésions chroniques des muqueuses, d'origine scrofuleuse (conjonctivites, blépharites, etc.).

Les maladies cutanées aiguës ou très irritables sont les seules contre-indications.

SAINT-GALMIER.

Station de la Loire, à 400 mètres d'altitude. Quinze sources, dont la plus connue, la *source Badoit*, a un débit de 100.000 litres par jour. Le débit total de toutes les sources est de 470.000 litres par 24 heures.

Eau bicarbonatée, calcique, gazeuse, froide. Température, $+ 12°$.

L'usage ordinaire de cette eau est indiqué contre la dyspepsie, la gastro-entérite chronique, les embarras et catarrhes gastriques, la goutte, la gravelle, les rhumatismes, l'eczéma et enfin contre l'arthritisme.

La vente annuelle de la *source Badoit* est de *20 millions de bouteilles*. C'est le plus bel éloge qu'on en puisse faire.

SAINT-GERVAIS.

Station de la Haute-Savoie, à 640 mètres d'altitude, dans un climat régulier de montagne.

L'eau est fournie par 3 sources, dont le débit total dépasse 3.500 hectolitres par 24 heures. L'eau est limpide, à odeur sulfureuse, à saveur sulfureuse et amère. La température, à la naissance, est élevée : elle est de 38° environ.

Elle renferme par litre 0 gr. 17 environ de carbonate de chaux, 1 gr. 8 de sulfate de soude, 0 gr. 07 de sulfate de lithine, 1 gr. 8 de chlorure de sodium et 0 gr. 004 de bromure de sodium. Enfin une des trois sources renferme 0 gr. 005 d'hydrogène sulfuré. La saison dure du 1er juin au 15 septembre.

Ces eaux s'emploient en boissons, mais surtout en usages

externes. Les sources non sulfureuses sont laxatives, diurétiques et sédatives pour la peau. La source sulfureuse est
légèrement excitante.

Ces eaux sont surtout utilisées chez les arthritiques et
contre les dermatoses. On emploie les premières, si la dermatose est irritative ; la seconde, si, au contraire, elle est atone.

Les affaiblis, les surmenés et les asystoliques ne doivent
pas se traiter à Saint-Gervais. Il en est de même des phtisiques atones.

SAINT-HONORÉ.

Station de la Nièvre, à 302 mètres d'altitude, dans un climat doux tempéré et régulier.

L'eau est fournie par 5 sources, dont le débit total pour
24 heures est d'environ 9.500 hectolitres. Elle est limpide,
à odeur et à saveur légèrement sulfureuses. Elle renferme
par litre 0 gr. 0003 d'hydrogène sulfuré, 0 gr. 1 de carbonates alcalins, 0 gr. 0004 d'arséniate de soude. Sa température
est de 30° environ.

Ces eaux s'emploient en boissons, en bains, en douches et
en inhalations. Elles agissent surtout par leur température,
et par l'arsenic et le soufre qu'elles contiennent. La saison
dure du 15 mai au 1er octobre.

On utilise ces eaux dans l'arthritisme, lorsque le sujet a
besoin d'être soutenu et s'il présente des manifestations respiratoires chroniques (asthme, emphysème, tuberculose, etc.)
ou cutanées (eczéma, impétigo, etc.) ou génitales (métrites)
ou vasculaires. Ces eaux sont également utiles aux enfants
de constitution faible et qui présentent des maladies chroniques de l'appareil respiratoire (bronchite, adénopathie
trachéo-bronchique, etc.). Les contre-indications sont fournies par une maladie grave du système excréteur (foie, rein,
cœur) ou une période aiguë ou fébrile de la tuberculose
(hémoptysie, lésions avancées, etc.).

SAINT-NECTAIRE.

Station du Puy-de-Dôme, à 750 mètres d'altitude, dans un
climat tempéré (montagne).

L'eau est fournie par un assez grand nombre de sources
divisées en deux groupes distincts : Saint-Nectaire-le-Haut et
Saint-Nectaire-le-Bas. Ces sources, assez semblables entre

elles par leurs caractères, diffèrent un peu par leur température et par leur richesse en matériaux minéraux. La température moyenne est de 30 à 35°. Les extrêmes sont 18° et 46°. L'eau est claire à la source, mais se trouble un peu au contact de l'air ; elle est inodore, un peu âcre et acide au goût. Elle renferme, en moyenne, 2 gr. 2 de chlorure de sodium, 2 gr. 4 environ de carbonates alcalins et ferreux, 0 gr. 001 d'arséniate de fer et un peu d'acide carbonique.

Ces eaux se rapprochent un peu de la composition du sérum sanguin avec cette différence qu'elles sont riches en arsenic. On a pu les appeler « la lymphe minérale ».

Ces eaux agissent sur l'organisme en le stimulant, en le fortifiant et en enrichissant le sang.

Elles trouvent leur emploi dans toutes les anémies quelles qu'en soient l'origine et les manifestations, dans les débilités congénitales ou acquises, surtout chez les enfants, dans toutes les atonies (musculaires, osseuses, articulaires, nerveuses), dans les dyspepsies atoniques, dans les albuminuries, etc.

SAINT-PARDOUX.

Station de l'Allier, à 310 mètres d'altitude, dans un climat variable.

L'eau est fournie par une seule source ; sa température est basse, 7° ; elle est gazeuse, limpide, sans caractères physiques importants. Elle renferme par litre 1 gr. d'acide carbonique libre, 0 gr. 04 de bicarbonates alcalins, 0 gr. 01 de sulfates alcalins et quelques autres sels en faible quantité. Cette eau n'est prise qu'en boissons. Elle stimule l'appétit, régularise les digestions et favorise la nutrition et la diurèse.

Cette eau est surtout employée comme eau de table. Elle est utilisée dans les affections de l'appareil digestif et de l'appareil excrétoire (foie, reins, etc.).

Il n'y a guère de contre-indications.

SAINT-PARIZE-LE-CHATEL (Nièvre).

Station de la Nièvre, à 250 mètres d'altitude. Ancienne et importante station romaine. Il existe cinq sources :

1° La source des Fonts-Bouillants n° 1 ;
2°   —   —   n° 2 ;
3°   —   —   n° 3 ;

4° La source purgative ;

5° La source Gélin, qui est sulfureuse, surnommée source des Vertus. Ces deux dernières ne sont pas exploitées.

Le débit de ces sources est très considérable, et elles donnent une eau **très gazeuse**, chargée en acide carbonique, en sels de soude et de magnésie avec un peu de fer.

Elle est très diurétique et agit surtout dans les manifestations arthritiques. Son action est remarquable dans la gravelle urique et dans l'insuffisance hépatique.

Elle est utilisée en boissons.

SAINT-SAUVEUR.

Station des Hautes-Pyrénées, à 770 mètres d'altitude, située dans une région splendide des Pyrénées, dans un climat très doux.

L'eau est fournie par 2 sources, dont le débit total est de 1.700 hectolitres par 24 heures. L'une de ces sources est plus spécialement utilisée (source des Dames). La température est de 34°,5 pour cette dernière, de 24° pour l'autre.

L'eau est limpide, très onctueuse, à odeur et à saveur hépatiques faibles. Elle renferme par litre 0 gr. 02 de sulfure de sodium, 0 gr. 01 d'hyposulfite de soude et 0 gr. 10 environ de sels alcalins. Elle est surtout utilisée en bains et en douches, quelquefois en boissons. La cure dure du 1ᵉʳ juin au 30 septembre.

Ces eaux, malgré leur richesse en soufre, produisent sur l'organisme en général et sur le système génital en particulier une sédation très marquée précédée d'un peu d'excitation. Les inflammations chroniques de la région génitale tendent à disparaître en même temps que l'élément douloureux.

Ces eaux doivent donc être utilisées par la femme dans tous les cas où son système génital est chroniquement enflammé ou douloureux, quelles qu'en soient la nature et les manifestations (ménopause, puberté, métrite, annexite, nervosisme, hystérie, etc.).

Les affections néoplasiques ou aiguës de l'appareil génital sont des contre-indications formelles.

Enfin les indications générales des eaux sulfureuses s'appliquent à ces eaux, mais à des degrés variables (affections chroniques des voies respiratoires, blessures atoniques, etc.).

SALIES-DE-BÉARN.

Station des Basses-Pyrénées, à 30 mètres d'altitude, dans un climat très doux et régulier.

L'eau est fournie par 3 sources, dont le débit total dépasse 500 hectolitres par 24 heures. L'eau est limpide, un peu foncée sous un grand volume, nauséeuse à l'odorat, horriblement salée au goût. Sa température est de 15° environ. Elle renferme par litre plus de 250 gr. de chlorure de sodium, 0 gr. 17 de bromure de sodium et des traces d'iodure.

Ces eaux s'emploient toujours en usages externes, bains, douches, irrigations, etc. Très rarement elles sont prises en boissons. La saison dure du 1er mars au 1er décembre.

Ces eaux et les eaux-mères qui en proviennent agissent par leur extrême richesse en chlorure de sodium et par les corps bromo-iodurés qui s'y adjoignent. Tous ces composés produisent une suractivité de tout l'organisme caractérisée par une circulation mieux coordonnée, par une élimination plus franche des déchets urinaires et par une amélioration de l'état général. Ces eaux sont tonifiantes et réconfortantes.

On les utilise contre toutes les manifestations extérieures de la scrofulo-tuberculose (peau, squelette, etc.), contre le rachitisme, le lymphatisme, l'obésité, la faiblesse de constitution, les fibromes utérins où ces eaux jouent un rôle presque curateur.

Les maladies aiguës et la tuberculose pulmonaire en sont les contre-indications.

SALINS-DU-JURA.

Station analogue à la précédente, dans le Jura, à 330 mètres d'altitude, dans un climat plus variable.

Les eaux sont fournies par une seule source dont le débit journalier est de 1.700 hectolitres. L'eau est froide, à 11°; elle est verdâtre, inodore, mais salée. Elle renferme par litre 23 gr. de chlorure de sodium, 0 gr. 03 de bromure de sodium et des traces d'iodure. Ces eaux sont exclusivement employées en usages externes. La saison dure du 1er juin au 15 octobre.

Les indications et les contre-indications sont les mêmes que pour les précédentes.

SALINS-MOUTIERS.

Station de la Savoie, à 500 mètres d'altitude dans un climat de montagne.

Les eaux sont fournies par 2 sources, dont le débit journalier dépasse 30.000 hectolitres. Elles sont chaudes, naissant à une température de 35°. Elles sont limpides, inodores, salées. Elles renferment par litre 12 gr. 50 de chlorure de sodium, quelques traces de bromures et d'iodures et 0 gr. 001 d'arséniate de fer. Elles sont utilisées en bains et en douches, et leur emploi s'adjoint souvent à celui des eaux de Brides, très voisines. La saison dure du 15 mai au 30 septembre.

Comme les précédentes, elles stimulent l'organisme, mais à un degré moindre. Elles sont surtout indiquées aux tuberculeux cutanés, et leur action s'accompagne de celle du climat.

Les contre-indications et les indications générales sont les mêmes que pour les deux stations précédentes.

SANTENAY.

Station de la Côte-d'Or, à 220 mètres d'altitude dans un climat tempéré.

Les eaux sont fournies par trois sources, dont le débit journalier est d'environ 1.500 hectolitres. Elles naissent à une température variable de 11° à 18°. Elles sont limpides, sans odeur, un peu salées. Elles renferment par litre 5 gr. 6 environ de chlorure de sodium, 2 gr. 2 de sulfate de soude et 0 gr. 12 de chlorure de lithium.

Ces eaux sont surtout prises en boissons ; la saison dure du 1er mai au 1er octobre.

Ces eaux, absorbées, ont une action purgative ou laxative suivant la dose ingérée. Ces deux actions s'accompagnent toujours d'une diurèse marquée et d'une chasse hépatique. Elles nettoient donc l'organisme en activant les éliminations. Ces eaux sont donc indiquées dans les affections gastro-intestinales et générales atoniques (stase stomacale, constipation, paresse du foie, intoxication chronique gastro-intestinale, lithiase, arthritisme, goutte, obésité, etc.).

Les contre-indications sont fournies par une trop grande excitabilité de l'individu, par un nervosisme à manifestations exagérées et exubérantes.

SERMAIZE.

Station de la Marne.

L'eau est fournie par une source unique débitant par 24 heures environ 350 hectolitres. L'eau est claire, sans odeur, à saveur un peu âcre. Elle naît à une température de 13°. Elle renferme par litre 0 gr. 50 de bicarbonate de soude, 0 gr. 01 de bicarbonate de fer, 0 gr. 8 de sulfates alcalins.

Ces eaux sont surtout employées comme eaux de table. Il n'y a pas de saison proprement dite. L'eau agit en favorisant les digestions, en régularisant la nutrition et en produisant un peu de diurèse et un peu d'évacuations alvines.

Elle sera surtout utilisée dans le traitement des affections du système digestif et du système urinaire. Leur richesse en fer les fera employer par les anémiques.

T

TRÉBAS.

Station thermale du département du Tarn, à 200 mètres d'altitude, à 28 kilomètres d'Albi, dans un climat modéré, agréable, doux l'hiver, frais l'été.

Les eaux sont fournies par trois sources principales dont le débit journalier est abondant et la température à la naissance est de 16°.

Elles sont limpides, onctueuses au toucher et à goût métallique prononcé. Elles renferment par litre de 0 gr. 07 à 0 gr. 13 de carbonate de chaux, de 0 gr. 02 à 0 gr. 1 de carbonate de soude, des traces de lithine et 0 gr. 004 de carbonate de cuivre. Ce sont des eaux carbonatées, sodiques et cuivreuses. Leur richesse en cuivre est vraiment remarquable.

Ces eaux s'administrent en boissons, mais surtout en bains, en irrigations, en douches et en pulvérisations.

La saison dure du 1er juin au 31 octobre.

L'action thérapeutique de ces eaux est due à la présence du cuivre en grande quantité et sous une forme assimilable. Ce corps métallique est capable de stimuler l'organisme, d'activer ses manifestations excrétoires (diurèse, etc.), de produire la résolution au niveau des cicatrices, etc.

Pour ces raisons, ces eaux sont recommandées dans le traitement de toutes les affections de la peau, de la syphilis, de la scrofulo-tuberculose, du cancer, des maladies chroniques, des muqueuses (linguale, pharyngienne, pulmonaire, digestive, etc.), des diathèses arthritique et lymphatique, des maladies nerveuses.

U

URIAGE.

Station de l'Isère, à 414 mètres d'altitude, dans un climat tempéré, mais un peu rude.

Les eaux sont fournies par 2 sources, dont le débit total est d'environ 4.200 hectolitres par 24 heures. L'eau est limpide, à odeur sulfureuse légère, à saveur amère et hépatique. Elle naît à une température de 27°. Elle renferme par litre 0 gr. 37 d'acide carbonique, 0 gr. 01 d'acide sulfhydrique, 0 gr. 35 de carbonates alcalins, 6 gr. de chlorure de sodium, des traces de fer et environ 2 gr. 5 de sulfates. Elle est prise en boissons et utilisée beaucoup sous formes de bains, de douches, de pulvérisations et d'inhalations. La saison dure du 15 mai au 15 septembre.

L'eau produit une suractivité générale de l'organisme en agissant de préférence sur le tube digestif et sur l'assimilation. La diurèse et la diaphorèse sont alors très marquées.

Les éléments actifs de ces eaux sont le soufre et le chlorure de sodium.

Les indications pour ces eaux sont données par les manifestations cutanées torpides (arthritisme, scrofulo-tuberculose, anémies), telles que les eczémas, les acnés, les impétigo, etc., par les anémies, le lymphatisme, les affections chroniques des muqueuses, les troubles de développement chez l'enfant, etc.

Les contre-indications sont fournies par une maladie aiguë, par une tendance aux congestions, par une excitabilité nerveuse trop marquée (système nerveux ou viscères, etc.).

V

VALS.

Station très connue de l'Ardèche, à 250 mètres d'altitude, dans un climat très doux et très agréable.

Les eaux sont fournies par une foule de sources, dont le

débit est extrêmement important. Toutes ces sources fournissent une eau approximativement la même par son origine, par sa nature et par ses propriétés. Elles ne diffèrent les unes des autres que par leur richesse en mêmes éléments et par l'adjonction de quelques éléments nouveaux. La température est toujours basse, ne dépassant pas 16°.

Deux sources sont surtout spécialisées : *Saint-Jean* pour les affections de l'estomac, *Précieuse* pour la gravelle, les calculs, la goutte chronique, le diabète et l'arthritisme en général.

L'eau est claire, gazeuse, inodore, à saveur aigrelette et fraîche. Elle renferme de l'acide carbonique libre, 1 à 2 gr. en moyenne, de 1 gr. à 8 gr. de bicarbonate de soude, de 0 gr. 10 à 0 gr. 50 de bicarbonate de lithine. Enfin quelques sources sont assez riches en sulfates et en fer.

Ces eaux sont surtout utilisées en boissons, mais elles le sont aussi en inhalations, en bains, en douches, etc.

Ce qui caractérise Vals, c'est la grande variabilité de ses sources en richesse de carbonates. Tous les degrés s'y rencontrent.

Cette eau agit par ses sels. Elle a une action favorable, indéniable sur l'appareil digestif et consécutivement sur le rein et le foie. Les digestions, la nutrition, l'assimilation et la désassimilation sont régularisées.

Toutes les maladies des appareils présidant à ces fonctions donnent les indications de ce traitement : ce sont les dyspepsies, les affections hépatiques, rénales, et les diathèses qui les engendrent (arthritisme, diabète, goutte, etc.).

Les affections aiguës ou néoplasiques des mêmes organes sont des contre-indications.

La saison dure du 1er juin au 1er octobre.

VERNET.

Station des Pyrénées-Orientales, à 620 mètres d'altitude, dans un climat très doux et constant.

Les eaux sont fournies par 12 sources, dont le débit total atteint 2.800 hectolitres par 24 heures. L'eau est limpide, a une odeur et une saveur sulfureuse. De plus, elle est très onctueuse au toucher. La température de ces eaux varie avec la source. En général, elle est assez élevée. Elle varie suivant les cas de 32° à 61°. L'eau à toutes les sources renferme du sulfure de sodium (environ 0 gr. 015 par litre), de l'hyposulfite de soude (0 gr. 005), des bicarbonates alcalins (0 gr. 09), du fer et de la glairine (matière organique).

Ces eaux s'emploient peu comme boissons, beaucoup comme bains, douches, etc... La saison a lieu toute l'année, étant donné le climat.

Ces eaux, par leur température et leur nature sulfureuse, ont une action excitante ou sédative suivant les doses et les moyens employés.

On les indique surtout dans les manifestations rhumatismales scrofuleuses et herpétiques, dans les dermatoses, dans les affections chroniques de l'appareil respiratoire (angines, bronchites, etc.).

Les affections aiguës et la pléthore en sont les contre-indications formelles.

VIC-SUR-CÈRE.

Station du Cantal, à 670 mètres d'altitude, dans un climat rude.

Les eaux sont fournies par 4 sources. Elles sont limpides, inodores, un peu âcres au goût. Elles sont froides, naissant à une température de 12° environ. Elles renferment environ 1 gr. d'acide carbonique, 1 gr. 9 de bicarbonate de soude, 1 gr. 2 d'autres bicarbonates alcalins, 0 gr. 05 de bicarbonate de fer, 1 gr. 3 de chlorure de sodium par litre.

Ces eaux sont surtout prises en boissons. La saison dure du 15 juin au 15 septembre.

Elles sont utilisées dans les dyspepsies chez les anémiques, dans les convalescences, dans l'arthritisme, dans le lymphatisme, etc.

VICHY.

Station de l'Allier, à 240 mètres d'altitude, dans un climat doux et sédatif.

Les eaux sont fournies par 12 sources d'importance inégale. Quelques-unes sont universellement connues, telles que la source de la Grande-Grille, la source de l'Hôpital, la source des Célestins. Le débit total de toutes ces sources est très important. Il atteint par jour 4.000 hectolitres. La température de l'eau à sa naissance varie suivant la source. Elle oscille entre 13° et 44°. En général, les sources naturelles sont chaudes. Les sources artificielles sont froides. Cette température a fait diviser les sources en sources chaudes et en sources froides.

L'eau en général est limpide, gazeuse, inodore, un peu fade, mais agréable à boire si l'eau est froide, moins agréable si l'eau, au contraire, est chaude.

L'eau renferme de l'acide carbonique qui se dégage même spontanément. Il y en a environ de 4 à 5 gr. par litre, suivant la source; de plus, l'analyse donne du carbonate neutre de sodium (3 gr. 5 par litre), d'autres carbonates alcalins, un peu de carbonate ferreux, des bicarbonates alcalins, etc...

Ces eaux sont presque spécialement utilisées en boissons. Toutefois, elles servent quelquefois pour des bains, des douches, etc... La saison dure du 1er avril au 1er novembre.

L'eau de Vichy doit son activité et ses propriétés aux carbonates qu'elle renferme. Toutefois, elle possède une action particulière et propre qu'on ne sait à quoi attribuer.

Comme elle est à peu près isotonique avec le sérum sanguin, on suppose qu'elle est absorbée presque complètement et en entier et que, de cette façon, elle arrive à neutraliser les produits acides sécrétés par l'organisme.

Quoi qu'il en soit, l'action de l'eau de Vichy sur l'organisme et sur ses divers appareils est incontestée.

L'eau de Vichy arrivée dans l'estomac paraît régulariser le chimisme et faire disparaître les douleurs qui y naissent. D'autre part, cette eau agit incontestablement sur l'intestin, car on constate que l'absorption est augmentée à ce niveau. Au contact des organes, l'eau de Vichy annihile l'effet toxique des déchets, favorise l'assimilation et aide la désassimilation. En rendant la bile plus abondante et plus fluide, l'eau de Vichy concourt encore à ce nettoyage. Enfin, les reins sont également tributaires de cette action épuratrice.

L'influence active de cette eau est amplement démontrée par les phénomènes douloureux qui accompagnent le début de la cure.

L'eau de Vichy est ordonnée dans tous les cas où l'organisme est encrassé et où la nutrition n'est pas régulière. Ses principales indications sont fournies par les dyspepsies d'origine gastro-intestinale ou autre, par les complications de cette auto-intoxication (foie, rein, etc...), par les affections propres du foie et du rein (en première ligne, lithiase, etc...), par les diathèses à marche torpide (arthritisme, goutte, diabète, etc...), par les complications de ces dernières, enfin par les maladies cutanées dépendant d'un mauvais tube digestif.

Les indications particulières des sources sont fournies par les réactions du malade. La cure doit être dirigée par un médecin.

Les maladies aiguës, les affections cardiaques non compensées, la tuberculose et la carcinose en sont des contre-indications formelles.

VITTEL.

Station des Vosges, à 340 mètres d'altitude, dans un climat frais et assez inégal.

Les eaux sont fournies par 4 sources, dont le débit total dépasse 3.000 hectolitres par 24 heures. L'eau est limpide, inodore, insipide, fraîche à boire. Elle naît à une température d'environ 12°. Elle renferme par litre 0 gr. 4 environ d'acide carbonique, 0 gr. 3 de carbonate de chaux, 0 gr. 7 à 1 gr. 2 de sulfate de chaux, des traces de lithine et de fer. Ces eaux sont surtout utilisées en boissons, rarement en bains ou en douches. La saison va du 15 mai au 15 septembre.

L'eau de Vittel agit sur l'organisme grâce aux sulfates et aux carbonates qu'elle renferme. Elle exerce sur le tube digestif une action tonique et bienfaisante, caractérisée par une hyperexcitabilité des fibres musculaires lisses et par un retour à la normale de l'acidité stomacale. Ses effets sont, d'une part, une exagération de l'appétit, d'autre part une production de selles dérivatrices. Prise à jeun, l'eau de Vittel est rejetée par le rein. L'urine, augmentée de volume, diminue de densité et expulse une plus grande quantité de déchets. Enfin l'eau de Vittel a une action bienfaisante, indéniable sur le foie et sur sa sécrétion.

Pour toutes ces raisons, l'eau de Vittel doit être ordonnée quand l'organisme en général est saturé de matériaux inutiles et toxiques et quand leur élimination ne se fait pas d'une manière régulière.

L'eau de Vittel est indiquée dans la goutte, quelles que soient la période et la complication. Il est à noter qu'au début de la cure la crise goutteuse peut être rappelée. Mais elle est toujours moins longue et moins douloureuse.

Il en est de même des lithiases biliaire et urinaire et de leurs complications, quelles qu'en soient l'origine et les manifestations.

Les maladies aiguës, les affections des voies urinaires pouvant faire obstacle à la miction (rétrécissement, hypertrophie prostatique, etc...) et les cardiopathies non compensées sont des contre-indications formelles.

II. — PRINCIPALES STATIONS ÉTRANGÈRES

A

ACQUI.

Station du Piémont (Italie), à 150 mètres d'altitude.

L'eau est fournie par 7 sources, dont 6 sont sulfureuses et une saline. Les températures sont élevées de 39° à 61°. Une seule est froide à 17°. L'eau renferme un peu d'acide carbonique, de l'hydrogène sulfuré, 0 gr. 6 de chlorure de sodium, environ par litre, de l'hyposulfite de soude, etc. Ces eaux sont utilisées en boissons et en hydrothérapie externe. Mais leur principale application consiste dans l'emploi de boues formées par leur action sur des matières organiques bitumeuses et sur de l'acide silicique, de l'oxyde d'alumine, du sous-carbonate de chaux, etc. Les boues servent pour des bains et des applications locales.

Ces eaux et ces boues sont indiquées dans le traitement des affections chroniques de l'appareil respiratoire et dans le rhumatisme et autres affections analogues.

Elles sont contre-indiquées quand le sujet est pléthorique ou congestif.

AIX-LA-CHAPELLE.

Station de la Prusse, à 173 mètres d'altitude, dans un climat doux et humide.

Les eaux sont fournies par plusieurs sources, dont 4 ou 5 sont très connues. La température est en général de 45° à 55°. L'eau est limpide, blanchit à l'air, a une saveur et une odeur sulfureuses prononcées. Elle renferme, par litre, environ 0 gr. 40 d'hydrogène sulfuré, 1 gr. 9 de protocarbure d'hydrogène,

2 gr. de chlorure de sodium, des traces de bromures et d'iodures, 0 gr. 01 de sulfure de sodium et quelques autres sels alcalins en faible proportion. Ces eaux sont utilisées en boissons et en hydrothérapie externe (bains, inhalations, etc.). La saison dure du 1er mai au 15 octobre.

Ces eaux produisent une excitation de l'organisme en accélérant la circulation et en favorisant les congestions. Elles sont indiquées dans tous les cas où il y a atonie ou ralentissement de la nutrition. Mais leur effet stimulant doit être surveillé, car il pourrait avoir de fâcheux résultats.

Pour ces raisons, ces eaux sont indiquées aux scrofuleux, aux lymphatiques, aux rhumatisants chroniques, aux arthritiques, quelles que soient leurs manifestations (cutanées, viscérales, etc.).

Les pléthoriques, les tuberculeux pulmonaires, les goutteux ne doivent pas employer ces eaux.

APOLLINARIS.

Cette source célèbre émerge près de Neuenahr, dans la vallée du Rhin.

L'eau jaillit d'une grande profondeur, à une température de 21°. Elle est excessivement riche en acide carbonique, ce qui lui donne une saveur acidulée ; elle est renommée comme eau de table. Sa consommation annuelle est de 30 millions de bouteilles.

B

BADEN.

Station de la Suisse, à 547 mètres d'altitude, dans un climat très doux, peu variable. L'eau est fournie par 21 sources, dont le débit journalier est de 13.000 hectolitres. La température, suivant la source, varie de 47° à 52°.

L'eau est limpide, douceâtre au goût, un peu salée, à odeur hépatique très légère. Elle renferme environ 2 gr. de sulfates alcalins et 1 gr. 9 de chlorures par litre. L'acide carbonique et l'azote sont dissous en quantités très respectables. L'eau est prise en boissons à jeun. Elle sert aussi pour des bains simples, bains de vapeurs et douches. L'eau prise à l'intérieur est laxative et diurétique. Sous forme de bains, elle excite la circulation et produit de la diaphorèse. La saison dure du 1er mai au 15 octobre.

Ces eaux sont indiquées contre le rhumatisme, la goutte, la pléthore abdominale. La période aiguë de ces diathèses en constitue la contre-indication formelle.

BADEN-BADEN.

Station du duché de Bade, à 205 mètres d'altitude, dans un climat doux, tempéré et régulier.

L'eau est fournie par 12 sources, dont le débit journalier dépasse 6.000 hectolitres. L'eau est limpide, inodore, à saveur salée. Elle naît à une température moyenne de 55° à 60°. Elle renferme par litre environ 0 gr. 2 de sulfate de chaux, 2 gr. 5 de chlorure de sodium, du chlorure de lithium et un peu de fer.

L'eau est utilisée en bains, en douches et en boissons. La saison dure du 1er juin au 15 septembre.

Ces eaux excitent l'appétit, favorisent les digestions, la diurèse et l'excrétion cutanée. Toutes les fonctions sont activées.

Elles sont indiquées aux scrofulo-tuberculeux, dont les manifestations morbides sont cutanées ou apparaissent sur les muqueuses externes (conjonctive, etc.), aux dyspeptiques par pléthore abdominale, aux individus atteints d'inflammation chronique simple des voies aériennes, à ceux qui présentent du catarrhe des voies urinaires et aux rhumatisants chroniques à forme douloureuse (névralgie, etc.).

Les contre-indications sont rares. Elles sont surtout dues à la tuberculose pulmonaire aiguë.

BADEN.

Station de l'Autriche, à 212 mètres d'altitude, dans un climat doux.

L'eau est fournie par 15 sources, dont la température oscille de 28° à 36°, et dont le débit par 24 heures est de 7.600 hectolitres. Elle renferme des sulfates alcalins, 1 gr. environ, du chlorure du sodium, 0 gr. 25; du carbonate de chaux, 0 gr. 20 ; du sulfure de magnésium, 0 gr. 05, et un peu d'acide sulfhydrique. L'eau est utilisée en boissons et en usages externes. Elle stimule l'organisme et facilite les sécrétions, quelles qu'elles soient.

Elle est indiquée dans le traitement des affections chroniques de l'appareil respiratoire, dans celui des dermatoses atones (eczéma, etc.), dans le rhumatisme, la scrofule, etc.

Elle est formellement contre-indiquée aux pléthoriques, aux

tuberculeux, aux goutteux aigus, aux hémophiliques, aux nerveux.

BATH.

Station anglaise au niveau de la mer. L'eau est chaude, 43° à 47°. Elle renferme surtout du sulfate de chaux. Cette eau laxative, diurétique, régularise les digestions. Elle est indiquée aux rhumatisants et aux dyspeptiques.

BEX.

Station suisse dans la vallée du Rhône, à 400 mètres d'altitude.

L'eau est fournie par 9 sources. La température à la naissance est de 10° à 12°. L'eau est limpide, à odeur un peu nauséeuse et à saveur salée très prononcée. Elle renferme par litre 142 gr. de chlorure de magnésium, 40 gr. de chlorure de calcium, 33 gr. de chlorure de potassium et de sodium, un peu de brome et d'iode.

Ces eaux sont surtout utilisées en bains et en douches. Elles stimulent l'organisme en activant la circulation. Elles sont indiquées dans le rachitisme, la scrofulo-tuberculose et dans les métrites hémorrhagiques.

BIRMENSTORFF.

Station suisse du canton d'Argovie, à 2 kilomètres de Baden, à 540 mètres d'altitude. L'eau est froide, 10°. Elle n'est utilisée qu'en boissons, et est livrée à l'exploitation. Elle est franchement amère. Elle renferme entre autres 22 gr. de sulfate de magnésie. Cette eau est purgative.

C

CANNSTATT.

Station du Würtemberg, à 221 mètres d'altitude.

L'eau est fournie par 32 sources. Elle naît à 21°. Elle renferme environ 1 gr. 7 de chlorure de sodium et 1 gr. 2 de sulfates alcalins par litre. L'eau est diurétique, laxative, stimulante et tonique.

Elle est indiquée aux scrofulo-tuberculeux et aux dyspeptiques.

CARABAÑA.

Source de la province de Madrid. Elle donne une eau limpide, salée, à une température de 15°, contenant du sulfate de soude et du sulfate de magnésie, 100 gr. par litre. Cette eau est purgative. Elle est livrée à l'exportation.

CARLSBAD.

Station de la Bohême, à 386 mètres d'altitude, dans un climat tempéré et sain.

L'eau est fournie par un grand nombre de sources, dont le débit total dépasse 36.000 hectolitres par 24 heures. Elle est limpide, inodore, salée. La température varie suivant les sources de 36 à 73°. L'eau renferme, par litre, environ 1 gr. 40 de bicarbonate de soude, 1 gr. de chlorure de sodium, 2 gr. 40 de sulfate de soude et 500 centimètres cubes d'acide carbonique libre.

L'eau jaillit à Carlsbad en fumant ; toutes les sources semblent entourées d'un nuage de vapeur.

L'eau est surtout employée en boissons à jeun. Toutefois, on s'en sert aussi sous forme de bains et de douches.

Les eaux de Carlsbad sont très actives, mais leur activité varie suivant la source et suivant la température. Elles sont excitantes et exercent une influence marquée sur l'assimilation. Prises à l'intérieur, elles donnent au creux épigastrique une sensation de chaleur et de bien-être. Suivant la quantité ingérée et suivant le malade, elles ont un effet constipant ou laxatif. Enfin, quelques-unes de ces sources produisent de la congestion des centres nerveux, tandis que d'autres, au contraire, facilitent la décongestion des mêmes organes.

Pour toutes ces raisons, la cure à Carlsbad demande des ménagements et réclame l'avis d'un médecin spécialiste.

L'eau de Carlsbad est indiquée dans les affections du tube digestif et surtout dans celles des annexes (foie et rate), quelles que soient la nature et les manifestations de ces affections (lithiase, engorgement, congestion, etc.) ; dans les gastrites chroniques, dans les affections urinaires chroniques, dans la goutte et l'arthritisme, dans le diabète.

Les contre-indications sont fournies par le tempérament de l'individu, qui présente une sorte d'idiosyncrasie.

La saison dure du 1er avril au 31 octobre.

COURMAYEUR.

Station de la vallée d'Aoste (Italie), à 1.218 mètres d'altitude, dans un climat de montagne.

L'eau est fournie par 2 sources principales, dont la température moyenne est de 21° et dont le débit total dépasse 1.500 hectolitres par 24 heures. L'eau est limpide, inodore, à saveur styptique et piquante. Elle renferme par litre 1 gr. 3 de bicarbonate de chaux, 0 gr. 9 de sulfates alcalins, un peu de fer et beaucoup d'acide carbonique.

L'eau est prise exclusivement en boissons. La saison dure du 15 juin au 1er septembre.

Les eaux sont toniques et reconstituantes. Elles sont ordonnées aux chlorotiques, aux anémiques, aux cachectiques. Elles sont contre-indiquées pour les pléthoriques et pour les congestifs.

CREUTZNACH.

Station importante de la Prusse rhénane, à 112 mètres d'altitude, dans un climat très doux.

Les eaux sont fournies par 13 sources, dont le débit est important par 24 heures. L'eau naît à une température variant de 12° à 30°,5. Elle est peu limpide, inodore, âcre et salée au goût. Elle contient, par litre, environ 9 gr. à 9 gr. 50 de chlorure de sodium, 1 gr. 8 d'autres chlorures alcalins, un peu de brome et d'iode et 0 gr. 3, de bicarbonates alcalins.

Cette eau est utilisée en boissons, en bains et en douches. Elle est altérante, reconstituante et résolutive ; elle régularise la circulation et excite le système nerveux vasomoteur.

Elle est indiquée dans le traitement de la scrofule, du lymphatisme, des affections cutanées ou respiratoires chroniques, dans les métrites, dans la goutte, le rhumatisme et l'arthritisme.

Les contre-indications sont fournies par la tuberculose pulmonaire, par la pléthore, par une maladie non compensée du système cardio-vasculaire.

La saison dure du 1er mai au 30 septembre.

D

DURKHEIM.

Station de la Bavière, à 170 mètres d'altitude.

L'eau est fournie par 8 sources. Leur température oscille de 13 à 18°. L'eau est limpide, inodore, un peu salée. Elle renferme par litre 13 gr. de chlorure de sodium. Elle est prise en boissons et utilisée en bains. Elle est reconstituante et, pour cette raison, indiquée dans la scrofulo-tuberculose. La saison dure de mai à novembre.

E

EMS.

Station de l'Allemagne, à 95 mètres d'altitude, dans un climat doux, mais variable.

L'eau est fournie par 20 sources, dont le débit total dépasse 13.000 hectolitres par 24 heures. Elle est limpide, inodore, gazeuse, fraîche, piquante et salée au goût. Cette eau renferme, par litre, 506 centimètres cubes d'acide carbonique, 2 gr. de bicarbonate de soude, 0 gr. 3 de bicarbonates alcalins et ferreux et un peu de chlorure de sodium.

Elle est utilisée surtout en boissons, puis en bains, en douches et en inhalations. Elle produit de la diurèse, de la diaphorèse et de la constipation. Elle stimule l'organisme, excite ses sécrétions et le tonifie. Mais cette action est néanmoins modérée par une sorte de sédation qui caractérise Ems.

L'eau de cette station est indiquée dans tous les catarrhes muqueux et, en première ligne, dans celui de l'appareil pulmonaire (poumon, vessie, estomac, etc.), dans l'arthritisme, la goutte, les affections génitales, etc.

La saison dure de mai à octobre.

EPSOM.

Station anglaise du comté de Surrey, à 22 kilomètres de Londres. L'eau salée renferme environ 9 gr. de sulfate de magnésie, des chlorures de chaux et de magnésium et du sulfate de chaux. C'est une eau purgative prise en grande quantité.

ERLENBAD.

Station du grand-duché de Bade, dans un climat excellent.

L'eau est fournie par une source unique débitant, par 24 heures, 280 hectolitres. Elle naît à une température de 23°. Elle renferme par litre 1 gr. 4 de chlorure de sodium et quelques autres sels en faible quantité.

L'eau est prise en boissons et utilisée en bains. Elle est indiquée dans le traitement du rhumatisme et de la goutte chez les nerveux.

F

FRANZENSBAD.

Station de la Bohême, à 613 mètres d'altitude.

L'eau est fournie par 9 sources. Sa température est basse et ne dépasse pas 10°. Elle est limpide, inodore, à saveur ferrugineuse marquée. Elle renferme 2 gr. 07 de sulfate de soude, 1 gr. de chlorure de sodium, 0 gr. 8 de bicarbonate de soude, 0 gr. 25 de carbonate de fer et plus de 1.000 centimètres cubes d'acide carbonique libre par litre. De plus, il y a des boues célèbres. Les eaux sont employées à l'intérieur et à l'extérieur. Il faut noter tout particulièrement les bains et les douches au gaz (acide carbonique) et les bains de boues. Toutes ces sources et boues produisent une excitation générale de l'organisme.

Leur emploi est indiqué dans le rhumatisme, les névralgies, les catarrhes des muqueuses.

La saison dure de mai à octobre.

FUENTE-PODRIDA.

Station d'Espagne, dans la province de Valence.

L'eau naît à une température de 20°. Elle est limpide, à odeur et à saveur hépatiques. Elle renferme du sulfure de calcium. Son emploi est indiqué dans les dermatoses.

La saison dure du 25 mai au 25 septembre.

G

GASTEIN.

Station autrichienne, à 1.050 mètres d'altitude, dans un climat rigoureux.

Les eaux sont fournies par 18 sources dont le débit journalier est de 440 hectolitres. La température en est très élevée, elle varie de 31° à 71°,5 (au griffon). L'eau est limpide, inodore, insipide, renferme par litre 0 gr. 2 de sulfate de soude et 0 gr. 04 de chlorure de sodium. Elle est prise en boissons. Elle sert surtout sous forme de bains et de douches. Son usage se manifeste par des phénomènes d'excitation parfois même douloureux.

Ces eaux sont indiquées dans le traitement des rhumatismes, des paralysies, des atrophies musculaires, de la neurasthénie, et autres manifestations nerveuses, ainsi que dans les catarrhes bronchiques.

Elles sont contre-indiquées dans la tuberculose et chez les pléthoriques.

H

HEILBRUNN.

Station bavaroise, à 800 mètres d'altitude.

L'eau est fournie par une seule source. La température est de 16°. Elle est limpide, a une odeur un peu sulfureuse et une saveur amère et hépatiqué. Elle renferme par litre 5 gr. de chlorure de sodium, 0 gr. 05 de bromure de sodium, 0 gr. 02 d'iodure, 13 centimètres cubes d'acide carbonique et 6 c. c. 5 d'hydrogène sulfuré. Cette eau est employée *intus* et *extra*. Elle est tonique et reconstituante. Elle est indiquée aux scrofulo-tuberculeux et aux malades atteints d'angine et de pharyngite chronique.

HOMBOURG.

Station de la Prusse, à 200 mètres d'altitude.

L'eau est fournie par 5 sources. Sa température est de 11°. Elle est limpide, gazeuse, inodore, à saveur âcre et amère. Elle renferme par litre, suivant la source, de 5 à 10 gr. de chlorure de sodium, 1 gr. à 1 gr. 7 d'autres chlorures alcalino-terreux, 2 gr. de bicarbonate de chaux et de 0 gr. 01 à 0 gr. 6 de bicarbonate de fer.

Cette eau est employée à l'intérieur et à l'extérieur. Elle est tonique et congestive. Elle est indiquée dans les cas d'anémie, de lymphatisme et de chlorose. Elle est utilisée également ment quand il y a catarrhe des muqueuses respiratoire, digestive et urinaire. Elle est formellement contre-indiquée chez les tuberculeux et les pléthoriques.

HUNYADI-JANOS.

Source hongroise, donnant une eau de 7° à 13°, renfermant par litre 16 gr. de sulfate de soude et autant de sulfate de magnésie.

Elle est toujours prise à l'intérieur.

Elle est laxative ou purgative suivant la dose.

Ses indications et ses contre-indications sont celles des purgatifs salins en général.

I

ISCHL.

Station autrichienne, connue par le séjour des souverains autrichiens, à 480 mètres d'altitude, dans un climat tempéré et sain.

L'eau est fournie par 5 sources dont le débit journalier est important. Elle est limpide, inodore, à saveur salée.

Trois sources donnent une eau riche en chlorure de sodium qui sert exclusivement pour les bains.

On trouve, à l'analyse de l'une, de 23 à 25 gr. de ce sel par litre, 0 gr. 4 de sulfate de potasse et un peu de bromure.

Une autre est bromurée sodique, enfin la dernière est sulfurée et renferme 0 gr. 05 de sulfure de sodium. L'eau de ces deux sources est seulement employée comme boisson, pure ou mélangée avec du lait ou du petit-lait.

La température est de 10°.

En outre de ces sources, il existe à cette station des boues résultant de l'action de cette eau sur un limon minéral et végétal renfermant 562 gr. de soufre et 65 gr. de matière terreuse. Ces divers produits sont employés à l'extérieur sous forme de bains et de douches.

L'eau et les boues sont toniques, excitantes et résolutives. Elles sont indiquées contre le lymphatisme et l'arthritisme, les dermatoses et les manifestations viscérales de cette dernière diathèse, contre les maladies des femmes et contre les affections catarrhales, spécialement celles des muqueuses de l'appareil respiratoire.

Ischl possède de grands établissements de bains, des établissements pour inhalations et des cabinets pneumatiques pour l'air comprimé.

K

KISSINGEN.

Station bavaroise, à 190 mètres d'altitude, dans un climat sain.

L'eau est fournie par 5 sources. Elle naît à une température de 14 à 17°. Le débit total journalier dépasse 1.000 hectolitres. L'eau est fortement gazeuse, a une saveur acidulée, est inodore. Limpide, elle laisse facilement, au contact de l'air, déposer un composé âcre. Elle renferme par litre environ 5 gr. 3 de chlorure de sodium, 1 gr. de chlorures alcalino-terreux, 0 gr. 003 de bromure, 0 gr. 9 de sulfate de magnésie, 0 gr. 57 de sulfate de chaux, 1 gr. 4 de carbonate de chaux et 0 gr. 06 de bicarbonate de fer. Enfin, une autre source voisine est très riche en sulfate de magnésie, 10 gr. par litre, et on utilise des boues préparées avec des dépôts de marais voisins.

Les eaux sont surtout prises en boissons. On les donne aussi sous forme de bains et de douches. La saison dure du 1er mai au 1er octobre.

Elles sont toniques, reconstituantes; elles exercent une action diurétique et purgative sur l'organisme et, par suite, ont une heureuse influence sur la nutrition générale.

Elles sont indiquées dans tous les cas d'atonie (dyspepsie, rhumatisme chronique, lymphatisme, scrofule, obésité, etc...).

Elles sont contre-indiquées dans la goutte, la pléthore et la tuberculose.

L

LANDECK.

Station allemande, à 452 mètres d'altitude, dans un climat sec et sain.

L'eau est fournie par 6 sources, dont le débit total par 24 heures est de 8.160 hectolitres. La température varie de 17 à 29°. L'eau est limpide, à saveur salée et amère, à odeur hépatique. Elle renferme par litre très peu de sels alcalins et des traces d'acide sulfhydrique. L'emploi de ces eaux se fait *intus* et *extra*. Il est indiqué dans les cas de rhumatisme chronique ou de névroses.

LOÈCHE OU LOUÈCHE.

Station suisse, à 1.415 mètres d'altitude, dans un climat rigoureux.

L'eau est fournie par 22 sources. Leur température varie de 29 à 50°. L'eau est limpide, à odeur sulfureuse et à saveur métallique. Elle renferme par litre 1 gr. 5 de sulfate de chaux et quelques autres sels alcalins. Elle est employée *intus* et *extra*. Elle est excitante, diurétique et diaphorétique, et stimule les systèmes nerveux et sanguin.

L'emploi de ces eaux est indiqué dans les dermatoses humides, dans les manifestations rhumatismales chroniques, dans la goutte atonique, dans le lymphatisme, dans la scrofule.

Les contre-indications sont fournies par les états inflammatoires et congestifs, la tuberculose et les affections cardiaques.

M

MARIENBAD.

Station autrichienne, à 644 mètres d'altitude, dans la Bohême, dans un climat humide, doux, irrégulier.

Les eaux sont fournies par de très nombreuses sources dont le débit total par 24 heures est supérieur à 2.000 hectolitres. La température est toujours froide et ne dépasse pas 11°,5. La moyenne est de 8°. L'eau est limpide, à odeur piquante et à saveur également piquante et salée. Elle renferme, par litre, environ 1 gr. 6 de bicarbonate de soude, 1 gr. 3 d'autres bicarbonates alcalino-terreux, 1 gr. 7 de chlorure de sodium, 5 gr. de sulfate de soude et 1 gr. d'acide carbonique libre. Elle s'emploie *intus* et *extra*. Prises à l'intérieur, ces eaux sont diurétiques, laxatives, digestives. Leur action spéciale s'exerce sur le foie et sur toutes les sécrétions en général.

Les indications sont fournies par les dyspepsies d'origine gastro-intestinale ou hépatique, par l'obésité, par la pléthore abdominale. Les contre-indications sont données par les affections cardiaques.

MARIMONT.

Station belge. Deux sources fournissent une eau froide, renfermant un peu de bicarbonate de soude et de fer. L'eau est digestive et un peu tonique. Elle est utilisée dans les dyspepsies chez les anémiques.

MONDORF.

Station luxembourgeoise.

L'eau est fournie par une source unique débitant, par 24 heures, 8.726 hectolitres. Elle est claire, d'une température de 25°, sans odeur, un peu salée. Elle renferme par litre 9 gr. de chlorure de sodium, 3 gr. de chlorure de calcium, 0 gr. 1 de bromures, 1 gr. 6 de sulfate de chaux, etc... Elle est employée *intus* et *extra*. Elle est reconstituante. Elle s'applique au traitement des voies digestives, notamment de la congestion du foie, du diabète de la goutte et de la fatigue du système nerveux.

MANHEIM.

Station allemande de la Hesse, à 150 mètres d'altitude, dans un climat assez doux.

L'eau est fournie par 6 sources, dont 5 sont chlorurées sodiques ; une est ferrugineuse bicarbonatée. Le débit total est de 33.000 hectolitres par 24 heures. Les eaux sont limpides, gazeuses, inodores, à saveur salée. Celles des 5 premières sources renferment, par litre, de 14 à 40 gr. de chlorure de sodium, près de 1.000 centimètres cubes d'acide carbonique et 1 gr. 4 de bicarbonate de chaux. La température varie de 17° à 39°. La 6e source donne une eau contenant en assez grande quantité du bicarbonate de fer. Sa température est de 19°,5.

Les eaux sont employées *intus* et *extra*. Elles stimulent les fonctions de l'organisme et la circulation générale. Elles sont indiquées aux scrofuleux, aux lymphatiques et aux rachitiques. De plus, elles paraissent avoir une heureuse influence dans le traitement des affections utérines.

Les contre-indications sont fournies par les affections du cœur, la tuberculose, la goutte et la pléthore.

N

NEUENAHR.

Station prussienne, à 87 mètres d'altitude.

Les eaux sont fournies par 5 sources. Elles sont à une

température variant de 24 à 43°. Elles sont limpides, inodores, à saveur piquante. Elles renferment 1 gr. de bicarbonate de soude et d'autres sels alcalins. L'emploi se fait *intus* et *extra*. Elles excitent les muqueuses. Elles sont surtout indiquées aux dyspeptiques.

NIEDERBRONN.

Station alsacienne, à 192 mètres d'altitude.

Les eaux sont fournies par deux sources. Leur température est de 17°. Elles sont limpides, inodores, salines et fraîches au goût. Elles renferment par litre 3 gr. de chlorure de sodium, 1 gr. 1 d'autres chlorures alcalins et quelques autres sels. Elles sont prises en boissons et utilisées en bains et en douches. Elles sont toniques, reconstituantes et résolutives. Elles sont indiquées, dans les maladies de l'appareil digestif, dans le lymphatisme, dans la scrofule, le rhumatisme chronique. Elles sont contre-indiquées dans les affections cardio-vasculaires.

P

PULLNA.

Sources de la Bohême, donnant une eau froide, à 7°,5, renfermant par litre 12 gr. de sulfate de magnésie et 16 gr. de sulfate de soude. Cette eau est purgative. Elle répond aux indications et aux contre-indications des purgatifs salins.

R

RAGATZ.

Station suisse, à 681 mètres d'altitude.

Les eaux sont fournies par plusieurs sources. Elles naissent à une température de 33 à 37°. Elles sont limpides, inodores, insipides. Elles renferment des carbonates alcalins et autres sels en très faible quantité. Elles sont surtout utilisées sous forme de bains et de douches. Elles peuvent être prises en boissons. Elles stimulent l'appétit et exercent sur l'organisme une action sédative marquée. Elles sont indiquées dans le nervosisme et dans les manifestations nerveuses d'autres affections.

RUBINAT.

Source d'Espagne, donnant une eau froide renfermant par litre 96 gr. de sulfate de soude et 3 gr. de sulfate de magnésie. Cette eau est purgative.

S

SAINT-MORITZ.

Station suisse, à 1.769 mètres d'altitude.

Les eaux sont fournies par quatre sources. Elles sont très froides et ont une température environ de 5°. Elles sont limpides, inodores, âcres au goût et gazeuses. Elles renferment des bicarbonates alcalins (environ 1 gr.), des traces de fer et de lithine, et beaucoup d'acide carbonique. Elles sont surtout prises en boissons, sont toniques et digestives. Elles sont indiquées dans les dyspepsies, dans les anémies, dans les convalescences, dans le lymphatisme et dans la scrofule.

Elles sont contre-indiquées chez les pléthoriques, les cardiaques et les tuberculeux.

SAXON.

Station suisse, à 479 mètres d'altitude, dans un climat salubre. L'eau est fournie par une seule source. Elle naît à une température de 23°. Son débit est de 3.000 hectolitres par 24 heures. Elle est claire, inodore et insipide. Elle renferme par litre 0 gr. 3 de bicarbonate de chaux, 0 gr. 1 d'iodure, 0 gr. 3 de sulfates alcalins, etc. Cette eau est utilisée *intus* et *extra*. Elle excite l'appétit et favorise la diurèse. Elle est indiquée dans le rhumatisme chronique, le lymphatisme, la scrofule, les affections chroniques des os et des ganglions.

SCHINZNACH.

Station suisse du canton d'Argovie, à 345 mètres d'altitude, dans un climat sain, doux et régulier.

L'eau est fournie par une source unique dont le débit est de 2.350 hectolitres par jour. Elle naît à une température variant de 28° à 36°, suivant l'été ou l'hiver. Elle est limpide, répand une odeur hépatique extrêmement marquée, est très amère au goût. Elle renferme par litre 38 centimètres cubes d'acide sulfhydrique, 100 centimètres cubes d'acide carbonique, 1 gr. 1 de sulfate de chaux et 1 gr. d'autres sels alcalins. Elle est prise en boissons, mais surtout utilisée en bains, douches, inhalations, etc. La saison dure du 15 mai au 1er octobre. L'eau est reconstituante, tonique et résolutive.

Son emploi est indiqué dans les manifestations externes de la scrofulo-tuberculose (muqueuses, peau, ganglions, etc.), dans les affections chroniques de l'appareil respiratoire, dans les blessures atones, etc.

La goutte aiguë, les hépatites, les manifestations pléthoriques ou congestives d'une diathèse en sont les contre-indications formelles.

SELTZ.

Station allemande du Nassau, près de Mayence. L'eau, fournie par une source unique, naît à 16°. Elle renferme par litre 1 gr. de bicarbonate de soude, 0 gr. 8 d'autres bicarbonates, 2 gr. de chlorure de sodium, 1 gr. d'acide carbonique. Elle est claire, piquante, agréable au goût. Elle est exclusivement prise en boissons.

Elle est utilisée dans les dyspepsies stomacales.

SIERK.

Station de l'Alsace-Lorraine, à 150 mètres d'altitude.

L'eau naît à 12° de deux sources dont le débit par 24 heures dépasse 1.000 hectolitres. Elle est limpide, salée au goût. Elle renferme, par litre, 8 gr. de chlorure de sodium, 2 gr. de chlorure de chaux, 1 gr. 4 de sulfate de chaux, etc.

Elle est toujours prise en boissons. Elle est reconstituante et indiquée dans le traitement de la scrofulo-tuberculose.

SOULTZMATT.

Station alsacienne, à 275 mètres d'altitude, dans un climat sain.

L'eau est fournie par 6 sources. Sa température est de 12°. Elle est très agréable au goût. Elle renferme près de 2 gr. d'acide carbonique libre et 1 gr. 3 de bicarbonates alcalins. Le bicarbonate de soude domine. Ces eaux, surtout prises en boissons, peuvent être employées en usages externes.

Elles sont indiquées dans les dyspepsies des pléthoriques et dans quelques dermatoses.

SPA.

Station belge, à 333 mètres d'altitude, dans un climat variable et tempéré.

L'eau est fournie par 8 sources, dont le débit est de 230 hectolitres par jour. La température est basse, elle ne dépasse jamais 11°. L'eau est limpide, gazeuse, se trouble facilement, a une odeur et une saveur piquantes. Elle renferme par litre 1.300 centimètres cubes d'acide carbonique libre, 0 gr. 2 de bicarbonate de fer et 0 gr. 13 d'autres bicarbonates alcalins. Elle sert surtout à la boisson, très rarement aux bains. La saison dure du 15 mai au 15 octobre.

L'eau est fortement tonique et reconstituante. Par son fer, elle agit presque spécifiquement sur le sang. Elle est surtout indiquée dans toutes les manifestations primitives ou secondaires des anémies, de la chlorose et de l'atonie générale.

Le tempérament pléthorique des malades est une contre-indication formelle.

V

VILLACABRAS.

Station espagnole. L'eau est froide et est exportée. Elle est très amère et ne s'emploie qu'en boissons. Elle renferme par litre 123 gr. de sulfate de soude et 1 gr. de sulfate de magnésie. Elle agit à la façon des eaux purgatives. Ses indications et ses contre-indications sont celles des purgatifs salins.

W

WEISSEMBURG.

Station suisse, à 900 mètres d'altitude, dans un climat montagnard.

L'eau est fournie par une seule source débitant 600 hectolitres par jour. Sa température est de 25°. Elle est gazeuse, n'a aucun caractère physique appréciable. Elle renferme, par litre, 1 gr. de sulfate de chaux et quelques traces d'autres sels alcalins, plus 200 centimètres cubes d'acide carbonique.

Elle est surtout employée en boissons. Elle est indiquée dans le traitement des affections chroniques de l'appareil respiratoire.

WIESBADEN.

Station allemande du Nassau, à 100 mètres d'altitude, dans un climat doux et régulier.

L'eau est fournie par 23 sources débitant par 24 heures plus de 4.000 hectolitres. Elle naît à une température élevée variant de 32° à 69°. Elle est gazeuse, limpide, salée. Elle renferme, par litre, 346 centimètres cubes d'acide carbonique, 7 gr. de chlorure de sodium et quelques traces d'autres sels. Elle est surtout employée en boisson. La saison dure du 1er mai à la fin d'octobre.

Elle est stimulante, laxative et diurétique. Elle est indiquée dans le lymphatisme et le rhumatisme chronique dans leurs diverses manifestations (viscérales ou nerveuses, etc.).

La pléthore, les affections cardio-vasculaires, les maladies aiguës en sont les contre-indications.

WILDEGG.

Station suisse, dans le canton d'Argovie, à 350 mètres d'altitude.

L'eau est fournie par une seule source ne donnant qu'un hectolitre et demi par 24 heures. L'eau est limpide, salée, a une température de 12°. Elle renferme, par litre, 10 gr. de chlorure de sodium, 1 gr. 7 de chlorure de magnésium, 3 centigr. de bromure et d'iodure de sodium, 1 gr. 9 de sulfate de chaux. Elle est indiquée dans le traitement de la scrofulo-tuberculose et dans celui du rachitisme.

WILDUNGEN.

Station allemande, à 178 mètres d'altitude, dans un climat froid.

Les eaux sont fournies par de nombreuses sources. Elles naissent à 11°. Elles sont gazeuses, limpides, acides et âcres au goût. Elles renferment, par litre, environ 1 gr. 5 de bicarbonate de magnésie, quelques traces d'autres sels alcalins,

41.

0 gr. 04 de bicarbonate de fer et 1.200 centimètres cubes d'acide carbonique. Elles sont employées *intus* et *extra*. Elles sont excitantes, diurétiques. Elles sont indiquées dans les dyspepsies et dans les affections urinaires catarrhales.

WILHELMSBAD.

Station allemande, à 2 kilomètres de Hanau.

Il y a 2 sources. L'eau naît à 15°. Une des 2 sources est ferrugineuse. L'analyse donne, par litre, 1 gr. de sulfate de chaux, 35 gr. de chlorure de sodium, 5 gr. de bicarbonates alcalins.

L'eau est employée *intus* et *extra* dans le traitement des manifestations scrofulo-tuberculeuses.

STATIONS CLIMATÉRIQUES

AJACCIO.

Ville de la Corse, peuplée de 20.000 habitants, située au bord de la mer, dans le fond d'un golfe, entourée de montagnes élevées qui l'abritent et bâtie sur un terrain siliceux, qui assure la salubrité de la ville et ne donne lieu à aucune poussière. L'eau est potable. Il y a une flore presque tropicale. La température ambiante est assez élevée. En hiver, la moyenne ne descend guère au-dessous de 13° et est assez constante. La pression atmosphérique est sensiblement égale à la normale et reste régulière. L'état hygrométrique de l'air est régulier, un peu humide = 69° environ. Malgré cela, les pluies sont rares, peu abondantes et courtes. Enfin les vents sont en général tempérés, rarement froids.

Cette station hivernale possède donc des qualités très sérieuses qui font de son climat un climat à la fois tonique, régénérateur, oxygénant et sédatif. Ce climat est celui qui convient à tous les tuberculeux, même lorsqu'ils présentent de la fièvre et des hémoptysies, car il agit à la fois sur l'organisme général et sur la lésion locale.

La saison dure du 15 novembre au 1ᵉʳ mai.

ALGER.

L'une des principales villes de l'Algérie, située au bord de la Méditerranée, échelonnée sur les coteaux qui l'entourent et la protègent, au milieu d'une flore tropicale. La température est assez élevée (la moyenne est de 15°); elle oscille un peu. La pression atmosphérique n'est pas régulière; elle est sujette à de grandes oscillations : élevée l'hiver, elle diminue l'été. Les vents les plus fréquents sont ceux du Nord qui sont les plus modérés. Ceux du sud, rares, sont très brûlants.

L'état hygrométrique est très élevé. Les pluies sont fréquentes, abondantes et courtes. L'air est pur et la lumière intense.

Le climat pour toutes ces raisons est assez égal. Il possède des qualités d'excitation grâce à la pureté de son air. C'est celui qui est indiqué aux débilités, en général, aux anémiques, aux convalescents et aux tuberculeux qui n'ont aucune tendance à l'éréthisme nerveux ou circulatoire. Les autres ne devront pas se soigner dans cette station.

La saison dure de novembre à mai.

ARCACHON.

Ville de la Gironde, étalée sur une vaste étendue, au bord d'une immense baie, protégée elle-même contre les accidents de la haute mer par une longue bande de terre, mais en ressentant cependant les effets grâce à une large ouverture. La ville est bâtie sur un terrain sablonneux très épais, très perméable et ne permettant aucune stagnation des eaux. Une partie de la ville se disperse le long du rivage, l'autre est disséminée au milieu d'une forêt de sapins très étendue. L'air est presque toujours pur, tenant en suspension les principes odoriférants et antiseptiques se dégageant de ces arbres, et les sels de l'eau de mer pulvérisée et évaporée.

Les vents soufflent presque toujours de la mer; ils sont chauds, peu violents, chargés d'un peu d'humidité. La température et l'état hygrométrique sont moyens, mais toujours réguliers. Les pluies sont courtes et assez peu fréquentes.

Le climat possède à la fois les propriétés du climat marin, et celles du climat de forêts. Selon l'endroit de la ville, il est sédatif, tonique, reconstituant et revivifiant, ou bien il est excitant et fatigant.

En général, le climat marin est indiqué aux scrofuleux et aux débilités (rachitiques, anémiques, convalescents, etc...), aux malades atteints d'affections pulmonaires ou pleurales chroniques, aux tuberculeux fébriles et congestifs, aux enfants atteints de coqueluche.

Le climat de forêts est, au contraire, indiqué aux neurasthéniques, aux nerveux et aux tuberculeux torpides.

Il y a très peu de contre-indications : elles tiennent à un état général excessivement mauvais ou à une lésion tuberculeuse à marche suraiguë (granulie, pneumonie caséeuse très fébrile, etc.).

La saison dure toute l'année.

BEAULIEU-SUR-MER.

Commune des Alpes-Maritimes, située sur la Méditerranée, bâtie sur un terrain perméable, protégée au nord et à l'ouest par des collines et des montagnes taillées à pic. La température est régulière, assez élevée, la flore est magnifiquement représentée. L'état hygrométrique est faible. Les vents prédominants sont ceux de la mer. Ceux des terres sont arrêtés par les collines qui entourent la ville. Les pluies sont rares. L'air est pur.

Le climat est sain, il est tonique et excitant. Il est indiqué aux débilités surtout séniles. Les enfants le supportent, en général, bien. Les tuberculeux à marche torpide, les anémiques, les lymphatiques, les rachitiques, les scrofuleux, sont les malades désignés pour cette cure. Par contre, devront s'en abstenir les éréthiques, les nerveux et les pléthoriques irritables, les tuberculeux congestifs ou fébriles et les malades présentant une lésion cardio-vasculaire très avancée.

La saison dure de novembre à mai.

CANNES.

Ville des Alpes-Maritimes, située au bord de la Méditerranée, s'étendant avec ses dépendances sur une grande superficie, protégée contre les vents du nord, de l'est et de l'ouest par les contreforts des Alpes, baignée par le golfe de la Napoule, et étagée le long de gradins, différemment élevés et orientés. Le site est admirable, les environs splendides. La flore est très riche, le sol est perméable. La température est chaude, douce et régulière ; l'état hygrométrique, peu élevé. Les vents du nord sont excessivement rares ; ceux du sud sont les plus fréquents : ils sont chargés de l'eau de mer. Mais il n'y a jamais de brouillards. L'air est pur.

Le climat est assez sec ; il est tonique en général. Suivant la partie de la région rapprochée ou éloignée de la mer, il est excitant ou sédatif. Le premier est indiqué aux rachitiques, aux lymphatiques, aux convalescents, aux tuberculeux torpides, aux neurasthéniques. Le deuxième est celui qui convient aux affections respiratoires chroniques et aux tuberculeux en général. Seule la marche aiguë de cette maladie est une contre-indication.

GÉRARDMER.

Station du département des Vosges, à 670 mètres d'altitude, sur un lac et au milieu de sites pittoresques, entourée de toutes parts par les montagnes couvertes de sapins. L'air est pur, sec; la température est douce, assez irrégulière, un peu fraîche. Ce climat est sédatif, mais tonique pour l'organisme. Il convient surtout aux nerveux, aux anémiques et aux personnes surmenées.

La tuberculose est une contre-indication.

HYÈRES.

Ville du département du Var, située sur une sorte de cap, protégée contre les vents du nord par une ceinture de montagnes. La température est modérée, chaude en hiver, fraîche en été; elle est, en moyenne, de 15°. L'état hygrométrique n'est pas très élevé, les vents les plus fréquents sont ceux de la mer.

Le climat, en général, est tonique et reconstituant. Mais, suivant la distance du lieu au littoral, il est stimulant ou sédatif (ce lieu a été choisi pour de nombreux sanatoria). On y traite de préférence les tuberculeux, les malades atteints d'affections respiratoires chroniques et les neurasthéniques. Les malades congestifs s'éloigneront un peu du littoral; les torpides, au contraire, se soigneront près de la mer.

MENTON.

Station du département des Alpes-Maritimes, située sur la Méditerranée entre deux baies, protégée au nord par une chaîne de montagnes et située sur un sol perméable. Les vents sont rares, l'état hygrométrique chargé, les pluies peu fréquentes, mais longues. L'air est pur. C'est un climat surtout tonique.

Il convient spécialement aux tuberculeux, même si l'état général est très faible.

L'évolution aiguë de la maladie est la seule contre-indication.

La saison dure de novembre à mai.

MONACO.

Principauté indépendante, située dans le département des Alpes-Maritimes. Les maisons sont disposées sur des gradins différemment orientés par rapport au soleil. Toute l'agglomération est limitée au nord par des hauteurs assez élevées qui la protègent. La température est tempérée et presque toujours égale à elle-même. L'état hygrométrique est variable. Les vents sont presque toujours du sud.

Ce climat est assez irrégulier. Il convient assez peu aux tuberculeux.

NICE.

Ville des Alpes-Maritimes, située au bord de la Méditerranée, entourée de collines élevées qui la protègent contre les vents du nord, bâtie sur un terrain d'alluvions très perméable. La température est sujette à des variations. Au soleil, elle est assez élevée, les vents sont fréquents, les pluies violentes mais courtes, l'état hygrométrique est très variable. L'air est très pur, la lumière solaire intense. Le climat est tonique, reconstituant, et active la nutrition. Le voisinage de la mer est excitant, celui des montagnes est sédatif. En associant ces deux effets opposés, on arrive à graduer la cure thérapeutique et à l'appliquer à peu près à tous les cas.

Le climat de Nice est indiqué pour toutes les diathèses par ralentissement de la nutrition (arthritisme, rhumatisme, goutte, neurasthénie, névroses, etc...), pour les affections pulmonaires chroniques; les débilités et les tuberculeux sont ceux qui en reçoivent le plus de bienfaits.

Les contre-indications sont fournies par un système nerveux hyperexcitable, une cachexie fébrile et une tendance à la congestion (hémorrhagie cérébrale récente, tuberculose hémoptoïque, etc...).

La saison dure du 1ᵉʳ octobre au 1ᵉʳ juin.

PAU.

Ville des Basses-Pyrénées, à 207 mètres d'altitude, bâtie sur un terrain d'alluvions très perméable, non loin de la mer et entourée de montagnes élevées qui l'abritent de toutes parts. Les vents sont excessivement rares et peu accentués. Les pluies sont fréquentes, mais courtes ; l'état hygrométrique n'est pas très élevé, la température est moyenne et régulière ; l'hiver à Pau est doux.

Le climat, sain, est tonique et sédatif. Il calme toutes les manifestations nerveuses et excite les fonctions animales.

C'est le climat de choix des personnes excitables (nerveux ou congestifs), des neurasthéniques, des surmenés, des tuberculeux (sauf de ceux dont l'évolution est tout particulièrement torpide), des bronchitiques chroniques.

Toutes les atonies et les maladies torpides sont des contre-indications à ce climat (arthritisme, goutte, lymphatisme).

La saison dure du 1er octobre au 1er juin.

THORENC.

Station des Alpes-Maritimes, à 1.200 mètres d'altitude, exposée au midi, bâtie sur un excellent terrain. Les pluies sont rares et courtes. L'état hygrométrique est faible. Il n'y a pas d'humidité, les vents ne sont pas froids, la température de l'air est assez régulière.

Le climat est indiqué aux tuberculeux au début. Il est contre-indiqué quand les lésions sont trop avancées.

La saison dure du 14 mai au 1er novembre.

PRINCIPAUX SANATORIA

I. — ENFANTS ET ADOLESCENTS

MALO-LES-BAINS (Nord).

Institut maritime; directeur : [M. le Dr Villette; personnel hospitalier : Sœurs de la Sagesse. On y reçoit les débilités anémiques et scrofulo-tuberculeux. La pension varie suivant l'âge et la fortune du malade. De 0 à 6 ans, le malade paie 2 francs ; de 6 à 12 ans, 3 francs ; de 12 à 20 ans, 4 francs, etc. Le traitement chirurgical et hydrothérapique n'est pas compris dans cette somme. Il y a, en outre, des malades à prix réduits. En tout, l'établissement contient 55 lits.

SAINT-POL-SUR-MER (Nord), près de Dunkerque.

Hôpital maritime contenant 400 lits. Y sont traités les scrofuleux et les rachitiques, les garçons jusqu'à 15 ans, les filles jusqu'à 18 ans. Il y a des malades indigents et des malades pensionnaires. Les premiers coûtent par jour 1 fr. 50 (payés par la commune, le département ou une société de charité). Cet établissement dépend de M. Vancauwenberghe, maire de la commune, du préfet du département (pour les admissions gratuites), d'un Conseil d'administration spécial (pour les admissions de l'Assistance médicale gratuite).

BERCK-SUR-MER (Pas-de-Calais).

Hôpital maritime dépendant de l'Assistance publique de Paris, contenant 750 lits. On y soigne les scrofuleux de 4 à 15 ans. Y sont traités gratuitement les malades des hôpitaux parisiens. Ceux de la Seine, pour être admis, doivent s'adresser, le mardi et le samedi, à neuf heures, à l'hôpital des Enfants ou à l'hôpital Trousseau.

BERCK-PLAGE (Pas-de-Calais).

Hôpital Cazin-Perrochaud, contenant 400 lits. On y soigne les garçons de 3 à 13 ans, les filles de 3 à 16 ans. La pension est de 50 francs l'été, de 40 francs l'hiver par mois. Le traitement thérapeutique est gratuit. Il y a un cours annexé à l'hôpital pour les malades.

BERCK-SUR-MER (Pas-de-Calais).

Hôpital privé, James Nathaniel de Rothschild, contenant 100 lits. On y traite les paralysies, les atrophies. musculaires et les scrofulo-tuberculeux.

ROSCOFF (Finistère.)

Sanatorium; personnel hospitalier: Sœurs de Saint-Vincent de Paul. On y soigne les prédisposés à la tuberculose et les rachitiques, les garçons de 3 à 14 ans, les filles de tout âge. La pension est de 1 fr. 80 par jour ou de 500 francs par an, si le malade n'est pas riche et si l'affection est longue.

PEN-BRON (Loire-Inférieure), près le Croisic.

Hôpital marin contenant 300 lits. On y traite les scrofuleux à partir de 4 ans jusqu'à 15 ans, pour les garçons, à raison de 1 fr. 80 par jour.

LE CROISIC (Loire-Inférieure).

Maison de charité de Saint-Jean-de-Dieu, où vivent les jeunes garçons qui doivent rester au bord de la mer. Le prix de la journée est de 2 francs jusqu'à l'âge de 14 ans, de 2 fr. 50 jusqu'à l'âge de 18 ans.

PORNIC (Loire-Inférieure).

Sanatorium traitant les convalescents et les anémiques.

SAINT-TROJAN (Ile d'Oléron).

Sanatorium de 200 lits. On y traite de 4 à 14 ans, des lymphatiques, scrofuleux et rachitiques, secourus par les communes, les départements et toutes les œuvres de bienfaisance. On y reçoit aussi des pensionnaires. Le prix de la journée pour les premiers est de 1 fr. 70, de 2 francs pour les autres.

Les tuberculoses pulmonaires déclarées et autres maladies contagieuses (syphilis, teigne, etc.) et les maladies nerveuses incurables interdisent l'entrée de ce sanatorium. Le secrétariat général siège à Paris, 62, rue de Miromesnil. Il peut faire obtenir une réduction de moitié sur le prix de voyage.

ROYAN (Charente-Inférieure).

Asile de convalescence, contenant 25 lits et ne s'ouvrant que pendant la saison balnéaire. On y traite les débilités du département au prix de 65 francs par mois.

ARCACHON (Gironde).

Sanatorium contenant 200 lits. On y reçoit les anémiques, les scrofulo-tuberculeux et les débilités, jusqu'à 15 ans s'il s'agit de garçons, jusqu'à 16 ans si ce sont des filles. Indigents et pensionnaires paient également 2 francs par jour. Le fondateur de l'œuvre, le Dr Armaingaud (boulevard Montparnasse, 150, à Paris, ou 55, rue Pondaudige, à Bordeaux), entretient gratuitement une catégorie particulière d'enfants.

MOULLEAU (Gironde).

Sanatorium voisin d'Arcachon, contenant 50 lits et destiné aux protestants.

CAP-BRETON (Landes).

Sanatorium de l'asile Sainte-Eugénie, contenant 60 lits. On y traite les lymphatiques, rachitiques et scrofulo-tuberculeux, de 5 à 15 ans, gratuitement s'ils sont du département, moyennant 1 fr. 80 par jour s'ils ne le sont pas. Le traitement se fait par périodes de 3 mois. Les maladies contagieuses incurables et la phtisie pulmonaire déclarée interdisent l'entrée de ce sanatorium.

CERBÈRE (Pyrénées-Orientales).

Sanatorium des Frères de Saint-Jean-de-Dieu, contenant 34 lits et soignant les malades de 5 à 17 ans.

BANYULS-SUR-MER (Pyrénées-Orientales).

Sanatorium riche de 212 lits. On y traite au prix de 2 francs la journée ou de 1 fr. 70, suivant que l'enfant est pensionnaire ou non, les lymphatiques, scrofuleux et rachitiques jusqu'à 14 ans et à partir de 4 ans pour les deux premières catégories, et à partir de 3 ans pour la dernière. Le secrétariat général de l'œuvre est à Paris, 62, rue de Miromesnil.

CETTE (Hérault).

Sanatorium pour protestants, renfermant 450 lits.

GIENS (Var).

Hôpital Renée-Sabran, près de Hyères, contenant 150 lits, dépendant des hospices de Lyon et réservé aux malades de cette région. Il y a 100 lits réservés aux filles (de 4 à 16 ans), 50 aux garçons (de 4 à 12 ans). Les gens, domiciliés à Lyon depuis plus d'un an, ont l'entrée gratuite, les autres paient 2 francs par jour. La cure dure 4 mois. Cet hôpital est rattaché à l'hospice de la Charité à Lyon.

CANNES (Alpes-Maritimes).

Asile Dollfus, contenant 40 lits, ouvert du 10 octobre au 30 juin. On y traite les scrofuleux et les rachitiques de 3 à 13 ou 15 ans (garçons ou filles). La direction est à Genève, 6, boulevard du Théâtre.

NICE (Alpes-Maritimes).

L'œuvre des enfants infirmes dans le quartier de Montboron soigne 30 filles rachitiques.

HYÈRES (Var).

Sanatorium-école de San-Salvadour, contenant 150 lits. Il renferme 3 sanatoria (celui des filles, celui des garçons et le sanatorium de Mer) et une école. On y reçoit les malades de Paris et des départements. On y fait le traitement marin et la cure d'air. Le personnel hospitalier est recruté parmi les Sœurs hospitalières de Sainte-Anne.

Pour les renseignements, s'adresser, 35, rue Miromesnil, à Sœur Candide.

SANATORIA MARINS PAYANTS

MOÉLAN (Finistère).

Maison de Kerfany, place du Clec'h, près de Quimperlé, contenant 50 lits. On y traite les anémiques et les maladifs, âgés de moins de 10 ou de 13 ans (garçons ou filles), gratuitement, s'ils sont indigents, suivant une pension variable dans l'autre cas.

LA BAULE-ESCOUBLAC (Loire-Inférieure).

Institut Verneuil, renfermant 60 lits. On y soigne les prédisposés à la tuberculose. Le prix par jour pour l'entretien et le traitement thérapeutique est de 10 francs. Le secrétariat siège à Paris, 4, rue du Général-Foy.

SANATORIA CLIMATÉRIQUES ET THERMAUX
POUR ENFANTS

VIALAS (Lozère).

Sanatorium de 26 lits, ouvert du 1er juillet au 1er octobre pour les protestants maladifs de la Lozère et du Gard. Le traitement est gratuit.

DAX (Landes).

Sanatorium thermal. On y soigne pendant 3 mois environ les malades débilités, âgés de 5 à 15 ans. Le prix de la journée varie de 3 fr. 50 à 5 francs.

ARGELÈS (Hautes-Pyrénées).

Asile dirigé par des Sœurs, destiné à des fillettes prédisposées à la phtisie pulmonaire. Le traitement, rarement gratuit, coûte par an 300 francs. L'entrée coûte 160 francs.

SALIES-DU-SALAT (Haute-Garonne).

Sanatorium de 66 lits. On y traite de 4 à 16 ans les scrofuleux, lymphatiques et rachitiques, au moyen des eaux chlorurées sodiques et grâce à l'altitude.

Le prix de la journée est de 1 fr. 50 pour les indigents ou

les secourus, de 2 fr. 50 et de 4 francs pour les pensionnaires. L'administrateur est le Dr Lautré, de Toulouse.

HYÈRES (Var).

Sanatorium Alice-Faguiez, contenant 32 lits. Du 30 octobre au 1er juillet, on soigne les jeunes tuberculeuses au début de la maladie. Le siège est à Paris, 25, rue de Maubeuge. Les docteurs préposés à la visite médicale sont : le Dr Vidal, de Hyères ; le Dr Gouël, de l'hôpital de Villepinte.

SANATORIA POPULAIRES POUR ENFANTS ET ADOLESCENTS

VILLEPINTE (Seine-et-Oise).

Hôpital de 290 lits, recevant des *jeunes filles* tuberculeuses âgées de plus de 6 ans et de moins de 30, à toutes les périodes de la maladie. Le siège est : 25, rue de Maubeuge, à Paris. L'admission se fait le mercredi et le samedi à 9 heures, 17, rue de la Tour-d'Auvergne. Le traitement est gratuit ou payant suivant la fortune de la malade.

ORMESSON ET VILLIERS-SUR-MARNE

(Seine-et-Oise).

Hôpitaux de 130 et de 220 lits pour garçons de 3 à 16 ans, tuberculeux. Le traitement est gratuit et appliqué à tous, indistinctement. L'admission a lieu les lundi, mercredi et vendredi à 9 heures, 31, rue de la Boétie, à Paris. La visite médicale se fait en cet endroit. Il faut joindre les pièces d'identité du malade (acte de naissance, de décès des parents, etc...).

II. — ADULTES

SANATORIA POPULAIRES

ANGICOURT (Oise).

Sanatorium pour hommes, possédant 164 lits, dépendant de l'Assistance publique de Paris. S'y adresser.

BLIGNY (Seine-et-Oise).

Sanatorium pour hommes, contenant 125 lits. Le siège est à Paris, 93, boulevard Saint-Germain.

LAY-SAINT-CHRISTOPHE (Meurthe-et-Moselle).

Sanatorium près de Nancy. Le siège est à Nancy, 11, rue des Michottes.

CHÉCY-LOIRET (Loiret).

Sanatorium près d'Orléans, contenant 18 lits. On y soigne les malades du département. Pour renseignements, s'adresser au Dr Pilate, à Orléans.

HAUTEVILLE (Ain).

Sanatorium, contenant 115 lits. On y traite les tuberculeux pulmonaires des deux sexes. L'âge minimum d'admission est de 18 ans pour les hommes, de 16 ans pour les femmes. La pension, toujours payée un mois à l'avance avec garanties, est de 2 fr. 50 par jour. La ville de Lyon seule a le droit d'y envoyer quelques indigents qui ont séjourné un moment dans l'un de ses hôpitaux. Enfin, si le malade veut avoir une chambre à un lit, il doit payer un supplément.

L'admission n'a lieu qu'après une visite médicale passée les 1er et 3e lundis de chaque mois à 9 heures du matin, à Lyon, 60, quai de l'Hôpital, ou après un certificat médical complet. Le traitement est au minimum de 4 mois.

Les communications sont faciles : ligne de Lyon à Genève, arrêt à Tenay, puis voiture de Tenay à Hauteville.

Les renseignements doivent être demandés : 60, quai de l'Hôpital, à Lyon.

PESSAC (Gironde).

Sanatorium pour les tuberculeux indigents de la Gironde. Le siège est à Bordeaux, 7, rue de Grassi.

ALGER.

Sanatorium pour les indigents des deux sexes. Il y a 200 lits. Le prix de revient par jour est de 3 à 5 francs. On y soigne tous les phtisiques à évolution même aiguë, présentant de la fièvre et des hémoptysies, etc... Les malades logent dans des petits dortoirs ou dans des chambres avec galeries pour cure d'air.

L'admission se fait sur consultation médicale écrite.

CIMIEZ (Nice).

Sanatorium contenant 15 lits affectés à des Israélites au début de la tuberculose, du 15 novembre au 1er avril.

CANNES (Alpes-Maritimes).

Villa Louise-Ruel, contient 35 lits. Les malades sont des jeunes Parisiennes ouvrières ou employées. Elles sont soignées gratuitement et ont chacune une chambre.

SANATORIA PAYANTS

MEUNG-SUR-LOIRE (Loiret).

Sanatorium (Dr Leriche).

LA MOTHE-BEUVRON (Loir-et-Cher).

Situé au milieu des bois de sapins, Sanatorium des Pins contenant 32 chambres. Dr Hervé, directeur. Ligne de Paris-Toulouse.

DURTOL (Puy-de-Dôme).

Sanatorium contenant 56 chambres, à 3 kilomètres de Clermont-Ferrand (Dr Sabourin, directeur).

AUBRAC (Aveyron).

Sanatorium contenant 25 chambres, à 1.400 mètres d'altitude. La journée coûte 10 francs.

GORBIO (Alpes-Maritimes).

Sanatorium de 53 lits (Dr Malibran, Menton).

LA TISNIÈRE (Basses-Pyrénées).

Sanatorium à 3 kilomètres de Pau, à 300 mètres d'altitude. Reste ouvert du 15 octobre au 15 mai (Dr Portes, Eaux-Bonnes).

THÉOULE (Alpes-Maritimes).

Sanatorium près de Cannes, destiné aux prêtres et aux jeunes gens sans famille (abbé Virgile, directeur).

TRESPOËY (Basses-Pyrénées).

Sanatorium ouvert d'octobre à mai (Dr Crouzet).

EAUX-BONNES (Basses-Pyrénées).

Sanatorium à 500 mètres de l'établissement thermal et à 800 mètres d'altitude. Il renferme 15 lits, et est ouvert du 1er juin au 15 octobre (Dr Portes).

CANIGOU (Pyrénées-Orientales).

Sanatorium près de la station thermale de Vernet-les-Bains. Il renferme 60 lits et est ouvert toute l'année.

ALGER (Voir plus haut).

HYÈRES (Var).

Sanatorium du mont des Oiseaux. Il renferme 150 lits et traite les malades des deux sexes. Il est divisé en service pour hommes, service pour femmes et service de chirurgie. Il s'adresse aux gens moyennement fortunés. Il possède une longue galerie de cure d'air.

Le secrétariat général est à Paris, 35, rue de Miromesnil.

TABLE ANALYTIQUE

DES CONSULTATIONS MÉDICALES

ET DES CONSULTATIONS POUR LES MALADIES

DE LA PEAU

I. — CONSULTATIONS MÉDICALES

42.

II. — FORMULAIRE ET CONSULTATIONS POUR LES MALADIES DE LA PEAU

TABLE ALPHABÉTIQUE

DES MATIÈRES

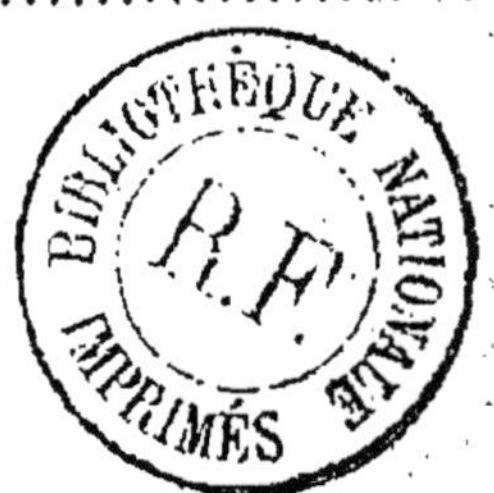

TOURS

IMPRIMERIE DESLIS FRÈRES

6, RUE GAMBETTA, 6

POSOLOGIE
des Principales Préparations
de CLIN & Cie, F. COMAR et FILS & Cie

Adrénaline Clin

Solution d'Adrénaline Clin, au 1/1000e (chlorhydrate).
Flacon de 25 c. c. **5 francs** et petit flacon de 5 c. c. **1 fr. 50.**
Collyre d'Adrénaline Clin, au 1/5000e (chlorhydrate).
Tubes stérilisés d'Adrénaline Clin (Chlorhydrate),
pour injections hypodermiques, titrés à 1/2 milligr. par c. c.
Granules d'Adrénaline Clin dosées à 1/4 de milligr.
Suppositoires d'Adrénaline Clin dosés à 1/2 milligr.
par suppositoire.
INDICATIONS : *Oto-Rhino-Laryngologie (Ischémie du champ opéra-
toire ; Ophtalmologie (Conjonctivites, Glaucomes, Episclérites, etc.);
Chirurgie des voies urinaires (Rétrécissements, etc.) ; Médecine géné-
rale (Hémoptysies, Hématémèse, Hémorroïdes, etc.)*

Énésol

Salicylarsinate de Mercure (Nouveau sel mercuriel soluble injectable)
Ampoules de 2 c. c. dosées à 0 gr. 03 par c. c.

Cacodylate de Soude Clin

Gouttes Clin dosées à 0 gr. 01 par 5 gouttes.
20 à 40 gouttes par jour.
Globules Clin dosés à 0 gr. 01 par globule.
4 à 10 globules par jour.
Tubes stérilisés Clin pour injections hypodermiques.
1° dosés à 0 gr. 05 par c. c. — (20 tubes par boîte).
2° dosés à 0 gr. 10 par c. c. — (14 tubes par boîte).
INDICATIONS : *Anémie, Impaludisme, Adénie, Tuberculose,
Diabète, Maladies de la Peau.*

Métharsinate Clin

(Méthylarsinate disodique chimiquement pur)
Gouttes Clin dosées à 0 gr. 01 par 5 gouttes.
5 à 25 gouttes par jour.
Globules Clin dosés à 0 gr. 01 par globule.
1 à 5 globules par jour).
Tubes stérilisés Clin pour injections hypodermiques
dosés à 0 gr. 05 par c. c. — 1 c. c. par jour.
Indications de la médication cacodylique en général

Marsyle Clin
(Cacodylate de protoxyde de fer)

Gouttes Clin dosées à o gr. 025 par 5 gouttes,
10 à 20 gouttes par jour.
Globules Clin dosés à o gr. 025 par globule.
2 à 4 globules par jour.

Tubes stérilisés Clin pour injections hypodermiques,
o gr. 05 par c. c. — 1/2 à 1 c. c. par jour.

INDICATIONS : *Anémie, Chlorose, Impaludisme, Neurasthénie, Diabète.*

Lécithine Clin

Pilules Clin à o gr. 05 par pilule. — 2 à 6 pilules par jour.
Granulé Clin à o gr. 10 par cuillerée à café.
1 à 3 cuillerées à café par jour.

Tubes stérilisés Clin pour injections hypodermiques
o gr. 05 par c. c. — 1 à 2 injections par jour.

INDICATIONS : *Tuberculose, Neurasthénie, Diabète, Rachitisme, Surmenage, Convalescences, etc.*

Glycogène Clin

Capsules de Glycogène Clin dosées à o gr. 20.
3 à 5 capsules par jour.
Granulé de Glycogène Clin dosée à o gr. 20 par cuillerée à café.

INDICATIONS : *Diabète, Intoxications, Cachexies, Convalescences des Maladies infectieuses, Tuberculose.*

Phosphotal Clin
(Phosphite neutre de créosote)

Capsules Clin à o gr. 20 par capsule.
4 à 12 capsules par jour.
Émulsion Clin à o gr. 50 par cuillerée à café.
2 à 6 cuillerées à café par jour.

INDICATIONS : *Bronchites aiguës ou chroniques, Catarrhes, Tuberculose pulmonaire.*

Gaïacophosphal Clin
(Phosphite neutre de gaïacol cristallisé)
Capsules Clin à o gr. 15 par capsule.

3 à 6 capsules par jour

Solution Clin à o gr. 10 par cuillerée à café.

2 à 6 cuillerées à café par jour.

Mêmes indications que les préparations au phosphotal

Capsules et Dragées du Dr Clin
Au Bromure de Camphre
Capsules Clin à o gr. 20 par capsule.

2 à 5 capsules par jour.

Dragées Clin à o gr. 10 par dragée.

4 à 10 dragées par jour.

INDICATIONS : *Epilepsie, Chorée, Palpitations de cœur, Érections douloureuses, Cystite cantharidienne.*

Solution d'Antipyrine du Dr Clin
1 gramme d'antipyrine pure par cuillerée à soupe.

1 à 3 cuillerées à soupe par jour.

Solution du Dr Clin
Au Salicylate de Soude
2 grammes de salicylate de soude par cuillerée à soupe. —

2 à 4 cuillerées à soupe par jour.

INDICATIONS : *Rhumatismes articulaires, Douleurs musculaires.*

Néoquinine Falières
(Glycérophosphate de quinine pur cristallisé)
Cachets Falières à o gr. 25 par cachet.

Pilules Falières à o gr. 10 par pilule.

Suppositoires Falières pour les enfants à o gr. 15 par suppositoire.

Ampoules Falières à o gr. 50 par c. c.

INDICATIONS : *Fièvres, Malaria, Névralgies, Influenza, etc.*

Dragées, Élixir & Sirop de Fer Rabuteau

o gr. 025 de Protochlorure de fer chimiquement pur, par dragée. — 4 à 8 dragées par jour.

INDICATIONS : *Chloro-Anémie, Convalescences, Épuisement.*

Pilules du Dr Moussette
Antinévralgiques

1/5 de milligr. d'aconitine cristallisée) par pilule.
5 centigr. de quinium) 1 à 3 pilules par jour.

INDICATIONS : *Névralgies, Migraines, Sciatique.*

Quina-Laroche
Élixir vineux

Extrait complet des trois sortes de quinquinas (jaune, rouge et gris). — 1 verre-mesure après chaque repas.

Tonique, Reconstituant, Fébrifuge.

Sirop d'Aubergier au Lactucarium

2 à 4 cuillerées à soupe par jour.

INDICATIONS : *Rhumes, Bronchites, Grippe, Insomnies.*

Vin et Sirop Nourry Iodotanés

o gr. 05 d'iode) par cuillerée à soupe.
o gr. 10 de tanin) 1 à 3 cuillerées à soupe par jour.

INDICATIONS : *Lymphatisme, Scrofulose, Menstruations difficiles, Convalescentes des Maladies infectieuses.*

Elixir Déret Bi-Iodé

1 cuillerée à soupe correspond rigoureusement à 1 centigr. de bi-iodure de mercure.

1 à 2 cuillerées à soupe par jour.

INDICATIONS : *Affections syphilitiques, maladies cutanées.*

Liqueur et Pilules du Dr Laville
antigoutteuses

Liqueur : 1/2 à 3 cuillerées à café par jour.

INDICATIONS : *Goutte, Rhumatisme goutteux.*

Maison de santé
DU DOCTEUR GOUJON

88, 90 et 92, Rue Picpus, 88, 90 et 92
et place Daumesnil, 15

ÉTABLISSEMENT SPÉCIALEMENT CONSACRÉ

au Traitement des Affections Nerveuses

et des MALADIES MENTALES

DIRIGÉ PAR LES DOCTEURS

E. Goujon, c. ✳ & Hugonin
MÉDECINS RÉSIDANTS

TÉLÉPHONE : 912-86

St-NECTAIRE-LE-HAUT
(MONT-CORNADORE, P.-de-D.)

Sources | ROUGE : **Chloro-Anémie**
du PARC : **Albuminerie**

SAISON DU 20 MAI AU 10 OCTOBRE

Pour tous renseignements — notices — appartements — location — expédition d'eaux. — Écrire à l'administrateur général de la station de **St-Nectaire-le-Haut** (Puy-de-Dôme).

Préparations Pharmaceutiques
ET PRODUITS CHIMICO-MÉDICAUX

Préparés par **M. F. SAIGNES**, pharmacien, à l'usage des pharmaciens.

Prix-courants sur demande. **Bulletin** mensuel gratuit.

Maison de Confiance très recommandée par la qualité de ses produits et les soins apportés à la fabrication de ses **préparations**.

S'adresser à **M. F. SAIGNES**, administrateur à **ARCHIAC** (Charente-Inférieure).

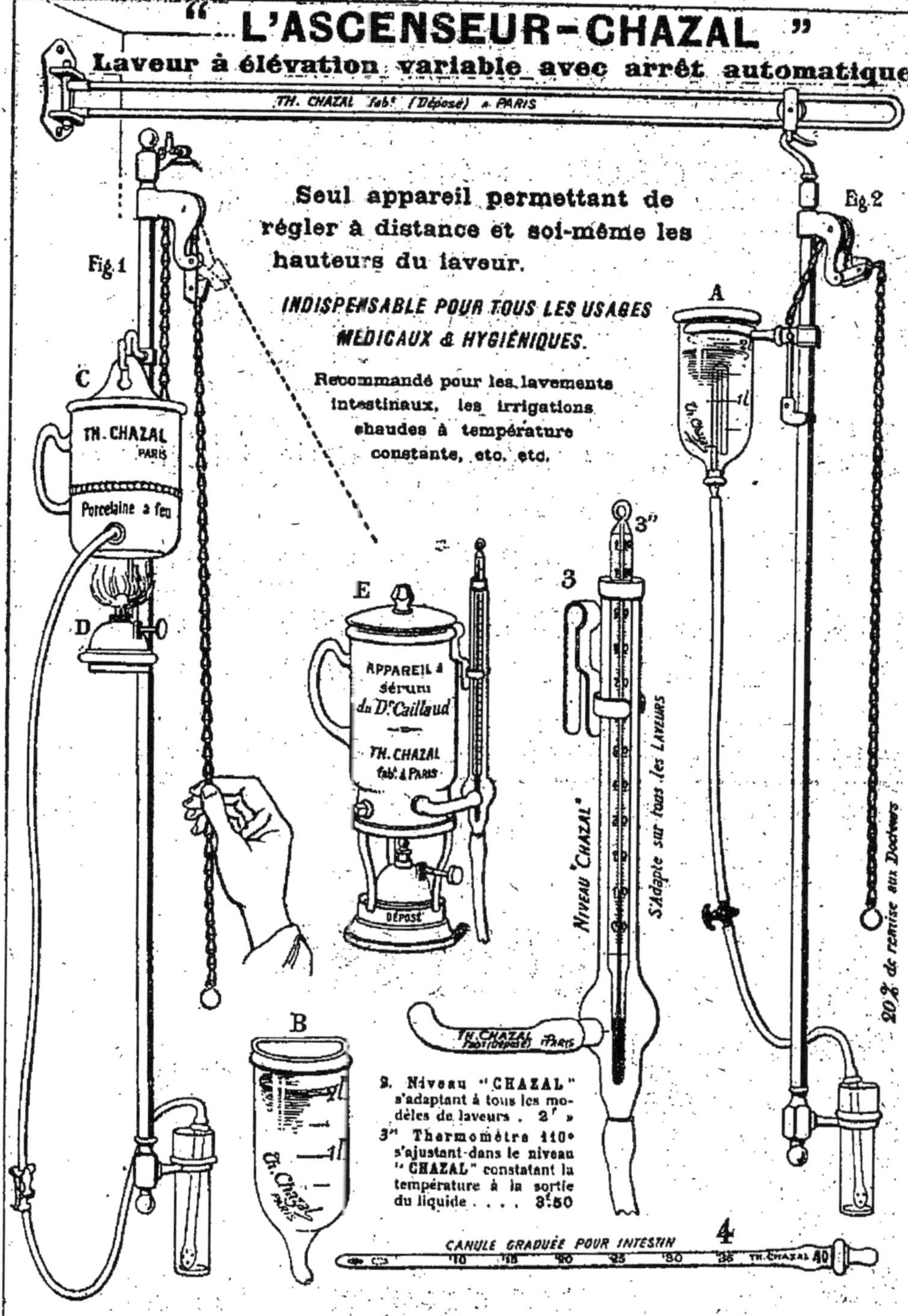

" L'ASCENSEUR-CHAZAL "
Laveur à élévation variable avec arrêt automatique
TH. CHAZAL Fab^t (Déposé) a PARIS
Seul appareil permettant de régler à distance et soi-même les hauteurs du laveur.
INDISPENSABLE POUR TOUS LES USAGES MÉDICAUX & HYGIÉNIQUES.
Recommandé pour les lavements intestinaux, les irrigations chaudes à température constante, etc. etc.
Fig. 1
Fig. 2
C
D
A
TH. CHAZAL PARIS
Porcelaine a feu
E
APPAREIL à sérum du Dr Caillaud
TH. CHAZAL fab^t à PARIS
DÉPOSÉ
3"
3
Niveau "CHAZAL"
S'Adapte sur tous les LAVEURS
20 % de remise aux Docteurs
B
TH. CHAZAL (Brot (Déposé) (Paris
2. Niveau "CHAZAL" s'adaptant à tous les modèles de laveurs . 2^f »
3" Thermomètre 110° s'ajustant dans le niveau " CHAZAL " constatant la température à la sortie du liquide . . . . 3^f.50
CANULE GRADUÉE POUR INTESTIN
10   15   20   25   30   35 TH. CHAZAL 40
4

SOCIÉTÉ ANONYME DES EAUX MINÉRALES DE TRÉBAS (Tarn)

Capital Actions : 150.000 — Siège Social : ALBI (Tarn)

La SOURCE St-ROCH, de Trébas

Dans les maladies : de la Peau, des Muqueuses, des Bronches, de la Tuberculose ; des Yeux, des Oreilles, de la Gorge, du Nez ; de la Bouche et de la Langue ; de la Matrice et de ses annexes ; du Système nerveux, Arthritisme, Chlorose.

Concessionnaire Général : Louis BOUSQUET, Place du Marché-Couvert, ALBI (Tarn)

Pour renseignements : S'adresser au Siège Social, 4, rue de la Préfecture, ALBI

Société Centrale de Produits Chimiques

(Ancienne Maison ROUSSEAU)

42-44, Rue des Écoles. — PARIS

PRODUITS CHIMIQUES, VERRERIE, APPAREILS DE LABORATOIRE

Sels de Radium, Produits phosphorescents

TARIFS ET CATALOGUES SUR DEMANDE

LITS, FAUTEUILS, VOITURES, TABLES MÉCANIQUES
pour Malades et Blessés
FAUTEUILS et TABLES à SPÉCULUM et à OPÉRATIONS

BRULAND

14, rue Monsieur-le-Prince, 14

PARIS

Téléphone : 810-96

ENVOI FRANCO DU CATALOGUE

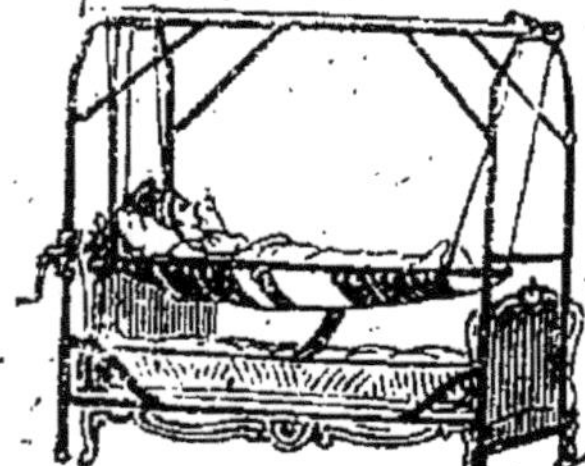

Appareil servant à élever les malades.

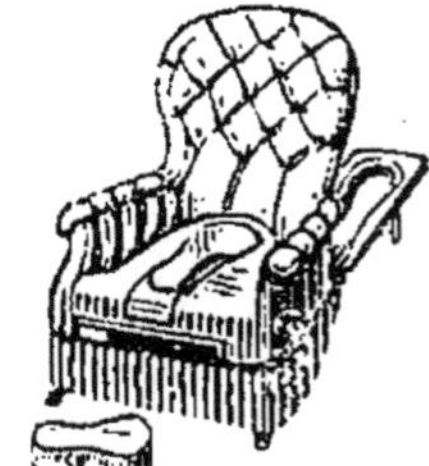

Fauteuil confortable et à garde-robe.

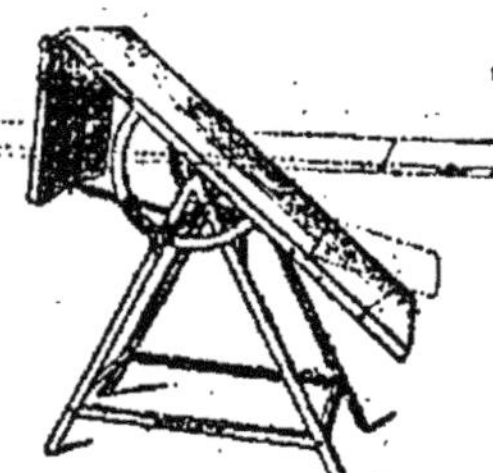

Table métallique à plan incliné

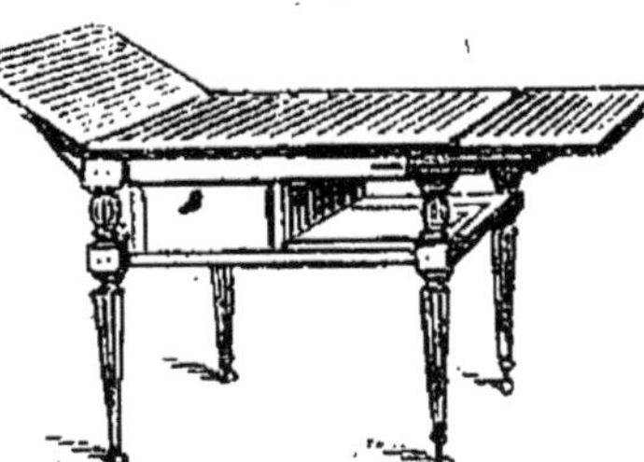

Table à spéculum et à opérations développée pour opérations.

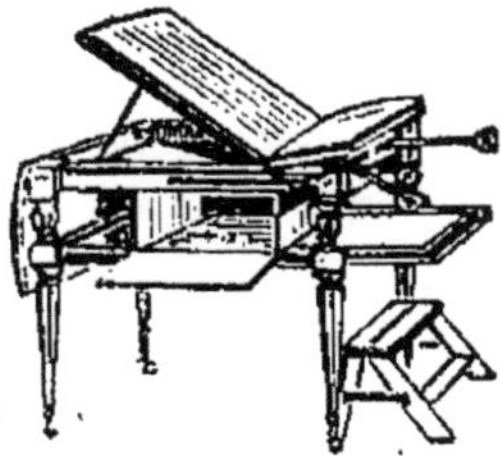

Table à spéculum et à opérations disposée pour l'examen.

Établissement de Saint-Galmier

Source BADOIT

L'eau de table sans rivale

DÉCRÉTÉE D'INTÉRÊT PUBLIC

Décret du 10 Août 1897

D'une minéralisation suffisante pour stimuler les fonctions digestives, ne contenant que la quantité de fer nécessaire pour assurer le renouvellement de nos hématites, suffisamment gazeuse pour donner au palais cette sensation de fraîcheur si agréable, d'un prix, qui la met à la portée de toutes les bourses, **l'eau de Saint-Galmier-Badoit**, constitue ce qu'on peut appeler, **l'eau de table idéale.**

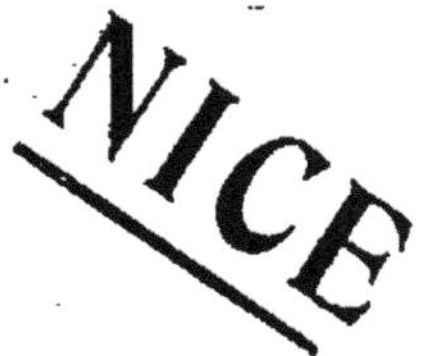

Maison de Convalescence

VILLA LIPPERT

16, Avenue Borriglione (anciennement 3, avenue St-Maurice), **NICE**

MÉDECINE — CHIRURGIE

Opérations, Accouchements, Maladies Chroniques et non-Contagieuses

TÉLÉPHONE : 5.61

L'établissement n'a pas de Docteur attitré, il est ouvert à tous les Médecins, Chirurgiens ou spécialistes : toute personne peut s'y faire traiter par le Docteur de son choix.

Étage réservé à la Chirurgie. Salle d'opérations avec installation complète et moderne. Les chambres vastes, bien aérées et peintes à l'huile, réunissent tout le confortable nécessaire et répondent aux règles de l'antisepsie la plus rigoureuse.

Personnel choisi, soins dévoués et particuliers aux vieillards, et aux infirmes. Les malades peuvent conserver auprès d'eux leurs parents, serviteurs, ou garde à leur choix.

La Villa est située au milieu d'un vaste jardin ombragé, dans un quartier des plus sains et des plus recherchés, à proximité du tramway, à quelques minutes du centre de la Ville.

Une voiture de la maison, est sur demande, envoyée à domicile ou aux gares pour amener les malades. Cuisine soignée appropriée aux régimes.

LUMIÈRE ÉLECTRIQUE ∷ HYDROTHÉRAPIE

On parle et correspond en Anglais et Allemand

RÉPUTATION UNIVERSELLE

Hunyadi János

LA MEILLEURE EAU PURGATIVE NATURELLE

Approuvée par l'Académie de Médecine de Paris

Autorisée par l'État

ADOPTÉE PAR LE CORPS MÉDICAL DE TOUS LES PAYS
DANS SES ORDONNANCES JOURNALIÈRES

Le type le plus parfait et le plus répandu des purgatifs

"Un Régulateur

ET NON

Un Débilitant"

EFFET PROMPT, SÛR ET DOUX

Absence de coliques et de malaises

Tolérée par les estomacs difficiles

Agit sans constipation consécutive

N'EXIGE AUCUN RÉGIME

Bien spécifier la marque : HUNYADI JÁNOS

Exiger le nom ANDREAS SAXLEHNER
sur l'étiquette et le bouchon

SE MÉFIER DES CONTREFAÇONS

VILLA MONTSOURIS

130, rue de la Glacière — PARIS (XIIIᵉ Arr.)

Téléphone : 805-40

ÉTABLISSEMENT

d'Hydrothérapie Médicale

POUR LE

TRAITEMENT DES MALADIES NERVEUSES

ET DE LA

MORPHINOMANIE

Médecin-Directeur : Docteur G. COMAR

Médecin-Adjoint : Docteur J.-B. BURAT

L'Établissement, situé à proximité du Parc Montsouris, comprend : salle d'hydrothérapie, salle d'électrothérapie, quarante chambres, jardin, véranda, salon de réunion, chauffage par calorifère.

Les soins médicaux sont assurés par le médecin-directeur, assisté d'un médecin adjoint et d'un interne, mais, en outre, les médecins des familles sont toujours admis tous les jours et à toute heure.

L'Établissement ne reçoit ni les aliénés ni les malades atteints d'affections contagieuses.

Les prix de pension varient de 300 à 600 francs par mois.

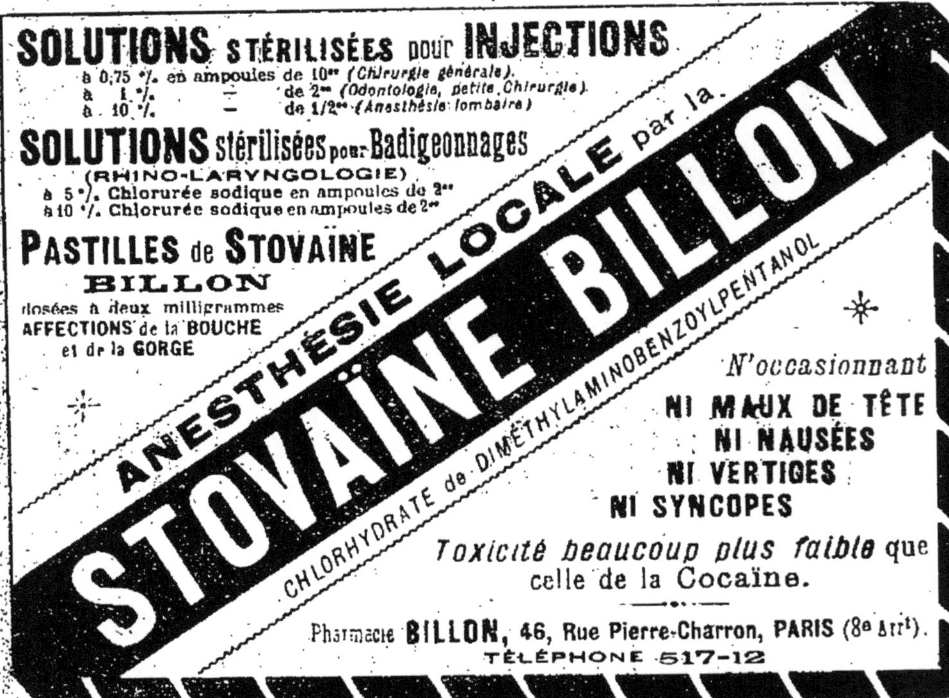
SOLUTIONS stérilisées pour INJECTIONS
à 0,75 %. en ampoules de 10cc (Chirurgie générale).
à 1 %. — de 2cc (Odontologie, petite Chirurgie).
à 10 %. — de 1/2cc (Anesthésie lombaire)
SOLUTIONS stérilisées pour Badigeonnages
(RHINO-LARYNGOLOGIE)
à 5 %. Chlorurée sodique en ampoules de 2cc
à 10 %. Chlorurée sodique en ampoules de 2cc
PASTILLES de STOVAÏNE
BILLON
dosées à deux milligrammes
AFFECTIONS de la BOUCHE
et de la GORGE
ANESTHÉSIE LOCALE par la
STOVAÏNE BILLON
CHLORHYDRATE de DIMÉTHYLAMINOBENZOYLPENTANOL
N'occasionnant
NI MAUX DE TÊTE
NI NAUSÉES
NI VERTIGES
NI SYNCOPES
Toxicité beaucoup plus faible que
celle de la Cocaïne.
Pharmacie BILLON, 46, Rue Pierre-Charron, PARIS (8e Arrt).
TÉLÉPHONE 517-12

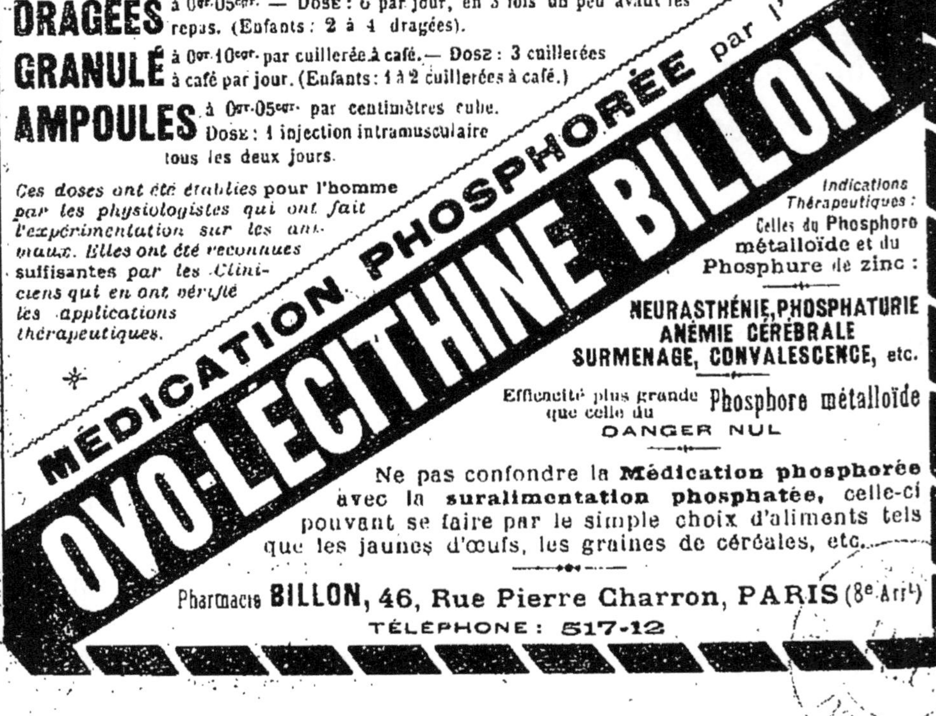
DRAGÉES à 0gr.05cgr. — DOSE : 6 par jour, en 3 fois un peu avant les
repas. (Enfants : 2 à 4 dragées).
GRANULÉ à 0gr.10cgr. par cuillerée à café. — Dose : 3 cuillerées
à café par jour. (Enfants : 1 à 2 cuillerées à café.)
AMPOULES à 0gr.05cgr. par centimètres cube.
Dose : 1 injection intramusculaire
tous les deux jours.
Ces doses ont été établies pour l'homme
par les physiologistes qui ont fait
l'expérimentation sur les ani-
maux. Elles ont été reconnues
suffisantes par les Clini-
ciens qui en ont vérifié
les applications
thérapeutiques.
MÉDICATION PHOSPHORÉE par l'
OVO-LÉCITHINE BILLON
Indications
Thérapeutiques :
Celles du Phosphore
métalloïde et du
Phosphure de zinc :
NEURASTHÉNIE, PHOSPHATURIE
ANÉMIE CÉRÉBRALE
SURMENAGE, CONVALESCENCE, etc.
Efficacité plus grande Phosphore métalloïde
que celle du
DANGER NUL
Ne pas confondre la Médication phosphorée
avec la suralimentation phosphatée, celle-ci
pouvant se faire par le simple choix d'aliments tels
que les jaunes d'œufs, les graines de céréales, etc.
Pharmacie BILLON, 46, Rue Pierre Charron, PARIS (8e Arrt)
TÉLÉPHONE : 517-12